LES

MALADIES DES REINS

ÉVREUX, IMPRIMERIE DE CHARLES HÉRISSEY.

LES MALADIES
DES REINS

PAR

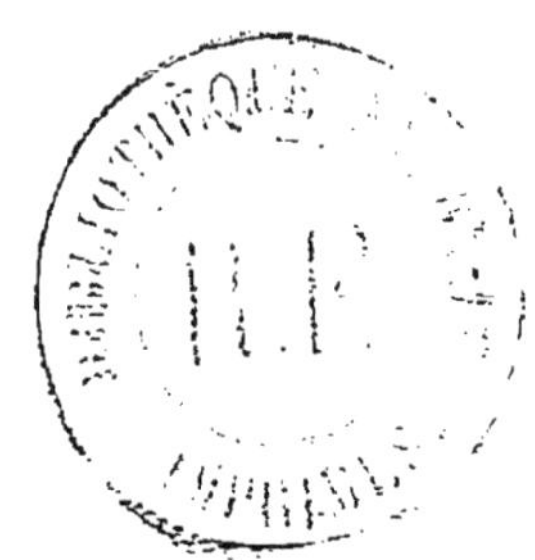

LE Dr C. BARTELS

Professeur à l'Université de Kiel.

TRADUIT DE L'ALLEMAND PAR LE Dr EDELMANN

Avec préface et additions

PAR LE Dr LÉPINE

Professeur à la Faculté de médecine de Lyon.

Avec Figures dans le texte.

PARIS

LIBRAIRIE GERMER BAILLIÈRE ET Cie

108, BOULEVARD SAINT-GERMAIN

1884

PRÉFACE

Je n'ai pas à faire l'éloge du *Traité des Maladies des Reins* que mon ami, le Dr Edelmann a eu l'heureuse idée de rendre, par sa traduction fidèle, plus accessible au public médical français ; sa réputation est depuis longtemps établie. Bartels était un clinicien sagace et chercheur. Il a sans doute emprunté beaucoup à ses devanciers, notamment aux médecins anglais, — trop peut-être, puisqu'il a, sans réserves suffisantes, accepté leurs idées sur la dualité des néphrites chroniques; — mais, au domaine commun, il a suffisamment ajouté de son fonds propre, pour que son œuvre, loin de passer pour un produit d'importation étrangère, mérite d'être considérée comme une des monographies les plus originales de l'*Encyclopédie* de Ziemssen.

S'il est inutile de présenter au lecteur le *Livre*, l'addition des *Notes* que j'ai rédigées sur l'invitation de l'éditeur français demande à être justifiée. — Je me contenterai de dire que les travaux relatifs au rein se sont tellement multipliés dans ces dernières années et ont ouvert tant d'horizons nouveaux qu'il a semblé utile d'en donner l'indication, et parfois l'analyse. Je me suis d'ailleurs gardé de remonter au delà de la date de publication de l'ouvrage de

Bartels, de sorte qu'aucune de mes annotations ne fait double emploi avec le texte du clinicien de Kiel. J'ajoute que j'en ai été sobre; elles ne dépassent pas le chiffre de onze.

Les conditions pathogéniques de l'albuminurie et le processus des néphrites chroniques sont, je crois, deux questions qui excitent actuellement un vif intérêt. Je m'y suis particulièrement arrêté :

Les importantes recherches de M. Runeberg ont prouvé, contrairement à l'opinion généralement admise, que l'élévation de la pression n'augmente pas la teneur en albumine du liquide filtré; elles ont également montré que certaines albumines, celle du blanc d'œuf par exemple, diffusent,[1] à travers les membranes animales mortes, plus vite que l'albumine du sérum, etc. — Mais, quelque intérêt que présentent ces expériences *in vitro,* elles n'éclairent, selon moi, le processus chez l'animal vivant que d'une manière bien incomplète : si une albumine anormale apparaît dans l'urine, ce n'est pas seulement parce qu'elle *filtre* mieux, c'est surtout parce qu'elle *irrite* le rein et y détermine des lésions passagères ou permanentes.

Les albumines anormales du sang, d'ailleurs si mal connues, et dont nous ne pouvons guère parler d'une manière scientifique, n'ont pas seules le privilège de provoquer l'irritation du rein. Cet organe étant essentiellement l'émonctoire de l'économie, toute modification, même légère, de la constitution normale du sang est pour lui une cause *nécessaire* de fonctionnement exagéré, par suite, d'irritation et de maladie; toute dyscrasie, *de quelque nature qu'elle soit,* l'influence d'une manière fâcheuse et peut y amener à la longue ce que M. le professeur Charcot a nommé une *cirrhose épithéliale.* On voit que, telle que je la conçois, la dyscrasie productrice d'un grand nombre d'albuminuries et de néphrites est fort compréhensive : elle résulte, en effet, — soit d'une altération qualitative de l'albumine du sérum, admise, comme on sait, par Graves, et dont l'existence a été soutenue plus tard par MM. les professeurs Jaccoud et Semmola d'une manière si brillante, — soit, peut-être, d'une proportion surabondante des matériaux albuminoïdes du sérum (Gubler), — soit de l'excès de certains principes non albuminoïdes du sang, — soit enfin de la présence, dans ce liquide, de substances anormales. Ces vues, fondées sur l'observation clinique et sur des recherches expérimentales personnelles, je les ai émises l'an dernier dans la *Revue de Médecine*, et défendues dans les *Notes* de cet ouvrage, mais avec une réserve qu'aujourd'hui je trouve un peu exagérée.

M. Gull, en disant que la maladie de Bright est *locale parce qu'elle est générale*, émet donc une proposition vraie pour le plus grand nombre des cas, malgré son apparence de paradoxe; sous une forme originale, elle exprime simplement l'idée que l'organe dépurateur devient malade parce que l'économie tout entière est atteinte.

La contre partie, à savoir que la maladie de Bright est *générale*, *parce qu'elle est locale*, semble non moins exacte. En effet, une autre dyscrasie, dite *urémique*, probablement fort variable suivant les cas, est la conséquence de toute lésion parenchymateuse du rein suffisamment étendue; vu sa constance, au moins à certaines périodes, elle pourrait être considérée comme un *élément* de la maladie de Bright et contribuer utilement à la caractériser.

Car, on ne peut se le dissimuler, l'anatomie pathologique n'en accentue pas suffisamment l'unité : on a beau rapporter les diverses variétés de néphrite chronique à un processus *à peu près* identique, ainsi que fait la nouvelle école (voir ma note XI), la dégénération amyloïde reste en dehors du cadre anatomique, son processus n'ayant pas d'analogie avec celui des néphrites. Et cependant, personne ne songe à la distraire du complexus décrit par le grand clinicien anglais, tant il est vrai que la nosologie ne peut avoir l'anatomie pathologique pour seule base !

S'il était besoin d'un nouvel exemple à l'appui de cette vérité, je pourrais citer, sans sortir du sujet qui nous occupe, l'*insuffisance rénale*, sorte de maladie de Bright *fruste*, dans laquelle, sans lésion matérielle notable, la *sécrétion des matériaux urinaires* fait en partie défaut, et qui, beaucoup moins rare qu'on pourrait le supposer, à en juger par le silence des auteurs classiques, donne la clé de nombre de phénomènes morbides, voire même de la mort. — J'ai le regret de n'avoir pu la décrire, les faits bien observés étant encore trop peu nombreux; mais l'attention des médecins, et — grâce aux travaux de M. le professeur Verneuil, — celle des chirurgiens est éveillée : dès à présent elle devient l'objet d'un *Livre à faire*.

Les premières *Notes* étant imprimées depuis près d'un an, je n'ai pu y indiquer quelques publications de l'année dernière, notamment, à la Note I, l'ouvrage de MM. Salkowski et Leube; j'espère qu'on excusera également, pour le même motif, dans plusieurs des Notes suivantes, l'omission de la littérature tout à fait récente.

Lyon, le 31 mai 1883.

TRAITÉ

DES

MALADIES DES REINS

LIVRE PREMIER

SYMPTOMES GÉNÉRAUX DES MALADIES DES REINS

Les symptômes qui se présentent dans le cours des affections qui atteignent les organes secréteurs de l'urine se divisent tout naturellement en trois groupes principaux.

Le premier comprend les phénomènes anormaux localisés à l'organe malade et qui tantôt sont ressentis seulement par l'individu malade sous forme de sensations douloureuses ou incommodes, tantôt peuvent être appréciables pour le médecin et consistent en changements de siège, de volume et de consistance des reins.

Le deuxième groupe comprend des symptômes de la plus grande importance pour le diagnostic des maladies des reins ; ce sont les modifications qu'éprouve l'urine dans sa quantité et sa qualité.

Enfin, le troisième groupe est constitué par les effets secondaires, que les troubles fonctionnels de ces importants organes d'excrétion exercent sur la constitution du sang et, par suite, sur la nutrition et l'état de l'organisme entier, surtout sur les fonctions du système nerveux.

CHAPITRE PREMIER

SYMPTÔMES LOCAUX

I. — SYMPTÔMES SUBJECTIFS.

On rencontre, comme *symptômes subjectifs*, localisés, des phénomènes douloureux dont le siège se trouve à la région rénale. Jusqu'à ce jour, il est impossible de dire si le parenchyme rénal est pourvu ou non de nerfs capables de donner lieu à des sensations douloureuses ; en tout cas, il peut éprouver des altérations très profondes sans que le malade éprouve de la douleur. Mais certaines modifications de la capsule du rein provoquent de la douleur; comme, par exemple, l'irritation inflammatoire de la capsule, ou bien sa distension par une tuméfaction ou par une tumeur du rein. L'irritation des nerfs du bassinet et des uretères est très douloureuse ; ordinairement les malades, quand ils décrivent la douleur rénale, en parlent comme d'une sensation vague de pression et de tension dans la région des reins, existant, tantôt d'un seul côté, tantôt des deux côtés de la colonne vertébrale. Presque toujours lorsque dans une affection rénale il y a de la douleur spontanée, il existe aussi, à la région lombaire, une grande sensibilité à la pression, soit que l'on presse d'avant en arrière, ou d'arrière en avant. La douleur est augmentée aussi par n'importe quel ébranlement du corps comme, par par exemple, un mouvement brusque, pendant la marche ou bien la course. Les douleurs qui ont leur siège dans les reins et surtout dans les bassinets présentent ce caractère particulier qu'elles s'irradient en suivant les nerfs du plexus lombaire, le long du nerf crural et chez l'homme le long des nerfs du cordon spermatique ; quelquefois alors, en même temps, le scrotum est contracté et le testicule remonte vers le canal inguinal. Souvent, quand les douleurs rénales sont violentes, elles s'accompagnent de vomissements d'origine réflexe, et il n'est même pas rare de les voir provoquer des syncopes, ainsi que les autres signes d'un collapsus général. Mais des douleurs aussi violentes ne sont guère provoquées que par des calculs du bassinet. Dans ce cas elles arrivent par accès entre lesquels il existe des périodes où le calme est plus ou moins profond, c'est ce que l'on nomme des coliques néphrétiques. Dans presque tous les cas où les reins eux-mêmes sont malades, la douleur fait complètement défaut ou bien elle est très faible et passagère. Je n'ai observé de douleurs violentes ou persistantes que dans les cas de blessures, d'abcès ou de cancer des reins, et, dans tous les cas, il est impossible de dire si ces symptômes douloureux proviennent des nerfs des reins eux-mêmes, ou bien de ceux de sa capsule, ou bien de ceux d'organes avoisinants.

II. — SYMPTÔMES OBJECTIFS.

Dans les maladies des reins il existe moins *de symptômes locaux objectifs* que dans les affections de beaucoup d'autres organes. En effet, les reins sont situés profondément contre la partie postérieure de la cavité abdominale, appuyés latéralement contre le rachis, recouverts en avant par la masse des viscères abdominaux, en arrière, en partie, par les apophyses transverses des vertèbres et par la masse volumineuse des muscles extenseurs du dos et du carré des lombes. Aussi n'est-il que rarement possible d'examiner leur position, leur volume et leur consistance. En tout cas, le médecin ne peut pas apprécier de légères modifications survenues dans leur état; et si le sujet est chargé de graisse, des changements même considérables de leur condition normale lui échappent nécessairement.

Lorsque l'un des reins ou bien les deux sont le siège de tumeurs volumineuses, ou lorsque l'un ou l'autre des bassinets est transformé en un kyste volumineux, on peut par l'inspection de la région rénale, constater du côté malade, ou plus souvent des deux côtés, une augmentation de volume partielle de la cavité abdominale. Dans ce cas les parois du ventre font saillie latéralement entre la douzième côte et la crête iliaque et en avant jusque dans la région ombilicale. Il peut même se faire que les tumeurs venant des reins repoussent en dehors les côtes inférieures et qu'ainsi la circonférence inférieure du thorax soit augmentée du côté malade.

On peut poser en principe que d'habitude les tumeurs des reins tendent à faire saillie en arrière et latéralement; cependant il y a des cas où ces tumeurs repoussent en avant la paroi abdominale antérieure: J'ai vu un cas de cancer du rein qui faisait une saillie manifeste en avant entre la dernière côte gauche et la ligne médiane au-dessus de l'ombilic.

Un gonflement œdémateux de la peau et du tissu cellulaire sous-cutané entre la douzième côte et la crête iliaque jusqu'au rachis dénonce quelquefois à l'œil une suppuration du tissu cellulaire qui entoure les reins en arrière. Souvent cette suppuration est provoquée par une inflammation suppurative du rein même ou du bassinet.

J'ai vu une fois chez une femme excessivement maigre qui avait eu de nombreuses couches une tumeur proéminente placée dans la fosse iliaque droite; grâce à la forme de la tumeur, je reconnus qu'elle était constituée par le rein déplacé de sa position naturelle. En effet, il était facile de le ramener à sa place normale.

La palpation de la région rénale est beaucoup plus importante pour le diagnostic des maladies du rein que l'inspection. En effet, à l'aide des doigts, il est bien plus souvent possible de se rendre compte des changements qu'ont éprouvé les reins dans leur position et dans leur volume qu'à l'aide de la vue seulement et l'on peut en même temps juger de la consistance de l'organe.

Cependant la palpation ne donne des renseignements sur les circonstances dont il est question que dans un nombre de cas restreint. Presque toujours ce mode d'examen ne donne aucun résultat. Parmi les cas de néphrite parenchymateuse que j'ai observés, je n'ai pu, qu'une seule fois, chez une femme assez maigre, sentir distinctement avec les doigts les deux reins augmentés de volume et estimer d'une manière assez exacte le degré considérable de gonflement des deux organes. Il est impossible de reconnaître de cette manière une diminution de volume des reins, car, on ne peut pour ainsi dire jamais sentir avec les doigts un rein de volume normal et régulièrement placé.

Ce mode d'investigation prend toutefois de l'importance pour le diagnostic des tumeurs du rein et des dilatations kystiques du bassinet.

En général, ces tumeurs et ces kystes occupent la région limitée par la douzième côte et la crête iliaque. En arrière, à partir du rachis, ils remplissent complètement cet espace ; quand ils augmentent de volume ils se dirigent en avant et repoussent devant eux les viscères abdominaux. Cependant lorsque la tumeur du rein n'est pas produite par une augmentation de volume régulière de tout l'organe, on constate des exceptions à cette règle comme il a été dit déjà. Dans le cas cité plus haut, un cancer du rein gauche occupait tout l'espace situé entre la dernière côte gauche et la ligne blanche au-dessus de l'ombilic, tandis que tout le flanc gauche restait libre. Les tumeurs kystiques dues à la dilatation d'un bassinet n'occupent pas toujours la partie latérale de la cavité abdominale ; quelquefois elles s'avancent directement d'arrière en avant, de telle sorte que les anses intestinales peuvent être placées en dehors de la tumeur. Cependant il est de règle qu'il faut chercher les tumeurs du rein dans les régions latérale et postérieure de la cavité abdominale.

Il faut remarquer aussi que dans les cas de tumeur du rein gauche, d'un volume considérable, on peut souvent sentir, sous forme d'un cordon dur, le colon descendant, placé obliquement de haut en bas et de dehors en dedans, entre la tumeur et la paroi abdominale. Dans ce cas, la tumeur, en s'étendant en dehors a écarté de la paroi postérieure de la cavité abdominale le feuillet péritonéal qui recouvre en avant le colon ; ce feuillet, avec l'intestin, forme alors une portion de l'enveloppe antérieure de la tumeur. Mais Rosentein fait observer, avec raison, qu'il s'en faut de beaucoup que l'on trouve dans tous les cas de tumeur du rein gauche le colon descendant placé dans cette situation par rapport à la tumeur.

En même temps qu'elle nous renseigne sur le volume des tumeurs de la région rénale, la palpation nous indique encore leur forme et leur consistance, ainsi que leurs rapports avec les organes voisins. Nous pouvons reconnaître la masse dure du cancer du rein, et dans quelques cas sa surface inégale et quelquefois aussi la fluctuation que présente un bassinet extrêmement distendu.

Il est rare que le parenchyme du rein se transforme en un kyste volumineux rempli de liquide et que par la palpation l'on puisse reconnaître les proéminences arrondies de la tumeur, et sentir les fluctuations du liquide qu'elles contiennent. La tumeur extrêmement dure et nettement circonscrite, que l'on rencontre dans la région lombaire, dans les cas d'infiltration inflammatoire du tissu cellulaire qui entoure le rein, donne une sensation caractéristique ; ordinairement elle s'accompagne d'un empâtement des téguments. C'est par la palpation seule qu'on arrive à reconnaître sûrement qu'un rein a quitté sa position naturelle et qu'il a alors une mobilité anormale. Dans ce cas, nous reconnaissons que nous avons un rein mobile sous la main, par la forme de cet organe solide et mobile que nous trouvons dans la cavité abdominale et qu'il est facile de remettre dans sa position naturelle et de l'en faire ressortir.

Pour pratiquer la palpation du rein, il faut faire coucher le malade sur le dos et placer les cuisses dans la demi-flexion et dans l'abduction. C'est le moyen le plus facile pour obtenir le relâchement des parois abdominales. Le médecin se place alors du côté qu'il s'agit d'examiner, sa face tournée vers celle du malade, puis, avec la main droite ou de la gauche, suivant le côté affecté, il cherche à atteindre le rein en déprimant les parois abdominales, tandis que de l'autre main, placée dans la région lombaire, il tache de pousser l'organe vers la main qui palpe.

La percussion donne des résultats moins sûrs que la palpation, pour le diagnostic des maladies du rein. Pour pratiquer cet examen on fait coucher le malade sur le ventre et on place un coussin sous l'abdomen pour que le dos soit complètement droit. A l'état normal on trouvera des deux côtés de la région lombaire, entre la douzième côte et la crête iliaque, un espace de cinq centimètres de large environ, donnant une matité complète, même quand on emploie le plessimètre et le marteau et qui, vers la paroi abdominale antérieure, touche à la région où la présence de l'intestin donne, à la percussion, un son tympanique. Cette zone de matité correspond au rein et au tissu cellulo-graisseux qui l'environne. En haut, cette matité ne peut pas être délimitée d'avec celle du foie et de la rate; elle peut aussi peu être circonscrite en bas parce que, d'habitude, le rein arrive jusqu'à la crête iliaque et celle-ci, qui est recouverte de muscles, donne également naissance à de la matité [1].

Quand un rein augmente considérablement de volume, la zone de matité s'élargit du côté correspondant du rachis.

Dans le cas de tumeurs très volumineuses, par exemple dans des hydronéphroses, il peut se faire, quand le malade est couché sur le dos, que la matité arrive jusque près de l'ombilic et même qu'elle dépasse la ligne médiane. Il peut se faire alors, qu'à droite, le colon ascendant, à gauche le colon descendant, soit placé devant la tumeur. Si l'intestin est rempli de gaz, on trouve alors, devant la région où la tumeur fournit une matité absolue, une zone où le son est tympanique. A gauche cette zone est dirigée de haut en bas et de dehors en dedans; à droite, où comme l'indique Rosenstein, le cœcum avec la portion inférieure du colon ascendant peuvent être placés au côté externe de la tumeur, cette zone est située transversalement entre le foie et le rein, et forme ainsi la limite de leurs matités respectives.

Des tumeurs très volumineuses du rein peuvent repousser à une grande hauteur dans le thorax le foie ou la rate avec le diaphragme; il s'en suit que la percussion donne des résultats tout à fait anormaux.

Quelquefois, ainsi que le dit déjà Gerhardt, l'augmentation de la matité à la percussion indique l'existence d'une tumeur rénale avant que la palpation ne puisse la faire sentir.

L'accroissement de la zone de matité peut être causé par une infiltration inflammatoire de l'enveloppe cellulaire du rein aussi bien que par une tumeur de cet organe.

La percussion ne permet pas de diagnostiquer avec certitude les tuméfactions diffuses du rein. Du moins je n'y suis jamais

[1] Mon excellent collègue Heller a eu la bonté d'examiner les rapports du rein dans un grand nombre d'autopsies. Presque toujours l'extrémité inférieure des reins arrivait jusqu'à la crête iliaque.

parvenu. Les tentatives faites dans ce sens restent infructueuses, surtout parce qu'en même temps il existe un œdème considérable du tissu cellulaire du dos, et presque toujours de l'ascite.

Il est impossible aussi, au moyen de la percussion, de diagnostiquer les diminutions de volume du rein.

Lorsqu'un rein a quitté sa position naturelle, la matité à côté du rachis disparaît et elle est remplacée par le son tympanique de la cavité abdominale.

La matité reparaît quand le rein a été remis en position (Gerhardt). Cette matité fait défaut encore d'un côté quand il n'existe qu'un seul rein.

La percussion de la région des reins ne donne aucun résultat chez les individus pourvus d'un embonpoint considérable.

La présence d'une grande quantité de graisse dans le tissu cellulaire retro-péritonéal donne lieu à de la matité à une grande distance du rachis.

CHAPITRE II

SYMPTÔMES FONCTIONNELS TIRÉS DE LA QUANTITÉ ET DE LA QUALITÉ DE L'URINE

Lorsque l'on examine les fonctions des reins pour des recherches physiologiques ou des recherches diagnostiques, il faut avoir présent à l'esprit que l'activité fonctionnelle de ces organes dépend de facteurs sans cesse variables, que, par suite, la quantité et la composition du produit secrété sont soumises à des variations aussi constantes ; que, par conséquent, dans un espace de temps aussi court que l'on voudra, la rapidité avec laquelle l'urine est secrétée aussi bien que sa densité ou sa composition ne sont pas ce qu'elles sont un moment avant ou un moment après.

Cette observation physiologique doit nous guider aussi quand nous voulons arriver à reconnaître les processus morbides qui se passent dans les reins. Ce n'est que par l'examen sans cesse répété pendant une longue période de la quantité de l'urine et de sa composition que l'on parvient, dans beaucoup de cas de maladies du rein, à établir un diagnostic certain et à prédire avec quelque assurance la marche ultérieure de la maladie. Ce n'est que par les résultats que nous donne un examen approfondi de l'urine que nous arrivons à comprendre certains phénomènes pathologiques qui se présentent dans le cours des maladies des reins ; quelquefois aussi, on peut de cette manière prévoir l'irruption prochaine de certains états dangereux. Aussi dans une série d'analyses d'urine dont le but est d'établir le diagnostic d'une maladie des reins et d'observer son cours, il faut se poser comme première règle, qu'il faut excercer son contrôle sur toute la quantité d'urine excrétée pendant la durée de l'observation. Il faut recueillir soigneusement toute l'urine éliminée. Je sais fort bien que, même dans un hôpital bien surveillé, il est très difficile d'obtenir que l'on remplisse cette condition et que si quelque quantité d'urine a été perdue ou s'il s'y est mêlé quelque matière étrangère, les infirmiers sont très enclins à vous cacher ces accidents, ce qui donne lieu nécessairement à des erreurs dans l'analyse. Le meilleur moyen d'arriver à son but consiste à bien convaincre le malade lui-même de l'importance qu'il y a pour lui à remplir le désir du médecin. Il faut surtout lui faire bien comprendre qu'il ne doit perdre aucune quantité d'urine pendant la défécation. Si cela est nécessaire on trouvera des dispositions spéciales pour recueillir l'urine à part pendant l'acte de la défécation.

Pour faire une analyse, il convient de prendre l'urine de vingt-quatre heures. Pendant ce temps, les divers causes qui modifient la rapidité avec laquelle l'urine est sécretée et sa composition se présentent avec assez de régularité. On ne s'écartera de cette règle que lorsqu'on se livrera à des recherches tout à fait spéciales.

En effet, ce n'est qu'en l'observant que l'on peut se faire une idée assez exacte de l'activité fonctionnelle des reins, déterminer par conséquent la quantité d'eau et de produits azotés qui sont excrétés dans la journée, et aussi, à l'occasion, la quantité d'albumine.

L'examen de l'urine doit porter sur sa quantité, sa couleur et son apparence, son poids spécifique, sa composition chimique et la composition de son sédiment.

Je ne puis pas décrire les méthodes à l'aide desquelles on pratique ces diverses recherches.

L'analyse de l'urine a ses règles particulières et l'on trouve dans « L'analyse qualitative et quantitative de Neubauer et Vogel[1] » toutes les indications nécessaires pour la pratiquer.

I. — QUANTITÉ DE L'URINE SÉCRÉTÉE.

La quantité d'urine sécrétée par les reins dans l'espace de vingt-quatre heures est très variable, même chez un individu tout à fait sain. Elle ne varie pas seulement suivant les individus, suivant leur âge, leur habitudes, mais elle varie encore chez la même personne suivant les circonstances. En effet, la rapidité avec laquelle les reins secrètent l'urine, dépend de plusieurs facteurs. Elle dépend d'abord de la pression à laquelle se trouve le sang dans les glomérules de Malpighi, qui sont la source de l'urine. Pour mieux dire, elle dépend de la différence de pression où sont, d'un côté le sang des capillaires dans les glomérules, de l'autre le liquide contenu dans des canalicules urinaires (Ludwig). Admettons pour un temps que la pression dans les canalicules reste toujours la même, alors la pression sanguine dans les capillaires sécréteurs de l'urine variera avec la pression qui existe dans le système artériel général. Et comme les changements de pression dans le système artériel dépendent en grande partie de la quantité de liquide qui y entre ou en sort, la quantité d'urine secrétée doit dépendre également de ces facteurs.

L'expérience nous enseigne que la quantité d'urine augmente lorsqu'un individu absorbe de grandes quantités de boissons

[1] *Anleitung zur qualitativen und quantitativen Harnanalyse*, von Neubauer et Vogel, 6e édit.

aqueuses ou bien quand il se trouve dans un milieu froid et humide qui restreint l'évaporation par la peau et par les poumons; au contraire, la sécretion urinaire est diminuée, quand il y a moins d'eau ingérée, ou bien quand la perte d'eau par la peau et les poumons sous forme de sueur et de perspiration insensible est considérable, ou encore lorsque l'organisme perd de grandes quantités d'eau par n'importe quel autre moyen, comme, par exemple, dans la diarrhée séreuse. L'accroissement de la perspiration pulmonaire exerce une grande influence sur la quantité de l'urine dans les maladie des reins aussitôt que celles-ci se compliquent d'un état fébrile intercurrent. On connaît moins les circonstances sous l'influence desquelles le système nerveux augmente ou diminue la sécrétion urinaire, chez l'individu en bonne santé aussi bien que chez les malades; et cependant l'expérience physiologique et l'observation clinique prouvent d'une façon décisive l'action de l'innervation. En tout cas, il ne s'agit pas seulement dans ce fait de l'action des nerfs sur les parois des vaisseaux sanguins et par suite sur la pression du sang dans les capillaires des glomérules de Malpighi; car les physiologistes ont démontré que les reins étaient pourvus comme les glandes salivaires de nerfs agissant sur la sécrétion. Je rappellerai seulement comme exemple l'exagération de la sécrétion urinaire sous l'influence d'une peur violente, et d'un autre côté l'abolition complète de la fonction urinaire que l'on observe quelquefois chez les hystériques.

Je crois que tous les cas de cette anomalie de sécrétion sont dus à une altération fonctionnelle des nerfs de sécretion des reins, depuis que Mosler a montré quelle était l'influence des altérations anatomiques de certaines régions du système nerveux central sur la production du diabète insipide [1].

Enfin, la quantité d'urine émise dans la journée dépend encore de la composition du sang. A ce point de vue il faut considérer d'abord la quantité d'eau contenue dans le sérum sanguin. Plus le sang est aqueux et plus, en admettant que la pression est la

[1] Prof. Fr. Mosler. *Neuropatische Entstehung der einfachen Harnruhr (Hydrurie) durch Meningitis cerebro-spinalis epidemica, durch Trauma, durch Syphilis. — Virchow's Archiv.* Bd. LVIII, p. 44.

même, la quantité de liquide éliminée par les reins doit être considérable. Il faut certainement attribuer en grande partie à la plus ou moins grande quantité d'eau contenue dans le sang, en même temps qu'aux modifications qu'éprouve alors la pression artérielle, l'augmentation considérable de la sécrétion urinaire lorsqu'un individu absorbe de grandes quantités de boissons, et la diminution de cette sécrétion lorsqu'il se prive de boire jusqu'à éprouver la sensation de la soif.

Cependant la quantité d'urine sécrétée est en rapport aussi avec la richesse du sérum sanguin en principes constitutifs de l'urine qui sont éliminés par les reins.

D'après Ustimowitsch[1], si chez un animal on coupe la moelle entre l'atlas et l'occipital et si l'on fait la respiration artificielle, les reins cessent de fonctionner, mais l'urine est de nouveau sécrétée en grande quantité si l'on injecte de l'urée dans le sang.

D'après Heidenhain[2], le bicarbonate de soude a une action analogue. Il est certain pour moi que l'action diurétique du sel de cuisine et l'abondante élimination d'eau par les reins dans les cas de diabète sucré, doivent être expliquées de la même façon.

Si chez un individu bien portant les quantités d'urine éliminées varient d'un jour à l'autre, cependant quand la manière de vivre est à peu près régulière, ces variations n'ont lieu que dans certaines limites. Certes ces limites aussi ne sont pas les mêmes pour tous les individus. Toutefois, par l'observation on peut établir une moyenne pour les quantités d'urine éliminées journellement par chaque individu ; mais pour pouvoir déterminer chez des malades, dont la moyenne individuelle n'a pas été établie lorsqu'ils étaient sains, que la quantité d'eau qu'ils éliminent s'écarte de la quantité qui doit être exécrétée normalement, il faut, pour la pratique, établir une moyenne générale qui soit basée sur de nombreuses observations faites sur des individus sains (Vogel).

La valeur de cette moyenne générale, c'est-à-dire la quantité

[1] *Leipziger Berichte du 12 déc.* 1870. Je cite d'après Heidenhain, n'ayant pas le texte original entre les mains.

[2] *Versuche über den Vorgang der Harnabsonderung. — Plüger's Archiv für die gesammte Physiologie.* — Bd. IX, p. 26.

d'urine qui à l'état normal doit être excrétée dans les vingt-quatre heures, n'est pas exactement la même pour tous les auteurs.

D'après Vogel, chez les adultes bien portants, cette moyenne est :

(*a*). En vingt-quatre heures, pour des individus bien nourris, buvant abondamment de 1,400 à 1,600 centimètres cubes ; pour ceux qui boivent moins, de 1,200 à 1,400 centimètres cubes ;

(*b*). En une heure, pour ceux qui boivent beaucoup, de 50 à 70 centimètres cubes ; pour les autres de 40 à 60 centimètres cubes.

Comparativement au poids du corps, un adulte en bonne santé élimine en moyenne 1 centimètre cube d'urine par kilogramme de son poids et par heure.

D'après le même auteur, si l'individu mène une vie moins régulière, la quantité éliminée en vingt-quatre heures peut osciller entre 1,000 et 3,000 centimètres cubes, celle excrétée en une heure entre 20 et 200 centimètres cubes.

Lorsque les reins deviennent malades la quantité et la qualité de l'urine peuvent être modifiées par des facteurs nouveaux. Tout d'abord le nombre des vaisseaux sécréteurs peut être diminué. L'expérience nous apprend alors que sous ce rapport la nature a doté notre corps avec une libéralité extrême. Nous savons qu'un rein entier peut être détruit par la maladie et que l'autre rein suffit pour remplir complètement et à tous les points de vue les fonctions départies aux deux glandes ; de telle sorte que la santé de l'individu n'en souffre aucunement. Jusqu'à ce jour on n'a pas encore pu mesurer la quantité d'urine éliminée par un de ces reins solitaires par la raison facile à comprendre que cet état n'a jamais été reconnu pendant la vie de l'individu. Mais récemment Simon, par une opération conduite avec autant de prudence que d'audace et d'habileté, ayant extirpé un rein normal dans un cas de fistule de l'uretère, cet auteur nous a appris que l'autre rein était capable de sécréter une quantité d'urine égale à la moyenne éliminée par un individu en bonne santé. Le douzième jour après l'opération, la femme en question excrétait 1300 centimètres cubes d'urine. Cependant dans une période d'observation de six semaines la quantité d'urine éliminée journellement resta pendant les autres jours toujours au-dessous de la normale ; mais pendant tout ce temps il était impossible de considérer cette femme comme bien portante.

La clinique nous apprend encore que, lorsque le nombre des vaisseaux sécréteurs est diminué, il ne s'en suit pas nécessairement une diminution de la quantité d'urine éliminée ; au contraire, dans beaucoup de cas de reins contractés où un grand nombre de glomérules de Malpighi sont détruits, on constate que l'urine sécrétée est bien au-dessus de la normale. J'ai soigné un malade dans ce genre ; il éliminait 6,000 centimètres cube d'urine en douze heures. On verra plus loin de quelle importance est dans ce cas l'état de la pression sanguine. Cependant, je dirai de suite que dans ces cas de reins contractés la destruction des vaisseaux peut être si considérable que ceux qui subsistent ne peuvent plus éliminer la quantité d'urine que l'on considère comme la moyenne ordinaire.

La diminution de la quantité d'urine et même l'anurie complète peuvent être causées par l'état de la pression sanguine, comme, par exemple, dans le stade algide du choléra ; alors les reins n'ont éprouvé encore aucune altération de structure. Mais souvent aussi la diminution de la sécrétion urinaire et l'anurie sont causées par des altérations pathologiques des organes de sécrétion eux-mêmes ou enfin par l'imperméabilité des conduits urinaires, état qui occasionne aussi une abolition complète de la sécrétion.

Parmi les maladies des reins capables d'amener la diminution ou l'abolition complète de la sécrétion urinaire, je citerai en première ligne les inflammations diffuses du tissu rénal. Le gonflement du parenchyme, l'obturation d'un grand nombre de canalicules par des cylindres solides retardent l'élimination de l'urine sécrétée ; l'accumulation du liquide dans la capsule de Bowmann y amène une augmentation de la pression. Et lorsque cette pression atteint un certain degré, elle est si peu différente de la pression du sang dans les capillaires des glomérules que la sécrétion de l'urine devient impossible.

II. — COULEUR ET ASPECT DE L'URINE.

La couleur et l'aspect de l'urine peuvent éprouver de grandes modifications par suite des maladies des reins. Pour bien juger de ces modifications, il faut recevoir et conserver l'urine dans des vases en verre incolore.

Ainsi que l'on sait, à l'état normal, la couleur de l'urine dépend de la quantité de pigment qu'elle contient, celle-ci est en relation avec la quantité d'éléments colorés du sang détruits par la nutrition[1].

Si l'on suppose cette dernière quantité constante, l'urine sera d'autant plus foncée qu'elle sera éliminée en plus petite quantité dans un temps donné ou qu'elle contiendra moins d'eau ; inversement elle sera d'autant plus pâle qu'elle sera plus abondante. Cette proposition peut, en général, être appliquée aux maladies des reins. Mais il faut toujours avoir présent à l'esprit que les maladies de reins s'accompagnent très souvent d'oligocythémie, ou que les deux états morbides peuvent être produits par une même cause. C'est à cela qu'il faut attribuer ce fait que dans les maladies des reins, bien que souvent l'urine est fort peu abondante, elle peut cependant être très peu colorée.

La coloration de l'urine est d'une grande importance pour le diagnostic des hémorrhagies des organes sécréteurs et excréteurs de l'urine. L'urine peut contenir du sang sous forme de caillots assez gros, visibles à l'œil nu. Dans ce cas, le sang ne provient certainement pas des reins ; mais il s'est mélangé à l'urine dans les bassinets, les uretères, la vessie, ou même dans l'urèthre. Si le sang s'est mélangé à l'urine au moment où elle est sécrétée, c'est-à-dire dans les reins mêmes, il communique à ce

[1] D'après les recherches de Jaffé, Stokvis, Vierordt et autres, il est probable qu'une partie du pigment de l'urine (peut-être la plus grande) provient de la bilirubine de la bile ou de l'hydrobilirubine qui résulte d'une transformation de la bilirubine dans l'intestin. En tout cas la quantité de bilirubine formée dans le foie est en rapport avec la quantité d'éléments colorés du sang détruits. Il n'est donc pas nécessaire d'insister davantage ici sur ces recherches.

liquide une teinte particulière, plus ou moins foncée, suivant la quantité de sang mélangée et qui va du rose jusqu'au noir. Dans tous les cas d'hémorrhagie par les reins, une quantité plus ou moins grande de globules rouges perdent leur matière colorante qui reste dissoute dans l'urine et lui communique cette teinte caractéristique qui persiste alors même, qu'après que les autres globules se sont déposées, l'urine est devenue tout à fait claire. Celle-ci possède alors un certain pouvoir réfringent qui fait qu'elle paraît rougeâtre ou verdâtre suivant qu'on l'examine à la lumière réfractée ou à la lumière réfléchie. Cette coloration particulière fait défaut quand la quantité de sang est très petite. Quand l'urine contient une grande quantité de sang il se forme toujours un sédiment grumeleux, rougeâtre ou noir.

Dans beaucoup de cas de maladies des reins, l'urine est en général claire, et ne présente ni trouble ni sédiment appréciables; cela est presque toujours le cas quand l'urine est fort abondante. Dans ces cas la grande quantité d'urine suffit pour maintenir en dissolution les éléments qui se trouvent normalement dans ce liquide et qui pourraient le troubler ; de plus, les urines de cette espèce contiennent une si petite quantité d'éléments étrangers que ceux-ci ne peuvent produire ni trouble ni sédiment appréciables. Mais il se présente aussi des cas de maladies des reins où l'urine quoique sécrétée en grande quantité est troublée par du sang, du pus, des phosphates ou par une grande abondance de cylindres provenant des canalicules des reins, et où il se forme un sédiment profond.

L'urine est presque toujours trouble dans toutes les maladies des reins où la quantité d'urine est diminuée. Cet aspect trouble peut être produit en partie parce qu'une certaine portion des éléments normaux de l'urine sont précipités de leur dissolution quand l'urine se refroidit, en partie par la présence d'éléments étrangers, par exemple, des globules du sang, rouges et blancs, des cellules épithéliales des reins et des voies urinaires et leurs détritus, ou des coagulations provenant des conduits urinaires que l'on appelle cylindres.

J'ai souvent remarqué que dans les urines très concentrées, fortement albumineuses, les urates se séparent de leur solution sous la forme connue de petits grains amorphes, mais que, même après un repos prolongé, ils ne se déposent pas au fond du vase, qu'au contraire ils restent complètement suspendus dans le liquide et le troublent uniformément.

Des urines qui contiennent beaucoup d'éléments morphologiques, bien que tous ceux-ci ne soient pas colorés, présentent presque toujours une teinte sale particulière, teinte que l'on remarque aussi sur le sédiment floconneux de ces urines. Lorsque ce sédiment est principalement formé de cylindres et si l'urine est très aqueuse, ainsi que cela se présente quelquefois, les cylindres peuvent se réunir au fond du vase sous forme d'une couche pulvérulente compacte, tandis qu'au-dessus le liquide est absolument transparent. Des urines fortement albumineuses moussent habituellement beaucoup au moment de l'émission ; la mousse peut persister longtemps. Ce phénomène frappe même les personnes étrangères à la médecine.

III. — POIDS SPÉCIFIQUE DE L'URINE.

La connaissance du poids spécifique de l'urine est d'une grande importance pour le diagnostic des maladies des reins. La manière la plus simple et la plus facile pour le déterminer consiste à employer un aréomètre, instrument qui est formé d'un tube de verre rempli d'air et fermé à son extrémité supérieure, portant à son bout inférieur une boule remplie de mercure et dans son intérieur une échelle graduée. Cette méthode, très simple, donne des résultats suffisamment exacts pour le but que l'on se propose. Des déterminations comparatives du poids spécifique de l'urine à l'aide de l'aréomètre et du pyknomètre ont donné des résultats fort peu différents les uns des autres.

Lorsque l'on s'occupe du poids spécifique de l'urine, il faut aussi avoir bien à l'esprit qu'à l'état normal déjà le produit de la sécrétion des reins est soumis à des variations continuelles, tant sous le rapport de sa quantité que sous celui de sa composition, et que par conséquent son poids spécifique, c'est-à-dire le rapport qui existe entre la quantité de produits solides contenus dans l'urine et la quantité d'eau qui les dissout varie également. Cette variation dépend en partie des oscillations de la pression sanguine sous laquelle la sécrétion urinaire s'effectue, en partie de la plus ou moins grande quantité d'eau contenue dans le sérum sanguin d'où les reins tirent les éléments de l'urine, en partie enfin des oscillations qu'éprouve le pouvoir fonctionnel des reins suivant que le sang contient plus ou moins de produits de désassimilation azotés. En conséquence toute quantité d'urine éliminée en vingt-quatre heures par un individu bien portant, peut présenter une densité et par suite un poids spécifique différents de ceux de toute autre quantité d'urine sécrétée à un autre moment. Et même les expériences ingénieuses de mon collègue Edlefsen[1] démontrent que, dans la vessie pleine d'un individu bien portant, les couches d'urine superposées, c'est-à-dire sécrétées à des instants différents peuvent présenter des différences étonnantes entre elles sous le rapport de leur poids spécifique et varier de 1018,5 à 1001,5.

Mais de même qu'à l'état normal les différents facteurs qui agissent sur le degré de concentration de l'urine reviennent régulièrement dans l'espace de vingt-quatre heures, de même que les conditions extérieures étant constantes, les mêmes choses se reproduisent dans chaque période de vingt-quatre heures, de même il faut que, pour chaque individu bien portant, il existe un certain volume normal pour la quantité d'urine qu'il sécrète par jour comme aussi pour sa densité ; à condition toutefois que, pour déterminer la quantité et la densité de l'urine, on opère toujours sur le produit de vingt-quatre heures ainsi qu'il faut le faire quand il s'agit de recherches de diagnostic et de comparaison. Naturellement cette densité normale sera propre à chaque individu. Aussi les chiffres donnés par les auteurs pour le poids spécifique normal de l'urine varient beaucoup entre eux. Gorup-Besanez dit que le poids spécifique varie entre 1005 et 1030. Rosenstein donne comme moyenne 1015 et 1020. Mes recherches m'ont appris que le poids spécifique de l'urine d'individus bien portants peut dépasser encore les limites données

[1] *Zur Physiologie der Harnansammlung in der Blase.* — *Pflüger's Archiv.* Bd. 7, S. 499.

par Gorup-Besanez. Après l'absorption de grandes quantités de boisson, il peut tomber à 1002 et après une abstention prolongée de liquide arriver à 1040.

La détermination du poids spécifique de l'urine nous donne une idée à peu près exacte de la quantité d'éléments solides qu'elle contient. Neubauer[1] dit à ce sujet : si l'on détermine le poids spécifique de l'urine à 4 décimales, et si l'on multiplie les trois derniers chiffres par 0,233, le produit donne à peu près la quantité d'éléments solides contenus dans 1000 centimètres cubes. Mais, dans ce calcul, Neubauer fait entrer en ligne de compte l'influence de la température sur le poids spécifique de l'urine ; il rappelle (p. 144) les recherches de Simon, d'après lesquelles le poids spécifique d'une urine qui a + 12°, est de 1021, à 15°,1020, tombe, à + 18° à 1019 ; de sorte qu'une différence de température de 3° correspond approximativement à un degré de l'aréomètre. Il faut donc connaître, pour chaque instrument, la température normale pour laquelle il a été construit.

Les mêmes facteurs qui agissent sur la densité de l'urine normale, exercent également leur influence sur celle de l'urine sécrétée par des reins malades. Cependant il faut admettre qu'il existe des modifications pathologiques des reins qui empêchent la sécrétion d'une urine très dense, et d'autres qui ne permettent pas la sécrétion d'une urine peu dense ou très aqueuse. Ainsi, les reins contractés, arrivés à un degré profond d'altération, ne fournissent jamais d'urine très concentrée, que sa quantité journalière soit petite ou grande, tandis que les reins volumineux, atteints d'inflammation parenchymateuse chronique, arrivés au dernier degré de la maladie, fourniront presque toujours une urine peu abondante mais très dense, bien que toujours, alors, il y ait un haut degré d'hydrémie.

On peut dire en général que le poids spécifique de l'urine, dans les maladies des reins, dépend beaucoup plus des différences de pression sous l'influence desquelles se fait la sécrétion, que de la composition du sérum sanguin, ou mieux encore, que ce poids spécifique est dans un rapport inverse avec la rapidité de

[1] *Anleitung zur qualitativen und quantitativen Analyse des Harns.* — p. 150.

la sécrétion. Mais il ne faut pas oublier que dans les maladies des reins, arrivées à un degré élevé, la quantité d'urine sécrétée par jour n'est pas nécessairement très grande, bien que la sécrétion se fasse plus rapidement. S'il ne reste plus qu'une petite portion du parenchyme rénal capable de fonctionner, celle-ci ne peut pas fournir une urine abondante, bien que la sécrétion se fasse plus rapidement.

Aussi cette petite quantité d'urine quittant rapidement les reins peut être très aqueuse et avoir un poids spécifique faible.

A l'état normal, la détermination du poids spécifique de l'urine permet de se rendre un compte à peu près exact de la quantité d'éléments solides normaux qu'elle contient. Il n'en est plus ainsi dans les maladies des reins, où l'albumine en même temps que l'urée et les sels modifient le poids spécifique de l'urine. Les analyses d'urines que l'on citera plus loin en donnent la preuve.

IV. — COMPOSITION CHIMIQUE DE L'URINE DANS LES MALADIES DES REINS.

La composition chimique de l'urine est l'objectif le plus important des recherches faites au lit des malades, car les résultats de ces recherches constituent la base du diagnostic et du pronostic.

Il est peu important pour le diagnostic et le pronostic des véritables maladies des reins de savoir comment l'urine réagit vis-à-vis du papier tournesol. En général l'urine est acide, même celle qui est fournie par des reins malades. Autant que je sais, toutefois, on n'a pas encore fait de recherches sérieuses sur le degré d'acidité de l'urine dans les maladies des reins. Il est probable que, sous l'influence des variations que subissent l'alimentation et la nutrition, cette acidité varie dans les reins malades comme dans les reins normaux, et surtout elle est sans doute plus faible quand la sécrétion est abondante que lorsque l'urine coule en petite quantité. Lorsque l'on absorbe beaucoup de carbonates alcalins (par exemple lorsqu'on boit beaucoup d'eau de Seltz) ou que l'on mange des plantes contenant des sels alcalins, l'urine est alcaline chez les individus malades comme chez ceux qui se portent bien. Cependant, dans plusieurs cas de néphrite parenchymateuse chronique, l'urine m'a donné une réaction alcaline pendant des mois entiers et même des années entières, ou bien la réaction était différente d'un jour à l'autre, sans que ces phénomènes aient été sous l'influence d'aucune des causes précitées. Récemment seulement, dans un cas pareil, j'ai remarqué que l'urine fraîche était encore manifestement acide, mais qu'après quelques heures déjà elle présentait une réaction alcaline manifeste. Il est donc probable, à mon avis, que dans ce cas et les cas analogues où l'urine est fortement chargée d'albumine, l'urée se transforme rapidement en ammoniaque, mais après son émission seulement; c'est pourquoi, dans les cas dont j'ai parlé, l'urine collectée pendant toute une journée était toujours alcaline.

Pour le diagnostic des maladies des bassinets et de la vessie, il importe davantage de connaître la réaction chimique de l'urine. Si, dans ces affections, l'urine émise est alcaline sans que le traitement puisse être mis en cause, elle subit la fermentation ammoniacale déjà dans son trajet à travers les conduits urinaires, et cette transformation, qui est causée par l'addition de produits inflammatoires de la muqueuse, occasionne à son tour la précipitation des sels dans l'intérieur des voies urinaires.

Lorsque l'on fait l'analyse chimique de l'urine il ne faut pas se contenter de prouver la présence dans ce liquide de telle ou telle substance normale ou anormale. Si l'analyse doit avoir quelque valeur pour le diagnostic et le pronostic, il faut déterminer quantitativement les substances que l'on recherche.

Quand on veut, pour les besoins du diagnostic et du pronostic, déterminer les quantités de substances normales ou anormales contenues dans l'urine, il faut ici encore se poser comme règle d'agir sur toute l'urine éliminée dans la journée, à moins cependant que l'on ne poursuive un but spécial. Lorsque ces analyses doivent avoir une valeur véritable pour le diagnostic et le pronostic, il faut qu'elles déterminent quel est l'état fonctionnel des reins dans son ensemble, soit que ces organes remplissent leur rôle naturel d'organes d'épuration, soit qu'en même temps ils laissent passer des matériaux qui pourraient encore servir à la nutrition, c'est-à-dire des corps albuminoïdes. Ce n'est que de cette façon que l'on peut reconnaître si les reins débarrassent suffisamment l'organisme des produits azotés de désassimilation qui sont les éléments spécifiques de l'urine, et, d'un autre côté, à quel degré la nutrition générale est altérée par les maladies des reins. En déterminant la quantité d'urée qui est éliminée, nous pouvons reconnaître à temps le danger que présenterait la rétention de cette substance dans l'organisme. Souvent aussi la détermination de la quantité d'albumine contenue dans l'urine permet d'établir le diagnostic de l'affection à laquelle est due la présence de ce corps dans l'urine.

Trop souvent encore de nos jours, on trouve dans des observations les résultats d'analyses chimiques qui n'ont porté que sur quelques portions de l'urine du jour. Mais de pareilles indications n'ont que peu de valeur, car la composition chimique des diverses portions d'urine excrétées dans la journée varie, pour les reins malades, autant que la quantité et la densité de l'urine. L'analyse d'une petite quantité d'urine permet tout au plus de constater qu'il n'existe pas de maladie des reins déterminée; ce n'est qu'exceptionnellement de cette manière, et à l'aide d'autres symptômes, que l'on peut diagnostiquer une affection des reins; mais quelquefois aussi on ne peut même pas décider si les reins sont malades où s'ils sont sains. Si l'on veut suivre une maladie des reins dans toute son évolution, il faut avoir la patience de se rendre compte journellement de l'état fonctionnel des reins. Cependant je sais bien qu'un médecin praticien ne peut pas employer une grande partie de son temps à faire l'analyse quantitative de l'urine de ses malades atteints d'affections rénales. Ceci ne peut se faire que dans des hôpitaux où les travailleurs sont en nombre suffisant. Mais l'expérience nous apprend que l'urine d'un même malade conserve à peu près la même composition aussi longtemps qu'elle est éliminée tous les jours à peu près dans la même quantité, aussi longtemps qu'elle conserve à peu près le même poids spécifique. Or, la plupart des maladies des reins, où il est nécessaire de pratiquer une analyse exacte de l'urine, suivent une marche chronique aussi presque toujours les fonctions des reins restent dans le même état pendant de longues périodes de temps.

On peut et l'on doit donc exiger du médecin :

1° Qu'il soit capable de déterminer quantitativement les principaux éléments de l'urine ;

2° Qu'il contrôle la quantité d'urine éliminée par jour, en recueillant et en mesurant exactement ce liquide ;

3° Qu'il détermine sans cesse le poids spécifique de l'urine ;

4° Qu'il renouvelle l'analyse quantitative de l'urine chaque fois que ce liquide éprouve des changements notables dans sa quantité et dans son poids spécifique.

Ce n'est qu'en agissant avec cette prudence qu'il est possible de suivre la marche de la maladie et de prévoir son issue probable.

Dans les maladies des reins l'analyse chimique doit porter surtout sur l'urée et les corps albuminoïdes. Les autres éléments de l'urine sont d'un intérêt tout à fait secondaire pour le diagnostic et le pronostic de la plupart des affections rénales.

Il faut faire une exception seulement pour les substances qui donnent lieu à des concrétions et qui provoquent ainsi des maladies des voies urinaires et secondairement des maladies des reins, et qui sont, parmi les éléments normaux de l'urine, l'acide urique, le phosphate et le carbonate de chaux ; parmi les éléments anormaux, la cystine et le phosphate ammoniaco-magnésien ; ces deux substances se forment surtout lorsque l'urine subit la fermentation ammoniacale dans l'intérieur des voies urinaires.

Cependant, lorsqu'on analyse l'urine quant aux concrétions qu'elle contient, l'examen porte plus sur la forme de ces dernières que sur leur quantité, car celle-ci est rarement importante pour le diagnostic et le pronostic. Ces concrétions sont donc plutôt du ressort du microscope que de la chimie.

A. — *Urée.*

Le meilleur procédé pour doser l'urée consiste à employer la méthode de Liebig. Cette méthode ne met pas à l'abri de toute erreur; en effet, l'azotate de mercure précipite d'autres substances azotées en même temps que l'urée et, de plus, si l'urine contient de 1 à 1 1/2 p. 100 de chlorure de sodium, la réaction terminale de l'analyse se trouve très retardée. Mais ces deux sources d'erreur sont de peu d'importance pour les analyses d'urine dans les maladies des reins. La première, parce que, dans ce cas, il ne s'agit pas tant de déterminer la quantité d'urée en tant qu'urée, que de savoir combien l'urine contient de produits azotés de désassimilation, produits dont la rétention dans l'organisme peut rendre la maladie des reins dangereuse; la seconde, parce que presque toujours, dans les maladies des reins l'urine contient si peu de chlorure de sodium que le résultat de l'analyse ne peut en être très modifié. Toutefois, cette dernière cause d'erreur ne doit pas être négligée. On trouvera dans Neubauer (p. 150 et suiv.) la pratique à suivre pour cette analyse [1].

La quantité d'urée contenue dans l'urine varie constamment à l'état sain. Mon collègue Edlefsen a prouvé que dans les diverses couches superposées dans une vessie pleine, chez un individu bien portant, elle peut varier de 2 p. 100. Aussi est-il impossible d'établir pour l'urée une moyenne normale. J'ai vu des oscillations entre 0,8 p. 100 et 6 p. 100 et je suis convaincu que 0,8 p. 100 n'est pas le minimum que l'on puisse trouver.

Par contre, en privant un individu de boisson, jusqu'au moment où il éprouve une sensation insupportable de soif, je n'ai jamais trouvé plus de 6,1 p. 100 d'urée. Chez les individus adultes qui boivent peu et qui sont bien nourris, l'urine de tout un jour contient, en moyenne, de 2 à 3 p. 100 d'urée.

Plus l'urine est sécrétée rapidement, plus par conséquent sa quantité est abondante dans l'unité de temps et moins elle contient proportionnellement d'urée. Cette règle se vérifie aussi dans les maladies des reins. Ainsi dans celles de ces affections qui donnent lieu à une diurèse abondante ou même exagérée, on ne trouve qu'une faible proportion d'urée dans l'urine, quelquefois 1/2 p. 100. Par contre, dans d'autres de ces maladies, où

[1] *Voyez*, à la fin du volume, la note I *sur le dosage de l'azote dans l'urine.*

la sécrétion urinaire est diminuée, il n'est pas rare de trouver une urine où la proportion d'urée est plus forte qu'elle ne l'est en moyenne chez des personnes bien portantes. La détermination de la proportion d'urée contenue dans l'urine n'a donc de valeur que si l'on agit sur tout le liquide éliminé dans la journée parce qu'alors on peut établir de quelle facon les reins remplissent leur rôle d'agents de dépuration.

L'on voit alors que des reins malades, qui donnent une urine où la proportion d'urée est très faible compensent cette perte par la grande quantité de liquide qu'ils excrètent, et que d'autres fois, avec de petites quantités d'urine fortement chargées d'urée, souvent le corps ne se débarrasse pas d'une quantité de produits azotés de désassimilation en rapport avec le genre de vie de l'individu.

Mais ici se pose de nouveau cette question : Quelle est la quantité d'urée qui doit être éliminée en vingt-quatre heures par les reins pour que ceux-ci remplissent complètement leurs fonctions d'organes de dépuration ? Et il faut répondre encore qu'il n'existe pas de moyenne normale.

A l'état normal même, il y a trop d'écarts suivant la quantité d'éléments azotés qui prennent part au mouvement nutritif, suivant la quantité d'aliments azotés introduits dans l'organisme et suivant l'intensité avec laquelle se font les phénomènes de la nutrition.

La production de l'urée est fortement influencée par la quantité et la composition des aliments ; mais, même pendant l'abstinence complète, des reins normaux éliminent de l'urée tant qu'il y a de la vie.

Cependant, de même que chez les individus bien portants, vivant d'une façon régulière, il existe une certaine valeur normale pour la quantité et la densité de l'urine, de même aussi l'on peut établir qu'il existe chez chaque individu qui s'alimente d'une façon régulière une moyenne pour la quantité d'urée qu'il élimine, moyenne qui oscille entre des limites assez étendues.

Vogel[1] indique qu'un homme adulte et bien portant, et vivant

[1] Loc. cit., p. 337.

bien, élimine en moyenne les quantités suivantes d'urée dans son urine :

En 24 heures	de 25	à 40	grammes
En 1 heure	de 1,0	à 1,66	»

ou bien par kilogramme de son corps

En 24 heures	de 0,37	à 0,60	grammes
En 1 heure	de 0,015	à 0,035	»

Il cite des observations de O. v. Franqué, d'après lesquelles un individu bien portant éliminait journellement :

Avec une alimentation	exclusivement animale,	de 51 à 92	gr. d'urée ;
— —	mixte,	de 36 à 38	—
— —	végétale,	de 24 à 28	—
— —	ne contenant pas d'azote,	16	—

Chez des individus qui souffrent de la faim, par exemple chez des aliénés qui refusent toute nourriture, la quantité d'urée peut tomber pendant un temps assez long à 8 ou 10 grammes par jour.

Une femme de vingt-huit ans, que j'ai traitée pour des vomissements incoercibles lors de sa première grossesse, n'excréta en moyenne, pendant vingt-cinq jours où l'urine fut régulièrement analysée, que 8^{gr} 84 d'urée.

Il importe peu pour le diagnostic des maladies des reins de connaître quelle est la quantité d'urée qui est éliminée et dans quelle proportion elle se trouve dans le liquide. On peut dire cependant qu'une urine qui contient de fortes proportions d'urée ne peut pas provenir de reins atrophiés.

Au contraire, pour le pronostic, il est très important de connaître la quantité d'urée éliminée par jour, surtout si en même temps on accorde une attention suffisante à l'état général de la nutrition chez le malade. Mais il ne faut pas s'imaginer qu'il suffit pour cela d'avoir fait un seul titrage de l'urée. Il faut faire une série de recherches pour arriver à avoir une notion exacte de l'état où se trouve la fonction de dépuration, et pour pouvoir prévoir l'approche d'une rétention dangereuse de l'urée. Mais il faut toujours se souvenir que la production de l'urée dépend non seulement de l'assimilation des aliments azotés, mais aussi qu'elle peut être considérablement augmentée par l'accélération des échanges nutritifs qui se fait sous l'influence de la fièvre, même quand l'alimentation est complètement suspendue.

B. — De l'albuminurie comme symptôme pathologique.

L'élimination d'une urine albumineuse est de la plus grande signification pour le diagnostic du plus grand nombre de maladies des reins.

Pour prouver la présence dans l'urine de l'albumine du sérum sanguin ordinaire, il suffit, en général, quand l'urine est acide et après l'avoir filtrée, de la chauffer jusqu'à ébullition. L'albumine se précipite alors sous la forme d'un coagulum blanc. Si l'urine est neutre ou alcaline, il faut préalablement l'acidifier fortement par l'addition d'acide nitrique. On trouve dans Neubauer, p. 65 et suivantes, comment il faut rechercher les corps albuminoïdes. La méthode la plus sûre pour la recherche qualitative de l'albumine dans l'urine est celle qui a été recommandée d'abord par Panum et qui est indiquée par Neubauer. Loc. cit., au n° 7.

On mélange parties égales d'urine et d'une solution concentrée de sel de Glauber ; on ajoute une grande quantité d'acide acétique et l'on chauffe ; toute l'albumine est coagulée de la sorte [1].

Pour tous les dosages de l'albumine qui ont servi pour ce travail, on a précipité l'albumine par la chaleur dans une urine acide, puis, après l'avoir lavée, on l'a séchée à 100° et puis pesée. Une grande partie de ces analyses ont été faites par le professeur Edlefsen, mon collègue aujourd'hui, autrefois mon assistant. Je lui dois mes meilleurs remercîments pour cela et pour le concours qu'il m'a donné pour l'exécution de ce travail, ainsi qu'à mes assistants qui ont pris la peine de faire plus tard encore de nombreuses analyses d'urine.

Lorsqu'on s'occupe de l'albuminurie et de son importance comme symptôme pathologique, il faut se rappeler que l'albu-

[1] *Voyez*, à la fin du volume, la note II *sur la recherche et le dosage de l'albumine dans l'urine.*

mine qui se trouve dans l'urine n'y arrive pas nécessairement par suite de processus pathologiques qui se passent dans les reins, mais qu'elle peut encore être mélangée à ce liquide dans son trajet à travers les bassinets, les uretères, la vessie et même l'urèthre. Ce mélange se fait, soit par suite d'affections inflammatoires et de suppurations de la muqueuse des voies urinaires, soit parce que des abcès circumvoisins se sont vidés dans ces conduits (par ex. : les abcès des reins, de la prostate, etc.).

Dans tous ces cas, l'albumine de l'urine est égale à la quantité d'albumine qui se trouve dans le pus. Mais dans ces cas aussi, en supposant que les fonctions des reins s'accomplissent normalement, le pus est dilué par l'urine, de sorte que celle-ci ne contient jamais qu'une petite quantité d'albumine, et de plus le dépôt de globules de pus qui se fait au fond du vase dénote assez clairement l'origine de la petite quantité d'albumine que l'on trouve.

Je n'ai trouvé d'urine fortement albumineuse causée par l'inflammation des voies urinaires et un sédiment purulent que chez des personnes qui s'étaient appliquées de grands vésicatoires cantharidiens ou bien qui usaient habituellement de pommades à la cantharide pour entretenir des fontanelles. Dans ce cas, l'urine, parfaitement claire du reste, contenait de si grandes quantités de fibrine, qu'il se formait des caillots volumineux en partie déjà dans la vessie, en partie après l'émission de l'urine seulement. Dans un cas, les caillots formés dans la vessie avaient rendu la miction impossible, de sorte qu'il fallut recourir à la sonde.

Quelquefois les inflammations suppuratives des voies urinaires se compliquent d'affections diffuses du parenchyme rénal. Dans ces cas, les deux processus peuvent être à la fois la cause de la présence de l'albumine dans l'urine. Quelquefois alors le microscope nous éclaire sur ce fait. Si l'on trouve dans le sédiment des cylindres en même temps que des corpuscules du pus, on peut en conclure que l'albumine de l'urine n'est pas due exclusivement à une inflammation des voies urinaires, mais qu'il faut attribuer sa présence aux troubles des fonctions urinaires. Cependant on ne réussit pas toujours à trouver les cylindres au milieu d'un sédiment purulent, même quand les reins contribuent à rendre l'urine albumineuse.

Il existe encore une forme toute particulière d'albuminurie dans laquelle les reins ne paraissent pas être atteints et sur la nature de laquelle nous ne sommes pas encore fixés, à l'heure qu'il est; c'est ce que l'on nomme la chylurie. Cette maladie singulière qui, d'après ce que l'on dit, se présente fréquemment dans quelques régions tropicales et surtout au Brésil et dans les États du Sud de l'Amérique du Nord, ne s'observe que très rarement en Europe. Il faut ajouter encore qu'un grand nombre des cas observés en Europe concernaient des individus qui étaient nés dans les contrées transatlantiques ou bien qui y avaient passé une longue période de leur existence. Dans cette affection, l'urine présente, à des intervalles plus ou moins éloignés, exactement l'aspect du lait. Cet aspect est dû à une grande quantité de graisse à l'état d'émulsion fine qui est mélangée à l'urine et qui quelquefois s'y trouve en si grande quantité qu'il se forme comme une couche de crême à la surface du liquide.

A l'examen microscopique de l'urine, on ne trouve pas la graisse sous la forme de petites gouttelettes comme dans le lait, mais il existe dans le liquide un trouble punctiforme, et en traitant l'urine par l'éther, on peut la débarrasser complètement de la graisse. Dans un cas que j'ai observé, j'ai obtenu après l'évaporation de l'éther à l'air libre 1,14 grammes de graisse complètement figée pour 100 centimètres cubes d'urine; il y avait 0,98 grammes d'albumine dans l'urine débarrassée de sa graisse.

Par conséquent, dans les urines de cette espèce, la graisse se comporte comme dans le chyle, de là la dénomination de chylurie. En général, ces urines contiennent également de l'albumine en assez fortes proportions, et souvent il existe une si grande quantité de corps albuminoides, spontanément coagulables (fibrine) qu'il se forme de gros caillots dans le liquide, ou même, que toute la masse se prend en une gelée molle, qui peut avoir une coloration rosée à cause des globules rouges du sang qui sont emprisonnés au milieu de la substance laiteuse. La coagulation de la fibrine se fait quelquefois dans la vessie. Il en résulte alors un obstacle à la miction, comme dans l'empoisonnement par les cantharides.

Les éléments figurés du chyle, les corpuscules rouges et blancs du sang existent aussi régulièrement dans ces urines que la graisse et les corps albuminoïdes. Mais autant que je sais, il a été impossible à d'autres observateurs, comme aussi à moi, d'y trouver des cylindres qui cependant font rarement défaut dans la véritable albuminurie de cause rénale.

De temps en temps l'aspect et la composition de l'urine de ces malades se modifie. Elle peut rester claire et transparente pendant de longs mois, et alors on n'y trouve ni albumine ni graisse, ni éléments figurés du chyle. Les malades qui, pendant le temps que dure la chylurie, étaient pâles, maigres et faibles, se remettent remarquablement pendant ces pauses. Ils peuvent subir ces mêmes alternatives pendant de longues années avant qu'ils ne meurent d'épuisement.

L'anatomie pathologique ne nous a pas appris encore par quelle voie les éléments du chyle se mélangent à l'urine tantôt périodiquement, tantôt et plus souvent d'une façon non interrompue. On a dû se contenter d'émettre l'hypothèse que dans la chylurie il se forme des communications anormales entre les organes sécréteurs de l'urine et les vaisseaux de la lymphe et du chyle (Kühne)[1]. On pourrait se figurer qu'il se forme dans les reins eux-mêmes ou dans les voies urinaires des ectasies des vaisseaux lymphatiques, et que les vaisseaux lymphatiques, en se rompant, versent leur contenu dans les voies urinaires. Mais, autant du moins que je sais, on n'a pas donné encore des preuves manifestes en faveur de cette opinion. Cependant il existe assez d'exemples de chylorrhée par suite de dilatation des lymphatiques d'autres organes (par exemple, au pénis et au scrotum), et l'on possède assez de preuves anatomiques de l'existence de varices lymphatiques, dans les reins eux-mêmes[2] pour que cette supposition paraisse suffisamment fondée. Il est vrai que si l'on pouvait prouver l'existence d'une communication entre les vaisseaux

[1] *Lehrbuch der physiologischen Chemie*, p. 543.

[2] *Heschl. Wiener medizinische Wochenschrift*. 1866, n° 31.

lymphatiques et les voies urinaires, la présence du chyle dans l'urine ne serait pas expliquée encore. En effet, dans les cas dont il est question, il ne s'agit pas d'un mélange d'urine et de lymphe, mais d'urine et de chyle ainsi que le prouve la grande quantité de graisse contenue dans le liquide. Il faudrait donc supposer en outre une insuffisance des valvules des lymphatiques grâce à laquelle le contenu du réservoir de Pecquet pourrait refluer par ces vaisseaux jusqu'à la fistule.

Le mélange de l'albumine avec l'urine en dehors des reins est d'une importance secondaire pour la question qui nous occupe et n'a d'importance que pour le diagnostic. Nous n'avons à considérer ici que l'albuminurie rénale, le mélange de l'albumine avec l'urine au moment et au lieu même où ce liquide est sécrété.

Déjà dans les siècles passés différents médecins avaient observé que des individus convalescents de la scarlatine éliminaient souvent une urine sanglante et devenaient hydropiques. Mais Cotugno[1] le premier, en 1770, prouva par des observations que des individus hydropiques pouvaient éliminer une urine non sanglante, mais qui, chauffée, donne lieu à un coagulum tout à fait semblable au blanc d'œuf coagulé. Cotugno trouva la même substance dans les liquides hydropiques épanchés dans les cavités séreuses ; aussi pense-t-il, que chez les personnes atteintes d'hydropisie, l'élimination d'une urine albumineuse constituait un procédé naturel de guérison, croyant que la nature s'efforçait d'éliminer par les reins les produits pathologiques qui existaient dans le corps.

La découverte de Cotugno ne fut pas perdue ; elle fut au contraire confirmée par d'autres recherches, surtout par celles de quelques médecins anglais. Cruikshank fonda sur la présence ou l'absence de l'albumine dans l'urine des hydropiques le principe de sa classification des diverses espèces d'hydropisie. Wells observa dans plusieurs autopsies l'épaississement de la couche corticale par le dépôt d'une lymphe coagulable, etc., de reins

[1] *Dominici Çotunnii de Ischiade nervosa commentarius.* — Viennæ 1770.

28.

qui pendant la vie avaient sécrété une urine albumineuse; cependant il ne crut pas que les reins dussent être malades dans tous les cas, même quand l'urine contenait une grande quantité de sérum. Wells fut le premier aussi qui démontra l'existence de l'albumine dans l'urine d'une personne qui alors n'était pas hydropique. Blackall, de son côté, constata la fréquence des malades des reins chez les individus hydropiques et albuminuriques ; cependant, d'après lui, les altérations des reins n'étaient pas la cause de l'albuminurie, mais un autre effet de la même cause, à laquelle il attribuait le passage de l'albumine du sang dans l'urine, à savoir un état inflammatoire général.

La théorie de l'albuminurie entra dans une nouvelle phase avec la publication de Richard Bright dans les « *Reports of medical cases* » en 1827. Bright prouva que certaines altérations des reins, que le premier il décrivit exactement, sont liées à la sécrétion d'une urine albumineuse ; il en tira la conclusion qu'il fallait considérer l'albuminurie comme un symptôme provoqué par ces altérations rénales qui, en outre, occasionnent de l'hydropisie générale. Plus tard, il est vrai, Bright se défendit contre le reproche qui lui fut fait d'avoir considéré l'albuminurie comme un symptôme non douteux de ces affections des reins, d'avoir pour ainsi dire identifié l'albuminurie avec les maladies des reins. Mais il se défend de telle sorte que l'on ne peut s'empêcher de penser qu'il a véritablement considéré dans tous les cas la présence de l'albumine dans l'urine comme le signe certain d'une maladie des rein déjà établie ou au moins à son début. D'après Bright, cette maladie débuterait par des troubles fonctionnels, qui, s'ils persistent quelque temps, seraient suivis inévitablement d'altérations de structure des reins. Les observations et les travaux de Christison et de Gregory confirmèrent les théories de Bright. Toutefois les objections ne leur manquèrent pas. Pour Graves, Prout et d'autres auteurs anglais, ce ne sont pas les altérations anatomiques des reins, mais des modifications de la crasse sanguine ou une altération des corps albuminoïdes du sérum, qui produisent l'albuminurie et en même temps les maladies des reins. Cette divergence dans les opinions existe de nos jours encore.

Tandis que certains médecins considèrent encore toute albuminurie comme un symptôme d'une affection rénale, d'autres, au contraire, cherchent dans une modification de la crase sanguine la cause de tous les cas d'albuminurie ou au moins d'une partie de ces cas.

Stokvis[1], d'Amsterdam, par ses recherches expérimentales sur la pathogénie de ce symptôme, fournit des matériaux importants pour la théorie de l'albuminurie. Dans les conclusions générales qu'il pose à la fin de son travail et qui sont le résultat de ses expériences et de ses recherches, il n'admet pas que l'albuminurie soit occasionnée par aucune altération chimique du sang; il cherche, au contraire, dans tous les cas à rapporter ce symptôme à un trouble circulatoire et à une élévation de la pression dans les vaisseaux sécréteurs des reins.

Après ce court aperçu historique, passons à une étude approfondie de l'albuminurie. Nous établirons tout d'abord un premier principe :

Que la présence de l'albumine dans l'urine est, dans tous les cas, un phénomène pathologique.

Dans les conditions normales, la structure des vaisseaux qui sécrètent l'urine et en particulier des glomérules de Malpighi ne permet pas le passage des corps albuminoïdes du sérum sanguin. On peut considérer ce fait comme absolument démontré contrairement à l'opinion opposée émise autrefois par v. Wittich et dont Stokvis a prouvé le peu de fondement. Du reste, il n'est pas en opposition avec ce que nous connaissons des phénomènes de sécrétion des autres glandes et de la diffusion des liquides. Il est prouvé que l'albumine ne traverse des membranes animales et autres que sous l'effet d'une haute pression[2]. Certainement dans les phénomènes de filtration qui s'accomplissent dans les glomérules, la couche épithéliale qui recouvre les anses capillaires est d'une grande importance pour empêcher le passage de l'albumine du sérum sanguin.

Autant qu'on sait, des altérations de la crase sanguine ne

[1] *Recherches expérimentales sur les conditions pathologiques de l'albuminurie. Journal de Médecine de Bruxelles.* Vol. XLIV et XLV. 1867.

[2] Kühne. *Lehrbuch der physiologischen Chemie*. p. 542.

donnent pas lieu à des exceptions à cette règle. Stokvis, par ses expériences, où il évitait soigneusement d'élever la pression sanguine, a prouvé la fausseté de l'opinion qui s'était maintenue jusqu'à ces derniers temps qu'une simple dilution du sérum, l'hydrémie, suffisait pour provoquer le passage de l'albumine du sang dans l'urine.

Cet observateur admet, il est vrai, qu'en injectant de l'eau dans les veines d'un animal en même temps qu'on lui enlève une quantité correspondante de sang pour empêcher l'élévation de la pression, on arrive à produire un tel degré de dilution du sang (hydrémie) que les corpuscules sanguins se dissolvent en partie dans le sérum, et qu'alors l'hémoglobine, qui en est la partie colorante, peut passer dans l'urine. Or, une urine qui contient de l'hémoglobine est colorée en rouge et donne nécessairement la réaction de l'albumine parce que, pendant les réactions usitées pour rechercher ce corps, l'hémoglobine donne naissance à des corps albuminoïdes (Kühne, loc. cit., p. 539). Mais Stokvis doute que chez l'homme, sous l'influence de causes pathologiques, il puisse se produire un état de dilution du sang assez prononcé pour amener la dissolution des globules sanguins et tel qu'on le produit expérimentalement chez les animaux.

Nous parlerons plus tard encore de l'élimination de l'hémoglobine par les reins.

Wundt pensait avoir trouvé une des causes de l'albuminurie dans un état particulier du sang où ce liquide était très pauvre en chlorure de sodium. Stokvis a également refuté cette opinion par une série d'expériences pratiquées en partie sur lui-même, en se privant autant que possible de sel de cuisine, en partie sur des animaux auxquels il retirait complètement l'usage de ce sel.

Canstatt et surtout Prout avaient émis l'opinion que tous les cas d'albuminurie étaient dus à une altération chimique des corps albuminoïdes contenus dans le sérum sanguin, à un mauvais état de ces corps; suivant eux, l'albumine modifiée ou altérée était éliminée par les reins.

Cette théorie avait trouvé des adhérents. Mais aucun de ces derniers n'a pu prouver que, dans l'albuminurie, l'albumine de l'urine différait, en n'importe quoi, de l'albumine normale du sérum. Chez des animaux, Stokvis injecta dans les veines de l'albumine provenant de l'urine d'individus atteints de maladies des reins ; aucune trace de cette substance n'apparut dans l'urine des animaux en expérience. Il prouva de cette manière que l'opinion, d'après laquelle l'albumine du sérum éprouverait une modification spéciale et que les reins tendraient à l'éliminer, ne repose sur aucun fondement.

Par contre, ces expériences prouveraient, ce que Berzélius avait montré déjà, que si l'on injecte du blanc d'œuf cru dans les veines des animaux ou dans leur tissu cellulaire sous-cutané. l'albumine apparaît dans l'urine. Le blanc d'œuf se distingue de l'albumine du sérum sanguin par la façon différente dont il se comporte vis-à-vis de l'acide nitrique. Cet acide précipite les deux albumines de leur solution. Mais le précipité formé par l'albumine du sang se dissout facilement et complètement dans un excès d'acide, tandis que le précipité formé par le blanc d'œuf se dissout incomplètement et difficilement. Et même d'après les observations de Tegard, Brown-Séquard, Hammond et Claude Bernard, si le blanc d'œuf cru est absorbé en grande quantité et constitue le seul aliment de l'individu, il passe dans son urine. Stokvis, ayant absorbé une grande quantité d'œufs crus et en ayant fait absorber à plusieurs de ses amis, n'arriva pas cependant à produire de l'albuminurie ; mais il y parvint régulièrement lorsqu'il nourissait des lapins exclusivement avec du blanc d'œuf cru. L'albuminurie cesse dès que l'on remplace le blanc d'œuf cru par du blanc d'œuf coagulé par la cuisson. Stokvis admet que le blanc d'œuf cru peut être absorbé directement par l'estomac sans avoir éprouvé de modifications et qu'il peut être éliminé en nature par les reins ; tandis que celui qui a été coagulé n'arrive dans la circulation qu'après avoir été transformé en peptone. Il dit aussi que certains auteurs ont prétendu que l'urine normale pouvait contenir des peptones. Il n'a pas produit d'albuminurie en introduisant dans l'estomac des lapins de l'albumine du sang.

En faisant abstraction de la possibilité de l'introduction du blanc d'œuf cru et inaltéré dans le torrent circulatoire et du passage de l'hémoglobine dans le sérum, il n'y aurait pas, d'après les recherches de Stokvis, d'albuminurie hématogène dont la cause unique et immédiate serait une altération de la crasse du sang. Mais il est évident que Stokvis a négligé ou a nié à tort la possibilité du passage dans l'urine de corps albuminoïdes autres que l'albumine ordinaire, corps dont il existe plusieurs espèces dans le sang. J.-C. Lehmann [1], de Copenhague, avait déjà affirmé que dans toute urine albumineuse il y avait de la globuline en outre de l'albumine ordinaire. Edlefsen[2] et Senator[3] ont complètement confirmé ce fait, qui est d'autant moins étonnant que contrairement à l'albumine ordinaire du sérum, la globuline diffuse à travers les membranes animales [4]. Au contraire, il est bien plus remarquable que ce corps qui se trouve toujours dans le sérum sanguin normal ne se trouve pas ordinairement dans l'urine de personnes bien portantes, malgré son pouvoir de diffusion. Enfin Gerhardt[5] a publié des observations d'après lesquelles il existe quelquefois dans l'urine un corps albuminoïde qui ne peut être précipité ni par la chaleur ni par l'acide nitrique, mais seulement par l'alcool. Il cherche la cause de ce fait, soit dans une constitution spéciale de l'albumine de l'urine soit dans la présence d'autres éléments qui empêchent les réactions ordinaires de produire leurs effets. Dans une communication ultérieure, Gerhardt donne une autre explication de ce fait. Il s'agissait dans ces cas d'une transformation de l'albumine du sérum en peptones sous l'influence de la chaleur fébrile, transformation que l'on peut obtenir aussi par une cuisson prolongée [6]. Senator prétend, d'après quelques observations et quelques essais, qu'il y a une petite quantité de peptone dans toute urine albumineuse.

[1] *Zur Chemie des Eiweissharns.* T. LVI, p. 125.

[2] *Beitraege zur Kenntniss der Eiweissstoffe des Harns.* — *Deutsches Archiv für klinische Medicin.* T. VII, p. 67.

[3] *Ueber die im Harn vorkommenden Eiweisskoerper u. s. w.* — *Virchow's Archiv.* T. LX, p. 476.

[4] Kühne, loc. cit. p. 223.

[5] *Ueber die Eiweissstoffe des Harns.* — *Deutsches Archiv für klin. Medicin.* T. V, p. 212.

[6] *Wiener med. Presse*, XIIe année, 1871, 1.

Mais rien de tout cela ne peut appuyer la théorie de l'albuminurie hématogène dans le sens de Canstatt, de Prout et de leurs adhérents. Il faudra dans tous les cas chercher dans des altérations des phénomènes de sécrétion eux-mêmes, la raison de l'élimination de l'albumine par les reins.

L'observation s'est donc portée surtout sur les altérations anatomiques qui peuvent frapper les éléments qui constituent les reins et principalement le revêtement épithélial des canalicules urinaires. Mais une observation attentive a appris à d'autres auteurs, ainsi qu'à moi, que souvent des reins qui ne présentent après la mort aucune altération histologique ni des cellules épithéliales ni du tissu cellulaire interstitiel, peuvent cependant sécréter une urine albumineuse et que par contre l'albumine peut faire défaut dans l'urine sécrétée par des reins fort malades, dont les cellules et le tissu cellulaire ont subi des altérations pathologiques profondes. On ne peut donc attribuer aux modifications éprouvées par l'épithélium et le tissu cellulaire du rein qu'une importance secondaire dans l'étiologie de l'albuminurie. Senator fait observer avec raison que si, par suite de troubles nutritifs divers, les cellules épithéliales se détruisent, les corps albuminoïdes qui se trouvent dans leur stroma ou des modifications de ces corps (myosine) peuvent être mélangés à l'urine. Mais en tout cas il n'en peut exister que de très petites quantités dans ce liquide.

Il faut donc toujours rapporter le passage de l'albumine du sang dans les canalicules urinaires soit à une altération de la pression sanguine, soit à une altération des parois vasculaires, soit enfin à une combinaison de ces deux facteurs.

Je chercherai à prouver dans ce qui suit que cette assertion, qui est d'accord, en général, avec les conclusions que Stokvis a tirées de ses recherches expérimentales sur la pathogénie de l'albuminurie, est vraie pour les cas cliniques importants de cette maladie.

L'expérimentation nous enseigne que les membranes animales que l'on emploie dans les expériences d'endosmose sont très peu perméables pour les corps albuminoïdes dissous dans l'eau ; de sorte que, dans toutes les circonstances et même lorsque la pression est très forte, le liquide filtré contient toujours beaucoup moins d'albumine que celui qui sert à l'expérience. Cependant la quantité d'albumine qui traverse le filtre augmente toujours proportionnellement à la pression à laquelle le liquide est soumis. Evidemment cela n'a lieu que parce qu'une pression plus forte tend davantage le filtre et en élargit les pores. Pour nous, les vaisseaux qui sécrètent l'urine, les anses capillaires des glomérules de Malpighi, sont des filtres de cette espèce qui dans des conditions normales, comme il a été dit plus haut, ne laissent pas passer les corps albuminoïdes du sérum sanguin. Mais la perméabilité de ces filtres doit augmenter si la pression sanguine augmente, comme il arrive pour les membranes animales employées dans les expériences.

Il est probable que les cellules épithéliales qui forment le revêtement des capillaires s'écartent les uns des autres, de sorte qu'il existe des vides entre elles. On peut s'expliquer ainsi comment, sans autre altération de structure, les parois des vaisseaux capillaires du rein laissent transsuder l'albumine dès que la pression qu'elles supportent dépasse de certaines limites.

Des reins tout à fait sains peuvent donc sécréter une urine albumineuse quand la pression sanguine est augmentée dans leurs vaisseaux.

Ce fait a été constaté d'abord dans des expériences sur les animaux (arrêt de la circulation dans les veines rénales). Par contre, plus récemment, d'autres observateurs, dont les expériences ont été conduites avec une grande prudence, n'ont pas pu produire d'albuminurie en augmentant artificiellement la pression du sang dans le système artériel. Je prouverai plus tard que néanmoins, dans certaines conditions, l'élévation anormale de la pression sanguine dans les vaisseaux du rein doit être considérée comme l'unique cause de l'albuminurie.

L'albuminurie, qui est due à une augmentation de la pression sanguine, peut être d'aussi courte durée que la cause qui l'a provoquée; si cette cause persiste quelque temps l'albuminurie peut persister longtemps aussi, et enfin elle peut alternativement paraître et disparaître suivant l'état de la pression sanguine. Mais quand l'albuminurie reconnaît pour cause unique une augmentation de pression dans les capillaires de reins normaux, sans aucune altération des parois de ces vaisseaux, la quantité d'albumine contenue dans l'urine est toujours très faible, de même aussi que dans les expériences faites avec des solutions albumineuses, la partie filtrée contient toujours beaucoup moins d'albumine que le liquide qui sert à l'expérience, même quand on agit sous une forte pression.

Les cas d'albuminurie dans les maladies du cœur sont ceux qui se rapprochent le plus de l'albuminurie produite artificiellement par l'élévation de la pression sanguine. Les personnes atteintes de lésions valvulaires profondes, et surtout de rétrécissement de l'orifice auriculo-ventriculaire gauche et de dégénérescence du muscle cardiaque, éliminent souvent alternativement une urine albumineuse et une urine non albumineuse, suivant que les troubles circulatoires produits par la lésion du cœur sont plus ou moins intenses. Dans ces cas, on peut être sûr que l'albumine disparaîtra aussi longtemps que par des soins hygiéniques ou par un traitement pharmaceutique l'on arrivera à empêcher ou à diminuer les troubles circulatoires. En effet, dans ces cas, le passage de l'albumine dans l'urine n'est pas dû aux altérations de structure que l'on trouve dans les reins à l'autopsie (reins cyanotiques, cardiaques), mais bien à des troubles circulatoires plus ou moins profonds.

L'urine de ces malades contient de l'albumine dès que leur pouls devient excessivement faible et que la circulation est arrêtée dans les veines, au point de produire un état cyanique, dès que, par suite de l'affaiblissement de la pression artérielle, la quantité d'urine éliminée par jour est arrivée à son minimum, tandis que son poids spécifique devient excessivement élevé dès qu'il se produit de l'hydrémie et de l'hydropisie, parce que les reins n'éliminent plus une quantité d'eau suffisante. Mais l'albumine disparaît de l'urine dès que le pouls se relève et que la cyanose disparaît, dès que le malade élimine de grandes quantités d'une urine aqueuse. L'albuminurie devient permanente chez ces malades quand les symptôme généraux de l'insuffisance cardiaque deviennent persistants.

Tous les auteurs sont d'accord dans la description de cette

forme d'albuminurie, cependant il semble qu'il y ait encore, de côtés et d'autres des idées erronnées sur sa véritable cause mécanique. On a admis que la stase sanguine dans les veines rénales se propageait jusqu'aux glomérules de Malpighi par l'intermédiaire des capillaires et des vaisseaux efférents et qu'il se produisait ainsi dans les anses capillaires une élévation de pression suffisante pour permettre la transsudation de l'albumine à travers leurs parois. Mais la stase veineuse a beaucoup moins d'influence sur les anses vasculaires des glomérules que sur les capillaires de toute autre région du corps ; en effet, grâce à la présence des vaisseaux efférents et d'un deuxième réseau capillaire, ces anses se trouvent, ainsi que le fait parfaitement observer Senator, dans de bien meilleures conditions que tout autre système de capillaires pour ne pas ressentir les effets de la stase sanguine. Tout obstacle à la circulation veineuse agira d'abord et surtout sur le système capillaire interstitiel et de là l'effet se portera sur le point qui offre le moins de résistance, c'est-à-dire vers les artères rénales. Aussi tandis que les vaisseaux interstitiels, comme tous les capillaires du corps, se trouvent complètement sous l'influence de l'augmentation de la tension veineuse, les anses des glomérules n'ont à supporter qu'une partie de cette tension. « Comme les états pathologiques qui amènent une stase générale dans le système veineux des reins s'accompagnent nécessairement d'une diminution de pression dans le système artériel de ces organes, il en résulte que les vaisseaux des glomérules se trouvent sous une pression très faible, car ce sont eux qui ressentent en premier lieu l'effet des modifications de la pression artérielle, car la diminution de la pression artérielle a tout son effet sur ces vaisseaux, l'augmentation de la tension veineuse ne s'y fait sentir qu'en partie. » (Senator).

Aussi dans les autopsies on trouve que les glomérules des reins cardiaques ne sont pas gorgés de sang, et d'après quelques auteurs ils seraient même atrophiés en partie. — D'après Klebs, si la circulation veineuse est gênée, une légère augmentation de pression dans les artères suffit déjà pour amener la transsudation du sang et de l'albumine. Cette opinion est certainement tout à fait juste pour les cas très rares où le cours dn sang veineux est empêché par des obstacles locaux, par exemple : par la thrombose des veines rénales ou de la veine cave inférieure, au-dessus de l'embouchure des veines rénales, et où le sang artériel arrive néanmoins aux reins sous sa pression normale. J'ai eu l'occasion d'observer un cas pareil en 1865.

Observation I[1]. — Un homme de quarante-quatre ans, très robuste, fut amené dans ma clinique au mois de juin 1865, à cause d'un œdème énorme de la partie inférieure du corps et qui s'étendait encore sur les parties molles des parois thoraciques. Cet œdème se distinguait de l'œdème du tissu cellulaire que l'on observe dans les maladies des reins par un état cyanotique prononcé de la peau. Une dilatation énorme des veines cutanées, même des plus petites, donnait à la peau une coloration bleuâtre et marbrée qui contrastait avec la coloration pâle du visage. Il existait en outre une dilatation énorme des troncs veineux principaux de la peau qui formaient des réseaux à mailles serrées sur les deux côtés de la région lombaire et sur la paroi abdominale antérieure. En avant, la dilatation des veines cutanées s'étendait jusque dans les espaces intercostaux inférieurs. On ne trouva rien d'anormal au cœur ni aux poumons, aussi peu qu'au pouls radial, qui était seulement un peu plus fréquent. La cavité péritonéale ne paraissait pas contenir de liquide, tandis que les parois abdominales, comme il a été dit déjà, étaient fortement œdémaciées. Le malade évacuait en grande quantité (en moyenne, par jour, 1640 centimètres) une urine manifestement sanglante ; son poids spécifique oscillait entre 1011 et 1013, elle contenait toujours beaucoup d'albumine et le sédiment était formé de corpuscules rouges du sang, de cylindres épithéliaux et de cylindres hyalins.

On porta le diagnostic de thrombose de la veine cave inférieure. Mais on ne put trouver aucune raison pour expliquer l'oblitération de la veine et le malade ne savait pas ce qui avait pu la produire.

Le malade mourut le 17 août ; dans l'intervalle, il s'était accumulé beaucoup de liquide dans le péritoine et dans la plèvre droite.

A l'autopsie, on trouva le foie adhérent au diaphragme et aux organes voisins. Le parenchyme était parsemé de gommes dont quelques-unes avaient le volume d'une noisette. La veine cave inférieure était rétrécie immédiatement au-dessous de son entrée dans le sillon du foie ; ses parois étaient oblitérées par un thrombus très ancien, en dégénérescence graisseuse. La thrombose se prolongeait dans les deux veines iliaques jusque dans les veines crurales. La tunique adventice

[1] Le cas est relaté en détail dans la dissertation inaugurale du Dr G. Dreis *Venarum thrombosis tria specimina*. Kiliæ, 1866.

de la veine cave, à partir de l'endroit où ce vaisseau pénètre dans le foie, était épaissie (périphlébite), le parenchyme hépatique alentour était transformé complètement en tissu cicatriciel, ce qui avait amené un rétrécissement du sillon de la veine cave. Il n'y avait pas de traces de lésions syphilitiques autre part que dans le foie.

On voit, d'après ce cas, comment se fait la sécrétion urinaire lorsque le sang ne peut plus s'écouler par les veines rénales, tandis qu'il continue à arriver librement par les artères. L'urine était abondante et son poids spécifique au-dessous de la normale. Mais elle contenait de l'albumine et presque toujours aussi du sang.

La sécrétion urinaire se comporte tout autrement quand l'urine devient albumineuse, par suite d'une stase veineuse générale produite par une affection cardiaque. A mesure que le pouls devient plus petit et plus faible, la quantité d'urine diminue. Les reins n'en secrètent plus enfin que quelques centaines de centimètres cubes, tandis que son poids spécifique augmente et peut atteindre **1035** et même **1040**. Dans ces cas, on trouve de l'albumine et du sang dans l'urine quand le pouls est à peine sensible, lorsque donc la tension du système artériel est arrivée à son minimum ; quelquefois alors l'albumine disparaît très rapidement de l'urine dès que le pouls se relève et que l'augmentation de la pression artérielle provoque l'élimination d'une urine plus abondante et moins dense.

Comment l'albumine arrive-t-elle dans l'urine dans ces cas? Les recherches de Cohnheim sur la stase veineuse nous fournissent la réponse à cette question. Cohnheim a montré que la stase veineuse fait non seulement transsuder du plasma sanguin à travers les parois capillaires, mais qu'elle produit aussi l'issue des globules rouges. Je crois fermement, avec Senator, que la petite quantité d'albumine et de sang qui est mélangée à l'urine des malades affectés de maladies du cœur et asystoliques n'arrive dans ce liquide que pendant son trajet à travers les canalicules urinaires et qu'elle provient du réseau capillaire qui entourent ceux-ci.

L'observation suivante m'a prouvé, d'une manière frappante, que chez l'homme aussi l'albuminurie peut être due uniquement à des modifications de la pression sanguine et en même temps que ce symptôme dépend de la tension vasculaire.

Observation II. — K. de M., âgé de seize ans, très élancé, avait eu il y a cinq ans, une maladie fébrile qui l'avait tenu longtemps au lit. Le père disait que cette maladie avait été une fièvre typhoïde. A la suite de cette maladie (probablement une myélite), un grand nombre de groupes musculaires s'étaient atrophiés tandis que d'autres s'étaient bien développés. Ainsi, il n'y avait plus que des restes insignifiants de la musculature des deux bras, tandis que les muscles des avant-bras étaient remarquablement développés. — Les muscles du thorax (muscles pectoraux) faisaient presque complètement défaut et ceux de l'abdomen paraissaient être diminués de volume. Les deux sterno-mastoïdiens étaient manifestement hypertrophiés, tandis que la partie supérieure du trapèze était très faible à droite et très forte à gauche, les muscles extenseurs du dos bien développés. Les muscles des extrémités inférieures étaient maigres et plus encore à droite qu'à gauche, surtout à la partie antérieure des jambes. Comme résultat de cette atrophie musculaire irrégulière et singulière, il existait, entre autres, une inclinaison très prononcée du bassin en avant. Aussi, ce jeune homme, pour pouvoir se tenir debout et pour marcher, était-il forcé d'étendre à l'excès la colonne vertébrale, de telle sorte qu'elle présentait de la lordose dans sa portion thoracique. Dès que le malade était assis ou couché la portion dorsale du rachis reprenait sa courbure naturelle en arrière. Mais il résultait de ces conditions que, dans la station debout et dans la marche, le diamètre antéro-postérieur du thorax était plus court que dans la station assise ou dans le décubitus. Ainsi dans la station debout ce diamètre mesurait de la base de l'appendice xiphoïde à la pointe de l'apophyse épineuse de la 9e vertèbre dorsale 13 centimètres 1|2, quand le malade était assis il mesurait 18 centimètres et s'il était couché, 16 centimètres. Si maintenant nous retranchons de ces mesures 7 centimètres pour l'épaisseur de la 9e vertèbre dorsale avec son apophyse épineuse, mesure que j'ai trouvée sur un squelette finement bâti, et 1 centimètre seulement pour l'épaisseur de la paroi-thoracique antérieure, le diamètre antéro-postérieur du thorax au niveau de la base de l'appendice xéphoïde n'aura donc plus que 5 centimètres 1/2 dans la station verticale, et plus haut il sera plus petit encore. Il était remarquable que lorsque le malade était debout le cœur était manifestement appliqué contre la paroi thoracique antérieure. Les limites de la matité du cœur dépassaient alors de plus de 1 centimètre à droite, à gauche et en haut, celles que la percussion donnait dans le décubitus ; les 3e, 4e et 5e côtes gauches étaient projetées en avant à chaque systole. De plus, les contractions cardiaques étaient beaucoup plus fréquentes quand le malade était debout que lorsqu'il était couché. Si dans le décubitus on comptait 70 à 80 pulsations à la minute, dès que le malade se dressait ce nombre arrivait à 100 et 120. Enfin, pendant tout le temps que le jeune homme était debout, on entendait un soufle systolique très net sous la partie inférieure du sternum. Si après avoir pratiqué l'examen du malade pendant qu'il était debout, et après avoir constaté ces faits on le faisait coucher, le pouls tombait aussitôt à 72, le soulèvement des côtes en avant cessait tout aussitôt et en même temps le souffle systolique disparaissait et les bruits du cœur devenaient nets et purs.

Voici l'explication que je donnerai de ces phénomènes singuliers : la forte incurvation en avant de la partie dorsale du rachis diminuait le diamètre antéro-postérieur du thorax au point que la partie du cœur située dans cet espace était véritablement comprimée entre la colonne vertébrale et la paroi antérieure du thorax. Or, parmi les parties du cœur situées sur le diamètre antéro-postérieur du thorax se trouve l'orifice auriculo-ventriculaire droit. Dans ces conditions cet orifice devait nécessairement changer de forme, et l'anneau élastique qui donne insertion à la valvule tricuspide devait s'accommoder à la pression extérieure qui agissait sur lui. Sans doute, cet orifice, au lieu de rester circulaire, devenait oblong ou avait pris une forme analogue ; les valves de la valvule tricuspide ne pouvaient plus le fermer; pendant que le malade était debout, elles étaient relativement insuffisantes, mais elles fermaient complètement l'orifice dès que, le malade s'étant assis ou couché, le cœur reprenait sa forme habituelle. Je pensais donc que le bruit systolique que l'on entendait était dû à une insuffisance relative de la valvule tricuspide.

Je crois pouvoir admettre que cette même circonstance était la cause d'un autre symptôme très remarquable qui fut observé sur ce jeune homme. Pendant la journée, alors qu'il se donnait presque toujours beaucoup de mouvement, il éliminait toujours une urine albumineuse, tandis que l'urine de la nuit ne contenait pas d'albumine. Lorsque je le forçais à garder le lit pendant le jour, l'urine de jour ne contint plus d'albumine. Une seule fois on trouva un petit cylindre hyalin dans l'urine albumineuse de ce garçon. Il est impossible de croire à une erreur dans ce cas, car les analyses de l'urine ont été faites avec une grande persistance et au milieu des conditions extérieures les plus disparates : toujours elles ont donné le même résultat.

Si l'explication que j'ai donnée des phénomènes observés du côté du cœur est la vraie, et, je ne vois guère ce qu'on pourrait bien lui objecter, à chaque systole, pendant la station verticale, une ondée sanguine devait refluer du ventricule dans l'oreillette droite, et de là dans le système veineux ; par conséquent, pendant la journée, où le malade se remuait beaucoup, la pression sanguine devait être énorme. J'ai donc pensé que pendant que les facteurs dont il a été question exerçaient leur action, des substances albuminoïdes pouvaient passer des capillaires interstitiels dans les canalicules urinaires, de même que ce passage s'effectue dans les cas d'affections cardiaques persistantes.

Le Dr Max Huppert (*Albuminurie, ein Symptom des epileptischen Anfalls*. Virchow's Archiv, t. LIX, p. 367) a observé de l'albuminurie transitoire après chaque attaque d'épilepsie; l'albumine étant plus abondante après une attaque complète qu'après une attaque avortée. Pour le Dr Huppert, les phénomènes convulsifs de l'attaque violente ne sont pas la cause de la présence de l'albumine dans l'urine, parce que cette substance se trouve aussi après les accès de vertige épileptique qui ne s'accompagnent pas de convulsions, bien qu'elle existe alors en moindre quantité dans l'urine.

Il est facile de comprendre qu'outre les lésions valvulaires et les autres affections du cœur, n'importe quel trouble de la circulation capable d'amener une stase veineuse peut produire de l'albuminurie. Parmi ces causes l'on peut noter les exsudats pleuraux abondants, l'oblitération de branches nombreuses de l'artère pulmonaire par suite de sclérose ou d'emphysème pulmonaire. Cependant, en général, ces états pathologiques n'occasionnent pas souvent de l'albuminurie par stase sanguine. Il ne faut pas confondre avec celle-ci l'albuminurie des phtisiques: ainsi que l'on sait, il est rare de rencontrer chez les phtisiques un état cyanotique bien marqué, bien que souvent une grande partie du système artériel des poumons soit détruite. La fièvre hectique qui accompagne ce processus dévore si rapidement la masse sanguine, que les vaisseaux pulmonaires qui échappent à la destruction suffisent à la circulation et qu'il n'y a pas alors de reflux du sang dans les veines du corps. Néanmoins, les phtisiques éliminent souvent de l'albuminurie par les reins. Mais ce symptôme est dû à d'autres causes dont on parlera plus tard.

Il existe enfin une forme très rare d'albuminurie passagère qui est due également à une modification de la pression sanguine, mais cette modification n'agit que sur les vaisseaux des reins; je n'ai observé qu'une fois un fait de ce genre. Je parle de l'albuminurie qui peut naître à la suite d'une oblitération d'assez longue durée des uretères. J'ai déjà parlé de ce cas dans un autre endroit [1].

[1] *Sammlung klinischer Vortraege*. Redig. v. R. Volkmann. N° 25.

Observation III.—Le nommé R., âgé de vingt-huit ans, très robuste, avait eu plusieurs fois déjà des accès de coliques néphrétiques lorsque je commençai à le traiter le 15 décembre 1867. Le jour de son arrivée à Kiel, il eut un nouvel et violent accès de coliques, et cette fois des deux côtés de la région rénale. Il avait en même temps des nausées continuelles et des vomissements fréquents, ainsi qu'une envie continuelle d'uriner. Le troisième jour les douleurs cessèrent, mais non pas les vomissements. Pendant cent vingt-deux heures il n'excréta pas une goutte d'urine, la vessie était vide ainsi que le prouva l'introduction d'une sonde. Les symptômes disparurent complètement et alors il y eut une sécrétion d'urine si abondante qu'en vingt-quatre heures le malade en élimina 3025 centim. cubes. Le poids spécifique de cette urine était de 1,009, elle était albumineuse et il y avait dans le sédiment des globules rouges du sang, des épithéliums des bassinets et des uretères, et en outre de nombreux cylindres hyalins, la plupart très larges, mais en partie aussi minces, auxquels adhéraient en beaucoup d'endroits des cellules épithéliales bien conservées provenant des conduits urinaires. Un bien-être général et l'appétit revinrent dès que les douleurs cessèrent. Pendant quatre jours l'urine fut très abondante, et pendant tout ce temps elle contint de l'albumine, mais dès le troisième jour elle ne présenta plus de cylindres. Le deuxième jour après le rétablissement du cours de l'urine, j'avais encore trouvé de nombreux cylindres dans le sédiment, mais ils n'étaient plus hyalins comme ceux du premier jour ; au contraire, ils étaient troublés par la présence de nombreuses gouttelettes de graisse. Par hasard, on avait conservé l'urine du jour précédent ; tous les cylindres qu'elle contenait présentaient encore leur aspect transparent.

Six semaines après seulement le malade évacua un gravier presque aussi gros qu'un haricot.

D'après les recherches de Max Hermann [1] sur la pression dans les canalicules urinaires et les glomérules de Malpighi, on peut s'expliquer de la façon suivante la présence de l'albumine dans l'urine dans ce cas. Comme l'urine sécrétée ne peut pas être éliminée, il en résulte une distension des calices et par suite une accumulation de liquide dans les conduits urinaires eux-mêmes. Mais, dans ces conditions, « les vaisseaux sanguins sont comprimés et les veines plus que les artères, de sorte que le sang traverse les reins avec moins de rapidité mais sous une plus forte

[1] *Zeitschrift für ration. Medizin.* — 3e série. T. XVII, p. 25.

tension ». L'opinion d'Hermann est appuyée par l'expérience suivante qu'il a faite. « On narcotisa un chien et l'on introduisit dans la veine rénale une canule pour pouvoir recueillir le sang; puis alternativement l'on remplit et l'on vida l'uretère d'eau sous une pression de 0m,035 millimètres de mercure. Chaque fois que l'on remplissait l'uretère, le sang coulait encore par la canule mais avec beaucoup moins de rapidité que lorsqu'elle était vide. » Si l'on accepte l'hypothèse d'Hermann pour notre cas, on arrive à cette conclusion, que pendant la longue durée de temps où le cours de l'urine fut interrompu et par suite de l'énorme augmentation de pression que subirent nécessairement alors les vaisseaux artériels, les capillaires des glomérules furent nécessairement dilatés, et qu'une fois le cours de l'urine rétabli les parois de ces anses vasculaires, dilatées à l'excès, laissèrent pendant un certain temps transsuder l'albumine du plasma sanguin.

On rencontre aussi très fréquemment, et comme symptôme tout à fait passager et certainement indépendamment de toute altération pathologique des reins, de l'albumine dans l'urine des personnes qui sont atteintes de maladies fébriles de longue durée. Ce phénomène se présente quand la température fébrile se maintient pendant longtemps à son maximum, quelle que soit du reste la cause qui ait donné naissance à cette fièvre. On constate l'existence de cette albuminurie fébrile dans le cours de certaines angines graves, de pneumonies, du typhus abdominal, pendant la période d'éruption des exanthèmes aigus, dans la pyémie, etc. La petite quantité d'albumine contenue dans l'urine disparaît presque toujours dès que la fièvre se calme et dès que les malades commencent à se rétablir. Ou bien, si ces maladies fébriles aiguës occasionnent la mort, on ne trouve pas, à l'autopsie, de lésions anatomiques des reins que l'on puisse considérer comme la cause de l'albuminurie que l'on a observée pendant la vie. Car l'état que les anatomo-pathologistes désignent sous le nom de tuméfaction trouble, et que l'on rencontre souvent dans les reins d'individus morts d'une maladie fébrile grave, ne peut pas être considéré comme la cause de l'albuminurie observée durant la vie. En effet, on trouve quelquefois les reins dans cet état chez des individus qui, pendant la vie, n'avaient pas présenté de trace d'albumine dans l'urine, et par contre, d'autres fois, les reins ne présentent pas cette altération, bien que, durant l'existence, on ait constaté la présence de l'albumine dans l'urine. Il est donc probable que la tuméfaction trouble des épitheliums des reins, n'est qu'un effet secondaire de la même cause qui produit l'albumine dans ce cas, et que ce n'est pas à elle qu'est due la présence de l'albumine dans l'urine; à moins encore que ce ne soit, comme quelques-uns le disent, qu'une simple altération cadavérique.

Gerhardt [1], le premier, a insisté sur cette albuminurie fébrile et l'a opposée à l'albuminurie rénale due à des altérations anatomiques des reins. Pendant les expériences dont il a été parlé déjà, il lui vint à l'idée que dans l'albuminurie rénale c'était principalement l'albumine du sérum sanguin qui passait dans l'urine, que dans l'albuminurie fébrile la destruction rapide de nombreux globules sanguins fournissait les matériaux de l'urine albumineuse. Toutefois, il fut impossible à Gerhardt de trouver une différence facile à constater entre les deux espèces d'albumine contenues dans l'urine dans les cas d'albuminurie dus à des causes différentes. Cependant, il lui arriva, dans quelques cas d'états fébriles, de trouver de l'albumine sous la forme qu'il a appelée latente, c'est-à-dire celle qui ne se précipite pas sous l'influence de l'acide nitrique (peptone). Quelquefois l'albumine sous cette forme précédait de un à deux jours l'albumine ordinaire. Obermüller [2] a publié des observations analogues. Je n'ai pas eu le temps d'analyser l'urine de beaucoup de fébricitants sous le rapport de la peptone. Cependant, depuis de longues années, j'observe ces urines quant à l'albumine ordinaire qu'elles peuvent contenir, et je n'ai pas trouvé que l'albumine éliminée dans l'albuminurie fébrile (dans le sens ordinaire du mot) se comportât différemment vis-à-vis des réactifs chimiques que celle que l'on rencontre dans l'albuminurie persistante. Il

[1] Loc. cit., p. 213.

[2] *Beitraege zur Chemie des Eiweissharns.* — Dissertation inaugurale. — Würzburg, 1873.

faut donc adhérer à l'opinion de Gerhardt, lorsqu'il dit qu'il y a de l'albumine dans l'urine des individus en proie à une fièvre violente dont la température se maintient au-dessus de 40°, parce que les phénomènes de filtration, grâce auxquels se fait la sécrétion urinaire dans les glomérules de Malpighi, se font dans des conditions anormales, c'est-à-dire sous l'influence d'une température excessivement élevée.

Nous avons par conséquent à rechercher quelle influence l'élévation de la température exerce sur les produits de la filtration rénale. Nous trouvons tout d'abord que l'élévation de la température relâche les parois vasculaires, c'est-à-dire que celles-ci cèdent davantage à la pression qu'exerce sur elles le sang qu'elles contiennent. On peut donc placer l'albuminurie fébrile à côté de l'albuminurie que l'on produit en sectionnant les nerfs vaso-moteurs des reins. Il est peu important de savoir si le relâchement des parois vasculaires sous l'action de la température fébrile est produite par une modification de l'innervation des éléments musculaires des vaisseaux artériels, ou bien si la température diminue directement la résistance des éléments élastiques de ces parois. En tout cas, l'élévation de la température agit dans le même sens que la section des nerfs vaso-moteurs; elle modifie la constitution des filtres urinaires. En effet, du moment que ce filtre se distend il faut nécessairement que ses pores s'élargissent. A mon sens donc, pour expliquer l'albuminurie fébrile, il est absolument inutile d'admettre l'hypothèse, que rien ne justifie du reste, que par suite d'une destruction plus rapide des globules sanguins, il se mélange au sang des corps albuminoïdes qui n'entrent pas dans sa composition normale, et que les parois des anses vasculaires des glomérules se laissent plus facilement traverser par ces corps que par l'albumine ordinaire.

Le résultat des modifications qu'éprouvent les conditions sous l'influence desquelles se fait la filtration de l'urine dans les glomérules peut être différent selon les individus. Au milieu de circonstances en apparence les mêmes, il y a tantôt de l'albumine dans l'urine, tantôt il n'y en a pas. Tous les malades dont la température s'élève au-dessus de 40° n'ont pas une urine albumineuse; chez les uns l'albumine apparaît peu de temps après l'élévation de la température, chez les autres seulement quand celle-ci s'est maintenue longtemps à un degré élevé. En général, l'albuminurie fébrile est un phénomène absolument transitoire, indépendant de toutes lésions anatomiques actuelles des reins. Cependant je ne veux pas nier que dans quelques cas, quand des états fébriles graves ont duré pendant longtemps, il ne puisse pas se produire des troubles nutritifs des éléments anatomiques des reins et surtout de ceux des parois vasculaires. A leur tour, ces troubles peuvent prendre une forme chronique et devenir la cause d'une albuminurie persistante; ne voit-on pas aussi après la section des nerfs vaso-moteurs des reins, quand les animaux ont survécu à l'expérience, se produire inévitablement des troubles nutritifs des plus graves? Cependant, on peut certainement compter parmis les faits les plus rares les cas où un typhus abdominal, une pneumonie[1], la pyémie, la variole, etc., sont suivis d'une affection inflammatoire des reins et d'une albuminurie persistante. Parmis les cas nombreux d'albuminurie fébrile que j'ai observés dans les affections que je viens de nommer, je n'ai rencontré qu'un seul fait où l'albuminurie persista après la cessation de la fièvre et où une hydropisie qui survint prouva qu'il s'agissait d'une véritable affection des reins. Par conséquent, mes observations concordent absolument avec les résultats indiqués par Buhl, et d'après lesquels il n'y eut qu'une ou deux fois, sur 300 cas de typhus avec issue fatale, une hydropisie générale causée par une altération des reins et constituant une affection consécutive du typhus.

Mais je fais une distinction complète entre les inflammations diffuses des reins, qui se présentent si souvent dans la diphtérie, la fièvres récurrentes et après la scarlatine et l'albuminurie fébrile. Il s'agit dans ces cas d'une action spécifique sur les reins, qui n'a rien à faire avec la température fébrile qui l'accompagne ou qui la précède.

Dans son travail sur l'albuminurie, bien souvent cité, Stokvis

[1] *Lungenentzündung, Tuberkulose und Schwindsucht.* — München, 1872, p. 47.

admet que les nerfs n'ont d'action dans la production de l'albuminurie que dans le cas où, par suite de la paralysie des nerfs vaso-moteurs des reins, il se produit des troubles circulatoires. Il insiste à ce propos, sur la découverte de v. Wittich, d'après laquelle la section des nerfs qui vont aux reins et qui sont placés entre la veine et l'artère rénales, nerfs qui, d'après cet auteur, sont les véritables nerfs de sécrétion des reins, ne provoque pas d'albuminurie, tandis qu'on produit ces symptômes en sectionnant les filets nerveux qui entourent l'artère et qui sont les véritables vaso-moteurs. Puis Stokvis montre que la cause de la paralysie des vaso-moteurs des reins ne doit pas être cherchée toujours dans le voisinage immédiat de ces organes; il rappelle, à ce propos, les expériences de Krimès, Schiff, Longet et Claude Bernard, qui purent produire de l'albuminurie en blessant certaines parties du cerveau (moelle allongée, pédoncules cérébraux et cérébelleux, etc.). L'expérience clinique nous apprend aussi que des affections des centres nerveux peuvent produire directement de l'albuminurie. Le professeur Fischer[1], dans une conférence clinique sur la commotion cérébrale, dit que l'albuminurie passagère est une suite très ordinaire de cet accident; il lui donne cependant une signification un peu différente. Quelques auteurs ont interprété dans le même sens la présence de l'albumine dans l'urine des individus atteints de méningite cérébro-spinale; ils en ont même fait un symptôme constant de cette affection. Toutefois il a été impossible à d'autres auteurs et à moi-même de trouver de l'albumine dans l'urine de tous les individus atteints de cette maladie. Il n'est donc pas certain si l'on ne doit pas considérer plutôt comme un symptôme fébrile l'albuminurie observée quelquefois dans ces cas.

Jusqu'ici nous n'avons parlé que de cas où l'albuminurie se présente jusqu'à un certain point comme symptôme secondaire dans des maladies graves, comme l'expression de troubles circulatoires secondaires produits dans les reins par ces maladies, paraissant et disparaissant avec ces troubles. En opposition à ces

[1] *Sammlung klinischer Vortraege*, nº 27.

faits, nous allons parler d'autres cas où l'albuminerie constitue le symptôme principal de la maladie, parce que les reins des malades sont atteints de lésions anatomiques sérieuses. Les vaisseaux sanguins des reins sont toujours atteints directement ou indirectement par ces lésions, et la pression sanguine dans ces organes est modifiée. Jusqu'à présent il n'est pas prouvé que des altérations de l'épithélium des conduits urinaires peuvent produire par elles-mêmes de l'albuminerie. Au contraire, j'ose dire avec assurance que quelquefois on ne trouve pas d'albumine dans l'urine, quand ces épithéliums sont atteints d'une dégénérescence graisseuse très étendue. Rosenstein[1] aussi a observé que, malgré la dégénérescence graisseuse des épithéliums des reins, l'urine ne contenait pas d'albumine. Ces observations cliniques concordent avec les résultats des expériences que Stokvis a faites sur des animaux.

Du reste, toutes les maladies des reins se produisent par de l'albuminurie; ainsi, par exemple, l'albumine manque dans l'urine dans la tuberculose miliaire des reins. Et puis, il existe des maladies des reins dans lesquelles certainement une partie seulement de ces organes sécrète une urine albumineuse. On peut ranger dans cette catégorie toutes les maladies qui se localisent en un ou plusieurs foyers, les abcès métastatiques à la suite d'embolies, les abcès rénaux dus à d'autres causes, les carcinômes et d'autres tumeurs des reins, en tant que ces affections produisent de l'albuminurie. Il est facile de comprendre que dans ces cas l'albumine ne provient pas des régions malades elles-mêmes, parce que le parenchyme rénal y est complètement détruit ou du moins qu'il est incapable de remplir ses fonctions. Mais la présence dans les reins d'un néoplasme qui comprime ou oblitère les vaisseaux au point où il siège peut amener une hypérémie des vaisseaux avoisinants par fluxion collatérale. Aussi trouve-t-on souvent dans le voisinage immédiat de ces foyers les vaisseaux fortement gorgés de sang, et les conduits urinaires remplis de sang extravasé. Mais, à quelque distance du foyer, le parenchyme rénal et les vaisseaux

[1] *Die Pathologie und Therapie der Nierenkrankheiten*. 2e édit., p. 29.
[2] Loc. cit., p. 12.

peuvent être tout à fait normaux. Lorsque, par suite d'infarctus hémorrhagiques des reins, il y a du sang et de l'albumine dans l'urine, et je me suis convaincu que ce phénomène pouvait se présenter cependant presque toujours, ce n'est que passagèrement. Dans le cancer du rein aussi, l'urine peut ne pas contenir d'albumine pendant tout le cours de la maladie, ainsi qu'il résulte d'observations faites par d'autres auteurs et par moi-même.

Dans les maladies en foyers des reins, la quantité d'albumine contenue dans l'urine est toujours très faible, à moins qu'il n'y ait une hémorrhagie rénale abondante. Il en est ainsi probablement parce qu'une faible portion des vaisseaux des reins seulement fournit une urine albumineuse et que celle-ci se mélange à toute la quantité de liquide sécrétée par les deux reins.

Mais dans les maladies diffuses des reins aussi, ce sont avant tout les troubles circulatoires qui les accompagnent qui produisent, suivant les cas, une albuminurie passagère ou une albuminurie durable.

Dans tous les cas d'atrophie simple des reins (atrophie granuleuse, cirrhose des reins), l'albuminurie doit être rapportée à une élévation de la pression dans les anses vasculaires des glomérules de Malphigi. Suivant que l'atrophie a fait plus ou moins de progrès, une plus ou moins grande quantité de glomérules a disparu avec ses canaux efférents; les autres glomérules avec leurs canalicules et leur épithélium sont dans l'état normal. Et comme les vaisseaux de ces glomérules doivent laisser passer tout le sang de l'artère rénale dont un grand nombre des ramifications sont devenues imperméables, il s'en suit nécessairement que la tension sanguine y est beaucoup plus forte qu'à l'état physiologique. L'hypertrophie cardiaque qui d'habitude accompagne ce processus morbide des reins est cause que le sang lancé dans les artères rénales est déjà sous une plus forte pression que d'ordinaire.

La composition de l'urine éliminée par ces reins est tout à fait en rapport avec les conditions où se fait la sécrétion. Bien que la surface de sécrétion ait diminué d'étendue, cependant, dans l'unité de temps, les malades éliminent une quantité extraordinairement grande d'urine, parce que la filtration dans les glomérules se fait sous l'influence d'un cours plus rapide du sang et d'une plus haute pression ; il en résulte que la sécrétion se fait plus rapidement. Le liquide filtré est poussé plus rapidement par la vis à tergo des capsules de Bowmann dans les canalicules des reins, et de là dans les conduits urinaires. Il reste donc moins de temps pour que le produit filtré puisse être modifié dans sa composition par la diffusion et par le mélange des éléments spécifiques de l'urine provenant des épithéliums du rein. Généralement l'urine de ces malades, qui est très aqueuse, contient peu d'albumine ; elle constitue le produit de la filtration du sérum sanguin à travers les parois des capillaires des glomérules effectuée sous une haute pression. Rarement ces urines contiennent 1/2 pour 100 d'albumine et quelquefois à peine 1/2 p. 1000. Il y a des cas d'atrophie rénale avancée où l'urine ne contient pas trace d'albumine, soit passagèrement, soit pendant un temps assez long.

Quand je décrirai les symptômes de l'atrophie simple des reins, j'aurai l'occasion de démontrer, par des observations probantes, les rapports qu'il y a dans cette maladie entre l'albuminurie et l'état de la pression sanguine. Cependant il me paraît utile de citer ici un fait de ce genre.

Observation IV. — A. L., vingt et un ans, charron, entra dans mon service le 5 juin 1872.

Il se plaignait de douleurs aiguës dans la poitrine et dans le dos, qui existaient depuis six mois déjà. De temps à autre, il avait éprouvé aussi des troubles dyspeptiques et l'entourage du malade s'était plaint de la mauvaise odeur de son haleine.

L'examen de ce jeune homme, bien bâti et bien nourri, donna les résultats suivants : le choc du cœur se fait dans le cinquième espace intercostal, sur la ligne mammillaire, il est très fort et se fait sentir sur un espace plus étendu que d'habitude. La matité du cœur est plus étendue en haut et à gauche. Les bruits du cœur sont forts et nets le bruit diastolique, au niveau de l'aorte, est surtout très accentué. Le pouls radial est tendu et bondissant. L'urine éliminée par le malade immédiatement après son entrée, contient de l'albumine ; l'urine de la nuit, examinée le lendemain matin, n'en contient pas. — Pendant une période d'observation de quatre mois, on trouva toujours ces variations dans la composition de l'urine, suivant que le malade restait dans son lit ou le quittait. S'il gardait aussi le lit dans la journée, l'urine du jour ne contenait pas d'albumine. On put même, par la suite de la présence de l'albumine dans l'urine, prouver au malade qu'il n'avait pas pu résister à l'envie de désobéir à l'ordre qui lui avait été donné de ne pas quitter son lit. On ne trouva que rarement des cylindres urinaires dans l'urine, bien qu'on les recherchât souvent. Ils étaient toujours très minces et tout à fait hyalins. Le mouvement et le repos n'avaient pas d'action sur les quantités d'urine éliminées. Le malade en excrétait toujours de grandes quantités, en moyenne, d'après onze observations, 1,600 cent. cubes par jour. (Minimum : 1,000 cent, cubes ; maximum : 2,500.) Pendant ces onze jours le poids spécifique oscilla entre 1010 et 1022. Le malade était souvent forcé d'uriner la nuit. L'urine était toujours claire, jaune pâle, légèrement acide. La quantité d'albumine fut toujours très faible. A partir du commencement d'octobre, l'urine ne contint plus d'albumine le jour, même quand le malade restait hors de son lit et se donnait du mouvement. Le malade quitta l'hôpital sur sa demande et il ne s'est plus présenté depuis. Pendant la période d'observation, son poids avait considérablement augmenté. Les symptômes du côté du cœur ne s'étaient pas modifiés.

Lorsque l'albuminurie existe en même temps que les symptômes d'une forte tension du système aortique et ceux d'une hypertrophie du ventricule gauche, et qu'il est impossible de lui trouver aucune autre cause, on est en droit de porter le diagnostic d'atrophie rénale, comme je l'ai fait dans ce cas. Ce phénomène, tout à fait constant, de la présence de l'albumine dans l'urine, lorsque le malade se donnait du mouvement, et de son absence lorsqu'il gardait le lit, me paraît pouvoir s'expliquer de cette façon seulement, que les mouvements du corps augmentaient encore, dans le système aortique et par suite, dans les vaisseaux des reins, la tension du sang artériel qui était déjà plus forte qu'à l'état normal, même quand le malade restait au lit. Cette explication se trouve corroborée par ce fait que le pouls était toujours beaucoup moins fréquent lorsque le malade était couché que lorsqu'il était debout ; dans le premier cas, il y avait de 72 à 76 pulsations par minutes ; dans le second, 90 à 96 et quelquefois 100.

Dans la plupart des cas de dégénérescence amyloïde des reins, l'urine a une composition analogue à celle qu'elle présente dans les cas d'atrophie simple ; elle est aqueuse, présente un poids spécifique faible et contient toujours de petites quantités d'albumine. Il est donc bien simple d'attribuer à la même cause le passage de l'albumine dans l'urine, c'est-à-dire à une augmentation de la pression sanguine dans les glomérules. L'examen anatomique des reins amyloïdes montre, en effet, que les anses capillaires des glomérules sont atteintes les premières par cette dégénérescence qui les frappe plus profondément que les autres parties des reins. Les parois vasculaires sont épaissies; en beaucoup de points, les vaisseaux sont oblitérés, de sorte que pendant la vie ils doivent être imperméables au sang aussi bien qu'ils le sont pour les injections après la mort. Les vaisseaux restés perméables et les artérioles droites qui naissent directement des branches de l'artère rénale, sont donc forcés de laisser passer tout le sang qui vient de l'artère rénale, de même que dans l'atrophie simple. On peut distinguer à l'œil nu déjà les modifications qu'a subies la distribution normale du sang dans les reins, sous l'influence de ces circonstances. Quand une portion un peu considérable des vaisseaux est devenue imperméable, on trouve, à la coupe, la substance corticale pâle et anémiée; la substance médullaire contraste avec elle par sa coloration rouge foncée, due à de l'hypérémie. Ainsi, dans la dégénérescence amyloïde des reins, la sécrétion de l'urine par les glomérules de Malphigi, capables de fonctionner encore, se fait dans les mêmes conditions que dans l'atrophie simple, c'est-à-dire qu'elle se fait sous une pression très forte. Un des résultats de cet état de chose est l'albuminurie. Si, dans la plupart des cas de dégénérescence amyloïde des reins, les quantités d'urine éliminées par jour ne dépassent pas les limites normales, ainsi qu'il arrive dans l'atrophie simple, cela résulte, bien évidemment, de ce que, dans la dégénérescence amyloïde il n'existe pas, en général, une augmentation de pression du système artériel entier, parce que cette dégénérescence, en général, n'amène pas l'hypertrophie du cœur, qui est si commune dans l'atrophie rénale. Du reste, je reviendrai sur ce sujet dans la description des différentes maladies des reins.

Mais il est certain qu'il y a des cas de dégénérescence amyloïde des reins, non compliqués, où l'urine présente une composition toute différente de celle dont il vient d'être parlé ; elle est fort peu abondante, elle possède un poids spécifique élevé et contient une énorme quantité d'albumine. Il m'est impossible de dire si dans ces cas il s'agit d'une modification de la perméabilité des parois vasculaires, produite par les lésions qu'elles ont subies. Cependant plusieurs raisons militent en faveur de cette opinion.

Mais nous arrivons maintenant à une autre question qui est de la plus grande importance dans la recherche des causes de l'albuminurie. Il s'agit de savoir si des processus pathologiques siégeant sur les parois des capillaires des glomérules peuvent modifier leur perméabilité pour les corps albuminoïdes en général.

Je n'hésite pas à répondre par l'affirmative. Pour justifier cette solution, je rappellerai d'abord les cas d'albuminurie qui se présentent si souvent après les cas de choléra, et que l'on peut rapprocher de l'albuminurie produite artificiellement par Max Hermann[1] sur des chiens, en comprimant l'artère rénale. Dans ces deux cas l'afflux du sang artériel est presque complètement arrêté. On sait, en effet, que, dans la période asphyctique du choléra, on a trouvé absolument exsangues de grosses artères qui avaient été sectionnées pour en tirer du sang.

Pour expliquer l'albuminurie consécutive à l'interruption artificielle du cours du sang dans l'artère rénale, Max Hermann admet que cette interruption arrête aussi l'écoulement du sang ; les globules sanguins s'arrêtaient alors dans les capillaires, de sorte que lorsque l'obstacle au cours du sang artériel est levé, le sang, qui traverse de nouveau les reins, trouve de fortes résistances à son cours. On serait fort tenté d'admettre aussi cette théorie de Hermann pour l'albuminurie consécutive au choléra, d'autant plus que, dans cette affection, le sang est très épaissi et que, par conséquent, les globules sanguins sont dans d'excellentes conditions pour s'agglomérer entre eux ; mais il faudrait d'abord avoir observé cette thrombose capillaire. Or, l'examen anatomique des reins des cholériques n'a rien donné de pareil.

Les belles recherches de Cohnheim[2] sur les effets produits par

[1] Loc. cit., p. 12.

[2] Dr Jul. Cohnheim. *Untersuchungen über die embolischen Processe*. Berlin, 1872, p. 43 et suiv.

l'arrêt complet du cours du sang dans divers organes nous mettent sur la voie d'une autre explication de l'albuminurie qui se présente après le choléra. Cohnheim trouva que, lorsque le courant sanguin avait été interrompu pendant un temps assez long, il ne se rétablissait plus, même quand l'obstacle était levé ; probablement pendant ce temps les propriétés vitales des parois vasculaires avaient été anéanties. Mais il trouva aussi que, même après une interruption de peu de durée, l'organe en expérience se gonflait par suite de l'issue du plasma et des globules sanguins dès que le sang traversait de nouveau les vaisseaux. Quand Cohnheim avait lié sur du cuir l'artère et la veine d'un rein, et si 1 heure et demie, 2 heures au plus tard après, il enlevait la ligature, l'organe, qui jusqu'alors était flasque et présentait une teinte violet-gris pâle, se gonflait dans l'espace de quelques heures et s'infiltrait de sang. Il a vu le rein en expérience acquérir un volume double et présenter une teinte rouge sombre à sa superficie aussi bien que dans son intérieur. A l'examen microscopique, il trouva les capillaires et d'autres vaisseaux de la substance corticale et de la substance médullaire complètement distendus par le sang, en même temps, il y avait une quantité énorme de corpuscules sanguins dans les tissus interstitiels et dans les canalicules urinaires, surtout dans les canaux droits. L'urine aussi était sanglante [1].

A mon avis, l'on ne peut rien objecter à l'hypothèse que, dans la guérison de cas graves de choléra, il se passe dans les vaissaux des reins les mêmes phénomènes que dans les vaisseaux des mammifères, où l'on a interrompu la circulation pendant un temps assez court. Lorsqu'après l'arrêt de la circulation par le processus cholérique le sang reprend son cours, il y a une transsudation du sérum sanguin et quelquefois une émigration de globules sanguins à travers les parois vasculaires comme dans les expériences de Cohnheim, et de l'albuminurie comme dans celles de Hermann. De même que dans les expériences de Hermann, l'albuminurie causée par le choléra disparaît après quelques jours, de même aussi, quand les expériences de Cohnheim

[1] Loc. cit., p. 47.

portaient sur les organes accessibles à l'observation (les oreilles de lapin), il put voir que les fonctions nutritives se rétablissaient quand l'arrêt de la circulation n'avait pas duré trop de temps. Mais de même que dans les recherches de Cohnheim, une interruption trop longue produisait des infarctus dans l'organe en expérience ou qu'elle empêchait complètement la circulation de se rétablir, de même on observe aussi dans des cas graves de choléra que le malade n'excrète que des quantités minimes d'urine ou bien que dans la période de réaction la sécrétion urinaire ne se rétablit pas. Dans ce cas, on a trouvé des infarctus volumineux dans les reins [1].

On pourra objecter à cette théorie sur les causes de l'albuminurie après le choléra, que dans cette maladie on n'a pas observé de processus analogue dans d'autres organes, bien que l'arrêt de la circulation que l'on accuse de produire les troubles fonctionnels des reins soit généralisé à tout le corps. Mais il faut se souvenir qu'il n'existe pas d'organe où la distribution des vaisseaux oppose autant d'obstacles à la circulation que le rein, que, par conséquent, il n'y a pas d'organe où la circulation puisse si facilement éprouver un arrêt complet comme dans les anses des glomérules de Malpighi.

Si les recherches expérimentales de Cohnheim ont prouvé qu'un arrêt prolongé de la circulation rend les parois vasculaires plus aptes à laisser passer les éléments constitutifs du sang, d'autres recherches du même auteur ont confirmé des observations plus anciennes, d'après lesquelles d'autres causes encore peuvent modifier la perméabilité des parois vasculaires. Je parle des recherches de Cohnheim sur l'inflammation.

A la fin de son premier travail sur l'inflammation et la suppuration [2], Cohnheim avait déjà dit que dans les inflammations des reins, les vaisseaux des glomérules devaient se comporter de la même manière qu'il avait vu se comporter les vaisseaux d'organes accessibles à l'observation, par exemple, les plaques

[1] *B. Reinhardt und R. Leubuscher. Beobachtungen über die epidemische Cholera.* Virchow's Archiv, t. II, p. 500.

[2] *Virchow's Archiv*, t. XL, p. 77.

mésentériques des grenouilles et de jeunes mammifères, aussitôt qu'il provoquait de l'inflammation dans ces organes.

Et, en effet, les résultats des recherches anatomiques aussi bien que la composition de l'urine éliminée par des reins enflammés, prouvent évidemment qu'un exsudat inflammatoire passe à travers les parois des vaisseaux de ces reins pour se mélanger à l'urine, de même que si l'on enflamme la peau à l'aide d'un vésicatoire, les vaisseaux de la région exhalent du plasma sanguin et des corpuscules blancs du sang. Que les lésions inflammatoires des reins soient dues à un processus aigu ou à un processus chronique, sur le cadavre on trouve du gonflement et un état trouble et granuleux des cellules épithéliales des canalicules urinaires; en même temps il existe dans le tissu cellulaire interstitiel une accumulation plus ou moins considérable de globules blancs. Beaucoup d'auteurs ont vu, en outre, que les glomérules étaient fortement distendus par du sang, et qu'ils se distinguaient plus nettement. Colberg qui, dans les reins atteints d'inflammation chronique, a étudié surtout les dimensions des glomérules, m'a montré des préparations où ils atteignaient plusieurs fois le volume de ceux des reins normaux. Virchow [1] rappelle que, dans les cas de néphrite chronique, souvent les anses capillaires des glomérules sont plus larges et plus troubles que d'habitude, et que si l'on ajoute de l'acide acétique, le tout s'éclaircit, et qu'alors on aperçoit une grande quantité de noyaux trois à quatre fois plus nombreux qu'à l'état normal ainsi que des parois épaissies. On a voulu attribuer la dilatation anormale des capillaires des glomérules dans les reins enflammés, à une stase sanguine des vaisseaux efférents, stase produite par la compression exercée par le parenchyme tuméfié. Mais je ne sais pas pourquoi on ne considérerait pas cet état des capillaires comme un état inflammatoire ainsi qu'on le ferait pour toute autre région du corps. Nous sommes d'autant plus autorisés à accepter cette dernière opinion que nous n'observons pas cet état des capillaires des glomérules dans d'autres états pathologiques qui empêchent le retour du sang

[1] *Gesammelte Abhandlungen*, p. 485. Remarque.

par les vaisseaux efférents et qui produisent de l'albuminurie, par exemple, dans le cyanose des reins. L'inflammation, quelles qu'en soient du reste les causes, rend les parois des capillaires perméables pour des substances qu'elles ne laissent pas passer à l'état normal. C'est pourquoi je crois être parfaitement autorisé à admettre que ce n'est pas seulement l'élévation de la pression, mais aussi les modifications des parois des capillaires des glomérules qui occasionnent l'albuminurie dans les affections inflammatoires des reins.

La composition de l'urine sécrétée par les reins affectés de la sorte est tout à fait en rapport avec cette manière de voir; au contraire, elle diffère complètement de la composition de l'urine sécrétée par les reins atteints d'hyperémie passive. On trouve dans l'urine des reins enflammés les éléments du plasma sanguin, de l'albumine et de la fibrine; le sédiment contient toujours des globules blancs, quelquefois en forte proportion, et dans les inflammations aiguës et violentes on y trouve beaucoup de globules rouges. Ce sont là les éléments du sang qui traversent les parois de tous les vaisseaux enflammés et dans n'importe quelle région, et qui, selon le lieu, s'accumulent dans les cavités séreuses du corps ou produisent un gonflement inflammatoire des organes. Dans les inflammations des reins, les deux cas se présentent évidemment. Une partie seulement de l'exsudat s'écoule avec l'urine, l'autre, qui provient sans doute du réseau capillaire interstitiel, pénètre les espaces intertubulaires et l'épithélium des canalicules et les gonfle.

Les modifications qu'éprouvent alors les cellules épithéliales constituent pour beaucoup d'auteurs la cause véritable de l'albuminurie. Mais on n'a pas donné de preuves valables en faveur de cette opinion; on a bien moins encore fourni la réfutation des raisons qui parlent si haut en faveur de la transsudation de l'albumine à travers les anses des glomérules dans les inflammations des reins. On peut croire à la rigueur qu'une partie de l'albumine que les cellules épithéliales absorbent en trop sous l'influence de l'inflammation, repasse dans l'urine et que celle-ci devient ainsi plus albumineuse. Mais cette hypothèse n'est pas prouvée, et on n'a rien observé de semblable sur d'autres épithéliums. Personne certainement n'aura l'idée de croire que l'albumine des exsudats pleuraux est due à une sécrétion des cellules épithéliales de la plèvre ou à une dégénérescence albuminoïde de ces cellules.

Les inflammations des reins, et surtout les néphrites chroniques, produisent des urines beaucoup plus albumineuses que toutes les autres causes d'albuminurie. Dans ces cas, l'urine peut contenir 5 p. 100 d'albumine, ainsi une proportion d'albumine plus de deux fois plus forte que le sérum sanguin. Certes, les exsudats des sacs séreux sont plus riches en albumine, mais aussi ne sont-ils pas mélangés à un liquide aqueux, à de l'urine[1].

C. — De l'hématurie.

Dans le cours des maladies des reins, la présence des éléments figurés du sang dans l'urine, et surtout de globules rouges, est plus rare que celle de l'albumine.

J'ai déjà montré dans ce qui précède que dans les inflammations des reins les globules blancs traversent les parois des capillaires des glomérules en même temps que l'urine. Mais ces globules peuvent aussi se mêler à l'urine dans son trajet à travers les voies urinaires, soit parce que la muqueuse de ces conduits est enflammée, soit parce qu'un abcès voisin s'y est ouvert. Nous avons fait observer aussi que toute urine qui contient des globules blancs contient nécessairement aussi de l'albumine, parce qu'il passe toujours de l'albumine avec les globules blancs à travers les parois des capillaires.

Il en est de même pour le mélange des globules rouges du sang avec l'urine, pour l'hématurie. Ces globules rouges aussi peuvent arriver dans l'urine en traversant les parois des vaisseaux des reins, ou bien ils peuvent se mélanger à l'urine qui était normale au moment où elle avait été sécrétée, pendant son trajet à travers les bassinets, les uretères, la vessie et l'urèthre.

[1] *Voyez* la note III, à la fin du volume, sur les *Principales conditions pathogéniques de l'albuminurie.*

Mais avec les globules rouges il passe toujours une certaine quantité de plasma sanguin dans l'urine. Une urine sanglante est toujours en même temps albumineuse. Mais il ne faut pas oublier que, d'après les recherches de Cohnheim sur l'inflammation et la stase veineuse, l'exsudat fourni par les vaisseaux sous l'influence de l'inflammation contient, avec des globules blancs, beaucoup plus d'albumine que le liquide qui sort des vaisseaux sous l'influence de la stase sanguine et qui contient des globules rouges. Lorsque donc l'urine contient beaucoup de globules rouges, on ne peut nullement en conclure qu'elle est très riche en albumine. Du moins, d'après mon expérience personnelle, dans l'hémathurie d'origne rénale, l'urine ne contient que de petites quantités d'albumine, beaucoup moins même qu'on n'a l'habitude d'en trouver dans l'urine non sanglante provenant des reins atteints d'inflammation chronique.

Les corps fibrinogènes contenus dans le plasma sanguin qui se mélangent à l'urine dans l'hématurie forment des caillots fibrineux une fois qu'ils ne sont plus en contact avec les parois vasculaires; ces caillots enferment les globules rouges et les autres éléments figurés avec lesquels ils étaient en contact au moment de leur formation. La forme et le nombre de ces caillots fibrineux qui sont excrétés avec l'urine sanglante varient suivant le lieu où l'hémorrhagie s'est faite et suivant la quantité de sang mélangée à l'urine. Plus l'hémorrhagie a été abondante, plus ces caillots sont nombreux, et plus la région des conduits urinaires où l'hémorrhagie a eu lieu est large plus ils sont volumineux. Les dimensions et la forme de ces caillots dépendent en premier lieu du degré de dilution du sang par l'urine, et ensuite de la forme de la cavité où se fait la coagulation. Il peut se former dans la vessie des caillots tellement volumineux qu'ils ne peuvent être expulsés à moins d'avoir été brisés soit par la contraction de la vessie elle-même, soit à l'aide d'instruments introduits dans cet organe.

Quand les uretères contiennent du sang pur, non mélangé à de l'urine, comme cela est possible quand le bassinet est totalement oblitéré soit par des caillots sanguins, soit par des masses cancéreuses, il s'y forme quelquefois des caillots solides et arrondis d'une longueur considérable et dont le diamètre est celui des uretères. Souvent déjà l'évacuation des caillots de ce genre, longs comme un doigt et davantage, ayant à peu près la grandeur et la forme d'un lombric, a fait croire à la présence d'entozoaires dans les reins, par exemple, de strongles, dont l'existence chez l'homme n'est du reste pas prouvée.

Dans les cas d'hémorrhagie du bassinet, j'ai vu plusieurs fois dans l'urine des caillots sanguins qui avaient la forme et le volume des calices.

Si le sang se mélange à l'urine dans l'intérieur des reins, il est d'habitude en si petite quantité que la fibrine se coagule déjà dans l'intérieur des canalicules urinaires avant que le sang n'arrive dans le bassinet. Ces caillots ont la forme et le volume du lieu où ils se sont formés; ils donnent le moule des canalicules urinaires; ils sont donc trop petits pour que l'on puisse facilement les apercevoir à l'œil nu; par contre, par l'examen microscopique on en trouve souvent un grand nombre dans le sédiment. Mais souvent, dans les cas d'hémorrhagie des reins, la quantité de sang est si faible que, bien que l'urine ait sa teinte caractéristique, il ne se forme que quelques rares caillots. Il est important de faire observer que la quantité de globules rouges mêlés à l'urine n'indique pas du tout la quantité de corps fibrinogènes qui s'y sont mélangés en même temps, et que la cause de l'hémorrhagie rénale influe beaucoup sur le nombre de caillots fibrineux formés dans les canalicules. On peut affirmer que si l'hémorrhagie rénale est provoquée par une stase veineuse, on ne trouvera que peu de caillots fibrineux, que dans le cas d'une hémorrhagie qui se fait dans le cours d'une inflammation des reins, il existe souvent une grande quantité de caillots fibrineux et souvent des globules sanguins.

Je n'ai vu d'hémorrhagie des reins tellement abondante qu'il se forme encore des caillots dans le bassinet et même dans la vessie que dans les cas très rares des lésions traumatiques d'un rein, par exemple, dans un cas d'écrasement et de déchirure du rein droit par un coup de pied de cheval, et dans les cas de cancers très vasculaires des reins qui s'étaient propagés jusqu'au bassinet.

La teinte caractéristique que le sang donne à l'urine permet presque toujours de reconnaître sa présence à l'œil nu déjà. Suivant la quantité de sang évacuée, cette teinte, comme il a été dit déjà, peut varier du rose clair jusqu'au brun noir. Rarement l'urine sanglante est rouge clair et transparente; presque toujours la teinte est sale et le liquide est trouble. Une très petite quantité de sang ne modifie pas sensiblement la coloration de l'urine; cependant on peut encore reconnaître sa présence à la teinte rouge sang du sédiment qui se produit lorsqu'on laisse reposer l'urine dans un verre à expérience et que les globules peuvent se déposer (Neubauer). Mais le moyen le plus sûr pour reconnaître le sang dans l'urine consiste à rechercher les globules dans le sédiment à l'aide du microscope.

Cependant il existe des cas où, bien que l'urine paraisse fortement colorée par du sang, en examinant le sédiment au microscope on ne trouve que de rares globules sanguins dont une partie même est décolorée, ou même où l'on n'en trouve pas trace. Cela provient de ce que la substance colorante du sang qui teinte l'urine a été mise en liberté dans le torrent circulatoire déjà par suite de la destruction des globules sanguins, et qu'alors elle a passé dans l'urine avec les autres éléments de ce liquide, ou bien de ce que les globules du sang qui ont passé dans l'urine s'y sont détruits, de telle sorte que leur matière colorante s'est mélangée à ce liquide sans subir d'altération ou en se transformant en hématine. Souvent, sans avoir employé aucun réactif, j'ai observé dans ces urines le dichroïsme dont il a été parlé plus haut. C'est l'analyse spectrale qui dénote le plus facilement la présence de la matière colorante du sang dans l'urine[1].

La méthode de Heller aussi peut être employée pour rechercher dans l'urine le sang ou sa matière colorante. Cette méthode consiste à chauffer dans un tube à expérience un mélange d'urine et d'une solution de soude. Les phosphates terreux qui sont précipités entraînent l'hématine qui provient de la décomposition de l'hémoglobine, et ils ont alors une teinte brun

[1] Comp. *Neubauer*, loc. cit., p. 123-126.

noir, ou rouge sang, ou à la lumière réfléchie un aspect verdâtre[1].

Quand il y a du sang dans l'urine, la question importante à résoudre est celle de savoir en quel point l'hémorrhagie s'est faite; si c'est dans le parenchyme rénal lui-même ou bien par la muqueuse des voies urinaires. La forme et le volume des caillots sanguins qui sont éliminés sont les éléments du diagnostic outre d'autres circonstances qui entrent en ligne de compte en tant que symptômes évidents d'une maladie des reins ou d'une affection de la vessie. Des caillots volumineux visibles à l'œil nu ne sont jamais formés dans les reins, et le sang dont ils sont formés n'est fourni par les vaisseaux des reins que dans les cas les plus rares (traumatisme). Dans les véritables hémorrhagies rénales, les caillots se forment à l'intérieur des canalicules urinaires dont ils constituent un moule; ils renferment des globules sanguins visibles seulement au microscope, en même temps qu'il y a des globules dans le sédiment.

Lorsque l'urine ne contient pas de corpuscules sanguins, mais seulement de la matière colorante du sang, celle-ci a été éliminée par les vaisseaux des reins en même temps que les autres éléments de l'urine. Il peut arriver alors qu'une partie de l'hémoglobine se décompose dans l'urine, de sorte qu'on trouve en même temps de l'hémoglobine et de l'hématine. Dans un cas de typhus abdominal, où l'urine fortement colorée par le sang ne contenait cependant aucun globule, Immermann[2] prouva, par l'analyse spectrale, que l'urine contenait de l'hématine en même temps que de l'hémoglobine.

Les causes de l'hématurie, sans compter les traumatismes et les tumeurs cancéreuses, sont aussi celles qui produisent l'albuminurie : l'hypérémie des vaisseaux des reins et l'irritation inflammatoire de ces organes. L'hypérémie simple peut se présenter sous la forme d'une congestion active, par exemple, après l'absorption de médicaments irritants, l'essence de térébenthine, les cantharides. N. Sowloff cite un cas remarquable qui se présenta

[1] *Neubauer*, loc. cit., p. 126.

[2] *Ein Fall von haemotogenem Ikterus. Deutsches Archiv für klin. Medicin.* T. XII, p. 502.

à la clinique de Botkin[1], où l'hémorrhagie rénale revenait périodiquement et pendant peu de temps, et qui était toujours liée à un refroidissement de la peau. Ce fait ne peut guère s'expliquer que par une fluxion collatérale. La stase veineuse simple, l'hypérémie passive peut arriver à un tel degré que le sang traverse par diapédèse les parois des vaisseaux et pénètre dans les canalicules urinaires. Ce cas se présente, entre autres, quand l'obstacle au cours du sang veineux existe dans les veines rénales elles-mêmes ou dans la veine cave ascendante (thrombose de la veine cave), tandis que le sang artériel arrive sans obstacle jusqu'aux reins. Dans les affections cardiaques, la stase veineuse occasionne souvent une hématurie bien nette. Par contre, dans les affections du cœur il n'est pas rare d'observer des hémorrhagies des reins causées par des infarctus hémorrhagiques dus à des embolies. Mais ces hémorrhagies sont toujours peu abondantes et de courte durée.

Les hémorrhagies abondantes et de longue durée se présentent surtout dans les inflammations diffuses des reins. Il est hors de doute qu'alors le sang pénètre dans les canalicules urinaires en traversant les parois vasculaires des glomérules altérés par l'inflammation.

Il est certain qu'il est très rare que l'on puisse considérer l'hématurie qui se présente dans ce que l'on nomme l'état de dissolution du sang, par exemple dans le scorbut, la maladie de Werlhoff, la variole hémorrhagique comme le résultat d'une véritable hémorrhagie des reins. Dans plusieurs cas de maladie de Werlhoff et dans des cas plus nombreux encore de variole hémorrhagique où il y avait de l'hématurie, j'ai toujours trouvé la source de l'hémorrhagie dans l'un ou dans l'autre bassinet, rarement dans les deux, ou en même temps dans la vessie.

Lorsque l'urine contient de l'hémoglobine sans globules rouges, la cause en est toujours ainsi que je l'ai dit déjà, une dissolution des globules dans le sang, par quoi la matière colorante est mise en liberté ; celle-ci traverse alors les parois des vaisseaux du rein et vient se mélanger à l'urine. Les causes de cette disso-

[1] *Berl. klin. Wochenschrift.* 1874, n° 20.

lution ou de cette destruction des globules rouges sont les fièvres graves et certains poisons. On a observé ce phénomène dans le typhus abdominal et les fièvres septiques, dans l'empoisonnement par le phosphore, l'arsénic, et leurs composés, ainsi que dans l'empoisonnement par l'hydrogène sulfuré [1].

V. — DES ÉLÉMENTS FIGURÉS DE L'URINE DANS LES MALADIES DES REINS.

L'examen microscopique du sédiment de l'urine qui nous fait connaître les éléments figurés qu'elle contient, n'a pas moins d'importance pour le diagnostic des maladies des reins que l'analyse chimique de l'urine.

Il y a à considérer ici des substances bien différentes. Ce sont en partie des substances qui sont en tout temps en dissolution dans l'urine normale mais qui, par leur quantité et par la forme sous laquelle elles sont éliminées, peuvent donner naissance à des affections des organes uro-poiétiques, par exemple, l'acide urique et l'oxalate de chaux quand ils se cristallisent dans l'intérieur des voies urinaires déjà, ainsi que les précipités amorphes et cristallins de phosphates terreux ; en partie des cristaux de cystine qui apparaissent rarement et sont étrangers à la composition de l'urine normale, mais qui produisent aussi des concrétions urinaires ; en partie les éléments figurés du sang dont la présence dans l'urine peut être considérée comme un signe certain d'un trouble fonctionnel des reins ou d'une affection des voies urinaires ; en partie les épithéliums des reins et des voies urinaires ; en partie enfin les éléments que l'on connaît sous le nom de cylindres de l'urine et qui proviennent des canalicules urinaires.

La présence de cristaux d'acide urique, d'oxalate de chaux, ou de cystine dans une urine fraîchement émise, qui n'a pas encore été altérée par le contact de l'air, indique seulement que ces substances ont été précipitées de leur dissolution dans l'urine

[1] *Voyez* la note additionnelle IV, à la fin du volume, sur l'*Hémoglobinurie*.

dans l'intérieur des voies urinaires et que les concrétions formées de la sorte peuvent amener l'inflammation des voies urinaires et consécutivement celle des reins. Tous ces corps existent dans l'urine, même dans celle qui provient de reins tout à fait sains; mais on peut aussi les rencontrer sous la forme qui vient d'être indiquée plus haut dans l'urine de reins malades. Mais si l'urine au moment de son émission est troublée par des phosphates terreux, et si l'on trouve des cristaux de phosphate ammonico-magnésien, cet état indique toujours que l'urine subit la fermentation ammoniacale dans l'intérieur des voies urinaires déjà, soit que la muqueuse de celles-ci soit enflammée, soit que des ferments aient pénétré dans la vessie. L'urine d'un individu bien portant peut être alcaline, par exemple, après l'absorption d'un sel alcalin; malgré cela, les sels terreux peuvent rester dissous dans l'urine, et celle-ci peut être tout à fait claire, parce qu'à l'état normal l'urine contient suffisamment d'acide carbonique pour maintenir les sels terreux en dissolution. Si dans cette urine on chasse l'acide carbonique par la chaleur, les sels terreux viennent former une précipité blanc. Mais à l'état normal, l'urine ne contient jamais de carbonate d'ammoniaque.

La recherche de ces substances critallines dans le sédiment de l'urine n'a donc une importance pratique que lorsqu'il s'agit de savoir si l'on est en droit de supposer la présence de concrétions dans les voies urinaires (bassinets ou vessie) et quelle est la substance qui compose ces concrétions. La présence ou l'absence de ces concrétions dans le sédiment de l'urine n'apprend rien sur l'état des reins.

On a indiqué précédemment dans ce travail l'importance qu'il faut attribuer à la présence de globules sanguins rouges et blancs dans l'urine, et de quelle façon il faut se servir de la constatation de ces éléments pour le diagnostic des affections des reins et des voies urinaires. Cependant, je ferai observer encore qu'à moins qu'un abcès des reins se soit ouvert dans le bassinet, les affections des reins n'amènent pas à elles seules dans l'urine une quantité de globules de pus assez considérable pour former une couche de pus compacte dans le vase qui a reçu l'urine; au contraire, ce fait s'observe souvent quand les bassinets et la vessie sont enflammés et sécrètent du pus. Dans les inflammations diffuses les plus violentes des reins, les globules du pus ne sont qu'en partie cause du trouble qui existe dans l'urine, celui-ci est produit encore par d'autres substances précipitées.

Cet état trouble ne peut être produit, outre les précipités amorphes de sels uriques et de phosphates terreux, que par des cellules épithéliales détachées des canalicules urinaires, des calices, des uretères de la vessie et même de l'urètre, ainsi que par les débris de ces cellules. La présence d'un grand nombre de ces éléments dans l'urine indique toujours que l'endroit d'où ils proviennent subit une mue pathologique. Si les cellules ne présentent pas une structure différente de leur état normal, cette mue peut être due à un trouble tout à fait passager, par exemple, à une simple hypérémie. Mais, par contre, si ces cellules contiennent des corpuscules graisseux ou bien si elles sont brisées et si on les trouve en grand quantité dans l'urine, on peut en conclure que le lieu d'où elles proviennent est le siège d'une dégénérescence de nature inflammatoire ou autre. La composition de l'urine indiquera la nature de ce processus.

Parmi tous les éléments que l'on peut trouver dans le sédiment de l'urine les plus importants sont les cylindres de l'urine.

Cylindres de l'urine[1].

Ce sont des produits cylindriques provenant des canalicules urinaires. Il résulte pour moi, de mon expérience personnelle, que jamais ces cylindres ne sont formés et éliminés dans des conditions tout à fait normales ; mais, d'un autre côté, on ne peut pas les considérer comme le signe certain d'une altération de structure des reins déjà établie et on ne les observe ni à toutes les périodes des maladies des reins, ni dans toutes ces affections.

[1] J'ai adopté la dénomination des cylindres de l'urine après d'autres auteurs, parce que jamais je n'ai pu me convaincre que ces éléments sont creux, à l'exception des véritables tubes épithéliaux. Je ne puis donc pas me résoudre à appeler tubes tous ces autres éléments qui sont des moules pleins des canalicules urinaires.

On peut discuter la question de savoir quel est l'auteur qui le premier a vu ces produits dans le sédiment de l'urine et les a décrits.

Je trouve dans un travail, récemment écrit et publié par le Dr Burkart sous le titre : *Die Harncylinder mit besonderer Berücksichtigung ihrer diagnostischen Bedeutung*. Berlin 1874 (Les cylindres de l'urine et surtout de leur importance diagnostique), une citation tirée du *Medizinisches Correspondenzblatt rheinischer und westphaelischer Aerzte*, année 1843, d'après laquelle le professeur Hasse, de Marbourg, non seulement avait observé ces cylindres dans l'urine, mais qu'en outre il avait placé le siège de leur formation dans les canalicules urinaires. Vigla et Rayer avaient auparavant déjà donné certaines indications qui permettent de conclure que dans leurs recherches microscopiques sur les sédiments d'urines albumineuses, ils y avaient trouvé ces éléments. Mais c'est incontestablement Henle [1] le premier qui trouva ces éléments dans les canalicules urinaires d'une personne morte d'albuminurie et d'hydropisie après les avoir vus pendant la vie dans son urine.

Depuis, l'attention des médecins s'est toujours portée sur ces éléments. Quand on pratique l'examen anatomique des reins malades, on trouve quelquefois des cylindres en grande quantité dans les endroits où ils prennent naissance, c'est-à-dire dans les canalicules urinaires et aussi bien dans les canaux droits qui sont plus larges que dans les canaux en anse qui sont plus étroits, et les canaux contournés de la substance corticales. On peut aussi distinguer dans le sédiment de l'urine des cylindres larges et d'autres plus minces. Il y a des cylindres qui ont de 0^{mm} 01 à 0^{mm} 05. Pour les deux espèces de cylindres, la longueur peut beaucoup varier. Quelquefois, on ne trouve que des fragments de cylindres plus larges que longs, mais d'autres fois on en voit aussi qui ont 0^{m}001 et plus de longueur. Mon collègue Heller a eu la bonté de mesurer pour moi un grand nombre de cylindres ; ce sont ces recherches qui m'ont fourni les chiffres précédents.

[1] *Zeitschrift für rationnelle Medicin*. T. I, p. 68.

Mais les cylindres de l'urine ne diffèrent pas seulement entre eux par leurs dimensions; leur aspect présente encore d'autres particularités qui nous forcent d'en distinguer plusieurs espèces.

Je citerai tout d'abord deux espèces de cylindres sur la signification et la nature desquels il n'existe aucune divergence d'opinion. Ce sont en premier lieu ceux qui représentent tout simplement des tubes formés par l'agglutination des cellules épithéliales des canalicules urinaires, et que l'on appelle cylindres épithéliaux. Dans les processus inflammatoires aigus des reins, les épithéliums peuvent être éliminés avec leurs connexions naturelles et passer dans l'urine sous la forme de cylindres. Il ne peut y avoir aucun doute sur l'origine et la signification de ces cylindres qui, du reste, sont assez rares.

On peut en dire autant des produits cylindriques dont il a été question plus haut, et qui, dans l'hématurie, se forment dans les canalicules urinaires et sont éliminés avec l'urine. Ils sont formés par des caillots fibrineux, et presque toujours ils contiennent une si grande quantité de globules rouges que, sous le microscope, ils sont presque entièrement foncés et opaques. Cependant on peut y distinguer quelques globules sanguins. (Voy. *fig.* 1.)

J'opposerai à ces deux espèces de produits cylindriques provenant des canalicules urinaires et j'appellerai cylindres de l'urine dans le sens le plus étroit du mot, d'autres produits provenant également des canalicules, présentant une forme analogue, et que l'on rencontre souvent et dans des états pathologiques divers des reins. Cette dénomination me paraît être la meilleure, parce qu'elle ne préjuge rien sur la nature encore inconnue de ces produits. Les cylindres urinaires vrais présentent aussi entre eux de si grandes différences dans leur aspect qu'on est forcé d'en distinguer plusieurs variétés.

Nous trouvons d'abord des cylindres tout à fait homogènes, translucides comme du verre et tellement pâles qu'il est souvent difficile de distinguer leurs contours au milieu du liquide ambiant ; ce sont les cylindres hyalins. Leur recherche se trouve facilitée lorsqu'on ajoute à la préparation microscopique une solution d'iode dans l'iodure de potassium, qui les colore en jaune, ou une solution concentrée de fuchsine qui les teint en rouge. Presque tous ces cylindres sont minces. Sur quelques

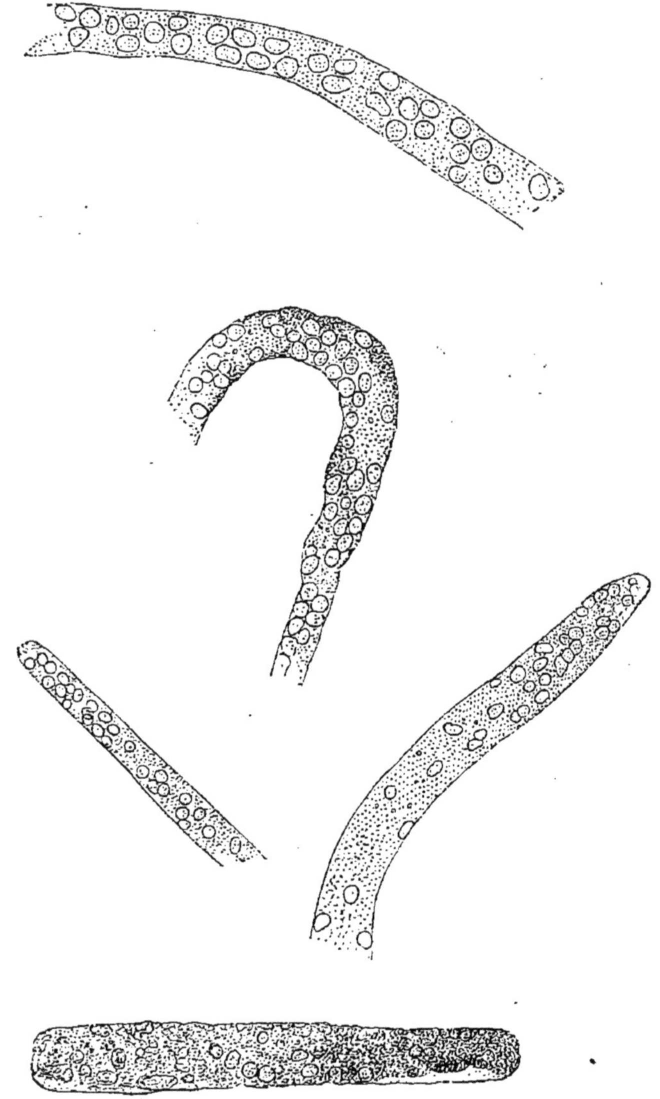

Fig. 1. — Cylindres fibrineux de l'urine dans la néphrite parenchymateuse aiguë.

cylindres l'aspect hyalin est altéré par quelques stries un peu obscures, d'autres sont plus ou moins ponctués par de fines granulations ou par des gouttelettes de graisse excessivement tenues. Souvent ces cylindres ne présentent pas la même largeur sur toute leur étendue, ils s'amincissent vers l'une de leurs extrémités; souvent aussi ils présentent une incurvation ou un coude.

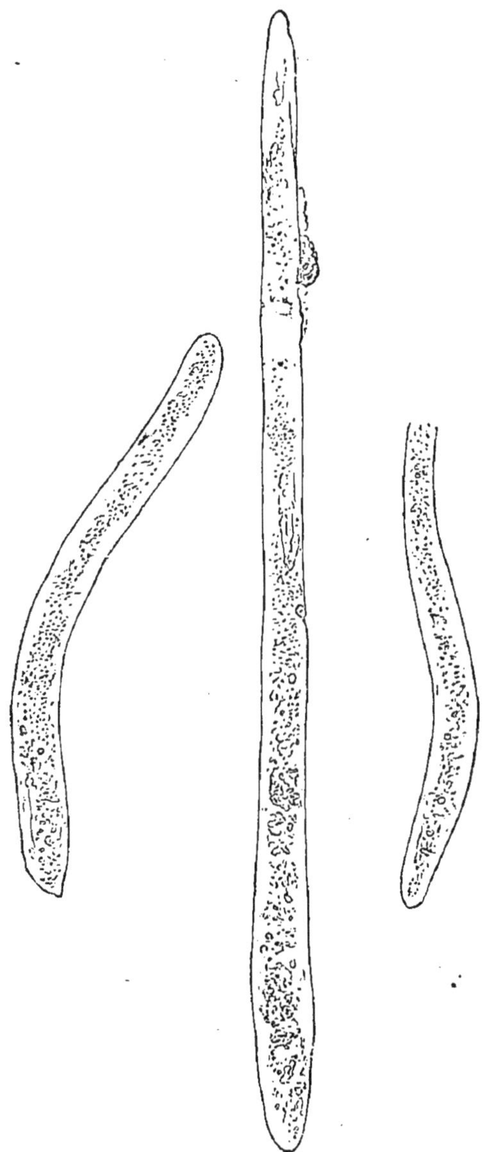

Fig. 2. — Cylindres hyalins de l'urine dans les reins contractés.

Ce n'est que sur les cylindres les plus larges et rarement encore que j'ai observé une bifurcation bien nette de l'une de leurs extrémités; rarement aussi, et sur ces mêmes cylindres seulement, une encoche latérale. La *fig.* 2 représente des cylindres hyalins, les uns minces, les autres larges.

Une deuxième variété de cylindres paraît être formée par une masse granuleuse; ils laissent donc moins facilement passer la lumière, et, sous le microscope, ils paraissent beaucoup plus sombres que les cylindres décrits en premier lieu. La plupart d'entre eux sont larges. Beaucoup de ces cylindres sombres et granuleux présentent des encoches latérales placées à des intervalles assez égaux, comme s'ils étaient formés par la réunion de plusieurs pièces ou bien s'ils allaient se briser. A leur extrémité et quelquefois aussi sur leurs bords, ils paraissent parfois rongés, comme s'ils étaient en train de se morceler. La *fig.* 3 représente des cylindres granuleux sombres. On rencontre, en troisième lieu, des cylindres qui, sous le microscope, présentent un brillant tout particulier et souvent une teinte jaune très nette : ce sont les cylindres cireux. Ils sont tout à fait homogènes, à moins que, par hasard, on n'y trouve attachées des substances étrangères. Ils se distinguent des cylindres décrits en premier lieu, qui sont aussi parfaitement homogènes, mais en même temps absolument transparents, par leur pouvoir

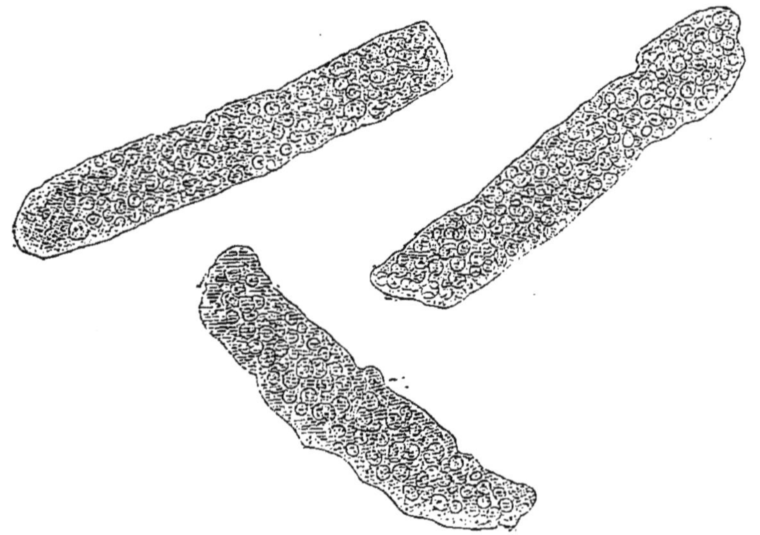

Fig. 3. — Cylindres granuleux sombres d'urine provenant de reins contractés.

de réfraction très prononcé, et souvent par la légère coloration qu'ils présentent. Ces cylindres sont toujours larges. On en rencontre parmi eux qui ont un diamètre beaucoup plus grand que les deux variétés décrites plus haut, plus large même que les canalicules qui s'ouvrent dans les pyramides. La *fig.* 4 permet d'établir la comparaison entre la largeur de ces cylindres et celle des autres variétés.

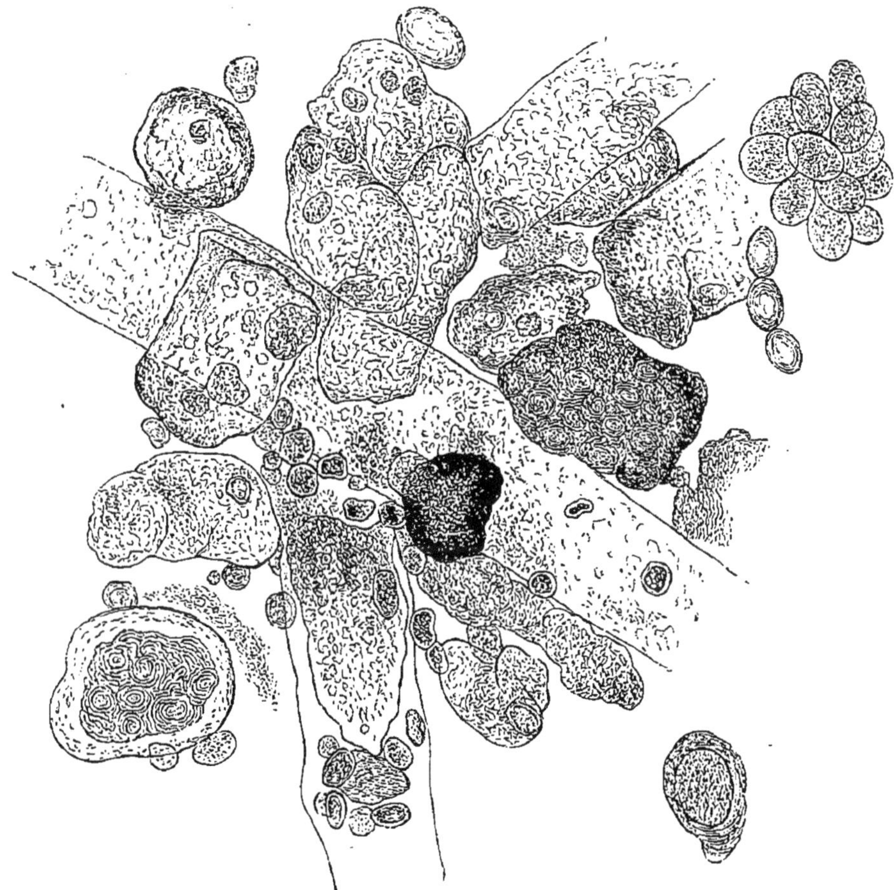

Fig. 4. — Cylindres cireux larges provenant de reins amyloïdes chez un phtisique.

Tous ces cylindres peuvent porter accidentellement à leur surface des cellules épithéliales des canalicules ou leurs débris,

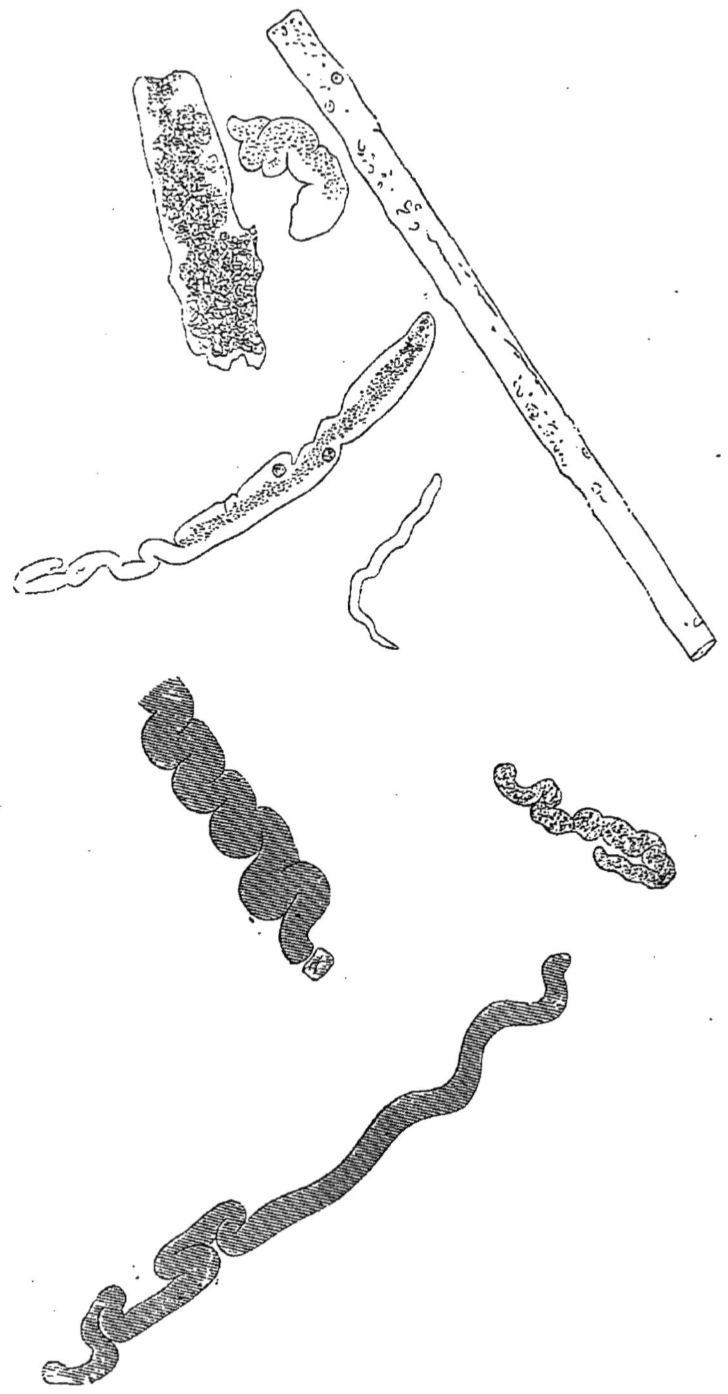

Fig. 5. — Cylindroïdes et cylindres hyalins de l'urine dans la néphrite scarlatineuse.

des globules rouges ou blancs isolés, des urates amorphes, plus rarement des cristaux d'acide urique ou d'oxalate de chaux.

Tous ces cylindres proviennent incontestablement des canalicules urinaires; il faut en distinguer d'autres produits qui se présentent quelquefois dans l'urine, et qui ont une certaine ressemblance avec eux. Mais tandis que les cylindres de l'urine vrais, examinés au microscope donnent la sensation de corps solides, cette autre espèce de produits a un aspect rubanné, les bords sont habituellement parallèles, mais les extrémités sont multifides ou comme déchiquetées, ou bien ils sont effilés d'un côté ou encore roulés en spirale. Souvent ces bandes lamelleuses sont beaucoup plus longues que les cylindres les plus longs; ordinairement elles sont aussi larges que les plus larges de ceux-ci, et même plus encore; quelquefois aussi elles sont tout à fait minces. Presque toujours leur substance est homogène, incolore et très pâle. Jamais je n'ai vu ces produits porter de cellules épithéliales des canalicules ou des cristaux. La *fig.* 5 représente des cylindroïdes de ce genre. Évidemment Thomas [1], dans sa description des produits que l'on trouve dans l'urine des individus atteints de scarlatine, avait ces éléments en vue. Mais on les trouve aussi dans d'autres cas d'albuminurie. A l'heure qu'il est, il est impossible de rien dire de certain sur leur provenance. Pour Thomas, il n'est pas douteux que le plus grand nombre de ces éléments, qu'il appelle cylindroïdes, prend naissance dans les canalicules urinaires. Il en distingue plusieurs espèces; il en a vu aussi dans des urines non albumineuses. En tous cas, ils se comportent d'une façon si différente des autres produits cylindriques des canalicules urinaires, qu'ils doivent avoir une toute autre signification. Cependant, Thomas croit avoir observé une variété de cylindroïdes qui, d'après lui, seraient une forme de transition pour arriver aux véritables cylindres.

Enfin, Nothnagel [2] a trouvé et décrit une espèce particulière

[1] *Klinische Studien über die Nierenerkrankungen bei Scharlach.* *Archiv für Heilkunde.* T. XI, 1870, p. 130.

[2] *Harncylinder bei Ikterus* — *Deutsches Archiv für klin. Medicin.* T. XII, p. 326.

de cylindres hyalins dans l'urine non albumineuse des ictériques. Je les ai souvent cherchés, et une fois je les ai trouvés dans une urine fortement ictérique non albumineuse. Ils étaient remarquablement pâles, plus longs et surtout plus minces que tous les cylindres que j'ai jamais vus dans l'albuminurie. Ils ne portaient aucun élément morphotique (débris de cellules ou cristaux).

De quoi sont formés les véritables cylindres de l'urine? Comment se forment-ils? Que signifient-ils?

Henle pensait que les produits cylindriques qu'il observa d'abord dans l'urine et ensuite dans les reins étaient formés par de la fibrine qui se précipitait du plasma sanguin exhalé par les vaisseaux et mélangé à l'urine, et que les canalicules urinaires servaient de moule à ces caillots. Presque tous les auteurs des derniers dix ans adoptèrent cette idée; aussi acceptait-on, pour toutes les formes de cylindres de l'urine, sans distinction aucune, la dénomination de cylindres fibrineux. Mais, de divers côtés, il s'éleva des doutes au sujet de la nature fibrineuse de ces caillots, et on proposa diverses dénominations à la place de celle de caillots fibrineux. A cette époque, un savant suédois, Axel Key, qui, du reste, distingua une grande variété de cylindres, fit observer que les cylindres de l'urine se comportaient tout différemment vis-à-vis des réactifs chimiques que la fibrine du sang. Dans les derniers temps, c'est Rovida[1], de Milan, qui a fait les recherches les plus précises sur la nature chimique des cylindres de l'urine. Rovida distingue seulement trois variétés de cylindres : les cylindres incolores, les jaunes et les épithéliaux, parmi lesquels il compte évidemment les cylindres que j'ai désignés sous le nom de cylindres sombres granuleux. Ses recherches sur la constitution chimique des cylindres incolores et jaunâtres prouvèrent qu'ils ne sont composés ni de fibrine, ni d'aucune autre substance protéique, ni de gélatine, ni de chondrine, ni de mucine, ni d'aucune substance colloïde ou hyaline. Ces deux variétés se distinguent entre elles, parce que les cylindres inco-

[1] *Ueber das Wesen der Harncylinder. — Moleschott's Untersuchungen zur Naturlehre des Menschen und der Thiere.* T. II, p. 2.

lores se dissolvent dans l'eau pure sous l'influence de la chaleur, et qu'il n'en est rien pour les cylindres jaunâtres. Du reste, ces derniers résistent beaucoup mieux aux réactifs que les premiers. Les deux espèces de cylindres possèdent encore quelques propriétés des corps protéiques, de sorte que Rovida pense que l'on peut les considérer comme des dérivés de l'albumine, ou, d'après la nomenclature de Gorup-Besanez, comme des corps albuminoïdes. On trouve dans le travail de Rovida des explications très explicites sur la manière dont ces cylindres se comportent vis-à-vis des autres agents chimiques, indications qui justifient la partie négative de sa théorie sur leur constitution chimique. Jusqu'à ce jour, cette question n'a pas pu être étudiée plus profondément.

Nécessairement, les résultats de ces recherches sur la constitution chimique des cylindres de l'urine ont modifié les idées qu'on se faisait jusqu'à ce jour sur leur mode de production. Les deux auteurs suédois, Key et Oedmansson, sont ceux qui ont le plus combattu l'opinion d'après laquelle tous les véritables cylindres de l'urine proviennent de la fibrine mélangée à l'urine. Pour Key, quelques-unes des variétés de cylindres qu'il a établies proviennent des cellules épithéliales dégénérées qui ensuite se fondent en une masse homogène ; les autres, par contre, sont produits par une sécrétion de ces cellules. Oedmansson, de son côté, croit que tous ces cylindres peuvent être considérés comme des produits de sécrétion des cellules épithéliales. Ottomar Bayer[1], qui chercha à étudier sur des préparations anatomiques le mode de formation des cylindres, arriva à ce résultat que tous ils étaient produits par la fonte d'épithéliums qui avaient subi diverses dégénérescences. Bayer dit, en terminant son travail : « Key a prouvé surabondamment que, bien que tous les épithéliums se détruisent dans la formation des cylindres de l'urine, cependant, ordinairement, les canalicules conservent pendant longtemps un revêtement épithélial, grâce à une régénération très vivace des cellules ; moi-même, j'ai pu constater que lorsqu'il y a à crain-

[1] *Ueber den Ursprung der sog. Fibrincylinder des Urins.* — *Archiv für Heilkunde*. 1868, p. 136.

dre des pertes abondantes dans l'épithélium, elles se trouvent compensées par ce fait que les cellules qui persistent en forment de nouvelles; cependant, dans quelques cas chroniques, la tunique propre et le tissu intercanaliculaire prennent part à cette néoformation. »

Plus tard, Oertel [1] a défendu la théorie de la production des cylindres hyalins incolores par une sécrétion des cellules épithéliales; Rovida [2] a soutenu la même hypothèse pour les cylindres incolores et les cylindres jaunes. Ces deux auteurs ont observé les faits suivants sur des préparations anatomiques. Dans les cas de Oertel, le calibre des canalicules urinaires était rempli de globules de plasma hyalins, adhérents à des cellules épithéliales sans noyau bien apparent, et métamorphosées en une masse granuleuse, grumeleuse. En continuant ses recherches, il trouva des cas où l'épithélium dégénéré s'était complètement séparé de la paroi et où il y avait, soit un cylindre solide, soit plus souvent une masse tubuleuse dans laquelle existaient encore quelques globules de plasma bien conservés. Rovida trouva dans l'urine dans un cas de néphrite chronique diffuse, des cylindres incolores et des cylindres jaunes, et en outre un grand nombre d'écailles jaunâtres d'un aspect brillant comme les cylindres jaunes, ressemblant à des débris de cylindres. Lorsqu'après la mort on examina des portions colorées de la substance corticale des reins, on trouva, sur des coupes fines, que les canaux contournés étaient conplètement revêtus de cellules épithéliales granuleuses et troubles, dont les noyaux étaient presque invisibles. L'intérieur des canalicules était complètement rempli de petits globules tout à fait homogènes ou quelquefois à peine granuleux, qui ressemblaient tout à fait aux cylindres jaunes par leur couleur et leur pouvoir de réfraction, et qui, après avoir été colorés par l'hématoxyline et la solution de carmin, ne présentaient pas trace de noyaux. Dans certains endroits, ces globules étaient si bien pressés les uns contre les autres, que leur surface était

[1] *Experimentelle Untersuchungen über Diphtherie.* — *Deutsches Archiv für klin. Medicin.* F. 8, p. 292.

[2] *Ueber den Ursprung der Harncylinder.* — *Moleschott's Untersuchungen,* etc. F. 11, p. 182.

aplatie et qu'ils prenaient des formes polyédriques. En d'autres endroits, les contours de ces globules avaient presque entièrement disparu ; on n'en trouvait plus que des traces à peine perceptibles. Leur union constituait un cylindre qui remplissait plus ou moins complètement le calibre d'un canalicule urinaire. La figure 6, qui est la reproduction d'une préparation que je dois à la bonté de mon collègue Heller, donne une idée des observations de Rovida sur la formation des cylindres jaunes. Cette préparation a été prise sur un rein atrophié dont les vaisseaux avaient subi une dégénérescence amyloïde prononcée.

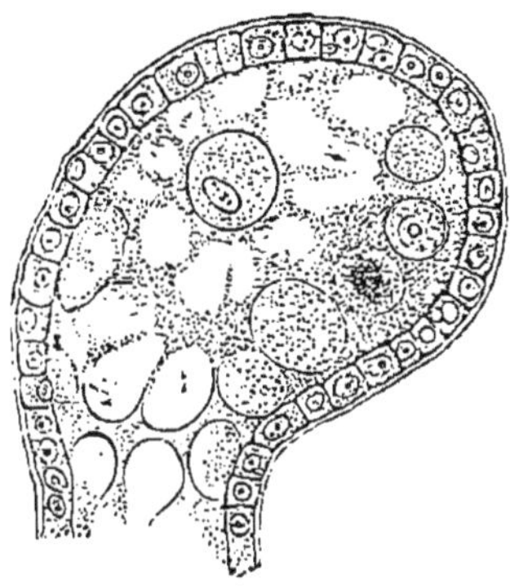

Fig. 6. — Éléments globuleux, cireux et brillants, situés dans le calibre d'un canalicule urinaire ayant gardé son épithélium intact. — Rein amyloïde atrophié. (Heller.)

D'après ce que l'on vient de voir, on ne peut plus guère mettre en doute qu'un certain nombre de cylindres de l'urine soient produits par une espèce de sécrétion de l'épithélium. Mais il est certain aussi que toutes les variétés de cylindres ne naissent pas de cette manière. Je serais assez tenté d'admettre avec A. Key, que les cylindres sombres, granuleux, qui souvent présentent à des intervalles assez réguliers des encoches latérales, sont produits par la fusion des cellules épithéliales dégénérées. Cependant, je dois avouer que chaque fois que j'ai examiné au microscope des coupes fines faites sur des reins malades, où les canalicules étaient remplis de cylindres de cette espèce, les parois de ces canalicules présentaient toujours un revêtement épithélial. Pour Key et Ottomar Bayer, cela tient à une reproduction de l'épithélium.

L'observation clinique m'oblige à admettre encore un troisième mode de production pour les véritables cylindres de l'urine, ou plutôt à me rattacher, pour certaines variétés de ces éléments, à l'opinion que l'on avait primitivement sur leur mode de production, c'est-à-dire que les cylindres de l'urine sont dus à la coagulation de l'albumine ou de ses dérivés qui peuvent être contenus dans l'urine. Je parle ici des cylindres homogènes transparents comme du verre, présentant quelquefois quelques stries sombres, ou qui parfois sont rendus légèrement troubles par la présence de quelques granulations ou de gouttelettes de graisse excessivement fines, en un mot des cylindres hyalins. D'après les résultats de mon expérience, la présence de ces éléments dans l'urine dépend du mélange de ce liquide avec de l'albumine. Cette dépendance se fait voir de deux manières : d'abord ces cylindres existent exclusivement dans les urines albumineuses et ensuite dans presque tous les cas les urines albumineuses contiennent des cylindres de cette espèce. — Il est vrai que, de même que beaucoup d'auteurs qui, avec moi, soutiennent ce mode de production des cylindres hyalins, j'en ai trouvé dans des urines non albumineuses, mais alors seulement lorsque peu auparavant il y avait eu de l'albuminurie. Je crois avoir prouvé plus haut (Observ. III) que la formation de ces éléments dans les reins et leur élimination par l'urine ne se font pas toujours à la même époque. J'ai indiqué au même endroit quelles modifications ils peuvent éprouver quand ils séjournent longtemps dans le lieu où ils se sont formés. Il est vrai que Henle [1] les a presque toujours trouvés dans les reins d'hommes et d'animaux bien portants, et il ajoute que les canalicules où on les trouve sont, en général, dépourvus de leur épithélium. Je ne sais comment expliquer cette contradiction avec les résultats des recherches de la grande majorité des observateurs. Cependant, j'ai dit déjà que très fréquemment les individus fébricitants émettent une urine albumineuse, et qu'on y trouve des cylindres hyalins chaque fois qu'on veut bien les y chercher. Les reins de ces malades ne présentent à l'autopsie

[1] *Handbuch der systematischen Anatomie des Menschen.* T. II, p. 318.

aucune altération de structure, l'épithélium n'y est mêmes da toujours troublé et gonflé. Sans doute, ce sont des reins de cette espèce sur lesquels ont porté les observations de Henle.

Je suis donc forcé de m'en tenir à la proposition suivante : *Il ne se forme pas de véritables cylindres dans les canalicules urinaires dans des conditions tout à fait normales ; la production de toutes les espèces de cylindres, quelques différences qu'il y ait dans les processus qui leur donnent naissance, est toujours liée à la sécrétion d'une urine albumineuse.* Si l'on considère que très probablement les diverses espèces de cylindres se forment de différentes manières, on m'accordera que le fait que la proportion d'albumine contenue dans l'urine et la quantité de cylindres du sédiment se trouvent dans un rapport égal dans quelques cas, mais non dans tous, ne contredit en rien ma théorie. Dans certains cas, quand l'urine contient beaucoup d'albumine, on peut en conclure immédiatement qu'elle est également riche en cylindres, par exemple, dans les néphrites diffuses ; au contraire, l'urine aqueuse et peu riche en albumine, qui est formée par les reins atrophiés et les reins amyloïdes, ne contient d'habitude que fort peu de cylindres. Il existe aussi des urines fortement chargées d'albumine où l'on ne trouve presque aucun cylindre ; il en est d'autres qui, chauffées, ne fournissent qu'un très faible précipité, mais où les cylindres forment une couche de sédiment d'une assez grande hauteur, par exemple dans l'atrophie secondaire des reins consécutive à une inflammation précédente.

Mais mon expérience et mes observations me permettent d'aller au delà encore de la thèse que j'ai posée précédemment, et je prétends que *toutes les causes qui produisent l'albuminurie peuvent aussi occasionner la production de cylindres.* Toutefois, je reconnais que je n'ai pas pu trouver de cylindres dans quelques cas d'albuminurie, malgré des examens répétés du sédiment. Mais dans la grande majorité des cas d'albuminurie où mes recherches ont porté sur ce point, et dans le cours des années le nombre en est devenu vraiment considérable, j'ai trouvé ces produits dans l'urine quelle qu'ait été du reste la cause qui avait produit l'albuminurie. On trouve des cylindres dans l'urine de fébricitante, même quand l'albuminurie ne dure pas plus de trois jours ; ils ne font pas défaut dans l'urine sécrétée par les reins cardiaques dès que la stase veineuse provoque de l'albuminurie chez le malade; ils existent en masse dans les néphrites aiguës aussi bien que dans les néphrites diffuses chroniques. Ils sont rares dans l'urine aqueuse des reins contractés et des reins amyloïdes. On les trouve aussi dans des cas de maladies en foyer des reins, par exemple, dans les infarctus hémorrhagiques, quand ils produisent de l'albuminurie, dans l'urine éliminée par l'organe affecté.

De nombreuses observations d'albuminurie fébrile, et en outre le cas déjà cité d'une albuminurie qui arriva après une oblitération des uretères qui dura cinq jours, m'ont appris que les cylindres peuvent apparaître dans l'urine en même temps que l'albumine. Comme preuve de ce fait, je citerai encore le cas suivant :

Observation V. — R., maçon, tomba sur le siège, en novembre 1869, du haut d'un échafaudage élevé de 30 pieds. Il était un peu étourdi et se plaignait de violentes douleurs dans le dos; on dut le ramener chez lui. La première urine émise cinq heures après la chute était fortement acide; la chaleur en précipita un caillot floconneux d'albumine. Cette urine donna un sédiment rouge sale dans lequel l'examen microscopique me permit de constater, outre des globules rouges et des caillots sanguins, des cylindres hyalins en quantité assez considérable. L'urine que l'on m'apporta le lendemain se trouvait dans un vase si malpropre qu'il fut impossible de l'examiner. Mais le deuxième jour l'urine ne contenait plus d'albumine et il me fut impossible de trouver le moindre cylindre au milieu des nombreux cristaux d'acide urique qui formaient le sédiment. Le malade fut bientôt complètement remis.

Ce fait me paraît parler hautement en faveur de l'opinion que je défends, que les cylindres hyalins sont produits par la coagulation des corps albuminoïdes qui ont passé dans l'urine. Le fait suivant n'est pas moins probant :

Au mois de mai 1874, on fit une transfusion de sang d'agneau chez un de mes malades atteint d'anémie. L'urine, qui avait été examinée tous les jours avant l'opération, n'avait jamais contenu d'albumine. Je trouvai dans l'urine éliminée pendant les deux heures qui suivirent l'opération non seulement de l'albumine, mais aussi quelques cylindres hyalins[1].

Il est bien connu qu'il ne faut pas beaucoup d'heures pour que les corps fibrinogènes du sang forment des caillots. Mais rien n'autorise à admettre que dans le corps, dans un organe sain et sous l'influence d'un trouble circulatoire léger et passager, des cellules animales puissent en si peu de temps se transformer en une substance homogène dans laquelle il est impossible de retrouver aucun des caractères de la cellule. Nous ne savons pas non plus que les cellules épithéliales puissent, sous l'influence d'une cause de si petite importance, sécréter une substance de ce genre avec une si grande rapidité.

Il semble, d'après ce qui vient d'être dit, que l'albuminurie est la condition absolument indispensable pour que les cylindres de l'urine puissent se produire, et je crois que si dans quelques cas isolés on trouve des cylindres dans l'urine sans qu'il y ait en même temps de l'albumine, ces quelques exceptions ne peuvent pas cependant renverser la règle, ainsi que je l'ai déjà dit plus haut. Il me semble, ainsi qu'il ressort des faits précédents, que l'albuminurie, quelle qu'en soit du reste la cause, est presque toujours accompagnée de la formation de cylindres ; aussi ne peut-on guère s'empêcher de penser que les éléments de l'urine albumineuse doivent exercer une certaine influence sur la production des cylindres de l'urine. Pour moi, il est certain aussi que quelques différences peu marquées, dont plusieurs auteurs se sont servis pour établir de nombreuses variétés de cylindres, sont dues à des métamorphoses que ces cylindres ont subies avant d'être éliminés avec l'urine, au lieu même où ils se sont produits, métamorphoses qui ont modifié leurs propriétés optiques et chimiques. Il est hors de doute pour moi que certains cylindres sont tout fait à homogènes au moment où ils se produisent ; mais s'ils restent quelque temps dans les canalicules urinaires, ils se remplissent de granulations et de gouttelettes de graisse, ce qui constitue pour ainsi dire des altérations séniles de ces produits. Et ces modifications peuvent expliquer peut-

[1] *Voyez* aussi *Huppert* dans *Virchow's Archiv*. T. LIX, p. 385.

être comment, d'après Rovida, les réactions chimiques des cylindres diffèrent en leurs points principaux de celle des corps albuminoïdes.

Ce sont sans doute aussi ces modifications qui donnent quelquefois aux cylindres cireux jaunâtres certaines propriétés qui ne leur appartiennent pas d'habitude et qui sont de se colorer en rouge brun par l'addition d'une solution d'iode dans l'iodure de potassium, et en violet sombre lorsque l'on ajoute encore de l'acide sulfurique. J'ai observé deux fois ce fait. Dans les deux cas la quantité de cylindres contenue dans le sédiment était énorme; dans chaque goutte il y avait non seulement des cylindres jaunes cireux, mais aussi beaucoup de cylindres hyalins et des cylindres sombres, granuleux. Si j'ajoutais un peu de la solution d'iode à une goutte du sédiment placé sous le microscope, les cylindres hyalins, minces pour la plupart, se coloraient simplement en jaune, de même que les caillots d'albumine précipités. Au contraire, presque tous les cylindres cireux, plus larges que les premiers, et les cylindres granuleux, en nombre bien moins considérable cependant, prenaient une teinte rouge-brun qui se transformait en une teinte violette sous l'action de l'acide sulfureux, tandis que les cylindres hyalins ne changeaient pas de coloration. La teinte violette ne persistait que peu de temps; elle se transformait alors en une autre teinte rouge-brun sombre. Des masses homogènes, rondes ou irrégulières, qui brillaient comme les cylindres cireux, qui avaient la même coloration et qui existaient en grand nombre en même temps que les cylindres dans le sédiment de l'urine du deuxième cas que j'ai observé, se coloraient de la même façon sous l'influence des réactifs, mais partiellement seulement. Je ne sais pas si ces masses existaient aussi dans le sédiment dans le premier cas; en tout cas, à l'époque où je l'ai observé je ne les ai pas signalées dans mes notes. Quand je les trouvai dans le deuxième cas, je crus devoir les considérer comme des cellules épithéliales dégénérées et très gonflées, bien que je ne parvins pas à y trouver un noyau. Sur quelques-unes seulement, après qu'elles eurent été colorées par la solution d'iode, on apercevait un contour mince et pâle autour d'un point central plus coloré. L'opinion que j'ai à présent me fait croire que ces masses étaient faites de la même substance que les cylindres cireux qui avaient été éliminés en même temps qu'elles, qu'elles étaient par conséquent le produit d'une espèce de sécrétion de l'épithélium des canalicules urinaires et que ce n'étaient que des exemplaires plus petits d'un même produit.

Observation VI. — Je n'ai pu que dans le deuxième de ces cas pratiquer l'examen anatomique des reins qui avaient produit ces masses. Il s'agissait d'un homme de quarante-deux ans, phtisique, qui fut amené dans ma clinique le 30 octobre 1863, avec des extrémités inférieures fortement œdémaciées. Des ulcérations des cordes vocales l'avaient rendu presque complètement aphone, et depuis longtemps il était atteint de diarrhée. Il rendait fort peu d'urine, 500 à 700 cent. cubes en vingt-quatre heures; le poids spécifique de ce liquide oscillait entre 1007 et 1010. On détermina un jour la quantité d'albumine contenue dans l'urine, elle était de 0,975 p. 100. Dans le sédiment il y avait toujours une énorme quantité de cylindres de l'espèce qui a été indiquée. Il mourut le 29 novembre, au milieu d'une attaque d'hémoptysie. A l'autopsie on trouva dans les poumons de nombreuses cavernes, les unes petites, les autres plus grandes, ainsi que beaucoup de tubercules miliaires; la rate avait triplé de volume; le foie était beaucoup plus gros aussi; il était adhérent au diaphragme, ses bords étaient arrondis, il était amyloïde. Les deux reins étaient beaucoup augmentés de volume; les vaisseaux de la capsule étaient très dilatés et toute la partie corticale présentait à la coupe une teinte jaune grise, brillante et tachetée. La substance médullaire contenait un peu plus de sang que d'habitude; sa consistance était ferme. Des coupes minces de la substance corticale étaient transparentes; traitées par la solution d'iode, elles offraient les réactions des substances amyloïdes. Par malheur, on ne fit pas l'examen microscopique des reins.

Évidemment, dans le premier cas que j'ai vu et où la malade s'est dérobée à mon observation avant sa mort, il s'agissait de la même affection des reins, attendu qu'elle s'était développée pendant le cours d'un ulcère atonique de la jambe, d'une étendue énorme et très ancien. Cependant je crois qu'on ne serait pas autorisé à diagnostiquer une affection amyloïde des reins toutes les fois que les cylindres de l'urine présentent les caractères qui ont été indiqués. On serait aussi peu autorisé à admettre qu'il n'existe pas d'affection amyloïde des reins quand ces réactions font défaut. J'ai observé ces deux cas dans ma clinique, en 1859 et en 1863. Depuis, j'ai vu beaucoup de cas de reins amyloïdes et j'ai examiné avec attention la manière dont les cylindres de l'urine se comportaient vis-à-vis de la solution d'iode, mais jamais je n'ai pu constater cette réaction particulière.

Comme dans les deux cas dont il est question, tous les cylindres larges et cireux ne présentaient pas les propriétés qui viennent d'être décrites ; il me paraît excessivement probable que seuls, les cylindres qui n'ont pas été éliminés avec l'urine immédiatement après leur formation, mais qui sont restés quelque temps encore dans les reins, avaient subi la dégénérescence amyloïde. Et du reste Friedreich[1] déjà a montré que des vieux caillots fibrineux dans l'intérieur d'une hématocèle peuvent subir la dégénérescence amyloïde. Pourquoi alors des substances albuminoïdes, qui sont retenues longtemps dans les canalicules urinaires ne pourraient-elles pas aussi subir la même transformation ? Certes, l'expérience nous enseigne que cette transformation ne se fait que très rarement ; nous ne connaissons pas les conditions qui permettent qu'elle se fasse, nous ne savons pas quelle influence la dégénérescence amyloïde des reins exerce sur cette transformation ou si même elle en exerce aucune. Mais je ferai remarquer que dans les deux cas j'ai observé mes malades pendant un temps assez long (pour l'un d'eux pendant six mois), et que dans les deux cas, comme les phénomènes que j'avais observés avaient fortement attiré mon attention, l'analyse de l'urine fut faite à peu près tous les jours ; chaque fois on y trouva des cylindres qui prenaient la coloration caractéristique sous l'influence de l'iode.

Il faut que je fasse mention ici d'un autre cas de dégénérescence amyloïde des reins. On trouvera sa description complète dans une autre partie de ce travail. Dans ce cas la solution d'iode colorait les cylindres simplement en jaune ; au contraire, de nombreuses cellules épithéliales des reins, qui existaient dans le sédiment de l'urine, soit isolées, soit agglomérées plusieurs

[1] Dr N. Friedreich und Dr A. Kékulé. — *Zur Amyloïdfrage.* — *Virchow's Archiv.* T. XVI, p. 50.

entre elles, soit adhérentes aux cylindres hyalins, prenaient une teinte rouge vif, qui se changeait en violet sous l'influence de l'acide sulfurique. Ce contraste se faisait remarquer surtout pour les cellules adhérentes aux cylindres.

Quelle signification pathologique faut-il attribuer à la présence des cylindres dans l'urine? On ne peut tout d'abord conclure qu'une chose de leur présence, c'est que l'individu chez lequel on les a trouvés est atteint d'albuminurie véritable et d'albuminurie rénale. Mais l'existence de ces cylindres n'indique en rien par quelle cause l'albuminurie a été produite.

Cependant ces produits ont une grande importance pour le diagnostic.

La quantité où on les trouve dans l'urine permet, en faisant entrer en ligne de compte les autres éléments de l'urine, ainsi que d'autres circonstances, de porter un jugement sur le degré où en est arrivé la maladie et sur la nature de la lésion rénale. Ainsi qu'on l'a fait observer déjà, il existe des urines albumineuses dans lesquelles on ne trouve des cylindres qu'après de longues recherches, et d'autres qui donnent un sédiment presque exclusivement formé de cylindres.

Toute urine qui contient une grande quantité de cylindres pâles ou de cylindres sombres, granuleux, provient d'un rein enflammé. Si l'on trouve beaucoup de cellules épithéliales intactes, provenant des canalicules urinaires et adhérentes aux cylindres, s'il y a beaucoup de globules rouges ou blancs du sang, s'il y a peu de cylindres granuleux ou s'il n'y en a pas, il s'agit d'une néphrite aiguë. Au contraire, s'il y a plus de cylindres granuleux ou des cylindres présentant des encoches latérales que de cylindres hyalins, l'affection est chronique.

Les cylindres sont toujours très rares dans l'albuminurie fébrile et dans celle qui est produite par la stase sanguine, de même que dans l'atrophie simple et dans presque tous les cas de dégénérescence amyloïde des reins.

Moins l'albuminurie a duré de temps, et plus l'on a de chances de trouver seulement des cylindres tout à fait pâles et homogènes et presque tous aussi minces, abstraction faite des cylindres épithéliaux et des cylindres de sang; il en est ainsi, dans l'albuminurie fébrile. Mais, dans le plus grand nombre des cas d'albuminurie chronique, où le malade élimine toujours de grandes quantités d'urine albumineuse, les cylindres minces et pâles sont aussi généralement plus nombreux que les cylindres larges et sombres; il en est ainsi dans l'atrophie simple et la dégénérescence amyloïde des reins. Sans doute alors il faut faire entrer en ligne de compte la rapidité plus grande avec laquelle se fait la sécrétion urinaire. L'urine, coulant sous une pression plus forte, entraîne avec elle les cylindres qui ont pris naissance dans les canalicules urinaires étroits avant qu'ils aient pu subir des altérations profondes qui seraient dues à un séjour prolongé. Dans les canalicules droits, qui sont plus larges, qui reçoivent l'urine provenant des canalicules de toute la substance corticale, et où, par conséquent, la rapidité du courant est encore augmentée, les conditions sont très défavorables pour que des cylindres puissent s'y former et s'y arrêter. Aussi quand on trouve des cylindres larges, la sécrétion est ralentie, par exemple, dans les véritables inflammations des reins, dans quelques cas de dégénérescence amyloïde. C'est dans l'atrophie rénale consécutive à la néphrite chronique et dans quelques cas rares de reins amyloïdes que j'ai trouvé le plus de cylindres larges, les uns sombres et granuleux, les autres cireux. Dans ces cas, l'urine était fort peu abondante; malgré cela, elle était pâle et avait un poids spécifique faible. A côté de quelques cylindres minces et pâles, elle contenait des cylindres larges en si grande quantité, que le fond du vase était recouvert d'une couche assez profonde d'un sédiment blanchâtre et pareil à de la poussière. On peut alors prédire la mort prochaine du malade avec une assez grande certitude. En effet, l'apparition d'une quantité considérable de ces cylindres indique qu'une portion notable des reins a cessé de fonctionner, de telle sorte que les canalicules droits des pyramides correspondants portent un épithélium dégénéré, et que des cylindres peuvent s'y former et y rester longtemps

On a prétendu que les cylindres qui ont un aspect cireux et brillant, et qui quelquefois ont une teinte jaunâtre, ne se présentent que dans les cas de reins amyloïdes; cela n'est pas exact. Je les ai trouvés dans l'urine, dans des cas de néphrite chronique et après la mort du malade; je me suis convaincu que les reins, gros et jaunâtres, ne présentaient pas trace de dégénérescence amyloïde. Feu mon collègue Colberg, trouva presque tous les canalicules droits obstrués par ces cylindres cireux dans un de ces cas qui était à ma clinique. (V. *fig.* 7, qui représente une préparation faite sur ce rein.)

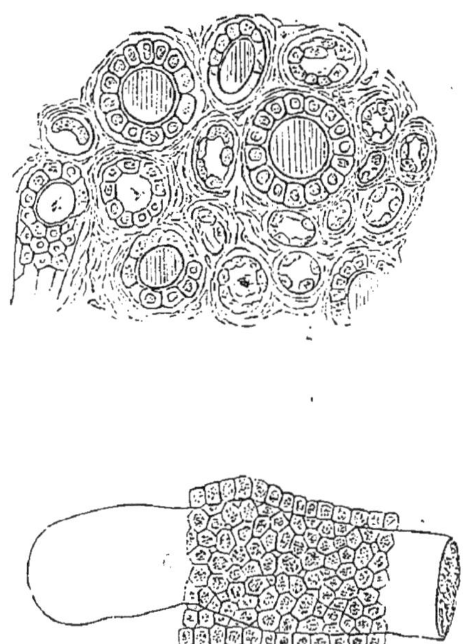

Fig. 7. — Cylindres cireux situés à l'intérieur de canalicules urinaires portant un épithélium intact.

Tout ce que l'on peut dire, c'est que ces cylindres cireux indiquent toujours que l'on a affaire à une affection rénale chronique et profonde et qu'ils n'existent jamais dans des cas récents de néphrite, ni dans une albuminurie passagère.

Les cylindres sombres et granuleux aussi n'existent jamais dans les troubles fonctionnels passagers des reins; ils indiquent l'existence d'un trouble nutritif profond de ces organes. Mais leur présence n'indique pas la nature de ce trouble nutritif; on les trouve dans la néphrite et dans la dégénérescence amyloïde.

Les cylindres minces, hyalins, incolores, peuvent se trouver dans toute urine albumineuse. Il s'en forme aussi longtemps qu'il y a de l'albuminurie. Aussi, quand on cherche bien, on en trouve toujours à côté des cylindres granuleux et des cylindres cireux, quelquefois, il est vrai, un fort petit nombre.

Lorsque l'urine contient des cylindres cireux, on y rencontre presque toujours en même temps les trois espèces de cylindres.

Dans quelques cas très rares, les reins éliminent une si grande quantité de cylindres, qu'à l'autopsie le liquide contenu dans le bassinet et les calices présente une coloration jaune citron, par suite de son mélange avec ces éléments [1].

CHAPITRE III

SYMPTOMES SECONDAIRES DES MALADIES DES REINS

Des symptômes résultant de l'action secondaire des troubles fonctionnels des reins sur la composition du sang, et, par suite, sur la nutrition et l'état fonctionnel de l'organisme en entier, et surtout sur les fonctions du système nerveux.

Nous avons tout d'abord à considérer ici les altérations que les maladies des reins peuvent produire dans les fonctions de ces organes. Les fonctions dont les altérations peuvent avoir de l'importance ici sont, comme il a été déjà dit, de régler les quantités d'eau contenue dans le sérum sanguin et d'éliminer les résidus azotés de la nutrition.

Considérons d'abord ce qui arrive quand le sang perd trop peu de son eau ; il en résulte de l'hydropisie.

I. — DE L'HYDROPISIE DANS LES MALADIES DES REINS

Hipprocrate [2] a déjà dit que la diminution de la sécrétion uri-

[1] Prof. Ackermann. *Ein Fall von parenchymatœser Nephritis mit Retention der Cylinder in den Nierenkelchen und im Nierenbecken. Deutsches Archiv für klin. Med.* T. X, p. 298.

[2] *Hippocratis opera. ed. Fœsius.* Francofurt, 1624. p. 190.

naire est une des causes de l'hydropisie ; il place l'origine de certaines hydropisies dans la région lombaire (dans les reins).

Van Helmont affirme que les reins sont les principaux auteurs des hydropisies. Mais c'est seulement depuis les travaux de Bright que l'on reconnaît universellement la relation de cause à effet qui unit les maladies des reins et les hydropisies. Tout le monde est d'accord pour affirmer que les hydropisies qui se présentent dans le cours des maladies des reins, sont dues à ce que le sang contient une bien plus grande quantité d'eau qu'à l'état normal (hydrémie) ; et, du reste, depuis Bright, de nombreuses analyses, pratiquées sur le sang d'individus atteints de maladies des reins, ont prouvé ce fait.

Rostock, l'ami de Bright, qui fit pour celui-ci des analyses d'urine très exactes, trouva dans un des cas décrits par Bright que le sang avait un poids spécifique aussi faible que l'urine = 1013[1]; c'est, du reste, le poids spécifique le plus faible qu'il ait trouvé pour le sérum sanguin. La malade à laquelle appartenait le sang et l'urine était hydropique ; elle éliminait fort peu d'urine. Le caillot qui se formait lorsqu'on chauffait le sérum sanguin avait à peine le volume de celui que l'on obtenait dans l'urine. — Christison établit que le poids spécifique du sérum sanguin à l'état normal est de 1029 à 1031 ; chez des individus hydropiques et atteints d'affections rénales, il trouva rarement un poids spécifique supérieur à 1022 et dans un cas il ne trouva que 1019. Dans un cas il ne trouva que 61 p. 1000 de parties solides dans le sérum, tandis qu'à l'état normal il y en a de 82 à 85 p. 1000. — J'ai cherché aussi à déterminer le poids spécifique du sérum sanguin chez des malades de cette catégorie et j'ai obtenu 1018. 1016 et 1015. On trouve un grand nombre d'observatious analogues dans Rayer et d'autres auteurs.

Il me semble, du reste, que certains médecins et certains auteurs médicaux ne comprennent pas bien encore quelle est la cause véritable de cette hydrémie et par suite celle de l'hydropisie que l'on rencontre dans les maladies des reins.

Il est certain que ce sont surtout les affections des reins où il

[1] R. Bright. *Report of clinical cases*. 1827. T. I, p. 83.

y a une abondante élimination d'albumine qui produisent de l'hydropisie ; on ne peut pas nier aussi que si le sérum perd pendant longtemps une grande quantité d'albumine il en résulte de l'hydrémie. Aussi est-il impossible de repousser sans discussion l'opinion de ceux qui pensent que l'hydropisie que l'on observe chez les individus atteints de maladies des reins est causée par les pertes d'albumine qu'ils éprouvent. Mais ces pertes, dans la plupart des cas, ne sont ni la seule cause, ni même la cause principale de l'hydrémie et de l'hydropisie ; dans quelques cas même elles ne peuvent pas entrer en ligne de compte.

Pour prouver ce que j'avance, je m'appuierai sur ce fait que les affections des reins peuvent amener un haut degré d'hydropisie sans que, dans leur cours, le malade ait perdu des quantités notables d'albumine. On peut observer ce fait, par exemple, au bout de quelques jours déjà, dans la néphrite scarlatineuse et dans celle qui se produit dans la diphthérie et quelquefois alors la sécrétion urinaire devient tout à fait insignifiante, ou même il y a de l'anurie complète. Ces cas prouvent d'une façon péremptoire qu'il peut se produire de l'hydrémie et de l'hydropisie lorsque les reins cessent d'enlever de l'eau au sang, tandis que celui-ci continue à recevoir les produits de la digestion. Mais il existe encore d'autres cas de maladies des reins où l'hydropisie dépend moins des pertes en albumine que d'une élimination insuffisante d'eau par les reins.

Les cas d'hydropisie dans les affections cardiaques sont surtout probants. Ici aussi on a voulu expliquer la production de l'hydropisie par l'appauvrissement du sang en éléments solides et surtout en corps albuminoïdes, parce que la digestion se faisant mal, l'assimilation était défectueuse. Il est vrai qu'on a encore fait intervenir l'augmentation de la pression sanguine dans les veines. Mais on n'a pas fait attention à ce fait que dans beaucoup de cas de maladies des organes digestifs il existe un marasme bien plus profond que celui que l'on observe, en général, dans les affections cardiaques et que cependant elles ne produisent pas d'hydropisie. Et surtout on n'a pas accordé assez d'importance à la diminution de l'élimination de l'eau par les reins à la suite des affections organiques du cœur. L'œdème apparaît dans les maladies du cœur alors seulement que la pression artérielle est devenue assez faible pour que la sécrétion de l'eau par les reins ait beaucoup diminué ; il disparaît aussitôt que le cœur ayant acquis plus de force, les urines sont de nouveau plus abondantes. Il existe évidemment dans les affections cardiaques un rapport inverse entre la sécrétion urinaire et l'œdème. Il est impossible de prendre en considération la petite quantité d'albumine qui se trouve quelquefois dans l'urine des individus atteints de maladies du cœur. Mais il est vrai que chez ces malades l'extension de l'œdème est causée par les pressions différentes qui existent dans les diverses sections du système veineux.

Dans les véritables affections des reins, l'hydropisie dépend également de la quantité d'eau contenue dans l'urine. L'hydropisie ne se produit sûrement que dans les cas où l'élimination de l'eau par l'urine est très diminuée. Certainement dans la plupart des cas d'affection des reins, lorsqu'il y a une diminution de la sécrétion urinaire, il y a en même temps de l'albuminurie ; il est vrai aussi que lorsque le sang perd de l'albumine d'une autre façon, par exemple, par des hémorrhagies, il peut en résulter de l'hydropisie. Mais tout cela ne prouve rien contre ce fait que dans les maladies des reins l'hydropisie dépend de la diminution de la sécrétion urinaire et non pas de la quantité d'albumine éliminée par l'urine. En effet, des pertes considérables d'albumine par l'urine ne produisent souvent pas ces résultats, quand l'urine reste abondante, tandis qu'il peut y avoir de l'hydropisie avec une petite quantité d'albumine dans l'urine, dès que la quantité journalière de l'urine tombe au-dessous d'un certain minimum. L'hydropisie produite par les affections rénales peut disparaître, bien que la quantité d'albumine contenue dans l'urine reste la même, à condition que les reins éliminent de nouveau une quantité d'eau plus considérable.

Le Dr J. Rehder a fait une série de recherches pour savoir dans quelle proportion on retrouvait dans l'urine l'eau ingérée par les aliments solides et liquides par des individus sains soumis aux mêmes influences extérieures ; il a fait ensuite des expériences comparatives sur des hydropiques. — Pendant toute la durée des expériences, les individus sains comme les malades étaient tenus au lit et presque toutes ces recherches furent faites pendant la saison froide.

La quantité d'eau ingérée par ces individus sous forme de boissons ou d'aliments liquides (soupes) fut déterminée avec autant d'exactitude que possible ; on négligea l'eau contenue dans les aliments solides ; puis on recueillit soigneusement toute l'urine excrétée pendant la période d'observation et son volume fut comparé à celui de l'eau ingérée.

Les cinq individus sains, c'est-à-dire sans affection des reins, qui servirent à la première série de ces expériences étaient atteints de blennorrhagie (deux jeunes gens vigoureux) et d'arthrite vertébrale (trois jeunes filles de seize à vingt-trois ans, bien nourries et d'un aspect florissant). — Parmi ces cinq personnes, deux furent soumises à une période d'observation de quatre fois vingt-quatre heures, et trois à une période deux fois plus longue. Pendant ce temps sur 100 parties de liquide ingéré, on en retrouvait 68, 70, 76, 80 et 88 dans l'urine. Mais on trouva que ce rapport présentait d'énormes oscillations suivant les jours, ce qui était dû sans doute à ce que les différents individus vidaient leur vessie à des intervalles très irréguliers.

Ce rapport varie pour

Le n° I	(8 jours d'observ.)	entre 20,9 p. % et 250 %,	moyenne	70 %
II	(» »)	» 62,5 p. % et 109 %,	»	80 %
III	(» »)	» 47,2 p. % et 90 %,	»	68 %
IV	(4 » »)	» 40,0 p. % et 135,6 %,	»	88 %
V	(» »)	» 52,2 p. % et 111,7 %.	»	76 %

Ainsi, en trente-deux jours d'observation, ces cinq personnes ont éliminé en moyen 76,4 % du liquide ingéré.

Les recherches faites sur des individus atteints de maladies du cœur et de maladies des reins, pour savoir le rapport qui existe chez eux entre la quantité d'eau éliminée par les reins et celle ingérée par les aliments et par les boissons, donnèrent des résultats tout différents.

Un homme de cinquante ans, atteint d'une insuffisance aortique ancienne et présentant tous les signes de l'affaiblissement du cœur, cyanose, œdème du tissu cellullaire sous-cutané, etc., absorba en cinq jours consécutifs 6,782 cent. cubes d'eau tant par ses aliments que par ses boissons, en moyenne donc, par jour, 1,356 cent. cubes. Dans le même laps de temps, il élimina 2,645 cent. cubes d'urine, soit en moyenne 529 cent. cubes par jour. Ainsi, sur 100 parties d'eau absorbées, 39 furent excrétées par les reins. Ce rapport varia, suivant les jours, entre 29,7 et 47,2 °/₀.

St., garçon de seize ans, atteint de néphrite parenchymateuse chronique et d'une hydropisie généralisée en voie de progression, absorba en cinq jours consécutifs par ses aliments et par ses boissons 5,350 cent. cubes d'eau, en moyenne par jour 1,070 cent. cubes; dans le même temps, il élimina 1,330 cent. cubes d'urine, ainsi en moyenne par jour 266 cent. cubes. Le rapport entre l'apport et la perte par les reins était donc de 100 : 24,86; suivant les jours, il varia entre 18,6 et 33,5 °/₀.

S., âgée de quarante ans, atteinte de néphrite parenchymateuse chronique compliquée de dégénérescence amyloïde, devint hydropique. Elle mourut le 6 décembre 1873 par suite d'une hydropisie qui avait envahi le tissu cellulaire sous-cutané et les cavités séreuses. Du 13 au 18 novembre, pendant six jours consécutifs, elle absorba 7,020 cent. cubes d'eau, en moyenne par jour 1,170 cent. cubes. Pendant ce laps de temps, cette femme excréta 1,765 cent. cubes d'urine, par conséquent par jour, en moyenne 294 cent. cubes. Aussi sur 100 cent. cubes de liquide ingéré, il en reparut 25,10 dans les urines. Cette proportion varia pendant les six jours de 10,8 °/₀ à 40,20 °/₀. Après dix jours d'intervalle, pendant lesquels l'hydropisie augmenta, on répéta l'expérience. Du 28 novembre au 5 décembre, la malade absorba 9,360 cent. cubes de liquide, en moyenne par jour 1,170 cent. cubes; elle élimina pendant ce temps 1,495 cent. cubes d'urine, en moyenne par jour 187 cent. cubes. Ainsi la proportion entre l'apport et la perte par les urines était comme 100 : 16. Pendant le temps que dura cette expérience, cette proportion varia, suivant les jours, de 11,5 à 24,4 °/₀.

Un ingénieur, âgé de trente ans, atteint d'une néphrite parenchymateuse chronique causée par la malaria, qui s'intéressait beaucoup aux résultats de mes recherches et dont l'intelligence me permettait d'avoir une grande confiance dans l'exactitude avec laquelle elles se faisaient, absorba en cinquante-deux jours consécutifs, du 15 juin au 10 août 1874, 171,150 cent. cubes de liquide, et élimina, dans le même laps de temps, 48,840 cent. cubes d'urine. Ainsi, par jour, en moyenne, il absorba 3,291 cent. cubes d'eau, et en élimina 920. La proportion était de 100 : 28. Ce malade avait le corps complètement tuméfié par une anasarque énorme; tous les jours on lui faisait prendre un bain chaud, et, de cette façon, il perdait beaucoup d'eau par la peau. Malgré cela, l'épanchement hydropique persista.

Pour établir un terme de comparaison, je fis faire des recherches analogues sur une femme de quarante ans, qui, bien portante d'ailleurs, mais atteinte d'arthrite déformante, était, de même que l'ingénieur, soumise à de fortes sudations. En neuf jours consécutifs, cette femme absorba 13,580 cent. cubes de liquide, en moyenne par jour 1,510 cent. cubes; elle élimina, dans le même temps, 5,800 cent. cubes d'urine, en moyenne 645 cent. cubes par jour; la proportion était donc comme 100 : 42,7.

Le cas suivant offre un intérêt tout particulier : il indique de la façon la plus évidente que chez les individus affectés de maladies des reins l'hydropisie dépend de la quantité d'eau qui est éliminée par les reins. B..., ouvrier, âgé de trente-quatre ans, était atteint de néphrite parenchymateuse, à la suite de laquelle il eut une anasarque qui tantôt augmentait, tantôt diminuait. On le traita par des bains chauds. Lorsque le Dr Rehden commença ses recherches, l'anasarque était en train de décroître très rapidement. Pendant les cinq premiers jours (du 8 au 12 juillet 1873), B... absorba 7,565 cent. cubes de liquide, et évacua 7,600 cent. cubes d'urine. Il avait donc absorbé moins de liquide qu'il n'en avait rendu par les urines : la proportion était comme 100 : 100,46. Après cela, l'hydropisie augmenta de nouveau. Du 13 au 15 juillet, le malade absorba 5,575 cent. cubes de liquide; il élimina 1,858 cent. cubes d'eau. Le rapport était donc de 150 : 39,2. Du 16 au 20 juillet, l'anasarque diminua; le rapport entre la quantité de liquide absorbée et la quantité d'urine éliminée devint = 100 : 98,3. Du 23 au 27 juillet, nouvelle aggravation de l'hydropisie; le rapport est de 100 : 48,8. Du 23 au 26 août, fort œdème du visage, rapport entre le liquide ingéré et le liquide sécrété, = 100 : 29. Du 29 août au 3 septembre, l'œdème du visage disparaît ; rapport = 100 : 71,5. Pendant le mois de septembre, l'état du malade resta le même. Pendant quatre jours consécutifs, le rapport entre la quantité d'eau ingérée et la quantité d'urine éliminée fut = 100 : 66,2. L'hydropisie ayant de nouveau augmenté pendant le mois d'octobre, ce rapport fut, pendant quatre jours consécutifs, = 100 : 32,6.

Si ces expériences laissent beaucoup à désirer sous le rapport de l'exactitude, cependant elles démontrent clairement que dans les maladies des reins l'hydropisie est due à ce que l'élimination de l'eau par les reins se fait d'une manière anormale, ou, pour mieux dire, c'est que les reins accomplissent incomplètement cette partie de leur fonction, de sorte qu'il y a une discordance entre l'apport des liquides et leur évacuation par les reins. Jusqu'à présent, le temps m'a fait défaut pour entreprendre ces expériences sur une plus vaste échelle et d'après une méthode plus exacte.

Ainsi, parmi les maladies des reins, ce ne sont pas tant celles qui s'accompagnent d'albuminurie qui produisent de l'hydropisie que celles qui compromettent en général la sécrétion urinaire, et par conséquent les états pathologiques qui amènent une anurie complète, soit par suite d'altérations des reins eux-mêmes, soit par oblitération des canaux excréteurs de l'urine. Cependant, je dois dire ici que la sécrétion urinaire peut être abolie complètement pendant un certain temps, sans que cependant il se produise d'hydropisie. Dans l'observation III, j'ai cité un cas dans lequel, malgré une anurie complète qui dura 122 heures, et qui était due à l'oblitération des deux uretères, il n'y eut cependant pas trace d'œdème. Mais je dois faire observer que dès le début de l'oblitération des uretères, le malade fut pris de vomissements violents et qu'il évacua de cette manière une grande quantité de liquides, constitués, il est vrai, en grande partie, par les boissons qu'il prenait.

Biermer a observé, dans un cas de néphrite scarlatineuse, une anurie complète pareille et qui dura très longtemps. Dans ce cas aussi, l'hydropisie, qui existait déjà à ce moment, augmenta à peine pendant les cinq jours que la sécrétion urinaire fut complètement abolie.

Dans presque tous les cas d'hydropisie dans les maladies des reins, la diminution de la quantité d'urine sécrétée et l'hydropisie ne sont pas dues à la destruction d'une partie des véritables organes sécréteurs, c'est-à-dire des glomérules de Malpighi, mais à des obstacles qui empêchent le liquide sécrété de s'écouler librement par les canalicules urinaires. Toute une moitié de l'appareil uro-poiétique peut manquer ; l'organe unique est capable de remplir complètement les fonctions dévolues à l'appareil entier ; la littérature médicale contient des faits nombreux de rein unique ou de destruction lente d'un rein qui prouvent cette assertion. L'heureuse et audacieuse opération de Simon démontre que l'on peut enlever subitement chez un individu vigoureux un rein qui fonctionne normalement et que l'autre rein est suffisant pour débarrasser le sang de la quantité d'eau nécessaire, ainsi que des autres éléments de l'urine. Aussi, parmi les maladies diffuses du parenchyme rénal, ce ne sont pas les processus atrophiques, où un grand nombre de glomérules se détruisent, qui prédisposent le plus à l'œdème. Il n'est pas rare du tout de trouver à l'autopsie quelques restes à peine de reins atrophiés chez des individus qui, jusqu'à leur mort, n'avaient pas présenté trace d'œdème.

Par contre, l'hydropisie ne fait presque jamais défaut dans les inflammations aiguës et chroniques des reins qui produisent une augmentation considérable du volume de ces organes, par suite du gonflement des cellules épithéliales des canalicules urinaires et du tissu interstitiel. Ce gonflement amène une pression assez forte qui agit en sens contraire de celle qui existe dans les glomérules de Malpighi, et, de cette manière, la sécrétion urinaire qui ne peut se faire que tant qu'il y a une grande différence entre la pression sanguine dans les glomérules et la pression à laquelle est soumis le liquide des canalicules, se trouve ralentie.

Il est bien évident aussi qu'il se produit de l'œdème quand la pression du sang dans les capillaires des glomérules reste très basse pendant un temps assez long, ainsi qu'il arrive dans les maladies du cœur, surtout lorsque en même temps le nombre de ces capillaires est diminué. C'est pourquoi l'hydropisie arrive presque toujours à la fin des processus atrophiques des reins, quand à leur suite, la nutrition générale est devenue très mauvaise, et que le cœur s'est beaucoup affaibli. Dans ces maladies si fréquentes, il n'y a pas d'œdème tant que le cœur conserve son énergie et que la diurèse reste abondante comme elle l'est d'habitude alors, et cela, bien que l'albuminurie persiste pendant des années.

Grainger-Stewart [1] déjà a émis sur les causes de l'hydropisie, dans les maladies des reins, une opinion analogue à la mienne. Il accorde que l'on peut attribuer l'hydropisie dans les inflammations rénales à une diminution de la quantité d'albumine contenue dans le sérum sanguin ; mais il ne pense pas que cela suit l'unique cause de l'œdème, parce que souvent celui-ci est le premier symptôme de la maladie, et qu'il est plus net au début de l'inflammation que dans les périodes ultérieures, bien que cependant alors le sang soit beaucoup plus pauvre (deteriorated) par suite des nombreuses pertes en albumine qu'il a éprouvées. Au contraire, on doit attribuer l'hydropisie à une élimination insuffisante de l'eau par les reins (nonelimination of water), et à l'augmentation de la pression exercée par le sang sur les parois des veines et des capillaires qui en est la conséquence. Moins la sécrétion urinaire est abondante plus l'hydropisie est aiguë et considérable ; et celle-ci disparaît dès que l'élimination de l'eau se fait de nouveau par ses voies naturelles.

La composition du liquide épanché dans le tissu cellulaire sous-cutané et dans les cavités séreuses dans les cas d'hydropisie chez des individus atteints de maladies des reins, est tout à fait en rapport avec le degré extrême de dilution où arrive si souvent le sang lorsqu'il n'est pas débarrassé d'une quantité suffisante de son eau. Ce liquide est filtré à travers les parois vasculaires ; il est constitué par une solution de sels du sang très pauvre en albumine. Plus le sérum sanguin est aqueux, plus le liquide filtré est pauvre en éléments solides ; et, en par-

[1] *A practical treatise on Bright's diseases of the Kidneys.* Sec. Edit. Edinburgh, 1871, p. 83.

ticulier, la quantité d'albumine contenue dans ce liquide paraît correspondre tout à fait à celle qui est contenue dans le sérum sanguin.

Ce liquide n'a pas toujours le même aspect. Celui qui s'écoule des incisions faites dans le tissu cellulaire sous-cutané est presque toujours clair comme de l'eau ; au contraire, celui qui est contenue dans les cavités séreuses est d'ordinaire légèrement jaune ou verdâtre. On trouve aussi presque toujours dans ce dernier des caillots filiformes, de plus, il est un peu troublé par des débris de cellules épithéliales qui y sont mélangés.

Sur le même cadavre la composition du liquide hydropique varie, suivant le lieu où on le prend ; c'est celui qui se trouve dans le tissu cellulaire sous-cutané qui paraît être en général le moins riche en éléments solides. Dans un cas d'affection des reins, C. Schmidt trouva dans le liquide de la plèvre 2,85 p. 100 d'albumine, dans celui du péritoine 1,13, dans celui des méninges 0,6 à 0,8, et dans celui du tissu cellulaire sous-cutané 0,36.

Pour que l'on puisse prendre d'un coup d'œil l'ensemble de ces différents rapports, je place ici un tableau qui donne les résultats de l'analyse du sérum sanguin, du liquide du péricarde du péritoine et du tissu cellulaire qui fut faite immédiatement après la mort chez un individu qui avait été affecté de néphrite chronique et d'une hydropisie énorme.

	Poids spécifique	Eau	Éléments solides	Sels inorganiques	Albumine
Sérum sanguin.	1015 58	957 656	41 402	?	30 39
Liquide péricardique .	1009 69	978 62	21 38	15 58	?
— péritonial . . .	1009 63	984 31	15 69	11 48	2 55
— de l'anasarque.	1007 65	988 30	11 70	10 69	traces.

A plusieurs reprises, j'ai trouvé fort peu d'albumine dans le liquide qui s'écoulait des membres œdémaciés par des fissures de l'épiderme. Mais jamais je n'ai pu trouver de l'urée dans le liquide de l'anasarque ; par contre, mon collègue Edlefsen y trouva un jour 0,359 p. 100 d'urée, tandis que le sang du même cadavre n'en contenait que 0,258 p. 100. Edlefsen trouva une fois 0,28 p. 100, et une autre fois 0,30 p. 100 d'urée dans du liquide ascitique. Enfin, il trouva dans un cas 1 p. 100 d'urée dans le liquide du péricarde. Mais, dans ce cas, le sang était tellement saturé d'urée que la sueur en contenait une quantité énorme, une fois la sueur évaporée, la peau du visage et du cou resta couverte d'une couche de cristaux d'urée; nous pûmes enlever des quantités notables de ce corps sur la peau de notre malade [1].

La manière dont l'hydropisie dans les maladies des reins débute et se propage aux différents organes et régions du corps est particulière à ces maladies, et diffère de ce qu'on voit dans les hydropisies qui sont dues à d'autres causes. On peut établir comme règle que l'hydropisie de cause rénale commence par le tissu cellulaire sous cutané sous forme d'anasarque et que, sauf de rares exceptions, ce n'est que plus tard qu'il se fait des épanchements séreux dans les cavités, dans le parenchyme pulmonaire et dans le tissu cellulaire sous-muqueux. L'anasarque peut exister pendant fort longtemps avant qu'il ne se forme un épanchement dans un ou plusieurs sacs séreux. L'œdème apparaît d'abord en diverses régions du corps suivant les circonstances extérieures sous l'influence desquelles se trouve le malade, suivant que, dès la première apparition de l'hydropisie, il s'est mis à garder le lit ou a continué à se donner du mouvement. Tantôt les malades en se déshabillant le soir, après avoir vaqué à leurs occupations, remarquent d'abord un léger œdème autour des malléoles, tantôt le premier symptôme de l'hydropisie est un gonflement des paupières qui s'est formé pendant la nuit. Rarement l'œdème se montre d'abord à d'autres régions de l'enveloppe cutanée, pourvues d'un tissu cellulaire lâche, à larges mailles, comme au prépuce et au scrotum, chez l'homme, aux grandes lèvres chez la femme. Au début, et quand l'œdème n'est pas très prononcé, ces symptômes sont très fugitifs chez les individus atteints de maladies des reins, et ils présentent une grande tendance à changer de place. Le même malade qui le

[1] Dr Henning von Kaup und Dr Th. Jurgensen. *Ueber Harnstoffausscheidung auf der æusseren Haut beim Lebenden. Deutsches Archiv für klin. Medicin.* T. VI, p. 55.

matin en se levant avait les paupières très gonflées, peut-être au point qu'il lui était presque impossible de les ouvrir, s'il passe la journée hors du lit, pourra peut-être le soir ouvrir facilement les yeux, mais ses pieds seront gonflés. Si, au contraire, il est resté au lit et s'il s'est couché sur le côté, à son réveil il est possible que la moitié de la face correspondante soit fortement gonflée, tandis que l'autre moitié présente à peine une légère tuméfaction, et s'il change de position l'autre côté de la face pourra se tuméfier à son tour tandis que la première dégonflera. Certainement ces changements de place de l'œdème sont sous l'influence de la pesanteur, et d'autres circonstances encore qu'il est impossible de déterminer dans chaque cas particulier aussi peu qu'on peut le faire pour les causes qui, dans certains cas, amènent des œdèmes tout à fait localisés et siégeant sur des régions insolites, et qui font que parfois ils persistent très longtemps. Les parties du corps œdémaciées à la suite de maladies des reins, sont toujours remarquablement pâles ; la peau est, en général, tout à fait sèche, et quand l'hydropisie est considérable elle est tellement tendue qu'elle et le liquide qu'elle recouvre laissent passer la lumière. Cette tension de la peau peut devenir tellement forte que le tégument s'amincit par places et que, lorsque le gonflement a disparu, il se forme en ces endroits des cicatrices blanches qui se produisent de la même manière que les vergetures sur la peau du ventre après la grossesse. L'épiderme peut aussi se fendiller, et alors le liquide hydropique transsude continuellement à travers la peau.

Le gonflement du corps entier par l'anasarque peut, dans les maladies des reins, acquérir un degré extrême et ordinairement dans ces cas l'hydropisie est très tenace ; elle peut persister pendant des années. Presque toujours quand l'anasarque est considérable, elle se complique tôt ou tard d'épanchements dans les cavités du corps ou d'œdème pulmonaire ou d'œdème de la glotte ou encore d'œdème de la muqueuse de l'estomac et de l'intestin. Cependant elle peut persister longtemps à un degré considérable sans qu'il se produise aucune de ces complications.

D'après mon expérience personnelle, il est rare que l'hydropisie commence par un épanchement dans l'une ou l'autre des cavités du corps. Plus souvent j'ai observé comme premier symptôme et comme symptôme mortel un œdème pulmonaire aigu. Je n'ai jamais observé l'œdème de la glotte comme symptôme initial de l'hydropisie dans les maladies des reins, mais d'autres auteurs l'ont vu ; du reste, je n'ai observé que rarement ce symptôme dans le cours d'affections rénales [1].

En deuxième ligne, il faut examiner les effets qui sont dus à une dépuration incomplète du sang, quand les reins n'enlèvent pas au sang tous les résidus produits par les substances azotées, par suite des échanges nutritifs.

II. — DE L'URÉMIE.

On a compris sous ce nom une série de symptômes que l'on a considérés d'abord comme étant le résultat d'un empoisonnement du sang par les éléments de l'urine, mais pour lesquels, plus tard, on a donné beaucoup d'autres explications.

On compte surtout parmi les phénomènes urémiques un certain nombre de troubles fonctionnels du système nerveux dont les uns ont une marche aiguë, les autres une marche chronique.

L'urémie aiguë se produit dans le cours des maladies aiguës et des maladies chroniques des reins. Les symptômes nerveux se présentent sous la forme de convulsions épileptiformes, qui souvent ont une intensité remarquable et qui sont suivis de coma et quelquefois d'une excitation maniaque. Dans la majorité des cas, les attaques se renouvellent à des intervalles très rapprochés, quelquefois avant que le malade ne soit sorti du coma où il était plongé après l'attaque précédente. Souvent une série de ces attaques se termine par la mort. Mais on rencontre aussi des cas où tout se borne à une seule attaque ou bien où le nombre des accès est fort restreint. Parfois même des malades atteints d'une affection chronique des reins se remettent tout à fait d'une at-

[1] *Voyez* la note V, à la fin du volume, sur l'*Œdème dans les maladies des reins.*

taque d'urémie aiguë ; il arrive qu'ils vivent longtemps encore et qu'ils peuvent reprendre leurs occupations habituelles. Quelquefois des attaques épileptiformes constituent le premier symptôme appréciable d'une maladie des reins qui jusqu'alors avait marché d'une manière insidieuse ; elles saisissent le malade au milieu d'un état apparent de bonne santé. D'autres fois, elles sont précédées d'autres symptômes comme de l'hydropisie, de la dyspepsie, des vomissements incoercibles, etc. Dans quelques cas peu nombreux, les véritables convulsions épileptiformes sont précédées quelques jours avant leur apparition de crampes dans quelques groupes musculaires, ou par des secousses tétaniques, mais il n'y a pas alors de perte de connaissance. Plus souvent la première attaque épileptiforme survient sans prodromes.

L'amaurose urémique est également un symptôme aigu, apparaissant brusquement, mais disparaissant ordinairement rapidement, dont on a fait un phénomène de l'urémie. Il faut bien distinguer cette cécité brusque et complète des troubles oculaires qui se présentent si souvent dans le cours des maladies chroniques des reins et qui, produits par de graves altérations de la rétine, ne disparaissent jamais. Autant que je sais, l'examen ophthalmoscopique n'a pas encore donné la raison pour laquelle la vue est brusquement abolie dans ces cas, du moins il n'y a pas de lésions graves de l'appareil de la vision ; peut-être faut-il croire, avec le Dr Crocq[1], qu'il s'agit alors d'un simple œdème de la rétine.

Dans la forme chronique de l'urémie les phénomènes convulsifs peuvent faire absolument défaut, ou bien ils peuvent se présenter simplement sous la forme de secousses dans quelques groupes musculaires. L'urémie chronique présente comme symptômes : une sommolence croissante, de l'apathie, de la torpeur et enfin un coma profond. Très souvent, la torpeur est précédée de phénomènes dyspeptiques et de vomissements incoercibles ; souvent alors les matières vomies sont alcalines parce qu'elles contiennent en abondance du carbonate d'ammoniaque, qui est déjà

[1] *Presse médicale belge.* Octobre 1850. p. 393.

appréciable à l'odorat et dont la présence est facilement décelée par des réactions chimiques. Souvent aussi cette forme d'urémie est accompagnée de démangeaisons tellement intolérables, que le malade, déjà complètement engourdi, ne cesse pas cependant de se gratter. Enfin il arrive que des malades qui, depuis quelques jours déjà, sont plongés dans le coma, sont pris d'une ou de plusieurs attaques convulsives avant que la mort vienne mettre un terme à leurs souffrances. Il faut ajouter encore aux symptômes urémiques des accès d'asthme dont les individus affectés de maladies chroniques des reins souffrent souvent longtemps avant leur mort. Ces accès, comme tous les accès d'asthme nerveux, arrivent par paroxysmes et dans l'intervalle la respiration est tout à fait libre ; ils surviennent aussi presque toujours pendant la nuit. Il faut, qu'à l'encontre de Rosenstein, je soutienne la nature urémique de ces accès ; je les ai rencontrés chez des individus où l'état des organes de la respiration et de la circulation ne permettait pas d'attribuer ces violents accès à une autre cause qu'à un état convulsif des bronches, et je tiens que cet état était dû à l'urémie.

A. — *Historique.*

Bright déjà avait reconnu la corrélation qui existe entre ces symptômes nerveux et l'urémie. Mais de son temps déjà on n'était pas d'accord sur leur cause prochaine. Chistison pensait que l'abolition des fonctions cérébrales était due à la dégénérescence granuleuse des reins, et qu'elle se faisait par l'intermédiaire du sang qui, d'un côté, se trouvait empoisonné par l'urée qui s'y accumulait, et de l'autre perdait sa matière colorante. Pour Osborne, au contraire, les convulsions et le coma étaient le résultat d'une arachnitis ; une légère opacité de l'arachnoïde lui paraissait un motif suffisant pour croire à l'inflammation de cette membrane. Ces deux opinions se sont maintenues jusqu'à ce jour, mais en éprouvant diverses modifications. Cependant l'hypothèse qui admettait la rétention de l'urée dans le sang, et qui accordait à ce corps des propriétés toxiques pour le système nerveux, garda le plus d'adhérents. Elle trouva un grand appui dans la preuve qui fut faite d'abord par des auteurs anglais, que l'urée s'accumule dans le sang de certains individus atteints de maladies des reins. Babington [1] indique qu'il trouva 1 1/2 p. 100 d'urée dans le sang d'une femme de vingt-quatre ans, hydropique, albuminurique, qui mourut enfin d'attaques épileptiques, et chez laquelle, après la mort, on trouva de petits reins granuleux. Il remarque, en outre, que le sang de cette femme contenait une proportion d'urée aussi forte que son urine.

Cependant Owen Rees [2] déjà émit quelque doute sur l'opinion d'après laquelle l'accumulation de grandes quantités d'urée dans le sang serait la cause des symptômes cérébraux graves qui se présentent si souvent dans les maladies des reins. Il cite un cas où un rein faisait complètement défaut, ainsi qu'on le vit à l'autopsie, tandis que l'uretère de l'autre rein, qui avait considérablement augmenté de volume, était complètement bouché par un calcul. Il en était résulté que l'urine avait été tout à fait supprimée. Malgré cela, le malade garda jusqu'à sa mort possession complète de lui-même. Dans le sang que l'on tira pendant la vie, Owen Rees trouva plus d'urée qu'on n'en avait trouvé dans aucun cas de mal de Bright à lui connu.

Les expériences faites sur des animaux, pour provoquer des accès analogues aux accès urémiques en leur injectant de l'urine filtrée ou une solution d'urée, ne donnèrent pas de résultats capables de confirmer la théorie.

Cependant Frerichs [3] accepta cette théorie, mais en la modifiant. Page 107 de son ouvrage il dit : « Les phénomènes de l'intoxication urémique ne sont produits ni par l'urée, ni par un autre des éléments de l'urine, ni par tous ces éléments en nature, mais ils naissent parce que l'urée accumulée dans le sang se transforme en carbonate d'ammoniaque sous l'influence d'un ferment spécial. C'est le carbonate d'ammoniaque qui est le corps nuisible et qui produit des troubles fonctionnels ; si on

[1] *Guy's Hospital Reports.* 1836, p. 360,

[2] *Ueber die Nierenkrankheiten mit eiweisshaltigem Harn* (*Morbus Brightii*). Traduit de l'anglais par le Dr Rostock. 1852.

[3] *Die Brigth'sche Krankheit und deren Behandlung.* 1851.

l'injecte dans le sang, on provoque l'éclosion de tous les symptômes que l'on connaît sous le nom d'urémiques.» Frerichs cite des faits cliniques pour prouver que l'accumulation de l'urée dans le sang est inoffensive, et il cherche à appuyer sa théorie sur des expériences :

1° « Il faut montrer, dit-il, que, dans toute intoxication urémique, l'urée se transforme en carbonate d'ammoniaque ;

2° « Que tous les symptômes qui caractérisent l'urémie peuvent être provoqués artificiellement par l'injection du carbonate d'ammoniaque dans les veines. »

Frerichs chercha à prouver de la manière suivante que les conditions qu'il posait en première ligne étaient bien celles qui produisaient l'urémie. — Sur des chiens il enleva les deux reins, puis il leur injecta de 2 à 3 grammes d'urée dans les veines ; les animaux furent pris de convulsions et de coma ; dans quelques cas, les convulsions manquèrent et il y eut immédiatement de la somnolence et du coma. Auparavant, il y eut des vomissements, et en même temps on put démontrer la présence de l'ammoniaque dans l'air expiré. Après la mort, qui arriva de 2 heures 1/2 à 10 heures après l'injection, on trouva chaque fois une grande quantité d'ammoniaque dans le sang. On trouva du carbonate d'ammoniaque dans le contenu de l'estomac, dans la bile et dans les autres sécrétions. Frerichs a aussi trouvé de l'ammoniaque dans l'air expiré par des individus atteints de maladies des reins et, après leur mort, dans leur sang.

Frerichs chercha à remplir les conditions qu'il posait en second lieu en injectant chez des animaux du carbonate d'ammoniaque dans les veines. Cette injection fut suivie de convulsions qui bientôt se changèrent en somnolence ; l'air expiré était chargé d'ammoniaque.

Au début, la théorie de Frerichs trouva beaucoup d'adhérents. Cependant Henle [1] pensait que ce n'était qu'un nouvel énigme qui en remplaçait un ancien ; car, pour expliquer la transformation de l'urée en carbonate d'ammoniaque dans le sang d'un individu vivant, Frerichs admettait l'action d'un ferment spécial,

[1] *Handbuch der rationellen Pathologie.* 1851. T. II, fasc. 2, p. 321.

mais jamais il n'a pu trouver quel était ce ferment ni comment il se développait.

Treitz [1] chercha à combler cette lacune ; il établit la proposition suivante : L'urée accumulée dans le sang lorsque les reins ne peuvent la séparer de ce liquide, passe dans toutes les sécrétions du corps, mais elle apparaît surtout à la surface de la muqueuse intestinale. Le liquide intestinal transforme régulièrement cette urée en carbonate d'ammoniaque, et ce sel passe dans le sang par résorption. C'est ainsi que Treitz explique la genèse de l'ammoniémie, mais il ajoute qu'elle peut aussi se produire lentement par la résorption d'urines qui se sont décomposées, et qui sont devenues ammoniacales dans l'intérieur des voies urinaires.

Jaksch [2], dans le volume de la *Prager Vierteljahrschrift* de l'année suivante, critique dans un travail assez long, les opinions émises par son collègue Treitz. Il distingue nettement, d'après les phénomènes cliniques l'urémie de l'ammoniémie ; il accorde cependant que celle-ci peut se produire d'après le mode indiqué par Treitz. Mais la théorie de Frerichs fut attaquée de beaucoup de côtés. On accumula les faits, où, malgré les recherches les plus exactes, il fut impossible de trouver de l'ammoniaque soit dans l'air expiré par les urémiques, soit dans leur sang. En 1852 déjà j'ai observé un fait qui, plus tard, fut publié par le Dr v. Kaup et Jürgensen [3] : chez un homme atteint d'atrophie simple des reins, la figure se couvrait de cristaux d'urée pendant des accès de coma urémique et des attaques répétées de convulsions épileptiformes, et cependant on ne trouva pas d'ammoniaque ni dans l'air expiré ni dans le sang qui fut tiré de la veine pendant la vie. — Bientôt, on nia que les convulsions urémiques dépendaient de la présence du carbonate d'ammoniaque dans le sang, et on ne voulut plus admettre que l'introduction de ce sel dans le sang dût nécessairement produire des phéno-

[1] *Ueber uræmische Darmaffection. Prager Vierteljahrschrift.* 1859. T. IV, p. 143.

[2] *Klinische Mittheilungen. — Prager Vierteljahrschrift.* 1860. T. II, p. 142.

[3] *Deutsches Archiv für klin. Med.* T. VI.

mènes analogues aux phénomènes urémiques chez les animaux en expérience.

Ces contradictions et ces doutes firent faire de nouvelles expériences, mais leurs résultats ne furent pas encore concordants. Tandis que certains auteurs purent produire tous les symptômes pathognomoniques de l'urémie en injectant du carbonate d'ammoniaque dans le sang, d'autres, au contraire, n'observèrent que des phénomènes d'excitation, de l'agitation, des vertiges, des vomissements, des frissons et des convulsions, mais non pas le coma, qui cependant a une très grande importance.

Schottin, dans un premier travail « *Ueber die Ausscheidung von Harnstoff durch den Schweiss* [1] » avait déjà émis des doutes sur les transformations de l'urée en carbonate d'ammoniaque dans le sang, transformation admise par Frerichs. Dans ses « *Beitraege zur Charackteristik der Uraemie* [2] », il prouva que l'injection dans les veines de sulfate de potasse ou de soude produit les mêmes symptômes nerveux que l'injection de carbonate d'ammoniaque. Frerichs ayant accordé une grande importance à la présence de l'ammoniaque dans l'air expiré par les individus atteints d'urémie, Schottin montra que ce gaz existe dans l'air expiré de toutes les personnes dans la bouche desquelles les liquides sécrétés peuvent s'accumuler et se décomposer, par exemple chez les typhiques, les individus atteints du pyémie et d'autres maladies. Il analysa plusieurs fois l'air expiré de quinze individus qui présentaient tous les symptômes urémiques de la façon la plus nette, et jamais il n'y trouva de carbonate d'ammoniaque. Chez un autre individu atteint d'urémie, dont les lèvres et les gencives étaient couvertes de couches épaisses de mucus concrété, il trouva une petite quantité de ce sel ammoniacal dans l'air expiré. Schottin pense que dans le mal de Bright, l'urée peut passer dans la salive et de là dans la bouche, ou bien qu'elle peut, grâce à l'œdème, transsuder dans le tissu pulmonaire où alors elle serait décomposée et que, par l'un de ces moyens, il est possible que du carbonate d'ammoniaque se mé-

[1] *Archiv für die physiologische Heilkunde.* 1851. T. XI, p. 469.
[2] Id. 1853. T. XIII, p 170.

lange à l'air expiré. Mais la présence de ce corps dans l'air expiré n'autorise pas à admettre que l'urée se décompose dans le sang. Pour cet auteur, la présence du carbonate d'ammoniaque dans les matières vomies ne prouve pas que l'ammoniaque se forme dans le sang ; il admet, au contraire, que l'urée, qui a pénétré dans la cavité stomacale, se décompose en ce lieu. Il s'appuie sur ce fait que, chez les individus atteints d'urémie, on trouve dans la salive et dans les exsudats des cavités séreuses de l'urée et non pas de l'ammoniaque.

Schottin arrive à ce résultat que l'urée accumulée dans le sang ne peut pas par elle-même provoquer l'éclosion des symptômes de l'urémie. Mais il fait observer que les reins éliminent encore d'autres substances importantes. Dans un cas, où le malade mourut de dégénérescence graisseuse des reins, Schottin trouva que dans le sang le rapport de l'albumine aux substances extractives était de 100 : 40, tandis qu'à l'état normal il n'est que de 100 : 5. Cet auteur pense que la cause des phénomènes urémiques se trouve dans un arrêt des métamorphoses que subissent les éléments du sang, dans une altération des phénomènes osmotiques entre le sang et les tissus et peut-être dans un pouvoir oxydant plus faible du sang. Il est porté à croire que si ce pouvoir est plus faible, c'est que le sang est moins alcalin, attendu qu'il est suffisamment prouvé d'après lui que la présence des alcalins accélère et favorise la combinaison de certains substances avec l'oxygène.

Oppler[1], qui travaillait sous la direction de Hoppe-Seyler, est arrivé à des résultats analogues. Tout d'abord il nie que les symptômes que l'on observe après l'injection de carbonate d'ammoniaque dans les veines soient identiques à ceux de l'urémie. Ce sel, quand il est mélangé au sang, produit, du côté du système nerveux, des phénomènes d'excitation, mais non les phénomènes de dépression, le coma, qui sont si caractéristiques, dans l'urémie. Oppler ne trouva pas de carbonate d'ammoniaque dans le sang d'animaux qu'il avait rendus urémiques, soit en leur extirpant les reins, soit en liant les uretères. Une fois

1 *Beitræge zur Lehre von der Uræmie. Virchow's Archiv.* T. XXI, p. 260.

seulement il trouva, après la mort, ce sel dans le sang d'un animal, mais il rappelle à ce propos que l'on sait depuis longtemps que sur le cadavre il se forme rapidement de l'ammoniaque dans le sang. Oppler aussi trouva une quantité énorme de principes extractifs dans le sang des animaux qui avaient servi à ses expériences, et dans les muscles beaucoup de créatine (2,20 pour 1 kilogramme) et de leucine. Il croit que la quantité de principes extractifs contenus dans le sang n'est pas augmentée seulement parce que les reins ne les enlèvent plus à ce liquide, mais aussi parce que la composition du sang étant changée, il se fait une certaine décomposition dans les différents organes. Hoppe-Seyler était, auparavant déjà, arrivé à des résultats analogues. Dans le sang d'une saignée faite chez un individu atteint d'urémie à la suite du choléra il trouva pour 1000 parties de sérum :

1,17 d'urée
8,60 d'autres principes extractifs.

Dans les muscles de ce même individu il trouva, après la mort, 1,59 grammes de créatine pour 500 grammes. Oppler pense qu'il est prouvé d'après tout cela que, lorsque les reins ne fonctionnent plus, il se forme dans les muscles une grande quantité de produits de décomposition qui s'y accumulent; il croit aussi pouvoir conclure que les centres nerveux subissent des modifications analogues dans leur composition chimique, puisqu'ils sont soumis aux mêmes influences, bien que jusqu'à présent on n'ait pas encore pu démontrer la réalité de cette désorganisation, attendu que ses produits sont encore inconnus. Pour que les organes puissent fonctionner régulièrement, il faut que les phénomènes d'osmose se passent d'une façon normale dans leur sein; aucun organe n'est aussi sensible que le cerveau aux altérations que peuvent éprouver ces phénomènes. Oppler déclare qu'on est dans l'erreur quand pour donner l'explication des symptômes urémiques on part de l'hypothèse que l'un ou l'autre des éléments de l'urine ou les produits de leur décomposition agissent sur le sang d'une façon délétère et quand on considère les phénomènes de l'urémie comme l'effet de l'action de ces corps. Il cherche la raison de ces symptômes dans une altération de la composition chimique des centres nerveux. Les recherches ultérieures de Perls, de Kœnigsberg, donnent en général des résultats analogues à ceux de Oppler. Il en est de même des conclusions posées par Perls [1].

Par contre, Petroff[2], de Kazan, est arrivé à des résultats tout à fait opposés. Ses expériences sur des animaux l'ont convaincu :

1° Que l'injection de carbonate d'ammoniaque dans les veines provoque des symptômes absolument pareils à ceux de l'urémie ;

2° Que l'intensité de ces phénomènes et leur caractère dépendent de la quantité d'ammoniaque présente dans le sang et de l'état où elle s'y trouve ;

3° Qu'il se forme du carbonate d'ammoniaque dans les veines quand les reins ne fonctionnent plus.

Petroff extirpait les reins aux animaux en expérience et puis les abandonnait à leur sort ou bien après coup il injectait dans leurs veines de l'urée, du carbonate de soude ou du carbonate d'ammoniaque ; ou bien il leur injectait diverses doses de ce dernier sel sans leur avoir préalablement enlevé les reins. Petroff pense que s'il a trouvé de l'ammoniaque dans le sang des animaux qui ont simplement été soumis à la néphrotomie, tandis que Oppler, n'en a pas trouvé, c'est que les deux auteurs ont employé chacun une méthode différente ; et si l'injection d'ammoniaque dans les veines d'un animal auquel on n'a pas extirpé les reins, ne provoque pas des phénomènes absolument identiques à ceux de l'urémie, c'est que dans ce cas le carbonate d'ammoniaque est beaucoup trop vite éliminé pour que les symptômes dépressifs puisse encore se produire après les phénomènes d'excitation.

Il est remarquable cependant que chez trois chiens auxquels il avait enlevé les reins et dont deux avaient présenté tous les symptômes de l'urémie, Petroff ne put trouver avec sa méthode

[1] *Beitræge zur Lehre von der Uræmie. Kœnigsberger medizinische Jahrbücher.* 1864. T. IV, p. 56.

[2] *Zur Lehre von der Uræmie. Virchow's Archiv.* T. XXV, p. 91.

à lui que 3 parties d'ammoniaque libre et 1,7 partie d'ammoniaque combinée pour 1000 de sang. Zalesky, en suivant les mêmes procédés, trouva des quantités inférieures encore ; il ne leur accorda aucune importanc pour la production des symptômes urémiques.

Kühne et Strauch[1] rendirent des animaux urémiques soit en liant les uretères, soit en extirpant les reins. Il leur fut impossible de trouver du carbonate d'ammoniaque dans le sang de ces animaux pendant leur agonie et ils arrivèrent à la conclusion suivante :

« A cette question, si dans l'urémie le sang contient du carbonate d'ammoniaque, nous pouvons sans restrictions répondre par non. »

Par contre, chez une femme atteinte d'éclampsie avant l'accouchement déjà, Spiegelberg[2] réussit à trouver une notable quantité d'ammoniaque dans le sang en employant le procédé de Kühne et de Strauch. Mais ce même sang contenait en outre 0,055 p. 100 d'urée. Peu avant la saignée que l'on fit à cette femme. on évacua l'urine avec la sonde, celle-ci contenait 4,78 p. 100 d'albumine, mais seulement 1,1 p. 100 d'urée. Cette observation détermina Spiegelberg à faire avec Heidenhain une série de nouvelles injections de carbonate d'ammoniaque dans le sang. Le résultat presque constant de ces expériences fut des phénomènes absolument analogues à ceux de l'éclampsie : convulsions, suivies d'une dépression longue et profonde.

Il sembla à Rosenstein que si Spiegelberg dans son cas d'éclampsie avait démontré la présence de l'ammoniaque dans le sang, cependant cela ne suffisait pas pour démontrer que les convulsions éclamptiques étaient sous la dépendance de cette intoxication. Il fit donc une nouvelle série d'injections de carbonate d'ammoniaque dans les veines et il publia[3] les résultats de ses expériences, qui sont intéressants à plus d'un point de vue, en même temps que deux cas d'urémie qu'il avait observés dans

[1] *Centralblatt für die medicinischen Wissenschaften.* 1864, nos 36 et 37.

[2] *Ein Beitrag zur Lehre von der Eklampsie.* T. I, p, 363. Berlin 1870.

[3] *Das kohlensaure Ammoniak und die Uræmie. Virchow's Archiv.* T. LVI, p. 383.

sa clinique; malgré des recherches attentives, il lui fut impossible dans ces deux cas de trouver de l'ammoniaque dans le sang. Ses expériences l'amenèrent à ce résultat que si l'on introduit une quantité suffisante de carbonate d'ammoniaque dans le torrent circulatoire, on provoque l'éclosion d'un complexus symptomatique qui ressemble tout à fait à l'épilepsie et, par conséquent aussi, aux symptômes que l'on observe dans une série de cas d'urémie. Les convulsions provoquées par l'ammoniaque sont certainement de nature cérébrale et elles sont dues probablement à une action directe de l'agent toxique sur la substance nerveuse du centre convulsif du cerveau ; en tous cas, elles ne sont pas produites par action réflexe par l'intermédiaire du sympathique du cou, ou du nerf vague. Si l'on a préalablement narcotisé l'animal à l'aide de la morphine, du chloroforme ou de l'hydrate de chloral, les convulsions n'en arrivent pas moins, tandis que, dans l'éclampsie des femmes enceintes, les narcotiques ont certainement une action favorable. — Les poumons n'éliminent qu'une petite quantité du poison. — Le point principal qui distingue les effets du carbonate d'ammoniaque de ceux de l'agent qui produit l'urémie, c'est que le premier ne peut jamais provoquer qu'un seul complexe de symptôme, celui de l'épilepsie, tandis que l'autre peut produire les symptômes de l'épilepsie, aussi bien que du coma, des convulsions et du délire. Mais même dans les cas où l'urémie ressemble tout à fait à l'empoisonnement par le carbonate d'ammoniaque, et présente également la forme épileptique, bien que quelquefois alors on ait trouvé de l'ammoniaque dans le sang, il est impossible de voir là dedans une relation de cause à effet, parce que, ainsi que les recherches très précises de Rosenstein et autres le démontrent, les mêmes phénomènes peuvent se présenter chez l'homme sans que son sang contienne de l'ammoniaque.

A côté des efforts qui furent faits pour établir que l'urémie dépend d'un empoisonnement du sang par les éléments de l'urine ou par leurs dérivés et que les phénomènes urémiques sont dus à une action chimique qui s'exerce sur le système nerveux, il y eut dès le principe une autre tendance qui dirigea ses recherches d'un côté tout à fait opposé. Celle-ci nie que les agents chimiques aient une influence sur le développement des symptômes de l'urémie et elle s'efforce de chercher et de trouver la raison des symptômes urémiques dans des lésions locales des centres nerveux.

Plus haut déjà j'ai mentionné la théorie d'Osborne qui pensait que l'urémie était due à une méningite parce qu'il avait trouvé les membranes du cerveau un peu troubles. Owen Rees partit de l'hypothèse que le sang des individus atteints d'urémie devait toujours être plus aqueux que celui des personnes bien portantes et que telle était la cause des exsudats hydropiques. Il pensait que si les centres nerveux devenaient le siège d'exsudats pareils, cela suffisait pour donner l'explication des phénomènes urémiques. Mais il n'a donné aucune preuve à l'appui de sa thèse.

Traube et ses élèves ont repris cette théorie en la modifiant et en la perfectionnant. Voici, comment se passent les choses, d'après Traube[1], quand il y a des attaques d'urémie : avant que n'apparaissent ces attaques il existe toujours chez le malade une disposition à faire des exsudats séreux, grâce à la dilution du sang que l'on trouve dans toutes les maladies des reins. Bientôt après le début de l'affection rénale il se développe une hypertrophie du ventricule gauche, de sorte qu'en même temps que le sang est très aqueux il y a une pression très forte dans le système aortique. — Si maintenant, pour n'importe quelle cause, cette pression est augmentée encore, ou si le sang devient moins dense encore, il en résulte de l'œdème cérébral. Mais, comme l'eau qui pénètre ainsi dans le tissu cérébral se trouve sous la pression générale du système artériel et que celle-ci est plus forte que celle qui existe dans les capillaires et dans les veines, ces derniers vaisseaux sont nécessairement comprimés et leur contenu est diminué de la quantité d'eau exsudée. Il en résulte nécessairement de l'anémie cérébrale.

« La forme de l'accès d'urémie doit varier suivant que tous les centres cérébraux ont été atteints ou une partie seulement. Si le cerveau seul est œdémacié et anémié, le malade tombera simplement dans le coma, si la protubérance est atteinte en même

[1] *Gesammelte Beitræge zur Pathologie und Physiologie.* — 1871. T. II, p. 551.

temps il y aura des convulsions en même temps que du coma. Nous observerons des convulsions sans coma, comme dans le cas cité par Bright, quand la protubérance seule sera anémiée. »

A l'appui de sa thèse, Traube annonce : 1° que jamais il n'a observé d'attaque d'urémie dans les maladies des reins sans hypertrophie concomitante du ventricule gauche, c'est-à-dire sans élévation de la pression sanguine dans le système aortique ;

2° Que dans les cas qu'il a observés, déjà avant l'irruption des attaques d'urémie on pourrait affirmer que le sang était dilué, soit parce qu'il existait des exsudats hydropiques, soit, quand ceux-ci faisaient défaut, parce que la peau et les muqueuses étaient très pâles ;

3° Que dans tous les cas qu'il a observés, et dans lesquels après la mort on examina soigneusement le cerveau, il y avait en même temps qu'une anémie cérébrale prononcée, un œdème plus ou moins considérable ;

4° Que, dans plusieurs cas, on a observé en même temps des hémorrhagies dans l'intérieur du crâne, ce qui permet de croire que la pression artérielle élevée, sous l'influence de laquelle se sont faites ces hémorrhagies, a également contribué à la production de l'œdème cérébral concomitant ;

5° Et enfin, il s'appuie sur les expériences bien connues de Kussmaul et de Tenner d'après lesquelles on produit chez les animaux des convulsions et du coma lorsqu'on empêche le sang d'arriver au cerveau.

Ph. Munck[1] chercha à donner à la théorie de Traube, une base experimentale. Il commença par lier sur un chien les deux uretères, puis la jugulaire d'un côté et enfin, peu de temps après, il injecta de l'eau dans la carotide. Dès le premier essai, l'animal fut pris de secousses musculaires et tomba dans un état comateux au milieu duquel apparurent bientôt les convulsions les plus violentes. — Chaque fois que Munck répétait l'expérience, il obtenait à peu près le même résultat, si ce n'est que de même que chez les individus atteints d'urémie, c'étaient tantôt les convulsions, tantôt le coma qui prédominaient.

[1] *Ueber Uræmie.* — *Berl. klin. Wochenschrift.* — 1864. p. 111.

On extirpa les reins et l'injection d'eau fut suivie de phénomènes cérébraux presque aussi vifs que dans la première expérience, où l'on avait préalablement lié les uretères. De grandes pertes de sang et des vomissements violents qui eurent lieu dans les premières heures qui suivirent l'injection, amendèrent considérablement les symptômes. L'injection de sang frais défibriné, donna les mêmes résultats. A l'autopsie, on trouva de l'œdème cérébral, mais pas d'extravasations sanguines.

Lorsque Munck liait les uretères chez des animaux et ensuite la carotide, il n'observait jusqu'à la mort ni coma, ni convulsions, mais il y avait bientôt des vomissements et, vers la fin de la vie, une grande irrégularité de la respiration et du pouls. A l'autopsie il trouvait : de l'anémie du cerveau antérieur et du cerveau moyen, de l'hypérémie artérielle du cerveau postérieur et de la moelle allongée. Il conclut que la dilution du sang accompagnée d'une élévation de la pression artérielle amène le complexus symptomatique de l'urémie.

Si, après la ligature des uretères, on empêche le sang d'arriver au cerveau et au cervelet, il n'y a ni coma ni convulsions, tandis qu'alors les phénomènes dus à l'action de la moelle allongée se présentent très nettement.

Le Dr W. Rommelaere, membre de la Société de médecine et des sciences naturelles de Bruxelles, a soumis à des recherches critiques toutes les théories qui jusqu'à ce jour avaient été faites sur la nature des symptômes urémiques. Ce travail a d'autant plus de mérite que le Dr Rommelaere a pris la peine de refaire toutes les expériences pratiquées par d'autres auteurs pour résoudre cette question, afin de contrôler leurs résultats. Rommelaere termine son travail [1] par les conclusions suivantes :

Les théories qui cherchent à expliquer les symptômes de l'urémie par la rétention dans l'organisme de l'un ou l'autre élément de l'urine ne concordent pas avec les faits.

L'injection de diverses substances dans le sang peut donner lieu à des découvertes sur le terrain de la pathogénie, mais c'est

[1] *De la Pathogénie des symptômes urémiques. — Étude de physiologie pathologique.— Journal de Médecine*, etc. Vol. XLIV et XLV. Bruxelles, 1869.

une erreur capitale de vouloir bâtir des théories médicales sur des résultats obtenus de cette manière ; ces théories ne peuvent être basées que sur l'observation clinique.

Rommelaere montre en particulier, par des observations cliniques, qu'il est erroné d'affirmer qu'il y a toujours du carbonate d'ammoniaque dans le sang des individus atteints d'urémie. En réalité, quelques auteurs seulement ont réussi à trouver ce sel dans le sang. Tout ce que l'on peut conclure des observations précédentes, c'est qu'il y a des cas d'urémie où le sang contient de l'ammoniaque et d'autres où l'analyse chimique n'en décèle aucune trace.

Les résultats que Rommelaere a obtenus sur des animaux, en leur injectant de l'eau dans le sang, après leur avoir lié les quatre veines jugulaires, ne lui permettent pas non plus de se rallier à la théorie de Traube.

Il propose d'expliquer les phénomènes urémiques de la façon suivante. L'arrêt de la sécrétion urinaire empêche de s'accomplir dans tout l'organisme les modifications qu'éprouvent les substances albuminoïdes en vue de la nutrition, à moins que la nature n'ait établi une voie d'excrétion supplémentaire. L'urée est le dernier terme des modifications de l'albumine ; ce corps s'accumule dans le sang, il en altère les propriétés et par suite il altère aussi les phénomènes vitaux dans toutes les parties du corps. La transformation des substances albuminoïdes est arrêtée partout. Il ne s'agit plus seulement de l'accumulation de l'urée, mais de l'accumulation des substances azotées, arrivées à leurs divers degrés d'oxydation.

Comme résultat principal de ses recherches, mais résultat absolument négatif, il arrive à cette conclusion que les recherches de physiologie pathologique, qui ont été entreprises pour résoudre cette question, nous apprennent que les phénomènes nerveux que l'on observe après l'abolition de la sécrétion urinaire, ne peuvent pas être attribués à l'action de l'un des éléments de l'urine seulement. Les résultats n'ont jamais été les mêmes ni dans les analyses du sang pendant l'urémie (tantôt le sang contenait de l'ammoniaque, tantôt il n'en contenait pas, tantôt il y avait de l'urée en quantité, tantôt pas de trace), ni dans les recherches anatomiques faites sur les cerveaux d'individus morts d'urémie.

Un seul facteur est constant, d'après Rommelaere, c'est que les maladies à la suite desquelles il y a des phénomènes urémiques, se caractérisent au moment de l'écclosion de ces phénomènes par un excès de produits azotés de désassimilation dans tous les tissus du corps.

Cependant, en se basant sur les résultats de ses expériences, Rommelaere ne peut pas nier que si l'un de ces éléments se trouve exister en plus grande quantité que les autres il ne puisse à un moment donné avoir une influence plus ou moins grande sur la production de ces attaques. Ainsi, il croit que l'ammoniaque mélangée au sang peut amener des convulsions, ou que l'hydrémie, si elle existe avec une pression artérielle très élevée, peut produire du coma. Mais on observe des convulsions et du côma alors qu'il n'y a ni ammoniaque dans le sang ni hydrémie et pression exagérée.

Il faut chercher la cause de l'urémie dans l'abolition complète de la fonction urinaire, laquelle porte aussi bien sur l'excrétion des résidus azotés que sur celle de l'eau.

Enfin, Voit, dans un travail sur la créatine, la créatinine et l'urée dans le corps des animaux, a ajouté quelques observations sur l'urémie[1]. Il désigne sous le nom de phénomènes urémiques, les phénomènes pathologiques qui se produisent quand l'élimination des produits de désassimilation non gazeux ne se fait pas ou se fait incomplètement. Il montre que dans l'intérieur du corps l'urée ne se transforme pas en carbonate d'ammoniaque comme on le croit généralement. Il n'y a qu'un endroit du corps où cette transformation puisse se faire rapidement, c'est la muqueuse de l'intestin. En s'appuyant sur ses observations, Voit affirme, ainsi que Rommelaere, que la théorie de Frerichs ne peut pas être appliquée exclusivement à tous les cas d'urémie.

Les expériences de Voit ont prouvé de la façon la plus péremptoire que l'urée en tant que telle est une substance absolument inoffensive et qu'elle peut traverser le corps sans produire aucun

[1] *Zeitschrift für Biologie.* — T. IV, p. 140. Munich, 1868.

symptôme, mais qu'elle provoque les phénomènes les plus violents lorsque son élimination est empêchée pendant longtemps. Voit et Oertel donnèrent tous les jours à un petit chien 18 gr. 40 d'urée mélangés à sa viande et en même temps on lui fit absorber une grande quantité d'eau ; l'urée fut éliminée par l'urine sans que la santé du chien eût éprouvé la moindre altération. Mais, lorsqu'après avoir donné à ce chien la même dose d'urée qu'il avait parfaitement supportée auparavant, ils lui supprimèrent complètement sa boisson, tous les symptômes de l'urémie apparurent : vomissements, convulsions, torpeur, abattement profond. Tous ces symptômes cédèrent dès que l'urée fut éliminée. Il est remarquable que pendant le temps que durèrent ces phénomènes urémiques il n'y avait pas, il est vrai, de carbonate d'ammoniaque dans l'air expiré par ce chien, mais les dernières quantités de matières vomies étaient alcalines et contenaient de l'ammoniaque.

Suivant Voit, le sang pourrait contenir de grandes quantités d'urée sans que cependant il se produise des phénomènes urémiques; tout dépend de la grandeur de ces quantités.

« Il se produit des phénomènes pathologiques quand une substance étrangère à la composition du corps s'y accumule en grande quantité et ne peut plus être éliminée. Lorsque la sécrétion urinaire est abolie, ce n'est pas un des éléments de l'urine pris isolément comme, par exemple, l'urée, ou l'acide urique, la créatine, la créatinine, les principes extractifs ou l'urochrome qui cause le danger, mais ce sont tous ces corps ensemble. Dans les mêmes conditions, un sel tout à fait étranger au corps, le carbonate d'ammoniaque, le sel de Glauber, etc., pourrait provoquer l'éclosion des mêmes phénomènes[1] ».

Voit se rallie donc tout à fait à l'opinion émise autrefois par Hoppe-Seyler et par Buhl sur la production des symptômes dans le choléra à forme typhique.

Il ne nie pas que les symptômes urémiques ne puissent pas être produits aussi par une accumulation d'eau dans la substance

[1] Voit est arrivé à faire prendre à un grand chien une quantité considérable de benzoate de soude en mélangeant ce sel à ses aliments. Il observa des phénomènes tout à fait semblables à ceux qui se produisent quand le sang contient beaucoup d'urée ou pendant une rétention complète de l'urine.

cérébrale, mais il combat l'opinion d'après laquelle, dans les cas de rétention des éléments de l'urine, la mort serait habituellement produite par de l'œdème cérébral.

Pour Voit, le mot urémie ne convient pas pour désigner cette maladie. Il ne s'agit pas seulement d'une accumulation des éléments de l'urine dans le sang. Les parties les plus petites des organes qui sont constamment soumises à l'action du liquide nutritif et qui réagissent sur lui, constituent les foyers des phénomènes de décomposition et des phénomènes vitaux. Si les produits qui résultent de ces phénomènes ne peuvent plus être enlevés, mais si au contraire ils s'accumulent dans le corps, les actions réciproques qui se font entre le sang et les particules des organes et parmi lesquelles les courants d'osmose ont le rôle le plus important ne peuvent plus se faire d'une façon régulière, et il en résulte un arrêt de tous ces actes.

Voit, s'appuyant sur l'action puissante des sels de potasse quand ils sont mélangés au sang, dit qu'il est convaincu que la potasse qui devient libre par les transformations que la viande éprouve dans le corps et qui pénètre dans le plasma, a une grande part dans la genèse de l'urémie lorsqu'elle n'est pas éliminée.

B. — Nature de l'urémie.

Rien ne prouve mieux les grandes difficultés qu'il y a à connaître la nature de l'urémie que les efforts considérables qui ont été faits par un grand nombre d'auteurs pour résoudre cette question et les résultats tout à fait opposés auxquels ils sont arrivés. Je crois que si aujourd'hui encore nous sommes forcés d'avouer que nous ne sommes pas arrivés à cette solution tant désirée, c'est qu'on a accordé une trop grande importance à un moyen de recherche, très utile certainement, à l'expérimentation sur les animaux, mais qu'on a trop laissé de côté l'observation clinique qui est la source principale de nos connaissances. Un grand nombre d'expérimentateurs, partant d'idées préconçues, ont identifié les résultats qu'ils ont obtenus à l'aide d'opérations violentes sur des animaux aux processus qui reconnaissent pour cause des troubles fonctionnels de longue durée, qui atteignent des organes de sécrétion importants, c'est-à-dire les reins. On croyait pouvoir le faire à cause d'une ressemblance apparente entre les symptômes provoqués chez les animaux soumis aux expériences et les effets résultants d'un arrêt subit ou progressif de la sécrétion urinaire chez l'homme. Mais je pense qu'on a aussi peu de raisons pour croire à une attaque d'urémie chèz un vieil épileptique lorsqu'il est pris d'une série d'accès convulsifs suivis de coma, que pour identifier les suites de l'extirpation des reins ou de la ligature des uretères avec les effets qui sont les résultats d'une affection rénale non compliquée d'une opération grave.

Il m'est impossible également d'accorder une bien grande importance aux expériences dans lesquelles on introduit subitement dans le corps de grandes quantités d'une solution de substances étrangères à la composition du sang ou bien dans lesquelles, par des injections d'eau, on élève subitement la pression sanguine à un degré impossible à déterminer en même temps que l'on met obstacle à l'élimination de ces substances par leurs voies naturelles. Jusqu'au jour où l'on pourra espérer voir la question de la nature de l'urémie définitivement tranchée, il faudra encore beaucoup d'observations précises faites au lit des malades, beaucoup d'analyses soigneuses du sang des urémiques et un grand nombre de recherches sur la composition du liquide qui imbibe le tissu cérébral. Et peut-être alors trouvera-t-on que ce que jusqu'à présent nous avons considéré comme les effets d'une même cause peut se produire de plusieurs façons différentes.

Quant à ce qui concerne mes observations personnelles au lit du malade, je dois reconnaître que mon premier cas d'urémie, tout à fait caractérisé arrivant à la fin d'une néphrite chronique que j'ai observée en 1852, a fait sur moi une impression particulière, parce que déjà avant le début des convulsions, la face du malade se couvrit de cristaux d'urée qui, sur la barbe, présentaient tout à fait l'aspect du givre. Cette impression m'est toujours restée et au milieu de toutes les transformations qu'a subies la théorie de l'urémie, j'ai toujours gardé la conviction que si l'urée s'accumule dans le sang en quantité suffisamment grande, ce corps est capable à lui seul de provoquer l'éclosion de tous les symptômes de l'urémie. Par malheur, dans ce cas, il fut impossible de déterminer après la mort, la quantité d'urée contenue dans le sang. Il en fût de même dans des cas analogues que j'ai eu l'occasion d'observer plus tard, entr'autres l'un d'eux où il y eut également une efflorescence d'urée sur la face avant le début des convulsions. Dans deux autres cas où le visage se couvrit également de cristaux d'urée, mais où il n'y avait pas de maladie des reins, il n'y eut pas de convulsions; dans l'un d'eux seulement, la mort fut précédée d'un coma de longue durée. — Une fois seulement, chez un boucher de vingt ans, très vigoureux encore, j'ai pu, dans une saignée pratiquée après les premières convulsions urémiques, trouver de l'azotate d'urée. Cette fois-ci encore (en 1853), n'ayant pas à ma disposition les appareils nécessaires, je n'ai pas pu déterminer la quantité d'urée contenue dans le sang. A l'autopsie, on trouva des reins très contractés.

Je puis opposer à ce cas d'autres faits que j'ai observés plus récemment et dans lesquels on analysa scrupuleusement, sous le rapport de l'urée, le sang tiré de la veine soit immédiatement après l'éclosion des accidents urémiques, soit immédiatement après la mort. Dans quelques-uns de ces cas, le sang contenait de si petites quantités d'urée que le Dr Jacobsen (à l'heure qu'il est professeur de chimie à Rostok), qui eut la bonté de faire les analyses, ne pût en déterminer la valeur. Dans un cas, le Dr Jacobsen trouva 0,01 p. 100 d'urée dans le sang. Dans un autre cas, on obtint 1,60 grammes d'azotate d'urée pour 100 grammes de sang; ce qui fait à peu près 6,8 p. 100 d'urée.

Ces observations prouvent que l'urémie n'est pas causée dans tout les cas par l'accumulation de l'urée dans le sang.

Dans un assez grand nombre de cas, j'ai tiré le sang de la veine après l'éclosion des accidents urémiques; suivant la méthode de Kühm et Strauch, je l'ai soumis à un courant d'hydrogène, et, à l'aide du réactif de Nessler, j'ai analysé dans le but de rechercher le carbonate d'ammoniaque, le gaz qui avait traversé le sang. J'ai toujours obtenu un résultat négatif. Il ressort donc clairiment de mes observations, de celles d'autres auteurs et de celles de Rosenstein, en particulier, que *la théorie de Frerichs, est applicable tout au plus à quelques cas isolés d'urémie.*

Bien plus, dans un cas, je n'ai pas trouvé trace de carbonate d'ammoniaque dans le sang, tandis que peu avant la saignée les matières vomies par le malade étaient fortement alcalines et sentaient l'ammoniaque,

Jusqu'à ce jour, je n'ai pas recherché dans le sang des urémiques d'autres substances azotées excrémentielles.

Par contre, dans une série de cas d'urémie, j'ai cherché à déterminer la quantité d'eau contenue dans le sang. Dans les premiers cas, j'ai trouvé, il est vrai, un poids spécifique très faible, ce qui permet de conclure que ce sang contenait beaucoup d'eau. Ce poids spécifique déterminé pour le sérum du sang, tiré de la veine sur le vivant ou pris immédiatement après la mort, se trouve indiqué par les différents cas dans le tableau suivant :

St.	(1re attaque de convulsions urémiques)	1016,8.
Id.	(2e — — —)	1018,1.

H. H.	(Convulsions urémiques)	1022, 8.	Éléments solides. .		8,84 0/0
Lassen	— —	1021.	—	—	11,23 —
Kn.	— —	1023, 4.	—	—	12,85 —
H.	— —	1024, 3.	—	—	9,34 —

Le poids spécifique a été toujours déterminé à l'aide du pyknomètre. Ce n'est que dans la deuxième analyse relative à St..., que le sang a été pris sur le cadavre. Dans toutes les autres analyses le sang a été tiré de la veine sur le vivant. Au mois de décembre 1873, j'ai fait, cinq heures avant la mort, une petite saignée chez un individu atteint de convulsions urémiques et qui était déjà dans la torpeur. Le sérum avait, dans ce cas, un poids spécifique beaucoup plus élevé que dans les autres analyses. Il était de 1030,58 (V. plus loin, Obs. VIII).

Résulte-t-il maintenant de ces recherches que chez ces malades dont le sang était si aqueux les accidents urémiques étaient dus à la grande dilution du sang ? Certainement non. Le cas qui vient d'être cité en dernier lieu prouve qu'un individu dont le sérum sanguin a une densité normale peut éprouver des accidents d'urémie. Chez une autre femme atteinte d'une maladie des reins et qui n'eût pas d'urémie, j'ai trouvé un sérum sanguin qui était beaucoup plus aqueux que je ne l'ai jamais observé dans un cas d'urémie. Son poids spécifique n'était que de 1015,58 et il ne contenait que 4,3 p. 100 (V. plus loin Obs. XVI). Chez St..., qui fournit le sang pour les deux premières analyses citées un peu plus haut et dont le sérum avait un poids spécifique excessivement faible, la première attaque d'urémie dura trois jours. Puis du 7 juin au 22 août, il n'y eût plus de troubles cérébraux. Ce n'est qu'après cet intervalle de dix semaines qu'il fut pris de la dernière attaque au milieu de laquelle il mourut. Or, la persistance de l'hydropisie pendant ce temps ne permettait pas de croire que le sang s'était concentré pendant cet intervalle de repos.

Il est vrai que chez les individus qui ont fourni le sang nécessaire aux analyses précédentes, et qui sont morts urémiques, à l'exception de St..., qui eût deux attaques, on trouva à l'autopsie de l'hypertrophie du ventricule gauche et en même temps des reins contractés. Mais on ne peut pas en conclure que l'élévation de la pression artérielle résultant de l'hypertrophie cardiaque et l'état aqueux du sang sont les conditions sans lesquelles il ne peut pas y avoir d'urémie. Chez St..., qui était atteint de néphrite parenchymateuse chronique, il n'y avait pas d'hypertrophie du ventricule gauche.

Dans les accès urémiques que l'on observe à la suite du choléra, les deux conditions que Traube pense être indispensables pour qu'il puisse se produire de l'urémie, c'est-à-dire l'hydrémie et l'élévation de la pression dans le système aortique, font complètement défaut. Voit et d'autres encore l'ont montré. Et cependant, ces accès peuvent à plein droit être désignés sous le nom d'urémiques. Ils apparaissent quand la sécrétion urinaire est interrompue pendant longtemps, et souvent ils s'accompagnent d'efflorescences d'urée sur la peau.

Toutefois je n'ai pas manqué de porter mon attention sur l'état du cerveau chez mes malades morts d'urémie. Dès le principe, je me suis heurté contre la difficulté qu'il y a à évaluer la quantité de liquide séreux qui imbibe la substance cérébrale. D'après moi, il est impossible, dans certains cas, de décider par l'inspection et le toucher seulement si le cerveau contient ou non une quantité anormale de sérosité. On ne peut arriver à résoudre cette question que par une analyse exacte, et je crois que jusqu'à ce jour, on ne l'a pas faite encore pour les cas dont il est question ici. Par malheur, je ne m'en suis pas occupé encore, mais j'ai vu des cas de mort à la suite de phénomènes urémiques très prononcés (convulsions épileptiformes suivies de coma), où, à l'autopsie, il ne m'a pas paru qu'aucune partie du cerveau pût contenir une quantité anormale de sérosité. Cohnheim, mon collègue alors, fit, le 11 juillet 1871, l'autopsie d'un cas de ce genre.

Voici succinctement la relation de ce fait, intéressant à plus d'un point de vue.

OBSERVATION VII. — Caroline Lassen, de Kiel, domestique, âgée de vingt-deux ans, entra à la clinique médicale le 5 juillet 1871. Elle avait continué ses occupations jusque dans ces derniers temps, mais elle était souffrante depuis longtemps ; quelques jours avant son entrée à l'hôpital des vomissements de sang violents la forcèrent à se coucher. — La malade ne put pas nous donner d'autres renseignements.

État de la malade. — Pâleur remarquable de la face et de toute la peau. Œdème modéré du visage, du tronc et des extrémités supérieures, gonflement plus considérable des extrémités inférieures. Pas d'ascite. — La malade a de l'obtusion des idées, elle est maussade et répond par monosyllabes ; elle se plaint seulement de douleurs de tête et d'un sentiment de pression à la région stomacale. Haleine excessivement fétide. — Augmentation de la matité précordiale. Bruit de frottement péricardique très intense. — Rien aux poumons. — Urine pâle un peu louche, faiblement alcaline, poids spécifique 1007, fortement albumineuse.

Les jours suivants la malade, qui ne voulait prendre absolument que quelques boissons, vomit à plusieurs reprises. Les matières vomies, qui ne contenaient qu'une petite quantité de sang, étaient alcalines, mais ne sentaient pas l'ammoniaque. L'œdème diminua et la malade parut être moins apathique ; mais peu après elle retomba dans sa torpeur. — Le 9, vomissements fréquents. L'haleine et les matières vomies répandent une odeur infecte et pénétrante; mais on ne peut y trouver d'ammoniaque. La malade se plaint de mal de tête. Elle boit beaucoup d'eau, mais rien sans cela.— Le 17, à 7 heures du matin, violente attaque de convulsions épileptiformes. — Saignée de 150 grammes. La malade se remet assez pour pouvoir boire une assez grande quantité d'eau ; à midi, deuxième attaque convulsive, pendant laquelle on pratique une seconde saignée, et où la malade mourut.

Pendant les six jours durant lesquels on put observer cette malade, elle élimina en tout 4,900 cent. cubes d'urine, donc par jour, en moyenne 816 cent. cubes 66. Le poids spécifique de l'urine éliminée pendant les cinq premiers jours était de 1010, celui de l'urine du sixième de 1011. L'urine fut toujours alcaline. Le sédiment ne contenait que quelques rares cylindres hyalins. —On détermina les quantités d'urée et d'albumine pour l'urine de trois jours seulement, les urines (comprenant celle du dernier jour avec 1011 de poids spécifique) avaient un volume de 2330 cent. cubes, elles contenaient ensemble 24 gr. 271 d'urée et 7 gr. 259 d'albumine. Comme le poids spécifique de l'urine resta le même pendant tout le temps que la malade resta en observation, il paraît hors de doute que les jours où l'urine ne fut pas analysée, la quantité d'urine était la même. Donc en six jours, la malade aurait éliminé 51 gr. 05 d'urée, ce qui fait 8 gr. 50 par jour.

Le sang tiré de la veine avant la mort fournit un caillot peu dense ; le sérum était lactescent ; son poids spécifique déterminé avec le pyknomète = 1021. Il contenait, 88,77 d'eau ; 100 cent. cubes de sang furent traités par l'alcool, puis l'on évapora ; le résidu fut repris par l'alcool, évaporé et le résidu épuisé par l'eau additionnée d'acide nitrique. On obtint 1 gr. 6 d'azotate d'urée, ce qui correspond à 0,8 p. 100 d'urée, en ne tenant pas compte des pertes inévitables pendant ces diverses opérations. Les 80 cent. cubes de sang que l'on obtint dans la seconde saignée, furent traités de la même façon ; mais, après avoir épuisé le résidu par l'eau, on filtra; l'on ajouta à la portion filtrée de la solution de baryte, et, suivant la méthode de Liebig, on détermina la quantité d'urée avec une solution titrée de nitrate de mercure. On obtient 1,42 p. 100 d'urée.

J'extrais les particularités suivantes de la relation que Cohnheim a faite de l'autopsie de ce cas : — Léger œdème des extrémités inférieures. — Voute du crâne en forme d'ovale allongé, mince, légère. Sutures bien conservées. Sinus longitudinal presque vide. Dure-mère ayant son épaisseur normale et un bon aspect. Sang liquide dans le sinus longitudinal inférieur. Pie-mère légèrement opaque sur toute l'étendue de la convexité du cerveau, assez délicate cependant et pâle. Sur les deux hémisphères et sur les parties latérales où la convexité se réunit à la base du cerveau, la pie-mère contient quelques extravasats de la grandeur d'une lentille qui n'empiètent pas sur le cerveau. Les cavités du cerveau ont leur volume normal. Ependyme délicate, substance cérébrale présentant partout une bonne consistance, un peu humide sur la surface de section; les deux substances sont manifestement anémiques. Il n'y a aucun foyer pathologique. L'anémie est la même dans le cerveau et le cervelet, dans les ganglions, le pont de varole et la moelle allongée. Le sang qui se trouve dans les vaisseaux les plus larges de la pie-mère est manifestement aqueux et rouge pâle. — Le péricarde contient environ trois onces d'un liquide mélangé de flocons fibrineux. Les deux parois du péricarde sont tapissées d'un exsudat fibrineux mou tout à fait transparent, incolore et villeux. Le cœur est un peu plus grand suivant son diamètre longitudinal. Le ventricule gauche est très dur. Les deux ventricules contiennent de petits caillots mous et couenneux. Des deux côtés les valvules sont délicates. Le muscle cardiaque est pâle, à droite, les parois du cœur mesurent 0 cent. 4, à gauche, 1 cent. 6. Le ventricule gauche est modérément dilaté. A gauche, les muscles papillaires sont épaissis et arrondis.

L'aorte est étroite et délicate. Les deux reins sont considérablement diminués de volume; le rein gauche mesure 10 cent. de long et 4 cent. de large, le rein droit 8 cent. de long et 3 de large seulement. Les deux reins sont moins épais qu'à l'état normal. La capsule se détache avec quelque difficulté; quand elle est enlevée, on trouve la surface des deux reins très inégale; elle présente des granulations et des éminences de différents volumes séparées par des sillons étroits. Les éminences sont blanches et les sillons rouge pâle. A la coupe les reins présentent une grande consistance et une pâleur remarquable. Les pyramides de substance médullaire sont rose pâle, et la substance corticale est très amincie, surtout à droite où les bords des pyramides arrivent presque jusqu'à la capsule, tandis qu'à gauche la substance corticale a encore de 1 millimètre à 2 millimètres d'épaisseur. La muqueuse du bassinet est pâle. Dans l'estomac et le duodénum il y a un liquide brun sale. La muqueuse stomacale est légèrement œdémaciée, avec une légère teinte ardoisée; elle est lisse, sans ulcération ni cicatrice. La muqueuse des autres parties du tube digestif est lisse. Le contenu de l'intestin grêle est liquide et jaune. Le gros intestin contient des matières fécales dures et brunâtres. Il existe quelques onces d'un liquide clair et rougeâtre dans les parties déclives de la cavité abdominale. Je passe les autres faits constatés à l'autopsie, ils n'ont pas grand intérêt ici.

Les accidents urémiques ont-ils été produits dans ce cas par l'accumulation de l'urée dans le sang, ou par l'anémie profonde que l'on observa du vivant de la malade et après sa mort, c'est ce que je ne saurais dire. En tous cas, il n'y avait pas d'œdème cérébral.

Ce qui dès le principe m'a mis en défiance contre la théorie de Traube, surtout contre sa généralisation à tous les cas d'urémie, c'est que les accidents urémiques ne s'observent pas de préférence chez les hydropiques. Au contraire, ces accidents sont rares chez les individus où l'hydropisie est en voie de progression. Par contre, il m'est arrivé plusieurs fois d'avoir des accidents urémiques très graves, lorsque, grâce à des sudations et des purgations, j'avais soustrait au corps de grandes quantités d'eau et que de cette façon j'avais provoqué une résorption brusque des liquides exsudés et une diminution de volume rapide de tout le corps. Le cas suivant est remarquable à ce point de vue.

Observation VIII[1]. — Un paysan de Dithmarschen, âgé de trente-six ans, robuste et bien musclé, arriva le 5 juin 1863, à l'hôpital afin de se faire soigner pour une hydropisie généralisée qui existait depuis six à sept semaines déjà. Auparavant cet homme avait eu pendant dix-huit mois la fièvre quarte, avec quelques rémissions cependant. Sa fièvre avait cessé depuis le début de l'hydropisie. La peau de ce malade avait une teinte gris-jaune sale, les muqueuses étaient pâles. La digestion se faisait bien et l'appétit était bon; d'après le malade, la sécrétion urinaire était peu abondante depuis quelque temps. La petite quantité d'urine qui fut éliminée pendant les vingt-quatre heures qui suivirent l'entrée du malade à l'hôpital était trouble, elle avait un poids spécifique de 1033, elle contenait une énorme quantité d'albumine; ainsi que beaucoup de cylindres hyalins et des cellules épithéliales provenant des canalicules urinaires.

Je voulus essayer chez ce malade la méthode des sudations recommandée par Liebermeister afin de diminuer l'hydropisie qui était excessivement gênante pour lui; le scrotum avait acquis le volume d'une tête d'enfant, le prépuce œdémacié avait pris la forme d'un cor de chasse. Dès le lendemain de son entrée, on mit ce malade dans un bain à 39°; il y resta plus d'une demi-heure et la température de l'eau fut maintenue au même degré. Puis on l'enveloppa dans des couvertures de laine pour favoriser la transpiration. On obtint ainsi des sueurs profuses. Tandis que le malade était baigné de sueur on remarqua tout d'un coup sans prodrômes des convulsions énergiques des muscles de la face qui furent suivie aussitôt d'un accès complet de convulsions épileptiformes. Quand l'attaque fut terminée et après que le malade fût resté quelque temps dans le coma, il ouvrit les yeux et

[1] J'ai déjà publié ce fait dans les *Greifswalder medicinische Beitræge*. T. III, p. 58.

tomba dans un état maniaque durant lequel il cria, se démena, chercha à frapper et à mordre les assistants jusqu'au moment où il eut une seconde attaque suivie à son tour de coma et d'un nouvel accès de fureur maniaque. Cette série se renouvela quatre fois dans une heure avec la même succession de symptômes. — Le malade reprit alors complètement connaissance ; le soir il se plaignit de maux de tête, il se sentait faible, abattu, mais ne se plaignait de rien sans cela. — Pendant la nuit il dormit mal, cependant au matin il se sentit bien. A mon grand étonnement, je trouvais le scrotum et le pénis tout à fait dégonflés et la peau des deux cuisses, qui la veille encore était fortement tendue était flasque et ridée. Jamais auparavant le malade n'avait eu d'attaques épileptiques et il n'en eut pas d'autres après ce jour pendant les six semaines qu'il passa à l'hôpital. — Comme résultats de ce premier bain, il y eut une augmentation de la sécrétion urinaire ; l'urine contenait tous les jours 30 grammes d'urée. Je n'hésitais donc pas à continuer la méthode des sudations ; elle fut supportée sans inconvénient par le malade et, quand sur sa demande, il quitta l'hôpital, il avait encore de l'albuminurie, mais il était presque complètement débarrassé de son hydropisie.

Je ne puis m'expliquer que de la façon suivante l'irruption brusque des symptômes urémiques. Les abondantes pertes d'eau par la peau, subies par le malade, avaient déterminé la résorption des liquides épanchés dans le tissu cellulaire sous-cutané et dans les cavités séreuses. Mais en même temps l'urée et les autres éléments excrémentitiels qui se trouvaient dans ces liquides et qui ne pouvaient alors exercer aucune action nuisible sur l'organisme, pénétrèrent de nouveau dans le torrent circulatoire. Ce sont ces corps et peut-être aussi l'élévation de température amenée par le bain qui produisirent ces phénomènes nerveux si intenses qui disparurent dès, qu'après le bain, il y eut une diurèse abondante, et qui ne reparurent pas, bien que le lendemain déjà on donnât un nouveau bain au malade, parce que la sécrétion urinaire resta abondante. — Certainement personne ne croira que pendant la transpiration il s'était produit un œdème cérébral aigu et passager.

Du reste, quand on cherche à appliquer la théorie de Traube à la clinique, l'on ne peut pas s'empêcher de remarquer qu'il y a souvent des symptômes urémiques chez des individus affectés de maladies des reins, qui n'ont jamais eu d'œdème ou d'épanchements séreux, ou qui du moins n'en ont pas au moment de l'accès. Si cependant Traube a observé régulièrement de l'œdème cérébral à l'autopsie des malades morts d'urémie, ce fait peut s'expliquer autrement qu'il ne l'a fait. Il suffit pour cela de se rappeler ce qui se passe dans un violent accès de convulsions épileptiformes. Il y a toujours alors des troubles profonds de la circulation, qui s'expriment surtout par la cyanose de la face, consécutive à la stase sanguine dans les vaisseaux de la tête. Cette hyperémie produit souvent des extravasations sous la peau de la face, dans le tissu cellulaire sous-conjonctival et encore des ruptures vasculaires dans la substance cérébrale ou dans les membranes du cerveau, ainsi que je l'ai observé plusieurs fois chez des individus qui n'étaient pas affectés de maladies des reins et qui avaient eu des attaques épileptiformes. Chez un enfant de sept ans et demi atteint de coqueluche et qui mourut d'une attaque d'éclampsie, j'ai trouvé un foyer hémorrhagique dans la substance du cerveau. Chez une primipare de vingt-trois ans, qui fut prise d'éclampsie et qui mourut après avoir eu seize accès épileptiformes en cinq heures, il y avait de nombreuses extravasations sanguines dans l'écorce du cerveau sur la convexité des deux hémisphères, le plexus choroïde du ventricule droit était infiltré de sang et le liquide de ce ventricule était sanguinolent. L'urine que l'on évacua avec la sonde avant le début des attaques contenait 0,055 p. 100 d'albumine; une autre portion d'urine évacuée après le début des accès contenait 0,234 p. 100 d'albumine. La première portion avec un poids spécifique de 1013, contenait 1,4 p. 100 d'urée, la deuxième avec un poids spécifique de 1015 contenait 1,65 p. 100 d'urée. On ne trouva pas de cylindres. — A l'autopsie, on trouva des reins tout à fait sains. L'albuminurie qui, sans doute, n'avait débuté qu'au moment de l'accouchement, avait été favorisée par les troubles circulatoires consécutifs aux convulsions, de même que ceux-là avaient produit l'hémorrhagie cérébrale[1].

Il me semble que l'on peut parfaitement admettre que l'œdème cérébral que Traube a observé si régulièrement après les phéno-

[1] Comparez Huppert. *Virchow's Archiv*. T. LIX, p. 367.

mènes urémiques, lorsque ces phénomènes consistaient en convulsions, était le résultat de ces symtômes et non leur cause. Pourquoi dans un grand nombre de cas d'urémie terminés par la mort subite n'observe-t-on pas d'œdème sur les autres parties du corps, alors cependant que la substance cérébrale n'a pas plus de tendance qu'un autre tissu à s'œdémacier ? Pourquoi n'observe-t-on pas tous ces phénomènes convulsifs dans de nombreux cas d'œdème cérébral que l'on rencontre à l'autopsie et qui s'accompagnent même d'hydropisie des ventricules et de la pie-mère ? Et pourquoi, dans ces cas, la mort n'est-elle précédée, en fait de phénomènes nerveux, que par une torpeur progressive ainsi qu'il arrive dans toutes les agonies un peu longues ?

Il résulte pour moi de l'expérience que j'ai acquise au lit des malades, et des observations que j'ai faites, que les phénomènes que l'on appelle urémiques et que l'on observe dans certains cas de maladies des reins ne se produisent pas toujours de la même façon et qu'ils n'ont pas toujours la même cause. *Mais je regarde comme certain qu'ils sont tous produits par des troubles de la sécrétion urinaire, et que par conséquent la dénomination d'urémie est parfaitement justifiée.*

L'éclosion des phénomènes urémiques quand la sécrétion urinaire est complètement arrêtée comme le fait se présente quelquefois après la scarlatine et le choléra, et plus rarement après la diphthérie, montre d'une façon très nette que ces phénomènes sont sous la dépendance des troubles éprouvés par la fonction urinaire. Toutefois l'expérience nous apprend que la sécrétion urinaire peut être arrêtée pendant un temps assez long sans qu'il se produise des symptômes urémiques. Je citerai comme exemple l'observation III où l'anurie fut complète pendant cinq jours ; mais dans ces cas où les phénomènes urémiques mettent du temps à se produire après que la sécrétion urinaire a été arrêtée, il faut se souvenir que des éléments de l'urine aussi bien l'eau que les substances excrémentitielles peuvent être éliminées par d'autres voies encore que par les reins, par la sueur[1], par la muqueuse in-

[1] W. Leube. *Ueber den Antagonismus ueber Harn- und Schweissecretion. Deutsches Archiv für klin. Medicin.* T. VII, p. 1.

testinale au moyen des vomissements et de la diarrhée. (Bernard et Barreswill.) Mais il y a aussi des cas où, bien que l'anurie soit complète depuis plusieurs jours, ces éliminations complémentaires ne se font pas et où la mort arrive sans convulsions et sans coma, précédée seulement d'une agonie de courte durée. J'ai observé cette terminaison dans un cas néphrite à la suite de la diphthérie et dans un cas de rein amyloïde. Dans ce dernier cas, il est vrai, la sécrétion urinaire n'était pas complètement abolie. Cependant dans la dernière semaine de son existence, le malade n'élimina en tout que 509 cent. cubes d'urine; certains jours il n'en élimina pas une goutte et à plusieurs reprises il vomit de petites quantités de matières glaireuses.

Grâce aux circonstances compliquées dont il s'agit ici et à l'obscurité qui règne toujours encore sur la nature de l'urémie, il est impossible de déterminer même approximativement à quel degré la sécrétion urinaire doit être troublée pour qu'il se produise des phénomènes urémiques. Comme j'étais convaincu que ces symptômes pouvaient être produits par la rétention des éléments spécifiques de l'urine, des résidus résultant des modifications des substances azotées, j'ai cherché à déterminer par l'observation si l'on pouvait trouver toujours un rapport entre l'éclosion des phénomènes urémiques et l'abaissement de la quantité de ces éléments qui est éliminée par les reins. On ne pouvait tenir compte ici que de l'urée comme étant le corps le plus important. Et elle l'est d'abord, parce que c'est elle que l'on trouve en plus grande quantité dans l'urine, parce qu'elle nous donne la mesure de l'intensité des modifications éprouvées par les substances azotées pendant la nutrition, à l'état normal, du moins, tandis que nous ignorons comment les éléments amorphes de l'urine se comportent suivant que le mouvement nutritif est plus ou moins intense. Elle l'est encore parce que pour doser la quantité d'urée présente dans l'urine, nous possédons des méthodes dont l'emploi est facile et pratique.

Je ne me dissimule nullement que les efforts que j'ai faits dans cette direction ne peuvent donner encore que des résultats de peu de valeur. Je crois que certaines divergences entre la production et l'élimination de l'urée peuvent provoquer l'éclosion des symptômes de l'urémie ; mais encore faudrait-il pouvoir déterminer la quantité d'urée produite, et c'est ce que nous ne pouvons pas. La production de l'urée dépend d'abord de la quantité de substances azotées qui participent aux échanges nutritifs, ensuite de la quantité de nourriture ingérée et assimilée, et enfin de conditions variables dont une partie du moins échappe à notre connaissance et à notre appréciation. Pour ces raisons, il nous paraît incontestable que si chez tel individu une certaine activité sécrétoire des reins suffira pour entraîner tous les jours toute l'urée formée dans le corps, chez tel autre ce même degré d'activité sera insuffisant. Cela est vrai pour les malades aussi bien que pour les individus bien portants. Pour ces recherches, il serait très important déjà de connaître pour chaque individu la quantité d'urée qu'il produit quand il a faim.

Je ne m'imagine nullement que si l'on faisait un tableau des résultats obtenus par des analyses d'urine faites avec soin, un coup d'œil suffirait pour nous apprendre que l'urémie menace. Cependant je veux donner ici quelques chiffres que j'ai pu obtenir et qui indiquent la quantité d'urée éliminée par les reins avant l'apparition des convulsions urémiques chez des individus atteints de maladies des reins. Je ferai observer à ce propos que même dans les hôpitaux on n'a pas souvent l'occasion de se livrer à ces recherches. Presque tous les individus morts d'urémie dans mon service n'avaient cessé leurs occupations qu'au moment où elle apparut, ou au moins peu de temps auparavant. En effet, j'ai dit auparavant déjà que, d'après mes observations, l'urémie est bien plus fréquente absolument et relativement dans les maladies des reins chez les individus qui n'ont pas d'hydropisie, et qui par conséquent sont peu gênés dans leurs travaux, que chez ceux qui ont des épanchements séreux. J'ai vu plusieurs fois des individus qui paraissaient tout à fait bien portants, qui ne se croyaient pas malades et chez lesquels on ne soupçonnait pas de maladie, être pris subitement de convulsions urémiques au milieu de leur travail ou d'une conversation et succomber dès la première attaque. Malgré la bonne santé apparente de ces individus et bien que leurs forces soient conservées, leur nutrition intacte, à l'autopsie on trouve les reins souvent profondément altérés.

Les analyses qui suivent ont porté sur l'urine de malades qui ont passé un temps plus ou moins long à l'hôpital, soit avant leur mort par suite de l'urémie, soit avant l'éclosion des convulsions urémiques.

Observation IX. — C. K..., vingt-huit ans, domestique, avait été traitée à domicile depuis plusieurs mois pour de l'albuminurie et du catarrhe bronchique. Elle fut atteinte d'endocardite le 1er mars 1867 ; comme elle avait une forte fièvre, elle fut amenée à l'hôpital. Elle y mourut le 1er avril au milieu de convulsions urémiques. A partir de son entrée à l'hôpital, elle eut constamment la fièvre. La moyenne de vingt analyses d'urine donna 762 cent. cubes d'urine et 12 gr. 34 d'urée par jour. Autopsie : reins contractés, hypertrophie du ventricule gauche, endocardite récente de la valvule mitrale.

K... fut traité pendant vingt-sept mois à l'hôpital pour une hydropisie; il quitta le service n'ayant plus d'œdème, mais ayant encore de l'albuminurie. Deux mois après, il rentra à l'hôpital; il était extrêmement anémique; il avait perdu ses forces et il avait des vomissements incoercibles. Il y eut bientôt de la torpeur alternant avec des accès d'anxiété extrême. Après un séjour de douze semaines, K... quitta l'hôpital et peu de jours après il mourut chez lui, au milieu de convulsions. Pendant son séjour dans le service, on avait analysé l'urine pendant vingt-cinq jours. Il avait éliminé en moyenne par jour 1018 cent. cubes d'urine et 11 gr. 75 d'urée. Autopsie : pas d'hydropisie, les deux reins atrophiés, hypertrophie assez considérable du ventricule gauche.

S..., jeune garçon de seize ans, était atteint d'une hydropisie monstrueuse. Quatre semaines après son entrée à l'hôpital, il fut pris de convulsions épileptiformes qui pendant trois jours se répétèrent à des intervalles si rapprochés que pendant les périodes de repos, le malade n'arrivait pas à reprendre complètement connaissance. Puis, les convulsions cessèrent. Six semaines après, nouvel accès pendant lequel le malade succomba. Il est remarquable que le malade mangeait avec un appétit vorace pendant l'intervalle de repos de six semaines, comme aussi avant les premières attaques convulsives. — Pendant les vingt-huit jours de séjour à l'hôpital, qui précédèrent le premier accès épileptiforme, le malade élimina en moyenne par jour 283 cent. cube d'une urine excessivement dense. La moyenne de 8 analyses donna 10 grammes d'urée par jour. Dans les six semaines qui suivirent, on ne put pas recueillir exactement l'urine à cause de la diarrhée qui survint. La moyenne de 35 jours où l'urine fut recueillie donna 300 cent. cube par jour et pour 12 analyses d'urine, la moyenne pour la quantité d'urée éliminée fut de nouveau de 10 grammes par jour. Ainsi, il n'y avait pas de différences notables entre les quantités de substances éliminées par les reins avant et après la première attaque d'urémie, et cependant, pendant ce temps les fonctions cérébrales s'étaient complètement rétablies. Il est probable qu'une certaine quantité d'éléments urinaires fut éliminée par l'intestin. Le jeune homme resta hydropique après comme avant la première attaque convulsive. — Autopsie : reins gros, jaunâtres, anémiques, (Néphrite parenchymateuse chronique.) *Pas d'hypertrophie du cœur.* Les méninges sont molles et infiltrées de sérosité. Une assez grande quantité de liquide dans les cavités cérébrales. La substance cérébrale est très anémiée, mais sa consistance est bonne, partout son aspect est brillant et humide.

C. L..., vingt-deux ans, domestique, fut reçue à l'hôpital avec une hydropisie assez peu développée, et datant de quelques jours seulement; cinq jours après, deux attaques de convulsions épileptiformes. Mort immédiatement après la deuxième attaque. Auparavant, vomissements incoercibles. Pendant les six jours que l'on put observer cette fille, elle élimina en moyenne par jour 816 cent. cube d'urine. La moyenne de 3 analyses donna 8 gr. 51 d'urée par jour. A l'autopsie : atrophie très prononcée des deux reins, hypertrophie du ventricule gauche.

Il ressort au moins de ces observations que dans tous les cas qui viennent d'être cités, avant le début des convulsions urémiques les quantités d'urine et surtout d'urée éliminées avaient diminué ; on est donc autorisé à désigner ces symptômes sous le nom d'urémiques. Mais ces observations ne nous apprennent pas pourquoi, dans certains cas où les conditions paraissent être exactement les mêmes, ces symptômes ne se présentent pas. J'ai souvent vu arriver la mort dans des cas de reins contractés avec hypertrophie secondaire du ventricule gauche où l'urine était aussi rare que dans les cas qui viennent d'être cités et où cependant la terminaison fatale n'avait été précédée ni par des convulsions ni par du coma.

Comment faut-il, du reste, s'expliquer l'apparition des convulsions urémiques dans le cours des maladies des reins? Nous ne connaissons, à vrai dire, qu'une seule cause capable de produire ce symptôme : *c'est un arrêt subit dans l'apport du sang artériel du cerveau.* Peut-on admettre que cette cause est celle de tous les accès épileptiques ? Je le crois depuis que j'ai observé plusieurs fois déjà le début de l'arrêt épileptique chez des personnes en puissance d'épilepsie et qui prenaient une attaque au moment où je leur causais. Le premier signe de l'accès était une pâleur subite de la face. En admettant une contraction des parois artérielles provoquée par le centre vaso-moteur tous les phénomènes s'expliqueraient. Cependant Nothnagel [1] vient de soulever des objections bien fondées contre l'opinion d'après laquelle dans l'attaque épileptique, le centre convulsif n'est excité que secondairement par l'anémie qui résulte de la contraction des vaisseaux; il cite des observations d'après lesquelles la pâleur du visage peut faire défaut au début de l'attaque. De plus, il y a des cas d'épilepsie et d'urémie où quelques groupes musculaires seulement sont pris de convulsion et où le sentiment est conservé. Il faut admettre dans ces cas que la cause qui excite ces convulsions n'a qu'une action locale, agissant sur une portion tout à fait limitée du centre moteur; il est impossible alors de faire intervenir une anémie de tout le cerveau.

Mais si nous laissons de côté l'épilepsie vraie, nous trouvons un grand nombre de causes très diverses qui peuvent provoquer le complexus symptomatologique de l'attaque d'épilepsie, ce sont tantôt des maladies du cerveau ou de ses enveloppes (j'ai observé des convulsions épileptiques extrêmement violentes dans la méningite cérébro-spinale), tantôt des irritations des nerfs périphériques, tantôt une élévation extrême de la température du corps produite par la fièvre ou artificiellement [2], tantôt enfin des agents chimiques mélangés au sang. J'insiste tout spécialement sur ce dernier point, parce qu'à deux reprises j'ai vu des convulsions épileptiques provoquées par l'absorption de grandes quantités de liquides alcooliques. Jamais auparavant les malades n'avaient eu de pareilles attaques et, autant que j'ai pu savoir, n'en eurent plus depuis.

[1] *Sammlung klinischer Vortraege*, n° 39.

[2] Un homme fort et vigoureux, âgé de trente-cinq ans, entra dans un bain de vapeur russe chauffé à 53° Réaumur; je fis sur lui des observations sur la température du corps. En vingt minutes le thermomètre, introduit dans le rectum, monta de 37° centigr. à 41°9 centigr. Puis cet homme fut pris de convulsions violentes et perdit tout sentiment.

On ne peut pas admettre, et en tous cas il n'est pas prouvé, que toutes ces circonstances provoquent les convulsions épileptiques de la même façon, en produisant la contraction des vaisseaux. — Cependant quelques-unes de ces causes occasionnelles peuvent être rattachées aux expériences de Kussmaul et Tenner ; mais il faut se rappeler que dans ces expériences le point principal est l'apport d'une quantité insuffisante d'oxygène au cerveau et non pas l'anémie cérébrale. Kussmaul et Tenner observèrent des convulsions épileptiques aussi bien quand ils bouchaient la trachée de l'animal que lorsqu'ils liaient toutes les artères qui se rendent au cerveau.

On pourrait penser d'après cela que l'empoisonnement par de fortes doses d'alcool s'accompagne de convulsions épileptiformes, parce que l'alcool s'empare de l'oxygène du sang et qu'ainsi les éléments nerveux ne reçoivent pas la quantité d'oxygène nécessaire à leur fonctionnement normal. Et, quand la sécrétion de l'urine est empêchée, il se pourrait que, dans ces mêmes éléments nerveux, la rétention des produits azotés de désassimilation empêchât les phénomènes d'oxydation qui sont indispensables pour qu'ils puissent fonctionner d'une façon normale. Je ne nierai pas que si ces éléments sont imbibés d'eau, les mêmes effets ne puissent pas aussi se produire. — Mais tout cela ne peut pas être prouvé, et il faut accorder qu'à l'état où en sont nos connaissances on peut admettre tout aussi bien que les phénomènes convulsifs dont il est question peuvent être provoqués par des irritations mécaniques et thermiques du centre convulsif.

A l'heure qu'il est, il est impossible d'expliquer par la physiologie pourquoi les convulsions urémiques arrivent par paroxysmes, laissant entre eux des intervalles de calme, tandis que cependant la cause qui les provoque persiste ; il en est de même pour la périodicité des accès d'épilepsie vraie.

Il faut que je dise ici que dans tous les cas de convulsions urémiques où mon attention s'est portée sur ce point, sauf dans un seul (*Voy.* Obs. VIII), la température du corps, prise immédiatement après le premier accès, s'est considérablement élevée au-dessus de la normale ; dans deux cas elle monta jusqu'à **40°6**. La température resta élevée pendant longtemps, pendant plusieurs jours même, quand les convulsions se suivaient rapidement. Ces observations sont en contradiction avec les assertions de Bourneville et de Hervieux [1] qui, au contraire, dans les convulsions urémiques trouvèrent un abaissement de la température. — En tous cas, l'état de la température chez les urémiques mérite plus d'attention qu'on ne lui en accorde généralement. Peut-être, en l'observant mieux arriverait-on à des résultats précieux pour trancher la question de la nature et de la cause de l'urémie. Je ne crois pas que l'élévation de la température que j'ai observée ait été due seulement aux violentes contractions musculaires pendant les accès convulsifs ; en effet, ordinairement la température reste élevée quelques heures encore après l'accès. Par malheur, je n'ai pas pris la température immédiatement avant les accès. — On pourrait croire à l'introduction subite dans le sang, d'un agent capable d'élever la température et qui agirait à la même façon qu'une substance pyrogène que l'on injecte dans les veines d'un animal. En tous cas, l'élévation de la température dans les convulsions urémiques ne peut pas être attribuée à la présence du carbonate d'ammoniaque dans le sang. En effet, d'après les recherches de Billroth, O. Weber et plus récemment de Gosselin et Albert Robin [2], l'introduction de ce sel dans le sang des animaux produit toujours un abaissement de la température.

Pendant la période comateuse de l'urémie la température peut tomber beaucoup au dessous de la normale longtemps avant la mort déjà.

Le coma de l'urémie peut, aussi bien que les convulsions, être expliqué de diverses manières. Si l'état comateux suit une attaque convulsive, il faut le considérer simplement comme le dernier stade de cette attaque et qui suit nécessairement chaque accès d'épilepsie un peu violent. De même que dans l'épilepsie vraie, il dure plus ou moins longtemps suivant la violence de l'accès. Le coma est plus fréquent et plus profond dans l'urémie que dans

[1] *Schmidt's Jahrbücher*. Bd 156, p. 397, 1872.

[2] *L'urine ammoniacale et les fièvres urineuses. Archives générales de Médecine*. Mai 1874, p. 530.

l'épilepsie vraie, parce que d'habitude dans l'urémie les convulsions sont d'une énergie extrême et aussi parce que les accès se répètent rapidement, de telle sorte que souvent les malades ne reprennent pas connaissance dans les intervalles de repos.

Au contraire si, dans les maladies des reins, il se produit coma, sans qu'il y ait eu d'abord de phénomènes convulsifs, cet état comateux est probablement souvent causé par un œdème du cerveau et des méninges. Cependant cette explication ne peut pas s'appliquer à tous les cas; en effet, le coma de même que les convulsions s'observe souvent chez des individus qui ne présentent aucune trace d'hydropisie, tandis que d'autres malades peuvent avoir pendant des mois une hydropisie très prononcée sans que les fonctions cérébrales soient le moins du monde affectées. Il m'est aussi impossible d'admettre comme preuves péremptoires les résultats fournis par les autopsies. Lorsque la mort a été précédée d'une longue agonie, quelque soit du reste la cause de la terminaison fatale, on trouvera presque toujours une imbibition séreuse du cerveau. Et précisément le coma urémique est ordinairement une sorte d'agonie. Si l'on admet que le coma urémique est également la suite de la rétention dans les tissus des produits azotés de désassimilation, on trouvera que Voit à raison en comparant cet état avec un feu qui s'éteint par suite de l'accumulation des cendres et qui étouffe parce que les produits gazeux qu'il forme ne peuvent pas s'échapper.

L'opinion, d'après laquelle le coma de l'urémie chronique est produit dans beaucoup de cas par l'accumulation des éléments de l'urine dans le sang et les tissus du corps, trouve un point d'appui dans ce fait qu'il s'accompagne très souvent de la démangeaison cutanée dont il a été question plus haut et qui force à se gratter des malades qui ont déjà perdu presque tout sentiment. J'ai également observé ce symptôme chez des malades dont la surface cutanée présentait des cristaux d'urée. J'ai observé plus souvent cette démangeaison dans l'urémie chronique, où il n'y avait pas eu précisément d'attaques convulsives et surtout chez les malades dont les exhalaisons avaient une odeur urineuse.—Je pense que la démangeaison dans l'urémie est due certainement à l'action de l'urée ou des autres éléments de l'urine retenus dans les tissus, de même que je crois aussi que les démangeaisons chez les ictériques sont produites par la présence des éléments de la bile dans le sang et par leur action sur les nerfs cutanés. Mais les démangeaisons n'existent pas dans tous les cas d'urémie. — Quand on aura fait plus de progrès dans l'exécution pratique des analyses du sang, on dira peut-être aussi que l'*urémie ne s'accompagne pas dans tous les cas de convulsions ou de coma.*

Je doute que l'on puisse attribuer à une altération du sang par les éléments de l'urine les douleurs névralgiques diverses que l'on observe si souvent dans certaines maladies des reins, et que les malades désignent ordinairement sous le nom de rhumatismes. Ordinairement, quand je les ai observés, il n'y avait aucun phénomène urémique et presque toujours j'ai cru pouvoir les expliquer par l'anémie des malades.

C. — Inflammations secondaires.

Enfin l'altération du sang par la rétention des éléments de l'urine produit encore chez les individus atteints de maladies des reins *une disposition toute particulière à contracter des inflammations.* Sur ce point, je suis tout à fait de l'avis d'Osborne et de Traube. Evidemment des auteurs plus anciens ont eu déjà la même opinion ; ils n'ont pas manqué de remarquer que le mal de Bright se complique fréquemment de processus inflammatoires siégeant dans d'autres organes que les reins. Les inflammations sont si fréquentes dans le cours des maladies des reins que pour certains auteurs elles sont la cause immédiate de la mort dans la plupart des cas de mal de Bright. Il est probable que dans les diverses maladies diffuses des reins elles produisent plus souvent la mort que l'hydropisie, l'urémie et l'apoplexie réunies. Les processus inflammatoires qui se présentent dans le cours des maladies des reins ont une grande tendance à produire en abondance un exsudat qui est presque toujours purulent. Les infiltrations purulentes s'observent surtout dans le tissu cellulaire sous la forme de phlegmons. Cependant j'ai vu souvent des cas d'inflammations érysipélateuses de la peau. Après les inflammations cutanées, ce sont peut-être les infiltrations du parenchyme pulmonaire qui sont les plus fréquentes. Il se forme souvent des exsudats abondants, fréquemment purulents, dans les plèvres, dans le péricarde, plus rarement dans le péritoine et dans la pie-mère. Je n'ai vu qu'une fois des dépôts purulents dans diverses articulations; c'était dans un cas de néphrite parenchymateuse chronique compliquée de dégénérescence amyloïde des reins. Les inflammations qui se produisent dans les différentes parties du corps ne sont nullement liées à l'hydropisie; au contraire, d'après mes observations, elles sont plus fréquentes dans les cas de maladies des reins où il n'y a jamais eu d'hydropisie, ou du moins où il n'y en a pas en ce moment. L'état aqueux du sang ne peut donc pas être la cause de cette prédisposition aux inflammations dans les maladies des reins, puisque sans cela les individus hydropiques seraient frappés plus souvent que ceux qui ne le sont pas et puisque l'hydrémie, qui est due à d'autres causes, ne produit pas une disposition spéciale à l'inflammation. Quant au lieu sur lequel se porte le processus exsudatif, il dépendra toujours de l'état où se trouvent en ce moment les différents organes. Il faut mentionner à ce propos la fréquence des exsudats péricardiques dans l'hypertrophie du ventricule gauche consécutive aux atrophies rénales, et surtout le danger et la fréquence des inflammations phlegmoneuses et érysipelateuses suppurant facilement qui frappent les membres œdémaciés, le scrotum et les grandes lèvres ainsi que la face dans les hydropisies dues aux maladies des reins. La gangrène et la mort sont les terminaisons ordinaires de ces inflammations phlegmoneuses.

III. — SYMPTOMES QUI RÉSULTENT DE L'ACTION SECONDAIRE DES MALADIES DES REINS SUR LA NUTRITION GÉNÉRALE.

Les maladies des reins peuvent compromettre la nutrition générale de différentes manières. Elles le font tout d'abord *par les pertes que subit l'organisme dans presque tous les cas de maladies des reins, en albumine, et quelquefois en éléments figurés du sang.*

Il est vrai que l'on a voulu nier que l'albumine perdue ainsi eût de l'importance pour la nutrition; l'on a opposé l'albumine du sérum sanguin à l'albumine contenue dans les organes, prétendant qu'elle n'avait pas une importance capitale pour la nutrition des organes. Aussi, est-ce avec raison que Voit fait observer que « quelle que soit l'idée que l'on se fasse de l'utilité de l'albumine, en tous cas c'est elle qui fait travailler les cellules et qui détermine la quantité d'oxygène apportée aux tissus, et c'est de l'oxygène que dépendent les phénomènes de déssassimilation et par suite le fonctionnement des éléments ».

Interrogeons la clinique, elle nous apprend que si les maladies des reins ne compromettent pas de prime abord la nutrition générale par des troubles digestifs, des mouvements fébriles, ou, comme les cancers des reins, par des altérations hétéroplastiques des matériaux nutritifs, elles exercent d'autant plus rapidement une action nuisible sur la nutrition, et amènent d'autant plus vite de l'anémie, de l'amaigrissement et du dépérissement, que le corps perd de plus grandes quantités d'albumine par les reins. Il est inutile qu'il y ait perte de grandes quantités d'éléments figurés du sang pour qu'une inflammation diffuse des reins amène en peu de temps un grand dépérissement des forces et une anémie profonde. Certes, l'œdème du tissu cellulaire sous-cutané qui arrive bientôt et qui empêche de voir les pertes subies par les organes, ne permet que rarement d'observer avec quelle rapidité les muscles et la graisse disparaissent et le corps s'amaigrit sous l'influence des pertes d'albumine par l'urine. Mais quelquefois on peut juger du degré d'amaigrissement auquel en sont arrivés les organes lorsque par suite de fortes sudations le liquide exsudé est résorbé rapidement. Au contraire, des atrophies des reins, où l'urine contient peu d'albumine peuvent persister pendant des années et amener la destruction presque complète des reins sans modifier la coloration naturelle de la peau et des muqueuses, sans altérer considérablement l'embonpoint et les forces du malade. Lorsque je décrirai les diverses affections des reins, je dirai dans quelles proportions les malades perdent de l'albumine dans les différentes formes de ces affections.

Les maladies des reins compromettent encore la nutrition par les divers troubles digestifs qu'ils peuvent produire. La dyspepsie, les vomissements, la diarrhée se présentent si souvent dans le cours des maladies des reins que cette fréquence déjà prouve qu'il existe un rapport de cause à effet entre ces affections et ces symptômes. Mais il est certain que ces phénomènes peuvent naître de différentes façons.

Souvent la dyspepsie n'est manifestement que la suite de l'anémie profonde qui a été produite par l'affection rénale et, comme dans les autres anémies, elle est causée par la sécrétion insuffisante des glandes de l'estomac. A l'autopsie, la muqueuse stomacale ne présente dans ces cas aucune altération, si ce n'est que ses vaisseaux contiennent peu de sang. D'autres fois la dyspepsie est causée par un œdème de la muqueuse stomacale, œdème que l'on trouve à l'autopsie et qui empêche la sécrétion des glandes. Enfin, dans d'autres cas, l'odeur fortement ammoniacale du contenu de l'estomac nous indique que de l'urée a pénétré dans l'estomac, qu'elle s'y est transformée en carbonate d'ammoniaque et que ce sel, en neutralisant l'acide du suc gastrique, lui a enlevé ses propriétés digestives. Cependant généralement ce n'est que peu avant la mort que se produit cette dernière forme de dyspepsie.

Les vomissements dans les maladies des reins sont dus également à différentes causes. Dans tous les cas de gonflement aigu des reins ou d'inflammation violente du bassinet et des uretères, on peut considérer le vomissement comme un acte réflexe provoqué par l'irritation des nerfs de la capsule des reins, par suite du gonflement de l'organe ou des nerfs du bassinet, par l'inflammation ou par la cause même de l'inflammation, comme par exemple un calcul. Les vomissements peuvent se produire de la même façon à la suite d'une irritation de l'enveloppe péritoniale des reins, par exemple dans les cas d'abcès, de tumeurs des reins, de dilatation des bassinets à la suite d'une pyélite suppurée ou d'une hydronéphrose. Dans tous ces cas, le vomissement est précédé de douleurs plus ou moins violentes dans la région des reins et ne dure pas longtemps. Dans un cas, il cesse dès que le gonflement des reins diminue, dans l'autre dès que cesse l'irritation produite par le calcul du bassinet. Mais dans ce dernier cas le vomissement revient fréquemment aussitôt qu'il se produit de nouveaux accès douloureux.

Le vomissement peut aussi être la suite de l'œdème de la muqueuse stomacale. J'ai observé des cas où le matin seulement, avant le déjeuner, les malades rejetaient des matières aqueuses ayant un poids spécifique très faible (1002) et une réaction légèrement acide. L'appétit cependant restait bon et les aliments étaient bien digérés. Dans ces cas, j'ai considéré les vomissements comme une suite de l'œdème de la muqueuse stomacale, attendu que les malades étaient hydropiques et que je n'ai pu trouver dans les matières vomies ni éléments de l'urine, ni dérivés de ces éléments. Plus tard, j'ai pu constater à l'autopsie la réalité de mon hypothèse dans un cas où les vomissements persistèrent jusqu'à la terminaison fatale. Probablement une partie du liquide qui imbibe la muqueuse transsude dans la cavité de l'estomac et par sa présence excite le vomissement. Cependant j'ai été étonné de voir que l'appétit restait bon et que deux de nos malades digéraient régulièrement des repas très copieux. Ces observations concordent avec celles que Bernard et Barreswill ont faites sur des animaux auxquels ils avaient enlevé les reins. Peu d'heures après l'opération, ils observèrent une sécrétion continuelle et abondante de suc gastrique, qui, bien qu'il contînt des sels ammoniacaux, conserva son acidité et son pouvoir digestif.

Cependant il est impossible de nier que souvent dans beaucoup de cas de maladie des reins les vomissements excessivement tenaces, incoercibles, sont produits par la rétention des éléments de l'urine dans le sang, qu'ils constituent par conséquent un symptôme de l'urémie. Dans certains cas, ils sont le premier signe de l'urémie chronique, les prodromes de phénomènes nerveux graves, des convulsions et du coma. Ce vomissement urémique compromet la nutrition générale, parce qu'il empêche l'assimilation des aliments qui peuvent encore être avalés et qui presque toujours sont rendus immédiatement après leur ingestion. Souvent, du reste, il existe en même temps un dégoût insurmontable pour tous les aliments solides et surtout pour la viande. Aussi, dès que ce symptôme pénible s'est établi, on remarque une chute rapide des forces. Au début les vomissements de cette espèce n'ont lieu que le matin ; plus tard, ils ont lieu dès que le malade a pris quelque nourriture. Les matières vomies ont encore au début une réaction acide; beaucoup d'auteurs y ont trouvé de l'urée, je n'y suis jamais parvenu. Plus tard, et alors ordinairement les malades ne prennent plus aucune nourriture, les matières vomies deviennent alcalines ; elles peuvent présenter alors une odeur ammoniacale pénétrante, ou bien, si elles sont mélangées à du sang, une odeur putride horrible qui se communique aussi à l'haleine du malade.

D'après les observations de beaucoup d'auteurs qui ont trouvé de l'urée dans les matières vomies et les résultats des expériences de Bernard et de Barreswill, il est hors de doute que dans ces cas l'ammoniaque contenu dans les vomissements est due à de l'urée qui a pénétré dans la cavité stomacale et qui y a donné naissance à de l'ammoniaque. Il est certain aussi que si la quantité de ce corps est suffisante pour neutraliser l'acide du suc gastrique celui-ci perd complètement ses propriétés digestives. Toutefois, il n'est pas absolument prouvé pour moi que cette forme de vomissements, que je crois être un symptôme urémique parce qu'elle est toujours liée à d'autres phénomènes de l'urémie, puisse être considérée dès le principe comme due à l'irritation des nerfs de la muqueuse stomacale par les substances anormales contenues dans l'estomac. Cette opinion est tout à fait justifiée quand il s'est formé de grandes quantités de gaz ammoniac dans l'estomac de telle sorte que les matières qui y sont contenues sont fortement alcalines et quand à la suite il y a eu des hémorrhagies par la muqueuse. Mais, aussi longtemps que le contenu de l'estomac reste acide, que le suc gastrique conserve son pouvoir digestif, aussi longtemps que les vomissements et le malaise qui se produisent au réveil, quand l'estomac est vide, disparaissent après le premier repas, ainsi que Christison l'a vu et que je l'ai observé à plusieurs reprises, on peut accepter une autre explication de ces phénomènes et admettre que les vomissements sont provoqués par une irritation directe des centres nerveux par le sang altéré dans sa composition. Cette question a été à peine soulevée jusqu'à ce jour et je ne saurais la résoudre.

La diarrhée est moins fréquente que les vomissements dans les maladies des reins. Mais elle peut être tout aussi tenace, accélérer tout autant la perte des forces des malades, parce que, comme les matières contenues dans l'intestin sont rapidement évacuées, il ne reste pas assez de temps pour que l'assimilation des aliments élaborés par le suc gastrique et les autres liquides digestifs puisse se faire. J'ai trouvé souvent de grandes quantités de peptônes dans les selles d'individus atteints soit de maladies des reins, soit d'autres affections, et qui malgré la diarrhée continuaient à manger abondamment.

Dans les maladies des reins la diarrhée peut se produire de diverses façons, abstraction faite des ulcérations de l'intestin qui peuvent compliquer ces maladies et qui sont très fréquentes dans la dégénérescence amyloïde des reins.

La diarrhée peut être le résultat d'un œdème de la muqueuse intestinale ; elle n'existe alors que chez les hydropiques. Dans ce cas, elle n'arrive ordinairement que par accès; les selles sont très abondantes, aqueuses et peu colorées. Quelquefois l'œdème cutané s'en trouve fortement diminué, ou même il disparaît complètement. Je n'ai observé ce dernier fait qu'une seule fois; mais la disparition de l'hydropisie fut suivie d'accès urémiques qui amenèrent la mort. Mais quelquefois chez les individus atteints d'une maladie des reins et d'hydropisie, cette forme de diarrhée que j'attribue à l'œdème de la muqueuse intestinale et non sans quelque raison, puisque j'en ai eu la preuve à l'autopsie, cette diarrhée, dis-je, est fort tenace ; on trouve alors parfois dans les selles beaucoup de mucosités, du pus et un peu de sang. Cependant on aurait tort de conclure de là qu'à l'autopsie la muqueuse œdémaciée sera également ulcérée. Chez un jeune garçon de seize ans, affecté de néphrite parenchymateuse et très hydropique, j'ai observé plusieurs semaines avant la mort une diarrhée abondante. Vers la fin, il y avait à chaque selle chute du rectum et souvent évacuation de grandes quantités de matières purulentes. Et cependant à l'autopsie la muqueuse intestinale fut trouvée intacte, sauf un œdème très prononcé siégeant surtout sur le gros intestin. Jamais je n'ai observé cette dysenterie secondaire que plusieurs auteurs ont indiquée comme étant une suite fréquente des maladies des reins.

La diarrhée peut être aussi un symptôme urémique quand elle est produite par le passage d'éléments de l'urine dans le canal intestinal et leur transformation en carbonate d'ammoniaque. Dans ces cas, j'ai trouvé que les fèces avaient une odeur fortement ammoniacale et j'y ai démontré chimiquement la présence de l'ammoniaque. Je n'ai rencontré cette diarrhée que concurremment avec les vomissements ammoniacaux et jusqu'à un certain point seulement comme terminaison de la maladie.

Diathèse hémorrhagique.

Enfin, dans certains cas de maladies des reins, il se constitue un état qui, plus que tous les autres, compromet la nutrition générale et acélère la perte des forces ; c'est une *diathèse hémorrhagique.* Outre des pétéchies sur la peau, cette tendance hémorrhagique donne lieu à des épistaxis, des hémorrhagies stomacales et intestinales, des hémorrhagies de la muqueuse buccale, des hémoptysies. Jamais encore je n'ai observé d'hémorrhagies par la muqueuse des voies urinaires et des organes génitaux de la femme ; la plus fréquente de toutes ces hémorrhagies est l'épistaxis. A l'autopsie on ne trouve pas la moindre lésion anatomique capable de rendre compte des pertes de sang profuses éprouvées par les malades. L'hémorrhagie se fait par diapédèse.

Les épistaxis répétées seules précédent quelquefois longtemps la mort. J'ai toujours vu que les hémorrhagies par les autres muqueuses et les pétéchies étaient les précurseurs d'une mort prochaine, même quand après une première atteinte le malade se sentait en bon état. Dans tous les cas de diathèse hémorrhagique bien prononcée dont je me rappelle, les maladies ne survécurent pas deux semaines au début des hémorrhagies. Quelquefois les malades perdent simultanément du sang par plusieurs muqueuses ; ainsi, il existe quelquefois en même temps des hémorrhagies par les poumons et par l'intestin, des épitaxis et des hémorrhagies par la bouche, l'estomac et l'intestin.

Je n'ai observé ces hémorrhagies que dans l'atrophie granuleuse des reins, jamais chez les individus hydropiques. Une seule fois, un domestique de vingt-deux ans, qui avait vomi de grandes quantités de sang et dont la muqueuse stomacale ne présentait pas la moindre solution de continuité, avait un peu d'œdème du visage et des extrémités.

Les opinions sont partagées sur les causes véritables des hémorrhagies. Tandis que les uns (par exemple, Lécorché, qui en fait un prodrôme habituel de l'urémie et qui les fait dépendre d'un athérome des artères qui n'existe pas [1]) les croient suffisamment expliquées par une élévation de la pression dans le système aortique, les autres, par exemple, Gosselin et Robin, les considèrent comme un symptôme de l'ammoniémie. Ces deux auteurs [2] virent survenir des épistaxis chez des cochons d'Inde auxquels ils avaient injecté du carbonate d'ammoniaque dans les veines. Il se crurent autorisés d'après cela à admettre que, chez les individus affectés de maladies des reins les hémorrhagies étaient dues aussi au carbonate d'ammoniaque, résultant de la transformation de l'urée accumulée dans le sang. Mes observations ne parlent en faveur d'aucune de ces deux théories, elles ne me permettent pas d'admettre non plus que les hémorrhagies sont le résultat d'une dilution extrême du sang, ou d'un athérome artériel. Traube aussi ne sait pas s'il doit croire que les épistaxis profuses qu'il a observées souvent dans les atrophies des reins avec hypertrophie du ventricule gauche doivent être mises sur le compte des éléments de l'urine retenus dans le sang, et s'il doit les comparer aux hémorrhagies profuses qui se présentent dans le cours des affections ictériques, ou bien si dans les maladies des reins ces hémorrhagies sont dues à une augmentation de la pression dans le système aortique [3]. J'ai vu ces hémorrhagies persister jusqu'à la mort, tandis que plusieurs jours auparavant le cœur avait déjà perdu beaucoup de sa force, et que le pouls était mou et vide. Le sang tiré de la veine cinq heures avant la mort et analysé d'après le procédé Kühne-Stranch, ne contenait pas trace d'ammoniaque. Le poids spécifique du sang, déterminé

[1] *Archives générales de Médecine.* Avril 1874.

[2] *Archives générales de Médecine.* Mai 1874.

[3] Traube, *Gesammelte Beitræge zur Pathologie und Physiologie.* Tome II. p. 741.

avec le pyknomètre, était de 1050, celui du sérum de 1030,58. Le sérum contenait 866,90 p. 1000 d'eau, 133,10 p. 1000 d'éléments solides, 82,81 p. 1000 d'albumine. Je donne ici la description de ce cas.

Observation X. — Hermann St..., ouvrier à Neumühlen, âgé de trente-deux ans, entra à la clinique médicale le 11 novembre 1873. Il dit qu'en 1864 il a souffert d'une affection pulmonaire. Depuis, il a eu de fréquentes indispositions, de sorte qu'il est devenu impropre au travail. Dans les dernières années surtout il a trouvé que sa soif était augmentée et qu'il éprouvait de fréquentes envies d'uriner. Il n'a jamais abusé de l'eau-de-vie.

État à l'entrée : Homme de taille moyenne, bien bâti; pannicule graisseux modérément développé; peau blême, réseau capillaire très développé et bleuâtre autour du nez et sur les joues; léger œdème des malléoles; facies exprimant la lassitude. *Organes thoraciques* : poumons partout bien perméables à l'air; râles muqueux dans tout l'arbre bronchique; choc du cœur dans le 5e espace intercostal sur la ligne mamillaire; matité du cœur plus étendue dans toutes les directions qu'à l'état normal; bruits du cœur nets; cependant il y a une accentuation du bruit mitral systolique et du bruit aortique diastolique. Pouls radial mou, vide, 72. — Température normale. — Peu d'appétit. — Sommeil agité, troublé par des rêves pénibles, d'après le dire du malade. — Urine très abondante, pâle, jaune paille, poids spécifique de 1010. Elle contient assez d'albumine et beaucoup de cylindres, les uns hyalins et minces, les autres plus larges, sombres et granuleux. (Voyez plus loin un aperçu général de la sécrétion urinaire.)

On porta le diagnostic d'atrophie des reins avec hypertrophie consécutive du ventricule gauche, bien que le choc du cœur ne fut pas plus énergique et qu'il n'y eut pas d'augmentation de pression dans les artères; on s'appuya sur des observations antérieures d'après lesquelles quand il survient un état de faiblesse générale tous les signes de l'hypertrophie du ventricule gauche peuvent disparaître.

Traitement : Iodure de fer, 2 grammes dans teinture amère, 50 grammes, trois fois par jour, 30 gouttes après le repas. — Repos au lit. — Le 13 novembre, la diurèse étant restée très abondante, l'œdème des jambes avait complètement disparu. A partir du 16 novembre, et pendant trois nuits consécutives, violents accès de dyspnée pendant lesquels le malade fut forcé de rester pendant plusieurs heures assis dans son lit. Pendant ce temps, râles vibrants dans les bronches que l'on entendait par toute la salle, mais pas de toux, pas d'expectoration, pas de signes sthétoscopiques d'une accumulation de liquide dans les bronches, pas de modifications de la sonorité, en un mot, de véritables accès d'asthme. – Entre temps, le cœur avait repris de l'énergie; le pouls était fort et tendu, mais il n'était pas aussi bondissant qu'il l'est d'habitude dans l'hypertrophie du ventricule gauche. — En même temps, l'urine recueillie pendant cinq jours donna une moyenne de plus de 3,000 cent. cubes par jour.

La quatrième nuit, pas d'accès d'asthme, mais le matin du 20 novembre, le malade se réveilla avec du mal de tête; depuis longtemps, il en souffrait assez souvent. Lorsqu'il se redressa pour déjeuner il fut pris de vomissements sans malaise préalable; il rendit des matières aqueuses, acides, dans lesquelles il fut impossible de trouver de l'urée.

Les vomissements se repétèrent journellement, à peu d'exceptions près, du 20 novembre au 17 décembre, jour de la mort de St. Au début, il n'eurent lieu que le matin au réveil, mais plus tard dans la journée aussi. On rechercha souvent l'urée dans les matières vomies qui restèrent acides jusqu'à la fin, mais toujours sans résultats. La glace, la teinture d'iode, la créosote, les opiacés, tous les moyens restèrent impuissants contre ces vomissements. L'appétit fut bientôt complètement perdu et les forces du malade déclinèrent à vue d'œil. La température prise dans le rectum tomba souvent au dessous de 37°. Chose remarquable, les jours où le malade ne vomissait pas, la température était en moyenne de 1° à un 1/2° plus élevée que les jours où il vomissait. — Malgré cela, le pouls resta fort.

Dans la nuit du 6 au 7 décembre, il perdit beaucoup de sang par l'anus. L'exploration du rectum n'apprit rien sur la cause de ce phénomène. Depuis ce moment, il y eut presque tous les jours des pertes de sang par l'anus. Le 9 décembre, il s'y ajouta des hémorrhagies peu abondantes par le nez et par la bouche. On trouva sur la muqueuse du voile du palais plusieurs ecchymoses variant entre le volume d'une tête d'épingle et celui d'un pois, d'où suintait constamment du sang. La peau ne présentait pas de pétéchies ; pas de sang dans l'urine qui était encore abondante (1,800 cent. cube pour la moyenne de trois jours). — Collapsus progressif. — Le cœur faiblit, le pouls devint petit et faible. — Température presque toujours au dessous de 37°.

Traitement : Vin, injection dans le tissu cellulaire sous-cutané d'huile camphrée (camphre 0 gr. 1, huile d'olive, 1 gramme pour une dose).

Le 14 décembre, l'urine cessa de couler. Après une anurie complète de trente-deux heures, on évacua avec la sonde 1,040 cent. cubes d'une urine ayant un poids spécifique de 1,012, et contenant 1,5 p. 100 d'urée. — Les vomissements et les hémorrhagies continuent.

Le 15 décembre, il y eut quelques mouvements convulsifs dans différents groupes musculaires. De temps à autre tout le corps du malade est ébranlé comme par des secousses électriques. Si on le questionne, le malade ne donne une réponse paresseuse qu'après avoir longtemps réfléchi... Le 16 décembre les convulsions deviennent plus énergiques et plus fréquentes. — Le 17 décembre au matin, violente envie d'uriner que le malade ne peut satisfaire; avec la sonde on évacue 125 cent. cubes d'urine. Le malade rejette par des vomissements répétés des matières brun sale, alcalines, ayant une forte odeur ammoniacale. Les convulsions sont plus fréquentes, surtout dans les muscles du cou, de telle sorte que la tête est rejetée tantôt à droite, tantôt à gauche. — Les convulsions des bras sont aussi fréquentes, celles des membres inférieurs et du tronc le sont moins, le sentiment disparaît. — Température rectale 37°, 4. A onze heures et demie, on tire de la veine médiane du bras gauche 125 cent. cubes de sang. Le malade meurt à quatre heures et demie, après une longue agonie.

Voici quels furent les résultats de l'analyse du sang tiré de la veine cinq heures avant la mort :

Poids spécifique du sang (déterminé au pyknomètre).		1050,
— du sérum	—	1030,58
Eau pour 1000 parties de sérum.	—	866,90
Éléments solides.		133,10
Corps albuminoïdes —	—	82,31

On rechercha le carbonate d'ammoniaque par la méthode de Kuhn-Strouch, mais on n'en trouva pas. Il est certain que la densité remarquablement forte du sang était due à ce que jusqu'au jour de sa mort le malade avait évacué beaucoup d'urine, tandis qu'il absorbait peu d'eau.

Depuis le 13 novembre jusqu'au 6 décembre, où commencèrent les hémorrhagies, l'urine fut recueillie avec beaucoup de soins et mesurée tous les jours. Pendant vingt-trois jours la moyenne fut de 2,470 cent. cubes par jour. On a déterminé pour sept jours la quantité d'urée éliminée par le malade. En moyenne, pour ces sept jours jusqu'au début des hémorrhagies, le malade avait évacué 26 gr. 60 d'urée par jour. Cette quantité est probablement celle qu'il faut admettre pour tout le temps où le malade resta en observation. En effet, le poids spécifique de l'urine oscilla seulement entre 1009 et 1011, et du 16 au 13 novembre, elle contenait de 1,0 à 1,1 p. 100 d'urée. Le 5 décembre seulement, on trouva 1,3 p. 100 d'urée.

Après le début des hémorrhagies (6 décembre), on ne peut plus songer à collecter les urines à cause de la grande faiblesse du malade et de ses évacuations alvines fréquentes. Du 14 au 17 décembre, jour de la mort, on n'obtint plus d'urine que par la sonde; en tout 1165 cent. cubes contenant 17 gr. 60 d'urée, ce qui pour les trois derniers jours donne une moyenne de 588 cent. cubes d'urine et 5 gr. 87 d'urée.

J'extrai ce qui suit de la relation de l'autopsie faite par mon collègue Heller : — Peau d'une coloration un peu sombre, à peine un léger œdème des extrémités inférieures. — Muscles bien développés. — Les deux poumons libres, quelques gouttes d'une sérosité limpide dans les plèvres. — Peu de rétractions des deux poumons, qui sont très emphysémateux en avant. A droite, sur le lobe supérieur, la plèvre est recouverte d'un exsudat fibrineux récent, lobe supérieur droit en avant, perméable à l'air, anémique, assez fortement œdémaciés, en arrière ne contenant pas d'air, présentant une infiltration grisâtre, par places jaunâtre, par places gris-rouge. Il est granuleux à la coupe. Lobe moyen presque tout à fait perméable, anémique, fortement œdémacié. Lobe inférieur un peu moins perméable, fortement œdémacié, ne contenant plus de sang. — Poumon gauche perméable, œdémacié. — Quelques gouttes de sérosité limpide dans le péricarde. Cœur un peu hypertrophié, 12 cent. et demi de long, 11 cent. de large. Ventricules fortement contractés. Peu de caillots sanguins dans les oreillettes, muscle cardiaque très dur, sec, épais de 22 millimètres à l'orifice artériel gauche, de 4 millimètres à l'orifice droit.

Quelques gouttes de sérosité seulement dans la cavité abdominale. Rein gauche très petit 0^m095 de long, 0^m054 de large, et 0^m022 d'épaisseur, capsule très adhérente. Surface présentant des granulations fines et d'autres plus grandes, jaune pâle, présentant quelques vaisseaux injectés et disposés en étoiles. Coupe de la substance corticale jaune pâle, ayant jusqu'à 7 millimètres d'épaisseur. Pyramides très petites gris rouge pâle. Parois de l'artère rénale minces. Même chose pour le rein droit, mais il est plus petit encore ; 0^m083 de long, 0^m043 de large, et 0^m025 d'épaisseur. L'artère rénale droite est normale aussi. — L'estomac contient une assez forte proportion d'un liquide fortement bilieux et très ammoniacal. La muqueuse a une teinte ardoisée sombre. — L'intestin grêle est modérément distendu ; il contient une grande quantité de chyme gris vert sombre, ammoniacal, très bilieux à la partie supérieure de l'intestin. — Muqueuse ardoisée, peu injectée, présentant seulement une injection plus prononcée dans une des anses les plus inférieures et surtout dans les plis, ainsi que quelques ecchymoses. — Le cœcum contient des matières pareilles à du goudron. La muqueuse y est fortement injectée par places, ailleurs elle est pâle, recouverte de matières fécales verdâtres et dans le rectum d'un mucus filant, partout elle est ardoisée. — La voûte du crâne est asymétrique, sa surface inégale, sa substance compacte, très lourde ; dans le sinus longitudinal supérieur, il y a du sang coagulé et des caillots fibrineux. — La dure-mère est mince et contient peu de sang. — Les autres membranes contiennent peu de sang ; elles sont minces, sauf dans les sillons où elles sont infiltrées de sérosité et un peu opaques, surtout vers la partie postérieure du cerveau. — Substance cérébrale assez anémique, de bonne consistance, se détachant complètement des méninges. — Ventricules latéraux modérément distendus par de la sérosité limpide. — Ganglions centraux contenant une quantité modérée de sang. — Cervelet assez mou, anémique. — A la base les méninges présentent quelques adhérences celluleuses. — Artères à parois minces remplies de sang.

L'autopsie ne fournit aucune explication pour les hémorrhagies qui avaient eu lieu en même temps par diverses muqueuses très éloignées les unes des autres. Cette observation n'apprend qu'une seule chose, c'est que dans ce cas les hémorrhagies n'étaient dues ni à la présence de l'ammoniaque dans le sang, ni à une dilution extrême du sang, ni à une pression excessive dans le système artériel.

J'ai vu des hémorrhagies multiples chez d'autres individus affectés de maladies des reins qui ne présentaient aucun des symptômes ordinaire de l'urémie [1].

[1] Voir à la fin du volume la note additionnelle VI : *Sur les récents travaux relatifs à l'urémie.*

LIVRE II

DES MALADIES DIFFUSES DES REINS

HISTORIQUE

Quelques rares descriptions de reins malades, trouvés par hasard dans des autopsies; quelques notions sur la production d'hydropisies et sur l'apparition du sang dans les urines chez certains individus, enfin la découverte de Cotugno que quelquefois l'urine des hydropiques contient de l'albumine, voilà le bilan des connaissances des anciens sur les maladies rénales. Si l'on fait abstraction de ces quelques faits, on peut dire que les médecins des siècles précédents ne savaient rien des maladies diffuses des reins qui cependant se présentent si souvent, qu'ils ignoraient la manière de les diagnostiquer sur le vivant, leur marche et les dangers dont elles menacent la vie du malade.

Il était réservé à Richard Bright, de Londres, d'ouvrir ce champ important aux recherches pathologiques. Bright reconnut l'existence de lésions pathologiques dans des reins pris sur le cadavre; le premier, il fit de la présence de l'albumine dans l'urine un symptôme de ces lésions, et il reconnut déjà le lien qui unit les maladies des reins à d'autres symptômes morbides, principalement à l'hydropisie, à l'hypertrophie du ventricule gauche et à divers troubles nerveux. Il évaluait le nombre des morts dues aux maladies des reins, pour Londres, à 500 par an.

J'étendrais outre mesure cette introduction historique en rapportant les indices dénotant que les auteurs anciens avaient quelque connaissance des maladies des reins. Du reste, P. Rayer a pris la peine de rassembler toutes les indications anciennes — je dirais volontiers préhistoriques — qui ont paru sur ce sujet. On les trouvera à la fin de sa description des affections des reins qu'il désigne par le nom commun de néphrite albumineuse, dans le deuxième tome de son *Traité des maladies des reins.*

Si nous faisons partir l'histoire de ces maladies du moment où l'on apprit à connaître leur anatomie pathologique, leurs symptômes et leurs conséquences, nous devons la commencer avec la première publication de Bright. Christison dit avec raison dans l'introduction de son travail sur la dégénérescence granuleuse des reins, qu'il ne suffit pas de quelques observations faites par hasard et bien moins encore de quelques inductions vagues et obscures pour s'assurer en médecine le mérite de premier inventeur.

Richard Bright publia en 1827 le premier volume de ses *Reports of medical cases*. La première partie de ce tome est intitulée : « Cases illustrative of some of the appearances of the examination of diseases terminating in dropsical effusion » ; et le premier article de celle-ci : « Diseased Kidney in dropsy », précédé de quelques généralités sur les diverses causes qui peuvent produire l'hydropisie. Bright fait observer que jusqu'à ce jour on avait accordé trop peu d'attention aux altérations des reins comme cause de l'hydropisie. Il ajoute que dans les cas d'hydropisie qui proviennent de maladies des reins, il a trouvé souvent que l'urine se coagulait par la chaleur, ce qui n'existe pas quand l'hydropisie est produite par une affection du foie. Il a toujours constaté à l'autopsie des altérations des reins quand la mort avait été précédée d'hydropisie et d'albuminurie.

Bright indique comme cause des altérations des reins qu'il a observées certaines influences morbides parties de la peau ou de l'estomac qui modifient l'activité des reins, soit en troublant leur circulation, soit en y provoquant un état inflammatoire.

Il oppose des cas d'hydropisie aiguë avec urine albumineuse, commençant presque toujours par de l'hématurie et consécutifs à un refroidissement, à d'autres qui se développent chez des individus débilités par une vie déréglée et l'abus des alcools. Il a souvent trouvé que l'urine des malades de cette dernière catégorie était troublée par des sels qui se dissolvent sous l'action d'une faible chaleur. Dans ces derniers cas, il trouva toujours des altérations bien marquées des reins. Dans les premiers, ils présentaient quelquefois de l'hypérémie seulement (gorged wit blood.)

Bright fait suivre de quelques généralités la relation de vingt-trois cas d'hydropisie avec albuminurie, dont dix-sept avec autopsie, qu'il décrit dans cette partie de son travail. Ses observations l'amènent à admettre trois formes ou au moins trois variétés distinctes d'altérations des reins qui toutes les trois provoquent la sécrétion d'une urine albumineuse.

Dans la première forme, il lui paraît exister un état de dégénérescence qui, au début, ne consisterait qu'en une simple faiblesse des organes. Le rein perd sa consistance ordinaire, il prend un aspect jaunâtre tacheté. La coupe présente également une teinte jaune clair, mélangée de gris dans la substance corticale. Le rein a à peu près son volume normal, les pyramides sont plus pâles qu'à l'ordinaire. Cette forme se présente surtout chez les individus cachectiques, par exemple chez les phthisiques. Bright ne put pas trouver de dépôts d'éléments pathologiques dans ces reins. A un degré avancé, le rein devient bosselé (tuberculated). Les bosselures sont plus pâles que les autres parties du rein et leurs artères sont imperméables aux injections.

La deuxième forme se caractérise par l'aspect granuleux de toute la substance corticale, aspect qui est dû à la sécrétion d'une masse abondante et opaque dans les interstices des tissus. Au début, cette altération des reins se distingue seulement par ce que l'aspect tacheté normal du rein est plus prononcé ; on dirait qu'il y a de petits grains de sable dans le parenchyme rénal. L'organe paraît aussi avoir moins de consistance qu'à l'état normal. A mesure que la maladie progresse, ces dépôts morbides deviennent de plus en plus nets et abondants dans toute la substance corticale. Enfin, toute la surface du rein devient un peu inégale. Puis le rein est tantôt plus gros, tantôt plus petit qu'à l'état normal. Il a quelquefois extérieurement l'aspect bosselé que l'on trouve dans la première forme de la maladie.

Dans la troisième forme, toute la surface du rein est inégale et rude. Elle est recouverte d'une quantité innombrable de petites éminences de la grosseur d'une épingle, jaunes, rouges et bleuâtres. Le rein est dur, il résiste au couteau comme du cartilage. Les pyramides sont pressées les unes contre les autres ou plus rapprochées de la superficie. Toutes les parties de l'organe paraissent rétractées (it appears in short like a contraction of every part of the organ) ; il semble qu'il y a un dépôt interstitiel moindre que dans la deuxième forme. La coloration des reins est d'un rouge gris plus ou moins foncé. Dans presque tous les cas de cette forme l'urine était fortement albumineuse ; dans un cas, la chaleur ne donnait qu'un précipité brunâtre assez abondant et pareil à du son.

Cependant Bright ne prétend pas accorder une importance exagérée à sa classification. Il accorde parfaitement que peut-être sa première forme ne dépasse jamais le premier degré et que les états qu'il décrit comme formant des degrés plus avancés de cette variété, appartiennent peut-être à la seconde. Il ne sait même pas s'il ne faut pas considérer les cas de la deuxième et de la troisième forme, tout simplement comme des modifications ou comme des états plus ou moins avancés d'un seul et même processus pathologique.

Mais Bright déjà connaît d'autres états des reins dans lesquels il y a de l'albuminurie, mais où l'albumine disparaît et reparaît d'un jour à l'autre dans l'urine. — Bright désigne un de ces états pathologiques sous le nom de *mollesse anormale des reins ;* dans l'autre, les canalicules urinaires sont obstrués par un précipité blanc présentant l'aspect de petits caillots (concrétions). Dans le premier de ces états, il trouva également une diminution de la consistance du foie, de la rate et du cœur, et pendant la vie, il observa les symptômes de la faiblesse du cœur. Dans les cas d'obturation des canalicules urinaires, les reins étaient plus fermes qu'à l'état normal.

Bright ne doute pas que l'on arrive à connaître encore d'autres états des reins capables de produire de l'albuminurie.

Bright a ajouté à ses observations et à ses considérations des recherches faites par son ami John Bostock sur la composition chimique de l'urine et du sang de plusieurs malades dont l'histoire est rapportée dans son ouvrage. — On ne peut s'empêcher de s'étonner en voyant que cet homme a aussitôt embrassé d'un même coup d'œil toutes les grandes questions soulevées par sa découverte.—Il poursuivit le même objet en faisant de nouvelles observations ; il en publia les résultats plus tard dans le 2e volume de ses Reports of medical cases 1831 et dans Guy's Hospital Reports 1836, 1840 et 1843.

Pendant ce temps la découverte de Bright avait attiré l'attention des médecins des hôpitaux des principales villes de la Grande-Bretagne. Déjà en 1819 Christison publia les résultats des observations qu'il avait faites sur cette nouvelle question dans le *Edimburgh med. and surg. Journal* sous le titre : « Observations on the variety of dropsy which depends on diseased kidney.» Il fut suivi en 1831, par le Dr James Gregory, son ami et son collègue d'hôpital. Le travail de ce dernier se trouve dans le même journal sous le titre : « On diseased states of the kidneys, connected during life with albuminous urine». Puis vient, en 1834, le Dr Osborne, de Dublin avec son ouvrage : « On the nature and treatment of dropsies accompanied by coagulable urine and suppressed perspiration » dans le *Dublin Journal of medical and chemical science.* Cependant en 1838 encore, dans la préface de son ouvrage « sur l'atrophie granuleuse des reins et ses relations avec l'hydropisie, l'inflammation et d'autres maladies » (traduction allemande par Johann Mayer, annotées par Carl Rokitansky, Vienne 1841). Christison se plaint de ce que jusqu'à ce jour le Guy's Hospital de Londres et l'hôpital d'Edimbourg aient été à peu près les seuls hôpitaux de la Grande-Bretagne qui eussent contribué à faire avancer cette question de pathologie.

Les auteurs cités jusqu'à présent acceptent tout à fait les théories de Bright, d'après lesquelles les processus pathologiques dont les reins sont le siège, et les lésions anatomiques qui en résultent sont la cause des principaux symptômes que l'on observe pendant la vie et surtout, de l'albuminurie et de l'hydropisie.

Aussi peu que Bright cependant ils portèrent un jugement définitif sur la nature des phénomènes et des altérations pathologiques que l'on observe sur les reins et dont la dénomination leur prépara des ennuis.

Bientôt cependant la théorie de Bright de la subordination de l'albuminurie et de l'hydropisie à des altérations organiques des reins trouva des contradicteurs.

Le Dr Ellioston[1] de Londres nia que les symptômes morbides fussent sous la dépendance d'altérations pathologiques des reins et il appuya son dire sur de nombreux faits qu'il avait observés où l'albuminurie et l'hydropisie avaient été guéries sans retour. Toutefois il accorde que les altérations des reins décrites par Bright s'accompagnent habituellement de la sécrétion d'une urine albumineuse. D'après Ellioston, l'importance pathologique de l'albuminurie dépend moins de la quantité d'albumine contenue dans l'urine et de l'état où se trouvent les reins, que de l'état général de l'organisme.

Graves qui, lui aussi, ne met pas en question le fait que l'urine est albumineuse dans les cas où les reins ont subi les altérations décrites par Bright, ne peut pas cependant accepter l'explication donnée par cet auteur. Il considère l'albuminurie comme la cause, les altérations des reins comme l'effet. « Dans l'hydropisie, dit-il[2], on observe une certaine disposition de l'organisme qui provoque la sécrétion d'une grande quantité d'un liquide albumineux aussi bien dans les reins que dans d'autres lieux. Mais comme dans les reins la sécrétion se fait dans les canaux excessivement étroits de la substance corticale, et comme l'urine contient en outre des sels et différents acides, il n'y a rien d'étonnant à ce que des molécules d'albumine précipitée restent dans les canalicules, les remplissent, les dilatent peu à peu et produisent de cette façon une oblitération du tissu rénal, ce que l'on appelle enfin la maladie de Bright.»

Cependant malgré ses objections, Bright persista à soutenir son opinion d'après laquelle, dans la maladie qu'il avait décrite,

[1] *Clinical Lectures : On dropsy. London Medical Gazette.* 1831.

[2] London. *Medical Gazette.* Déc. 1831.

il fallait accorder l'importance la plus considérable aux altérations des reins. Il fut soutenu non seulement par ses collègues d'Edimbourg, mais aussi par une partie des auteurs étrangers, et surtout en France par Rayer. Par contre un certain nombre d'auteurs anglais et français se rallièrent à la théorie de Graves, suivant laquelle les lésions des reins décrites par Bright étaient causées par une anomalie de la constitution de l'individu, anomalie qui produisait l'albuminurie. Les altérations des reins étaient la suite et non pas la cause de l'albuminurie. — Il existe aujourd'hui encore cette même divergence d'opinion sur les rapports qui unissent la sécrétion d'une urine albumineuse aux altérations anatomiques décrites pour la première fois par Bright. Chacune de ces opinions a eu ses partisans dès le début, elle les a aujourd'hui encore ; toutefois, suivant la façon de voir de chacun, les deux théories ont naturellement éprouvé plus d'une modification.

Parmi les partisans de la théorie humorale, Prout enseigne que les corps albuminoïdes du sang, quand ils ont été rendus impropres à l'assimilation soit par la fièvre, soit par toute autre cause, s'éliminent habituellement par les reins. Owen Rees et Malmsten admirent également que des altérations du sang constituaient le phénomène primordial de la maladie. Ils se basaient en partie sur les altérations manifestes que présente ordinairement la composition du sang chez les individus atteints de maladies des reins (mais tout naturellement, ils ne prouvaient nullement que ces altérations précédaient de quelque temps les lésions des reins) et en partie sur cette circonstance que souvent on trouve pendant la vie de l'albumine dans l'urine, et qu'après la mort on ne peut constater aucune lésion dans les reins qui ont sécrété cette urine.— Valentin [1] même, qui le premier s'occupa de l'examen microscopique des reins malades, pensa avoir trouvé dans les résultats de ses recherches de nouvelles raisons pour admettre que les lésions des reins dépendent de maladies du sang ; il déclara que les altérations des reins étaient le résultat de la pré-

[1] *Repertorium für Anatomie und Physiologie.* 1837, p. 290 et suiv. et année suivante.

cipitation de l'albumine de l'urine. Quant à l'albuminurie, il en fit un symptôme d'une maladie générale qui consisterait essentiellement dans l'élimination d'une quantité anormale d'albumine. Dans ces cas l'élimination se ferait par la voie des reins.

Robin [1] rapporte l'albuminurie à des troubles dans les transformations qu'éprouvent les corps albuminoïdes dans le sang, troubles qu'il attribue à une oxydation insuffisante.

Gubler [2] fait de l'albuminurie le résultat d'un excès absolu ou relatif d'albuminurie dans le sang ; cet excès serait amené par la composition des aliments, par des troubles digestifs dans les premières voies ou dans le foie, des troubles respiratoires, des troubles des phénomènes nutritifs dans les tissus (assimilation, désassimilation). Du reste, Gubler n'est pas le premier qui ait accusé les troubles fonctionnels du foie d'être une des causes de l'albuminurie, Graves l'avait prétendu déjà.

Enfin dans sa thèse intitulée : « Des conditions pathogéniques de l'albuminurie, Paris, 1860 », Jaccoud chercha à établir solidement la théorie de l'albuminurie dans le sens qui a été indiqué. Les auteurs cités plus haut et qui étaient partisans de la théorie humorale s'accordaient tous à admettre que la cause de tout cas d'albuminurie se trouvait dans une modification de la composition du sang, et que l'albuminurie précédait le développement des altérations structurales des reins et les produisait. Mais il leur restait toujours à prouver ces hypothèses absolument vagues ; chacun d'eux cherchait la cause occasionnelle de cette altération du sang qu'il leur paraissait inutile de prouver tantôt dans des troubles digestifs, tantôt dans des troubles des fonctions respiratoires ou cutanées. Jaccoud admet que la théorie de Gubler seule est fondée sur des recherches exactes; cependant, d'après ce que cet auteur nous fait connaître, il est impossible de savoir ce que Gubler entend par excès absolu

[1] Des causes du passage de l'albumine dans les urines. Comptes rendus de l'Académie des Sciences. 1851.

[2] Communiqué par Jaccoud, d'après des leçons inédites de Gubler sur l'albuminurie, dans une note de sa traduction de la clinique de Graves : *Leçons de Clinique médicale* de R. J. Graves, trad. par le Dr Jaccoud. Paris, 1863. Tome II, p. 397.

ou relatif d'albumine, et si jamais Gubler a reconnu cet excès dans le sang d'un individu affecté d'une maladie des reins.

Dans la note que Jaccoud ajoute à sa traduction des leçons cliniques de Graves, note dont il a déjà été question, il résume les résultats des observations qu'il a faites sur deux malades albuminuriques, dont l'un était atteint d'atrophie granuleuse des reins ainsi que le prouva l'autopsie, et dont l'autre ne put être suivi jusqu'à sa mort. Chez ces deux malades, Jaccoud trouva de l'albumine dans les fèces, bien que cependant chez le premier la muqueuse intestinale fut complètement intacte ; il y avait également une quantité notable d'albumine dans le liquide cérébro-spinal du même malade; Jaccoud tire de ces faits les conclusions suivantes : « Il est clair que les lésions rénales n'ont, dans toute l'évolution des phénomènes morbïdes, qu'une valeur secondaire; il est certain que l'albuminurie n'est pas sous leur dépendance immédiate; il est évident, enfin, que ce trouble fonctionnel reconnaît avant tout, pour causes, les conditions générales dont nous avons montré l'influence pathologique, puisque l'albumine se perd non seulement par les reins altérés, mais par une vaste surface muqueuse parfaitement saine. Dès lors ce qu'il faut voir dans l'albuminurie ce n'est point un signe indicatif de tel ou tel état des reins, c'est la manifestation palpable et visible de certains troubles généraux, dont la gravité et l'incurabilité sont directement proportionnels à l'ancienneté du phénomène anormal et surtout à sa généralisation. »

Il est impossible de prétendre que ce passage déclamatoire de Jaccoud possède cette clarté convaincante qu'il reproche à ses prédécesseurs de ne pas avoir.

Tandis donc que d'un côté, dans l'étude des états pathologiques décrits la première fois par Bright, on partait de l'hypothèse qu'ils devaient avoir pour cause une modification de la composition du sang, qu'on portait l'attention surtout sur le symptôme albuminurie et qu'on en accordait fort peu ou aucune aux phénomènes qui se passaient dans les reins et qu'on s'efforçait même de n'attacher à ceux-ci qu'une importance tout à fait secondaire dans l'albuminurie, d'un autre côté on avait une grande tendance à considérer l'apparition de l'albumine dans les urines comme un signe absolument certain d'une affection des reins. Bien que Bright[1] se soit prémuni contre une pareille interprétation de sa théorie, cependant d'après ses ouvrages il est impossible de lui trouver une autre opinion que celle-ci : que l'albumine peut, il est vrai, apparaître dans les urines à une époque où les reins ont encore une structure tout à fait normale, mais que ce symptôme doit dans ces cas aussi, être considéré comme indiquant le début des lésions rénales. D'après lui, les secours de la médecine pourraient encore faire disparaître ces altérations de structure; faute de quoi elles produiraient inévitablement les états des reins qu'il a décrits en premier lieu et qui ne peuvent plus rétrocéder ; il existerait alors une maladie qui tôt ou tard amènerait la mort soit par suite de l'hydropisie, soit par l'inflammation des membranes séreuses ou des poumons, soit par des phénomènes cérébraux graves.

Les partisans de la théorie de Bright qui pensaient que l'altération des reins était le point de départ de tous les phénomènes morbides qui apparaissent dans ces états pathologiques portèrent toute leur attention sur les lésions anatomiques des reins. Le travail le plus sérieux sur ce sujet fut fait tout d'abord par P. Rayer dans le tome II de son *Traité des maladies des reins*, Paris, 1840. Tandis que ses prédécesseurs n'avaient pas osé exprimer une opinion précise sur la nature et l'essence des altérations qu'éprouvent les reins dans la maladie qui porte le nom de Bright, Rayer, malgré toutes les objections qu'on lui fit, n'hésita pas à en faire des lésions inflammatoires et à les décrire sous le nom de néphrite albumineuse. « La néphrite albumineuse, dit-il[2], est principalement caractérisée pendant la vie, par la présence d'une quantité notable d'albumine, avec ou sans globules sanguins, dans l'urine, par une moindre proportion des sels et de l'urée dans ce liquide dont la pesanteur spécifique est presque toujours plus faible qu'à l'état sain, enfin par la coïncidence ou le développement ultérieur d'une hydropisie particulière du tissu cellulaire et des membranes séreuses.

[1] *Guy's Hospital Reports*. April 1840, p. 101.
[2] Loc. cit., p. 97.

La néphrite albumineuse peut être aiguë ou chronique, fébrile ou apyrétique. »

Rayer considère donc les différents états des reins dont il est question ici comme formant un seul tout. Cependant dans la description des caractères anatomiques de sa néphrite albumineuse il est forcé d'admettre six formes différentes qu'il ne considère pas comme étant des stades ou des phases différentes d'un seul et même processus. Quant aux rapports qui unissent ces diverses formes d'altérations anatomiques à la pathogénie et aux symptômes morbides, il dit seulement que les deux premières formes appartiennent à la néphrite chronique.

Mais si l'ouvrage de Rayer est remarquablement riche en observations, si cet auteur a recherché avec un soin extrême les rapports étiologiques qui unissent les maladies des reins à d'autres affections ainsi que leurs suites, il est vrai aussi que toute la partie anatomo-pathologique de son travail est bien pauvre. Il a établi les six formes de sa néphrite albumineuse suivant telle ou telle particularité de l'aspect extérieur des reins. Ce n'est que dans la suite de son ouvrage qu'il parle par-ci par-là des rapports qui unissent ces diverses formes aux conditions étiologiques, sous l'influence desquelles les altérations rénales se sont produites. Dans ses recherches anatomo-pathologiques, Rayer ne s'est pas encore servi du microscope bien que déjà avant l'apparition de son travail Valentin eût essayé de déterminer plus exactement, à l'aide du microscope, les altérations pathologiques que subissent les reins dans l'albuminurie chronique. C'est grâce à l'influence considérable de Rayer que la nature inflammatoire des états pathologiques des reins décrits par Bright fut presque universellement reconnue et que le premier travail d'histologie pathologique qui fut fait par Reinhardt et qui parut en 1850 dans le premier volume des Annales de l'hôpital de la Charité de Berlin se rallia à cette opinion. D'après les résultats de ses recherches histologiques, Reinhardt considéra les diverses formes des états pathologiques des reins décrits par Bright comme étant les résultats d'une inflammation. Il fit de cette inflammation elle-même, d'après son mode de propagation dans l'organe, une néphrite diffuse. Selon les causes qui lui donnent naissance et la constitution de l'individu, cette néphrite peut suivre des marches très variées, de telle sorte que « les divers états compris sous les noms de maladie de Bright n'appartiennent pas à un seul et même processus pathologique ; il faut les considérer comme des localisations dans les reins des processus morbides les plus variés sous la forme de la néphrite diffuse ».

L'année suivante déjà Frerichs publia dans sa monographie[1] bien connue les résultats des observations microscopiques qu'il avait entreprises en même temps que Reinhardt. Les deux auteurs sont presque complètement d'accord dans la description qu'ils font des conditions histologiques des divers états pathologiques des reins qui s'accompagnent de la sécrétion d'une urine albumineuse et de l'élimination de coagulations cylindriques (cylindres dûs à leur avis à une coagulation de la fibrine contenue dans l'urine albumineuse). Ils s'accordent tous les deux à admettre que les altérations des reins parcourent un certain nombre de stades suivant un certain ordre. Ils distinguent trois périodes, *une première période d'hypérémie, une deuxième d'exsudation et de dégénérescence graisseuse des épitheliums, et une troisième de néoformation du tissu cellulaire se terminant par l'atrophie de l'organe.*

Mais la dénomination d'inflammation ne convient pas à Frerichs, parce que pour lui ce terme ne définit pas le processus avec assez de rigueur; la dénomination de mal de Bright, qui a des droits historiques, lui paraît préférable.

Cependant ces deux auteurs allemands soutiennent avec fermeté l'identité des divers états pathologiques des reins décrits par Bright et par ses successeurs, états qui toutefois peuvent naître sous l'influence de causes diverses et exister dans des conditions très variables et qui, par conséquent, peuvent aussi s'accompagner de symptômes très divers. Tous les deux s'accordent à dire que la variété des lésions anatomiques que présentent les reins dans la maladie de Bright, et « qui est placée entre l'hypérémie, l'infiltration graineuse et l'atrophie des reins, forme une chaîne continue dont les différentes parties nous paraissent étroitement

[1] *Die Bright'sche Nierenkrankheit und deren Behandlung.* Braunschweig, 1851.

liées entre elles dès que nous avons appris à y appliquer la mesure que nous fournissent l'intensité variable du processus exsudatif et la métamorphose continuelle et progressive de ses produits[1]. »

Mais bientôt s'élevèrent de différents côtés des objections contre l'identité des diverses lésions de reins décrites sous le nom de mal de Bright.

Traube[2], en se basant sur ses recherches histologiques, émit l'opinion que les altérations produites dans les reins par l'hypérémie passive, bien qu'elles puissent être accompagnées d'albuminurie et de la formation de coagulations fibrineuses dans les tubes de Bellini, ne pouvaient pas cependant être considérées comme des produits de la maladie découverte par Bright.

Bamberger[3] cherche, il est vrai, à prouver l'identité des altérations rénales produites par la stase veineuse avec les autres formes du mal de Bright. Ce qui, outre d'autres raisons, lui paraissait surtout prouver ce fait, était la formation de coagulations fibrineuses cylindriques dans les canalicules urinaires dans l'hypérémie passive des reins; et à cette époque on regardait encore presque universellement l'exsudation de la fibrine comme un signe certain de l'inflammation, bien qu'alors déjà Traube eût contesté la chose.

Depuis, cette question a été tranchée par des observations cliniques ainsi que par des recherches anatomiques, et l'opinion émise en premier lieu par Traube que l'hypérémie passive des reins et ses suites diffèrent de ces autres états morbides décrits sous le nom de maladie de Bright a été reconnue universellement comme étant tout à fait justifiée.

Auparavant déjà, des anatomo-pathologistes avaient reconnu et décrit un certain état de reins présentant des modifications tout à fait différentes de celles que l'on rencontre dans les cas appartenant au mal de Bright. Rokitansky fut le premier qui,

[1] Frerichs, loc. cit., p. 172.

[2] *Ueber den Zusammenhang von Herz- und Nierenkrankheiten*. Berlin, 1856.

[3] *Ueber die Beziehungen zwischen Morbus, Brightii und Herzkrankheiten. Virchow's Archiv*, Tom II, p. 12.

dans la première édition de son traité d'anatomie pathologique en 1842, parmi les huit formes du mal de Bright qu'il reconnaît, désigna la dernière sous le nom de rein lardacé.— Puis en 1853 Meckel prouva que les organes qui ont pris un aspect lardacé, aussi bien le foie et la rate que les reins, contiennent une substance particulière qui prend des colorations spéciales sous l'influence de l'iode et de l'acide sulfurique. — Virchow et d'autres après lui soumirent cette substance à un nouvel examen; ils recherchèrent surtout les conditions sous l'influence desquelles elle apparaît dans les grandes glandes de l'abdomen. Traube fournit les éléments nécessaires pour pouvoir diagnostiquer cette maladie des reins à laquelle Virchow donna la dénomination d'amyloïde. — Depuis, tout le monde a reconnu que cette forme de maladie des reins, bien qu'elle soit accompagnée d'albuminurie et presque toujours aussi d'hydropisie, est complètement distincte du mal de Bright, tant sous le rapport des lésions anatomiques que sous celui des phénomènes cliniques.

Cependant en France et en Allemagne on continua à concevoir le mal de Bright comme formant un processus unique, du moins pour une série d'états morbides dont on s'expliquait la naissance et le développement d'après les idées de Reinhardt et de Frerichs.

Mais déjà avant Reinhardt et Frerichs, un médecin anglais, le Dr Georges Johnson avait, dans une série d'articles, exprimé son opinion sur les diverses formes de cette maladie de Bright, que l'on supposait former un seul et même tout. D'après lui, il faudrait distinguer non seulement une forme aiguë et une forme chronique, mais un ou plusieurs états morbides tout à fait distincts les uns des autres quant à leur essence. Dans un ouvrage volumineux sur les maladies des reins qui parut en 1852, Johnson [1] exprima complètement ses opinions. Outre la dégénérescence cireuse des reins, il distingue une néphrite desquamative aiguë et chronique, une néphrite non desquamative, et enfin une dégénérescence graisseuse des reins pour laquelle il admet deux formes, un rein graisseux et granuleux et un rein graisseux

[1] *Die Krankheiten der Nieren*, trad. de l'Anglais par le Dr B. Schütze. Quedlinburgh, 1854.

tacheté. Il admet cependant que la forme non desquamative peut se transformer en dégénérescence graisseuse des reins. Johnson cherche à justifier sa classification des maladies diffuses des reins par les résultats de ses recherches microscopiques sur l'état histologique des reins malades. Ces recherches sont importantes parce que ce sont les premières dans lesquelles on se soit occupé des modifications qu'éprouvent les parois des vaisseaux dans les maladies des reins, dont il est question ici. Et par là elles sont les précurseurs d'autres recherches qui ont été faites par les compatriotes de Johnson, Grainger-Stewart, Gull et d'autres, et qui paraissent destinées aujourd'hui à jouer un rôle important dans la pathologie des reins. Cependant les recherches de Johnson portent surtout sur les altérations des épithéliums des canalicules urinaires. Il laisse tout à fait de côté le tissu cellulaire interstitiel.

La néphrite desquamative aiguë de Johnson correspond au premier stade du mal de Bright, de Reinhardt et de Frerichs; sa néphrite non desquamative et sa dégénérescence graisseuse (qu'il ne faut pas confondre avec ce que l'on appelle aujourd'hui un rein gras), en partie du moins, au deuxième stade de ces auteurs. Sa néphrite chronique desquamative qui correspond au troisième stade de Reinhardt et de Frerichs, au stade de l'atrophie, se développe, suivant lui, sans gonflement préalable, par l'élimination des épithéliums des canalicules urinaires et la destruction consécutive de ces derniers; c'est donc une atrophie simple. Dans le cours de ce processus atrophique il y aurait seulement un épaississement hyperplasique des plus petites artères.

Du reste, Johnson part tout à fait d'un point de vue humoral; il aime à expliquer, sans beaucoup de façons, des phénomènes pathologiques par des considérations d'opportunité. Pour lui, la cause véritable de toutes ces maladies des reins serait une altération du sang par des substances nuisibles. L'organisme s'efforce d'éliminer ces substances et, pour ce faire, il choisit les reins. Les efforts que font les épithéliums des canalicules urinaires pour remplir ce but, cherchant à éliminer des substances anormalement mélangées au sang, en même temps qu'ils remplissent leurs fonctions normales les rendent malades et amènent enfin leur destruction.

Les opinions de Johnson ne trouvèrent d'abord d'écho qu'en Angleterre.

En Allemagne ce fut Virchow qui s'en occupa le premier; tout d'abord il en parla dans des leçons orales en 1847, et puis dans son travail bien connu « sur l'inflammation parenchymateuse [1] » qui parut en 1852. Dans ce travail, après avoir reconnu la nature inflammatoire des lésions rénales que l'on connaît d'après Bright, Virchow fait le reproche « que l'on donne le nom de mal de Bright à toutes les lésions qui se terminent par la dégénérescence granuleuse des reins, même quand le processus pathologique suit une marche chronique sans présenter d'hydropisie, d'albuminurie, ni de phénomènes urémiques évidents et, d'un autre côté, à tous les cas où il y a de l'albuminurie avec quelques légères altérations des reins, qui ne produisent ni dégénérescence granuleuse ni hydropisie ».

Virchow désigne comme forme légère l'inflammation catarrhale des canalicules urinaires qui se produit après l'action de substances irritantes, après l'application de vésicatoires cantharidiens et de sinapismes, par exemple, et qui, des voies urinaires, atteintes d'abord du catarrhe, se propage aux papilles et aux canalicules droites. Il en est de même pour les affections des reins qui viennent à la suite du choléra. « Les lésions principales que l'on rencontre dans le catarrhe des canalicules urinaires consistent en une augmentation du nombre des cellules et plus tard, quand la maladie a fait des progrès, en une altération de ces cellules qui leur donne d'abord un aspect granuleux, opaque et, plus tard, un aspect irrégulier, grumeleux, gris-jaunâtre. » C'est la néphrite desquamative aiguë de Johnson. Le catarrhe des canalicules urinaires peut devenir croupal, c'est-à-dire qu'il peut s'y former des exsudats fibrineux. Le croup des canalicules urinaires est donc, jusqu'à un certain point, un degré plus élevé de leur inflammation catarrhale. Les exsudats fibrineux peuvent s'étendre jusqu'aux glomérules de Malpighi.

Enfin, Virchow reconnaît une troisième forme qui est l'inflammation parenchymateuse des reins. « Elle consiste essentielle-

[1] *Virchow's Archiv*, t. IV, p. 260.

ment en une modification des cellules épithéliales qui atteint surtout la partie des canalicules urinaires qui est contournée et placée un peu transversalement, et qui se rapproche le plus des capsules de Malpighi. » Comme on sait, Virchow comprend l'inflammation parenchymateuse de la façon suivante : D'après lui, l'exsudat inflammatoire est absorbé par les éléments des tissus eux-mêmes et, par conséquent, dans la néphrite parenchymateuse, par les cellules épithéliales » qui, par là, se gonflent, deviennent plus troubles, plus opaques et plus granuleuses et souvent aussi, se brisent plus facilement. Deux terminaisons sont possibles alors ; ou bien les cellules épithéliales se résolvent en un détritus pâteux, ou bien elles subissent la dégénérescence graisseuse et forment enfin un liquide pâteux, lactescent ou crêmeux. » Bien que Virchow fasse observer tout d'abord que dans les inflammations avec exsudat parenchymateux on peut observer en même temps des exsudats interstitiels et des exsudats libres, bien plus, que ces exsudats peuvent se présenter conjointement sous ces trois formes, cependant quand il parle plus spécialement de la néphrite parenchymateuse, il ne fait mention de cette combinaison qu'en faisant remarquer qu'il n'est pas rare de rencontrer en même temps la néphrite catarrhale, la croupale et la parenchymateuse, et que cette complication est tout particulièrement apte à produire les altérations les plus profondes. Il trouve que c'est à cet état si compliqué qu'il faut donner le nom de Bright, si toutefois on veut conserver cette dénomination comme un témoignage de reconnaissance. En tout cas, les affections relativement légères (les néphrites catarrhale et croupale) ne produisent pas une dégénérescence complète des reins ; celle-ci est le résultat de l'inflammation parenchymateuse.

Dans un travail considérable [1], Beer attira de nouveau l'attention sur les altérations qu'éprouve le tissu cellulaire interstitiel dans les inflammations diffuses des reins.

En 1860, Traube [2] s'appuya sur ce travail de Beer, pour demander l'abandon de la dénomination de mal de Bright. Cette

[1] *Die Bindesubstanz der menschlichen Niere*. Berlin, 1859.

[2] *Zur Pathologie der Nierenkrankheiten. Gesammelte Beitræge zur Pathologie und Physiologie*.. Tome II, IIe part., p. 966.

dénomination, disait-il, comprenait quatre processus morbides différents : 1° Les altérations des reins, produites par la stase veineuse ; 2° La dégénérescence amyloïde ; 3° et 4° Deux formes de la néphrite diffuse ou interstitielle. L'une de ces formes dite *circumcapsulaire*, se caractérise anatomiquement par une production de tissu cellulaire, qui se fait surtout autour des glomérules tandis que dans l'autre forme, dite *intertubulaire*, la prolifération du tissu cellulaire existe principalement entre les tubes de Bellini.—Le tableau clinique de ces deux formes est différent aussi. La néphrite circumcapsulaire paraît suivre moins habituellement une marche chronique. L'urine est jaune, d'un poids spécifique faible et, sauf un sédiment plus ou moins abondant, elle ressemble à celle qui est excrétée par les reins contractés. La deuxième forme débute par de l'hématurie.

S'il se produit de l'atrophie des reins, la symptamatologie devient la même pour ces deux formes de néphrite et pour la dégénérescence amyloïde.

D'après Traube, les altérations des épithéliums sont incontestablement secondaires, aussi les théories de la néphrite parenchymateuse, fondées sur ces altérations, n'ont-elles aucune base, Traube soutient cette proposition contre Rosenstein, qui prétend que la dégénérescence graisseuse des épithéliums à la suite de processus inflammatoires, peut facilement être distinguée d'une simple métamorphose régressive, ayant commencé sans inflammation préalable. Au contraire, Traube soutient qu'il est impossible de savoir si la dégénérescence graisseuse d'une épithélium est due à l'inflammation ou à une autre cause. Le gonflement n'est pas pour lui un signe évident d'inflammation, celle-ci produit non seulement du gonflement, mais aussi une prolifération.

Plus tard [1], Traube proposa pour sa néphrite intertubulaire le nom de *néphrite hémorrhagique;* du reste il conserva les mêmes idées sur le processus anatomique. La néphrite hémorrhagique de Traube correspondrait au premier stade, et parfois aussi au deuxième stade du mal de Bright des auteurs, sa néphrite capsulaire correspondrait au troisième stade.

[1] Loc. cit., p. 1029.

Rosenstein[1] s'en tient strictement à la conception qu'avaient les auteurs anciens du mal de Bright, si bien, qu'il ne comprend pas sous ce nom les altérations produites dans les reins par la stase veineuse et la dégérescence amyloïde, et de plus la néphrite catarrhale Virchow. Il divise la marche anatomique de la maladie en trois périodes, d'après Reinhardt et Frerichs. Il les désigne par les noms de *néphrite diffuse, néphrite perenchymateuse* et leur terminaison par celui de *dégénérescence granuleuse des reins*. Pour Rosenstein l'essence de ce processus est l'altération et la nécrose des épithéliums produites par l'inflammation parenchymateuse (dans le sens de Virchow), il conclut que la destruction de l'épithélium peut suffire pour amener l'atrophie des reins, sans que le tissu intersticiel participe en rien à ce processus. « Mais presque toujours l'atrophie est liée à des altérations du tissu interstitiel, altérations qui consistent tantôt en une hyperplasie fibrillaire, tantôt en une hyperplasie cellulaire ; la rétraction de ce tissu amène l'atrophie de l'organe entier. »

Dans sa pathologie cellulaire, Virchow[2] revient sur le mal de Bright, il fait voir que pour ces états des reins qu'autrefois on comprenait sous cette dénomination commune, il faut distinguer si les altérations débutent par les vaisseaux (dégénérescence amyloïde) par les épithéliums (néphrite parenchymateuse), ou par le tissu cellulaire interstitiel (forme indurée). « Mais, dit-il, il ne faut pas oublier que ces trois formes ne sont pas toujours absolument pures, mais que souvent on en rencontre deux et quelquefois trois dans le même rein et qu'une de ces formes après avoir existé isolément, pendant longtemps, peut enfin se compliquer de l'une des deux autres ou de toutes les deux à la fois. Evidemment ce fait se présente souvent de la façon suivante ; quand une néphrite parenchymateuse ou une néphrite interstitielle existe depuis longtemps, la dégénérescence amyloïde s'y adjoint dans la période de marasme. »

Grainger-Stewart[3] a, au fond, adopté l'opinion de Virchow

[1] *Die Pathologie und Therapie der Nierenkrankheiten*. 2e édit. Berlin, 1870.

[2] *Die Cellularpathologie*. 4e édit. Berlin, 1871, p. 447.

[3] *A practical treatise on Bright'sdiseases of the kidneys*, 2e édit. Edinburgh, 1871.

sur la nature des diverses formes des affections chroniques et diffuses des reins.

Elle sert de base à sa description des maladies de Bright. Dans le titre de son ouvrage, il parle en effet des maladies de Bright, au pluriel. Dans le corps de son traité, il distingue comme constituant des formes tout à fait distinctes, l'inflammation des reins, leur dégénérescence cireuse et leur atrophie, qu'il appelle cirrhose des reins. Toutefois, il admet que l'atrophie peut être la terminaison des deux premières formes. Mais cette atrophie secondaire est d'une autre nature que la cirrhose ; dans la cirrhose la destruction des éléments du rein est due à la prolifération et à la rétraction du tissu cellulaire interstitiel ; l'épithélium des canalicules disparaît sous l'effort de la pression de ce tissu cellulaire exubérant ; dans l'inflammation parenchymateuse, au contraire, l'atrophie est causée par la dégénérescence graisseuse primitive des épithéliums et leur destruction, et enfin dans la dégénérescence amyloïde, les épithéliums meurent par suite des altérations des vaisseaux. Par conséquent, dans le rein cirrhotique, le tissu cellulaire interstitiel est absolument plus abondant ; il ne l'est que relativement dans les deux autres formes d'atrophie rénale et seulement dans la mesure où le volume de la substance rénale est diminué par suite de la destruction des cellules épithéliales. Grainger-Stewart aussi admet que l'inflammation parenchymateuse peut se compliquer soit de dégénérescence amyloïde, soit de cirrhose.

Grainger-Stewart s'écarte en un point des anciennes descriptions de Virchow ; il fait évidemment de la néphrite catarrhale et croupale de Virchow le premier degré de sa néphrite parenchymateuse.

D'autres auteurs anglais, et surtout Dickinson, ont traité des maladies des reins dans le même sens que Grainger-Stewart.

En France, Lécorché[1] s'est rallié en grande partie à l'opinion de Dickinson et de Grainger-Stewart. Il diffère d'eux sur quelques points seulement ; ainsi, par exemple, il rattache de nouveau les altérations des reins produites par la stase veineuse à sa néphrite

[1] *Traité des maladies des reins*. Paris, 1875.

interstitielle, ou sclérose des reins (cirrhose de Grainger-Stewart). Jusqu'à présent, je ne connais les idées de Lécorché que d'après quelques articles parus dans les *Archives de Médecine*. L'ouvrage plus important que j'ai cité plus haut, ne m'est parvenu qu'à l'époque où j'étais occupé de la rédaction de cet aperçu historique. J'aurai l'occasion de m'occuper encore de cet auteur.

L'atrophie des reins a été récemment étudiée tout spécialement par MM. William W. Gull[1] et Henry G. Sutton. Tandis que, comme il a été dit déjà, des auteurs anciens et quelques auteurs récents pensent que les maladies diffuses des reins sont une suite et un symptôme d'une altération du sang, que d'autres considèrent les maladies des reins comme un mal tout à fait local, et pensent que certaines autres lésions organiques qui se produisent avec plus ou moins de constance sont la conséquence de ces affections des reins, Gull et Sutton émettent l'opinion que l'atrophie rénale qui porte le nom de Bright n'est qu'un des symptômes d'une maladie générale. D'après eux, cette maladie générale serait constituée essentiellement par la prolifération de l'enveloppe celluleuse des artères et du tissu cellulaire qui environne les capillaires ; ils la nomment *arterio-capillary fibrosis*. Cette périartérite peut se développer sur tous les points du système artériel, mais elle se montre plus souvent et d'une façon plus prononcée dans certains organes, par exemple, sur les artères des reins, de la pie-mère, de la rétine, du cœur, des poumons, de l'estomac, de la rate, de la peau. Les auteurs veulent que dorénavant ce soit cette périartérite généralisée qui porte le nom de mal de Bright, et ils en arrivent à cette conclusion paradoxale *qu'il peut exister un mal de Bright sans que les reins soient atteints*.

Quand je traiterai de l'atrophie simple des reins, je m'occuperai plus longuement de la théorie de Gull et Sutton sur la nature de cette maladie. En attendant, je ferai observer seulement que ces deux auteurs rejettent l'opinion de Johnson d'après laquelle cette affection des reins serait due à une altération du sang. Comme

[1] On the pathology of the morbid state commonly called chronic Bright's disease with contracted Kidney (arterio-capillary fibrosis). *Medico chirurgical Transactions*. IIe série, t. XXXVII, ou t. LV de la collection complète.

cause principale de cette affection des parois vasculaires, ils citent l'âge avancé ; mais il semble qu'ils ne sont arrivés à cette conclusion que parce qu'ils ont confondu les lésions séniles avec un processus qui certainement est spécifique. En tout cas, ils rapportent eux-mêmes avoir trouvé des reins très contractés dans le cadavre d'un jeune garçon de neuf ans ; ils ont vu un autre cas entre seize et vingt ans, deux entre vingt et trente, et dix entre trente et quarante ans.

Quant aux symptômes que l'on observe dans le cours de cette affection des reins, ils ne les rapportent pas, comme l'ont fait jusqu'à présent les cliniciens, à l'état des reins et aux troubles fonctionnels qui en résultent ; au contraire, ils cherchent à les expliquer par les altérations vasculaires dont ils supposent l'existence et les troubles de nutrition qui en résultent pour les organes atteints. Ainsi, la céphalalgie dépend, d'après eux, de la périartérite des méninges, les troubles dyspeptiques d'une lésion analogue des vaisseaux de la muqueuse stomacale, la sécheresse de la peau des lésions des vaisseaux de la peau, etc.

Récemment Kelsch [1] a publié un travail critique sur les théories du mal de Bright, d'après des recherches anatomo-pathologiques personnelles. Il proteste contre l'abus que les histologistes allemands ont fait du microscope, grâce auquel ils ont égaré pendant de longues années ceux qui travaillaient sur ce terrain. Bright ne s'est jamais prononcé sur la nature de la maladie qu'il a découverte. Rayer, le premier, se prononça énergiquement pour sa nature inflammatoire. C'était un progrès, dit Kelsch, par ce que certaines formes sont inflammatoires, c'était une erreur, parce que d'autres ne le sont pas. Celles-ci se nommeraient mieux rein blanc et rein granuleux. Kelsch s'oppose à ce qu'on fasse de la néphrite parenchymateuse de Virchow une affection inflammatoire. Ce que Virchow appelle inflammation parenchymateuse, n'est pour lui qu'une nécrose par anémie, dans laquelle les vaisseaux et le tissu cellulaire interstitiel restent tout à fait hors de cause. Dans sa polémique contre l'inflammation paren-

[1] *Revue critique et recherches anatomo-pathologiques sur la maladie de Bright, Archives de Physiologie normale et pathologique.* 2e série, t. I. Paris 1874, p. 722.

chymateuse, il se sert exactement des mêmes arguments dont Traube usait autrefois. Il nie l'existence des altérations inflammatoires du tissu cellulaire interstitiel admises par Traube (infiltration cellulaire) dans la forme pure de l'état nommé par Virchow néphrite parenchymateuse ; mais il admet, quoique comme fait très rare, l'existence d'une combinaison de cette dernière avec la néphrite interstitielle. D'après Kelsch, le nom de néphrite ne doit être appliqué qu'à l'atrophie simple des reins (cirrhose de Grainger-Stewart, sclérose de Lécorché); car, dans ce cas, il y a réellement production nouvelle de tissus. Le premier degré de la néphrite interstitielle se manifeste par la production de cellules embryonnaires dans le tissu interstitiel, quelquefois il y a en même temps du gonflement de tout l'organe; le deuxième degré est caractérisé par l'organisation des cellules embryonnaires, et se termine par l'atrophie de l'organe. La réunion de toutes les formes des maladies diffuses des reins en un processus unique avec trois stades, n'est qu'un artifice. Le premier stade des auteurs n'a jamais été observé anatomiquement, c'est un produit de leur imagination; le deuxième n'a rien à faire avec l'inflammation. Il s'agit dans ce cas d'une dégénérescence primitive des épithéliums. Ce deuxième stade des auteurs (gros rein blanc des Anglais) est le résultat d'une insuffisante nutrition des épithéliums qui subissent alors une métamorphose régressive. Aussi cet état des reins ne s'observe-t-il que chez des individus misérables, considérablement affaiblis, chez des phthisiques, des scrofuleux, des syphilitiques et des individus atteints d'affections osseuses; il y a souvent en même temps de la dégénérescence amyloïde des vaisseaux, très rarement de la néphrite interstitielle. En général, pas de trace d'inflammation; les vaisseaux capillaires et le tissu cellulaire interstitiel sont tout à fait intacts. Pas de trace non plus de prolifération épithéliale; celle-ci ne pourrait pas faire défaut cependant si la dégénérescence épithéliale était le fait de l'inflammation.

L'affection rénale qui nait à la suite de la scarlatine est une véritable néphrite interstitielle, comme celle qui suit la variole. Les altérations des épithéliums qu'on y observe sont des phénomènes tout à fait secondaires, elles indiquent seulement la mort de l'épithélium.

Les maladies des reins, à la suite du choléra, n'ont rien à faire avec l'inflammation; c'est une nécrose aiguë des cellules, les vaisseaux et le tissu intersticiel restent intacts. Cette nécrose des cellules atteint la couche corticale et non les pyramides comme le croit Virchow. La néphrite catarrhale et croupale de cet auteur n'existe pas. Toutefois Kelsch avoue que l'épithélium qui a été détruit après le choléra peut être régénéré; il dit même l'avoir observé. Les jeunes cellules se coloraient avec le carmin.

Kelsch distingue le rein cardiaque de la néphrite. Les altérations portent seulement sur l'épithélium et surtout sur celui des canaux contournés. Le tissu cellulaire n'est pas atteint.

Il ressort clairement de ce qui précède que sur aucun point la doctrine des maladies diffuses des reins ne peut être considérée comme complètement établie. Les opinions des anatomo-pathologistes sur la nature des processus dont il est question ici, sur l'identité et la non-identité de quelques-uns d'entre eux sont encore bien loin d'être en concordance parfaite. Et aujourd'hui encore, ce que Rindfleisch disait dans la première édition de son *Traité d'anatomie pathologique*, Leipzig, 1867-69, page 416, est parfaitement vrai : « L'anatomie pathologique de l'inflammation des reins, dit-il, est le chapitre pour lequel nous avons pris le plus de soins, mais qui certes est le moins parfait. » Il ne faut donc pas s'étonner si jusqu'à présent les médecins praticiens ne sont pas arrivés à se faire une idée bien claire de la diversité des phénomènes qui se présentent pendant le cours de ces maladies des reins.

Les choses étant en cet état, je ne me dissimule pas que peut-être je paraîtrai trop audacieux en entreprenant de publier un nouveau travail sur ce point de la pathologie spéciale et, hélas! aussi de la thérapeutique, entouré de tant de difficultés et de tant d'obscurités. C'est à peine si mon entreprise peut être excusée par ce fait que durant une pratique de vingt-cinq ans, tant à l'hôpital qu'à la ville, dans une contrée où l'on rencontre un grand nombre de maladies des reins, j'ai eu de nombreuses occasions d'observer ces affections, et que, presque dès le début de ma pratique médicale, mon attention s'est portée principalement sur ces maladies, alors que j'étais assistant de Frerichs, à la clinique médicale de cette ville, et précisément à l'époque où fut publié l'ouvrage de cet auteur sur le mal de Bright, ouvrage qui fit époque.

J'ai donc dû me demander si le besoin se faisait sentir de reprendre dans un nouveau travail cette question qui avait été si souvent étudiée jusque dans les temps les plus récents. Je crois pouvoir, sans hésiter, répondre par l'affirmative. Une expérience clinique déjà vieille des observations prises avec tous les soins désirables et de nombreuses relations avec des confrères, m'ont appris que les idées que la plupart des médecins allemands ont aujourd'hui encore des maladies diffuses des reins, comprises sous le nom commun de mal de Bright, sont loin de leur donner des opinions exactes sur la marche de ces processus, que par conséquent elles ne leur permettaient pas de se rendre un compte exact de l'état des malades, ni de se servir avec fruit de leurs observations pour le pronostic et le traitement.

Partant donc d'un point de vue exclusivement clinique, j'en suis arrivé à diviser les maladies diffuses des reins qui présentent de l'albuminurie en un certain nombre de processus différents par leur essence; je me suis efforcé de reconnaître les particularités cliniques de chacun de ces processus, de façon à ce que l'on ait pour chaque cas une base solide pour le diagnostic, pour le pronostic, et autant que possible aussi pour le traitement En 1871 déjà, j'ai publié dans un petit travail [1] les résultats de mes observations ainsi que mes opinions sur la pathologie des inflammations diffuses des reins. Ce qui m'encourage beaucoup dans mon entreprise présente, c'est que les résultats auxquels je suis arrivé par l'observation clinique se trouvent confirmés, quant au fond, par beaucoup d'auteurs qui, plus que moi, ont soumis à des recherches anatomiques les phénomènes pathologiques qui ont leur siége dans les reins.

J'ai donc le courage de paraître devant le public avec ce que

[1] *Sammlung klinischer Vortræge*, publiée par Richard Volkmann, nº 35.

je sais sur ce sujet, non pas que je m'imagine être de force às urmonter toutes les difficultés qui s'opposent à l'entier accomplissement de ma tâche, mais parce que j'estime que mon travail pourra servir à éclairer cette question et à lui faire faire quelques pas de plus, et qu'ainsi, il sera de quelque utilité aux médecins praticiens. Cette conviction justifie ma publication, quoiqu'elle soit bien loin d'atteindre le but que je m'étais proposé.

Le peu de temps qui m'a été accordé pour ce travail, et les incidents désagréables qui l'ont troublé dans son cours, m'ont empêché d'utiliser tous les ouvrages, si nombreux du reste, qui ont paru sur ce sujet; je n'ai même pas pu me procurer plusieurs d'entre eux. Dans l'étude historique qui précède, je ne me suis arrêté qu'aux étapes principales qui marquent un progrès dans la science, une victoire remportée sur des erreurs. Si donc je n'ai pas cité quelque travail méritoire sur l'objet qui nous occupe, qu'on en accuse mon ignorance, et aucune autre cause.

Je divise de la façon suivante les affections des reins primitivement comprises sous le nom générique de mal de Bright, en me basant sur mes observations cliniques et mes recherches anatomiques :

1° Hypérémie des reins,

a active,

b passive;

2° Ischémie des reins et ses suites (affection des reins après le choléra);

3° Inflammation parenchymateuse des reins;

a aiguë,

b chronique;

4° Inflammation interstitielle ou induration du tissu cellulaire des reins (atrophie simple, cirrhose, sclérose, atrophie granuleuse);

5° Dégénérescence amyloïde des reins.

Je sais bien que cette division est loin de comprendre toutes les formes des maladies diffuses des reins. On rencontre les combinaisons les plus variées; mais il serait peu pratique d'établir une catégorie à part pour chacune d'entre elles. En effet, si l'on a égard aux nombreuses variétés que présentent ces combinaisons et aux degrés divers que peuvent présenter les diverses altérations, il serait impossible d'épuiser toutes les variétés possibles de l'état anatomique des reins ; mais, surtout à notre époque, il paraît impossible encore de diagnostiquer ces diverses combinaisons au lit du malade. — J'ajouterai aux différentes parties dans lesquelles ce travail est divisé, ce que j'aurai à dire de ces formes mixtes.

CHAPITRE PREMIER

DE L'HYPÉRÉMIE DES REINS.

A. — HYPÉRÉMIE ACTIVE OU AIGUE

Quand l'hypérémie active des reins ne constitue pas le début ou l'un des phénomènes de l'inflammation parenchymateuse des reins, nous ne connaissons cet état que comme résultat d'une action toxique. Lorsque la substance nuisible qui a produit cet état ne fait qu'un séjour très court dans le corps, les conditions normales se rétablissent très rapidement ; l'hypérémie active des reins ne peut être l'objet de recherches anatomiques que lorsque le poison a produit la mort par son action sur d'autres organes ou sur le système nerveux. Dans certains cas aussi, l'absorption continuelle du poison entretient cet état d'hypérémie des reins et provoque, à la longue, une inflammation véritable de ces organes. Mais il est certain que les néphrites aiguës produites par des poisons véritables peuvent compter parmi les événements rares de la pratique médicale.

Je ne range pas parmi les états hypérémiques, ainsi qu'on le fait souvent, ces processus qui prennent naissance dans les reins à la suite d'une élévation fébrile de la température du corps et qui donnent lieu à une albuminurie passagère. — En effet, dans la plupart des cas, l'autopsie démontre qu'il n'y avait pas d'hypérémie des reins et que dans les autres cas, où l'albuminurie persiste jusqu'à la mort et où l'on trouve les reins hypérémiés, il existe presque toujours en même temps des signes manifestes de gonflement et d'infiltration inflammatoires du tissu rénal. Dans le chapitre où j'ai traité de l'albuminurie, j'ai fait connaître mes opinions sur l'albuminurie fébrile; j'ajouterai seulement ici qu'il n'existe dans ces cas aucun autre symptôme du côté des reins.

Je ne place pas ici non plus les états hypérémiques des reins qui suivent d'habitude les brûlures étendues du corps, parce que, si la vie du malade se prolonge assez longtemps ils ne forment, en général, que le début d'une inflammation des reins.

Parmi les substances toxiques qui, absorbées, produisent une hypérémie active des reins et, quelquefois, une inflammation véritable de ces organes, la plus connue est la cantharidine. On a observé des symptômes violents d'hypérémie rénale aussi bien après l'usage interne de préparations cantharidiennes qu'après l'application des vésicatoires à la cantharide ou par suite de l'application de pommades à la cantharide sur des fontanelles. De larges sinapismes à la moutarde produisent sur les reins les mêmes effets que la cantharide. Il est incontestable que dans ces cas l'effet est produit par l'absorption de la cantharidine ou de l'huile volatile de moutarde que le sang amène jusqu'aux reins. Pour les huiles essentielles qu'il y a à considérer au point de vue de la production de l'hypérémie rénale, l'huile essentielle de térébenthine a seule quelque importance outre l'essence de moutarde. L'essence de térébenthine exerce cette action sur les reins qu'elle soit parvenue dans le sang par les voies digestives ou sous forme de gaz par des inhalations, pourvu qu'elle pénètre en quantité suffisante dans l'organisme. De fortes doses d'azotate de potasse produisent également de l'hypérémie rénale.

Je ne parlerai pas ici des empoisonnements par d'autres agents toxiques, qui peuvent également produire des symptômes d'hypérémie rénale, parce que, semble-t-il, ils donnent toujours lieu à des altérations plus profondes des reins en même temps qu'à de l'hypérémie ; parmi eux, on compte les empoisonnements par le phosphore, l'arsenic, l'acide sulfurique, et d'autres acides minéraux et le tartre stibié.

On connaît peu les altérations anatomiques que subissent les reins par l'action de la cantharide, de l'huile de moutarde, de l'essence de térébenthine, etc., parce qu'il est très rare qu'on ait l'occasion de les étudier sur le cadavre. Il paraît certain cependant que les deux reins sont atteints au même degré. Evidemment il faut laisser hors de cause les cas dans lesquels l'agent toxique, ayant été absorbé pendant un temps assez long, provoque à la fin une véritable inflammation des reins. D'après Nothnagel, après des empoisonnements mortels par la cantharide « les reins présentent le tableau du catarrhe le plus prononcé et non celui de la néphrite ». Mais ce qui caractérise l'empoisonnement par la cantharide, c'est l'inflammation souvent très violente de la vessie que l'on observe sur le cadavre ; aussi quelques auteurs disent-ils que le poison n'atteint pas du tout les reins. Dans les cas mortels d'empoisonnement par la cantharide, on trouve toujours des altérations inflammatoires des organes digestifs, outre les lésions rénales.

Dans tous ces cas, les symptômes du côté des voies urinaires n'apparaissent habituellement qu'assez tard ; ce sont des envies d'uriner fréquentes et pénibles, sans que la quantité d'urine soit augmentée d'une façon notable. Il paraît même qu'après l'empoisonnement par la cantharide, on a observé de l'anurie complète. Mais sans doute dans ces cas il s'agissait plutôt d'une néphrite véritable que d'une simple hypérémie. Dans beaucoup de cas l'urine est très sanglante ; dans d'autres, en même temps que quelques rares globules rouges, elle contient plus ou moins d'albumine, presque toujours quelques cylindres ; dans la majorité des cas, on ne trouve pas d'épithélium des canalicules urinaires. Je n'en ai pas trouvé dans un cas provoqué par l'absorption de vapeurs de térébenthine. Il fit défaut aussi dans un cas observé par Johnson et produit par l'ingestion d'une demi-once d'essence de térébenthine. Dans l'empoisonnement par la cantharide l'urine contient quelquefois des quantités de fibrine si considérables qu'elle se coagule dans la vessie et empêche l'écoulement de l'urine. Deux de mes malades n'accusèrent pas de sensations douloureuses dans les reins, mais il y en eut de très fortes chez un troisième malade, chez lequel l'affection rénale avait été provoquée par l'inspiration de vapeurs de térébenthine. Ce même malade éprouvait en même temps un tiraillement douloureux dans le gland. D'autres observateurs ont également indiqué la douleur rénale comme l'un des symptômes de l'hypérémie aiguë. — Dans mes observations, l'albumine disparaissait de l'urine aussitôt que les malades étaient soustraits à l'action de la cause nocive qui avait provoqué l'albuminurie. Chez un matelot qui était tombé malade après avoir inspiré des vapeurs de térébenthine, l'albuminurie ne dura que trois jours et elle avait disparu avant que l'urine n'eût perdu son odeur de violette. Dans le cas rapporté par Johnson l'albuminurie et l'hématurie persistèrent pendant dix jours au moins.

Dans les deux cas d'hypérémie des reins après un empoisonnement par la cantharide que j'ai observés, l'albuminurie et les autres symptômes du côté des appareils urinaires disparurent aussi au bout de peu de jours. Basham[1] dit, au contraire, qu'en opposition aux effets de l'essence de térébenthine les résultats de l'action de la cantharide sur les reins ne disparaissent pas quand la cause nocive a été écartée. Dans un cas, trois semaines après que l'on eût cessé l'emploi de la teinture de cantharide, l'urine contenait encore des globules sanguins libres et des cylindres de sang.

Lorsque ces poisons amènent la mort, celle-ci paraît être toujours occasionnée par des troubles fonctionnels d'autres organes. L'hypérémie des reins seule est incapable d'amener la terminaison fatale. Cependant j'ai dit déjà que, si ces poisons agissent pendant longtemps, ils peuvent produire des altérations persistantes des reins et amener la mort de cette façon.

Le diagnostic de l'hypérémie aiguë des reins n'offre aucune difficulté dès que l'on connaît la cause qui la produit et dès qu'apparaissent les signes connus d'une irritation des voies

[1] *Renal diseases, a clinical guide to their diagnosis and treatment.* London, 1870, p. 12.

urinaires. Par la constatation de ces symptômes, on est amené à analyser l'urine dans laquelle on trouve de l'albumine et du sang en plus ou moins grande quantité. L'excrétion spontanée de caillots fibrineux est la caractéristique de l'empoisonnement par la cantharide; comme il a été dit, ces caillots peuvent être si volumineux qu'ils empêchent la miction; d'autres fois la fibrine forme des caillots très grands dans le vase qui contient l'urine. C'est de cette manière que je pus découvrir une fois que la malade employait en secret de la pommade à la cantharide.

Observation XI. —Une dame de ma clientèle, qui avait l'habitude de passer l'été à la campagne, était sujette à des accès d'asthme qui la prenaient surtout par les temps orageux. Un jour, après avoir passé déjà deux mois à la campagne, elle vint à la ville, me fit appeler et se plaignit de souffrir depuis quelque temps de troubles urinaires très pénibles. Elle accusait surtout des envies d'uriner pénibles et très fréquentes; elle avait remarqué plusieurs fois que l'urine ne coulait pas tout de suite, mais seulement après quelques efforts de sa part et après que, suivant son expression, une masse gélatineuse était sortie de l'urèthre.La malade avait uriné peu avant mon arrivée; elle me fit voir le vase et dans le fait au fond il y avait une masse gélatineuse tout à fait transparente ayant à peu près la surface de la moitié de la paume de la main, l'urine était en assez grande quantité, tout à fait claire et d'un jaune assez foncé. Cette masse avait à peu près la consistance du blanc d'œuf cru et elle contenait quelques globules rouges. Ce phénomène me rappela aussitôt un fait antérieur.

Un jeune garçon boucher, avait eu de la péricardite dans le cours d'un rhumatisme articulaire aigu. Je lui avais fait appliquer à la région précordiale un vésicatoire cantharidien, de la grandeur de la paume de la main; on le laissa 12 heures en place. L'emplâtre fut enlevé le lendemain matin. Je fus appelé le soir du même jour parce qu'il était impossible au malade d'uriner. Je trouvai la vessie très distendue et j'introduisis une sonde. Il en sortit d'abord une masse gélatineuse tout à fait transparente, de la consistance du blanc d'œuf cru et ensuite seulement une urine tout à fait claire. Cette urine contenait une grande quantité d'albumine et, au bout d'un certains temps, elle laissa encore déposer une certaine quantité de fibrine.

Cette dame nia absolument avoir employé des vésicatoires. Cependant tout en palpant l'abdomen j'avais perçu une odeur particulière; persistant donc dans mes questions, ma malade m'avoua enfin que sur les instances de son médecin à la campagne et pour la soulager de ses accès d'asthme, elle avait établi un cautère sur le sternum et qu'elle l'entretenait avec de la pommade à la cantharide.

Cette cause nocive ayant été écartée, les troubles urinaires disparurent au bout de peu de jours et aussi rapidement l'albuminurie. Par malheur, dans ce cas, l'examen microscopique de l'urine ne fut pas fait.

Observation XII. — Le 2 octobre 1854, de bon matin, on amena à l'hôpital un matelot qui avait presque complètement perdu connaissance et qui venait d'un navire qui était entré pendant la nuit dans le port. Cet homme qui, auparavant, se portait tout à fait bien avait couché dans un endroit où se trouvait un vase rempli d'essence de térébenthine qui s'était brisé et avait perdu une partie de son contenu. L'haleine du malade sentait fortement la térébenthine, mais non pas les matières qu'il vomissait fréquemment. Il se plaignait d'un violent mal de tête. L'urine qui fut évacuée peu après l'entrée du malade, avait l'odeur de violette caractéristique, mais elle était claire et ne contenait pas d'albumine.

3 octobre. — Peu d'amélioration de l'état général. Tête chaude, figure bouffie. Pouls à 112. Anorexie complète. La petite quantité d'urine qui est évacuée, renferme beaucoup d'albumine ; le sédiment contient des globules sanguins rouges, des cylindres de sang et des cylindres hyalins, mais pas de cellules épithéliales provenant des canalicules urinaires. Le malade accuse une tension douloureuse dans la région rénale, douleur qui est augmentée par la pression. La douleur s'irradie jusqu'au gland.

4 octobre. — Pendant la nuit, il s'est établi spontanément des selles diarrhéiques aqueuses et sanglantes. L'état général est meilleur. Visage pâle. Plus de céphalalgie. Le malade a toute sa connaissance. Peu d'appétit encore. Le malade se plaint d'éprouver des envies fréquentes d'uriner et des douleurs en urinant. Urine claire, beaucoup de globules rouges et de cylindres pareils à ceux de la veille dans le sédiment. En même temps, quelques caillots sanguins assez gros, visibles à l'œil nu. Pas d'épithéliums provenant des canalicules urinaires. La douleur rénale persiste.

5 octobre. — Le malade se sent tout à fait bien. Pouls à 60. Peu de douleurs en urinant. L'urine a encore fortement l'odeur de la térébenthine, mais elle ne contient plus que des traces d'albumine.

7 octobre. — L'urine ne contient plus ni albumine ni cylindres.

Le *traitement* de l'hypérémie simple des reins, à moins qu'il ne faille traiter quelque complication du côté d'un autre organe produite par la même cause, doit se borner à écarter l'agent nuisible et tout au plus à donner au malade des boissons abondantes pour bien laver les reins. Basham exige un traitement plus énergique, des purgatifs huileux doux avec de l'opium, des bains chauds, le repos absolu au lit, des boissons mucilagineuses, du lait et de l'eau, une alimentation douce et végétale.

B. — HYPERÉMIE PASSIVE DES REINS OU PAR STASE

Ainsi que ce nom l'indique déjà cet état des reins n'est jamais une affection essentielle, mais il est toujours dû à des troubles graves de la circulation. On pourrait donc se demander s'il convient de décrire ici cet état pathologique, attendu que cet état des reins et les troubles fonctionnels qui l'accompagnent ne sont en somme que des symptômes d'une autre maladie. Mais comme il me semble qu'il existe encore de côté et d'autres des idées erronées sur ce point, j'ai pensé bien faire en donnant la description de l'hypérémie passive des reins dans mon travail.

On peut parfaitement distinguer deux processus différents qui tous les deux produisent la stase du sang veineux dans les reins, mais qui troublent d'une façon tout à fait différente les fonctions de ces organes. Ce sont : la stase générale dans tout le système veineux qui se produit dans les affections du cœur et certaines maladies des poumons, et la stase veineuse partielle produite par l'oblitération ou la compression, soit de la veine cave ascendante au-dessus de l'embouchure des veines rénales, soit de ces veines elles-mêmes.

L'oblitération des veines rénales a été observée souvent sur le cadavre ; naturellement elle n'existe en général que d'un seul côté. Mais l'intérêt pratique qu'elle offre est très faible ou nul, d'abord parce qu'elle se produit en général sur des reins qui sont déjà très malades (cancer, dégénérescence amyloïde des reins), et ensuite parce que si les reins sont sains, elle ne se produit qu'à la fin de maladies très graves, c'est alors un symptôme précurseur de la mort. C'est ainsi que j'ai vu la thrombose d'une veine rénale dans un cas de cancer de l'estomac et une autre fois sur le cadavre d'un jeune homme qui avait été excessivement vigoureux jusqu'au moment où il tomba malade et dont tout le poumon gauche était pris d'hépatisation grise. C'est pourquoi la thrombose de l'une des veines rénales n'occasionne pas des symptômes assez tranchés pour qu'ils frappent nécessairement l'attention à côté des phénomènes déjà existants d'une affection rénale grave ou d'une maladie d'un autre organe. Je ne crois pas que l'on ait jamais reconnu pendant la vie la thrombose d'une veine rénale ou au moins que jamais le diagnostic ait été motivé par des raisons qui auraient exclu toute autre explication des phénomènes observés.

Mais les symptômes de stase veineuse des reins due à la thrombose de la veine cave ascendante au-dessus de l'embouchure des veines rénales se distinguent tout à fait de ceux qui sont provoqués dans les reins par suite d'une stase veineuse générale due à une maladie du cœur ou des poumons, sans compter les autres phénomènes qui accompagnent cette thrombose. Cette différence dans les effets de l'hypérémie veineuse des reins suivant le siège de la cause qui produit les troubles de la circulation a sa raison d'être dans cette circonstance que si le cours du sang est interrompu dans la petite circulation, il en résulte nécessairement une anémie artérielle générale et par suite une chute de la pression dans les vaisseaux des reins. Il n'en est pas de même pour les effets produits par l'oblitération de la veine cave ascendante. Le sang de la moitié inférieure du corps qui doit revenir au cœur droit, y arrive par des voies collatérales dans ces cas, malgré l'oblitération de la veine cave, et si au début ce retour du sang par des voies détournées ne se fait pas complètement, cependant le système aortique reçoit une quantité suffisante du sang puisque celui de la veine cave descendante et des veines hépatiques lui parvient sans encombre. Mais dans les branches afférentes de la veine cave inférieure la pression deviendra de plus en plus forte et il en résultera nécessairement de l'œdème de la moitié inférieure du corps. Si maintenant nous considérons ce qui doit résulter de cet état de choses pour les vaisseaux des reins, nous verrons que le premier effet sera une surcharge et une élévation de pression considérables dans les veines de ces organes. Les veines rénales pourront déverser une partie de leur contenu dans le segment supérieure de la veine cave inférieure, dans les veines azygos et demi-azygos, grâce à leurs anastomoses avec les veines du tissu cellulaire qui entoure le rein ; malgré cela la pression y sera toujours excessivement forte. Toutefois la pression dans les artères rénales reste à peu près la même. Il en résulte inévitablement une élévation anormale de la pression sanguine dans les glomérules, pression qui donne lieu non seulement à une diurèse abondante, mais aussi à la sécrétion de l'albumine, et, probablement par la rupture de quelques anses vasculaires à la présence de quantités souvent assez considérables de sang dans l'urine. Il est rare qu'une thrombose de la veine cave inférieure se produise chez des individus sains. Je n'ai trouvé dans la littérature médicale aucun cas où l'on ait accordé l'attention nécessaire aux fonctions des reins dans ces cas. J'ai décrit plus haut (Obs. I, p. 41) un fait de ce genre.

Mais dans la pratique médicale on rencontre souvent des cas de stase veineuse générale. Ces cas seront donc seuls l'objet de notre étude. Il y a toujours dans ces cas une diminution de la quantité de sang et de la pression dans le système aortique. Les effets sur les fonctions des reins doivent donc être différents de ceux qui résultent d'un trouble circulatoire local provenant de la veine cave inférieure.

Etiologie.

Il faut que la stase veineuse générale soit portée à un degré assez élevé pour exercer une influence notable sur les reins et leurs fonctions. Ordinairement quand la stase est très prononcée elle est occasionnée par une affection du cœur. Parmi les affections cardiaques, celles qui ont le plus d'importance, à notre point de vue, sont les lésions valvulaires dès que les troubles circulatoires qu'elles occasionnent ne sont plus compensés naturellement. Sous le rapport de la fréquence on trouve en première ligne les rétrécissements de l'orifice mitral. Cependant des altérations du muscle cardiaque peuvent avoir sur la distribution du sang les mêmes effets que les lésions valvulaires, dès que le muscle cardiaque est assez dégénéré pour que le cœur ne puisse plus remplir les fonctions qui lui sont dévolues dans la circulation. J'ai notamment observé une cyanose très prononcée et des troubles fonctionnels graves des reins dans l'atrophie du muscle cardiaque consécutive à la péricardite. Je n'ai pas vu ces états pathologiques et ces troubles fonctionnels arriver à un degré aussi élevé dans les cas d'exsudats péricardiques très volumineux.

Quant aux affections pulmonaires comme cause de l'hypérémie passive en général et de celle des reins en particulier, il convient de faire observer que les effets qu'elles produisent ne sont pas en rapport direct avec le nombre des vaisseaux de la petite circulation dont elles amènent la destruction. Les maladies des poumons qui produisent le plus souvent l'oblitération et la destruction de nombreuses ramifications de l'artère pulmonaire, les processus liés à la phthisie ne produisent que rarement les symptômes d'une stase veineuse générale parce que la fièvre hectique diminue si rapidement le volume de la masse sanguine que les vaisseaux pulmonaires encore perméables suffisent pour contenir ce qui en reste. Les affections pulmonaires qui amènent l'oblitération d'un grand nombre de capillaires des poumons tels que l'emphysème pulmonaire et certaines formes de pneumonie interstitielle, et qui produisent quelquefois ensuite le rétrécissement des troncs artériels principaux, plus souvent le rétrécissement et l'oblitération de nombreuses ramifications de l'artère pulmonaire sont celles qui ont comme conséquence une stase veineuse générale très prononcée et quelquefois aussi l'hypérémie veineuse des reins ainsi que ses symptômes. Mais ces états pathologiques et ces troubles fonctionnels sont bien plus rares et surtout moins prononcés pendant les maladies des poumons que pendant celles du cœur.

Je n'ai jamais vu de stase veineuse des reins très prononcée ou observé des symptômes bien graves d'hypérémie passive de ces organes à la suite d'exsudats plueraux et de pneumothorax.

Anatomie pathologique.

Dans ce chapitre d'anatomie pathologique, je me bornerai à parler de cet état des reins que l'on a décrit récemment sous le nom d'induration cyanotique des reins. Klebs[1] le décrit de la façon suivante : « Les reins sont plus grands qu'à l'état normal, et ordinairement entourés de peu de graisse. La capsule se détache facilement ; on voit alors la surface des reins qui est très hypérémiée et tout à fait lisse ; les réseaux veineux étoilés sont surtout très élargis et très distendus. Tout l'organe a une consistance plus ferme qui reste la même quand on l'a débarrassé du sang qu'il contient. Sur une coupe verticale, les deux substances sont fortement colorées en rouge ; cependant, comme les vaisseaux droits sont très distendus les pyramides médullaires ont une coloration plus foncée. Dans la substance corticale l'hypérémie est plus régulière, elle est capillaire, les glomérules ne paraissent pas d'habitude contenir une grande quantité de sang. Au microscope, on constate également la distention des veines et des capillaires jusqu'aux glomérules. Les épithéliums des canalicules urinaires ne sont ordinairement pas altérés ; au contraire, le tissu interstitiel est dur, peu ou point élargi ; on peut facilement le préparer à l'état frais et il a une texture plus fibreuse qu'à l'état normal.

« Les reins peuvent être longtemps dans cet état sans que leurs fonctions en soient troublées. Mais une légère élévation de la pression artérielle suffit pour qu'il sorte de l'albumine ou du sang des glomérules, attendu que l'écoulement du sang veineux est très difficile. Cet état présente un deuxième danger encore, c'est une maladie consécutive des reins, dont la nutrition se fait mal avec un sang riche en acide carbonique et pauvre en oxygène ; les cellules épithéliales, surtout celles des canaux contournés, prennent un aspect granuleux, la substance corticale devient

[1] *Handbuch der pathologischen Anatomie.* 3e fascicule, p. 631. Berlin, 1870.

gris-rouge pâle en opposition à la substance médullaire qui a une teinte cyanique parce que le gonflement des cellules épithéliales des canaux contournés produit l'anémie des capillaires environnants. Le sang des glomérules ne pouvant plus s'écouler ceux-ci se présentent sous la forme de grains rouge foncé qui tranchent sur la pâleur des tissus qui les entourent. Souvent ces glomérules éclatent et versent le sang qu'ils contiennent dans les canalicules urinaires. »

Klebs indique encore un autre danger, il peut se produire des altérations interstitielles surtout dans la couche corticale superficielle. Dans les cas récents, le tissu interstitiel est infiltré d'éléments lymphatiques surtout dans les environs des glomérules et près de la partie initiale des canalicules urinaires. Plus tard il se forme un tissu cicatriciel qui en se rétractant oblitère un certain nombre de canalicules et de glomérules de Malpighi.

Rindfleisch [1] nie l'existence d'une néphrite par stase veineuse; cependant il accorde que dans les cas dont il s'agit ici le tissu cellulaire interstitiel peut proliférer; mais il pense que cette prolifération est le résultat d'une nutrition surabondante, attendu que le tissu nouveau a tous les caractères d'un développement homologue.

Bright déjà avait déclaré que les altérations que subissent les reins par suite d'une stase veineuse générale diffèrent des véritables maladies des reins, et plus tard Traube s'éleva contre l'opinion qui faisait de ces altérations des lésions inflammatoires. Dans ces derniers temps Lécorché seul en a fait une forme particulière de sa néphrite interstitielle ou sclérose du rein.

On peut se demander si les processus qui amènent une production exagérée du tissu cellulaire dans un grand nombre d'organes quand la stase veineuse est de très longue durée, et qui donnent à ces organes une consistance si dure, sont de nature inflammatoire ou non. En tout cas, cette dénomination n'est guère en rapport avec l'usage. On n'appelle pas pneumonie interstitielle l'induration pigmentée brune des poumons dans les lésions de l'orifice auriculo-ventriculaire gauche, ni péritonite

[1] *Lehrbuch der pathologischen Gewebelehre.* Leipzig, 1867-69, p. 436.

l'épaississement du péritoine dans la stase du système de la veine porte. En tout cas, dans l'hypérémie passive des reins, au moins dans les cas purs de tout mélange, on ne trouve pas entre les canalicules urinaires cette accumulation d'éléments lymphatiques caractéristiques de l'inflammation ; jamais je n'ai vu de gonflement inflammatoire des cellules épithéliales des canalicules urinaires ; cependant je ne nierai pas que celles-ci puissent subir la dégénérescence graisseuse, c'est-à-dire se détruire par atrophie ; c'est aussi par l'atrophie de quelques canalicules urinaires et de leurs glomérules que je m'explique ces enfoncements cicatriciels superficiels que j'ai vu souvent exister en grand nombre à la surface des reins dans les affections anciennes du cœur. Il faut naturellement les distinguer avec soin des cicatrices très profondes qui résultent d'embolies et que l'on rencontre si souvent dans les reins à côté des effets d'une hypérémie veineuse de longue durée. Mais jamais à la suite d'une stase prolongée dans les reins je n'ai remarqué que le volume de ces organes soit descendu au-dessous du volume normal. Par contre, il m'est arrivé plusieurs fois que des malades atteints d'atrophie simple des reins ont été, pendant la période où je les observais, atteints d'endocardite de la valvule mitrale et qu'il en conservèrent des lésions durables. Je pense donc que dans les cas d'atrophie simple des reins que l'on suppose avoir été produits par une stase veineuse prolongée résultant d'une affection cardiaque, on a fait une confusion quant aux dates respectives où ces divers processus ont débuté.

Rosenstein[1] fait entrevoir la possibilité d'une autre explication pour la coexistence de l'atrophie des reins avec les affections valvulaires du cœur. Pour lui ces deux maladies sont les résultats d'une même cause fondamentale, du rhumatisme. Je reviendrai sur cette question à propos de la néphrite aiguë.

Parmi les altérations que l'on trouve à côté de l'induration cyanotique des reins et de ses causes, je citerai en particulier l'hydropisie, d'abord parce qu'on la rencontre presque toujours dans ces cas et ensuite parce que je crois qu'elle est très étroitement unie aux troubles fonctionnels des reins que l'on observe

[1] Loc. cit., p. 54.

dans la stase veineuse générale. Dans presque tous les cas de ce genre l'hydropisie est limitée au territoire de la veine cave inférieure; quelquefois seulement on trouve des exsudats assez volumineux dans les cavités séreuses de la cage thoracique. En général, la tête et les bras sont libres de tout gonflement hydropique. La manière dont se propage l'hydropisie dans ces cas, et qui diffère tout à fait de celle que l'on observe dans les véritables maladies des reins, dépend de la distribution irrégulière du sang veineux. Elle n'a de rapport avec les troubles fonctionnels des reins que parce que ceux-ci créent une disposition particulière aux exsudats hydropiques. Dans un autre travail [1], j'ai cherché à donner les raisons d'ordre mécanique pour lesquelles dans les maladies du cœur et surtout dans les lésions de la valvule mitrale, l'hydropisie est généralement limitée au territoire de la veine cave inférieure.

Symptômes en général.

En décrivant les symptômes de l'hypérémie passive des reins, je ne m'occuperai de ceux de la maladie principale (affection du cœur ou des poumons) que tant qu'il sera nécessaire pour faciliter la compréhension des troubles fonctionnels des reins. Ces phénomènes sont, d'un côté, une surcharge générale de tout le système veineux pouvant arriver jusqu'à la cyanose, et d'un autre côté une diminution de la quantité de sang contenue dans le système aortique; de telle sorte que, dans les cas extrêmes, le pouls radial devient petit et faible au point qu'il est impossible de le sentir; en d'autres termes, les phénomènes consistent en une très forte élévation de la pression dans le système veineux et un abaissement correspondant de cette pression dans le système artériel. Des altérations du rythme du cœur et d'autres irrégularités du pouls sont des phénomènes inconstants qui n'ont que peu d'importance pour le sujet que nous traitons.

Comparons maintenant les symptômes qui nous sont fournis par les reins dans les cas de stase veineuse générale, par consé-

[1] *Deutsches Archiv für klin. Medicin.* T. IV, p. 269, note.

quent surtout dans les cas de lésions cardiaques non compensées, avec ceux que nous observons dans les cas de stase partielle par suite de l'oblitération de la veine cave. Il ressort évidemment de cette comparaison que dans les maladies du cœur les troubles fonctionnels des reins ne peuvent être mis qu'en partie sur le compte de l'hypérémie passive de ces organes, et qu'en grande partie ils sont la suite de la diminution de la tension artérielle qui existe en même temps.

Presque toujours, ce n'est que lorsque la maladie du cœur a duré très longtemps, quand l'aspect cyanosé de la face prouve que le sang veineux s'est accumulé à la périphérie du corps et que les troubles circulatoires produits par la lésion du cœur ne sont plus compensés, quand à chaque effort que fait le malade sa respiration devient difficile, c'est alors seulement que l'œdème apparaît aux extrémités inférieures et que l'attention se porte sur l'état des fonctions des reins. Toujours dans ces cas la quantité d'urine éliminée dans la journée est bien au-dessous de la quantité normale. Cette urine, peu abondante, est ordinairement d'un brun-rouge sombre ; fraîchement émise elle est claire, mais elle se trouble rapidement, grâce à un précipité extrêmement abondant d'urates. La réaction est en général acide. L'urine des individus atteints de maladies du cœur paraît devoir souvent son acidité à la présence d'un acide libre, parce que fréquemment elle contient de l'acide urique sous forme de cristaux ou de sable. Le poids spécifique de l'urine est toujours plus élevé qu'à l'état normal, il peut monter à 1,030 et même au delà de 1,035. Aussi contient-elle beaucoup d'éléments solides et surtout beaucoup d'urée. Elle peut en contenir plus de 5 p. 100. L'urine des individus affectés de maladies du cœur contient aussi pour 100 parties beaucoup plus d'acide urique que celle d'individus sains. Souvent aussi la quantité absolue d'acide urique est beaucoup plus élevée. Quand il se produit de l'hydropisie, l'urine contient de l'albumine. Cependant la quantité d'albumine est peu considérable, elle atteint rarement la proportion de 2 p. 100. Dans ces cas, on trouve presque toujours en même temps dans le sédiment des cylindres pâles homogènes et minces, mais en très petite quantité ; ces cylindres portent rarement des cellules épithéliales provenant des canalicules urinaires. Très souvent, à côté des cylindres, on trouve quelques globules rouges ; mais il n'y en a jamais assez pour donner à l'urine une coloration bien évidente, à moins qu'à côté de l'hypérémie veineuse il ne se soit formé dans le rein un infarctus hémorrhagique.

On n'observe pas dans l'hypérémie veineuse des reins des douleurs dans la région rénale, ni même une sensibilité bien marquée à la pression, à moins qu'il n'y ait en même temps un infarctus hémorrhagique ou des concrétions urinaires dans le bassinet; j'ai observé ces deux complications. Dans ces conditions, le gonflement des reins se fait trop lentement pour pouvoir produire une irritation un peu forte des nerfs de la capsule.

Comme je l'ai fait observer déjà, l'attention des médecins n'est appelée sur l'état des reins que lorsqu'il se produit de l'œdème, et alors on trouve la sécrétion urinaire dans l'état que je viens de décrire. L'urine reste peu abondante aussi longtemps que l'hydropisie augmente, elle garde également pendant tout ce temps les propriétés que je viens d'indiquer.

Une fois que ces troubles fonctionnels des reins se sont établis chez des individus atteints d'une maladie du cœur, ils peuvent persister jusqu'à la mort; celle-ci arrive alors au milieu des phénomènes d'une hydropisie et d'une gêne respiratoire sans cesse croissantes, à moins toutefois qu'une embolie ou d'autres accidents dont la source est dans le cœur ne mettent subitement fin à l'existence. *Autant que je sais, jamais encore on n'a observé d'accidents urémiques dans le cours des maladies du cœur où les reins ne présentaient pas d'autres altérations que l'induration cyanotique.* Franck déjà avait relevé ce fait.

Mais dans d'autres cas les troubles fonctionnels des reins qui se présentent dans le cours des maladies du cœur peuvent disparaître complètement, et souvent d'une manière tout à fait subite quand les malades échangent des conditions hygiéniques déplorables contre d'autres bien meilleures ; par exemple, quand des vagabonds sans asile viennent recevoir des soins à l'hôpital, ainsi que j'ai eu l'occasion de l'observer plusieurs fois. Les secours de l'art amènent quelquefois de l'amélioration avec une rapidité vraiment étonnante dans des cas en apparence désespérés où la lésion cardiaque n'a été pendant longtemps l'objet d'aucun traitement, mais où le muscle cardiaque n'est pas encore trop dégénéré.

Dans d'autres cas encòre, l'état de la fonction rénale varie pendant de longues périodes et avec des intervalles assez considérables. Pendant des mois la quantité d'urine éliminée par jour est petite, le liquide sécrété conserve un poids spécifique élevé, il contient de l'albumine, et pendant tout ce temps l'hydropisie persiste avec ténacité. Et puis l'urine peut couler avec plus d'abondance, l'albumine peut disparaître ainsi que l'hydropisie. J'ai vu des individus atteints de maladies du cœur qui avaient été forcés de garder le lit pendant la moitié d'un hiver à cause d'une hydropisie considérable, et qui plus tard vécurent encore pendant de longues années assez valides, jouissant d'une santé relativement bonne, jusqu'à ce qu'enfin le cœur étant devenu définitivement incapable de remplir ses fonctions, ils furent repris d'une nouvelle attaque d'hydropisie et moururent à la fin.

Symptômes en particulier.

Si dans les maladies du cœur on observe attentivement les phénomènes que présentent les organes de la circulation et leurs rapports avec l'activité fonctionnelle des reins, on se convainc que dans ces cas les troubles fonctionnels des reins ne dépendent pas de l'état anatomique de ces organes, de ce que l'on appelle leur induration cyanotique, mais des troubles qu'apporte l'affection cardiaque dans la distribution régulière du sang dans l'organisme. Les mêmes reins qui pendant des mois entiers, tant que la tension artérielle est au-dessus de la normale et que la coloration cyanique du malade indique une surcharge énorme du système veineux, sécrètent une urine peu abondante, haute en couleur, albumineuse et d'un poids spécifique élevé, sécrèteront une urine abondante, claire, sans albumine, ayant un poids spécifique normal aussitôt que par les efforts de la nature ou par ceux de l'art les troubles circulatoires auront été compensés, aussitôt que la pression artérielle sera redevenue ce qu'elle doit être et que la pression dans les reins sera redescendue à son niveau normal. Le cas suivant en donnera la preuve.

Observation XIII. — J. L., terrassier, vingt-deux ans, né à Posen, fut admis à l'hôpital le 24 novembre 1874, L. assure n'avoir jamais été malade autrefois, il se sentait bien portant jusqu'à il y a deux mois. Depuis ce temps, il observa que sa respiration devenait courte quand il marchait vite et qu'il faisait des efforts violents, et puis que ses pieds gonflaient un peu. Mais ce gonflement augmenta bientôt, de sorte que depuis trois semaines il ne peut plus travailler.

État à l'entrée. — Homme d'une taille au-dessous de la moyenne, assez frêle, muscles peu développés, peu de graisse, teinte cyanique du visage, jambes et pieds fortement œdémaciés, la peau y présente une coloration légèrement cyanique, cuisses moins gonflées. Par contre, œdème du scrotum et des parois abdominales, de même que du tissu cellulaire sous-cutanée de la partie inférieure du dos. Ascite peu considérable. Thorax : à gauche, voussure très prononcée en bas. Battements du cœur à gauche du sternum dans les 4e, 5e et 6e espaces intercostaux, sensibles à la vue et au toucher dans la 6e espace jusqu'à 4 centimètres en dehors du mamelon. Dans le creux épigastrique, tout à fait contre le bord gauche du sternum, soulèvement systolique sensible à la vue et au toucher. Fortes ondulations des veines jugulaires. Il fut impossible de constater nettement des battements hépatiques. La matité du cœur est augmentée dans tous les sens. Elle s'étend en haut jusqu'au 2e espace intercostal gauche, à gauche jusqu'à 4 centimètres au delà de la ligne mamillaire, et à droite à 3 centimètres au delà du bord droit du sternum. La matité du foie, suivant la direction de la ligne mamillaire droite, s'étend à 3 centimètres au-dessous du rebord des côtes. — A l'auscultation, on entend un souffle systolique et un souffle diastolique très rudes à la pointe. — On entend également un souffle systolique tout près du bord gauche de l'appendice xiphoïde, au point où l'on perçoit les battements épigastriques, mais il diffère entièrement du souffle systolique de la pointe. — Tons aortiques faibles, mais purs. Le ton diastolique perçu au-dessus de l'artère pulmonaire est plus accentué. Pouls à 116, petit, faible et irrégulier. Respiration 28. — Urine très haute en couleur, elle contient environ 0,2 pour 100 d'albumine.

Diagnostic. — insuffisance et rétrécissement de la valvule mitrale. Dilatation et hypertrophie du ventricule droit. Insuffisance relative de la valvule tricuspide. Hypérémie passive du foie et des reins. Hydropisie consécutive.

26 *novembre.* — Traitement : infusion de digitale (2 grammes) 100 gr., solution de carbonate de potasse saturé avec du jus de citron 100 gr., m., d., s. une cuillerée à bouche toutes les deux heures. Repos au lit.

Grâce à ce traitement, le malade se remit extraordinairement vite. Le pouls perdit de sa fréquence et tomba à 84 et puis à 72 ; il devint régulier, plein, l'artère était tendue. La teinte cyanique du visage et des extrémités disparut. L'urine coula avec plus d'abondance. Le 30 novembre, il n'y avait déjà plus trace d'albumine dans l'urine et l'hydropisie avait disparu. — Le tableau suivant donne un aperçu des quantités des diverses substances éliminées par jour avec l'urine.

DATES	QUANTITÉ D'URINE PAR JOUR		ALBUMINE		URÉE		OBSERVAT.
	CENTIM. cubes	POIDS spécifiques	0/0	En tout	0/0	En tout	
Nov. 25	542	1026	0,024	0,13	5,0	27,1	Le jour d'avant on avait évalué la quantité d'albumine à 0,2 0/0.
26	510	1030,5	traces.				
27	890	1032	traces.				
28	620	1024	traces.				
29	3580	1010	tr. dans l'urine du jour				
30	4160	1010					
Déc. 1	3900	1007,5					
2	2870	1099					
3	2340	1013					
4	1710	1015					

Le 2 décembre, on supprima la digitale. A partir de ce moment, la quantité d'urine fut moins abondante, et pendant la semaine qui suivit, elle descendit durant quelques jours à 850 cent. cubes par jour environ. Il y eut de nouveau des traces d'albumine dans l'urine surtout dans l'urine du jour quand le malade restait hors du lit. Mais à mesure que le malade reprit des forces, la quantité d'urine redevint considérable, et l'albumine disparut.

Il est tout à fait hors de doute que dans ce cas et les cas analogues, il faut attribuer la diminution de la sécrétion urinaire à l'abaissement de la tension artérielle. Car, lorsque la tension dans le système artériel se relève à son niveau normal [1], immé-

[1] Les tracés sphygmographiques qui sont placés ici donnent une idée de la tension artérielle que l'on a observée chez L. Le tracé I est du 23 janvier,

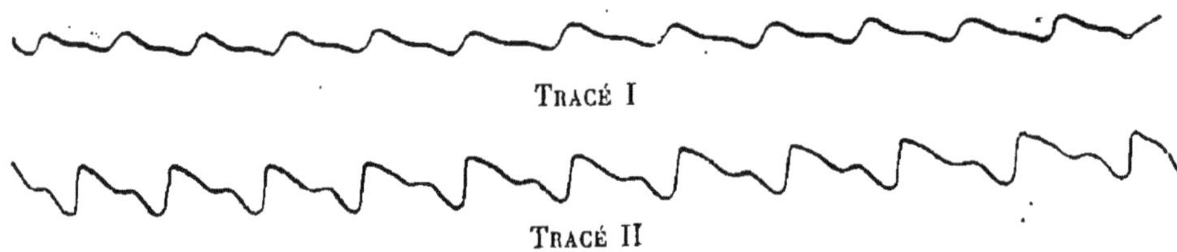

TRACÉ I

TRACÉ II

alors que la sécrétion urinaire était fort peu abondante et l'urine albumineuse. Le tracé II est du 1er février; le malade avait pris de la digitale, l'urine était abondante et ne contenait pas d'albumine.

diatement la sécrétion urinaire devient plus abondante, de sorte que dans ce cas (ainsi qu'on l'a noté expressément dans sa relation), comme dans d'autres où j'ai fait attention à ce fait, la quantité d'eau éliminée par les reins est bien supérieure à celle qui est ingérée par les aliments et par les boissons. Les variations de la densité de l'urine dépendent des mêmes conditions.

Chez beaucoup d'individus atteints de maladies du cœur les fonctions digestives et l'assimilation des sucs nutritifs se font assez bien encore, même quand il y a déjà des symptômes bien nets d'insuffisance cardiaque. Il se forme par conséquent dans les tissus la quantité normale de produits azotés de désassimilation et ceux-ci se mélangent au sang. Mais dans les reins cardiaques les épithéliums conservent leur structure normale et ils continuent à remplir leurs fonctions, qui sont de séparer du sang les résidus azotés des échanges nutritifs. Aussi la petite quantité d'urine que les glomérules peuvent fournir sous l'influence d'une pression artérielle très faible est saturée de ces éléments spécifiques de l'urine. Chez les individus très misérables où les échanges nutritifs sont réduits à leur plus simple expression, l'urine est très peu dense, quoiqu'elle soit sécrétée en fort petite quantité. — Quelquefois parmi les éléments constitutifs de l'urine l'acide urique occupe une place importante ; j'ai observé souvent chez des individus atteints de maladies du cœur que l'acide urique se trouvait par rapport à l'urée dans la proportion de 1 : 20. Cela ne tient pas à l'état des reins, mais à l'influence que les troubles respiratoires chez les individus atteints de maladies du cœur exercent sur les échanges nutritifs et leurs produits [1].

C'est à la quantité relativement et souvent absolument considérable de sels uriques qui existe dans ces urines qu'il faut attribuer la coloration très foncée des sédiments qui s'y forment quand elles se refroidissent. Ces sels sont d'autant moins maintenus en dissolution que la petite quantité d'urine qui les contient est en général très acide et qu'il s'y trouve de l'urate de

[1] Comp. Bartels : *Harnsæureausscheidung in Herzkrankheiten. Deutsches Archiv für klin. Medicin.* T. I, p. 13.

soude, sel acide et très peu soluble. Plus haut déjà, j'ai émis l'hypothèse qu'il devait y avoir un acide libre dans l'urine des individus atteints de maladies du cœur. En tout cas, je ne puis pas m'expliquer autrement ce fait que j'ai observé souvent, que chez ces malades l'acide urique se sépare des bases avec lesquelles il est combiné déjà dans l'intérieur des voies urinaires et qu'il est excrété sous forme de cristaux ou bien qu'il forme de petites concrétions. Peut-être le catarrhe des bassinets qui accompagne habituellement l'hypérémie passive des reins et le produit que sécrète la muqueuse font-ils fermenter certains éléments de l'urine et donnent-ils lieu ainsi à la formation d'un acide libre. (Meckel, Scherer) [1].

Je crois que, dans les maladies du cœur, l'albuminurie est due à l'élévation anormale de la pression dans les veines rénales et que l'albumine passe, non pas à travers les anses capillaires des glomérules de Malpighi, mais que, sous l'effort de cette pression, elle passe des capillaires intertubulaires dans les canalicules urinaires. Quelques globules rouges arrivent de la même façon dans l'urine. J'ai exposé plus haut déjà les raisons qui me font admettre cette hypothèse. Dans les maladies du cœur l'albumine apparaît et disparaît avec la cyanose, suivant que la pression artérielle monte ou descend.

Mais dans les cas simples d'hypérémie passive des reins la quantité d'albumine contenue dans l'urine est toujours très faible, elle dépasse rarement 0,1 p. 100. Et, comme dans ces cas l'émission de l'albumine concorde toujours avec l'excrétion d'une quantité d'urine excessivemement petite, la quantité d'albumine aussi perdue par l'organisme se réduit à une fraction de gramme pour vingt-quatre heures. Ces pertes en albumine n'ont donc aucune influence sur la nutrition et sur la composition du sang, aussi peu que sur l'apparition et la disparition de l'hydropisie.

Par contre, dans les maladies du cœur, l'apparition et la disparition de l'hydropisie sont liées par les rapports les plus intimes à la quantité d'eau qui est éliminée par les reins. Si,

[1] Comp. Neubauer et Vogel. *Anleitung zur qualitativen und quantitativen Analyse des Harns*. 6e édition, p. 109. Recherches de Voit et Hoffmann.

par suite de la diminution de la pression artérielle, la quantité d'eau éliminée par les reins est plus petite qu'à l'état normal, il reste de l'eau dans le sang et il se forme ainsi de l'hydrémie. Il en résulte ensuite un gonflement hydropique des parties du corps où la stase veineuse est le plus prononcée, c'est-à-dire dans le territoire de la veine cave inférieure. Si, dans ces conditions, on réussit à rétablir l'équilibre dans la circulation et à rendre au système artériel sa tension normale, les reins enlèvent quelquefois au sérum dilué une quantité d'eau vraiment énorme et au bout de peu de temps l'hydropisie a disparu.

Marche et terminaisons.

La marche de l'hypérémie passive des reins dépend absolument de la maladie principale par laquelle elle est produite. Si cette maladie est telle que les troubles circulatoires qu'elle provoque peuvent être diminués ou compensés, comme, par exemple, dans les lésions mitrales récentes, la stase peut être compensée par l'hypertrophie du ventricule droit. Les symptômes d'hypérémie rénale, s'il s'en est montré, rétrocèdent également, pendant tout le temps que la compensation reste complète. Mais ces symptômes du côté des reins deviennent persistants lorsque la compensation est incomplète, lorsque, pour nous en tenir aux mêmes exemples, le tissu musculaire du ventricule hypertrophié devient graisseux et qu'ainsi la force de propulsion du cœur devient de plus en plus faible. Alors la quantité d'urine éliminée par jour diminue de plus en plus jusqu'à ce qu'enfin il n'y en ait plus que quelques gouttes par jour avant que les malades meurent hydropiques au dernier degré, à moins que la terminaison fatale ne soit amenée auparavant par des accidents intercurrents, embolies cérébrales, infarctus hémorrhagiques des poumons, paralysie du cœur ou d'autres.

Comme je l'ai dit déjà, il ne se présente pas d'accidents urémiques dans le cours des troubles fonctionnels des reins produits par une stase veineuse générale. Cela est dû en partie à ce que dans les reins cardiaques l'épithélium des canalicules urinaires reste intact, et que bien que la quantité d'eau sécrétée par les glomérules de Malpighi soit réduite à sa plus simple expression, cet épithélium continue à enlever au sang les éléments excrémentiels qui appartiennent à l'urine, ce qui empêche leur accumulation dans le sang et dans le cerveau. Ce fait est prouvé non seulement par l'observation clinique, car dans l'urine des individus affectés de maladies du cœur, quelque peu abondante qu'elle soit, on trouve souvent les éléments de l'urine en grande quantité, mais encore par les expériences très ingénieuses de Heidenhain et Neisser [1]. L'autopsie de ces individus atteints de maladies de cœur fournit quelquefois des arguments contre l'extension trop considérable que l'on a donné à la théorie de Traube sur les phénomènes urémiques. Chez les malades qui ne deviennent pas urémiques, il n'est pas rare de rencontrer un œdème cérébral bien plus considérable que chez la plupart des individus affectés de maladies des reins qui meurent au milieu de phénomènes urémiques. La coexistence d'une hypérémie veineuse avec l'œdème cérébral chez les cardiaques n'enlève rien de sa force à notre argument contre la théorie de Traube. Kussmaul et Tenner, sur les expériences desquels s'appuie Traube, ont vu des convulsions épileptiformes chez des animaux auxquels ils ont simplement lié la trachée et chez lesquels, par conséquent, l'apport du sang artériel au cerveau était empêché, mais non pas l'apport du sang veineux.

Cependant, dans cette question, où il s'agit de savoir pourquoi chez les cardiaques il n'y a pas d'accidents urémiques, bien que la sécrétion urinaire soit extrêment diminuée, il faut tenir compte encore d'un autre facteur. C'est que chez ces malades lorsqu'ils sont arrivés à la dernière période de leur mal, les échanges nutritifs sont bien faibles, ainsi qu'il est facile de le comprendre; il se forme donc fort peu de produits de désassimilation, et une quantité assez notable de ceux-ci, au lieu de rester dans le sang et dans les liquides normaux de l'économie, se dépose dans le liquide hydropique.

[1] *Versuche über den Vorgang der Harnabsonderung*, in Verbindung mit Stud. med. A Neisser, ausgestellt von R. Heidenhain. *Pflüger's Archiv für die gesammte Physiologie*. T. IX, p. 1.

Diagnostic.

Chaque fois qu'il existe une stase veineuse générale, celle-ci doit nécessairement atteindre aussi les veines rénales, et quand il existe pendant un temps assez long un état cyanique très prononcé, on peut en conclure que les reins sont dans l'état décrit sous le nom d'induration cyanotique.

Mais quand dans le cours d'une affection du cœur il apparait de l'albumine dans l'urine, on n'est pas en droit d'affirmer que ce phénomène est causé par la stase veineuse. Chez ces malades l'albuminurie peut être causée par des infarctus hémorrhagiques des reins ou bien elle peut être le résultat d'une affection des reins déjà existante, comme par exemple l'atrophie granuleuse. Je n'ai jamais observé la néphrite parenchymateuse et la dégénérescence amyloïde des reins en même temps qu'une maladie chronique du cœur qui avait produit une stase veineuse générale.

Par conséquent, les signes caractéristiques qui permettent d'établir le diagnostic, sans compter la constatation de la cause qui a produit l'induration cyanotique des reins ou même une distribution irrégulière et persistante du sang d'où provient cet état des reins, se tirent de la composition particulière de l'urine, de sa petite quantité, son poids spécifique élevé et la petite quantité d'albumine qu'elle contient.

Dans les infarctus hémorrhagiques des reins la sécrétion urinaire n'est pas nécessairement diminuée ; elle l'est seulement quand en même temps la pression artérielle générale est diminuée et que, par conséquent, la tension veineuse est augmentée. Lorsqu'il s'est formé des infarctus volumineux, les malades se plaignent quelquefois d'une tension douloureuse dans la région des reins. Lorsqu'un infarctus rénal produit de l'albuminurie, il existe en même temps presque toujours assez de sang dans l'urine pour donner au sédiment une teinte sanglante manifeste. Il est vrai que ce caractère n'existe que dans quelques portions de l'urine. Le sédiment contient alors des cylindres de sang, ce que je n'ai jamais observé dans l'hypérémie passive simple.

Dans les cas de lésions valvulaires du cœur compliquées d'atrophie granuleuse des reins que j'ai eu l'occasion d'observer, je n'ai jamais vu d'hypérémie passive très prononcée. L'urine conserve dans ces cas les propriétés qu'elle possède habituellement dans cette affection des reins. Elle reste pâle, et dans un cas elle eut en poids spécifique faible jusqu'à la mort, bien qu'à mesure que les forces diminuèrent elle devint de moins en moins abondante. Dans ce cas, la mort survint au milieu de convulsions urémiques. La lésion cardiaque s'était évidemment développée seulement dans le cours de la maladie des reins.— Il me paraît douteux que lorsque des lésions valvulaires du cœur existent conjointement avec une atrophie rénale déjà avancée, il puisse se produire une cyanose très prononcée et de quelque durée. Le malade mourra auparavant.

Pronostic.

L'hypérémie veineuse des reins n'est jamais qu'un symptôme d'une autre affection organique; elle n'a d'importance au point de vue du pronostic que parce que les troubles fonctionnels qui sont liés à cet état des reins constituent dans une série de symptômes un terme important qui indique que la circulation est gravement compromise. Si l'équilibre circulatoire se rétablit, les altérations des reins qui se sont produites entre temps n'ont pour l'avenir aucune importance. Mais, dans la plupart des cas, il s'agit de lésions irréparables des organes de la circulation. Souvent, il est vrai, leurs effets nuisibles sont combattus avec succès pendant longtemps par une compensation naturelle ou temporairement par les secours de l'art. Mais tôt ou tard la force d'impulsion du cœur devient insuffisante, et il en résulte une mort prématurée qui, il est vrai, est souvent amenée encore par le mauvais état des fonctions rénales.

La durée de l'affection rénale dépend nécessairement de la nature de la maladie qui lui a donné naissance. Ordinairement chez les cardiaques, les troubles fonctionnels des reins suivent une marche chronique; ils sont plus ou moins prononcés suivant que le cœur a plus ou moins d'énergie ; ils augmentent à mesure que l'affection cardiaque se prononce. Ces symptômes, du côté des reins, peuvent être jusqu'à un certain point aigus et menacer immédiatement l'existence lorsqu'une endocardite aiguë vient s'enter sur un ancienne lésion valvulaire. Mais alors encore l'équilibre peut se rétablir et le malade peut recouvrer un bien-être relatif.

Traitement.

Le traitement doit s'adresser nécessairement tout d'abord à l'affection principale ; si l'on parvient à combattre avec succès les troubles de la circulation, les troubles fonctionnels des reins disparaissent en même temps. Mais, ainsi que nous l'avons dit déjà, les lésions du cœur sont irréparables. Aussi, faut-il soumettre à des observations scrupuleuses le fonctionnement de l'organe central de la circulation, et l'on sait que dans les affections chroniques du cœur ce fonctionnement est soumis à de nombreuses oscillations, de telle sorte que s'il advient des irrégularités graves l'on puisse immédiatement prendre toutes les mesures que réclame l'état actuel. La digitale nous permet de calmer ces mouvements tumultueux du cœur que l'on observe si souvent avec les lésions de la valvule mitrale et qui sont cause que le ventricule gauche ne se remplit pas complètement. Entre autres mérites, Niemeyer a celui d'avoir bien indiqué les effets merveilleux de ce médicament dans les circonstances précitées. Au bout de peu de jours, dès que le cœur est devenu plus calme, la distribution normale du sang se rétablit, la cyanose disparaît, la sécrétion urinaire redevient abondante et les épanchements hydropiques se résorbent.

Dans d'autres cas, la faiblesse du cœur peut nécessiter l'emploi des excitants énergiques, le camphre, le musc. Dans ces cas, les excitants sont les meilleurs diurétiques.

Cependant je ne saurais faire ici la thérapeutique complète des maladies chroniques du cœur. Je me contenterai de faire quelques remarques sur les considérations que méritent dans ces états pathologiques les troubles fonctionnels des reins et leurs conséquences. Sous ce rapport, la diminution de la sécrétion urinaire et l'hydropisie seules ont de l'importance ; il faut leur appliquer un traitement spécial quand les médicaments dont il a été question plus haut sont impuissants pour régulariser la distribution et la circulation du sang, et pour rendre la sécrétion urinaire plus abondante.

Aussi longtemps que la pression sanguine est au-dessous de la normale dans les capillaires des gloméfrales, il y a peu à attendre de l'emploi des véritables diurétiques. Cependant je n'oserais pas prétendre qu'ils n'ont aucune action. Je crois pouvoir affirmer que les plantes qui contiennent des sels de potasse conservent leurs propriétés diurétiques même dans ces circonstances. Du reste, leur emploi a encore cet autre avantage de neutraliser les acides de l'urine ; les sels de potasse, qui dans le torrent sanguin subissent un degré d'oxydation plus élevé, sont éliminés par les reins sous forme de carbonate de potasse. On évite ainsi la formation de cristaux d'acide urique dans l'intérieur des voies urinaires. Dans les cas d'affections chroniques du cœur avec hypérémie veineuse des reins, où l'emploi de la digitale est indiqué, j'ai l'habitude de donner ce médicament avec une solution saturée d'un sel de potasse, et de la manière suivante :

R. Carbonate de potasse pur....... 5 grammes.
Jus de citron, q. s. pour saturer.
Infusion de digitale. (2 gr.)..... 150 —
F. s. a. — Une cuillerée à bouche toutes les heures.

Je n'ai jamais obtenu d'effets bien nets avec les diurétiques balsamiques et âcres dans l'hydropisie des maladies du cœur; aussi ai-je renoncé à leur emploi.

Mais dans beaucoup de cas d'hypérémie passive des reins ces moyens ne parviennent pas à augmenter la sécrétion urinaire et à faire disparaître l'hydropisie. Il faut alors enlever de l'eau à l'organisme d'une autre manière, afin de combattre les dangers que fait courir au malade une hydropisie toujours croissante. Deux voies nous sont offertes pour arriver à ce résultat : l'intestin et la peau. Autrefois les médecins préféraient provoquer dans ce but une diarrhée séreuse, en partie, probablement parce qu'il est plus difficile de provoquer une diaphorèse abondante que de donner au malade quelques pilules drastiques ou une décoction de coloquinte, en partie parce que l'on ne connaissait pas les moyens pratiques que l'on possède maintenant pour provoquer les sueurs, et aussi peut-être parce que l'on craignait de provoquer une diaphorèse abondante chez les cardiaques.

Mon expérience m'a appris que dans l'hydropisie des maladies du cœur les drastiques manquent presque toujours leur but. On ne fait pas disparaître l'hydropisie de cette façon; mais, par contre, on trouble la digestion du malade et l'on empêche l'assimilation des aliments digérés. Lorsque l'on prend la peine d'examiner les selles séreuses que l'on obtient par ces moyens, si l'on n'y trouve pas toujours des corps albuminoïdes dissous, on y trouvera toujours des peptones et souvent en grande quantité. Il résulte forcément de cette façon de procéder que la nutrition qui se fait mal déjà est plus compromise encore, que l'organisme perd de ses forces et que nécessairement le cœur participe à cet affaiblissement général. Je pense donc qu'il faut repousser absolument le traitement de l'hydropisie des maladies du cœur par les drastiques.

Mais nous pouvons sans la moindre crainte nous adresser à la deuxième voie qui nous est ouverte, c'est-à-dire provoquer de fortes sueurs. Certainement dans les cas dont il s'agit ici, personne ne songera plus de nos jours à employer les médicaments internes dont autrefois on vantait si fort le pouvoir sudorifique, tels que l'esprit de Mendererus, etc. On n'obtiendra une diaphorèse véritablement utile, qui fait perdre de l'eau au corps, sans que, en même temps ou auparavant, on ne donne au malade des boissons fraîches ou chaudes, qu'en échauffant la peau à l'aide du milieu dans lequel elle se trouve. On atteindra donc ce but en faisant séjourner le malade dans de l'air chaud, en lui donnant des bains d'eau chaude, des bains de sable chaud, ou en l'entourant de linges humides dont on empêche l'évaporation.

La méthode la plus commode pour le malade et la plus active aussi, je crois, est celle qui consiste à échauffer la peau par l'intermédiaire de l'air chaud, ainsi qu'on le fait dans ce qu'on appelle les bains romains. Cette méthode présente ce grand avantage sur les bains de vapeur et les bains d'eau chaude que le corps n'y est pas surchauffé, bien que l'air du sudatorium soit ordinairement porté à plus de 50° Réaumur. La sueur abondante qui couvre le corps dès que l'on est entré dans l'espace chauffé s'évapore rapidement dans l'air sec et chaud où l'on est plongé. La chaleur nécessaire pour faire passer l'eau de la forme liquide à la forme gazeuse est enlevée en partie au corps ou au moins à la couche d'air la plus rapprochée du corps. Cela explique comment, après un séjour d'une demi-heure dans un bain romain chauffé à 66° Réaumur, la température de l'intérieur du corps ne s'élève même pas de 1° centigrade au-dessus de la normale. Je me suis assuré de ce fait chez un homme de 30 ans, dans le rectum duquel j'avais introduit un thermomètre tandis que nous nous trouvions tous les deux dans le bain. Au bout d'une demi-heure, je dus cesser mes explorations thermométriques parce que cet individu se plaignait de souffrir beaucoup de l'échauffement de l'enveloppe de verre du thermomètre. Après une séance pareille dans un bain romain, un individu sain peut perdre 2 kilogr. d'eau, ainsi qu'il résulte de l'expérience personnelle d'un de mes assistants qui s'était pesé tout à fait nu avant et après le bain.

Dans tous les hôpitaux où l'on traite des hydropiques, on devrait trouver ces bains d'air chaud. On les a établis maintenant dans l'hôpital de la Faculté de Kiel. Chez les particuliers, on peut les remplacer de la manière suivante : on place le malade dans une chambre chauffée et on le fait asseoir sur un siège en bois sous lequel on allume une ou deux lampes à alcool. Puis on l'enveloppe jusqu'au cou de couvertures de laine qui entourent le siège et tombent jusqu'à terre de manière à empêcher complètement l'accès de l'air dans l'espace qu'elles comprennent.

Les bains de sable chaud produisent probablement les mêmes effets que les bains d'air chaud, mais je n'ai pas d'expérience sur ce point.

On ne devrait jamais permettre les bains russes aux individus affectés de maladies du cœur. Il est vrai que le séjour dans une atmosphère saturée d'eau et chauffée à 50° Réaumur, produit immédiatement des sueurs profuses, mais l'atmosphère de la salle de bain est saturée d'eau, la sueur ne peut pas s'évaporer. Non seulement le corps ne cède pas de sa chaleur au milieu ambiant, il faut encore qu'il emmagasine toute celle qu'il produit, grâce aux échanges nutritifs ; bien plus, il est forcé de se charger d'une partie de celle du milieu qui l'environne et qui a une température supérieure à la sienne. Chez un malade de notre hôpital, qui se trouvait dans un bain de vapeur chauffé à 55° centigrades, j'observais au bout de 30 minutes déjà une élévation de 3° centigrades dans le rectum. En même temps le pouls était monté à 170°, il y avait 44 mouvements respiratoires à la minute. Voilà à quoi je n'oserais jamais exposer un individu atteint d'une affection du cœur.

Dans la plupart des cas on en sera réduit, pour provoquer une diaphorèse efficace, à l'emploi du bain d'eau chaude chauffé à 40° centigrades et même au delà. La manière d'agir de Liebermeister[1] consiste à plonger tous les jours le malade dans un bain à 38° centigrades ; par l'addition d'eau chaude on élève peu à peu la température du bain jusqu'à 42°, et on y laisse le malade aussi longtemps qu'il le supporte, jusque à une heure entière. On a soin de maintenir la température de la chambre à un degré élevé. Au sortir du bain on roule le malade dans une couverture de laine chauffée et on l'entoure d'autres couvertures encore. On le laisse ainsi une heure ou deux, on l'essuie rapidement et on le porte dans son lit préalablement chauffé. Les individus atteints des maladies du cœur n'éprouvent aucun inconvénient de cette façon d'agir. Cependant, jusqu'à ce que le malade en ait pris l'habitude, on fera bien de ne pas le laisser plus d'une demi-heure dans le bain, et de ne pas le laisser seul pendant un instant, de telle sorte que l'on soit prêt à lui porter tous les secours nécessaires si par hasard il était pris d'une syncope. Je n'ai pas encore fait de recherches sur la température propre du corps dans les bains d'eau chaude. Il est certain qu'elle doit s'élever, mais pas au point de mettre la vie en danger comme dans le

[1] *Prager Vierteljahrschrift*. T. LXXII, p. 1 et suiv.

bain russe où la température du corps s'accroît non seulement par la peau, mais aussi par les vapeur d'eau chaude qu'inspire le malade.

Les enveloppements humides sont moins efficaces que les méthodes que nous venons d'indiquer ; cependant il ne faut pas les rejeter complètement, on s'en servira faute de mieux.

Là où le traitement sudorifique est impuissant à combattre l'hydropisie, il n'y a plus rien à attendre d'aucune autre méthode thérapeutique. Cependant je veux prévenir les praticiens qu'il ne faut pas être trop prompt à évacuer par des procédés mécaniques les épanchements hydropiques.

Si la paracentèse de l'abdomen dans les cas d'accumulation d'eau dans le péritoine chez les cardiaques et chez d'autres malades est, à mon avis, une opération tout à fait inoffensive, je n'en dirai pas autant des scarifications sur les membres œdémaciés que l'on emploie très souvent. Malgré toutes les précautions, tous les soins de propreté possibles, on n'empêchera pas dans tous les cas que les piqûres ne deviennent le point de départ d'éryzipèles ou de la gangrène. — On pourrait recommander plutôt le procédé de Bock, qui consiste à enfoncer dans la peau des membres œdémaciés des canules très fines (celles de la seringue de Pravas), afin de faire écouler peu à peu le liquide et de soulager ainsi le malade.

CHAPITRE II

DE L'ISCHÉMIE DES REINS ET DE SES SUITES

(MALADIE DES REINS DANS LE CHOLÉRA)

L'ischémie des reins, c'est-à-dire un arrêt plus ou moins complet dans l'apport du sang artériel, ne se présente dans la pratique, sans hypérémie générale du système veineux coexistante, que dans la période algide du choléra et dans d'autres états pathologiques qui mettent de la même façon obstacle à la circulation du sang. En pratique donc, l'ischémie des reins n'a d'importance que parce qu'elle constitue un symptôme du choléra.

Des accidents cholériformes très graves, quelle qu'en soit du reste la cause, altèrent toujours profondément la sécrétion rénale et peuvent en amener l'abolition complète. Depuis que Griesinger a jeté une lumière nouvelle sur ce sujet, il est acquis pour tout le monde que dans le choléra l'abolition de la sécrétion urinaire et d'autres sécrétions encore est le résultat de l'abaissement plus ou moins prononcé de la pression artérielle. Griesinger fit voir, entre autres, que les altérations anatomiques qui se produisent dans des périodes ultérieures de la maladie n'existent pas encore au moment où la sécrétion commence à être complètement abolie ; ces altérations ne peuvent donc pas être la cause des troubles fonctionnels que l'on observe. L'altération fonctionnelle ressemble tout à fait aux résultats que l'on obtient chez les animaux en oblitérant une artère rénale [1]. Les lésions anatomiques que subissent les reins par suite du choléra ressemblent tout à fait aussi à celles que Cohnheim [2] observa sur des animaux chez lesquels il liait sur du cuir l'artère et la veine rénales et quand il maintenait l'oblitération pendant un temps déterminé.

Et dans le fait, le processus cholérique, porté à son degré le plus élevé, produit un arrêt complet de la circulation pareil à celui que Cohnheim produisait artificiellement sur des animaux. Dans son excellent travail, Cohnheim nous montre les conséquences déplorables qu'amène un arrêt complet de la circulation prolongé pendant longtemps, non pas seulement sur les reins, mais aussi sur d'autres parties du corps où elles peuvent être soumises à une observation exacte et constante. Il nous montre que le degré où la nutrition de ces organes est altérée dans la suite est en raison directe du temps pendant lequel la circulation a été interrompue. Si l'interruption a été de courte durée, la cir-

[1] Voyez Max Hermann. *Ueber den Einfluss des Blutdruckes auf die Secretion des Harns. — Zeitschrift für rationelle Medicin.* 3e série. T. XVII, p. 1 et suiv.

[2] *Untersuchungen über die embolischen Processe.* Berlin, 1872, p. 47.

culation se rétablit rapidement et sans aucune difficulté, d'autant plus facilement que tous les vaisseaux, une fois que le sang peut y parvenir de nouveau, se dilatent beaucoup, de sorte que des organes transparents; les oreilles du lapin, par exemple, deviennent rouges comme du feu. Puis les vaisseaux se rétrécissent peu à peu et tout revient à l'état normal sans qu'il y ait trace d'aucune lésion de structure. — Quand la circulation a été interrompue plus longtemps et qu'on enlève la ligature, on n'observe pas seulement une dilatation des vaisseaux, mais tout l'organe où la circulation avait été arrêtée se gonfle par suite de l'émigration d'une quantité énorme de globules rouges et blancs à travers les parois des veines et des capillaires. Quand l'oreille d'un lapin avait été liée pendant longtemps sur un bouchon de liège il n'en résultait pas seulement un œdème pâteux, comme lorsque la circulation ne reste interrompue que pendant peu de temps, mais il se formait aussi des infarctus hémorrhagiques. — La ligature des vaisseaux d'un rein donnait les résultats suivants : pendant la période où la circulation était interrompue, le rein était gris-violet pâle et mou ; quand la ligature avait été enlevée, il se tuméfiait beaucoup et s'infiltrait de sang. Cohnhein vit ce rein prendre un volume double de celui du côté opposé, et se colorer en rouge sombre aussi bien à l'intérieur qu'à la superficie. A l'examen microscopique, il trouva tous les capillaires et tous les autres vaisseaux de l'écorce et de la moelle énormément distendus par le sang, et des globules sanguins en grande quantité dans le tissu interstitiel, ainsi que dans les canalicules urinaires et surtout dans les canaux droits. — L'urine était sanglante.

Mais si la circulation de la langue d'une grenouille et de l'oreille d'un lapin est interrompue pendant trop longtemps, elle ne se rétablit plus une fois la ligature enlevée ; il en fut de même pour le rein dans les expériences de Cohnheim, la ligature étant restée trop longtemps en place, il se nécrosa. Il resta mou, gris sale, et se transforma peu à peu en une sanie gris jaune.

D'après Cohnheim, si après un arrêt prolongé de la circulation dans un organe sa nutrition est compromise, c'est que les parois vasculaires ont perdu leur intégrité. Mais jamais il n'a pu trouver la moindre lésion des éléments histologiques des vaisseaux où la circulation avait été interrompue pendant longtemps.

Si maintenant nous comparons les effets produits sur les reins par le choléra avec les résultats des expériences de Cohnheim leur analogie est évidente. Une courte attaque de choléra agit de même qu'une ligature qui reste peu de temps en place. La sécrétion urinaire cesse aussitôt que la pression sanguine est tombée au-dessous d'un certain minimum ; mais, dès que la réaction commence, dès que les artères se remplissent de nouveau, l'urine se remet à couler et tout rentre dans l'état normal. — Dans les cas graves, si la période asphyctique dure plus longtemps, la sécrétion urinaire met plus de temps à se rétablir. Les premières portions d'urine sont albumineuses et souvent sanglantes. Les vaisseaux où le sang pénètre de nouveau sont donc dilatés et leurs parois laissent passer certaines parties de leur contenu qui ne peuvent les traverser à l'état normal. — Enfin, dans les cas tout à fait graves, avec asphyxie et prostration complète, la sécrétion urinaire ne se rétablit plus ; elle ne se rétablit même pas quand le retour aux conditions normales de la circulation nous est indiqué par un pouls plein et la chaleur de la peau.

Les troubles nutritifs que l'on rencontre quelquefois dans d'autres organes, sur les cadavres des cholériques, et qui ressemblent tout à fait à ceux qui sont produits par les expériences de Cohnheim, prouvent que la comparaison que je viens de faire est tout à fait exacte. Je donnerai comme exemple les infarctus hémorrhagiques que l'on rencontre souvent dans les poumons quand la maladie a pris une forme adynamique et l'entérite qui a de si grandes tendances à la nécrose. — C'est sans doute dans les conditions qui régissent la circulation du sang dans les reins qu'il faut chercher la cause pour laquelle, après le choléra, les reins sont sujets à des accidents inflammatoires plus fréquemment que d'autres organes. En effet, la disposition particulière des vaisseaux dans la couche corticale des reins crée de grands obstacles à la circulation, de sorte que si la pression artérielle générale s'abaisse, la circulation est arrêtée bien plus facilement dans ces organes que partout ailleurs. — Cependant la disposition toute particulière de ces vaisseaux — formations de réseaux admirables entre les vaisseaux afférents et les vaisseaux efférents des glomérules et puis formation d'un deuxième réseau capillaire, — nous oblige à reconnaître qu'il existe une différence essentielle entre les effets de la ligature de tous les vaisseaux des reins et ceux du choléra. La ligature interrompt la circulation dans tous les vaisseaux des reins, le choléra l'interrompt d'abord et surtout dans ceux de la couche corticale. A cette différence dans les premiers effets de ces deux processus correspond une différence dans leurs effets consécutifs. Tandis que Cohnheim, dans ses expériences, a observé que les vaisseaux des deux substances se dilatent également, le choléra provoque des troubles nutritifs surtout dans la couche corticale. Virchow pensait que les inflammations des reins qui viennent à la suite du choléra pouvaient être considérées comme la propagation aux papilles rénales d'un catarrhe du bassinet et que peu à peu ce catarrhe gagnait les pyramides; Reinhardt et Leubuscher avaient la même opinion, mais des expériences ultérieures n'ont pas confirmé cette manière de voir. — Il existe une autre différence entre ces deux processus c'est que lorsqu'on enlève la ligature qui enserre les vaisseaux, le sang se précipite subitement et avec la pression normale dans les vaisseaux où il ne pénétrait plus, tandis qu'après le choléra la circulation ne se rétablit que peu à peu. Mais étant données ces différences, il est impossible de dire à présent si les effets produits par ces deux processus sont différents aussi.

État anatomique des reins dans le choléra.

L'état des reins des individus morts du choléra varie suivant la période de la maladie où la mort est arrivée.

D'après Reinhardt et Leubuscher [1], si la mort arrive déjà dans la période asphyctique du choléra, les reins n'ont pas encore beaucoup augmenté de volume; les vaisseaux, les veines surtout, sont quelquefois un peu dilatés; jamais, dans cette première

[1] *Virchow's Archiv.* T. II, p. 496.

période, les auteurs n'ont observé une forte hypérémie capillaire comme dans les périodes suivantes. Mais souvent ils trouvèrent les reins déjà décolorés par places, blanchâtres et jaunâtres; ils pensent que ce changement de coloration est dû à la formation d'un exsudat dans le tissu du rein et que cette altération se produit d'abord dans les pyramides. C'est pourquoi ils se rallièrent à l'opinion de Virchow.

A la suite d'un accès de choléra qui dura douze heures, Buhl[1] trouva les reins plus petits qu'à l'état normal, durs, coriaces; leur coupe avait une teinte brun rouge sombre, un peu livide, du sang noir dégouttait de la surface de section. — Il m'a semblé aussi, dans un cas, que les reins étaient plus petits qu'à l'état normal.

En examinant au microscope les parties des reins qui avaient changé de coloration, Reinhardt et Leubuscher trouvèrent que les cellules épithéliales des canalicules urinaires adhéraient fortement les unes aux autres, de sorte qu'il était beaucoup plus difficile que d'habitude de les séparer par pression. De plus, en ces endroits, l'épithélium était plus trouble et plus opaque. A cette période déjà les canalicules urinaires étaient assez souvent remplis d'exsudats. Quand le stade algide avait duré plus longtemps, les canalicules étaient remplis de cylindres solides, surtout à la pointe des pyramides.

Ludwig Meyer[2] a continué les recherches de Reinhardt et Leubuscher sur les altérations anatomiques des reins dans le choléra. Il mentionne ce fait, qu'après une attaque de choléra rapidement mortelle, les reins présentaient à leur surface une viscosité tout à fait particulière; on dirait « que les reins sont enduits de blanc d'œuf ». Pour lui comme pour Reinhardt, ce qui caractérise les reins altérés par suite du choléra, c'est la rapidité avec laquelle les épithéliums subissent la dégénérescence graisseuse et la forme absolument diffuse de la maladie. Ainsi, sur une seule et même coupe microscopique de la substance corticale, on rencontre des

[1] *Zeitschrift für rationelle Medicin.* 1855, p. 47.

[2] *Beitrag zur Pathologie des Choleratyphoïds.* — *Virchow's Archiv.* T. VI, p. 471.

canalicules où la dégénéressence graisseuse est plus ou moins prononcée et contenant des dépôts de matière colorante du sang, à côté d'autres canalicules dont le contenu est tout à fait normal. Mais Meyer déjà ne dit pas avoir observé que les lésions débutent par les pyramides. Quant à Kelsch [1], il combat formellement la théorie de Virchow.

Tous les auteurs, par contre, sont d'accord pour dire que les lésions des reins qui surviennent quand la maladie a duré plus longtemps, qui naissent après le début de la période de réaction, siègent principalement dans la substance corticale. Celle-ci se gonfle et tout le rein alors augmente de volume. Il prend une teinte blanc grisâtre, et on le déchire plus facilement qu'à l'état normal. Mais à cette période encore les altérations sont très-irrégulièrement distribuées. Si la substance corticale est grise les pyramides ont presque toutes conservé leur coloration normale; mais dans la substance médullaire quelques parties ont une teinte jaune très vive, grâce au dépôt d'une grande quantité de graisse dans les cellules épithéliales. Plus tard les canalicules sont considérablement élargis, et quand on les examine au microscope, à la lumière réfléchie, ils sont presque complètement opaques, parce que par places les cellules épithéliales agrandies tombent en un détritus graisseux.—Reinhardt, auquel j'ai déjà en grande partie emprunté la description précédente, trouvait très remarquable que ces altérations s'accompagnent d'une très faible hypérémie des reins et que la dégénérescense graisseuse commençait fort peu de temps après le début de la maladie. D'autres auteurs ont trouvé des cellules tombées en un détritus graisseux déjà pendant les premières vingt-quatre heures de la maladie.—Buhl [1] dit que : « quand le processus est plus accusé, la substance corticale présente par places l'aspect d'une bouillie blanche, crémeuse, elle est pareille au pus. Le microscope ne permet presque pas de reconnaître autre chose que de la graisse [2]. »

[1] *Revue critique et recherches anatomo-pathologiques sur la maladie de Bright. — Archives de physiologie normale et pathologique.* 2e série. T. Ier, p. 722.

[2] Loc. cit., p. 38.

Ludwig Meyer[1], le premier a fait observer que les capsules de Malpighi et surtout les anses capillaires des glomérules restaient tout à fait intactes, même quand les épithéliums étaient profondément dégénérés. Les auteurs qui l'ont suivi ont tous constaté ce fait.

Parmi les résultats des recherches de Reinhardt et Leubuscher, j'appellerai particulièrement encore l'attention sur les infarctus hémorrhagiques qui peuvent se produire dans les reins à la suite du choléra. Ils trouvèrent quelques petits infarctus dans les reins d'un individu qui était mort déjà pendant la période algide; dans les autres cas, les malades étaient morts pendant la période typhique ou bien à la suite de complications pendant le stade de réaction. Les infarctus siègent presque exclusivement dans la substance corticale. Dans un cas, ils étaient tellement étendus qu'ils occupaient plus des deux tiers de cette substance. Ludwig Meyer aussi parle d'un cas d'infarctus volumineux des reins après le choléra.

Les différents auteurs ne parlent pas de la substance intertubulaire. Kelsch dit qu'elle n'éprouve plus d'altération.

La muqueuse des voies urinaires, des bassinets, des uretères et de la vessie est tuméfiée, recouverte d'une masse jaunâtre, puriforme, composée de cellules épithéliales détruites, de corpuscules muqueux et de globules de pus. Plus tard, elle est hypérémiée, surtout autour du col vésical, où il peut se former des ecchymoses.

Comment faut-il expliquer maintenant les altérations que nous venons de décrire et que l'on rencontre dans les reins des cholériques. Reinhardt et Leubuscher en font une infiltration inflammatoire. Avant eux déjà Virchow leur avait donné le nom de néphrite catarrhale. Frerichs les décrit comme une forme particulière du mal de Bright. Mais Ludwig Meyer déjà déclare qu'il lui est impossible de partager l'opinion de Reinhardt, d'après lequel les altérations des reins dans le choléra seraient le résultat d'une irritation inflammatoire, occasionnée par la composition particulière du sang à cette période de la maladie. Mais tout d'abord la structure des parties sécrétantes du rein,

[1] Loc. cit., p. 490.

qui devraient ressentir au premier lieu les effets d'une irritation, parle contre cette opinion qui, en somme, n'est qu'une simple hypothèse. Et puis, toutes les circonstances se rattachent si bien à l'idée que ces altérations sont dues à des troubles circulatoires, troubles qui existent bien réellement, que cette idée acquiert presque l'autorité d'un fait établi. Il suffit de jeter un coup d'œil sur les symptômes de l'asphyxie et sur les cadavres de ceux qui y ont succombé pour être absolument convaincu qu'il existe bien une stase sanguine dans les veines et dans les capillaires. Le sang qui ne circule plus perd une partie de son sérum qui traverse les parois vasculaires et imbibe, pour ainsi dire, tous les tissus d'une solution d'albumine. La peau est flasque, les muscles gluans et rigides, les séreuses sont recouvertes d'une couche d'albumine, au toucher, elles donnent la sensation du savon et elles glissent facilement de la main, les reins présentent les mêmes caractères.

Tout le monde sera frappé sans doute de la concordance parfaite qui existe entre la manière dont Meyer a compris les choses avec ce que Cohnheim a observé directement dans ses expériences si ingénieuses, où il interrompait momentanément la circulation dans des organes accessibles à la vue. L'interprétation seule des phénomènes que Cohnheim a pu poursuivre pas à pas dans tout leur développement diffère de la manière dont Meyer comprend la production des altérations des reins dans le choléra. La dilatation des parois veineuses et les modifications qu'éprouve leur perméabilité ne résultent pas d'une stase sanguine dans les veines (stase qui, du reste, existe aussi peu au début du choléra que lorsqu'on lie les vaisseaux des reins), mais ces phénomènes sont dus à une altération des fonctions physiologiques de ces vaisseaux. — Lorsque Cohnheim enlevait la ligature, tous les vaisseaux se dilataient tout d'abord; puis les artères commençaient à se contracter, mais non pas les veines qui restaient dilatées; au bout de peu de temps, on voyait sur les petites veines et sur les moyennes une émigration évidente de nombreux globules blancs (et nécessairement aussi de liquide, car l'oreille du lapin qui servait à l'expérience devenait épaisse d'un centimètre). L'émigration des globules blancs se faisait également dans les capillaires, mais toujours il s'y mêlait par ci par là des globules rouges qui, Cohnheim l'a observé, traversaient les parois vasculaires par diapedèse[1].

L'analogie qui existe entre l'état des reins dans le choléra et les suites d'une interruption artificielle de la circulation, n'a pas échappé à Kelsch. Mais il nie que les altérations des reins soient de nature inflammatoire, parce qu'il n'a pas rencontré dans les reins le caractère principal de l'inflammation, la présence des cellules dans le tissu interstitiel. Mais il affirme aussi qu'il n'y a aucune hypérémie, et cela fait perdre beaucoup de sa valeur à son assertion précédente. En effet, si les auteurs allemands ont complètement passé sous silence l'état où se trouve le tissu intertubulaire, d'un autre côté, ils ont tous constaté que les altérations des reins consécutives au choléra s'accompagnaient toujours d'hypérémie veineuse. On pourrait croire que les recherches de Kelsch ont été faites pendant la période de réparation des reins, à une époque où les globules blancs ont été déjà repris par les lymphatiques. Cohnheim, dans ses expériences pratiquées sur des langues de grenouilles, a pu observer et suivre ce phénomène qui, dans de bonnes conditions, s'effectuait très rapidement. — Kelsch explique le gonflement et la pâleur des reins dans le choléra par une désagrégation des cellules épithéliales résultant de l'ischémie. Mais il m'est impossible de comprendre comment les reins peuvent augmenter de poids et de volume sans que les vaisseaux leur cèdent rien de leur contenu et simplement par l'arrêt du cours du sang, ainsi que Kelsch le prétend pour cet état des reins et pour d'autres encore ; comment aussi, sans que les vaisseaux charrient plus de sang, des épithéliums nouveaux peuvent remplacer ceux qui ont été détruits, phénomène que Kelsch a observé lui-même.

Pour mon compte, je n'hésite pas à appliquer au processus dont les reins sont le siège après le choléra ce que Cohnheim dit à propos des modifications qu'éprouve l'oreille d'un lapin où l'on a temporairement interrompu la circulation : « Si ces modifications, dit-il, ne peuvent pas être considérées comme inflam-

[1] Loc. cit., p. 35.

matoires, si tout le processus n'est pas une inflammation aiguë de l'oreille, eh bien, alors, je voudrais savoir ce que l'on appelle inflammation aiguë[1] ». Il eût donc été plus logique jusqu'à un certain point de traiter des affections des reins à la suite du choléra dans la partie de mon travail qui a trait à la néphrite parenchymateuse aiguë, mais cet état des reins occasionne au début des troubles fonctionnels tout à fait spéciaux. Et de plus, la marche de la néphrite produite par le choléra se distingue d'une façon si nette de toutes les autres formes d'inflammation des reins, qu'il convient d'en faire une description spéciale.

En effet, par la suite, la maladie ressemble tout à fait aux phénomènes qui ont été observés par Cohnheim, lorsque sur les animaux il interrompait la circulation d'un organe. Lorsque les vaisseaux rénaux avaient subi une constriction trop longue Cohnheim a vu tout le rein se transformer en une pulpe gris jaunâtre; et dans les degrés les plus prononcés de l'affection rénale après le choléra, Buhl trouva de même la substance corticale changée par places en une pulpe blanchâtre. Mais des altérations aussi profondes se produisent rarement sans doute, car la mort arrive avant qu'elles n'aient pu se développer.

Dans les cas de guérison qui sont analogues aux expériences où l'interruption de la circulation a été de peu de durée, les troubles fonctionnels provoqués par le choléra disparaissent rapidement, de même que les lésions anatomiques. L'albuminurie et la présence de cylindres dans l'urine qui sont les symptômes de ces lésions, persistent quelques jours seulement. Les reins sont alors revenus à l'état normal, de même que, si l'on enlève rapidement la ligature que l'on a portée sur l'oreille d'un lapin, les modifications qui sont le résultat de la ligature sont suivies rapidement du retour à l'état normal. Je ne connais aucun cas où l'on ait constaté sûrement le passage à l'état chronique (mal de Bright sous n'importe quelle forme) de l'affection des reins consécutive au choléra. — Les deux cas de Hamernik[2], cités par Frerichs, ne peuvent pas passer pour des exemples. En effet, il

[1] Dr Julius Cohnheim. *Neue Untersuchungen über die Entzündung.* Berlin, 1873, p. 67.

[2] *Die Cholera epidemica.* Prague, 1850, p. 121 et 126.

ne ressort nullement de la description très succincte de Hamernik que les individus dont il s'agit, n'étaient pas déjà atteints d'une affection rénale avant qu'ils n'aient eu le choléra. C'est, du reste, ce qui m'est arrivé avec un malade de ma clinique. Le premier cas d'Hamernik ne peut guère donner lieu à une autre interprétation.

L'attaque de choléra de la femme en question était si légère qu'elle put continuer à vaquer aux occupations de son ménage. Une fois que les évacuations alvines eurent cessé, elle fut prise d'une urticaire bien caractérisée ; ce n'est que pour cette maladie qu'elle entra à l'hôpital. « L'urine était assez abondante, pâle, contenant une quantité modérée d'albumine. »

Au bout de plus de quinze jours, la malade fut prise d'une hydropisie légère, qui augmenta peu à peu ; symptômes urémiques et mort. « A l'autopsie, on trouva les lésions ordinaires du mal de Bright. »

Dans le dernier cas, on dit également que l'attaque de choléra était assez légère pour que la malade pût rester hors du lit pendant presque tout le temps. Mais, une fois la diarrhée terminée, l'urine resta albumineuse, la malade devint peu à peu hydropique, et, quelques semaines après, elle mourut, présentant tous les symptômes de la maladie de Bright. — Pas d'autopsie.

Il ne ressort même pas de ces observations que les malades aient eu véritablement le choléra.

Meyer déjà pensait que le retour des reins à l'état normal se faisait parce qu'un nouvel épithélium remplaçait celui qui était tombé. Cet auteur a également décrit des cellules dont l'aspect le frappa dans ses recherches sur des reins appartenant à des périodes plus avancées du choléra. Elles étaient plus petites que les cellules épithéliales normales, arrondies, mais en général plus longues que larges, avec un noyau ovale. Plus tard il fut assez heureux pour rencontrer des canalicules urinaires entièrement tapissés par ces cellules, parmi lesquelles quelques-unes formaient une transition avec les cellules normales[1]. Buhl également parle de la régénération de l'épithélium.

Récemment Kelsch a donné une bonne description des lésions du rein dans le choléra. Elles se résument dans la réplétion colossale des veines intertubulaires et dans la dégénérescence de l'épithélium des tubes de la substance corticale[2].

[1] Loc. cit., p. 497.

[2] Kelsch. — *Progrès Médical*, 1874, p. 498.

Symptômes.

Les troubles fonctionnels des reins dans le choléra sont intimement liés à l'intensité et à la durée de cette maladie. Si le choléra est léger, il agit sur les reins comme toute autre diarrhée abondante; la sécrétion urinaire se ralentit, l'urine est plus concentrée. Il est fort probable que, même dans les cas où la diarrhée et les vomissements sont très-fréquents, la sécrétion urinaire n'est pas complètement arrêtée, aussi longtemps que l'on peut sentir le pouls et que la peau conserve un peu de chaleur, même s'il n'y a pas eu d'évacuation d'urine pendant vingt-quatre heures. Dans ces cas, il n'y a souvent pas trace d'albumine dans l'urine et on n'y trouve pas de cylindres. En tous cas je n'ai jamais vu de cylindres dans l'urine des malades chez lesquels la sécrétion urinaire n'avait pas été trop longtemps arrêtée; cette urine ne contenait pas d'albumine et n'en avait jamais contenu. Toutefois j'ai observé plusieurs faits où, pendant plusieurs jours, il n'y eut aucune évacuation d'urine, bien que le pouls fût resté très-sensible.

Mais quand le choléra arrive à la période asphyctique, quand le pouls disparaît complètement, la sécrétion urinaire s'arrête complètement et presque toujours elle ne se rétablit plus, parce que la plupart des malades meurent dans cet état. Si maintenant la période algide est suivie d'une période de réaction, les artères se remplissent de nouveau, la chaleur revient à la peau et ordinairement la sécrétion urinaire se rétablit, mais elle se rétablit d'autant plus tard que le stade algide a duré plus longtemps. L'anurie peut être complète pendant plusieurs jours. Lorsqu'après une interruption complète de la sécrétion urinaire qui n'a duré que peu de temps, l'urine se remet à couler, il n'y a d'abord que peu de liquide sécrété et celui-ci contient presque toujours de l'albumine; il en contient toujours quand la sécrétion urinaire a été arrêtée pendant quelques jours.

Les indications fournies par les différents auteurs sur les qualités de la première portion d'urine sécrétée après une attaque de choléra, sur sa quantité, sa densité, sa composition ne sont pas toutes d'accord entre elles. Cela tient sans doute en partie à ce que l'excrétion de cette première portion d'urine se fait tantôt plus tôt, tantôt plus tard après que la sécrétion urinaire a été rétablie et que par conséquent dans les différents cas l'examen a dû porter sur des urines sécrétées à des époques qui n'étaient pas toutes également distantes du moment où les fonctions des reins s'étaient rétablies. Cependant on peut dire qu'en général après une attaque de choléra la quantité d'urine éliminée reste faible pendant quelque temps encore (pendant un à deux jours à peu près). Cependant dans un cas qui amena la mort au bout de trois jours et où le pouls resta vigoureux bien que le malade fût dans un état d'asphyxie bien prononcée, j'ai vu persister la sécrétion urinaire de telle sorte que le malade évacuait par jour en moyenne 1,000 cent. cubes d'une urine qui contenait au début beaucoup d'albumine et beaucoup moins plus tard. Parmi les recherches sur l'urine des cholériques, les plus exactes ont été faites par Buhl[1] et par le Dr Oscar Wyss[2]. Les recherches de Buhl sur l'époque où se rétablit la sécrétion urinaire après une attaque du choléra embrassent cent trente-trois cas. Chez 14 malades elle se rétablit entre dix-huit et vingt-quatre heures, chez 41 le deuxième jour, chez 47 le troisième jour, chez 30 le quatrième jour, chez 17 le cinquième jour, chez 5 le sixième jour. Si le sixième jour il n'y avait pas eu d'évacuation d'urine, les fonctions des reins ne se rétablissaient plus, la mort était imminente. Les recherches de Wyss confirment, en général, les résultats obtenus précédemment par d'autres auteurs. Dans les premières vingt-quatre heures qui suivent la fin d'une attaque de choléra, le malade évacue environ 100 à 200 cent. cubes d'urine. Si alors la réaction se fait rapidement, la quantité d'urine augmente rapidement aussi, de sorte que dans les cas heureux elle monte le deuxième jour déjà à 400 cent. cubes, quelquefois même à 800 ou 900 cent. cubes. Les jours suivants l'urine devient plus abondante; dans les cas légers, elle atteint son maximum le cinquième ou le sixième jour déjà; dans les cas graves elle

[1] Loc. cit., p. 24.

[2] *Ueber die Beschaffenheit des Harns im Reactionsstadium der Cholera asiatica. Archiv für Heilkunde.* 1868, p. 232.

l'atteint plus tard seulement, ainsi le dixième jour seulement dans un cas observé par Wyss. Le maximum peut arriver à 4,000 ou 5,000 cent. cubes, ainsi que Goldbaum l'avait indiqué déjà. Puis la quantité d'urine revient peu à peu à sa valeur normale. S'il se présente des maladies consécutives et des complications dans le cours de la période de réaction, l'époque où apparaît ce maximum peut être très retardée, elle peut même n'arriver jamais; il s'établit alors pour la seconde fois une anurie complète qui ordinairement est mortelle.

Le poids spécifique de la première urine éliminée après une attaque de choléra diffère selon les cas. Wyss, qui a fait des recherches très précises dans ce sens, le vit osciller entre 1012 et 1033. Mais tous les auteurs sont d'accord pour dire que le poids spécifique diminue à mesure que la quantité d'urine augmente, si bien que le cinquième jour après le rétablissement de la sécrétion urinaire, il est déjà tombé à 1005. Il peut descendre plus bas encore, mais il revient peu à peu au chiffre normal à mesure que la convalescence fait des progrès.

Au début, l'urine est toujours acide.

La première portion d'urine éliminée après une attaque de choléra est brun rouge, quelquefois rouge, rarement jaune pâle. Autrefois déjà des médecins avaient été frappés par ce fait que lorsque l'on traite le choléra par les acides minéraux, l'urine change de couleur d'une façon tout à fait remarquable, de sorte que quelques-uns pensaient que cette urine contenait habituellement du pigment biliaire. Les recherches de Wyss ont démontré que si dans le choléra l'urine prend une coloration particulière lorsqu'elle se putréfie ou sous l'influence des acides minéraux, c'est qu'elle contient une grande quantité d'indican qui se transforme en indigo. Du reste, dans un cas, Wyss trouva effectivement du pigment biliaire dans l'urine d'un cholérique; il n'y avait pas trace d'ictère.

Les urines qui étaient émises aussitôt après un accès de choléra et que j'ai vues étaient troubles. Le sédiment de l'urine contient toujours des cylindres, et comme Meyer l'a fait observer, ceux-ci sont très longs; il y en a de larges et d'étroits, et presque toujours il y en a une grande quantité. Wyss pense que c'est un signe favorable si la première urine évacuée après une attaque de choléra contient beaucoup de cylindres; il a trouvé que lorsque l'urine contenait peu de cylindres, les cas étaient toujours graves et presque toujours mortels. Parfois l'élimination des cylindres cesse dès le deuxième jour; souvent Wyss n'en a plus trouvé à partir du sixième jour, tandis que d'autres fois il y en avait encore le onzième, le douzième et le treizième jour. On rencontre différentes sortes de cylindres dans l'urine des cholériques. D'après ce que j'ai pu observer, les plus nombreux sont les cylindres tout à fait pâles, homogènes, hyalins. Lorsque leur élimination se fait attendre ils sont criblés de petites gouttelettes de graisse; je pense que ce sont de véritables caillots fibrineux ou au moins qu'ils sont formés par la coagulation de l'albumine de l'urine. Ordinairement ces cylindres sont accompagnés de cellules épithéliales provenant des reins, les unes troubles et granuleuses, les autres contenant de la graisse; d'autres fois ce ne sont que des fragments de cellules avec leurs noyaux. Mais le sédiment peut contenir aussi des cellules épithéliales isolées; cependant elles ne sont jamais en grand nombre. De plus j'ai plusieurs fois rencontré dans l'urine des cholériques ces corps particuliers que Thomas décrit sous le nom de cylindroïdes dans son travail sur les maladies des reins dans la scarlatine, travail que j'ai cité plus haut. Evidemment Ludwig Meyer[1] et Wyss[2] ont vu ces mêmes éléments dans l'urine des cholériques. J'ai observé rarement des cylindres tout à fait sombres, granuleux, se brisant facilement dont Wyss fait mention ainsi que d'autres cylindres très-brillants, quelquefois un peu jaunâtres. Je ne me souviens pas d'avoir vu des cylindres de cette espèce dans l'urine des cholériques. Wyss assure qu'une fois, il trouva dans la première urine évacuée après une attaque de choléra, des cylindres, mais pas d'albumine.

La première urine évacuée après un accès de choléra est loin de contenir toujours des globules sanguins; quelquefois cependant on en trouve beaucoup. Wyss y a même vu de petits caillots sanguins. Mais il faut se souvenir qu'il peut se former des

[1] Loc. cit., p. 486.
[2] Loc. cit., p. 244.

ecchymoses dans la muqueuse vésicale ; on n'attribuera la présence de globules sanguins dans l'urine à une lésion rénale que lorsque l'on trouvera des cylindres de sang.

Pour les autres éléments figurés qui peuvent se trouver dans l'urine des cholériques, il suffit de mentionner des cellules épithéliales des voies urinaires dans lesquelles Wyss a trouvé des globules graisseux en plus grande quantité que partout ailleurs et des globules de pus en plus ou moins grand nombre qui sont dus en partie à une émigration de globules blancs dans les reins déjà, en partie au catarrhe des voies urinaires. La présence de sels uriques, d'oxalate de chaux, etc., n'a aucune importance.

Dans les cas légers qui n'arrivent pas à produire un arrêt complet de la sécrétion urinaire, l'urine peut ne contenir d'albumine à aucune époque ou bien elle peut en présenter passagèrement quelques traces seulement. Cependant on peut considérer comme un fait presque constant que la première portion d'urine éliminée après une attaque de choléra bien caractérisée, contient de l'albumine et quelquefois en très grande quantité. Je n'ai eu qu'une seule fois l'occasion de déterminer quantitativement l'albumine dans les urines d'un cholérique, mais mes assistants et moi, nous étions alors surchargés de besogne, de sorte qu'il nous a été impossible de nous livrer à ces recherches. L'urine dans ce cas, contenait à peu près 2 p. 1000 d'albumine, ce qui est une quantité bien petite comparée à celle que l'on trouve quelquefois dans la néphrite chronique. Wyss n'a pas davantage déterminé exactement la quantité d'albumine que peuvent contenir les urines des cholériques. Les quelques observations que j'ai pu faire concordent avec celles de Wyss ; presque toujours la première urine d'un cholérique contient de l'albumine ; dans les cas légers, l'albumine peut avoir déjà disparu le deuxième jour. Ordinairement l'albuminurie, qui est légère du reste, cesse du cinquième au huitième jour ; elle a toujours disparu à la fin de la deuxième semaine.

La quantité d'urée contenue dans l'urine des cholériques est très variable ; elle varie avec le poids spécifique de cette urine. Cependant, il est facile de comprendre qu'il y a peu d'urée dans les petites quantités d'urine qui sont éliminées le premier jour ;

il n'y en a d'abord que quelques grammes par jour. La quantité d'urée n'augmente que les jours suivants lorsque l'urine coule avec plus d'abondance. Les calculs de Buhl ont prouvé que de cette manière les produits de désassimilation qui avaient été retenus dans l'organisme par suite de l'arrêt de la sécrétion urinaire sont peu à peu éliminés, et que l'équilibre se rétablit ainsi ; mais il se rétablit d'autant plus lentement que l'interruption complète de la sécrétion a duré plus longtemps.

Les autres éléments de l'urine sont également en petite quantité dans les premières urines des cholériques. Mais leur quantité n'augmente pas les jours suivants dans la même proportion que l'urée vu que les sels du sang et en particulier les chlorures sont éliminés par l'intestin pendant l'attaque du choléra.

Il est remarquable encore que pendant la convalescence l'urine contient quelquefois, mais passagèrement seulement, de notables quantités de sucre. Wyss, qui a étudié particulièrement la glycosurie qui vient à la suite du choléra, a souvent trouvé pendant cinq à huit jours d'assez grandes quantités de sucre dans l'urine.

J'ai suffisamment insisté plus haut sur les raisons pour lesquelles le choléra produit les troubles fonctionnels des reins qui viennent d'être décrits. Meyer, Buhl et Griesinger déjà disaient que si la sécrétion urinaire était arrêtée dans le choléra c'était uniquement parceque la circulation éprouvait dans cette maladie des altérations profondes. Pour se convaincre que cette opinion est juste, il suffit de se reporter aux résultats des expériences de Hermann [1] sur les effets du rétrécissement progressif à l'aide d'un compresseur des artères rénales sur des animaux vivants. Dès que la pression sanguine devenait très faible, la sécrétion urinaire cessait complètement.

Du reste, personne n'a jamais douté que ce soient les modifications que la circulation éprouve dans le choléra qui produisent l'arrêt de la sécrétion urinaire dans cette maladie. Mais il n'en est pas de même quant aux causes qui retardent le retour de la sécrétion urinaire lorsque la circulation est revenue à son état

[1] *Ueber den Einfluss des Blutdrucks auf die Secretion des Harns. Zeitschrift für rationelle Medicin.* 3e série. T. XVII, p. 1 et suiv.

normal. Evidemment les auteurs anciens étaient enclins à penser que ce retard ou même l'abolition complète de la sécrétion urinaire dans la période de réaction étaient dûs à un état inflammatoire des reins et à l'oblitération des canalicules urinaires par des produits inflammatoires. Mais ils n'ont pas vu que les altérations inflammatoires des reins ne se produisaient pas pendant l'attaque du choléra, mais seulement dans la période de réaction. Buhl[1] déjà prétend que : « la cause de l'anurie n'est pas un obstacle mécanique ; en effet la première et la deuxième portion d'urine, même quand elles ne sont excrétées que le sixième jour, entraînent avec elles les obstacles, s'il y en a ; la deuxième et la troisième portion présentent à peine encore quelques caillots fibrineux et épithéliaux ; l'albumine disparaît ; les glomérules de Malpighi sont toujours restés intacts. Il n'y a anurie, dans le choléra, que parceque dans cette maladie les échanges nutritifs par les capillaires s'arrêtent partout et aussi dans les reins. » Il désigne les effets de cet arrêt sous le nom de mort apparente. J'ai montré plus haut combien les expériences de Cohnheim confirment l'opinion de Buhl.

Considérons à présent quels sont les résultats de ces troubles fonctionnels des reins dans le choléra sur l'organisme en entier. Lorsque la circulation a été interrompue trop longtemps, elle ne se rétablit plus et il en est de même de la sécrétion urinaire ; ou bien le retour de la circulation se fait avec hésitation, il est lié à des troubles nutritifs graves des reins qui résultent de la facilité avec laquelle dans ces cas, les parois des veines et des capillaires laissent passer leur contenu. La sécrétion urinaire est insuffisante alors pour éliminer les produits de désassimilation qui se sont accumulés dans les organes pendant ce temps. Dans les deux cas la mort peut être due à l'urémie. En effet, pendant le choléra le mouvement nutritif ne s'arrête pas ; bien plus, dans la période de réaction il devient même plus actif, ainsi que le démontre l'élévation souvent considérable de la température. Mais si l'élimination des produits de désassimilation est arrêtée, ces produits s'accumuleront nécessairement dans les tissus et dans les liquides

[1] Loc. cit., p. 82.

de l'organisme. En 1850 déjà Hamernik[1] prétendait que dans des cas graves et chez des malades qui n'avaient pas uriné, il avait observé sur le front, le nez et les joues une sueur abondante, visqueuse et sentant l'urine, qui donnait un précipité pulvérulent, blanchâtre et sale, contenant des sels uriques et de la graisse. Schottin[2] observa chez des individus qui mouraient du choléra une élimination d'une quantité énorme de produits cristallins à la face, à la partie supérieure du tronc et aux bras; il prouva que ces produits étaient de l'urée. Il est probable que le phénomène observé par Hamernik provenait de la même cause, mais qu'il lui a donné une interprétation erronée. Plus tard Buhl démontra l'existence d'une grande quantité d'urée dans le sang des cholériques. Il en trouva 8,2 p. 100 dans le sang d'une jeune fille morte du choléra le neuvième jour de la maladie au milieu de l'opisthotonos.

Si donc le choléra ne tue pas dans l'attaque même et par le collapsus qu'il produit, l'abolition de la fonction urinaire qu'il amène peut être en elle-même une cause de mort ; celle-ci alors arrive par l'urémie. La terminaisou fatale arrive toujours dans ces cas avant qu'il n'ait pu se produire de l'hydropisie. Du reste jamais le choléra n'est suivi d'hydropisie. Car si la sécrétion urinaire s'arrête c'est que l'organisme perd une énorme quantité d'eau par la diarrhée et les vomissements ; les vaisseaux perdant une grande quantité de leur contenu, tous les tissus sont desséchés. Quand alors ces évacuations abondantes sont supprimées, quand l'absorption intestinale mélange de nouveau de l'eau au sang, et qu'ainsi les tissus se trouvent de nouveau imbibés de liquide, alors tous les produits de désassimilation qui étaient accumulés dans les tissus rentrent dans le torrent des humeurs et, si les circonstances sont favorables, ils sont éliminés par une sécrétion urinaire surabondante. Mais si l'urine n'atteint pas ce volume excessif, tous ces produits restent retenus dans les organes et donnent naissance à des accès mortels d'urémie. Et c'est ainsi que meurent encore une partie des malades qui avaient heureusement échappé aux premières atteintes du choléra. Il est vrai que tous les cas

[1] Loc. cit. p. 211.

[2] *Archiv für physiologische Heilkunde.* T. X, p. 469 et suiv.

de choléra à forme typhoïde ne sont pas, comme on le pensait autrefois, le résultat de cette rétention des éléments de l'urine ; le choléra peut encore avoir pour suite des maladies d'autres organes, par exemple la nécrose toute particulière de la muqueuse intestinale qui ressemble à celle de la dyssenterie, maladie qui, elle aussi, peut s'accompagner de symptômes typhoïdes graves, bien que les fonctions des reins se soient rétablies. Malgré cela, il reste un certain nombre de cas où la terminaison fatale au milieu de la période de réaction ne peut être attribuée qu'à la restauration incomplète de la fonction urinaire ou à son arrêt complet. On peut donc observer dans ces cas tous les signes de l'urémie aiguë. Cependant, il ressort de l'expérience de tous les auteurs qui ont vu beaucoup de cas de choléra, que l'on observe rarement après le choléra des convulsions épileptiformes ou autres. Il s'établit plus souvent un état comateux sans convulsions préalables. Au mois d'octobre 1873 je perdis du choléra un ouvrier de trente-huit ans atteint d'atrophie granuleuse des reins qui, un an auparavant, avait heureusement échappé à une série d'attaques de convulsions urémiques. Pendant les quatre derniers jours il n'évacua pas une goutte d'urine; il mourut dans le coma le plus profond sans avoir eu la moindre convulsion.

Diagnostic.

Il suffit d'établir le diagnostic du choléra; mais je n'ai pas à m'étendre ici sur ce point.

Pronostic.

L'état de la fonction urinaire a une grande importance pour le pronostic du choléra. Tout ce qu'on dira ici du pronostic aura trait à l'état de cette fonction.

L'expérience enseigne que le retour rapide de la sécrétion urinaire après une attaque grave du choléra est un symptôme favorable. Par contre, chaque jour de retard dans le retour de cette sécrétion augmente le danger pour le malade, d'abord, parce que ce retard indique que la circulation n'est pas complétement revenue à l'état normal et ensuite, parce qu'avec chaque nouveau jour de retard il y a plus à craindre que les reins ne deviennent incapables de reprendre leurs fonctions. Si le sixième jour la sécrétion urinaire n'est pas rétablie, elle ne se rétablira plus, d'après Buhl, et le malade est perdu. Mais, même lorsque les reins recommencent à fonctionner plus tôt, le malade n'en reste pas moins en danger, quand la quantité d'urine éliminée par jour est très faible, lorsque jusqu'au cinquième et au sixième jour la sécrétion n'est pas devenue très abondante et surtout lorsqu'elle reste au-dessous du chiffre normal. Mais lorsque l'urine coule abondamment de nouveau, le malade n'a plus rien à craindre du côté des reins. Bientôt toutes les lésions que ces organes ont subies sont réparées. Il n'y a jamais à la suite d'affection chronique des reins.

La quantité plus ou moins grande d'albumine que l'on peut trouver dans la première urine d'un cholérique n'a aucune valeur pronostique. J'ai vu guérir rapidement des malades dont les premières portions d'urine étaient très riches en albumine; j'en ai vu mourir d'autres dans l'urine desquels la chaleur donnait à peine un léger précipité.

Je n'oserais pas affirmer que, comme le veut Wyss, la présence d'une grande quantité de cylindres dans la première portion d'urine doit être considérée comme un signe pronostique favorable.

Traitement.

Le traitement de l'ischémie des reins et de ses suites se confond avec celui du choléra confirmé. Celui-ci, abstraction faite des moyens prophylactiques, n'est encore de nos jours qu'un traitement purement symptomatique. Jusqu'à présent tous les moyens que l'on a mis en usage pour empêcher les énormes pertes d'eau qui se font par l'intestin sont restés infructueux. On cherchera donc à dilater les vaisseaux de la peau à l'aide de bains chauds, afin de dériver vers la surface cutanée le sang qui se précipite vers l'intestin ; d'un autre côté, on cherchera à ranimer le cœur à l'aide des excitants. Ordinairement les excitants que l'on donne par la bouche manquent leur effet, soit parce qu'ils sont rejetés par les vomissements, soit parce qu'ils ne sont pas absorbés en temps opportun. Je crois avoir retiré de bons effets de la méthode suivante qui m'a été indiquée par Lindwurm. On fait dissoudre un décigramme de camphre dans un gramme d'huile d'olive et on l'injecte sous la peau ; on répète cette dose toutes les trois ou quatre heures, ou plus rarement, suivant les circonstances.

Dans les cas désespérés j'aurais certainement recours de nouveau à l'injection dans les veines de solutions chaudes de sel qui avaient été essayées déjà par les premiers auteurs anglais qui observèrent le choléra dans les Indes. Récemment le docteur Louis Stromeyer et Little[1] à Londres, ont repris ces essais et ont obtenu des résultats très satisfaisants. Des tentatives que j'ai faites sont, il est vrai, restées sans résultat, mais c'est peut-être parce que j'avais opéré trop tard.

Mais tous ces moyens ne sont, à vrai dire, que des moyens prophylactiques à l'aide desquels on cherche à parer aux dangers de l'attaque de choléra et, par conséquent, à éviter la production des troubles de nutrition graves dans les reins.

Lorsque le malade a survécu à l'attaque, lorsque la réaction s'est établie, si, malgré cela, la sécrétion urinaire ne se rétablit pas, nous n'avons aucun moyen en notre puissance pour la rappeler. On emploiera les excitants, quand il existe des symptômes de faiblesse du cœur, des bains chauds pour activer la circulation. Mais il n'est pas en notre pouvoir d'agir directement sur les vaisseaux paralysés des reins.

[1] *Clinical lectures and reports of the London-Hospital.* Vol. IV. 1867-68, p. 431 et suiv.

CHAPITRE III

DE L'INFLAMMATION PARENCHYMATEUSE DES REINS

A. — Inflammation parenchymateuse aiguë des reins.

L'inflammation parenchymateuse aiguë des reins a attiré l'attention des médecins de meilleure heure que l'inflammation chronique diffuse de ces organes ; tout au moins on connaissait les modifications que la maladie fait subir à la sécrétion urinaire et on les rapportait avec plus ou moins de certitude aux altérations anatomiques des reins. Il existe des relations écrites par des médecins qui vivaient au siècle dernier et qui avaient déjà observé que la scarlatine était parfois suivie d'hydropisie et de l'émission d'une urine sanglante. Wells étudia spécialement la composition de l'urine après la scarlatine et il prouva que ce liquide peut contenir de l'albumine, même quand il n'est pas sanglant.

Fischer[1] paraît être le premier auteur qui ait admis la possibilité d'une inflammation des reins après la scarlatine.

Bright, dans sa première publication, ne parle même pas de l'influence que la scarlatiue peut avoir sur l'éclosion des maladies des reins. Mais en 1833 déjà Hamilton écrivait qu'après la scarlatine il avait trouvé les reins dans un état qui ressemblait à celui de la première période du mal de Bright. Christison[2] aussi cite la scarlatine parmi les « causes prédisposantes, sinon parmi les causes occasionelles » de l'atrophie granuleuse des reins (sous ce nom il comprend toutes les affections diffuses de ces organes). Il donne même deux cas dont l'un a été suivi d'autopsie.

[1] *Journal für praktische Heilkunde;* herausgegeben von C. W. Hufeland und E. Ozann. Février 1824.

[2] Loc. cit. p. 91.

P. Rayer fut le premier qui distingua nettement une forme aiguë de la néphrite albumineuse de la forme chronique ; il reconnut que le passage de l'état aigu à l'état chronique était loin de constituer la règle et qu'il ne se faisait que lorsque les choses étaient abandonnées à elles-mêmes. Il décrivit les symptômes et la marche de cette néphrite aiguë ; chez les enfants, elle est, d'après lui, causée par la scarlatine, chez les adultes par les changements brusques de température et surtout par le froid et l'humidité.

Plus tard, les Allemands ont confondu la néphrite parenchymateuse aiguë avec le premier stade du mal de Bright.

Johnson la décrit sous le nom de néphrite desquamative aiguë et croit qu'elle résulte de toutes les causes qui peuvent produire les maladies des reins. Traube lui donne le nom de néphrite hémorrhagique[1]. Je crois que sa description de l'état anatomique des reins et de la marche de l'affection n'est pas exacte.

Dans les traités classiques allemands les plus récents, on lui donne tantôt le nom de néphrite catarrhale, tantôt celui de néphrite croupale, et en outre, une partie des cas qui lui reviennent, sont mis sur le compte de la néphrite parenchymateuse chronique.

Lécorché lui donne le nom de néphrite parenchymateuse superficielle ou légère.

Etiologie.

Autrefois déjà, certains auteurs avaient été frappés des rapports incontestables qui existent entre les inflammations des reins et certains phénomènes qui siègent à la peau. Il en résulta qu'on chercha à expliquer par toutes sortes d'hypothèses, les relations qui lient les troubles fonctionnels de la peau aux inflammations aiguës des reins. Mais en disant qu'il existe un antagonisme entre les reins et la peau, on n'avançait guère les

[1] *Gesammelte Beitræge.* T. II, p. 1029.

choses, et quant à ces matières âcres qui, disait-on, étaient retenues dans l'organisme lorsque la peau ne fonctionnait plus, et qui, en passant par les reins, les irritaient et les enflammaient, personne encore jusqu'à ce jour n'en a pu trouver une seule.

Du reste, tout le monde sait qu'il peut se produire une inflammation parenchymateuse aiguë des reins dans des circonstances où il ne peut pas être question d'une affection antécédente de la peau.

Cependant, il paraît certain que, dans un grand nombre de cas, la néphrite aiguë est le résultat d'influences nocives qui se sont exercées sur la peau, ou d'altérations pathologiques du tégument externe. Mais si l'on considère les choses sans partialité, on se convaincra bientôt que les rapports qui existent entre les phénomènes dont le siège est à la peau et les inflammations consécutives des reins sont de nature très diverse, que souvent les altérations de la peau et des reins ne sont que le résultat d'une seule et même cause qui leur est commune. L'inflammation aiguë des reins peut, en effet, prendre naissance de différentes manières. Je crois qu'il est utile de grouper en deux grandes catégories, les causes qui la produisent le plus fréquemment et de les classer suivant leur mode d'action, autant du moins que l'on peut s'en rendre compte.

La première catégorie comprend les causes qui, par l'intermédiaire du sang, amènent aux reins certains éléments spécifiques et nuisibles qui irritent et enflamment ces organes.

La deuxième catégorie comprend les causes qui agissent surtout mécaniquement sur les vaisseaux des reins, et, par suite, sur la circulation du sang dans ces vaisseaux et qui provoquent de cette manière l'éclosion de phénomènes inflammatoires.

Considérons d'abord les irritants spécifiques des reins; ceux dont l'action peut le moins être mise en doute sont les poisons qui ont été cités déjà dans le chapitre qui a trait à l'hypérémie active et en première ligne la cantharidine. Le mode d'action de ce poison fait comprendre facilement ce que je comprends sous le nom de néphrite spécifique. Certes, l'empoisonnement par les cantharides provoque rarement une néphrite véritable;

toutefois Schroff[1] vient récemment d'en publier un cas qui a été observé avec beaucoup de soin.

J'ai placé en tête la catégorie des causes spécifiques, parce qu'elle comprend le plus grand nombre de cas.

Parmi toutes les causes spécifiques de la néphrite aiguë, c'est peut-être la scarlatine qui produit le plus souvent cette maladie. Parmi les anciens auteurs qui se sont occupés de la néphrite qui naît sous l'influence de la scarlatine, tous n'ont pas reconnu la spécificité de ce processus; aujourd'hui encore, il y a des médecins qui pensent que la néphrite qui se produit à la suite de la scarlatine est dûe à un refroidissement de la peau qui a été rendue plus sensible par cette maladie éruptive. Cependant, si l'on observe impartialement les choses, il est facile de se convaincre que la fréquence de la néphrite après la scarlatine, varie beaucoup avec les différentes épidémies, et qu'elle dépend, bien évidemment, du caractère de chaque épidémie. Sur 180 cas de scarlatine que j'ai traités dans une épidémie qui régna en 1853 et 1854, il y eut 22 cas de néphrite; en 1863, sur 80 cas traités à la policlinique, il y eut 13 fois de la néphrite et de l'hydropisie; aucun des malades ne survécut. Dans d'autres épidémies, sur 100 cas cette complication se présenta à peine une fois. Mais je dois insister sur un fait que souvent j'ai vu débuter les néphrites les plus graves pendant la convalescence de la scarlatine, bien que les parents, excessivement soigneux, eussent gardé leurs enfants au lit, tandis que de pauvres enfants, traités à la policlinique, qui avaient pour ainsi dire passé dans la rue tout le temps qu'ils avaient eu la scarlatine, s'en étaient tirés sans aucun inconvénient.

Si l'on prend chaque cas en particulier, ce n'est aucunement l'intensité des symptômes généraux ou locaux de la scarlatine qu'il faut considérer pour expliquer pourquoi dans tel cas il y a eu une affection des reins, pourquoi il n'y en a pas dans tel autre. La néphrite peut manquer dans les cas les plus graves, comme aussi elle peut amener la mort après une atteinte légère de scarlatine. — En général, cependant, la néphrite est plus fréquente

[1] *Ueber Cantharidin und sein Verhæltniss zu den spanischen Fliegen. Zeitschrift der k.-k. Gesellschaft der Aertze zu Wien.* 1855. p. 480.

dans les épidémies que l'on nomme malignes, à cause des symptômes fébriles graves qu'elles présentent et des complications graves (surtout la diphthérie) qui les accompagnent.

Cependant, il faut se garder de confondre l'action spécifique de la scarlatine sur les reins avec le pouvoir que possède la fièvre de produire de l'albuminurie. L'albuminurie fébrile se présente dans le cours de scarlatines qui s'accompagnent d'une fièvre violente aussi bien que dans tout autre affection fébrile; mais elle diminue avec la fièvre et disparaît quand celle-ci est complètement tombée. Au contraire, dans la scarlatine la néphrite ne débute qu'après une période apyrétique assez longue, de une à deux semaines de durée, lorsque l'exanthème a depuis longtemps complètement disparu.

Pendant l'épidémie de 1853-54 dont j'ai déjà parlé plus haut, j'ai eu assez de temps à moi pour examiner l'urine d'un grand nombre de mes malades atteints de scarlatine. Alors déjà j'ai pu faire cette observation que dans les cas où la fièvre était violente, l'urine contenait de l'albumine pendant la période d'éruption et que l'albumine disparaissait lorsque la fièvre cessait. Cette albuminurie fébrile qui ne dure que quelques jours n'est aucunement l'indice d'une néphrite consécutive. L'albuminurie qui indique l'existence d'une inflammation des reins débute plus tard. Durant l'épidémie dont je parle et sur les vingt-deux cas de néphrite que j'y ai observés, l'albuminurie se montra au plus tôt le seizième jour, au plus tard le trente-et-unième jour après le début de l'exanthème. On peut dire qu'en moyenne ce symptôme se montre vers le vingtième jour, et par hasard, dans cette épidémie, l'albuminurie débuta effectivement le vingtième jour dans un assez grand nombre de cas. Dans une autre épidémie, il me fut possible de constater le dixième jour déjà le début d'une néphrite.

Certains auteurs ont émis l'hypothèse que toute scarlatine s'accompagnait d'une affection des reins. D'après eux, la scarlatine, de même qu'elle produit sur la peau l'éruption d'un exanthème, suivi de l'exfoliation de l'épiderme, produirait aussi une desquamation de l'épithélium rénal et en même temps de l'albuminurie. Les recherches chimiques et microscopiques que j'ai faites avec autant de soin que possible dans un grand nombre de cas de scarlatine me permettent d'affirmer catégoriquement que l'hypothèse de ces auteurs est une fiction (on a inventé pour elle le mot d'exanthème). Du reste, dans la grande majorité des cas de scarlatine, l'urine ne contient jamais d'albumine, et, pendant tout le cours de la maladie, on ne trouve dans le sédiment ni cellules épithéliales des reins, ni débris de cellules.

Toutefois, je suis convaincu que les affections des reins qui naissent à la suite de la scarlatine sont de nature spécifique ; et qu'elles ne sont pas dues à des troubles circulatoires purement mécaniques ainsi que pourraient les produire une élévation de la température de trop longue durée ou une fluxion collatérale à la suite d'un refroidissement de la peau. J'ai indiqué déjà les raisons pour lesquelles je ne puis admettre ces causes purement mécaniques. Toutefois il m'a été impossible de trouver dans l'urine des malades atteints de scarlatine une substance qui pourrait agir comme irritant à la façon des diurétiques toxiques. Mais l'insuccès de mes recherches n'ébranle en rien la conviction que j'ai que les altérations pathologiques de la peau dans la scarlatine ne peuvent pas être par elles-mêmes la cause de l'inflammation des reins. D'autres altérations de la peau qui sont tout aussi aiguës et qui s'accompagnent d'un état fébrile aussi violent n'ont pas cette même conséquence. Sur plus de trois cents cas de variole qui ont été traités dans mon service pendant la dernière épidémie, il n'y eut pas un seul cas de néphrite. Lorsqu'il se produit une inflammation des reins à la suite d'une maladie de la peau, par exemple, après des brûlures étendues, cette complication se montre lorsque l'affection cutanée est à son degré le plus violent et non pas quand elle est éteinte, comme dans la scarlatine.

Si de nouvelles recherches et de nouvelles observations confirmaient les conclusions qu'Oertel a cru pouvoir déduire de ses recherches sur les reins dans la diphthérie, on serait en droit d'espérer que l'avenir nous révèlera la pathogénie de la néphrite scarlatineuse. Car, de nos jours, on peut considérer comme un fait acquis à la science que, de même que toutes les maladies infectieuses aiguës, la scarlatine est produite par un principe contagieux vivant, et que c'est ce principe qui, en pullulant dans l'organisme humain, produit les altérations des tissus qui accompagnent la maladie provoquée par son invasion.

La diphthérie produit donc des inflammations aiguës des reins de la même manière que la scarlatine. Oertel [1] attribue la néphrite dans la diphthérie à la présence et à la repullatation de micrococcus dans les reins. Dans la diphthérie il y a, plus souvent peut-être encore que dans la scarlatine, une albuminurie légère sans altérations profondes des reins, de sorte qu'après la mort il est impossible, même à l'aide des recherches microscopiques les plus délicates, de trouver la moindre lésion dans les reins, et lorsque le malade guérit, l'albumine disparaît rapidement de l'urine. Toutefois, je suis enclin à attribuer ces cas d'albuminurie aussi à la même influence spécifique, attendu que très souvent on ne peut les expliquer ni par une élévation extrême de la température, ni par la stase sanguine. Cette albuminurie de courte durée se présente aussi dans les cas légers de diphthérie où la fièvre est très modérée, et où il n'y a aucun trouble de la respiration. Toutefois la diphthérie est loin de donner naissance dans tous les cas à une affection des reins, aussi peu que la scarlatine. Dans plusieurs cas de diphthérie des voies aériennes qui se terminèrent par la mort, je n'ai jamais trouvé d'albumine dans l'urine, et, après la mort, j'ai trouvé les reins tout à fait sains. De plus, l'intensité de l'affection rénale n'est pas dans un rapport certain avec l'extension de la diphthérie sur les muqueuses, ni avec l'intensité de l'affection générale. On peut souvent trouver les reins intacts, même dans les cas où la mort arrive dans le collapsus sans que les voies aériennes aient été atteintes. Par contre, des cas de diphthérie du pharynx, tout à fait légers, où la fièvre est à peine sensible, peuvent être suivis d'une néphrite mortelle. Cependant je crois pouvoir, en général, appuyer la thèse d'Oertel d'après laquelle les reins sont le plus profondément atteints dans les cas de diphthérie où les phénomènes d'intoxication générale priment tous les autres. Toutefois je ne saurais passer sous silence ici qu'une série d'expériences et de recherches

[1] *Experimentelle Untersuchungen über Diphtherie. Deutsches Archiv für klinische Medicin.* 1871, t. VIII, p. 242 et dans le *Ziemssen's Handbuch*, t. II, première partie, article : *Diphthérie.*

pratiquées par le docteur Babbe sous les yeux de mon collègue Heller ont donné des résultats tout à fait défavorables à la théorie d'Oertel sur la production de la néphrite dans la diphthérie par des champignons donnant lieu à des embolies.

Les autres exanthèmes aigus, la rougeole, la variole et la roséole donnent beaucoup moins souvent lieu à de la néphrite que la diphthérie et la scarlatine. Si pour la variole on entend par-ci par-là exprimer une opinion différente, c'est sans doute parce que dans la variole hémorrhagique il y a souvent de l'hématurie. Mais celle-ci n'est pas provoquée par une inflammation des reins, mais bien par une infiltration hémorrhagique de la muqueuse des bassinets. Cependant je ne puis m'empêcher de dire ici que l'albuminurie passagère que nous avons eu fréquemment l'occasion d'observer dans la dernière épidémie de variole ne pouvait pas être, dans un grand nombre de cas, considérée comme un symptôme fébrile ; peut-être alors était-elle produite par une altération spécifique des vaisseaux des reins. Mais dans les quarante-trois autopsies de varioleux que nous avons pu faire dans cette épidémie, nous n'avons jamais pu trouver d'altérations macroscopiques des reins, sauf, nécessairement quelques cas qui concernaient des individus affectés de maladies chroniques des reins. Cependant, si quelquefois il se produit de la néphrite aiguë dans la rougeole, la roséole ou la variole, la marche de la maladie des reins est sans doute pareille à celle de la néphrite, de la scarlatine et de la diphthérie.

La néphrite aiguë que Ponfick [1] a presque toujours pu constater sur les cadavres des individus morts de fièvre récurrente, peut être aussi considérée comme le résultat de l'action d'un poison spécifique, agissant sur les reins par l'intermédiaire du sang, d'autant plus qu'on peut considérer comme un fait absolument certain que la fièvre récurrente est produite par des bactéries. Celles-ci circulent avec le sang, elles arrivent donc aux reins où, par leur présence et leur reproduction, elles jouent le rôle d'agent d'irritation, rôle qu'Oertel a attribué aux micrococcus dans la diphthérie.

[1] *Anatomische Verænderungen der Nieren bei Typhus recurrens. Virchow's Archiv.*, t. LX, p. 160.

Peut-être pourrait-on encore compter la fièvre jaune parmi les maladies infectieuses aiguës que peuvent produire des néphrites spécifiques.

Quant aux cas très rares de néphrite aiguë que l'on observe dans le typhus abdominal, je ne les crois pas dus à une influence spécifique ; je pense qu'ils sont causés, de même que la pneumonie qui complique assez souvent le typhus, par des altérations des vaisseaux produites par la longue durée de la fièvre. Je donnerai plus tard les raisons pour lesquelles je pense ainsi.

Certaines maladies locales de la peau et du tissu cellulaire, l'érysipèle, l'anthrax et les phlegmons sont encore des causes spécifiques de l'inflammation aiguë des reins. Je ne comprends pas les choses comme anciennement où l'on pensait que, par suite de ces maladies de la peau, quelque chose de nuisible qui sans cela aurait été éliminé par les émonctoires naturels restait emprisonné dans l'organisme ; je pense, au contraire, que ces processus pathologiques donnent naissance, dans la région malade, à quelque corps qui arrive dans le torrent des humeurs et qui, par l'intermédiaire du sang, pénètre jusqu'aux reins où il joue le rôle d'un irritant. Et, du reste, il y a longtemps que l'on a admis l'existence d'une substance phlogogène à côté d'une substance pyrogène et qu'on lui a attribué la propagation de l'érysipèle par exemple. Pourquoi donc ne porterait-elle pas ses effets plus loin encore ?

Du reste nous possédons un certain nombre de faits positifs qui, semble-t-il, donnent déjà à la théorie de la pathogénie de la néphrite aiguë dans certaines affections de la peau que je viens d'exposer, plus d'autorité que celle que l'on est en droit d'accorder à une simple hypothèse. Fischer, de Breslau, dans un travail sur la diathèse furonculeuse [1], a prouvé que l'on produit de la néphrite chez les animaux, lorsque l'on injecte dans leurs veines de l'hémite de soude, produit de la fermentation acide du pus, qui se forme dans le foyer furonculeux.

Cependant des suppurations profuses autres que celles qui ont lieu dans le tissu cellulaire sous-cutané peuvent donner lieu à

[1] Je cite de mémoire, parce que je n'ai pas sous les mains le travail de Fischer que j'ai lu il y a quelques années déjà.

des néphrites aiguës diffuses lorsque l'air pénètre dans le foyer purulent et y provoque la décomposition du pus. En 1872, j'ai observé à peu de temps d'intervalle deux cas d'abcès péripleurétiques. Tous les deux, lorsqu'ils se furent ouverts à l'extérieur, donnèrent naissance à de la néphrite aiguë. Dans le premier cas, l'inflammation des reins persista jusqu'à la mort ; elle donna lieu à une hydropisie abondante et on la constata à l'autopsie. Dans le deuxième cas, la néphrite guérit avant que l'abcès ne fût entièrement fermé. J'accorde une grande importance à ce fait que le pus qui s'écoulait difficilement des nombreux cloaques que présentaient ces abcès avait répandu pendant longtemps une odeur de pourriture pénétrante, dans le premier cas surtout. Je n'ai jamais observé de néphrite aiguë, même dans les cas de suppurations abondantes, lorsque le pus pouvait s'écouler facilement dès qu'il était formé, ce qui empêchait la résorption des principes putrides, ou bien, lorsqu'il était renfermé dans les cavités, à l'abri du contact de l'air, ce qui empêchait la formation de ces produits.

Peut-être pourrait-on encore compter parmi les néphrites dues à la résorption des principes putrides, celles qui, bien rarement, se produisent à la suite de la dyssenterie. Je n'en ai observé que fort peu de cas[1].

Passons maintenant à la dernière catégorie des causes qui peuvent donner naissance à la néphrite aiguë. J'y ai rangé les causes qui agissent surtout d'une façon mécanique sur les vaisseaux et, par suite, sur la circulation. Dans le chapitre précédent j'ai déjà désigné le choléra comme appartenant à cette catégorie, et j'ai expliqué comment la néphrite se produisait dans cette maladie.

Je place aussi dans cette catégorie le refroidissement ; souvent ce n'est là qu'une cause tout à fait banale qu'on invoque pour se tirer d'embarras ; mais il n'en est pas moins vrai qu'il est une cause réelle de néphrite. Parmi les cas de néphrite aiguë que j'ai observés, j'en ai pu attribuer un grand nombre à un refroidissement, attendu que la cause était presqu'immédiatement suivie

[1] Voir à la fin du volume la note additionnelle VII *sur les néphrites infectieuses.*

de son effet. Un de mes clients, après avoir passé une nuit d'hiver au bal et avoir fait quelques excès de boisson, s'était jeté à moitié déshabillé sur son lit en laissant la fenêtre ouverte. Lorsqu'il se réveilla, ses membres étaient raidis par le froid. Dès ce moment il se sentit malade et quand je le vis pour la première fois quelques semaines plus tard, l'hydropisie occupait déjà presque tout son corps et son urine contenait beaucoup de sang. Un autre de mes malades était sorti d'une forge le corps tout en sueur et le tronc couvert seulement d'une chemise. Pendant qu'il refroidissait un fer rouge dans de l'eau froide, il reçut sur le dos une pluie glaciale. Deux semaines après il dut se faire transporter à l'hopital, il avait de l'hématurie et de l'hydropisie. Un troisième malade était tombé à l'eau en patinant, il n'avait pu sortir de son bain glacé qu'après avoir fait de nombreux efforts, etc.

Quelque idée qu'on se fasse aussi de la marche des choses lorsqu'un refroidissement est suivi d'une maladie inflammatoire, il est un point cependant sur lequel tout le monde doit tomber d'accord, c'est que, lorsque la peau est fortement refroidie, ses vaisseaux se contractent, le sang reflue vers l'intérieur du corps et il se produit ainsi une élévation de pression dans les vaisseaux des organes internes. Koloman Müller, dans un travail sur l'influence des fonctions cutanées sur la sécrétion urinaire (Ueber den Einfluss der Hautthætigkeit auf die Harnabsonderung[1]), a parfaitement prouvé que cette hypothèse se confirme tout particulièrement pour les reins. Mais, de nos jours, il est impossible de dire si c'est cette fluxion collatérale seule ou en même temps des modifications de la chaleur du sang qui est, après un refroidissement brusque de la peau, la cause occasionnelle, chez l'un d'une amygdalite, chez l'autre d'une inflammation catarrhale d'une muqueuse, chez le troisième d'une néphrite aiguë.— Dans sa thèse inaugurale soutenue à Erlangen, le Dr Gustave Wollmer décrit quelques cas de néphrite aiguë qui prirent naissance après le traitement de la gale par des frictions énergiques. Mais dans ce cas, il est impossible de dire si la néphrite a été produite

1 Inséré dans *Archiv für experimentelle Pathologie und Pharmakologie.* 1873.

par un refroidissement de la peau à la suite des nombreux bains chauds que prenaient les malades ou par une inflammation de la peau occasionnée par la friction.

L'inflammation des reins et celle d'autres organes, qui viennent à la suite de brûlures étendues de la surface cutanée, se produisent certainement de la même façon qu'après un refroidissement. Lorsqu'une grande étendue de la peau est détruite par une brûlure, le corps se refroidit beaucoup comme l'on sait; l'effet est donc le même que lorsque le corps perd beaucoup de chaleur par le refroidissement de la peau. Falk[1] pense que les inflammations d'organes internes, qui viennent à la suite de brûlures étendues de la peau, sont produites par la destruction des globules rouges qui sont exposées à un excès de température au lieu même où se fait la brûlure; les débris de ces globules et les éléments chimiques, qui résultent de leur destruction, sont charriés par le sang jusqu'aux organes où ils jouent le rôle d'irritants. Mais, jusqu'à présent, cette hypothèse n'est basée sur aucun fait. Falk compare les effets d'une brûlure étendue à ceux de l'empoisonnement par l'oxyde de carbone qui, lui aussi, peut produire de la néphrite. Mais cette comparaison ne me paraît pas donner plus de poids à son hypothèse. D'après mes observations, l'oxyde de carbone produit une paralysie vasculaire générale parce qu'il empêche l'oxygène de se mélanger au sang. Ainsi, sur tous les points de la peau qui supportent une pression continue ou qui subissent d'autres irritations mécaniques, il se produit une inflammation qui donne naissance à des phlyctènes. Mais, en protégeant soigneusement la peau contre toute violence, on peut éviter ces inflammations dans ces cas aussi bien que dans ceux où les nerfs vaso-moteurs des membres sont paralysés pour une autre raison. Dans les cas d'empoisonnement par l'oxyde de carbone que j'ai observés, le liquide contenu dans les phlyctènes étant toujours séreux, jamais il n'était teint en rouge par la matière colorante du sang.

Je crois que les inflammations aiguës des reins, qui se produisent après le typhus abdominal et d'autres fièvres à type con-

[1] *Ueber einige Allgemeinerscheinungen nach umfangreichen Hautverbrennungen. Virchow's Archiv.*, t. LIII, p. 27.

tinu, sont dues également à des troubles mécaniques de la circulation. Dans le chapitre de cet ouvrage qui traite de l'albuminurie j'ai dit déjà que, lorsque la fièvre se maintient longtemps à un degré élevé, l'albuminurie est un phénomène assez constant et que je me l'explique par la dilatation des vaisseaux et d'autres altérations des parois vasculaires qui sont le résultat de l'extrême élévation de la température. J'ai fait observer également que, lorsque les vaisseaux restent longtemps dans cet état, il peut se produire, d'après moi, des troubles nutritifs graves dans les reins et que l'on peut craindre alors une véritable inflammation. En tout cas, cela se présente rarement en réalité. Parmi mille cas de typhus abdominal environ que j'ai observés, tant à l'hôpital que dans ma clientèle privée, il ne s'en est trouvé que deux qui se soient compliqués de néphrite et, chose remarquable, ces deux cas se sont présentés à la même époque, alors que j'étais occupé de la rédaction de ce travail. Un de ces cas seulement eut une issue mortelle. C'est la seule fois où j'ai vu sur le même cadavre les lésions de la fièvre typhoïde et celles d'une néphrite récente. Les résultats de mon expérience personnelle concordent tout à fait avec les observations de Buhl[1] qui, sur trois cents cas de fièvre typhoïde qui eurent une terminaison fatale, n'observa qu'une ou deux fois après le typhus abdominal une hydropisie générale déterminée par des altérations des reins. Le deuxième cas de néphrite après la fièvre typhoïde que j ai vu guérit parfaitement.

J'ai observé une fois chez un officier une néphrite aiguë à la suite d'une *pneumonie franche*. L'affection rénale donna lieu à une hydropisie générale très forte. Au bout de deux mois la guérison fut complète et durable.

Je suis tout à fait resté dans le doute sur la manière dont se produit la néphrite aiguë dans le rhumatisme articulaire aigu. A plusieurs reprises, j'ai observé le début d'une néphrite hémorrhagique dans le cours d'un rhumatisme articulaire aigu; aussi je me vois forcé d'admettre que le rhumatisme peut, dans certaines circonstances, devenir la cause occasionnelle de cette

[1] *Lungenentzündung, Tuberculose und Schwindsucht. Zwœlf Briefe an einen Freund. München*, 1872, p. 47.

maladie des reins. Jonhson[1] aussi décrit un cas de néphrite rapidement mortel qui s'était développé dans le cours d'une fièvre rhumatismale. Mais je n'ai trouvé aucun autre cas de ce genre dans la littérature médicale. La néphrite rhumatismale de Rayer et sa néphrite albumineuse combinée au rhumatisme ont tout une autre signification. La première de ces dénominations comprend, pour lui, les embolies des reins qui se produisent chez les cardiaques ; par la seconde, il veut dire seulement que des affections articulaires douloureuses se présentent dans le cours d'une maladie chronique des reins qu'il croit être de nature rhumatismale. Je n'ai pu faire l'autopsie d'aucun cas de néphrite que j'ai observé dans le cours du rhumatisme articulaire aigu (tous ces malades sont encore en vie). Cependant, la description suivante d'un cas de ce genre justifiera, je pense, mon diagnostic et prouvera que je n'ai pas confondu un infarctus hémorrhagique des reins avec une néphrite diffuse.

Observation XIII. — S. G..., jeune campagnarde vigoureuse, âgée de vingt et un ans, fut reçue à l'hôpital le 21 décembre 1873.

Sept ans auparavant, elle avait été alitée pendant plusieurs mois à cause d'un rhumatisme articulaire aigu. — Il y a trois ans, douleurs rhumatismales pendant plusieurs semaines. Depuis, santé excellente.

Quatre jours avant l'entrée, elle fut prise de fièvre, et en même temps, de douleurs dans les deux articulations tibio-tarsiennes, puis dans les deux genoux et en même temps de palpitations du cœur.

Etat à l'entrée. — Les deux poignets sont gonflés et douloureux ; les autres articulations sont libres. La matité du cœur est un peu augmentée dans toutes les directions. Le choc du cœur se fait sentir sur la ligne mamillaire dans le quatrième et le cinquième espaces intercostaux. Au niveau de la pointe, souffle systolique, bruit diastolique voilé. Au niveau des gros vaisseaux frottement péricardique, bruits indistincts. Pouls = 80, modérément tendu. Température du soir, 40°. Traces d'albumine dans l'urine.

Les jours suivants, la température resta très élevée ; il se fit un exsudat assez abondant dans le péricarde ; en même temps les articulations devinrent complètement libres et l'albumine disparut de l'urine.

Vers le milieu de décembre, l'exsudat péricardique se résorba,

[1] Loc. cit., p. 276.

mais en même temps la malade fut prise plusieurs fois de syncopes graves qui nécessitèrent l'usage d'excitants. Température fébrile toujours très élevée.

Le 28 décembre, point de côté violent à droite. En ce point frottements pleurétiques. — Les symptômes de la pleurésie droite persistèrent jusque vers le milieu du mois de janvier 1874. A partir du 9 janvier, la température avait baissé peu à peu, et à dater du 12, la température du soir ne dépassa plus 38°.

Mais le 17 janvier la température du soir remonta tout d'un coup au dessus de 40° et le pouls à 120. Dyspnée sans altération appréciable des organes respiratoires. La température resta de nouveau élevée pendant plusieurs jours, tandis qu'il existait au niveau de l'origine de l'aorte un souffle systolique qui devenait plus fort de jour en jour; il y avait donc une endocardite des valvules sigmoïdes de l'aorte. A la pointe du cœur on entendait un souffle diastolique très net, en outre du souffle systolique qui existait auparavant déjà. Vers la fin de janvier la fièvre se modéra; le soir, elle n'atteignait plus 39°. Mais le pouls resta fréquent, à 104, et ne tomba à 90 que dans la première semaine de février.

Le 8 février, la température était peu élevée, gonflement des articulations du poignet et du coude gauches. Ce gonflement persista pendant toute une semaine, mais la fièvre resta modérée. Durant cette semaine on remarqua de la bouffissure de la face, ce qui fut l'occasion d'un examen plus approfondi de l'urine. L'urine ne contenait pas d'albumine, mais la malade n'en éliminait qu'une très petite quantité, 300 centimètres cubes seulement, le 14 février, par exemple.

Le 15 février, la malade excréta 500 centimètres cubes d'une urine foncée, mais limpide, d'un poids spécifique de 1015, qui contenait quelques traces d'albumine.

Vers midi, ce même jour, il y eut un frisson violent, et aussitôt la température monta à 41°,2. Pouls = 128. Respiration 44. Cependant jusqu'au soir la température s'abaissa spontanément jusqu'à 37°,8 et le pouls revint à 104. Pendant ce violent accès de fièvre, la malade avait eu beaucoup de nausées, elle avait vomi à plusieurs reprises des matières bilieuses et muqueuses, et elle avait accusé des douleurs sourdes dans le dos et dans la région du cœur.

Le 16 février au matin, la malade excréta 500 cent. cubes d'une urine très foncée, ayant un poids spécifique de 1014. L'urine était troublée dans toute sa hauteur par des urates; sous l'influence de la chaleur elle s'éclaircit d'abord, mais ensuite elle forma une masse gélatineuse. — Le sédiment contenait beaucoup de globules blancs, peu de globules rouges, des cylindres minces tout à fait hyalins et des débris épithéliaux.

La quantité de sang contenue dans l'urine augmenta tous les jours.

Le 18 février, les 500 cent. cubes d'urine qui avaient été éliminés étaient constitués par un liquide rouge sombre, d'un poids spécifique de 1014. Il y avait une forte couche de sédiment, formée par des globules sanguins, des cylindres de sang, et quelques cylindres hyalins. Quantité d'albumine dans l'urine filtrée 1,08 p. 100 = 5 gr. 40. Quantité d'urée 2,1 p. 100 = 10 gr. 50. Chlorures 6,8 p. 100 = 4 grammes.

Le 24 février (quantité d'urine 850 cent. cubes, poids spécifique 1015), la quantité d'albumine avait atteint 1,525 p. 100 = 12 gr. 962.

A partir de ce jour les quantités d'urée et d'albumine diminuèrent peu à peu. Mais l'urine resta peu abondante et, par suite, l'hydropisie qu'on avait observée déjà avant le début de la maladie des reins, augmenta au point de produire un gonflement monstrueux de tout le corps. Pendant ce temps il n'y eut pas d'accidents articulaires ; mais il y eut toujours une fièvre assez modérée, du reste.

Vers le milieu de mars, il y eut de violentes douleurs abdominales, et des selles diarrhéiques souvent sanglantes. La température redevint très élevée ; le 31 mars elle monta jusqu'à 41°,2. Le pouls, très fréquent, conserva toujours une certaine tension.

A partir du commencement d'avril la diarrhée cessa, la fièvre tomba peu à peu et la sécrétion urinaire redevint plus abondante. Mais ce n'est qu'au mois de mai que les quantités journalières de l'urine conservèrent une valeur constante de 1,200 cent. cubes, en moyenne, que l'urine perdit sa coloration sanglante et que l'hydropisie disparut.

Le 14 juin, la malade quitta l'hôpital sur sa demande. Pendant les derniers jours de son séjour, l'urine avait présenté encore des traces d'albumine; sa quantité moyenne par jour était de 1,200 cent. cubes, son poids spécifique 1015. Dans le sédiment, quelques cylindres hyalins, quelques globules rouges, mais des cellules épithéliales des reins en assez grand nombre.

Le 19 décembre 1874, la malade se présenta de nouveau à la clinique. Elle n'accusait aucun malaise, mais elle était pâle et sa figure était un peu bouffie. Lésions valvulaires à l'orifice mitral et à l'orifice aortique. Urines très pâles, poids spécifique 1004. Traces d'albumine. Quelques globules blancs dans le sédiment. On ne trouve pas de cylindres.

Les résultats de l'analyse de l'urine et la marche de la maladie des reins prouvent que j'avais à faire dans ce cas à une véritable néphrite. L'analyse de l'urine pratiquée six mois après la sortie de la malade semblerait indiquer que la néphrite s'était terminée par une atrophie des reins. Je suis d'autant plus enclin à admettre cette terminaison, que je l'ai observée dans un autre cas de néphrite, survenue dans le cours d'un rhumatisme articulaire aigu. Dans un troisième cas, qui s'est présenté dans ma clinique pendant l'hiver de **1874-1875** : l'affection rénale guérit après quelques semaines, tandis que la maladie articulaire n'avait pas encore complétement disparu.

Un fait qui certainement n'est pas sans importance, auquel il faut au moins accorder de l'attention, c'est que les trois cas de néphrite aiguë que j'ai observés dans le cours du rhumatisme articulaire, concernaient des individus qui étaient atteints d'endocardite rhumatismale récente à l'époque où débuta la néphrite. On est donc très naturellement conduit à penser que des produits inflammatoires ont pu être détachés de l'endocarde du ventricule gauche, qu'ils ont été entraînés jusque dans les vaisseaux des reins et qu'ils ont été la cause de la néphrite qui, dans tous les cas, a été très violente. Mais il m'est impossible de démontrer quant à présent la justesse de cette hypothèse. Cependant, je puis affirmer que dans ces trois cas, il ne s'agissait pas d'un infractus hémorrhagique volumineux. La marche de la maladie le prouve bien.

J'ai à parler encore d'une espèce de néphrite qui se distingue des autres par sa cause et par sa marche, — c'est la néphrite qui se produit si souvent chez les femmes enceintes. Mais à cause des particularités qui caractérisent cette néphrite, j'en parlerai dans un appendice de ce chapitre.

Il est à remarquer encore qu'il n'est pas rare de voir se produire des néphrites hémorrhagiques aiguës dans le cours d'affections chroniques des reins. J'ai observé ces attaques aiguës dans le cours de néphrites parenchymateuses chroniques et d'atrophies granuleuses des reins. Je ne sais pas si l'on a également observé cette complication dans la dégénérescence amyloïde des vaisseaux des reins.

La néphrite hémorrhagique ou néphrite aiguë, se présente proportionnellement assez souvent dans l'enfance, parce que les causes principales de cette maladie, la scarlatine et la diphthérie sont plus fréquentes dans l'enfance que dans l'âge mûr.

Pathologie.

Ce que j'ai dit à propos de l'étiologie, prouve que des circonstances très diverses peuvent devenir la cause d'une néphrite diffuse aiguë; par conséquent, la marche de ces inflammations doit être variable aussi. Il est donc fort possible que ce que je décris sous le nom de néphrite aiguë diffuse, comprenne une série de processus absolument différents les uns des autres. Mais ni l'anatomie pathologique ni l'observation clinique ne nous fournissent les moyens de distinguer ces différents processus les uns des autres. Les phénomènes que nous observons ne se distinguent les uns des autres au point de vue anatomique que par leur degré d'intensité; leur genèse seule les différencie. De quelque façon aussi que la maladie se soit produite dans les cas particuliers, les lésions anatomiques des reins et les symptômes cliniques peuvent être graves aussi bien que légers. En tous cas, la cause occasionnelle ne peut pas faire préjuger dans tous les cas, du degré, de la durée et de la terminaison de la maladie.— Cohnheim, du reste, dans ses recherches sur l'inflammation, observait à peu près toujours les mêmes lésions des vaisseaux et des tissus, quelque fût aussi l'agent par lequel il cherchait à provoquer l'inflammation.

Je ne ne nierai pas, cependant, que la maladie est, en général, plus grave lorsqu'elle est provoquée par telle ou telle cause que lorsqu'elle est produite par telle autre; que, par exemple, la néphrite provoquée par un refroidissement violent, dure, en général, plus longtemps et agit plus profondément sur l'organisme que la néphrite de la scarlatine. Mais nous ne savons pas d'avance jusqu'à quel point l'état physiologique des parois vasculaires a été altéré par telle ou telle cause; en d'autres termes, nous ignorons si le plus ou moins d'intensité des effets produits se trouve dans un rapport certain avec la qualité de l'une ou l'autre des causes précitées.

Aperçu général de la maladie.

Dans un grand nombre de cas d'inflammation aiguë des reins, le tableau et la marche de la maladie sont profondément modifiés par des symptômes qui appartiennent à la maladie qui a donné naissance à la néphrite; les phénomènes sont bien différents aussi suivant le degré d'intensité de l'affection rénale.

Les altérations des reins débutent tantôt au milieu de symptômes fébriles graves, tantôt sans fièvre, rarement avec des douleurs violentes, souvent ce début passe tout à fait inaperçu pour le malade. Les premiers phénomènes qui se présentent alors sont des troubles fonctionnels; les quantités d'urine sécrétées sont différentes de ce qu'elles sont à l'état normal, quelquefois la sécrétion urinaire est complètement abolie; en outre, l'urine est altérée dans sa composition, elle contient de l'albumine et assez habituellement du sang.

Les cas qui débutent subitement et avec une fièvre vive, sont ceux aussi dans lesquels on observe au commencement des nausées fréquentes et surtout excessivement pénibles, ainsi que des vomissements. Presque tous les cas graves présentent de l'anorexie et un état dyspeptique.

Dans presque tous les cas apyrétiques, on observe au bout de fort peu de temps une anémie profonde et une perte considérable des forces; souvent, cet état résulte déjà de la maladie primitive, cause occasionnelle de la maladie des reins.

Dans des cas très légers, tels qu'on les observe assez souvent après la scarlatine, habituellement après la diphthérie, souvent aussi à la suite d'autres causes, les symptômes qui accusent l'altération des fonctions des reins peuvent disparaître après une ou deux semaines. On peut admettre alors que l'inflammation des reins est terminée, et que la guérison commence. Cependant, ces cas légers récidivent quelquefois.

Par contre, dans les cas plus graves, où la cause qui a produit l'inflammation a agi plus profondément sur la structure physiologique des parois vasculaires, où, par conséquent, les phénomènes nutritifs et les fonctions des reins ont été plus altérés, ainsi qu'on le voit ordinairement dans la néphrite qui est due à un refroidissement violent et que cela se présente souvent dans la scarlatine et après d'autres causes, dans ces cas, jamais la guérison n'arrive rapidement, au contraire, on observe souvent la terminaison fatale.

La mort a été la terminaison de tous les cas de néphrite parenchymateuse aiguë (sauf quelques cas de néphrite consécutifs au choléra) dans lesquels j'ai observé une période d'anurie complète, d'une certaine durée, à laquelle fait suite une miction sanglante. Jamais alors je n'ai vu la sécrétion urinaire revenir à l'état normal. Dans ces cas, dont la marche est très aiguë, après le développement d'une hydropisie plus ou moins prononcée, la mort arrive au milieu de convulsions urémiques ou bien dans le coma qui suit l'attaque convulsive, rarement au milieu d'un état de collapsus sans phénomènes convulsifs préalables.

Lorsque la néphrite parenchymateuse aiguë suit une marche plus lente, il se produit en général de l'hydropisie ; celle-ci peut exister à un degré plus ou moins prononcé, persister pendant des mois entiers, disparaître et apparaître de nouveau dans le cours de la maladie. Il n'est pas rare de voir qu'un léger gonflement du visage ou de l'œdème des malléoles constituent le premier symptôme morbide qui attire l'attention du malade et qui l'engage à chercher des secours médicaux. Les symptômes subjectifs occasionnés par la maladie des reins peuvent être tellement insignifiants que le malade n'y accorde aucune attention; ils peuvent même faire complétement défaut. L'hydropisie peut être la cause immédiate de la mort, soit que de grandes quantités de liquide se soient accumulées dans les cavités séreuses, soit qu'une grande partie du parenchyme pulmonaire se trouve envahie par l'œdème, soit, mais plus rarement, parce que les replis muqueux de l'ouverture de la glotte se trouvent envahis par un œdème aigu.

Pour en terminer avec les causes de la mort dans la néphrite parenchymateuse aiguë, j'ai à citer encore les inflammations suppuratives des séreuses qui se présentent assez souvent dans cette maladie, surtout les inflammations de la plèvre, du péricarde et aussi de la pie-mère.

Toutefois, la plupart des cas de néphrite parenchymateuse aiguë guérissent; pour les cas légers, la guérison arrive rapidement, comme il a été dit déjà, mais même les cas graves qui ont donné lieu à une hydropisie considérable peuvent guérir encore. Quant à la durée de la maladie jusqu'à la guérison complète, il existe certainement une différence, suivant la cause qui leur a donné naissance. Tandis que pour la néphrite scarlatineuse, une durée de deux ou trois mois est tout à fait exceptionnelle déjà, la néphrite qui survient à la suite d'un refroidissement violent est bien plus tenace; quelquefois, elle n'est pas terminée au bout de six mois.

La terminaison la plus rare de la néphrite parenchymateuse aiguë, est certainement le passage à l'état chronique. Je dois répéter ici ce que j'ai dit auparavant déjà : pour la pratique, il serait très nuisible de s'imaginer que la maladie que je décris ici précède nécessairement toujours les affections chroniques des reins qui formeront l'objet des chapitres suivants. — Parmi ces néphrites, celles qui passent le plus souvent à l'état chronique sont les néphrites dues au refroidissement; en tous cas, cette terminaison s'observe lorsque la néphrite est causée par un rhumatisme articulaire aigu. Je n'ai jamais observé le passage à l'état chronique de la néphrite de la diphthérie. Parmi les cas de néphrite scarlatineuse que j'ai observés et qui sont au moins au nombre de cinquante, un seul guérit au bout de dix-huit mois seulement, un autre cas eut une durée de trois mois, un troisième et un quatrième cas durèrent deux mois. Tous les autres cas se terminèrent rapidement, soit par la guérison, soit par la mort.

Anatomie pathologique.

On trouve sur les cadavres des individus morts dans le cours d'une néphrite parenchymateuse aiguë, outre les lésions des reins et leurs conséquences, les lésions organiques les plus variées, suivant la cause qui a donné naissance à la néphrite. Je n'ai pas à m'occuper ici des lésions qui appartiennent aux maladies primordiales.

Lorsque l'affection rénale a été la cause principale de la mort, on rencontre en général sur le cadavre, une hydropisie plus ou moins prononcée. Dans presque tous les cas, l'hydropisie atteint presque exclusivement le tissu cellulaire sous-cutané ; on trouve moins souvent des exsudats abondants dans les plèvres, le péricarde ou dans le péritoine, plus rarement de l'œdème pulmonaire étendu, plus rarement encore un œdème abondant des muqueuses, par exemple de l'œdème des replis muqueux du larynx.

Quelquefois, la cause immédiate de la mort est un exsudat séro-fibrineux dans l'une ou l'autre plèvre, dans le péricarde, ou une méningite purulente, ou une infiltration inflammatoire plus ou moins considérable du parenchyme pulmonaire.

Cependant, les altérations des reins sont l'objectif principal de l'autopsie. Suivant la durée et l'intensité du processus imflammatoire, ces organes sont plus ou moins profondément altérés et régulièrement les deux le sont au même degré.

Dans les cas intenses, les reins ont augmenté de volume en totalité, ils sont tuméfiés, de sorte qu'ils peuvent atteindre un poids double de leur poids normal (Ponfik). La capsule est tendue; lorsqu'on fait une coupe du rein, le parenchyme rénal fait hernie à travers la boutonnière de la capsule. C'est la substance corticale qui est surtout augmentée de volume. La consistance des reins atteints de néphrite aiguë est plus faible qu'à l'état normal ; au toucher, le rein semble pâteux ; la substance corticale se déchire plus facilement qu'à l'état sain. La coloration de cette substance est, sur une coupe, plus pâle qu'à l'état sain, elle est gris-rouge. Mais souvent on voit sur ce fond pâle des points rouges sombres (ce sont les glomérules gorgés de sang) et des stries de la même couleur ; à la surface, on aperçoit de petits extravasats punctiformes, visibles à l'œil nu. Bright déjà a dessiné un cas pareil dans ses *Reports of medical cases*. Dans d'autres cas, l'état hypérémique de la substance corticale est moins apparent. Par contre, les pyramides sont toujours très colorées, quelquefois, elles ont une teinte vineuse. Cette coloration différente des pyramides, qui ont une teinte rouge vif et de la substance corticale, qui est pâle, se remarque bien surtout dans les cas où le gonflement des reins est extrême. Dans d'autres cas, enfin, la substance corticale est également très hypérémiée, elle présente alors une teinte gris-rouge sombre. J'ai trouvé plusieurs fois des reins pareils chez des enfants dans la néphrite de la scarlatine. Je me souviens très bien avoir été frappé de ce fait que ces reins étaient augmentés de volume, surtout suivant leur diamètre antéro-postérieur, de sorte qu'au lieu d'être aplatis d'avant en arrière, comme à l'état normal, ils étaient presque cylindriques.

Cependant, les reins ne présentent pas ces signes d'hypérémie dans tous les cas mortels de néphrite après la scarlatine. Au contraire, il est bien plus fréquent de ne constater à l'œil nu aucune autre altération que le gonflement de la substance corticale et celle-ci est alors pâle plutôt qu'hypérémiée. Evidemment, cela tient en partie à la durée de la maladie. J'ai observé une forte hypérémie dans les cas où la mort était arrivée rapidement, au milieu de symptômes urémiques, après une suppression totale de la sécrétion urinaire; les reins étaient pâles, au contraire, lorsque la maladie avait traîné en longueur, et lorsque la mort était le résultat soit de l'hydropisie, soit de l'inflammation d'un autre organe. Dans ces cas, le rein qui est gris-rouge pâle présente souvent un aspect tacheté, parce que des stries d'un jaune bien net, tranchent sur les autres parties du parenchyme rénal.

Dans les cas de ce genre, où la mort n'est pas la conséquence de l'affection rénale, mais celle de complications qui en sont indépendantes, comme la suppuration du tissu cellulaire du cou dans la scarlatine, le gonflement des reins est quelquefois tout à fait insignifiant.

Dans les autopsies, on trouve tous les degrés intermédiaires entre ce gonflement léger des reins et les altérations profondes que nous avons décrites plus haut. Il y a des différences de degrés dans les altérations des fonctions urinaires, altérations qui peuvent aller depuis une albuminurie passagère ou une hématurie légère, jusqu'à une suppression complète de la sécrétion urinaire. Il est donc impossible d'être de l'avis de certains auteurs qui, trompés par l'aspect différent des reins dans les divers cas et par les différents degrés d'altération des fonctions des reins avant la mort, ont établi une distinction entre la néphrite parenchymateuse aiguë légère et la néphrite grave dont ils ont fait des processus spécifiques sous le nom de néphrite catarrhale et de néphrite croupale. Il en est résulté encore qu'un auteur fait de la néphrite de la scarlatine une néphrite catarrhale, un autre une néphrite croupale, un troisième une néphrite interstitielle, probablement parce que le premier a basé sa description sur les résultats d'autopsies où il a trouvé des reins légèrement atteints, tandis que les autres ont observé des reins plus ou moins profondément altérés. Certainement, quand un malade mort de la scarlatine ou de la diphthérie a éliminé quelques jours avant sa mort une urine qui contenait de l'albumine, un peu de sang et des cylindres, ses reins ont un autre aspect que ceux d'un malade mort de la même affection, mais qui, plusieurs jours déjà avant la terminaison fatale, n'avait pas éliminé une goutte d'urine et dont le corps avait été énormément tuméfié par une hydropisie considérable avant que la mort ne fût arrivée, au milieu de convulsions urémiques ou dans le coma. Et cependant, dans ces deux cas, la cause et l'essence des altérations des reins sont les mêmes. Ceux qui ont eu l'occasion d'observer un grand nombre d'individus atteints de scarlatine et de faire de nombreuses autopsies, seront certainement de mon avis; ils diront avec moi que c'est précisément dans la scarlatine que l'on peut observer tous les degrés possibles entre l'affection des reins la plus légère et la plus grave, tant au lit du malade qu'à l'amphithéâtre, et ils n'admettront pas la classification dont il a été question plus haut.

Du reste, l'examen microscopique des reins ne permet pas non plus d'établir cette distinction. Il nous apprend, au contraire, que dans les différents cas, les tissus du rein peuvent être altérés à des degrés très divers, mais que, indépendamment des éléments qui ont pu être apportés par le sang, toutes ces altérations sont identiques dans leur nature. Elles atteignent les épithéliums et le tissu cellulaire interstitiel. Le seul point en litige, c'est de savoir lequel de ces deux éléments des reins est atteint en premier lieu ; on peut se demander surtout si les altérations de l'épithélium sont le fait d'un processus actif, ou bien si elles sont seulement le résultat d'une nécrose par anémie, parce que le tissu cellulaire interstitiel gonflé a comprimé les vaisseaux et empêché l'apport des sucs nutritifs aux cellules épithéliales, en un mot, la question est de savoir s'il existe réellement une inflammation parenchymateuse des reins.

Considérons d'abord ce que l'on observe dans les autopsies.

Dans les cas, même les plus légers, où la mort est due non pas à la néphrite, mais à la maladie d'un autre organe, les cellules épithéliales sont toujours gonflées et troublées par un dépôt de masses granuleuses, tandis que dans ces mêmes cas on n'observe aucune altération bien nette du tissu interstitiel. Cependant dans les degrés plus élevés de l'affection rénale ce tissu interstitiel est toujours altéré. Si, par suite du gonflement de leur épithélium les canalicules urinaires paraissent plus larges les interstices qui les séparent sont plus larges aussi et on y trouve des cellules lymphoïdes en plus ou moins grande quantité. Plus ce gonflement des reins a eu de durée et plus les altérations de l'épithélium deviennent évidentes, leur stroma s'infiltre de plus en plus de gouttelettes graisseuses. Les altérations de l'épithélium et du tissu cellulaire interstitiel sont souvent tout à fait limitées à la substance corticale, tandis que les canalicules droits sont à peine atteints. Mais dans la substance corticale elle-même toutes les parties ne sont pas altérées au même degré ; à côté de parties profondément dégénérées où les cellules épithéliales sont par portions réduites à un détritus graisseux, on rencontre assez souvent des canalicules urinaires dont le revêtement épithélial est à peine touché. C'est de là sans doute que provient, dans les cas qui traînent en longueur, cette teinte jaunâtre qui, par places, tranche sur leur fond gris pâle ou fortement hypérémié.

Les altérations de l'épithélium des canalicules urinaires et de la substance intertubulaire dont il vient d'être question sont les seules lésions microscopiques constantes de la néphrite parenchymateuse aiguë. Aussi je n'hésite pas à conserver pour le processus qui les occasionne la dénomination d'inflammation parenchymateuse aiguë des reins. Dans tous les cas, dans les plus légers comme dans les plus graves il s'agit d'un gonflement de l'épithélium et d'une transsudation de l'albumine à travers les parois vasculaires. Les altérations du tissu cellulaire interstitiel n'ont rien à voir dans ce processus qui, ainsi que l'observation nous l'apprend, se produit aussi dans les cas les plus légers où le tissu interstitiel n'a subi aucune altération appréciable. Le gonflement ultérieur de ce dernier accélère-t-il la dégénérescence graisseuse et la chute des cellules épithéliales tuméfiées et enflammées en comprimant les vaisseaux nourriciers, c'est là une nouvelle question à laquelle je n'oserais, sans restriction, répondre par l'affirmative. Si l'on voulait considérer dans tous les cas la dégénérescense graisseuse des parenchymes enflammés comme le résultat d'une nécrose par anémie, il serait impossible de comprendre comment, au même lieu et au même moment où les cellules enflammées se détruisent, il s'en forme de nouvelles ; or, les observations de Meyer et de Kelsch démontrent incontestablement ce fait pour la néphrite du choléra, et il est très probable qu'il se produit également dans d'autres formes de néphrite parenchymateuse aiguë. Car, ainsi que nous l'avons dit déjà, la plupart des cas de cette maladie même les plus graves, lorsqu'ils ne se terminent pas par la mort, guérissent complétement. La terminaison par atrophie des reins est excessivement rare. Il est probable que les globules blancs qui se trouvent infiltrés dans le tissu cellulaire intertubulaire sont repris par les vaisseaux lymphatiques dans les cas de guérison.

A côté de ces lésions essentielles on trouve toujours encore à l'examen microscopique des reins dans la néphrite aiguë, par-ci par-là des bouchons cylindriques qui occupent le calibre des canalicules urinaires ; dans cette affection des reins je n'ai jamais trouvé d'autres cylindres que des cylindres tout à fait homogènes, pâles et minces. Jamais aussi je ne les ai trouvés autre part que dans les conduits dont le revêtement épithélial était complet et dont les cellules étaient peu ou point altérées. Ponfik, en parlant de l'état des reins dans la fièvre récurrente, dit que ces cylindres, qu'il appelle fibrineux, occupent les parties inférieures des canaux contournés et des anses de Henle.

Dans la néphrite aiguë on observe habituellement dans les reins, mais non pas toujours, des hémorrhagies. Ponfick a pensé que le siége de ces hémorrhagies se trouvait dans les glomérules de Malpighi, il a souvent trouvé des épanchements sanguins assez abondants dans l'espace qui sépare la capsule de Bowmann des anses vasculaires. Sur une surface de section du rein ces épanchements sanguins dans les canalicules urinaires apparaissent sous forme de stries rouge sombre ou brunes. Au microscope on voit ces canalicules obturés par des cylindres sanguins pareils à ceux que l'on trouve dans l'urine.

Les vaisseaux des reins n'ont pas subi en général d'altérations appréciables. J'ai dit plus haut déjà que quelquefois les glomérules sont gorgés de sang au point qu'à l'œil nu déjà on les distingue sous forme de points rouges. Dans d'autres cas et surtout dans les cas avancés, ils sont pâles.

Sous le nom de glomérulo-néphrite, Klebs [1] décrit un certain état des glomérules qu'il a observé dans la néphrite de la scarlatine et auquel il attribue la suppression complète de la sécrétion urinaire qui peut se présenter dans ces cas. Sur des coupes fines il trouva les glomérules extrêmement anémiques de sorte qu'à la lumière directe et à l'œil nu ils avaient l'aspect d'un point blanc ; à l'examen microscopique il trouva tout l'espace circonscrit par la capsule rempli de petits noyaux anguleux. Les recherches ultérieures de Klebs l'amenèrent à cette conclusion qu'il s'agissait ici d'une prolifération des cellules du tissu interstitiel des glomérules, ce qui avait pour résultat de comprimer les vaisseaux de ceux-ci. L'expérience personnelle de Klebs ne lui permet pas d'affirmer qu'il se produise des altérations analogues en dehors de la scarlatine. Il n'est pas arrivé à ma connaissance que des recherches d'autres auteurs aient confirmé ce fait ; moi-même, depuis, je n'ai pas eu l'occasion d'examiner des reins de scarlatineux [2].

Auparavant déjà, j'ai parlé des assertions d'Oertel d'après lesquelles dans la néphrite de la diphthérie on trouverait de nombreux micrococi dans les canalicules urinaires et dans les glomé-

[1] *Handbuch der pathologischen Anatomie*, p. 645 et suiv.

[2] Voir à la fin du volume la note VIII sur la *glomérulo-néphrite*.

rules de Malpighi. Les recherches faites par le Dr J. M. Rabbe, de l'institut pathologique de cette ville dirigé par mon collègue le professeur Heller, et qui ont été décrites dans sa dissertation inaugurale[1], n'ont aucunement confirmé les assertions d'Oertel.

Par contre, je dois à l'obligeance de mon collègue Heller, la communication suivante. A plusieurs reprises il a vu dans des reins enflammés des vaisseaux sanguins fortement dilatés ainsi que leurs ramifications (dans deux cas ces vaisseaux étaient même très nombreux). Avec un grossissement faible il les trouva remplis de masses gris jaune tout-à-fait particulières. A l'aide d'un grossissement plus fort il vit que ces masses se composaient de petits grains excessivement fins, ayant tous la même grosseur, tous également distants les uns des autres et doués d'un pouvoir réfringent considérable, c'étaient des bactéries. Evidemment ces bactéries avaient formé des embolies et donné naissance dans les reins tuméfiés à des foyers nettement distincts les uns des autres; ces observations m'ont paru être d'un intérêt considérable pour la compréhension de certains cas d'inflammation diffuse des reins. Les cas de Heller concernaient des individus qui étaient morts de pyémie : une femme morte de fièvre puerpuérale, avec une péritonite purulente, foyers gangréneux de la portion vaginale de l'utérus, eschares de la vessie et une endocardite ulcéreuse, — une jeune fille de quatorze ans, morte avec une endocardite de la valvule mitrale et des foyers punctiformes dans le muscle cardiaque, des hémorrhagies et des foyers punctiformes dans le cerveau et de petits infarctus dans plusieurs autres organes, il y avait en même temps de la diphthérie du pharynx et du larynx, et enfin des fistules aux genoux,— un individu auquel on avait enlevé un séquestre de l'avant-bras gauche et qui avait des ecchymoses sous l'endocarde, une péritonite suppurée modérément étendue, etc.—Ces faits me rappelèrent un cas de néphrite hémorragique survenu dans le cours d'une endocardite ulcéreuse et que j'eus l'occasion d'observer en 1863. Il s'agissait d'un matelot finnois très robuste qui, disait-il, avait toujours été bien portant auparavant, et qui, pendant son

[1] *Ueber das Vorkommen von Pilzen bei der Diphtherie.* Kiel, 1874.

voyage avait été pris d'une forte fièvre; peu de semaines après avoir été admis dans ma clinique il mourut fortement hydropique [1].

Analyse des symptômes.

Nous avons fait observer déjà que dans la plupart des cas les symptômes de la néphrite parenchymateuse aiguë existent en même temps que ceux de la maladie qui a donné naissance à l'inflammation des reins. Souvent la fièvre fait partie de ces derniers symptômes, car l'inflammation des reins par elle-même est loin de produire de la fièvre dans tous les cas et à son début elle n'exaspère même pas toujours une fièvre qui existe déjà. Dans d'autres cas, et il faut ranger dans cette catégorie les néphrites occasionnées par un refroidissement violent, et celles qui se produisent dans le cours d'une endocardite, j'ai observé au début de l'affection rénale des phénomènes fébriles intenses, quelquefois même un frisson initial. Plusieurs fois j'ai observé dans ces circonstances des températures de plus de 40°. Mais dans les cas simples la fièvre est toujours de peu de durée ; dans le cours de la maladie la température ne s'élève que lors de l'irruption des convulsions urémiques ou lorsqu'il se développe des inflammations secondaires dans d'autres organes.

Il est rare que dans la néphrite parenchymateuse aiguë il y ait des signes locaux intenses qui indiquent manifestement une maladie des reins; quelquefois il n'y a pas de symptômes locaux du tout. Les malades se plaignent dans quelques cas seulement d'une douleur pungitive spontanée dans la région lombaire, douleur qui s'irradie alors dans la région inguinale et la face interne des cuisses. Mais les régions rénales sont habituellement sensibles à la pression, quelquefois elles le sont à un degré extrême.

Une fois seulement, chez une femme de vingt-cinq ans, excessivement maigre, qui, du reste, n'avait jamais eu d'enfants, j'ai

[1] Voir à la fin du volume la note IX sur les *lésions du rein produites par les microbes.*

pu sentir avec les doigts, à travers les parois abdominales très flasques, les deux reins qui se trouvaient dans leur position normale, mais qui avaient fortement augmenté de volume. A l'époque où je pratiquai cet examen cette femme évacuait une urine fortement sanglante depuis plusieurs semaines déjà et elle avait déjà beaucoup dépéri.

Un autre symptôme subjectif qui se présente dans certains cas peut aussi attirer l'attention des malades sur leurs organes urinaires avant qu'il n'y ait des signes d'hydropisie; c'est une envie fréquente et très pénible d'uriner; mais à chaque fois que le malade fait effort pour satisfaire son envie il n'élimine que quelques gouttes d'urine qui souvent alors est sanglante. Cependant ce symptôme n'est pas constant et d'habitude il disparaît rapidement.

Les symptômes principaux se tirent des altérations qu'éprouvent l'activité fonctionnelle des reins tant sous le rapport de la quantité que sous le rapport de la composition de l'urine.

Dans presque tous les cas de néphrite parenchymateuse aiguë que j'ai observés, la quantité d'urine secrétée par vingt-quatre heures tomba, dès le début, bien au-dessous de la moyenne normale, elle n'était plus que de quelques centaines de centimètres cubes; ou bien la sécrétion urinaire s'arrête complétement et alors, comme je l'ai fait observer déjà, la mort arrive au bout de fort peu de temps. Dans les cas moins graves, la secrétion urinaire reste ordinairement peu abondante pendant un temps assez long, souvent pendant plusieurs semaines. Si la maladie marche vers la guérison, il est de règle que celle-ci soit annoncée par une augmentation tout à fait exagérée de la quantité d'urine sécrétée, de sorte que, dans certains cas, les malades éliminent pendant plusieurs semaines 2000 à 3000 centimètres cubes par jour. Cependant dans les cas qui guérissent, les quantités d'urine sécrétées par jour ne restent pas toujours les mêmes : tantôt elles augmentent, tantôt elles diminuent; l'équilibre ne se rétablit que lorsque la guérison est complète.

Au début l'urine est toujours trouble, en partie parce qu'elle contient des sels uriques, en partie parce qu'elle contient des éléments morphologiques; quelquefois elle reste telle jusqu'à la guérison.

Sa couleur dépend en partie de sa quantité, en partie de la présence ou de l'absence du sang. La présence du sang dans l'urine la fait ressembler tantôt à de la lavûre de chair, tantôt lui donne une teinte rouge sombre suivant la quantité de sang qu'elle contient. Lorsque l'urine est chargée d'une grande proportion de sang il se forme quelquefois des sédiments épais de couleur chocolat formés de globules sanguins entiers ou de leurs débris et d'urates.

J'ai toujours trouvé l'urine acide dans la néphrite parenchymateuse aiguë.

Le poids spécifique de l'urine dépend principalement de sa quantité, par conséquent il est soumis à de nombreuses variations dans le cours de la maladie. Au début, alors que les reins sécrètent fort peu d'urine, il est souvent beaucoup plus élevé qu'à l'état normal[1]. Plusieurs fois au début de la maladie je l'ai trouvé = 1031. Naturellement lorsque l'urine coule avec plus d'abondance son poids spécifique devient plus faible; fréquemment il reste excessivement faible pendant des semaines entières, il oscille alors entre 1009 et 1011, assez souvent même il s'abaisse jusqu'à 1006.

La proportion d'éléments solides contenus dans l'urine, surtout celle de l'urée, varie en même temps que le poids spécifique. Ce n'est qu'au début du mal, alors que l'urine est rare et très dense, que l'on trouve une proportion quasi normale d'urée; rarement, elle dépasse 2 1|2 p. 100; ordinairement, la proportion est plus faible. Mais comme au début de l'inflammation, les reins sécrètent peu d'urine, la diminution de la quantité absolue d'urée est l'anomalie la plus remarquable. Il m'est arrivé plusieurs fois d'observer des adultes qui n'éliminaient pas plus de 8 à 10

[1] Je veux ici attirer l'attention sur une erreur qui, mise en circulation d'abord par les premières publications anglaises sur le mal de Bright, s'est maintenue pendant un temps très-long. Suivant cette croyance, l'urine albumineuse des reins atteints d'une maladie diffuse aurait toujours un poids spécifique très-faible. Le contraire a lieu souvent au début de la néphrite parenchymateuse aiguë, et on le constate souvent pendant longtemps dans le cours de la néphrite parenchymateuse chronique.

grammes d'urée dans les vingt-quatre heures, pendant la période fébrile du début d'une néphrite parenchymateuse aiguë.

Quand plus tard la sécrétion urinaire devient plus abondante en même temps que le poids spécifique d'urine s'abaisse, la proportion d'urée qu'elle contient devient plus faible encore, et tombe souvent bien au-dessous de la moyenne normale. J'ai souvent examiné des urines qui ne contenaient que 1 p. 100 d'urée. Dans un cas de néphrite survenue à la suite de la scarlatine, les 1500 cent. cubes d'urine éliminée un jour, et dont le poids spécifique était de 1006, ne contenaient que 0,8 p. 100 d'urée. Il est facile de comprendre que la faible proportion d'urée peut être compensée par la grande quantité d'urine qui est sécrétée, de sorte qu'en fin de compte la quantité totale d'urée contenue dans l'urine peut égaler et même dépasser la moyenne normale. Ainsi, un maçon robuste, atteint d'une néphrite survenue à la suite d'un phlegmon très étendu, élimina un jour, dans la septième semaine qui suivit le début de sa maladie, 3500 cent. cubes d'urine, contenant 1 p. 100 d'urée, au total, 35 grammes.

J'ai accordé moins d'attention aux autres éléments normaux de l'urine dans la néphrite parenchymateuse aiguë. Je puis dire seulement que dans les cas qui donnent lieu à une hydropisie générale, l'urine contient peu de chlorures (4 à 5 grammes par jour). Dans un cas de néphrite survenue après une pleurésie, et qui n'amena pas d'œdème notable, bien que l'urine restât sanglante pendant plusieurs semaines, on fit douze analyses d'urine pendant les six semaines que dura la maladie, on trouva une moyenne de 14 grammes de chlorure de sodium par jour.

Dans tous les cas de néphrite parenchymateuse aiguë que j'ai observés, l'urine contenait de l'albumine en plus ou moins grande quantité. Jamais, cependant, l'urine ne contenait les énormes quantités d'albumine que l'on rencontre assez souvent dans la néphrite parenchymateuse chronique. C'est dans le cas que j'ai cité plus haut où la néphrite survient dans le cours d'un rhumatisme articulaire aigu que j'ai observé la proportion d'albumine la plus forte ; l'urine contenait 1,525 p. 100, c'est-à-dire 12,962 grammes d'albumine pour un jour. Dans la plupart des cas, la proportion d'albumine ne dépasse jamais 0,5 p. 100; dans beaucoup de cas, elle ne dépasse pas 0,2 p. 100.

L'urine contient-elle de l'albumine dans toutes les périodes de la néphrite parenchymateuse aiguë? Cette question s'est posée à moi à l'occasion des observations que j'ai faites sur les individus convalescents de la scarlatine. Dans l'épidémie des années 1853 et 1854, j'ai vu survenir plusieurs fois de l'œdème chez des individus dont l'urine ne contenait pas d'albumine. Mais dans ces cas, le malade n'évacuait que fort peu d'urine, dans un cas, par exemple, deux cuillerées à bouche seulement en vingt-quatre heures. Cependant, à mesure que le gonflement augmenta, l'urine devint plus abondante, elle contenait du sang; ces cas suivirent la même marche que les autres cas de néphrite scarlatineuse.

Ces observations déjà m'avaient amené à penser que chez ces petits malades, les reins devaient se trouver dans un état inflammatoire à l'époque de leur maladie où l'urine était excessivement rare et non albumineuse. Mais je n'ai jamais eu l'occasion de confirmer par des observations anatomiques la justesse de ma manière de voir.

Cette preuve, que je n'ai pas pu fournir, Henoch[1] vient de la donner récemment :

Un jeune garçon de douze ans, robuste, fut admis, le 22 juillet 1873, dans le service des Enfants de la Charité de Berlin. Il avait de l'œdème de la face et du scrotum, œdème que l'on avait remarqué quelques jours auparavant. D'après les renseignements que l'on put obtenir, ce garçon avait eu certainement la scarlatine trois semaines environ auparavant; il y avait une desquamation manifeste au moment de son entrée. L'urine était rose, très acide, avec un sédiment, mais sans albumine. A l'examen microscopique, on ne trouva aucun élément qui aurait pu faire croire à l'existence d'une néphrite; au contraire, le sédiment était formé exclusivement de sels uriques amorphes, qui se dissolvaient par l'action de la chaleur. L'œdème augmenta les deux jours suivants, mais l'urine ne changea pas de caractère.

Dans la nuit du 24 au 25 juillet, il y eut subitement de violents accès d'éclampsie, avec perte de connaissance complète; vers le matin, il survint de l'agitation, le malade chercha à s'échapper; il proférait sans cesse les mots de « mère » et de « oui, oui »; il n'avait toujours pas repris

[1] *Berliner klinische Wochenschrift*, 1873, nº 50.

connaissance et il y avait une forte mydriase. Le pouls était fréquent, à peine sensible, et il y avait de la cyanose, les joues et les extrémités étaient fraîches. On parvint avec beaucoup de peine, le 25, à évacuer l'urine avec la sonde; elle contenait de grandes quantités d'albumine, ainsi que beaucoup de cylindres hyalins qui étaient parsemés de gouttelettes graisseuses.

Le 26, le malade a repris connaissance; mais le cyanose persiste; dyspnée extrêmement forte, 52 mouvements respiratoires. Température du matin, 36°,5. Température du soir, 37°,9. Pouls presque insensible. A la base des poumons des deux côtés, matité, respiration rude et râles fins. — Mort le lendemain matin.

Autopsie: Œdème des poumons et des ligaments aryténo-épiglottiques. Induration du lobe inférieur gauche et du lobe supérieur droit. — Epanchements séreux dans les plèvres, le péricarde et le péritoine. — Néphrite parenchymateuse des deux côtés, etc., etc.

Henoch ajoute à ce fait la relation d'un autre cas d'anasarque scarlatineuse dans lequel, pendant deux semaines, l'urine tantôt contenait de l'albumine, tantôt n'en contenait pas. Il cite encore un autre cas de sa pratique, dans lequel on ne trouva pas d'albumine dans l'urine, bien qu'à l'autopsie on découvrît une néphrite hémorrhagique. Cependant, comme on n'examina pas l'urine tous les jours, Henoch ne se permet pas d'affirmer qu'il n'y eut jamais ni sang, ni albumine dans l'urine.

Ferini, d'après Henoch qui le cite, aurait souvent vu l'albumine faire défaut dans l'urine des individus atteints de néphrite pendant une épidémie de scarlatine qu'il a observée.

Henoch ne comprend pas pourquoi, dans ces cas de néphrite, l'albumine n'apparaît que par intervalles dans l'urine, ou y fait même complétement défaut. Mais si l'on réfléchit que dans la néphrite parenchymateuse aiguë, et surtout, à son début, les lésions anatomiques des reins, sont souvent extrêmement diffuses, il me semble que rien n'empêche d'admettre que les parties malades des reins cessent complétement de fonctionner pendant un certain temps, ainsi, du reste, qu'il arrive pour les reins entiers quand le processus morbide est très étendu; mais en même temps, les parties qui ne sont pas atteintes sécrètent une urine qui ne contient aucune trace d'albumine.

Je suis tout à fait de l'avis d'Henoch, pour qui tous les cas d'anasarque qui surviennent après la scarlatine et qui ne peuvent pas être considérés comme les résultats directs de la fièvre éruptive et de l'anémie qui en est la suite, sont des cas douteux, c'est-à-dire qu'il les considère comme le résultat d'une néphrite, aussi longtemps du moins que l'autopsie n'a pas démontré le contraire. Pour moi, je n'ai pas rencontré encore d'anasarque scarlatineuse sans néphrite.

Le sang est l'élément qui, outre l'albumine, se présente le plus souvent dans l'urine; quelquefois la coloration sanglante de celle-ci constitue le premier symptôme de la maladie des reins. J'ai observé plusieurs fois que l'urine de la veille ne contenait pas encore d'albumine; tandis que l'urine du jour même était déjà fortement teintée par le sang. La quantité de sang contenue dans l'urine diffère selon les cas et varie dans le cours d'une même néphrite, de même aussi que la quantité d'albumine. La coloration de l'urine peut, dans la même maladie, aller d'une teinte rose pâle à une teinte rouge sombre. Le sang peut alternativement paraître et disparaître de l'urine. Un de mes malades qui avait été atteint de néphrite, à la suite d'un phlegmon étendu, évacua pendant plusieurs semaines de l'urine sanglante le jour et de l'urine claire et jaune la nuit. Dans le plus grand nombre des cas, l'hématurie cesse longtemps avant l'albuminurie. Du reste, il n'est pas vrai qu'une urine légèrement chargée de sang soit nécessairement très riche en albumine. J'ai analysé des urines sanglantes d'une coloration rouge extrêmement foncée qui ne contenaient que 0,25 p. 100 d'albumine.

Dans la néphrite aiguë, les urines albumineuses contiennent toujours des cylindres; mais leur quantité n'est pas toujours la même, ni dans tous les cas, ni dans le cours d'une même maladie; tantôt, dans des urines très sanglantes, il y en a si peu, qu'on n'en trouve qu'après avoir cherché bien longtemps; tantôt il y en a une si grande quantité qu'on en rencontre dans chaque goutte du sédiment. Dans les cas tout à fait récents, presque tous les cylindres sont tout à fait hyalins, presque tous sont minces et souvent ils portent des cellules épithéliales provenant des canalicules urinaires. Si l'urine est sanglante, il y a en même temps des cylindres de sang. Lorsque la maladie est plus ancienne, il y a, à côté des cylindres hyalins récents, des cylindres parsemés de corpuscules graisseux et, enfin, des cylindres hyalins larges, et des cylindres à granulations opaques.

L'examen microscopique du sédiment fait voir constamment outre les cylindres de diverses espèces, des globules blancs en plus ou moins grande quantité, ordinairement aussi des globules rouges intacts, ou des débris de ces globules. Ainsi qu'on l'a fait observer déjà, les globules rouges et leurs débris se trouvent souvent en énorme quantité au fond du vase. Quelquefois aussi, on trouve dans le sédiment des cellules épithéliales provenant des canalicules urinaires en parfait état de conservation et en quantité assez notable, ainsi que des masses granuleuses que je crois formées par les détritus des cellules épithéliales. Jamais cependant, je n'ai trouvé ces cellules ou leurs débris en aussi grande quantité que Johnson dit les avoir rencontrées.

Les rapports qui existent entre les altérations quantitatives et qualitatives de l'urine et les altérations anatomiques des reins produites par le processus inflammatoire sont fournis par les vaisseaux. Ainsi que Cohnheim l'a démontré, l'inflammation altère les propriétés physiologiques des parois vasculaires ; la lumière des vaisseaux s'élargit ; il en résulte des modifications de la circulation du sang, et une exsudation de ses éléments figurés ou non qui, à l'état normal, ne peuvent pas traverser les parois vasculaires. Les anses vasculaires des glomérules de Malpaghi éprouvent ces mêmes altérations. Différents anatomopathologistes ont prouvé, en effet, que quelquefois les vaisseaux des glomérules sont encore gorgés de sang sur le cadavre et que leurs parois peuvent laisser transsuder du sang dans l'espace intra-capsulaire et jusque dans les canalicules urinaires (Ponfick). — Mais cela n'explique pas la diminution de la sécrétion urinaire que l'on observe régulièrement au début d'une néphrite parenchymateuse, ni l'anurie complète qui existe très souvent. Dans les cas dont il est question ici, les conditions ne sont pas les mêmes que dans le choléra, où l'abaissement de la pression artérielle explique parfaitement l'arrêt de la sécrétion urinaire. Dans cette inflammation, dont la cause est toute différente, le sang arrive aux reins comme à l'état normal, les vaisseaux en sont gorgés et cependant la sécrétion s'arrête. Si dans l'inflammation d'autres organes de sécrétion, des glandes salivaires, par exemple, il se produit des troubles fonctionnels analogues, ce phénomène n'en devient pas plus clair pour cela. — On a cherché à expliquer la diminution et l'arrêt de la sécrétion urinaire dans la néphrite par une augmentation de la résistance dans les canalicules urinaires par suite du gonflement des cellules épithéliales et l'obturation de ces canaux par des cylindres fibrineux; mais on n'a pas fait attention que ces phénomènes se présentaient précisément au début de la maladie, avant que les épithéliums ne soient gravement altérés et que les canalicules urinaires ne contiennent beaucoup de cylindres fibrineux. — Klebs chercha à expliquer la diminution de la sécrétion urinaire et son arrêt complet par la prolifération cellulaire entre les anses des glomérules qu'il a découvertes dans les reins des scarlatineux et dont il a été question plus haut; ces anses se trouveraient ainsi comprimées et le sang ne pourrait plus y circuler. Mais Klebs lui-même n'a observé cet état de glomérules qu'après la scarlatine. Il est tout à fait invraisemblable que cet état se présente dans tous les cas de néphrite parenchymateuse aiguë, d'abord, parce qu'aucun autre auteur ne l'a observé encore, et ensuite parce que la néphrite parenchymateuse chronique donne lieu aux mêmes troubles de sécrétion que la néphrite aiguë et que dans celle-là les glomérules sont loin d'éprouver toujours des altérations analogues à celles qui ont été décrites par Klebs.

En ce moment donc, la seule cause que l'on puisse invoquer pour expliquer l'arrêt de la sécrétion urinaire dans les néphrites est le ralentissement du courant sanguin qui existe dans toutes les inflammations et la stagnation partielle du sang dans les capillaires. Et, du reste, les expériences physiologiques qui ont été faites sur les organes de sécrétion accessibles à nos moyens d'investigation, nous apprennent que la rapidité du courant sanguin dans ces organes et l'intensité des phénomènes de sécrétion se trouvent dans un rapport direct. Des expériences physiologiques et l'observation clinique montrent que ce fait est vrai aussi pour les reins.

Dans toutes les inflammations franches[1], il se produit, outre le ralentissement du courant sanguin et la stagnation partielle du sang dans les capillaires, une forte transsudation du liquide sanguin et une extravasation de globules blancs à travers les veines et les capillaires, ainsi que l'issue des globules rouges hors de ces derniers vaisseaux. La composition de l'urine nous apprend déjà que dans la néphrite parenchymateuse, ces phénomènes se produisent non seulement dans les vaisseaux nourriciers des reins, ce dont personne ne doute probablement[2], mais aussi dans les vaisseaux rénaux proprement dits. L'urine contient de l'albumine, du sérum, des globules blancs et très ordinairement aussi des globules rouges souvent en très grande quantité, ce qui est le résultat de la transsudation et de l'extravasation sanguine à travers les parois des anses capillaires des glomérules de Malpighi; il faut ajouter encore que l'urine albumineuse laisse déposer de la fibrine dans l'intérieur des canalicules urinaires, ce qui forme les cylindres fibrineux.

Il me semble que l'on pourrait admettre de prime abord que les inflammations des reins doivent intéresser non seulement les vaisseaux nourriciers, pour lesquels la chose est admise par tout le monde, mais aussi les vaisseaux propres des reins qui naissent des mêmes branches artérielles; l'expérience enseigne, en effet, qu'il existe une certaine solidarité entre les diverses ramifications artérielles qui appartiennent à un même territoire. Il me paraît cependant que plus d'un médecin encore se refuse à admettre que la présence de l'albumine ou du sang dans l'urine sécrétée par des reins enflammés est due à la transsudation et à l'extravasation du contenu des capillaires des glomérules à travers leurs parois. Parfois encore on explique l'albuminurie par une altération des cellules épithéliales bien que personne n'ait prouvé jusqu'à ce jour que les altérations de l'épithélium puissent amener de l'albumine dans l'urine, en si grande quantité surtout qu'il y en a dans les néphrites. On s'est aussi appuyé sur ce fait qu'il

[1] Cohnheim. — *Neue Untersuchungen über die Entzündung*, p. 63.

[2] Seul, M. Kelsch affirme que dans l'affection rénale, que j'ai désignée sous le nom de néphrite parenchymateuse chronique, les vaisseaux ne sont pas enflammés.

est impossible de trouver aucune altération histologique des capillaires des glomérules dans les reins enflammés. Mais Cohnheim [1], dans ses recherches sur les vaisseaux situés dans un territoire enflammé, ne put trouver aucune altération de structure de leurs parois, même à l'aide des grossissements les plus forts. Des observations directes récentes ont prouvé que dans la néphrite aiguë le sang qui est mélangé à l'urine provient des capillaires des glomérules de Malpighi. Ainsi que nous l'avons déjà dit plus haut, Ponfick a trouvé des épanchements sanguins souvent très considérables entre la capsule de Bowmann et les anses des glomérules.

Lorsque, dans les cas favorables, l'inflammation rétrocède, le sang coule de nouveau avec plus de rapidité dans les vaisseaux ; alors la sécrétion urinaire devient plus abondante et ordinairement elle est excessive, de sorte que la quantité journalière d'urine dépasse souvent de beaucoup la moyenne normale. La cause principale de cette sécrétion surabondante est certainement l'état de dilution où se trouve le sang par suite de la rétention de l'eau pendant la période précédente où la sécrétion urinaire était arrêtée. On sait qu'une solution aqueuse filtre d'autant plus vite qu'elle contient plus d'eau. Les urines abondantes qui sont sécrétées à cette période de la maladie ont un poids spécifique faible et contiennent peu de principes solides en raison de la composition du sérum sanguin qui les fournit et de la rapidité bien plus grande qu'à l'état normal avec laquelle elles sont sécrétées.

Mais les parois vasculaires ne reprennent pas leur structure physiologique normale aussitôt que l'inflammation commence à rétrocéder. Elles restent encore, pendant un temps plus ou moins long, perméables aux corps albuminoïdes et souvent aussi aux éléments figurés du sang. Il peut se passer des mois avant le retour complet à l'état normal.

Les dangers dont la néphrite parenchymateuse aiguë menace celui qui en est atteint sont causés par les effets que les troubles fonctionnels des reins exercent sur l'organisme.

[1] Loc. cit., p. 64.

Ces dangers sont les plus imminents au début de la maladie, lorsque la sécrétion urinaire est complétement arrêtée ou qu'elle est réduite à son minimum. Ils consistent, en première ligne, dans la rétention des éléments spécifiques de l'urine ; la mort arrive alors au milieu des symptômes de l'urémie aiguë. J'ai observé des convulsions urémiques mortelles après une anurie complète d'une durée indéterminée, aussi bien dans la néphrite de la scarlatine, que dans celles de la diphthérie. Je n'ai pas observé de phénomènes urémiques dans les néphrites dues à d'autres causes (à l'exeption des néphrites du choléra et des femmes enceintes). Parmi les suites de la rétention des éléments spécifiques de l'urine dans le sang il faut compter encore la tendance qu'ont les individus qui sont atteints de néphrite parenchymateuse aiguë à avoir des inflammations qui suppurent facilement. La plupart des cas de mort par la néphrite aiguë que j'ai observés dans ma pratique reconnaissaient comme cause immédiate des épanchements purulents dans les cavités séreuses du corps, les plèvres, le péricarde, etc.

L'insuffisance des fonctions rénales dans la néphrite aiguë fait plus souvent sentir ses effets délétères d'une autre manière. Comme les reins enlèvent à l'organisme une trop petite quantité d'eau, il se produit de l'hydropisie ; ce symptôme ne fait défaut dans presque aucun cas grave de néphrite parenchymateuse aiguë; par contre, il manque souvent dans les cas légers. J'ai indiqué plus haut déjà que l'œdème du tissu cellulaire sous-cutané, l'anasarque, se montre souvent avant l'albuminurie parce que déjà, avant qu'il n'y ait de l'albumine de l'urine, les reins éliminent manifestement une bien moins grande quantité d'eau qu'à l'état normal.

Lorsque dans la convalescence de la scarlatine, alors que l'urine ne contient pas encore d'albumine, il se produit de l'œdème, on était disposé autrefois à regarder ce phénomène comme le résultat d'une paralysie des vaisseaux de la peau, paralysie amenée par l'hypérémie cutanée antérieure. Cette manière de voir me paraît être fausse pour plusieurs raisons. Tout d'abord les parties œdémaciées du corps ne présentent pas cette rougeur qui devrait nécessairement accompagner la paralysie des veines, puisque, par suite d'une moindre résistance au courant sanguin, le sang s'y accumulerait inévitablement; au contraire, la peau est extrêmement pâle, souvent même avant le début de l'œdème. En second lieu, dans tous les cas d'anasarque après la scarlatine, que j'ai observés attentivement, l'œdème n'apparut que lorsque la sécrétion urinaire était tout à fait arrêtée ou au moins qu'elle était considérablement ralentie. Si au début de l'hydropisie l'urine ne contenait pas d'albumine encore, dans tous les cas cependant on en trouvait au bout de fort peu de temps, de même que dans le cas de néphrite survenu dans un rhumatisme articulaire aigu que j'ai relaté plus haut (*Observ. XII*). En troisième lieu, si c'était là la cause de l'anasarque, elle devrait se montrer après d'autres hypérémies cutanées qui sont tout aussi violentes que celles de la scarlatine, par exemple, après l'érysipèle, la variole confluente, etc. En quatrième lieu, enfin, il devrait y avoir une certaine proportion entre l'intensité de l'exanthème de la scarlatine et le plus ou moins de chance qu'il y a de voir se produire de l'anasarque ; or, aucun observateur sérieux ne prétendra que cela existe.

Dans tous les cas de néphrite parenchymateuse aiguë, quelle qu'en soit la cause du reste, à l'exception toutefois de celle du choléra, l'anasarque dépend toujours d'un ralentissement de la sécrétion urinaire ; ce fait se démontre pour tous les cas que l on peut observer depuis leur début. L'hydropisie se développe d'autant plus rapidement que le ralentissement de la sécrétion est plus considérable ; elle se développe en peu de jours quand il y a anurie complète. Par contre, l'œdème disparaît rapidement lorsque l'urine se remet à couler avec plus d'abondance ; il peut donc avoir fort peu de durée lorsque l'on parvient à combattre avec succès et rapidement les troubles fonctionnels des reins, il peut, au contraire, persister pendant de longues semaines lorsque ce résultat n'est pas atteint.

La propagation de l'hydropisie dans les cas de néphrite parenchymateuse aiguë est la même que pour toutes les hydropisies de cause rénale. Le tissu cellulaire sous-cutané est à peu près toujours atteint le premier. Comme beaucoup de malades sont forcés de garder le lit au moment où débute l'œdème, celui-ci se manifeste d'abord au dos, à la région lombaire, dans d'autres cas on l'aperçoit d'abord au visage. Souvent même l'œdème des paupières indique l'existence d'une maladie des reins. Du reste, il y a aussi des épanchements abondants dans les cavités séreuses du corps. L'œdème des poumons ou l'œdème de la glotte sont plus rares.

Dans les formes légères de néphrite parenchymateuse aiguë il n'y a souvent pas trace d'œdème ; mais j'ai vu plusieurs fois l'œdème faire défaut aussi dans les cas où l'urine avait contenu du sang pendant un temps assez long.

Il est probable que si l'anasarque n'est pas également fréquente dans toutes les formes de néphrite cela tient à l'intensité variable avec laquelle l'agent irritant a agi sur les vaisseaux des reins. Ainsi l'œdème est beaucoup plus rare dans la néphrite de la diphthérie que dans celle de la scarlatine. Dans la diphthérie je n'ai vu de l'œdème que dans un seul cas où le malade n'avait pas évacué une goutte d'urine pendant les cinq derniers jours de son existence. Cependant mon confrère le docteur Kardel qui me fit voir ce malade m'assura qu'à la campagne il avait observé beaucoup de cas analogues. L'hydropisie est la règle dans la néphrite qui est due à un refroidissement violent.

L'hydropisie de la néphrite aiguë menace la vie surtout parce qu'elle oppose des obstacles mécaniques à l'accomplissement des fonctions respiratoires, soit qu'elle occasionne des épanchements abondants dans le thorax, soit qu'elle produise un œdème pulmonaire étendu, soit enfin, mais très rarement, qu'elle détermine de l'œdème de la glotte.

Je n'ai jamais observé dans la néphrite parenchymateuse aiguë ces gangrènes étendues de la peau qui se produisent si souvent dans les affections chroniques des reins.

Parmi les effets médiats de la néphrite parenchymateuse aiguë il faut compter encore son action sur la nutrition générale. Il est certain que les altérations que subit la nutrition doivent être attribuées en grande partie aux troubles digestifs qui accompagnent assez souvent les cas graves de cette maladie. Au début, on observe souvent des vomissements violents et incoercibles ; c'est là un symptôme réflexe qui probablement est provoqué par l'excitation nerveuse que produit le gonflement aigu des reins. Lorsqu'il y a des vomissements dans une période plus avancée de la maladie, ils peuvent être de nature urémique.

Les inflammations des reins s'accompagnent d'anorexie lorsqu'elles présentent de la fièvre, mais ce symptôme peut être très accusé aussi et très tenace dans des cas où la fièvre fait absolument défaut.

La diarrhée est beaucoup plus rare.

La maladie primitive qui a occasionné la néphrite et les troubles de la sécrétion urinaire ont une action beaucoup plus marquée sur les phénomènes nutritifs que les troubles digestifs dont nous venons de parler. Personne n'ignore que la scarlatine, la diphthérie, etc., etc., qui s'accompagnent de phénomènes fébriles intenses compromettent gravement les actes nutritifs et que les convalescents de ces maladies sont souvent dans un état d'anémie profonde.

Ces affections ont une action nocive bien plus prononcée encore lorsqu'elles sont suivies d'une néphrite qui fait perdre à l'individu pendant des semaines et même des mois de l'albumine et du sang. Les malades pâlissent, s'épuisent et souvent maigrissent très rapidement. Dans beaucoup de cas, il est vrai, la maigreur est masquée par l'anasarque.

Mais, même les cas de néphrite parenchymateuse aiguë qui n'ont pas été précédés d'une maladie fébrile, ceux, par exemple, qui sont dûs au refroidissement, ne laissent pas d'avoir une influence mauvaise sur la nutrition et sur l'état des forces du malade, bien que le mouvement fébrile du début soit de peu de durée et ait peu d'importance à ce point de vue. Il faut certainement attribuer aux pertes prolongées d'albumine et de sang par l'urine, l'anémie, l'épuisement des forces et l'amaigrissement : dans les cas graves, le malade ne perd pas seulement l'albumine du sérum, mais aussi les éléments figurés, les cellules du sang.

Pronostic.

Le pronostic de l'inflammation parenchymateuse aiguë des reins dépend de la cause qui lui a donné naissance, parce que cette cause peut ou bien donner lieu à des complications graves et avant le début de la néphrite déprimer déja les forces et la nutrition du malade, ou bien n'atteindre aucun autre organe que les reins. La scarlatine appartient à la première catégorie, le refroidissement à la seconde. Mais la cause occasionnelle a de l'importance pour le pronostic à un autre point de vue encore : l'expérience nous enseigne en effet que les néphrites survenues à la suite de telle ou telle cause, sont plus graves que celles qui reconnaissent une cause différente. J'ai déjà fait mention de ce fait, et j'ai, à ce propos, émis l'hypothèse que l'une de ces causes altérait plus profondément sans doute, la structure physiologique des vaisseaux des reins que l'autre. Il est bien entendu, cependant, qu'une même cause peut agir avec une intensité variable ; le refroidissement peut produire des cas très légers de néphrite, et la diphthérie en provoquer de très graves. Mais ces exceptions n'infirment pas la règle.

De toutes les formes de néphrite, différentes par leur genèse, dont il a été question ici, celle qui menace le plus immédiatement l'existence est la néphrite de la scarlatine, sans doute parce que très souvent elle se développe chez des individus déjà très affaiblis ou qu'elle se complique de maladies d'autres organes qui sont également la suite de la scarlatine, telles que, par exemple, la gangrène du tissu cellulaire du cou, l'ulcération phagédénique des amygdales et du palais, la diphthérie du nez, de l'oreille moyenne, etc. Lorsque la néphrite scarlatineuse atteint un individu qui n'a pas encore perdu ses forces, et qu'elle suit son cours sans aucune complication, elle offre bien moins de gravité. La mortalité dans la néphrite de la scarlatine dépend non seulement de la résistance du malade, mais aussi du caractère de l'épidémie et des conditions extérieures dans lesquelles se trouve le malade. Sur vingt-deux cas de néphrite que j'ai soignés pendant l'épidémie de scarlatine de 1853-1854, tant à la ville qu'à la policlinique, je n'en ai perdu que cinq; tandis qu'en 1864, treize cas que j'ai observés à la policlinique se terminèrent tous par la mort. Pendant l'intervalle de temps qui sépare ces deux périodes et plus tard aussi, j'ai soigné nombre de cas de néphrites scarlatineuses à la ville et à l'hôpital, et je n'en ai pas perdu un seul.

Je n'ai jamais eu de néphrite mortelle après la rougeole, la roséole et la variole. Du reste, je n'ai jamais observé qu'une fois cette affection à la suite de la variole; ailleurs aussi, on ne paraît l'avoir observée que dans la variole hémorrhagique, de sorte que l'on est autorisé à attribuer la terminaison fatale, non à la maladie des reins, mais au mauvais caractère de la variole. Les cas que j'ai observés à la suite de la rougeole et de la roséole étaient légers et guérirent rapidement.

En général, la néphrite de la diphthérie est peu intense aussi, et sa guérison ne se fait pas attendre lorsque les malades ne succombent pas à l'affection primitive. Parmi les nombreux cas de diphthérie que j'ai eu, par malheur, l'occasion d'observer à Kiel, un seul mourut d'une néphrite consécutive, bien que les reins aient été intéressés dans presque tous les cas graves. Il est vrai de dire que les observations de mon confrère Kardel sont bien moins satisfaisantes.

Les inflammations des reins provoquées par les inflammations aiguës de la peau et du tissu cellulaire sous-cutané, se terminent rapidement par la guérison lorsque la cause occasionnelle est de peu de durée, par exemple, l'érysipèle. Mais dans les phlegmons étendus et les autres suppurations du tissu cellulaire dont la durée est plus longue, les symptômes de la néphrite durent plus longtemps aussi. Dans un des cas d'abcès peripleurétique que j'ai observés, la néphrite secondaire fut même la cause immédiate de la mort.

La mort termina tous les cas de néphrite aiguë que j'ai observés à la suite de brûlures étendues; mais la terminaison fatale arriva si rapidement qu'il me fut impossible de l'attribuer à la maladie des reins.

Cinq fois j'ai vu survenir de la néphrite dans le cours d'une endocardite. Trois de ces cas apparurent dans le cours d'un rhumatisme articulaire aigu, deux fois la néphrite survint pendant une endocardite ulcéreuse non compliquée d'une affection articulaire et devint la cause de la terminaison fatale. Sur les trois autres, deux passèrent à l'état chronique, l'autre guérit.

Quelques semaines après, le malade fut atteint d'érysipèle de la face et l'affection rénale récidiva, mais cette fois-ci encore elle rétrograda rapidement.

Je ne possède aucun renseignement sur l'influence que peut avoir la néphrite sur la mortalité de la fièvre récurrente. — Sur deux cas que j'ai observés dans le typhus abdominal, l'un mourut de pneumonie, l'autre guérit rapidement.

Le cas unique que j'ai observé dans le cours d'une pneumonie croupale se termina par la guérison après deux mois de durée.

Aucun des sujets atteints de néphrite que j'ai soignés et dont la maladie reconnaissait comme cause un refroidissement violent ne mourut dans la période aiguë. Mais chez tous elle donna lieu à des symptômes graves et prit une marche torpide. Chez l'un d'eux, après avoir eu un début suraigu, elle devint chronique et détermina une hydropisie considérable qui persista pendant un an. Après cela, le malade put encore pendant deux ans vaquer à ses occupations, mais il avait toujours de l'albuminurie; il mourut enfin d'une péricardite purulente.

En général, tous les cas de néphrite parenchymateuse aiguë, quelle qu'en soit la cause, se terminent rapidement, par la guérison ou par la mort. La première de ces terminaisons est la plus fréquente. Le passage à l'état chronique constitue l'exception; il paraît être plus fréquent pour les néphrites à frigore et peut-être aussi pour les néphrites rhumatismales. La raison de ce fait n'est pas bien claire. Peut-être faut-il dans des cas de néphrite rhumatismale faire entrer en ligne de compte les troubles circulatoires produits par les lésions valvulaires du cœur, qui s'étaient développées en même temps que la néphrite.

Si l'on considère chaque cas en particulier, abstraction faite de l'état individuel et des complications, le pronostic est toujours fatal, d'après les résultats de mon expérience, lorsque la sécrétion urinaire est complétement arrêtée; il faut faire une exception cependant pour la néphrite du choléra. Jamais je n'ai vu guérir un cas de cette espèce, mais je n'ai observé aussi un arrêt complet de la sécrétion urinaire que dans la néphrite de la scarlatine et celle de la diphthérie. Cependant, un cas de néphrite scarlatineuse observé par Biermer et dont on trouvera la relation dans le tome XIX des Archives de Virchow, nous apprend que la sécrétion urinaire peut se rétablir, même lorsqu'elle a été arrêtée pendant plusieurs jours et à plusieurs reprises. Toutefois, le malade mourut d'accidents urémiques.— Dans les cas d'anurie complète que j'ai observés, la mort ne fut pas toujours causée par des phénomènes urémiques; elle arriva plusieurs fois sans avoir été précédée de convulsions; les petits malades s'éteignaient doucement, après être devenus fortement hydropiques. Jamais je n'ai observé d'anurie complète chez des adultes dans la néphrite aiguë (en exceptant toujours la néphrite du choléra).

Mais, même chez les enfants, des symptômes urémiques violents n'occasionnent pas toujours la mort, ainsi que le montre le fait suivant :

Observation XIV. — Le 16 juillet 1866, je fus appelé auprès d'une petite fille de neuf ans, dont les frères et sœurs avaient eu la scarlatine quelques semaines auparavant; elle-même, en apparence du moins, en avait été préservée. Huit jours auparavant les parents avaient été frappés d'un gonflement subit de la face, des extrémités et surtout du ventre de l'enfant. Elle gardait le lit depuis deux jours. — Je trouvais l'enfant très pâle, tout son corps était gonflé, et elle avait une ascite très abondante. Pouls lent et remarquablement tendu. Température normale. L'urine était très peu abondante et contenait beaucoup de sang et d'albumine; le sédiment contenait, outre beaucoup de globules rouges, un nombre assez considérable de cylindres de sang et de cylindres hyalins auxquels étaient adhérentes des cellules épithéliales des reins. — On prescrivit des bains chauds (un bain par jour), et une solution saturée de nitrate de potasse à l'intérieur.

L'hydropisie diminua... Il me fut impossible d'avoir des renseignements exacts sur les quantités d'urine qui étaient éliminées par jour; on ne put constater qu'une seule chose, c'est que la malade urinait fort peu. Comme cette enfant ne demeurait pas dans la ville, je ne pus la voir que rarement.

Le 22 juillet, l'enfant perdit subitement la vue, et peu après il y eut des convulsions générales, suivies d'une perte de connaissance complète. On me dit qu'elle avait perdu une énorme quantité d'écume par la bouche avant et après les convulsions. Une fois qu'elle eut repris connaissance, la malade vomit encore des grandes quantités d'un liquide aqueux. La cécité complète persista.

L'anasarque fit des progrès continuels, et le 24 juillet, il y eut une nouvelle attaque de convulsions générales, suivies d'un coma qui dura douze heures. Puis la malade reprit connaissance, et quelques heures après la vue lui revint subitement. En même temps, il y eut des sueurs profuses et bientôt après une abondante évacuation d'urine. Au bout de fort peu de temps, quelques semaines seulement, toute trace d'hydropisie avait disparu.

Je vis cet enfant pour la dernière fois le 5 septembre ; elle était complétement rétablie ; l'urine ne contenait pas trace d'albumine.

(Je n'ai pas pu donner une histoire détaillée de la maladie, ni faire des analyses d'urine bien exactes, parce que je ne pus voir cette enfant qu'à de longs intervalles de temps.)

Dans chaque cas particulier, l'état des fonctions rénales donne la vraie mesure du danger. Aussi longtemps que la quantité d'urine sécrétée reste beaucoup au-dessous de la normale, il faut craindre des accidents urémiques et le début d'une hydropisie ou l'augmentation d'une hydropisie déjà existante est inévitable. Si les épanchements hydropiques ne sont pas souvent la cause immédiate de la mort, cependant il n'est pas rare qu'un œdème pulmonaire étendu amène la terminaison fatale ; cela est bien moins souvent le cas pour l'œdème de la glotte et les vastes épanchements des cavités séreuses.

Si dans la néphrite aiguë il se produit, souvent avec une fièvre violente, des épanchements purulents dans les séreuses, les méninges ou des infiltrations inflammatoires du tissu pulmonaire, la mort est certaine ; c'est au moins ce qui résulte de mon expérience personnelle.

Diagnostic.

Le diagnostic de la néphrite parenchymateuse aiguë doit être tout d'abord étiologique. S'il survient de l'albuminurie après l'une des causes précitées, si l'urine contient du sang et si après il se développe de l'hydropisie, le diagnostic de néphrite aiguë peut être posé en toute sécurité.

Mais il faut se garder de considérer comme un signe certain d'une néphrite commençante toute albuminurie qui survient chez un malade dont la fièvre est violente, même lorsque l'urine albumineuse contient quelques cylindres hyalins. Même dans la scarlatine ce fait n'indique pas à coup sûr le début d'une néphrite, il se présente presque sans exception aucune dans tous les cas graves de diphthérie, il fait rarement défaut dans les cas graves de typhus, il est ordinaire de la rencontrer dans la variole, et cependant, comme nous l'avons dit déjà, la néphrite est une suite exceptionnelle de ces dernières maladies. On n'est autorisé à croire à une inflammation des reins que lorsque la quantité d'urine baisse beaucoup en même temps, ou bien lorsque les cylindres hyalins sont accompagnés de cylindres de sang abondants, et lorsque le sédiment de cette urine, rare et trouble, contient des globules rouges libres. Ordinairement alors on verra bientôt apparaître l'hydropisie, à moins qu'elle n'existe déjà.

Bien plus les urines sanglantes éliminées dans le cours d'une maladie fébrile n'indiquent pas dans tous les cas l'existence d'une inflammation des reins. Dans presque tous les cas d'hématurie que j'ai observés dans la variole, la source de l'hémorragie ne se trouvait pas dans les reins, mais bien dans la muqueuse de l'un ou l'autre bassinet. Le Dr Carl Oscar Unrich [1] de Dresde, trouva dans deux cent douze autopsies de varioleux, vingt-huit fois des hémorrhagies abondantes du basssinet. J'ai pu attribuer à la même cause l'hématurie que j'ai observée dans plusieurs cas de maladie de Werlhoff qui s'accompagnaient d'une élévation excessive de la température et se terminèrent rapidement par la mort. — Dans le chapitre qui traite de l'hématurie, j'ai indiqué à quels signes on reconnaît que l'hématurie prend sa source dans les reins et non pas dans la muqueuse des voies urinaires.

Il est quelquefois difficile de savoir si une attaque aiguë d'inflammation hémorragique atteint des reins qui étaient sains au-

[1] *Ueber Blutungen in Nierenbecken und Ureteren bei Pocken. Archiv. für Heilkunde*, 13e année, 1872, p. 289.

paravant, ou bien des reins qui étaient affectés déjà d'une maladie chronique diffuse. Je n'ai jamais observé cette complication dans la dégénérescence amyloïde des reins, mais je l'ai vue dans la néphrite parenchymateuse chronique et dans la cirrhose des reins. L'inflammation parenchymateuse chronique des reins peut débuter par un accès aigu ; si son début est insidieux, comme c'est ordinairement le cas, elle donne lieu toujours à des degrés élevés d'anémie et d'hydropisie. L'hydropisie peut disparaître, les malades peuvent reprendre leurs forces tandis que l'albuminurie persiste. Dans ces cas, une aggravation des symptômes est souvent annoncée par une nouvelle attaque de néphrite hémorrhagique aiguë. Les signes anamnestiques serviront à donner à ce phénomène son caractère véritable, car l'analyse de l'urine n'apprend rien à ce sujet.

Il est beaucoup plus rare d'observer une attaque intercurrente de néphrite aiguë dans le cours de la cirrhose des reins. Dans un cas de ce genre, que j'ai observé, la sécrétion urinaire qui était restée très abondante, diminua tout d'un coup au milieu de symptômes fébriles ; elle tomba bien au-dessous de la moyenne normale ; l'urine devint sanglante, mais conserva un poids spécifique faible. La mort arriva au milieu des convulsions urémiques. Dans ce cas, même si l'on avait pas eu connaissance des commémoratifs, on aurait pu, peut-être, cependant conclure à l'existence d'une atrophie rénale avant le début de l'hémorragie, à cause de l'hypertrophie du ventricule gauche dont le malade était affecté avant qu'il n'eût été atteint d'une endocardite de la valvule mitrale conjointement avec sa néphrite, et par l'énorme tension du pouls. Je crois cependant que le diagnostic peut être extrêmement difficile dans les cas où les malades atteints de cirrhose des reins sont dans un état apparent de santé parfaite jusqu'au moment où leur affection chronique se complique d'une néphrite aiguë. L'examen des organes de la circulation aura, en tous cas, une grande importance, lorsqu'on soupçonnera une affection chronique des reins. Le pouls peut être tendu dans la néphrite aiguë simple, mais une augmentation notable de volume du ventricule gauche suppose une action de plus longue durée.

Traitement.

Dans un grand nombre de cas le traitement doit s'adresser non pas seulement à l'inflammation des reins, mais aussi à certaines complications, et quelquefois alors on a à remplir une indication prophylactique. Tel est, par exemple, le soin avec lequel, dans les suppurations aiguës et étendues du tissu cellullaire, on doit chercher à faire écouler le pus et à nettoyer l'intérieur des abcès. Je ne veux pas cependant admettre pour tous les cas la théorie de Fischer qui accorde une grande influence à la fermentation du pus sur la production des inflammations rénales. Au contraire, j'ai vu survenir une inflammation des reins dans des suppurations tout à fait aiguës du tissu cellulaire, avant que l'on ait donné issue au pus qui, plus tard, quand on fit des incisions, fut trouvé sans odeur et de bonne nature ; à l'époque donc où débuta la néphrite, le pus n'avait pas encore été mis en contact avec l'air atmosphérique et il ne se trouvait pas dans les conditions nécessaires pour que la fermentation acide pût se produire. En outre, l'expérience m'a appris que dans ces cas l'affection des reins s'améliore rapidement dès qu'on a donné issue au pus et qu'on l'empêche de se collecter de nouveau et par conséquent de fermenter.

L'inflammation aiguë des reins nécessite un repos absolu au lit, si l'on veut mettre de son côté toutes chances possibles de voir prendre à la maladie une marche rapide et favorable. Si j'émets cette proposition, ce n'est pas, ainsi qu'on pourrait le croire peut-être, que malgré tout ce que j'ai dit, j'attribue toute néphrite aiguë à un refroidissement. Mais il est certain que si l'on maintient la peau à une température égale et constante, on évite les congestions rénales qui, ainsi que l'apprend la physiologie, sont liées au refroidissement de la surface cutanée. Ces congestions n'ont pas d'action nuisible sur les reins normaux, parce que l'augmentation de la sécrétion urinaire corrige les effets de l'accroissement de la pression sanguine. Mais avec des reins enflammés, ce correctif n'existe pas, et il fait défaut d'autant plus sûrement que les troubles fonctionnels sont plus intenses ; le résultat de la fluxion est donc nécessairement une augmentation de l'hypérémie et de l'exsudation inflammatoires.

Les individus atteints d'une inflammation aiguë des reins ont été presque tous débilités auparavant déjà par des maladies fébriles graves ou par d'énormes pertes de liquide organique; en outre, ils perdent sans cesse par l'urine des quantités plus ou moins considérables d'albumine et presque toujours du sang. Ordinairement donc ils deviennent rapidement anémiques, ils perdent leurs forces et leur embonpoint. — Un des buts de la thérapeutique est donc de soutenir autant que possible les forces du malade. Mais l'état des organes digestifs rend souvent difficile l'accomplissement de cette indication; il est souvent difficile de donner aux malades des aliments que leurs organes digestifs puissent suffisamment assimiler. La diète type pour ces malades serait une diète lactée exclusive. Ici, dans le nord de l'Allemagne où il est facile d'avoir du lait, même dans la ville, la coutume du pays nous vient en aide, car des soupes au lait, avec du riz, de l'orge, du gruau, etc., sont des aliments très aimés et d'un usage journalier. — Il est évident que si l'état des organes digestifs et l'appétit des malades le permettent, on leur accordera une nourriture plus substantielle, des viandes légères, quelques légumes et de bonnes patisseries.

Comme boisson, on donnera, outre du lait, de l'eau et de la limonade; il est bon de donner un peu de bon vin rouge aux individus très affaiblis. Mais je déconseille le café et le thé, auxquels on attribue, avec raison, je crois, une action irritante sur les reins.

Les mêmes raisons qui, dès le début d'une inflammation aiguë des reins, nous engagent à faire tous nos efforts pour soutenir les forces du malade, nous interdisent strictement d'employer toutes les médications spoliatrices, de même que les moyens qui empêchent le corps de réparer ses pertes. Je m'élève aussi énergiquement que possible contre toute soustraction de sang de quelque façon qu'on la fasse, de même aussi contre les purgations répétées, qui sont quelquefois usitées encore, du moins comme traitement de la maladie elle-même. Moi-même, j'ai mis ces médications en usage alors que j'étais plus jeune, aussi je sais bien que quelques sangsues ou quelques ventouses ne tuent pas immédiatement un individu convalescent de la scarlatine, je sais aussi qu'un forgeron vigoureux qui, en se refroidissant vient de prendre une néphrite aiguë, supportera très bien encore une saignée. Mais ce que je n'ignore pas non plus, et ce que mon expérience personnelle m'a appris, c'est que les sangsues et les purgations, quand on les emploie de manière à obtenir quelque effet, ne font pas disparaître l'inflammation des reins, et n'améliorent pas sa marche, mais qu'elles dépriment les forces du malade. — Je dirai bientôt dans quelles conditions une indication symptomatique peut autoriser l'emploi des spoliations sanguines.

Les antiphogistiques internes sont également sans action aucune sur l'inflammation des reins. L'émétique ne m'a jamais donné d'autres résultats que de troubler davantage encore les fonctions digestives; j'ai obtenu peu de bons effets aussi du calomel. Je ne me suis jamais servi d'autres préparations mercurielles.

Il est d'un usage très courant encore dans les maladies diffuses des reins d'administrer certains médicaments que l'on pense pouvoir être absorbés sans avoir été notablement altérés par les liquides du tube digestif et qui seraient éliminés par les reins où ils exerceraient une action astringente. Ce sont donc des médicaments qui, comme on se l'imagine, en parcourant les vaisseaux des reins feraient contracter leurs parois. Ce sont surtout le tannin et les drogues qui contiennent cet acide. Je n'ai pas obtenu d'effets certains de l'acide tannique pur ni de la décoction d'uva ursi; aussi depuis longtemps ai-je abandonné ces médicaments dans le traitement de la néphrite parenchymateuse aiguë.

Le seul moyen à ma connaissance par lequel nous pouvons espérer pouvoir diminuer la congestion des reins et agir directement contre leur inflammation sans compromettre l'état général du malade consiste à *entretenir méthodiquement une certaine hypérémie cutanée.* C'est pourquoi j'ai placé le repos absolu au lit en tête des mesures hygiéniques que réclame le traitement de la néphrite. Quant aux moyens curatifs proprement dits, il est hors de doute qu'il faut placer en première ligne une médication diaphorétique poursuivie avec persévérance et non pas seulement comme traitement de l'hydropisie mais aussi comme moyen de faire rétrocéder l'inflammation rénale.

La médication diaphorétique est employée depuis longtemps, comme l'on sait, dans l'inflammation des reins; cependant on s'en est servi principalement comme traitement symptomatique de l'hydropisie. Mais il semble que de tout temps, en prescrivant des bains chauds dans les maladies des reins, les médecins aient pensé qu'il existait un certain antagonisme entre la peau et les reins et qu'en provoquant une hypérémie cutanée on pouvait décharger les vaisseaux des reins d'une partie de leur contenu et combattre de cette façon les inflammations des reins. Plus haut déjà j'ai parlé des expériences de Koloman Müller qui a constaté directement la vérité de cette hypothèse. La rapidité avec laquelle l'urine est secrétée nous donne la mesure de la pression sanguine dans les vaisseaux sécréteurs des reins. Müller prit des chiens et établit des fistules sur leurs uretères, il rasa leur peau puis, comptant les gouttes d'urine qui s'échappaient par les canules introduites dans les fistules, il évalua la quantité d'urine sécrétée en une minute. Il considéra cette quantité comme étant la quantité normale. Il observa ensuite que la pression augmentait dans les vaisseaux des reins, lorsqu'on refroidissait considérablement la peau rasée de l'animal en l'arrosant d'eau froide, que, d'un autre côté, la quantité d'urine diminuait beaucoup, que, par conséquent, la pression sanguine s'abaissait, lorsqu'on échauffait la peau en l'arrosant d'eau chaude ou en la recouvrant de compresses chaudes.

Un fait que j'ai observé nombre de fois semble être en contradiction avec les résultats des expériences de Müller, c'est que, lorsque dans une néphrite aiguë où la sécrétion urinaire est fort diminuée déjà, on met en usage une médication diaphorétique efficace au moyen de bains chauds, la quantité d'urine éliminée, loin de diminuer, augmente encore considérablement. — Mais Koloman Müller faisait ses expériences sur des animaux dont les reins étaient en bon état, et dans lesquels le sang circulait d'une façon normale; au contraire, mes observations concernent des individus malades chez lesquels la stase inflammatoire ralentissait la circulation du sang dans les vaisseaux, chez lesquels, par conséquent, la sécrétion se faisait difficilement. Lorsque donc, chez mes malades, on produisait une congestion de la peau, on rendait la circulation plus facile dans les vaisseaux des reins parce que la tension du système veineux qui, naturellement s'opposait à l'écoulement du sang par ces vaisseaux, se trouvait alors diminuée grâce à l'appel d'une grande quantité de sang vers la peau. C'est ainsi que, suivant moi, une diaphorèse abondante contribue à rétablir une circulation normale dans les reins enflammés et par conséquent à ramener la sécrétion urinaire à son état normal. En instituant donc dans les inflammations des reins un traitement diaphorétique énergique, nous ne remplissons pas seulement une indication symptomatique, mais aussi l'indication morbide, et nous la remplissons mieux et plus sûrement que par n'importe quel autre traitement. A l'occasion du traitement de l'hydropisie dans l'hypérémie passive des reins, j'ai indiqué déjà (pages 212 et suivantes) les diverses méthodes à employer dans ce but.

Parmi les symptômes dont la thérapeutique doit s'occuper dans le traitement de cette maladie, le plus important est le *complexus des phénomènes urémiques*. Le médecin doit toujours avoir ce danger présent à l'esprit lorsqu'il traite une néphrite aiguë. L'irruption des symptômes urémiques est quelquefois précédée d'une anurie complète, plus souvent d'une diminution considérable des quantités d'urine et d'urée éliminées. Un médecin attentif aura donc le temps de prévenir le danger en s'efforçant d'éliminer par d'autres voies les éléments de l'urine qui ne sont plus évacués par les reins. Je pense que, dans ce cas aussi, des bains chauds prolongés suivis d'enveloppements afin de provoquer des sueurs profuses, constituent le moyen d'action auquel il faut accorder le plus de confiance ; et, non pas seulement, parce que l'on peut espérer pouvoir rétablir ainsi dans les reins une circulation et une sécrétion normales, mais aussi parce que la sueur enlève au corps de l'urée en même temps que de l'eau. Des auteurs autorisés [1] ont prouvé que ce fait existait à l'état physiologique ; mais il est surtout évident à l'état pathologique, ainsi que je l'ai observé de même que d'autres médecins encore [2]. — Je dois dire cependant que parfois l'emploi des bains chauds provoque les convulsions urémiques ; j'ai cité un exemple de ce fait plus haut (Observ. VII). Toutefois, cette observation prouve aussi que la médication eut une influence avantageuse sur l'état général du malade puisqu'il s'établit aussitôt une abondante sécrétion d'urine.

Je n'hésiterais à prescrire des bains chauds que dans le cas où le ralentissement de la sécrétion urinaire s'accompagnerait d'une température élevée ; dans ces cas je me bornerais à employer des enveloppements dans un drap mouillé.

Mais, en raison des dangers qui menacent le malade lorsque la sécrétion urinaire est complétement arrêtée, il n'est pas permis de se refuser à employer d'autres moyens encore. On peut, sans hésitation aucune, recourir aux purgatifs drastiques. L'expérimentation [3] et l'observation clinique nous apprennent que, lorsque les reins ne fonctionnent plus, la muqueuse intestinale peut éliminer de l'urée en même temps que de l'eau, mais que dans l'intérieur du tube digestif l'urée se transforme presque immédiatement en ammoniaque. — Les purgatifs, qui provoquent rapidement des selles aqueuses profuses, que du reste il est facile de produire dans la néphrite aiguë, sont surtout le séné, la coloquinthe, la gomme-gutte et d'autres.

Lorsque dans une néphrite aiguë il s'agit de parer aux dangers qui résultent de l'arrêt de la sécrétion urinaire, il faut s'attendre à peu d'effets de la part des diurétiques véritables. On n'emploie pas les diurétiques violents ni les essences parce qu'ils irritent les reins et, qu'à tort ou à raison, on craint qu'ils n'augmentent l'inflammation. Je ne crois pas cependant qu'il y ait des faits positifs sous ce rapport. Les diurétiques salins, tels

[1] Dr W. Kuhne. — *Lehrbuch der physiologischen Chemie*. Leipzig, 1868, p. 433. — Leube, loc. cit.

[2] Voir plus haut, p. 104.

[3] Bernard et Barreswill. — *Leçons sur les propriétés physiologiques et les altérations pathologiques des liquides de l'organisme*, par M. Claude Bernard, 1859. T. II, p. 36 et suivantes.

que les divers sels de potasse à acides inorganiques n'ont que peu ou point d'action sur les troubles fonctionnels graves dans l'inflammation aiguë des reins. Par contre, j'ai plusieurs fois obtenu une augmentation notable de la quantité d'urine en donnant, à des malades atteints d'une néphrite aiguë et ayant une fièvre violente, une infusion de digitale saturée avec un sel de potasse.

Lorsque des convulsions urémiques se sont établies, la vie du malade est directement menacée. Il est impossible d'indiquer un traitement rationnel qu'on puisse leur opposer, car aujourd'hui encore la plus grande incertitude règne sur leur cause véritable. Nous ne pouvons, dans ce cas, que nous laisser guider par l'empirisme. Du reste, la ligne de conduite à suivre dans chaque cas particulier dépend souvent de circonstances particulières qu'il est impossible de toutes mentionner ici.

Autrefois, alors que l'on ne voyait dans les phénomènes éclamptiques qu'un symptôme nerveux que l'on attribuait à une congestion cérébrale, on recourait aux dérivatifs et aux calmants. La saignée générale, les déplétions sanguines à la tête, les vésicatoires et les sinapismes appliqués à la nuque et aux extrémités, devaient remplir la première indication, l'opium la seconde. Depuis que l'on a reconnu le lien qui unit beaucoup de cas d'éclampsie aux maladies des reins, les moyens préconisés par les médecins pour combattre ces phénomènes graves sont aussi nombreux que les théories émises sur la nature de l'urémie. Les partisans de la théorie de l'ammoniémie veulent transformer l'ammoniaque en un sel inoffensif en donnant au malade des acides. On recommanda, dans ce but, le chlore et les acides végétaux qui passent en nature dans le sang. On espérait surtout obtenir de bons résultats de l'emploi de l'acide benzoïque. D'autres veulent, aujourd'hui encore, utiliser le canal intestinal pour éliminer les éléments de l'urine accumulés dans le sang.

Je n'ai jamais obtenu aucun résultat avec l'acide benzoïque sur lequel on fondait de si belles espérances, et cependant je l'ai administré *larga manu*. Tout au plus produisait-il de la diarrhée avec des doses très fortes (50 centigr. toutes les trois heures).

Je crois que les purgatifs sont tout à fait indiqués, je les prescris chaque fois qu'il se présente des convulsions urémiques dans le cours d'une néphrite aiguë, à moins que les convulsions n'aient été précédées d'une diarrhée violente, ainsi que cela se présente quelquefois.

Mais dans une position aussi critique, surtout quand les accès convulsifs se succèdent rapidement et que chaque nouvel accès peut se terminer par la mort, il ne faut pas, il me semble, attendre que les purgatifs aient produit leurs effets.

Le premier cas d'éclampsie que j'ai observé se présenta chez une primipare atteinte d'une affection rénale. Mon défunt maître Michaelis me fit faire une saignée. La malade, qui auparavant tombait d'un accès convulsif dans un autre, n'eut plus après la saignée qu'un seul accès, violent il est vrai. On termina l'accouchement, la femme se remit rapidement et guérit en peu de temps. Je suis resté fidèle à cette pratique dans les cas analogues et je n'ai pas eu l'occasion de m'en repentir. Lorsque les individus sont encore vigoureux je crois qu'il est indiqué de les saigner dès qu'il se produit des convulsions urémiques, et ces accidents sont beaucoup plus fréquents au début de la maladie alors que les malades n'ont pas encore perdu beaucoup de leurs forces. On jugera de la quantité de sang qu'il faut soustraire d'après l'état du malade. Chez les individus vigoureux, on pourra faire, sans hésitation, une saignée de 300 à 500 grammes. Chez les enfants, on se contentera d'appliquer un nombre de sangsues proportionné à leur âge et, suivant une pratique ancienne, on les mettra à la tête.

L'action favorable de la saignée, dans les accidents urémiques, est-elle due simplement à l'abaissement de la pression artérielle, ou à ce qu'elle favorise la résorption d'épanchements intra-craniens ou enfin à ce qu'on débarrasse ainsi la masse sanguine d'une partie des substances nuisibles qu'elle contient? C'est là une question qu'il n'est pas possible de résoudre encore.

Je tiens que les vésicatoires et les sinapismes sont inutiles et que quelquefois ils sont nuisibles, puisque dans les cas de guérison ils peuvent devenir le point de départ d'affections cutanées ennuyeuses.

Par contre, je ne saurais trop louer l'introduction des anesthésiques dans le traitement de l'éclampsie. Ils agissent plus rapidement que l'opium et ses préparations et n'ont pas, comme ces derniers, sur les sécrétions une influence qu'il faut éviter dans les cas dont il s'agit. Au lieu d'inhalations de chloroforme on devrait toujours employer l'hydrate de chloral, si toutefois on arrive à le donner soit par la bouche soit par le rectum. On déterminera la dose d'après l'âge du malade ; chez les enfants, 1 gramme, chez les adultes, jusqu'à 3 grammes. En cas de besoin, on peut revenir à ce médicament et on peut, sans danger, l'administrer à des individus anémiques qui ne supporteraient pas une saignée.

Voilà, dans ses points essentiels, quelle est l'ancienne thérapeutique. Les discussions théoriques sur la nature de l'urémie n'ont encore produit aucun résultat pratique.

Le symptôme qui, dans la néphrite aiguë, exige le plus souvent un traitement actif est l'hydropisie. Tout ce que j'ai dit du traitement symptomatique de l'hydropisie dans la congestion passive des reins est également applicable ici. Ici aussi un traitement diaphorétique méthodique constitue le remède souverain.

Lorsque la néphrite aiguë s'accompagne d'une fièvre vive, quelle qu'en soit la cause du reste, les antipyrétiques, la quinine, la digitale peuvent être indiqués.

La médication à employer dans l'inflammation secondaire des plèvres, du péricarde, etc., se borne à ces moyens et à l'intervention chirurgicale quand elle est nécessaire.

Les vomissements réflexes, qui surviennent quelquefois au début de la néphrite aiguë, cèdent le plus facilement à la glace prise à l'intérieur ; on en donnera au malade autant qu'il en voudra. Quelquefois aussi, on se trouvera bien de l'emploi de petites doses de morphine, soit sous forme d'injections sous-cutanées, soit à l'intérieur, en dissolution dans l'eau de laurier-cerise. Si plus tard il survient des vomissements ou de la diarrhée urémiques, on pourra recourir de nouveau aux bains chauds, mais presque toujours sans résultat.

Une fois que les organes digestifs des malades recommencent à bien fonctionner, il est inutile de se préoccuper beaucoup de leur rendre des forces. Cependant, s'il existe un état anémique prononcé, l'usage des martiaux sera indiqué. Comme les organes digestifs sont très sensibles dans ces cas, on choisira les préparations les plus faciles à digérer, par exemple, la teinture de malate de fer (*tinct. ferri pomata*).

CHAPITRE IV

DE LA NÉPHRITE PARENCHYMATEUSE AIGUE CHEZ LES FEMMES ENCEINTES.

Après Rayer[1], qui dit que plusieurs fois il a observé la néphrite albumineuse chez des femmes enceintes, et Martin-Salon, qui publia également un cas de ce genre, c'est Lever[2] qui indiqua la relation de cause à effet qui unit les convulsions épileptiformes depuis longtemps connues des accoucheurs et qui mettent si souvent la vie des femmes en couches en danger, à l'élimination d'une urine albumineuse. Rayer n'affirme pas absolument qu'il existe une liaison entre la grossesse et l'affection rénale. Dans les courtes remarques dont il fait précéder la relation du cas qu'il a observé, il dit que les femmes enceintes chez lesquelles il avait reconnu l'existence de la maladie des reins ou bien s'étaient refroidies violemment lorsque leur corps était très échauffé, ou bien avaient été soumises à l'action du froid humide dans des logements malsains. Mais plus tard, il ajoute qu'il est nécessaire de faire encore de nombreuses recherches sur la coïncidence ou la complication de l'inflammation des reins avec la grossesse. Mais il peut affirmer, dit-il, que l'inflammation des reins qui ne débute que dans les derniers mois de la grossesse est beaucoup moins grave que celle qui existait déjà au moment de la concep-

[1] Rayer. — Loc. cit., t. II, p. 399.

[2] *Guy's Hospital Reports*, 1842.

tion et qui persiste pendant la grossesse ou que celle qui débute dès les premiers mois de la grossesse.

Parmi les auteurs allemands, Frerichs, le premier, a fait un travail complet sur l'inflammation des reins chez les femmes enceintes. Frerichs met cette affection sur le compte de deux causes qui sont, d'abord l'altération de la crase sanguine chez les femmes enceintes et ensuite les obstacles mécaniques à la circulation veineuse dans l'abdomen. Le sang des femmes enceintes est, en général, plus aqueux et plus riche en fibrine que le sang normal ; il contient moins d'albumine et de globules rouges, mais plus de globules blancs. Frerichs place ces modifications de la composition du sang sur la même ligne que la crase sanguine que l'on observe dans les cachexies, crase qui est produite par l'élimination continuelle de substances albuminoïdes (suppurations, ulcérations, etc.). Il explique ces modifications du sang des femmes enceintes par l'appauvrissement qu'il éprouve en fournissant des matériaux à la nutrition et au développement du fœtus. Frerichs n'indique pas exactement de quelle manière il s'imagine que la circulation veineuse intra-abdominale est gênée dans la grossesse. Il dit seulement [1] : « Le changement de forme et la position de l'utérus sont loin d'être toujours les mêmes ; ils peuvent, ainsi que par bonheur cela se présente presque toujours, ne gêner en rien la circulation dans le veines rénales ; mais, par contre, dans d'autres conditions, ils peuvent, de même que les lésions valvulaires du cœur, produire de l'albuminurie et la dégénérescence des reins ». Lever avait exprimé avec beaucoup plus d'assurance l'opinion que la maladie des reins était produite par la pression de l'utérus gravide sur les vaisseaux des reins.

Rosenstein [2] se rallie à cette opinion et il dit : « La pression que, dans certaines conditions, qui ne sont pas exactement connues, l'utérus gravide exerce dans les derniers mois de la grossesse sur les vaisseaux des organes abdominaux et particulièrement sur les veines rénales, rend l'écoulement du sang veineux

[1] Loc. cit., p. 219.

[2] *Die Pathologie und Therapie der Nierenkrankheiten*, 2e édition, 1870, p. 62.

plus difficile ; il en résulte une stase veineuse dans les reins et dans les autres glandes de l'abdomen ». En conséquence, il traite des maladies des reins de la grossesse dans le chapitre de la congestion passive des reins.

Ce qui nous frappe immédiatement c'est qu'on n'apporte aucun fait probant en faveur de cette théorie de la compression des veines rénales par l'utérus gravide, d'autant plus que les symptômes cliniques ne sont pas ceux de la congestion passive et que les lésions anatomiques, loin d'être celles des reins cyanotiques, ressemblent exactement à celles de la néphrite parenchymateuse.

La situation des veines rénales les préserve de toute compression de la part de l'utérus gravide. Tous ceux qui ont eu l'occasion de faire l'autopsie de femmes arrivées aux derniers moments de leur grossesse et qui alors ont examiné attentivement les rapports des organes abdominaux, tous ceux-là n'auront pas manqué de voir combien il est peu admissible que l'utérus gravide puisse exercer une compression sur les veines rénales. Il faudrait que l'utérus, dont l'extrémité inférieure plonge dans la cavité du bassin, ait éprouvé une forte flexion en arrière déjà au-dessus du petit bassin, ce qu'empêchent les ligaments ronds, pour pouvoir atteindre par quelques points de sa surface postérieure la face antérieure de la deuxième vertèbre lombaire où alors il pourrait comprimer la veine rénale gauche, mais jamais la droite[1]. Deux fois j'ai examiné attentivement la position de l'utérus chez des femmes mortes dans la deuxième période de la grossesse. Les ligaments ronds retenaient la matrice contre la paroi abdominale antérieure, de sorte que sa face postérieure était séparée de la paroi abdominale postérieure et par conséquent des vertèbres lombaires supérieures par un espace en forme de pyramide dont le sommet se trouvait au niveau du promontoire ; cet espace était rempli par des anses intestinales disten-

[1] Mon collègue, M. Heller, eut la bonté, sur ma demande, de poursuivre exactement le trajet de la veine rénale gauche dans un grand nombre d'autopsies. Il vit alors que dans la grande majorité des cas, ce vaisseau passe encore au dessus de la deuxième vertèbre lombaire. Très souvent, il était placé devant le disque qui sépare la première de la deuxième vertèbre lombaires, quelquefois devant le corps de la première et souvent il était recouvert par le pancréas.

dues par des gaz qui formaient un coussin élastique et empêchaient toute pression directe de l'utérus sur la partie supérieure de la paroi abdominale postérieure. De plus, l'augmentation de tension que produit néanmoins dans l'abdomen la distension de l'utérus ne peut pas devenir l'occasion d'une stase veineuse dans les reins et des altérations pathologiques du parenchyme rénal dont il est question ici ; en effet, il peut se développer dans l'abdomen des tumeurs beaucoup plus volumineuses que l'utérus gravide, par exemple des tumeurs de l'un ou des deux ovaires sans que la maladie des reins dont il s'agit se produise. En augmentant la tension intra-abdominale, elles diminuent, il est vrai, la sécrétion urinaire, mais jamais elles ne produisent d'albuminurie. Il faut que j'ajoute que les reins deviennent malades chez ces femmes aussi où la position de l'utérus gravide ne permet pas d'admettre la possibilité d'une pression directe sur les veines rénales, notamment dans les cas de ventre en besace très développé. Mon collègue Litzmann a publié un cas de ce genre dans : *Deutsche Klinik*, 1851, n° 26.

Pour sauver la théorie de la stase veineuse pour les maladies des reins des femmes enceintes, on a beaucoup insisté sur ce fait que l'albuminurie prend fin avec la grossesse, par conséquent avec cette compression hypothétique des veines rénales. Que l'on considère cependant qu'au moment de l'accouchement, lorsque l'utérus se vide, il se produit un changement considérable dans la distribution et la pression du sang dans les vaisseaux des organes de l'abdomen, que la pression est modifiée dans tout le système aortique, et il sera impossible de nier que ces modifications sont suffisantes pour faire disparaître une hypérémie inflammatoire des reins et pour faire rétrocéder les autres altérations inflammatoires que les reins ont pu éprouver, aussi rapidement que rétrocède la néphrite du choléra dans les cas de guérison. Et du reste la physiologie et l'expérimentation nous apprennent que les reins réagissent avec une rapidité remarquable contre toutes les modifications de la pression sanguine. En tout cas, si l'affection rénale cesse avec la grossesse, ce fait ne prouve qu'une chose, c'est que la grossesse a été la cause de la maladie des reins.

Du reste, lorsque la néphrite des femmes enceintes a persisté pendant un temps assez long, il ne faut pas s'attendre à une guérison rapide avec autant de certitude que le promet la théorie qui en fait une congestion rénale et comme cela est le cas dans les hypérémies passives passagères. Je dois à mon collègue Bockendahl la communication du fait suivant.

Observation XV. — Une jeune femme fut atteinte, pendant sa première grossesse, en 1870, d'albuminurie et d'œdème. Convulsions éclamptiques légères durant l'accouchement. L'accouchement se fit le 18 novembre, quelques semaines trop tôt. L'albumine disparut de l'urine avant la fin du mois. L'enfant vécut.

La deuxième couche fut heureuse, sans aucun accident.

En 1873, cette femme conçut pour la troisième fois; elle se trouvait alors dans un pays à fièvres paludéennes. Pendant sa grossesse elle fut atteinte de fièvre intermittente et souffrit beaucoup de vomissements. Elle partit pour un pays plus sain, mais la fièvre persista jusqu'à la fin de l'été. — Dans la nuit du 29 au 30 octobre, éclampsie. Pendant le coma qui suivit les convulsions éclamptiques, elle mit au monde un fœtus de cinq mois. Elle ne reprit connaissance que le 4 novembre; mais de même que les individus qui ont éprouvé une commotion cérébrale, elle ne se rappela d'abord que des faits anciens en date. La première portion d'urine évacuée après la délivrance contenait une si forte quantité d'albumine qu'elle se prenait en une gelée solide sous l'action de la chaleur. Ce n'est que le 27 novembre que l'on observa une diminution dans la proportion d'albumine. Toutefois l'albuminurie persista à des degrés divers jusqu'au commencement de février 1874.

Cependant, dans ce cas, la maladie des reins a pu être produite par l'infection paludéenne et non pas par la grossesse.

Mais il ressort clairement d'une observation de mon collègue Litzmann [1] que les symptômes de la néphrite des femmes enceintes ne cessent pas toujours de suite quand l'utérus s'est vidé, mais qu'ils peuvent persister plusieurs mois encore après l'accouchement. — Dans un travail ultérieur, Litzmann [2] publie plusieurs faits où l'éclosion de symptômes urémiques graves n'eut lieu que longtemps après l'accouchement, et il ajoute : « Au-

[1] *Deutsche Klinik*, 1852, n° 31.

[2] *Deutsche Klinik*, 1855.

jourd'hui je suis beaucoup plus disposé qu'autrefois à admettre que la maladie des reins qui a débuté pendant la grossesse persiste assez souvent après la grossesse sous une forme chronique.» Il fonde son opinion sur plusieurs faits qu'il cite et qui ont été suivis d'autopsies.

Pour appuyer la théorie de la stase veineuse, Rosenstein se fonde sur ce fait que l'on observe rarement l'atrophie des reins dans les autopsies de femmes mortes de néphrite pendant leur grossesse. Si l'on se place au point de vue de Rosenstein qui admet que le mal de Bright passe régulièrement par trois périodes, cet argument ne manque pas de valeur, mais il n'en a aucune si l'on se place sur le terrain des faits, car il ne suffit pas de quelques mois seulement pour produire une atrophie des reins dans le sens de Bright.

Nous ne pouvons donc pas accepter la théorie mécanique pour expliquer la production de la néphrite dans la grossesse, elle manque de base sérieuse. Mais nous sommes forcés de reconnaître aussi que tous les efforts que l'on a fait pour arriver à une explication satisfaisante ont également échoué. Frerichs a placé la composition du sang des femmes enceintes sur le même plan que ces crases sanguines que l'on observe dans les cachexies ; mais souvent les reins deviennent malades chez les femmes les plus robustes et les mieux portantes, pour lesquelles la dénomination de cachectique paraîtrait être une ironie. Des auteurs anglais ont voulu expliquer cette maladie des reins par une suractivité fonctionnelle de ces organes pendant la grossesse, attendu qu'ils sont forcés d'éliminer alors des quantités fort considérables de produits excrémentitiels. D'autres ont admis que le sang des femmes enceintes contenait certains éléments délétères qui rendraient les reins malades et provoqueraient en même temps des convulsions. Mais personne n'a pu découvrir ces éléments.

Mais il est certain que la cause qui rend les reins malades pendant la grossesse est une cause toute particulière ; ce qui le prouve, c'est que quelquefois on trouve dans le foie des lésions analogues à celles des reins. On a également cherché à expliquer les lésions hépatiques par la pression de l'utérus gravide, mais avec aussi peu de succès que pour les reins. Nous ne pouvons donc à l'heure qu'il est que constater ce fait, que la grossesse peut produire des inflammations parenchymateuses des reins et du foie et avouer que nous ignorons comment elle les produit.

Etiologie.

La néphrite est plus fréquente dans les derniers mois de la grossesse qu'au commencement, et elle atteint plus souvent les principares que les multipares.

Ceux qui expliquent la néphrite par la compression des veines rénales se sont aussi servi de ce fait en faveur de leur théorie que je combats. Mais il perd beaucoup de son importance à ce point de vue, grâce à ce fait complètement opposé que la néphrite peut naître dans la première moitié de la grossesse et que, ainsi que Rayer le raconte, elle peut se montrer pendant la dix-septième grossesse seulement alors que les grossesses précédentes ont été heureuses.

Un fait digne d'attention bien certainement, c'est que lorsqu'une fois une femme a eu une néphrite pendant une grossesse, la malade récidive assez souvent dans les grossesses suivantes. Cela tient probablement à une disposition individuelle particulière; cependant, autant que je sais, on n'a pas trouvé encore dans la constitution d'une femme des raisons suffisantes pour expliquer cette disposition. Du reste, elle ne manifeste pas ses effets dans toutes les grossesses. Il ressort de quelques exemples, qu'après une grossesse compliquée de néphrite, la suivante peut en être exempte et que cette complication peut reparaître à la troisième ou à la quatrième grossesse.

Les grossesses gémellaires prédisposent à la néphrite à tel point que dans les cas douteux Litzmann, ainsi qu'il a bien voulu me le dire, se prononce pour une grossesse simple lorsque l'urine ne contient pas d'albumine. Cette circonstance aussi a été utilisée pour la théorie de la stase. Mais d'après les observations de Litzmann il n'y a pas d'albuminurie dans les cas d'hydramnios abondante où l'utérus est extrêmement distendu par le liquide. Il est donc probable que les grossesses gémellaires n'ont l'effet dont il est question que parce qu'alors la cause inconnue de la néphrite de la grossesse agit avec plus de puissance.

La néphrite s'observe plus souvent chez les femmes jeunes que chez celles plus avancées en âge. Cela tient évidemment à ce fait que les primipares sont atteintes plus souvent que les multipares.

L'état général de la nutrition est sans influence sur l'éclosion de la néphrite chez les femmes enceintes. J'ai observé remarquablement souvent cette maladie chez des femmes robustes et sanguines.

La position sociale et le genre de vie n'ont aucune influence aussi. La néphrite se montre chez des femmes de toutes les conditions, chez celles dont l'existence est la plus heureuse et la plus brillante aussi bien que chez celles qui mènent la vie la plus misérable.

La néphrite est une complication fréquente de la grossesse. Je ne sais pas s'il existe des statistiques bien faites qui indiquent dans quelle proportion les femmes enceintes en sont atteintes et si cette complication se montre aussi fréquemment dans tous les pays et toutes les régions. D'après Braun, à Vienne, sur 24,000 accouchements il y eut 44 cas d'éclampsie. Si l'on admet que tous ces cas d'éclampsie ont été produits par la néphrite, si l'on admet avec Rosenstein qu'un quart des cas de néphrite produit de l'éclampsie, il en résulte qu'il y aurait un cas de néphrite sur 136 grossesses environ.

Marche de la maladie

La marche de la néphrite parenchymateuse aigue des femmes enceintes s'écarte en quelques points de la marche de la néphrite due à d'autres causes. Tout d'abord, cette néphrite ne se complique habituellement d'aucune autre maladie. Elle atteint donc des personnes qui, auparavant, étaient tout à fait bien portantes, à moins que la grossesse n'ait provoqué une de ces incommodités ou un de ces troubles fonctionnels qui se rencontrent souvent dans cet état.

La néphrite qui est véritablement causée par la grossesse et qui n'est pas due à une autre cause qui aurait agi éventuellement pendant la grossesse, débute sans altérer visiblement l'état général, sans fièvre et sans symptômes locaux. Dans la grande majorité des cas, le symptôme qui attire l'attention sur les reins est l'œdème. Cet œdème d'origine rénale se distingue de celui que l'on observe assez souvent chez des femmes enceintes qui n'ont pas de maladies des reins et qui n'atteint que les extrémités inférieures, parce que d'ordinaire il n'est pas limité aux extrémités inférieures et aux parties génitales externes, mais qu'il atteint aussi la face et les mains.

Lorsque l'on examine alors l'état fonctionnel des reins, on trouve que la sécrétion urinaire est diminuée et que l'urine contient souvent une grande quantité d'albumine. Dans les cas de néphrite due à d'autres causes, je n'ai jamais trouvé des quantités d'albumine aussi considérables que dans certains cas de néphrite gravidique. Contrairement à ce que l'on voit dans d'autres néphrites, l'urine contient rarement beaucoup de sang; cependant j'ai observé une fois un cas de néphrite hémorrhagique véritable ; il se termina heureusement au bout de peu de temps, de même que la plupart des autres cas. Mon collègue Bockendahl a observé un fait du même genre. Les éléments figurés du sédiment, à l'exception des globules rouges, sont les mêmes que dans les autres formes de néphrite aiguë. La quantité de cylindres fibrineux hyalins est très variable suivant les cas ; ordinairement il n'y en a pas beaucoup.

Dans beaucoup de cas de néphrite de la grossesse il n'y a pas d'œdème du tout. Comme alors la femme se porte tout à fait bien, on n'appelle pas de médecin, on n'examiue pas l'urine ; l'affection rénale reste latente et, très souvent sans doute, elle disparaît après l'accouchement, passant tout à fait inaperçue à sa fin comme à son début et pendant tout son cours. Mais, dans d'autres cas, soit avant la fin de la grossesse, soit au moment où l'accouchement commence, soit enfin, mais plus rarement, lorsque le produit de la conception a été heureusement expulsé, on voit survenir ces accidents graves qui ont valu à la néphrite des femmes enceintes sa réputation dangereuse. Car, contrairement aux autres formes de la néphrite, celle-ci se distingue, qu'elle se complique d'œdème ou non, par la fréquence et l'intensité des accidents urémiques aigus qu'elle provoque, les convulsions épileptiformes (éclampsie des femmes enceintes, des femmes pendant l'accouchement, des nouvelles accouchées), l'amaurose et l'excitation maniaque. Les accidents urémiques sont certainement plus fréquents dans la néphrite des femmes enceintes que dans les autres formes de cette maladie ; et, en cela, je ne serai pas contredit, même par ceux qui, comme moi, n'attribuent pas à l'urémie tous les cas d'éclampsie ou de manie qui se présentent chez les femmes en travail, même lorsqu'après l'éclosion de ces phénomènes l'urine contient un peu d'albumine. Rosenstein, en se servant des chiffres donnés par différents auteurs, calcule que, sur cent cas d'albuminurie chez les femmes enceintes, il y a plus de vingt-cinq cas d'éclampsie. Le même auteur, en se servant toujours des indications de différents auteurs, calcule que pour la mère la mortalité est de 30 p. 100.

Lorsque la malade survit à ces attaques convulsives violentes dont le nombre peut dépasser trente d'après les observations de Litzmann, et lorsqu'après un coma de durée ordinaire la connaissance revient, la femme n'a en général aucun souvenir de son accouchement, qui s'est fait pendant ce temps. Car presque toujours la femme est dans un coma complet dans l'intervalle des attaques convulsives. Dans un cas, Litzmann observa la guérison après plus de trente accès. Mais lorsque la malade eut repris connaissance elle avait perdu le souvenir de tout ce qui s'était passé dans les six derniers mois. — Il en fut de même dans le cas de Bockendahl que nous avons communiqué plus haut.

La mortalité pour les enfants nés dans ces conditions est bien plus forte encore que pour les mères ; Scanzoni calcule qu'elle est de 44 p. 100.

Dans les cas où la grossesse, l'accouchement et la période puerpérale se passent sans accidents urémiques, il est de règle, comme nous l'avons dit déjà, d'observer une guérison prompte et complète. Cependant, d'après les observations de Litzmann, le passage à l'état chronique serait plus fréquent que pour les autres formes de néphrite aiguë.

Anatomie pathologique.

Dans les autopsies on trouve, suivant les cas, les reins altérés à des degrés divers de même que dans toutes les formes de néphrite aiguë. Car le danger de l'affection rénale ne dépend pas entièrement de l'intensité des lésions anatomiques des reins ; et il ne faudrait pas croire que la mort n'arrive que dans les cas où les altérations anatomiques sont profondes, et jamais dans ceux où les reins sont atteints à un degré moindre. Il faut faire entrer en ligne de compte d'autres facteurs encore que la maladie des reins et les troubles fonctionnels qui y sont liés. Mais j'insiste sur ce fait que, de même que pour les autres formes de néphrite aiguë, les deux reins sont malades et tous deux au même degré, abstraction faite, naturellement, des cas où cette maladie est entée sur une affection rénale ancienne, et je crois, d'après les statistiques de Litzmann [1], que ce fait a été observé très souvent. Le rein gauche n'est jamais atteint isolément, il n'est pas altéré plus profondément non plus que le droit, ainsi qu'il faudrait s'y attendre d'après la théorie de la stase veineuse.

Cependant, comme dans la grossesse la néphrite paraît ne suivre que rarement ou jamais une marche aussi impétueuse que dans certains autres cas, il est certainement tout à fait exceptionnel de rencontrer une congestion assez forte pour qu'il se produise des extravasations sanguines comme il arrive quelquefois dans la néphrite de la scarlatine, de la fièvre typhoïde, de la fièvre récurrente, etc. J'ai dit plus haut déjà que Bockendahl et moi nous avions chacun observé un cas qui guérit où il fut possible de diagnostiquer une hémorrhagie rénale. Je ne sais pas si d'autres ont fait des observations analogues et si jamais on a trouvé à l'autopsie des épanchements sanguins dans les reins de femmes enceintes.

[1] *Deutsche Klinik*, 1855.

Sauf les hémorrhagies qui, du reste, font également défaut dans bon nombre de cas de néphrite scarlatineuse, les lésions anatomiques dans la néphrite des femmes enceintes sont identiques à celles des autres formes de cette maladie. Que l'on lise seulement la note souvent citée que Virchow[1] a ajoutée à son travail intitulé : *Der püerperale Zustand, das Weib und die Zelle* (De l'état puerpéral, la femme et la cellule), note qui a eu la fortune singulière d'être citée par les partisans des deux opinions ; on y trouvera le passage suivant : « On trouve dans les deux organes (les reins et le foie) et peut-être faut-il y ajouter la rate, le même gonflement du parenchyme, gonflement qui est dû à ce que les cellules glandulaires sont pénétrées par une masse granuleuse opaque et sans doute albumineuse ; l'organe augmente de volume, il perd de sa consistance, et lorsqu'on a enlevé la capsule, il paraît plus flasque. Quelquefois ces altérations ont un caractère inflammatoire et on peut alors les désigner sous le nom de néphrite et d'hépatite parenchymateuses. D'autres fois ces lésions sont moins évidemment de nature inflammatoire ; il peut suffire alors de parler d'une infiltration albumineuse. Mais dans les deux cas la sécrétion paraît souffrir ; des recherches ultérieures montreront sans doute dans quel cas l'influence sur la sécrétion est la plus grande. » Il est impossible de ne pas voir que l'auteur de ces lignes décrit un processus qui se présente à des degrés d'intensité variables, mais dont l'essence et la genèse sont toujours les mêmes.

Par malheur on ne trouve pas dans la description de Virchow quel est l'état du tissu cellulaire interstitiel des reins dans la néphrite des femmes enceintes. J'ignore si, par la suite, on a fait quelques recherches sur l'état de ce tissu.

Lorsqu'on lit attentivement la description de l'état macroscopique des reins de femmes en couches mortes d'éclampsie, comme Litzmann en a donné un certain nombre dans la *Deutsche Klinik* 1855, on a exactement le tableau que nous avons déjà appris à connaître à propos des néphrites aiguës dues à d'autres causes, par exemple, à propos de la néphrite de la scarlatine.

[1] *Gesammelte Abhandlungen*, p. 778.

Les reins sont plus volumineux et plus lourds qu'à l'état normal, parce que la substance corticale est épaissie. Cette substance est anémiée, d'une teinte jaune pâle, peu consistante. Où trouver une analogie avec ces reins gorgés de sang, d'une coloration foncée, et presque toujours durs et résistants qui sont produits par la stase veineuse ?

Je n'ai pas à m'occuper ici des autres lésions organiques que l'on rencontre à l'autopsie. Je rappellerai seulement que les épanchements hydropiques font rarement complètement défaut. Sur quarante-quatre cas d'éclampsie, Braun a trouvé trente-neuf fois de l'œdème.

Symptômes en particulier.

Dans la néphrite de la grossesse les troubles fonctionnels des reins se présentent de la même façon que dans les autres formes de néphrite parenchymateuse aiguë. Seulement, autant que je sais, on n'a jamais observé d'anurie complète dans la néphrite de cette espèce. Mais j'ai indiqué plus haut déjà, que l'on observe rarement aussi l'anurie complète dans d'autres formes de néphrite aiguë ; je ne l'ai vue pour mon compte qu'après la scarlatine et la diphthérie en outre du choléra.

Comme presque toujours l'affection des reins à son début n'est pas accompagnée de symptômes incommodes, ni de fièvre, et comme certains symptômes, tels que des envies fréquentes d'uriner, sont mis par les malades sur le compte de la grossesse, les analyses exactes d'urines du début de la maladie nous font un peu défaut. Lorsque l'affection a fait assez de progrès pour produire de l'œdème, on trouve que la sécrétion urinaire est diminuée, et cela, pour les mêmes causes que dans les autres formes de néphrite ; le poids spécifique de l'urine est plus élevé, on trouve dans ce liquide beaucoup d'albumine et des cylindres. etc. Lorsque la guérison commence, après l'accouchement seulement, d'ordinaire la sécrétion urinaire devient excessivement abondante, l'urine a une densité excessivement faible, l'albumine disparaît peu à peu. Il est inutile que je répète ici tout ce que j'ai dit de la sécrétion urinaire dans la néphrite aiguë, car tout cela est applicable à la néphrite des femmes enceintes avec cette seule différence que dans celle-ci la guérison, c'est-à-dire le retour à une sécrétion normale, se fait habituellement à une époque déterminée, lorsque la grossesse est terminée.

Cependant, afin de prouver par un fait que la sécrétion urinaire se comporte dans la néphrite des femmes enceintes de la même façon que dans les autres cas de néphrite parenchymateuse aiguë, je veux donner brièvement ici les résultats de l'examen des urines d'une femme enceinte que j'ai fait récemment.

Observation XVI. — Une jeune dame mariée depuis le commencement de 1874, vigoureuse, d'un aspect florissant, n'ayant jamais été malade autrefois, devint enceinte peu de temps après son mariage. Vers la fin de l'automne son entourage fut frappé de l'aspect un peu bouffi de son visage. Bientôt il y eut aussi de l'œdème des mains et des pieds. Du reste, la jeune femme se sentait tout à fait bien et croyait inutile de consulter un médecin.

Quelques jours déjà avant mon premier examen, l'entourage de la malade avait remarqué un changement de caractère bien évident, une apathie toute particulière et une certaine paresse d'esprit. Puis, paraît-il, il y eut des troubles visuels passagers. Tout cela n'empêcha pas la malade de sortir comme d'habitude. Dans une de ses sorties, elle fut prise dans la rue de convulsions éclamptiques qui cependant, paraît-il, furent peu intenses et ne se répétèrent pas. La malade reprit bientôt connaissance.

On m'envoya pour la première fois la quantité d'urine éliminée en vingt-quatre heures, deux jours plus tard (22 décembre). Cette quantité était de 750 cent. cub.; poids spécifique : 1018, avec 0,296 p. c. d'albumine et 1,9 p. c. d'urée. Les jours suivants la quantité d'urine diminua encore. Par malheur, il fut impossible de recueillir tous les jours toute l'urine excrétée. La quantité la plus faible fut celle du 25 décembre; elle était de 470 cent. cub.; poids spécifique : 1024; albumine 0,653 p. c., urée 2,2 p. c. Le poids spécifique le plus élevé fut observé le 26 déc. = 1028, la proportion d'albumine la plus forte le 27 déc. = 1,568 p. c. Au commencement de janvier la sécrétion urinaire se mit à devenir très abondante. En même temps le poids spécifique tomba au-dessous de la normale, la proportion d'albumine et celle de l'urée diminuèrent; mais la quantité absolue d'urée excrétée augmenta beaucoup et un peu aussi celle de l'albumine. Tandis que cinq analyses faites dans la première semaine donnèrent comme moyenne une quantité journalière d'urine de 590 cent. cub., contenant 4 grammes d'albumine et 13 gr. 40 d'urée, 17 analyses faites pendant les trois premières semaines de janvier donnèrent les moyennes suivantes pour un jour : volume de l'urine excrétée, 1645 cent. cub.; quantité absolue d'albumine, 9 gr. 15; quantité absolue d'urée, 22 gr. 65.

Pendant ce temps l'œdème avait totalement disparu. Depuis que l'urine était devenue très abondante (il en fut excrété 2110 cent. cub. le 3 janvier), la santé de la malade n'avait plus été troublée.

Le 3 février dans la nuit, après une période de travail assez longue, elle accoucha sans accident d'un garçon vivant et vigoureux qui prospéra à merveille au sein maternel. Mais à présent encore, au moment où ce travail va être livré à l'imprimeur (fin mai), l'urine de cette jeune femme contient de l'albumine et quelques cylindres. — C'est donc encore un cas qui prouve que l'albuminurie ne cesse pas toujours au moment où se termine la grossesse.

Dans la congestion passive des reins la sécrétion urinaire ne se comporte pas de cette façon ; on ne trouve pas surtout dans l'urine une quantité si considérable d'albumine. Un certain jour l'urine de cette femme contenait 1,568 0/0 d'albumine. Spigelberg[1] chez une femme en travail, éclamptique, retira avec la sonde une urine qui contenait 4,78 0/0 d'albumine. Rosenstein accorde que dans la néphrite des femmes enceintes l'urine ne présente pas seulement les caractères qui résultent de simples troubles circulatoires, mais aussi ceux qui sont dus aux modifications de la composition du sang, à l'hydrémie. Mais les individus atteints de maladies du cœur sont également hydrémiques et hydropiques comme les femmes enceintes atteintes d'une maladie des reins, et cependant leur urine ne contient jamais des proportions aussi considérables d'albumine. Par malheur, je n'ai pas analysé comparativement l'urine du jour et de la nuit de ces femmes. Si, comme on le prétend, la maladie des reins était produite par une congestion passive, il faudrait que l'urine sécrétée pendant que les malades sont debout (urine du jour) fût moins riche en albumine que l'urine sécrétée pendant que les malades sont couchées (urine de la nuit), parce que, à cause de l'influence de la pesanteur, la pression qui s'exercerait sur les veines rénales de-

[1] *Archiv für Gynækologie*, t. I, p. 386.

vrait être moins forte dans la station debout que lorsque la femme est couchée horizontalement.

Le mode de propagation de l'hydropisie dans la néphrite des femmes enceintes est quelquefois influencé par les troubles circulatoires que la grossesse occasionne dans les vaisseaux des extrémités inférieures et des parties génitales externes. Chez ces malades, il est plus fréquent que chez d'autres de voir l'œdème se limiter à ces régions. Du reste, dans cette néphrite, l'hydropisie se comporte de la même manière que dans les autres formes de cette maladie. Peut-être cependant arrive-t-elle plus rarement à ces degrés extrêmes, parce que, c'est du moins ce que je suis porté à croire d'après mes observations personnelles peu nombreuses, il est vrai, sur ce point, parce que, lorsque l'œdème est très considérable (et alors nécessairement le sang est excessivement hydrémique) le fœtus meurt sans doute, il y a alors un accouchement prématuré qui met un terme à la maladie des reins et par conséquent à l'hydropisie. Par contre, il est rare, je crois, qu'il n'y ait pas d'œdème du tout.

Il est certain que les femmes enceintes atteintes de néphrite sont plus exposées à avoir des accidents urémiques que les individus affectés d'autres maladies des reins. J'émets cette opinion, bien que je sois loin de croire que tous les cas d'éclampsie doivent être considérés comme les symptômes d'une maladie des reins et de l'urémie, même pas tous les cas où après les accès convulsifs on trouve dans l'urine un peu d'albumine et quelques cylindres. J'ai parlé déjà d'un cas de la clinique de Litzmann où, à l'autopsie, on trouva les reins tout à fait sains, bien que pendant la crise l'urine eût contenu de l'albumine. L'albumine peut passer dans l'urine par suite des troubles circulatoires occasionnés par les convulsions, et il peut alors se former des cylindres, ainsi que Huppert[1] l'a prouvé pour les épileptiques.

L'observation apprend que, dans certaines circonstances, l'acte de l'accouchement peut, à lui seul, provoquer des accidents éclamptiques ; c'est donc aussi à ce phénomène qui agit si puissamment sur le système nerveux qu'il faut attribuer la part prin-

[1] *Virchow's Archiv*, t. LIX, fasc. 3 et 4.

cipale dans la prédisposition bien évidente aux accidents urémiques que les femmes enceintes possèdent à un degré bien plus fort que les autres individus affectés de maladies des reins. Les influences qui résultent de la rétention des éléments urinaires dans le sang et dans les tissus s'ajoutent aux irritations nerveuses produites par l'accouchement pour provoquer l'éclosion de ces accidents. Mais cela n'explique pas encore la fréquence de l'urémie dans cette forme de néphrite. Car il n'est pas rare de voir se produire des convulsions de nature évidemment urémique, avant l'accouchement déjà ou seulement quand il est terminé. Ce qui m'a frappé surtout, c'est la fréquence avec laquelle on observe dans la néphrite de la grossesse un symptôme urémique qui est très rare autrement, l'amaurose, que l'on peut d'autant moins mettre sur le compte de l'accouchement, aussi peu que les convulsions et peut-être aussi la manie, qu'ordinairement elle se produit avant les véritables douleurs déjà.

Mais nous ne voulons pas, par ce qui précède, diminuer en rien l'importance de l'acte de l'accouchement, au point de vue de l'éclosion des accidents urémiques. J'emprunte à Rosenstein les chiffres suivants qui ont été donnés par Braun et Wieger. Sur quatre cent quatre-vingt-dix-neuf cas d'éclampsie, le début des convulsions eut lieu cent vingt et une fois avant le commencement du travail, deux cent soixante fois pendant le travail et cent dix-huit fois après l'accouchement. Mais, parmi ces derniers cas, un grand nombre sans doute pourraient être mis sur le compte de l'expulsion du placenta. Je peux citer encore d'autres chiffres donnés par Rosenstein : sur cent douze cas d'éclampsie, trente-neuf fois les attaques cessèrent complètement après l'accouchement ; trente-six fois elles se répétèrent encore, mais beaucoup plus faibles ; trente-sept fois seulement, elles persistèrent avec la même intensité.

Mais tout ce que l'expérience nous enseigne sur l'influence que l'acte de l'accouchement exerce sur la production de convulsions ne suffit pas pour nous expliquer la fréquence et l'intensité remarquables des phénomènes urémiques dans la néphrite des femmes enceintes comparativement aux autres formes de néphrite, attendu que, ainsi que le prouvent les chiffres cités plus haut, dans un grand nombre de cas l'accouchement ne peut même pas entrer en ligne de compte. Il est certain qu'il y a là d'autres influences encore que l'on apprendra peut-être à connaître à l'aide d'analyses d'urine plus exactes que celles qui ont été faites jusqu'à ce jour. Rosenstein cherche à expliquer les convulsions par la théorie de Traube; il admet que toute femme enceinte est hydrémique ; quant à l'augmentation de pression dans le système aortique qui est nécessaire d'après la théorie de Traube, il admet qu'elle se produit par l'action des contractions utérines et des contractions des muscles abdominaux. Mais toutes les femmes enceintes ne sont pas hydrémiques, bien plus toutes celles qui sont atteintes de néphrite et d'éclampsie sont loin de l'être à un degré fort élevé ; car l'éclampsie peut aussi se produire chez des femmes qui ont un aspect tout à fait florissant et qui ne présentent pas trace d'œdème. Que les contractions utérines en comprimant les artères de l'utérus, augmentent la pression dans le système artériel, on peut l'admettre ; mais il faudrait prouver que la contraction des parois abdominales augmente la pression dans le système aortique. La coloration violacée de la face chez les femmes, au moment où les contractions utérines sont violentes, prouve que, dans les circonstances dont il vient d'être question, la pression augmente dans le système veineux. Mais tout d'abord, il en résulte probablement une diminution et non pas une augmentation de la pression artérielle. Litzmann observa très souvent un ralentissement remarquable du pouls avant l'éclosion des convulsions éclamptiques. J'ai plusieurs fois observé le même fait dans d'autres formes de néphrite et aussi dans les formes chroniques. Mais ce phénomène ne fut pas toujours suivi de symptômes urémiques. Le fait principal est que très souvent les phénomènes éclamptiques et les autres phénomènes urémiques sont tout à fait indépendants de l'accouchement et que, d'un autre côté, l'éclosion des accidents éclamptiques n'est pas liée à l'existence d'un degré d'altération déterminé des reins. Virchow[1] dit à ce propos : « Et pour ce qui concerne les altérations des reins, j'ai trouvé des lésions aussi graves chez des femmes en couches

[1] Loc. cit., p. 778.

qui n'avaient pas eu d'éclampsie, en général pas d'accès convulsifs, que chez des éclamptiques véritables. Même dans le cas où l'on parviendrait à établir qu'il existe des relations régulières entre l'éclampsie et l'urémie, on sera toujours forcé d'admettre encore des dispositions spéciales du système nerveux. J'ai eu l'intention, dans mes remarques précédentes, de montrer que ces dispositions existent déjà pendant la grossesse. »

Litzmann observa plusieurs fois dans la néphrite de la grossesse un symptôme particulier que je ne me souviens pas d'avoir vu dans les autres formes de néphrite aiguë, ce sont des accès de douleurs névralgiques dans la région rénale. Ces accès furent toujours précédés d'une diminution de la sécrétion urinaire, et toujours quand le paroxysme était passé, il s'établissait une diurise très abondante. C'était peut-être le résultat de la compression de l'uretère par l'utérus gravide.

Pronostic.

Le pronostic est moins favorable pour la néphrite parenchymateuse des femmes enceintes que pour certaines autres formes de néphrite aiguë, précisément à cause de cette prédisposition spéciale aux accidents urémiques. J'ai remarqué plus haut déjà que, d'après les statistiques de Rosenstein, il y a de l'éclampsie dans un quart des cas, et que la mortalité est de 30/100 dans l'éclampsie. D'après Litzmann, le danger dépend plus de l'intensité que du nombre des accès convulsifs. Mais pour les cas qui échappent à ce danger le pronostic serait plutôt plus favorable que pour les formes de néphrite dont l'étiologie est différente. Dans la plupart des cas la guérison suit immédiatement l'accouchement. Je ne crois pas que dans la période puerpérale les femmes affectées de maladie des reins soient menacées de plus de dangers que les autres, abstraction faite de la possibilité de voir survenir des phénomènes urémiques. Il peut même paraître étonnant que les femmes en question n'ont pas une tendance plus grande que les autres à contracter des maladies inflammatoires, par exemple de la péritonite, quand on sait cependant que les maladies diffuses des reins donnent souvent naissance à des inflammations des séreuses.

J'ai dit déjà que la néphrite de la grossesse récidive souvent dans les grossesses suivantes, surtout lorsqu'elles se suivent rapidement et que, d'après Litzmann, cette forme de néphrite a plus de tendance que les autres à passer à l'état chronique.

On sait aussi que les femmes enceintes atteintes d'une maladie des reins accouchent souvent prématurément. Cela arrive peut-être dans quelques cas, comme je l'ai dit déjà, parce que le sang de la mère est très aqueux et qu'il ne peut pas suffire à la nutrition du fœtus qui périt alors. Mais, même lorsque l'accouchement se fait au terme voulu, quand les mères sont atteintes d'éclampsie, on voit mourir souvent, soit pendant l'accouchement, soit bientôt après, des enfants vigoureux et bien constitués. On ne connaît pas exactement la cause de cette mortalité remarquable. Le fœtus prend-il part à l'urémie de la mère? Cette hypothèse sera nécessairement admise par tous ceux qui pensent que tous les cas ou du moins presque tous les cas d'urémie sont dus à une altération chronique du sang. Une observation de Litzmann[1] est une preuve en faveur de cette hypothèse. Panum put découvrir un assez grand nombre de cristaux dont la forme ressemblait à celle du nitrate d'urée dans le liquide sero-sanguin contenu dans les plèvres d'un enfant né pendant que la mère était en proie à des convulsions éclamptiques et mort douze heures après sa naissance.

Diagnostic.

Pour ce qui concerne le diagnostic de la néphrite de la grossesse, je n'ai qu'à renvoyer à ce que j'ai dit plus haut du diagnostic de la néphrite parenchymateuse aiguë. Dès que la grossesse a été bien constatée le diagnostic devient plus facile encore que dans beaucoup d'autres cas de néphrite dus à d'autres causes, parce que la cause est flagrante. Cela est d'autant plus facile que

[1] *Monatsschrift für Geburtskunde und Frauenkrankheiten*, t. XI, p. 424.

d'ordinaire la néphrite ne débute que dans la seconde moitié de la grossesse.

Il faut se garder seulement de confondre cette néphrite avec une affection chronique des reins qui aurait débuté avant la grossesse.

Traitement.

Suivant moi, le traitement doit être dirigé d'après les principes que j'ai posés plus haut pour le traitement de la néphrite parenchymateuse aiguë. Je ne crois pas que l'état de grossesse défende d'instituer une médication diaphorétique énergique, et cette médication me paraît d'autant plus indiquée que, d'ordinaire, l'affection rénale ne s'accompagne d'aucun mouvement de fièvre.

J'ai indiqué plus haut déjà qu'après les observations que j'avais faites sur des femmes éclamptiques, j'ai appliqué la même médication au traitement des accidents urémiques dans d'autres maladies des reins. On sait que dans l'éclampsie qui accompagne l'accouchement, les accidents graves cessent à peu près dans un tiers des cas aussitôt que le fœtus est expulsé ; il faudra donc terminer artificiellement l'accouchement, aussitôt que l'on pourra le faire sans danger pour la mère ou pour l'enfant [1].

CHAPITRE V

DE L'INFLAMMATION PARENCHYMATEUSE CHRONIQUE DES REINS

Deuxième stade de la maladie de Bright des auteurs, maladie des reins non desquamative de Johnson, néphrite parenchymateuse profonde ou grave de Lécorché.

Samuel Wilks [2], le premier, a prouvé, en se basant sur des observations cliniques et des recherches anatomiques nombreuses,

[1] Voir, à la fin du volume, la note sur la *néphrite puerpérale*.
[2] *Cases of Bright's disease with remarks. By Samuel Wilks. M. D. London Guy's Hospital Reports*, 1853.

que l'état des reins dont il est question ici et qu'il désigne sous le nom de « *large white kidney* », ne peut pas être considéré comme le précurseur de ces processus atrophiques qui, suivant les pathologistes allemands, seraient la terminaison de toutes les affections diffuses des reins, le troisième stade de leur maladie de Bright. Il reproche à Frerichs que pour étayer sa théorie, d'après laquelle la maladie de Bright serait constituée par trois périodes se suivant régulièrement, il n'ait pas su produire un seul cas qui aurait débuté avec les symptômes d'une néphrite aiguë, par conséquent avec un œdème aigu, qui se serait terminé après plusieurs années et où l'on aurait trouvé alors les reins petits et contractés. Il ajoute que lui-même n'a jamais rencontré un cas pareil. Wilks ne distingue pas la forme aiguë de la néphrite parenchymateuse de la forme chronique. La description qu'il donne ne s'applique donc bien qu'aux quelques cas qui ont réellement un début aigu, ainsi qu'il arrive quelquefois, comme je l'ai dit dans le chapitre précédent. Elle ne convient pas pour la grande majorité des cas, parce que, d'ordinaire, au début, il n'y a ni fièvre ni hématurie. Todd releva cette erreur de son compatriote.

Il semble qu'en Allemagne on ait accordé peu d'attention au travail de Samuel Wilks ; du moins n'a-t-il exercé aucune influence sur la description des maladies diffuses des reins que l'on trouve dans les manuels et les traités de médecine clinique de ce pays.

En France, c'est Kelsch qui établit le plus nettement l'existence indépendante de l'affection chronique des reins que Wilks désigna sous le nom de « *large white kidney* ». Mais il lui refuse le caractère inflammatoire, et il prétend que Wilks l'a nié aussi ; c'est à tort, car, en contradiction avec l'opinion de Kelsch, Wilks dit que le gros rein blanc est le produit d'une inflammation qui, partie des canalicules urinaires, peut, au début, se terminer par une guérison complète. Il compare ce processus à une bronchite. Dans les deux cas l'inflammation peut passer des canaux aux tissus voisins ; dans les reins tout l'organe peut être envahi par un exsudat inflammatoire, tandis que la bronchite amène la broncho-pneumonie.

Kelsch nie le début aigu de la maladie qui, d'après lui, serait une nécrose par anémie des épithéliums, accompagnée de gonflement et sans aucune participation des autres éléments des reins. Cette affection n'atteindrait que des individus dont la nutrition serait très compromise, (des phthisiques, des scrofuleux, des syphilitiques) ; l'anémie générale produirait l'ischémie des reins et c'est ainsi que les épithéliums viendraient à dégénérer.

Je crois que dans ce qui suit, j'arriverai à prouver que cette opinion est fausse, tant au point de vue étiologique qu'au point de vue anatomique et clinique.

Étiologie.

L'inflammation parenchymateuse chronique des reins procède dans le plus petit nombre des cas d'une inflammation aiguë ; le plus souvent elle est chronique d'emblée.

Plus haut déjà j'ai fait observer que, suivant les formes de la néphrite parenchymateuse aiguë, le passage à l'état chronique était plus ou moins fréquent. Je ne connais pas de cas de néphrite à la suite du choléra et de la diphthérie qui aient suivi une marche chronique. Il est hors de doute que cette terminaison a été observée pour la néphrite de la scarlatine et celle des femmes enceintes. Mais je ne saurais dire si on l'a observée aussi après la variole et les affections typhoïdes. Par contre, je puis affirmer que les néphrites qui sont causées par un refroidissement violent se terminent quelquefois de cette manière. On peut même dire que les cas de néphrite aiguë qui sont dus à une suppuration étendue du tissu cellulaire ont une grande tendance à passer à l'état chronique.

Il est impossible de dire à quoi tient cette diversité de tendance dans les différents cas d'une maladie toujours identique à elle-même au point de vue clinique comme au point de vue anatomique, suivant qu'elle est produite par telle ou telle cause. Toutefois le fait existe, et on est forcé d'admettre que la persistance du mal et, par conséquent, le développement de lésions anatomiques plus profondes sont dus, soit à une action plus énergique de la cause occasionnelle, soit à une influence plus prolongée de cette même cause.

Cette manière de voir peut s'autoriser, en partie du moins, des observations qui ont été faites sur les causes des cas d'inflammation parenchymateuse des reins qui suivent dès le début une marche chronique et torpide. Ces causes sont en grande partie identiques à celles de la néphrite aiguë.

L'inflammation parenchymateuse des reins chronique d'emblée, se développe très fréquemment dans le cours de maladies qui donnent lieu à une suppuration prolongée, des maladies des os et des articulations, les formes graves de syphilis invétérée, la phthisie pulmonaire, etc. Je crois que cette dernière affection est la cause la plus fréquente de la maladie en question; je ne puis m'empêcher de croire que dans les foyers purulents des poumons, il se forme quelque chose qui est résorbé par le sang et excrété par les reins et qui peut produire une irritation inflammatoire de ces organes. Sans doute ce produit inconnu agit subitement et en grande masse dans les inflammations aiguës du tissu cellulaire, il provoque une inflammation aiguë des reins, qui marchera rapidement vers la guérison, lorsque la source où ce produit prend naissance se vide de son contenu et qu'on y empêche la formation ultérieure du pus. Mais si la thérapeutique n'arrive pas à amener cet heureux résultat, on aura une néphrite chronique avec sa terminaison fatale. D'autres fois, ce produit se forme constamment et en petites quantités, sans cesse aussi il passe dans le sang et il provoque peu à peu dans les reins le même processus qui, dans le premier cas, avait été au début si impétueux.

L'expérience enseigne qu'il n'est pas juste d'attribuer à une dégénérescence amyloïde des vaisseaux des reins tous les cas d'albuminurie qui se développent à la suite d'affections chroniques des os et des articulations, de syphilis invétérée, de phthisie pulmonaire, d'ulcères chroniques des jambes, etc. L'observation clinique et les recherches anatomiques nous apprennent qu'un grand nombre de ces cas sont dus à l'inflammation chronique des reins. Cependant je dirai de suite ici que l'inflammation parenchymateuse chronique des reins et la dégénérescence amyloïde des vaisseaux de ces organes sont loin de s'exclure ; au contraire, souvent on les trouve réunies sur le même cadavre, lorsque la maladie des reins a été précédée par une suppuration chronique.

De même que dans les suppurations chroniques l'action continue d'une petite quantité de la cause nocive qui produit une néphrite aiguë lorsqu'elle agit en grande masse, peut provoquer l'éclosion d'une inflammation chronique des reins, de même aussi il paraît que l'action prolongée du froid humide peut amener la même affection chronique des reins qui, dans d'autres circonstances, succède à une néphrite aiguë provoquée par un refroidissement violent. Presque tous les auteurs citent parmi les causes du mal de Bright chronique les logements humides et froids, les refroidissements fréquents, etc. Mon expérience personnelle ne me permet pas d'appuyer cette assertion, aussi peu que d'y contredire.

Le miasme paludéen est certainement, à côté des suppurations chroniques, une des causes les plus fréquentes de la néphrite parenchymateuse chronique. Pendant les dix dernières années on a admis à l'hôpital de cette ville un nombre considérable de cas de cette maladie provenant des bords de l'Elbe et de la mer du Nord, où cette affection grave avait été causée par des fièvres intermittentes de longue durée. Cependant j'ai reçu aussi un certain nombre de malades provenant des bords de la Baltique où les fièvres intermittentes sont rares.

Il m'a été impossible de me former une opinion certaine sur la manière dont la malaria produit l'inflammation des reins. Cependant je me suis imaginé que les perturbations profondes de la circulation pendant les paroxysmes fébriles ou celles qui sont amenées par les températures excessives que l'on observe quelquefois peuvent produire une lésion des vaisseaux des reins qui, en se reproduisant sans cesse, pourrait former le point de départ d'un état inflammatoire. Cette façon de voir m'a paru d'autant plus plausible que deux fois j'ai observé que, pendant les accès d'une fièvre tierce ordinaire, le malade excrétait une urine albumineuse ; l'urine redevint normale après la guérison des accès à l'aide de la quinine. Plus tard j'ai observé un fait qui m'a fait penser que quelquefois la malaria pouvait produire une néphrite parenchymateuse, sans qu'il y ait eu antérieurement d'accès de fièvre, de même qu'elle peut quelquefois, dans des conditions analogues, donner naissance à des tumeurs de la rate. Ce fait concerne un ingénieur de trente ans né dans cette contrée. Il n'avait jamais été malade auparavant, lorsqu'en 1873 il entreprit des constructions dans le golfe de Jahde. Peu de mois après déjà il remarqua qu'il avait de l'œdème des extrémités inférieures. L'hydropisie augmenta rapidement. Au mois de février 1874, il entra à la clinique ; l'œdème avait alors envahi tout le corps. Il se trouve ici encore à présent, en mars 1875. L'œdème a disparu, il est vrai, mais l'urine contient encore de l'albumine.

D'après certains auteurs anglais plus anciens, l'abus du traitement mercuriel serait une des causes de l'albuminurie et des maladies des reins. Rayer nia l'influence du mercure sur les reins. Kussmaul[1] cite un cas d'intoxication mercurielle chez une étameuse de glaces de trente et un ans, où l'urine qui contenait du mercure était également albumineuse. Lorsque l'état de la malade s'améliora, la quantité d'albumine diminua, et ce corps disparut complètement lorsque la malade fut guérie. En se basant sur son expérience personnelle et sur celles d'autres auteurs, Kussmaul pense que parfois l'hydragyrose s'accompagne d'albuminurie ; mais il ajoute : « Dans tous les cas où dans les autopsies d'étameurs de glaces qui avaient souffert autrefois d'hydragyrisme, on trouva les reins malades, il fut toujours possible de rattacher l'affection rénale à la tuberculose pulmonaire qui existait en même temps[2]. »

Mes observations personnelles ne me permettent pas non plus de dire si, oui ou non, il peut se produire une inflammation parenchymateuse des reins sous l'influence du mercure. J'ai traité par le mercure au moins deux mille cas de syphilis constitutionnelle, et certes, je n'ai mis aucune hésitation dans l'emploi de ce médicament indispensable. Quelques-uns de ces syphilitiques moururent, il est vrai, de néphrite parenchymateuse

[1] *Untersuchungen über den constitutionellen Mercurialismus*, etc. Würzburg, 1861, p. 167.

[2] Loc. cit., s. 326.

chronique. Mais j'ai vu mourir aussi de cette même maladie, suite de la syphilis invétérée, d'autres individus qui étaient arrivés de loin dans un état tout à fait déplorable et qui, ni avant ni après leur séjour à l'hôpital, n'avaient absorbé un atome de mercure.

D'après un aperçu du docteur Schorer datant d'il y a quelques années sur les résultats obtenus dans notre clinique par le traitement mercuriel de la syphilis, ce traitement dure en moyenne soixante-dix jours ; mais souvent on le poursuit beaucoup plus longtemps. Malgré les affections de la bouche qui empêchent souvent de poursuivre le traitement, chaque malade se frotte avec trois cents grammes d'onguent gris en moyenne. Jamais je n'ai vu survenir la moindre altération des fonctions rénales après l'emploi de cette dose de mercure chez les personnes qui auparavant n'étaient pas atteintes d'albuminurie.

Toutefois le cas suivant m'a, pendant quelques temps, fait douter de l'innocuité des frictions mercurielles à doses excessives, bien que cependant il ne puisse pas servir à prouver que les frictions ont une influence nocive sur les reins. J'accorde à la relation de ce cas plus d'espace qu'il ne faudrait peut-être, parce qu'il est intéressant à plus d'un point de vue.

Observation XVII.— S..., servante, de Dithmarschen, fut admise pour la première fois à l'hôpital académique de Kiel, le 17 mai 1857 ; elle avait alors vingt-deux ans. Elle était atteinte d'ulcérations serpigineuses de la peau, au cou et à la face ; ces ulcérations, d'après elle, existaient depuis plusienrs années : elles avaient fortement entamé les ailes et la pointe du nez ; il y avait, en outre, des ulcérations très granuleuses au palais et une fistule lacrymale à gauche. On porta le diagnostic de syphilis héréditaire. On donna à la malade la décoction de Zittmann ; plus tard on lui donna de l'huile de foie de morue et pendant l'été des bains de mer. — Le 29 décembre, la malade sortit complètement guérie, la fistule lacrymale même s'était fermée sans aucune opération.

Récidive en 1858. Je n'ai trouvé aucune note sur la marche de la maladie et son traitement.

Cette femme fut admise pour la troisième fois à l'hôpital, le 13 juin 1862. Il s'était formé de nouvelles ulcérations sur les anciennes cicatrices, et il s'était produit dans la peau de la joue droite des tubercules disposés en séries annulaires. La malade était amaigrie et avait un aspect cachectique. C'est pourquoi le mercure ne fut pas employé ; on préféra donner de l'iodure de potassium et les bois sudorifiques ; en même temps on mit en usage un traitement local. Comme ce traitement resta sans effet, on essaya d'obtenir la guérison à l'aide de la syphilisation. Dans l'espace de trois mois on produisit, à l'aide de l'inoculation, deux cent cinquante chancres environ aux cuisses et sur la peau de l'abdomen. La malade se remit malgré cela ; mais les ulcérations du nez et de la face ne guérissaient pas. On obtint enfin une guérison complète par un traitement mercuriel (par malheur il n'est pas dit quel était ce traitement).

Troisième récidive en février 1867. La décoction de Zittmann employée pendant un temps assez long et l'iodure de potassium restent sans effet. La guérison est obtenue en privant la malade de boissons. — Sortie le 1er janvier 1868.

Après sa guérison, S... resta à l'hopital comme infirmière ; elle resta en bonne santé jusqu'au mois de mai 1870. Il se produisit alors peu à peu une paralysie, d'abord des extrémités inférieures et puis des extrémités supérieures, de sorte que la malade fut forcée de rester couchée sans pouvoir faire aucun mouvement et que pendant longtemps on fut forcé de lui donner ses aliments. Frictions mercurielles et iodure de potassium à l'intérieur. Comme la muqueuse buccale ne fut pas lésée par ce traitement, on le poursuivit jusqu'à la guérison complète, en mars 1871.

S... reprit ses fonctions d'infirmière. Mais au bout de peu de jours déjà et sans aucune fièvre, la paralysie revint ; le bras gauche fut atteint d'abord, puis la jambe gauche, puis le bras droit, et enfin la jambe droite. Pendant quelques jours il y eut aussi de la paralysie des sphincters de la vessie et de l'anus ; mais ces muscles reprirent bientôt leurs fonctions. Les nerfs crâniens ne furent pas atteints. L'urine contenait une petite quantité d'albumine. Il se produisit des eschares au sacrum et aux omoplates. Le soir, il y avait quelques légers mouvements de fièvre et parfois des crampes douloureuses des muscles fléchisseurs des deux cuisses. *La sensibilité des membres paralysés resta intacte.* Traitement : frictions mercurielles et iodure de potassium, — Amélioration lente. Au commencement du mois d'août les eschares sont guéries, l'urine ne contient plus d'albumine. On est forcé d'interrompre les frictions, parce qu'il s'est produit de la stomatite. On continue les frictions avec plusieurs interruptions nécessitées par l'apparition de la stomatite jusqu'au mois de mai 1872. J'estime que dans l'espace de deux ans on avait employé en frictions, chez cette malade, plus de deux kilogrammes d'onguent mercuriel.

Lorsque le 9 juin 1872 elle sortit de l'hôpital, elle avait repris complètement l'usage de ses membres ; l'urine ne contenait plus d'albumine, il s'était formé seulement quelques nouveaux tubercules dans la peau de la face.

Mais elle revint à l'hôpital le 27 août de la même année ; elle était pâle, très amaigrie et, en général, dans un bien plus mauvais état qu'à l'époque de la sortie. Sur l'avant-bras droit et au-dessus de la malléole interne gauche il y avait deux ulcères arrondis qui comprenaient toute l'épaisseur de la peau ; ils avaient les dimensions d'un thaler et le deuxième offrait un fond d'un mauvais aspect. Au visage il s'était développé autour des anciennes cicatrices un grand nombre de nodosités analogues à celles du lupus. Il y avait de la dactylitis syphilitica sur plusieurs phalanges et sur le troisième métacarpien de la main gauche. En plusieurs points du corps le tissu cellulaire présentait des tuméfactions tout à fait indolentes dont le volume variait depuis celui d'une noisette jusqu'à celui de la moitié d'un œuf, les unes solides, les autres fluctuantes. Mais il n'y avait aucune trace des anciennes paralysies ni d'albumine dans l'urine.

On essaya encore une fois des frictions, et cette fois-ci encore la malade se remit. Mais les anciens ulcères guérirent mal et il s'en forma de nouveaux par le ramollissement et l'ulcération des gommes cutanées dont il a été question. — En avril 1873, la malade commença à avoir de la fièvre et à tousser. Il se produisit du catarrhe des sommets des deux poumons et des signes d'induration manifeste d'abord à gauche. On cessa alors les frictions.

Le 20 mai, hémoptysie modérée. Dans le courant de l'été l'affection pulmonaire fit des progrès, tandis que les ulcères cutanés guérirent très lentement. Au mois de juillet, les premières traces d'albumine apparurent de nouveau dans l'urine. Au mois d'août on put constater l'existence de cavernes dans les poumons. Pendant le mois de septembre la quantité d'albumine augmenta sans cesse dans l'urine et au commencement de novembre elle atteignit la proportion la plus élevée que j'aie jamais observée.

Déjà, à la fin d'octobre, il s'établit une diarrhée qui ne s'arrêta plus et qui, au commencement, donna lieu à des selles sanglantes. Vers la même époque la malade eut de l'œdème qui débuta autour des malléoles ; elle ne quitta plus le lit alors. L'anasarque gagna rapidement tout le corps, et à partir du 10 novembre, on put constater l'existence d'un épanchement dans l'abdomen.

S... mourut dans le dernier degré d'épuisement, le 8 décembre, vers midi. Immédiatement après la mort on tira de la veine jugulaire droite une grande quantité de sang encore complètement liquide.

Je tire ce qui suit de la relation de l'autopsie qui fut faite par mon collègue Heller.

Œdème considérable des extrémités inférieures ; nombreuses cicatrices aux deux cuisses (par suite de la syphilisation pratiquée quatorze ans auparavant). — Sur le dos de la main gauche deux ulcères à bords très durs et infiltrés et à fond couenneux arrivant jusque sur les os dénudés. — A l'avant-bras gauche, tumeur fluctuante contenant un liquide blanc-jaunâtre. — A la face, la région du nez est enfoncée, vers la racine du nez, orifice fistuleux de la grandeur d'un pois d'où s'écoule un peu de pus sanieux. La sonde introduite par cet orifice arrive sur un os dénudé et rude. Dans les ouvertures fistuleuses qui correspondent aux narines, on trouve le maxillaire supérieur érodé ; il est profondément attaqué sur la ligne médiane et à droite, de sorte que les racines des dents sont en partie à nu. La paroi osseuse qui sépare le nez de l'orbite droit présente une perforation, dont les bords osseux sont rudes et couverts de sanie — Au devant de l'articulation de l'atlas avec la base du crâne, entre l'atlas et l'axis, il existe une tuméfaction d'une teinte douteuse qu'à la coupe l'on reconnaît être un foyer caséeux ramolli. — Moitié gauche de la moelle allongée aplatie et élargie. (On ne trouva aucune autre anomalité dans les organes nerveux centraux). — Les deux poumons sont très petits. — Au sommet droit, petite caverne dont le contenu a la consistance d'une bouillie épaisse. Sur sa face antérieure orifices bronchiques nombreux réunis entre eux par des tractus cellulaires résistants ; les tissus qui environnent ces bronches présentent une infiltration caséeuse. Sur la face postérieure groupes de nodosités grises. Le lobe inférieur droit est infiltré de nodosités semblables. — Le lobe supérieur gauche est sillonné à sa surface de cicatrices profondes, il contient un grand nombre de cavernes anfractueuses qui communiquent entre elles. — Le lobe inférieur contient assez peu d'air ; il est parsemé de granulations d'un gris ardoisé, très nombreuses, serrées les unes contre les autres, mais en général isolées. — Cœur petit, artères coronaires tortueuses. — Valvules normales. — Aorte étroite. — Dans l'abdomen, grande quantité d'un liquide clair en avant, très jaune et trouble dans le petit bassin. — La surface du foie est rattachée au feuillet pariétal du péritoine par de nombreux cordons cellulaires. A la coupe le foie est un peu granuleux ; sa coloration est mélangée de jaune et de brun-clair. — Rate assez ferme. — La surface de section est gris-rouge parsemée de petits grains gris très nombreux. — Rein gauche augmenté de volume, long de $0^{m},125$. Capsule très adhérente en certains endroits. La coloration de la surface est un mélange irrégulier de jaune cireux et de gris-rouge. A la coupe le tissu de l'organe paraît très pâle. La substance corticale est trouble partout et tachetée de jaune. — Le rein droit offre le même aspect, mais il est beaucoup plus pâle. — Dans le cœcum il existe une ulcération annulaire, large de $0^{m},05$ et un grand nombre d'ulcérations plus petites. Le processus ulcératif s'étend jusqu'à l'S iliaque où il n'existe plus que quelques petites ulcérations arrondies. Elles ont toutes des bords élevés et infiltrés, leur fond est ramolli.

Je ne crois pas que, jusqu'à ce jour, on ait publié beaucoup de cas de néphrite parenchymateuse chronique qui aient été observés depuis leur début, et où l'on ait pu examiner depuis le commencement de la maladie l'état de la sécrétion urinaire. Toutefois, la place me fait défaut pour donner ici *in extenso* les résultats de toutes nos analyses; je me contenterai d'en donner les résultats principaux.

On constata les premières traces d'albumine dans l'urine du 20 juillet; il y avait 1100 cent. cubes d'urine d'un poids spécifique = 1010. On observa les premiers cylindres hyalins le 24 août. Pendant ce temps la quantité d'albumine avait peu à peu augmenté dans l'urine.

Le tableau suivant indique la progression lentement croissante de l'albumine et les autres modifications de l'urine.

DATES	URINE DE 24 H. en cent. cub.	POIDS SPÉCIFIQUE	QUANTITÉS D'ALBUMINE		QUANTITÉS D'URÉE		QUANTITÉS DE CHLORURES	
			P. 100	AU TOTAL	P. 100	AU TOTAL	P. 100	AU TOTAL
Août 9	1200	1011	0,072	0,864				
21	1100	1013	0,125	1,375	1,2	13,2		
28	1300	1017	0,153	1,989	1,9	24,7		
Sept. 4	1300	1010	0,242	3,096	1,1	14,3		
Oct. 11	1255	1010	0,292	3,664				
16	1550	1012	0,774	10,997				
22	1985	1012	0,464	9,210				
26	1025	1012	1,076	11,092				
31	940	1015	1,184	11,129				
Nov. 3	825	1017	1,312	10,824				
8	135	1040	4,930*	6,656	3,4	4,59		
9	335	1027	2,299	7,703	4,0	13,40		
15	230	1027	2,568	5,906	3,0	6,90		
20	160	1036	2,820	4,512	1,5	2,40		
23	265	1032	2,216	5,872			0,132	0,352
Déc. 2	175	1030	1,964	3,437	3,3	5,77		
7	340	1020	1,449	4,926	5,6	19,04		

Depuis le commencement de novembre où la quantité d'urine commenca à diminuer jusqu'au 8 décembre, jour de la mort de notre malade, on recueillit l'urine pendant trente-six jours. La moyenne pour un jour fut de trois cent cinquante cent. cubes. On détermina trente fois la proportion d'albumine. Il y avait en moyenne par jour 6 grammes 332 d'albumine dans l'urine. Mais on ne rechercha que sept

* Au moyen de l'alcool, on a obtenu 6,475.

fois la quantité d'urée de l'urine ; il y avait en moyenne, d'après ces analyses, 9 grammes d'urée pour vingt-quatre heures.

A mesure que la maladie fit des progrès la quantité de cylindres augmenta beaucoup. Bientôt, à côté de cylindres hyalins, il y eut des cylindres larges à granulations obscures.

Il est certain que la diarrhée qui s'établit au commencement de novembre eut une grande influence sur l'abaissement subit et considérable de la quantité d'urine éliminée. Certains jours il s'écoulait plus de 2000 cent. cub. de liquide par l'intestin. Naturellement il est impossible d'affirmer qu'il ne se soit pas en même temps perdu un peu d'urine. Cependant on rechercha une fois, mais en vain, l'urée dans les matières fécales.

La composition du sang pris sur le cadavre immédiatement après la mort est digne de remarque aussi. Le sérum sanguin n'avait qu'un poids spécifique de 1015,58 ; ce poids spécifique était donc beaucoup plus faible que celui de l'urine éliminée en dernier lieu et bien plus faible encore que celui de l'urine éliminée quelque temps avant. Le sérum sanguin qui ne contenait que 3,4 0/0 d'albumine en contenait beaucoup moins aussi que l'urine éliminée le 8 novembre où la proportion d'albumine était de près de 5 0/0.

Si l'on lit avec attention l'observation précédente, on sera peu tenté, je crois, d'y voir une preuve en faveur de l'influence du mercure sur la production de l'albuminurie admise par Wells et Blackall. Pour moi, après avoir observé ce cas jusqu'à sa termi naison, je dis sans hésitation aucune que le traitement par les frictions mercurielles en usage en Allemagne ne peut jamais produire de néphrite. L'albuminurie qui se montra en février 1871 disparut après que l'on eut repris les frictions dont on avait interrompu l'usage et les premiers symptômes de l'affection des reins qui amena enfin la terminaison fatale se montrèrent alors que l'on avait depuis longtemps cessé l'emploi du mercure à cause d'une phthisie pulmonaire commençante.

J'appellerai aussi l'attention sur l'explication des phénomènes paralytiques que l'on trouva à l'autopsie. Evidemment ils avaient été produits par une gomme placée au-devant des articulations des vertèbres supérieures et qui comprimait la moelle ; ils disparurent après qu'une partie de la gomme eut été résorbée et qu'elle eut ainsi diminué de volume. Sur le cadavre on trouva encore la moitié gauche de la moelle allongée légèrement aplatie.

Il existe un assez grand nombre de cas de néphrite parenchymateuse chroniques d'emblée où pendant la vie du malade il est impossible de trouver une raison suffisante pour expliquer la naissance de la maladie. C'est ainsi qu'il n'est pas rare du tout que la néphrite prenne de prime abord une marche chronique chez des individus qui, avant le début de leur mal, jouissaient de la santé la plus florissante ; je dois relever ce fait tout particulièrement contre M. Kelsch.

Je puis assurer que l'abus des boissons alcooliques, que beaucoup d'auteurs mettent en cause, ne peut pas être accusé d'occasionner cette maladie. Aucun des cas que j'ai traités ne concernait un buveur de profession, et dans les nombreuses autopsies d'individus alcooliques que j'ai pu faire dans ma longue pratique hospitalière, je n'ai pas trouvé un seul gros rein blanc.

Il est difficile de se prononcer sur la fréquence de l'inflammation parenchymateuse chronique des reins, car les anciens auteurs en général et, en particulier, les auteurs allemands, n'ont cessé jusqu'à ce jour de confondre cette maladie avec d'autres affections des reins. Les auteurs anglais et français de date plus récente qui reconnaissent que c'est là une maladie qui a une existence à part ne sont pas d'accord cependant pour déterminer quels sont les cas d'origine différente qu'il faut attribuer à cette maladie ou qu'il faut en séparer. Il m'est donc impossible de songer à établir par une statistique quelle est la fréquence de cette maladie ; les matériaux que je dois à mon observation personnelle sont trop peu nombreux pour que je puisse leur accorder quelque valeur et, pour les raisons que je viens de dire, les données fournies par d'autres auteurs ne peuvent pas servir dans ce but. Si l'on veut se convaincre de la vérité de mon assertion, il suffit de se reporter, par exemple, aux données fournies par Lécorché sur l'étiologie de sa néphrite parenchymateuse profonde ou grave, p. 166 et suiv. de son ouvrage. On y verra que toutes les causes connues du mal de Bright de l'ancienne école, mal qu'il n'admet pas cependant, se trouvent paisiblement l'une à côté de l'autre.

Il est certain que les individus jeunes sont atteints plus fréquemment que ceux qui sont plus avancés en âge. Parmi mes malades un seul avait dépassé cinquante ans; par contre, il s'y trouvait plusieurs enfants.

D'après Dickinson, la maladie serait beaucoup plus fréquente chez les hommes que chez les femmes.

Aperçu général de la maladie.

Ce sont certainement les cas les plus rares de néphrite chronique qui commencent par une attaque aiguë. Pour ces cas, je n'ai rien à ajouter à ce que j'ai dit des symptômes du début et des prodromes de la néphrite parenchymateuse aiguë.

Lorsqu'une néphrite à marche torpide vient compliquer une des maladies dont il a été question plus haut, on ne découvrira son existence que si l'on analyse souvent l'urine, ainsi que j'ai recommandé de le faire dans la clinique de cet hôpital pour toutes les maladies que l'on soupçonne pouvoir donner lieu à de la néphrite, ainsi que le prouve l'observation XVI. Rien ne décèle les premiers débuts de l'affection rénale, aucune douleur, aucune gêne dans la miction, si ce n'est la diminution de la sécrétion urinaire et la présence de l'albumine dans l'urine. Le cas précédemment cité montre déjà à quelle faible quantité peut être réduite l'urine sécrétée en un jour et quelle forte proportion d'albumine elle peut contenir. Je donnerai plus loin, d'après les résultats obtenus dans mes analyses d'urine, des détails plus complets encore sur l'état de la sécrétion urinaire dans cette maladie ; je ferai remarquer seulement ici que l'on peut observer pendant des années une diminution de la sécrétion de l'urine et une forte proportion d'albumine dans ce liquide et que la sécrétion ne revient à l'état normal que lorsque l'inflammation rétrocède. Plus tard je donnerai les raisons pour lesquelles cela n'arrive pas toujours.

Dans les cas où, bien que l'on soit en droit de supposer qu'une maladie des reins est en train de se développer, on a cependant négligé d'analyser l'urine et dans ceux où cette maladie atteint des personnes bien portantes auparavant, le premier symptôme qui révèle l'existence du mal est presque toujours l'hydropisie.

Il est vrai que presque tous ces individus qui jusqu'à ce jour se croyaient tout à fait bien portants, qui ne sont atteints ni d'une suppuration osseuse ni de quelqu'autre suppuration chronique et qui n'ont pas été soumis à l'action de la malaria, sont en général très pâles et très anémiés lorsque, effrayés par le début de l'œdème, ils viennent réclamer les secours de l'art. Ils avouent que depuis quelque temps ils avaient ressenti une diminution de leurs forces, mais qu'ils pouvaient cependant vaquer à leurs occupations. Mais, en général, ils nient avoir éprouvé quelque symptôme qui serait l'expression d'un mal local. Il est rare qu'ils se plaignent de douleurs sourdes et pongitives dans la région rénale qui alors, décorées du nom da rhumatismales, n'attirent pas l'attention du malade ni, souvent aussi, celle de son médecin.

Une fois que l'hydropisie a commencé, elle augmente rapidement d'habitude, et presque toujours elle atteint des degrés élevés malgré tous les agents thérapeutiques. Elle se propage comme toutes les hydropisies de cause rénale; elle siège surtout dans le tissu cellulaire sous-cutané. Elle débute tantôt par les pieds, tantôt par le visage, mais d'ordinaire elle s'étend à tout le corps et presque toujours elle persiste avec beaucoup de ténacité aux régions qu'elle a envahies. Ce sont surtout les parties génitales externes qui se gonflent régulièrement et qui souvent restent gonflées pendant des mois entiers ; le prépuce s'allonge au devant du pénis et prend la forme d'un cor de chasse, le scrotum acquiert parfois le volume de la tête d'un enfant et ne trouve plus de place entre les cuisses tuméfiées par l'œdème. Ordinairement aussi les parois du ventre sont énormément distendues par l'œdème, de sorte que l'abdomen paraît avoir considérablement augmenté de volume bien avant que l'on puisse reconnaître la présence de la moindre quantité de liquide dans le péritoine.

Cependant les cavités séreuses sont également envahies par le liquide. Dans la forme chronique il est plus fréquent que dans la forme aiguë de rencontrer d'abondantes accumulations de liquide dans les plèvres, le péricarde et le péritoine ; souvent elles sont la cause de la mort quand on n'a pas soin de les évacuer à temps.

Il n'est pas de maladie des reins où j'ai observé une anasarque considérable aussi souvent que dans la néphrite parenchymateuse chronique. C'est dans cette forme surtout que j'ai vu l'épiderme se fissurer par suite de l'énorme tension de la peau; le liquide hydropique s'écoulait par les fissures de la peau et non seulement mouillait tout le lit mais encore s'accumulait en flaques au dessous de lui. L'épiderme alors est macéré sur une étendue de plus en plus grande, il tombe et le chorion est mis à nu. Cela arrive de préférence aux jambes et au scrotum. Dans les cas heureux, l'anasarque diminue après ces pertes de liquide considérables. Le chorion se recouvre aux endroits dénudés de granulations pâles, d'un aspect vitreux, qui donnent naissance à un nouvel épiderme. La peau garde en ces endroits un aspect verruqueux. Mais dans d'autres cas les points dénudés du chorion sont le point de départ d'une gangrène superficielle ou profonde. C'est ainsi que plusieurs fois j'ai observé la gangrène de presque tout le scrotum. Mais les testicules mis à nu se recouvrirent chaque fois de granulations et grâce à la rétraction cicatricielle ces organes furent recouverts d'une nouvelle enveloppe cutanée. Il est plus rare d'observer à la suite de la chute de l'épiderme des inflammations phlegmoneuses du tissu cellulaire sous-cutané; la mort en est le résultat presque constant.

Les muqueuses peuvent également être envahies par l'œdème. C'est la muqueuse intestinale qui est atteinte de préférence. Cet état de la muqueuse de l'estomac et de celle de l'intestin donne lieu à des vomissements de matières aqueuses et à des diarrhées séreuses profuses. Quelquefois aussi l'épithélium de la muqueuse est éliminé comme l'épiderme sur les points de la peau où le gonflement est le plus prononcé. Il peut en résulter des ulcérations étendues de la muqueuse intestinale.

La muqueuse des voies respiratoires paraît être atteinte moins souvent que celles des voies digestives. C'est sans doute un effet du hasard que je n'aie observé qu'un cas d'œdème de la glotte dans la néphrite parenchymateuse chronique.

L'œdème de portions assez considérables du parenchyme

pulmonaire est plus fréquent; ordinairement il annonce la mort.

Il est très rare que l'hydropisie fasse absolument défaut dans la néphrite parenchymateuse chronique. D'après Johnson, sur cent cas de cette maladie l'anasarque n'a manqué que deux fois... J'ai actuellement dans ma clinique un garçon boucher de dix-sept ans, qui entra à l'hôpital il y a neuf mois avec une néphrite suite de fièvres intermittentes de longue durée ; jusqu'à ce jour il n'y a pas eu encore trace d'anasarque.

La marche progressive de l'hydropisie ne s'arrête que lorsqu'on parvient à faire couler abondamment l'urine, c'est-à-dire quand l'inflammation des reins rétrocède peu à peu; c'est alors seulement qu'il est permis d'espérer que l'anasarque disparaîtra peu à peu. Quand elle est très prononcée, il faut toujours un temps fort long, quelquefois des années entières, pour qu'elle disparaisse complètement et d'une manière définitive. Mais lorsque l'urine reste albumineuse, comme par malheur il arrive très souvent, il faut toujours craindre une exacerbation de l'affection rénale, la diminution de la sécrétion urinaire et le retour de l'hydropisie.

Tant que l'hydropisie persiste, le malade ni le médecin ne peuvent juger de l'amaigrissement extrême qui s'est fait pendant ce temps. On ne saurait croire à quel degré de maigreur sont réduits parfois les membres autrefois énormément distendus lorsque l'hydropisie a disparu. Non seulement le pannicule graisseux, mais encore les muscles sont réduits à leur plus simple expression. Les malades, qui auparavant ne pouvaient pas se mouvoir à cause du gonflement informe de tout leur corps, se trouvent souvent dans un état de faiblesse extrême lorsque après la disparition de l'anasarque ils veulent de nouveau faire usage de leurs membres. La pâleur de la face et des muqueuses sont l'indice d'une anémie profonde. Si alors la guérison est complète, ce qui est bien rare, les malades ne se remettent que lentement et ce n'est qu'après un temps fort long qu'ils reprennent les dehors d'une bonne santé. Le plus souvent la guérison est incomplète. Une partie du parenchyme rénal a été détruite. Ce qui en reste continue à sécréter une urine albumineuse. Les malades ont toujours alors une extrême maigreur, et leur visage a une teinte malsaine. Ils ne reprennent plus toutes leurs forces, bien que quelques-uns puissent se livrer de nouveau à leurs occupations. Ils succombent tôt ou tard aux suites de cet état.

Ce n'est que dans les cas légers où l'hydropisie fait complètement défaut que la nutrition générale est peu atteinte.

La néphrite parenchymateuse chronique est absolument apyrétique aussi longtemps qu'elle ne se complique pas d'une inflammation dans un autre organe.

L'état des organes de la circulation est très variable suivant que la maladie atteint des individus qui auparavant étaient sains et robustes ou des individus déjà affaiblis par d'autres affections et dont la nutrition était déjà fort compromise; dans le premier cas, cet état est différent aussi suivant qu'on le considère au début de la maladie ou à une période plus avancée lorsqu'il existe en état anémique prononcé. Chez les individus qui auparavant étaient robustes et jouissaient d'une bonne constitution, le pouls au début de la maladie des reins est, en général, remarquablement lent, plein et tendu, les bruits du cœur sont nets et fermes. A une période plus avancée, lorsque, par suite de l'exhalation de grandes quantités d'eau la tension vasculaire a beaucoup diminué, le pouls devient plus faible et en même temps plus fréquent, l'artère paraît vide, les bruits du cœur deviennent de plus en plus faibles. Chez les individus qui étaient affaiblis auparavant, le pouls et les bruits du cœur présentent ces caractères dès le début de la maladie. Il est à remarquer que dans beaucoup de cas l'épanchement dans le péricarde et l'œdème des parois thoraciques contribuent encore à affaiblir les bruits du cœur en rendant la propagation du son plus difficile.

Lorsqu'enfin le processus inflammatoire des reins vient à rétrocéder, la guérison n'est pas toujours complète cependant, parce que souvent une grande partie du parenchyme rénal a été détruite. Dans ces cas, à l'autopsie, on trouve les reins dans l'état que je décrirai plus tard et que je crois pouvoir désigner sous le nom d'*atrophie secondaire*.

Une fois que l'inflammation a cessé, les reins continuent à sécréter une urine albumineuse, parce qu'un grand nombre de vaisseaux sont oblitérés, et que dans ceux qui ont résisté, la sécrétion se fait sous une pression excessivement élevée. Dans ces cas, lorsque la nutrition générale se relève, il se développe une hypertrophie secondaire du ventricule gauche avec toutes ses conséquences par suite de l'oblitération d'un grand nombre de ramifications artérielles périphériques.

Les malades n'éprouvent aucun trouble respiratoire aussi longtemps que les fonctions de l'appareil respiratoire ne sont troublées ni par de l'œdème des replis muqueux de l'orifice du larynx, ni par des accumulations de liquide dans les plèvres, ou par de l'œdème pulmonaire, ou encore indirectement par de l'ascite. Les malades que l'hydropisie force à garder le lit, n'exigent pas beaucoup de leur appareil respiratoire. Et cependant ils sont pris d'une dyspnée terrible dès qu'il s'accumule une quantité considérable de liquide dans les plèvres, le péricarde ou le péritoine, ou dès qu'il existe un œdème pulmonaire assez étendu. L'œdème pulmonaire est, du reste, une des causes de mort les plus fréquentes dans la néphrite chronique. Outre l'anxiété qui résulte d'une difficulté croissante de la respiration, l'agonie est précédée d'une toux extrêmement pénible qui donne lieu au rejet de crachats aqueux et qui s'accompagne de gros râles humides qui s'entendent à distance, d'une cyanose des lèvres sans cesse croissante qui tranche sur la coloration pâle de la face bouffie, d'un pouls imperceptible et du refroidissement graduel des extrémités. Quelquefois, l'agonie est interrompue par des accès épileptiformes fréquemment répétés, même lorsque depuis longtemps il ne saurait plus être question d'une tension artérielle élevée.

Dans quelques cas, il se produit de bonne heure des troubles digestifs; ce sont, de l'anorexie, un appétit capricieux ou des troubles dyspeptiques légers qui apparaissent avant que le moindre œdème ait encore attiré l'attention sur les reins. Il est fréquent surtout de rencontrer chez les malades une véritable répugnance de la viande. Pendant que l'œdème augmente, presque tous les malades ont peu d'appétit; aussi mangent-ils fort peu; mais même après un repas très léger, ils se sentent gênés et mal à leur aise. Quelques-uns, cependant, continuent à faire des repas copieux qu'ils paraissent digérer parfaitement. J'ai vu un jeune garçon de treize ans, dont le corps était énormément distendu par l'anasarque, l'œdème des paupières l'empêchait complètement de voir; malgré cela, il mangeait tous les jours avec le meilleur appétit la portion complète de notre hôpital.

Les vomissements sont fréquents lorsque l'anasarque est arrivée à son degré le plus élevé; ils ne se produisent pas de préférence après que le malade a bu ou mangé; mais surtout le matin, immédiatement après le réveil. Les matières vomies sont aqueuses et muqueuses faiblement acides, en général, et extrêmement pauvres en éléments solides. Dans un cas de ce genre que j'ai observé, les matières vomies avaient un poids spécifique = 1002. J'ai dit plus haut, déjà, que je pensais que les vomissements de ce genre étaient le résultat d'un œdème de la muqueuse stomacale. Je possède des preuves anatomiques à l'appui de cette opinion. Je crois, et pour les mêmes raisons, que les diarrhées tenaces que l'on observe chez un certain nombre de ces malades, sont dues à un état analogue de la muqueuse intestinale. Les diarrhées sont, en général, extrêmement profuses; les matières sont tantôt très colorées, tantôt le sont à peine; quelquefois elles ne contiennent presque que du pus et des fragments nécrosés de la muqueuse intestinale; elles sont alors extrêmement fétides. Ainsi que je l'ai fait observer déjà, cette composition des selles est due à la *dyssenterie secondaire* et à l'*ulcération* de l'intestin.

La plupart des malades n'ont ni vomissements ni diarrhée; mais chez presque tous l'appétit est diminué, et il ne revient que lorsque les autres symptômes indiquent que la maladie marche vers la guérison, lorsque l'urine coule avec plus d'abondance, lorsque l'albumine s'y trouve en moins grande abondance et que l'anasarque diminue. Lorsque l'appétit revient, l'état de la nutrition générale devient graduellement meilleur; peu à peu la peau et les muqueuses reprennent une bonne coloration et les forces se rétablissent.

On observe beaucoup plus rarement des *symptômes urémiques* véritables, des convulsions épileptiformes, du coma, de l'amaurose, etc., dans la néphrite parenchymateuse chronique que dans la néphrite aiguë et dans l'atrophie primitive des reins. Ces symptômes manquent dans la grande majorité des cas. Toutefois, j'ai pu les observer quelquefois dans la période la plus avancée de la maladie, et alors avec une intensité remarquable, de sorte que le corps des malades que l'hydropisie avait rendu tout à fait informe, était secoué par les convulsions les plus violentes. Dans un de ces cas, la mort survient au milieu du coma qui avait été précédé par des attaques convulsives se succédant à de courts intervalles. Une autre fois les phénomènes urémiques n'apparurent que lorsque les reins eurent éprouvé l'atrophie secondaire; ils mirent fin à l'existence.

Les inflammations secondaires d'autres organes sont plus fréquentes dans la néphrite parenchymateuse chronique que les symptômes nerveux; j'admets, avec Traube, qu'elles sont également dues à une intoxication du sang par les éléments de l'urine. Il est fréquent de voir mourir les malades d'infiltrations pulmonaires qui n'ont pas la marche typique de la pneumonie franche ainsi que de phlegmons suppurés.

Anatomie pathologique.

J'ai répété à plusieurs reprises que, dans quelques cas, la néphrite parenchymateuse chronique naît d'une néphrite aiguë. Aussi les altérations anatomiques des reins dans la néphrite chronique, sont elles étroitement unies à celles que l'on observe dans la forme aiguë; elles s'en distinguent seulement parce que la longue durée du mal a permis à la néoformation et à la destruction inflammatoires d'atteindre des degrés plus élevés. On trouvera aussi des lésions différentes à l'autopsie, suivant que la mort est arrivée lorsque la maladie était dans son plein ou lorsqu'elle avait parcouru tout son cours, et qu'elle s'était pour ainsi dire épuisée elle-même.

Lorsque la maladie tue à l'époque où elle était à son maximum d'intensité, comme cela est presque toujours le cas, on trouve les reins très gros (à moins que, ainsi que je l'ai observé une fois, l'un des reins n'ait été préalablement atrophié); ils sont, en général, plus gros que dans la néphrite aiguë. « Dans le cas où il n'existe qu'un seul rein ou bien où l'un d'eux ne fonctionne plus, dit Klebs, le rein malade, qui occupe toute l'hypochondre, ressemble à une tumeur plutôt qu'à toute autre chose ; en tout cas, il acquiert un volume bien supérieur à celui que l'on rencontre jamais dans la congestion passive et dans la dégénérescence granuleuse simple des reins ; il n'est pas rare de lui voir prendre un volume double ou triple du volume normal. »

La capsule est fortement tendue ; quand on l'incise, les bords de l'incision s'écartent beaucoup. En général, la capsule qui est très délicate et très amincie par l'énorme distension qu'elle subit, se détache facilement du parenchyme rénal ; il est rare que quelques parcelles du tissu du rein y restent adhérentes par-ci, par-là. Aussi, une fois la capsule enlevée, la surface du rein est-elle tout à fait lisse; ou bien elle n'est un peu inégale qu'en quelques points où la capsule a entraîné quelques parcelles de la substance du rein. La surface de ces gros reins étant toujours très-anémique, la coloration en est extrêmement pâle, presque blanche, avec une légère teinte jaune. On remarque sur ce fond blanc-jaune des réseaux veineux étoilés, violacés et gorgés de sang qui tranchent fortement sur lui. La surface de section de la substance corticale présente cette même pâleur anémique, la même teinte blanc-jaune que la surface du rein, et elle contraste fortement avec les pyramides qui sont également augmentées de volume et qui souvent ont une teinte rouge sombre.

Klebs décrit de la façon suivante l'aspect du parenchyme rénal à sa surface : « A un examen attentif, on peut distinguer de nombreuses granulations d'un blanc mat, placées dans une substance gris-clair, souvent presque gélatineuse. Ces granulations sont assez régulièrement distribuées à la surface de l'organe, mais leur forme varie : tantôt elles paraissent être composées de plusieurs corps plus petits; tantôt on reconnaît des lignes tortueuses qui réunissent souvent entre elles les granulations isolées : ce sont les canalicules contournés de la couche la plus superficielle de l'écorce, remplis d'un épithélium graisseux, qui n'apparaissent pas ici dans leur distribution régulière comme sur une coupe verticale.

« Si l'on examine maintenant une coupe verticale, on verra tout d'abord que l'augmentation de volume du rein est produite surtout par l'augmentation de volume de la couche corticale qui acquiert une épaisseur deux à trois fois plus grande qu'à l'état normal. Les différents éléments qui donnent à la surface du rein l'aspect qui vient d'être décrit, sont ici plus isolés les uns des autres, et l'on peut distinguer plus facilement comment chacun d'eux se comporte. Les bandes, d'un blanc mat, se dirigeant verticalement vers la surface, alternent avec des bandes plus larges d'un aspect gélatineux. Les premières qui sont formées par les zones des canalicules contournés, contiennent les glomérules qui d'abord sont très distendus et qui se vident ensuite ainsi que les petits extravasats ; les autres sont formées par les canalicules droits moins altérés à côté desquels le gonflement de la substance fondamentale n'est qu'en apparence plus considérable que dans l'autre zone. Les tractus d'un blanc mat, formés par les canaux contournés, pénètrent un peu dans la substance médullaire en écartant les uns des autres les faisceaux des canaux droits et des vasa recta à la base des pyramides. Les pyramides sont donc élargies, mais pour le reste, elles ne présentent pas d'autres altérations. »

Klebs compare la consistance de l'organe avec celle du caoutchouc dont elle se rapprocherait par son élasticité. Cette comparaison ne me paraît pas juste ; je préférerais donner à la consistance de ces reins l'épithète de pâteuse ; car elle est analogue à celle d'un foie gras.

La muqueuse du bassinet est d'ordinaire gonflée et dans un état catarrhal ; elle présente un léger degré d'hypérémie.

Lorsque l'on soumet à l'examen microscopique la substance corticale des reins dont on vient de lire l'état tel qu'on le voit à l'œil nu, on trouve sur les éléments des reins les mêmes altérations à peu près que dans la néphrite parenchymateuse aiguë, sauf qu'elles sont plus prononcées. Les lésions siègent sur les canalicules urinaires et leurs épithéliums aussi bien que sur la substance intertubulaire. Les canalicules urinaires sont tout d'abord considérablement élargis, cependant par-ci par-là on en trouve qui ont leur calibre normal. Une partie seulement des épithéliums des canalicules urinaires est conservée ; mais les cellules qui n'ont pas été détruites sont toutes considérablement agrandies et souvent les gouttelettes graisseuses qu'elles contiennent les rendent tellement opaques qu'on a de la peine à distinguer le noyau de la cellule. En certains endroits le revêtement épithélial des canalicules a complètement disparu ; à sa place on trouve des masses de détritus qui remplissent le canalicule et qui sont mélangées de nombreuses goutelettes de graisse. Lorsqu'on examine un canalicule de ce genre au microscope et à la lumière réfléchie il paraît quelquefois tout à fait sombre et opaque ; souvent ces canalicules présentent par places des dilatations.

Il n'est pas rare de rencontrer des canalicules dont le calibre est obstrué par un cylindre. Le revêtement épithélial est quelquefois complètement conservé en ce point et tout à fait sain, ainsi que l'indique la *fig.* 8. Dans quelques cas, un nombre très considérable de canalicules droits est rempli de cylindres de

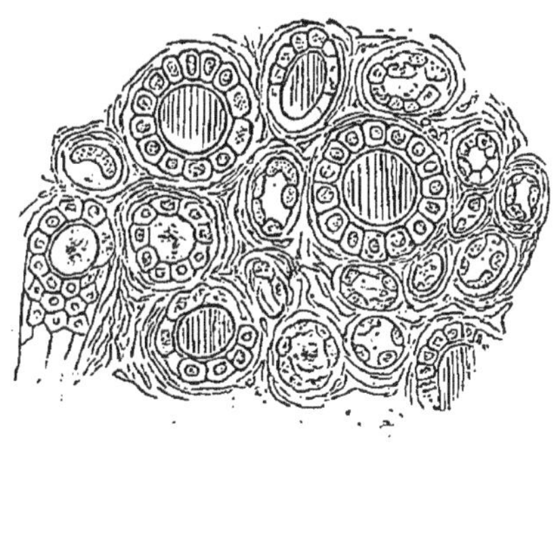

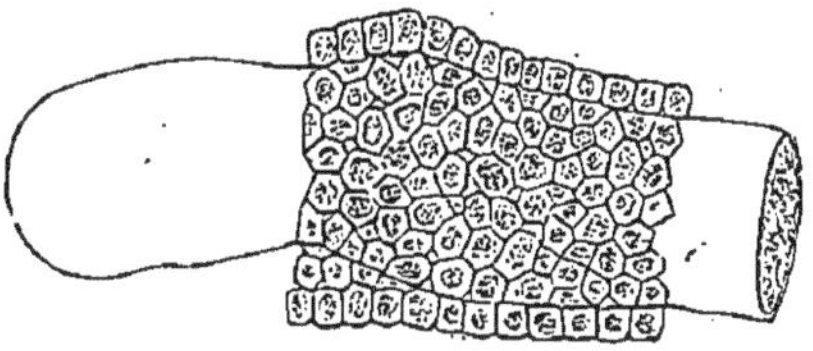

Fig. 8. — Cylindres cireux brillants, trouvés dans la lumière de canalicules urinaires dont le revêtement épithélial est resté intact. (Colberg.)

cette espèce qui presque toujours alors ont une teinte légèrement jaunâtre et un aspect cireux. La *fig.* 8 a été dessinée d'après une préparation de mon défunt collègue Colberg, préparation qui fut

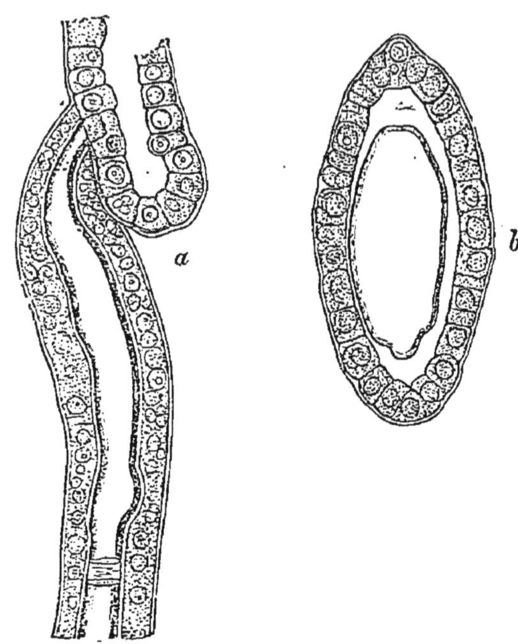

Fig. 9. — Cylindres cireux brillants dans le calibre de canalicules droits. Revêtement épithélial bien conservé. (Heller.)

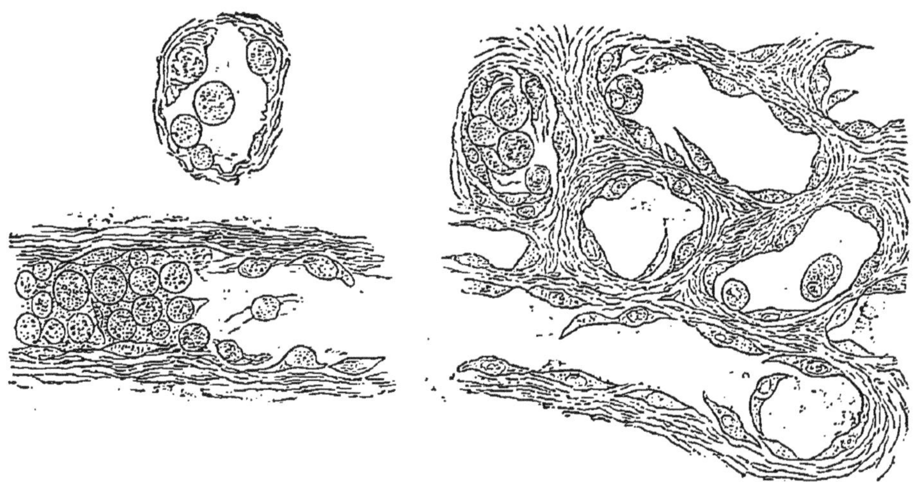

Fig. 10. — Coupe de la substance corticale. Elargissement des espaces intertubulaires. Les parois des canalicules urinaires sont recouvertes d'un épithélium de nouvelle formation. Néphrite parenchymateuse chronique. (Colberg.)

faite sur le rein d'une femme morte de néphrite parenchymateuse chronique dans mon service. Cette figure et quelques autres encore de cet ouvrage proviennent des notes de Colberg qui ont été gracieusement mises à ma disposition.

Les intervalles qui séparent les canalicules sont, en général, plus larges qu'à l'état normal. D'après Klebs, ils sont de deux à quatre fois plus larges. D'après le même auteur, ils seraient quelquefois aussi larges que les canaux contournés. Les *fig.* 9 et 10, dont la dernière est également de Colberg, donnent une idée de cet état de choses. L'élargissement des espaces intertubulaires est produit en partie par un exsudat liquide qui se dépose dans leur substance, en partie par la prolifération inflammatoire des éléments du tissu cellulaire, enfin par l'immigration de nombreux globules blancs. Un certain nombre de ces derniers subissent la dégénérescence graisseuse et il ne reste alors qu'une

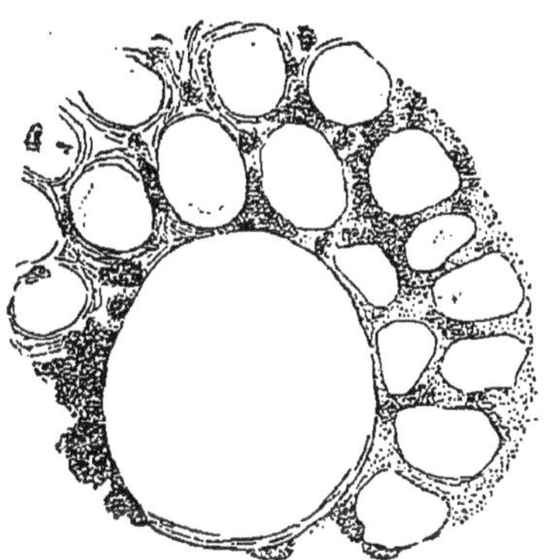

Fig. 11. — Accumulation de gouttelettes de graisse dans les espaces intertubulaires. Coupe faite sur un rein atteint de néphrite parenchymateuse compliquée de dégénérescence amyloïde des vaisseaux. Grossissement : 150. (Colberg.)

petite masse formée de gouttelettes de graisse. Il existe quelquefois un grand nombre de ces petites masses dans le tissu intertubulaire des reins. Leur situation respective les unes vis-à-vis des autres indique encore qu'elles sont formées par des cellules lymphatiques immigrés et dégénérées.

Dans la néphrite parenchymateuse chronique, les petites artères et les anses des glomérules de Malpighi sont souvent atteintes de dégénérescence amyloïde; mais, d'après mes observations, cela n'a lieu que dans les cas où la maladie des reins a été provoquée par une suppuration chronique ou par la syphilis.

Les cadavres dans lesquels on trouve les gros reins blancs que je viens de décrire sont toujours plus ou moins hydropiques. Jamais je n'en ai trouvé dans un cadavre où il n'y avait aucun œdème.

Les autres lésions que l'on peut trouver à l'autopsie varient suivant la cause de l'inflammation rénale et suivant les complications auxquelles la maladie des reins a donné lieu : tumeurs de la rate, affections des os et des articulations, ulcères cutanés étendus, abcès du tissu cellulaire, phthisie pulmonaire, épanchements purulents dans les cavités séreuses, pneumonie, etc.

La forme chronique de l'inflammation parenchymateuse des reins peut guérir aussi et alors ces organes de sécrétion peuvent reprendre leurs fonctions normales. Cela ne paraît possible cependant que lorsque la maladie n'a pas duré trop longtemps, lorsqu'en outre la cause de l'affection rénale n'existe plus et que l'on peut mettre le malade à l'abri d'autres actions nocives. J'ai observé une guérison complète dans un cas où la néphrite, qui était venue à la suite de la scarlatine, avait persisté pendant dix-huit mois, et dans un autre où le malade, qui avait été pris de néphrite après un refroidissement violent, dut garder le lit pendant un an à cause d'une anasarque énorme.

Il me paraît hors de doute que dans ces cas le rétablissement des fonctions normales des reins est dû au rétablissement de leur structure normale. Que par-ci par-là quelques canalicules isolés ou quelques groupes de canalicules ou même tous les canalicules dont l'épithélium a complètement disparu soient détruits, cela n'empêche pas les autres de revenir à l'état normal. Pourvu qu'une trop grande partie de la substance sécrétante n'ait pas été détruite, la partie qui reste fonctionne parfaitement. J'ai déjà fait voir dans mon introduction que la nature a agi avec prodigalité pour l'appareil sécréteur de l'urine, de sorte que toute une moitié peut disparaître et que l'autre suffit néanmoins pour remplir les fonctions qui incombaient à l'appareil entier. — On ne peut émettre encore que des hypothèses sur la manière dont les choses reviennent à l'état normal, lorsque l'inflammation parenchymateuse des reins a duré pendant quelque temps. Il est probable cependant que tout se passe comme lorsqu'une néphrite aiguë a une terminaison heureuse, c'est-à-dire que les parois des canalicules où l'épithélium a été altéré et détruit forment un épithélium nouveau, ainsi qu'il résulte des observations de L. Meyer et de Kelsch sur les reins de cholériques. Les observations de Ottomar Bayer[1] lui ont prouvé aussi que la régénération de l'épithélium rénal admise par Axel Key et que cet auteur appuyait de preuves nombreuses, était bien réelle. Il a vu que des pertes considérables dans le revêtement épithélial étaient empêchées principalement par une néoformation cellulaire due aux cellules restées intactes et quelquefois aussi, dans les cas chroniques, à la tunique propre et au tissu intertubulaire. — Il me semble qu'on ne saurait mieux représenter cet état de choses qu'il ne l'est dans la *fig.* 8, qui est la reproduction d'un dessin de Colberg : on y voit les parois des canalicules élargis recouvertes de petites cellules épithéliales aplaties.

L'exsudat liquide qui pénètre les espaces intertubulaires peut être repris directement par les voies lymphatiques, lorsque les vaisseaux cessent d'en émettre de nouvelles quantités ; une partie des cellules lymphatiques peut disparaître de la même manière ; sans doute une partie de celles-ci se détruit d'abord, mais leurs débris peuvent aussi être repris par l'absorption.

Mais la guérison n'est pas complète dans tous les cas où le processus inflammatoire rétrocède ; l'inflammation a détruit souvent une trop grande partie de la substance sécrétante des reins. Quand l'hyperplasie inflammatoire du tissu interstitiel a duré pendant un temps assez long, ce tissu augmente de volume, il acquiert une texture dure et fibreuse, et la pression que ce tissu cicatriciel exerce sur les vaisseaux peut amener l'oblitération de glomérules encore perméables et une atrophie secondaire qui atteint des parties plus étendues encore de la substance sécrétante des reins. La néphrite parenchymateuse chronique se termine par une atrophie secondaire des reins, la portion intacte du parenchyme rénal ne suffit plus pour remplir les fonctions dévolues à ces organes de sécrétion.

[1] *Archiv. für Heilkunde*, 1868, p. 148.

Lorsque dans ces cas l'inflammation cède, l'anasarque disparaît aussi, mais souvent on voit plus tard apparaître de nouveaux œdèmes, peu étendus, il est vrai, et de courte durée. Mais en tout cas, les malades ne se rétablissent pas complètement, ils meurent de bonne heure, soit d'urémie, soit d'une inflammation secondaire.

Ordinairement les cadavres de ces individus ne sont pas hydropiques ; mais les vergetures du ventre et des cuisses indiquent qu'autrefois il y a eu une anasarque considérable. Les reins sont beaucoup plus petits que dans la période où la maladie est dans son plein ; cependant ils sont rarement beaucoup plus petits que des reins normaux, souvent ils paraissent encore plus gros. Ils sont durs et élastiques. La capsule épaissie est très adhérente et se détache difficilement du rein ; elle entraîne ordinairement quelques portions de la substance rénale. La surface des reins est inégale et bosselée par suite de rétractions cicatricielles entre lesquelles se trouvent des îlots plus ou moins considérables de parenchyme rénal. Ces parties proéminentes sont quelquefois pâles ; elles ont conservé alors la teinte jaunâtre que présente le rein à la période la plus accusée de la maladie, tandis que les tractus cellulaires intermédiaires ont plutôt une teinte blanchâtre. Cependant j'ai aussi trouvé des reins de cette espèce qui avaient dans leur totalité une coloration brun-foncé.

A l'examen microscopique, on trouve l'épithélium des canalicules urinaires qui ont survécu tout à fait normal ; il en est de même des anses capillaires des glomérules correspondants. Mais on trouve aussi à côté de ces éléments normaux des canalicules élargis qui présentent des dilatations inégales ; les uns sont remplis d'un liquide limpide et sont pareils à de petits kystes de la grosseur d'une tête d'épingle, les autres sont remplis d'un détritus graisseux. On voit à côté les restes des glomérules qui ont été détruits et qui apparaissent sous forme de corps arrondis et sombres entourés de couches concentriques de cellules fibreuses. Les espaces intertubulaires sont beaucoup plus larges qu'à l'état normal ; mais, en outre, il existe des tractus de tissu cellulaire qui ont acquis une texture absolument fibreuse et où le tissu glandulaire proprement dit a absolument disparu.

Quant à l'état général du cadavre, il peut être assez bon lorsque le malade s'est un peu remis après la guérison de l'inflammation des reins proprement dite ; on peut ne pas trouver trace d'œdème. Mais on trouve toujours dans ces cas de l'hypertrophie du ventricule gauche. — Si la terminaison fatale n'est pas due à l'urémie, on trouve comme cause immédiate de la mort à l'autopsie, de la pneumonie, de la péricardite ou de la pleurésie. — Je n'ai pas observé de mort par apoplexie.

Bien que tous les auteurs modernes qui nous ont donné des descriptions de l'état histologique des gros reins blancs (que je crois être le rein de la néphrite parenchymateuse chronique) soient d'accord sur les points essentiels de leur description, à l'exception toutefois de Kelsch, ils sont loin de l'être sur l'explication qu'ils donnent des faits qu'ils ont observés.

Les opinions sont divergentes sur le mode de succession des différentes lésions et sur la nature de quelques phénomènes. Depuis qu'a paru l'ouvrage de Arnold Beer, sur le tissu conjonctif du rein humain à l'état sain et à l'état malade (*Ueber die Bindesubstanz der menschlichen Niere im gesuuden und im krankhaften Zustand* Berlin, 1859), la plupart des pathologistes allemands ont, il me semble, accordé une importance trop exclusive aux altérations de ce tissu conjonctif et ils se sont habitués en partie à considérer les altérations des épithéliums comme des phénomènes secondaires, comme une simple dégénérescence graisseuse résultant d'une nutrition insuffisante. De là vient la dénomination de néphrite interstitielle que beaucoup préfèrent pour désigner ce processus, à quoi sans doute la tradition des trois stades de la maladie de Bright a dû contribuer aussi. — Je ne saurais partager cette manière de voir ; je base mes objections surtout sur les résultats fournis par les autopsies dans la néphrite parenchymateuse aiguë qui, ainsi que nous l'apprend l'expérience, peut passer à l'état chronique, auquel cas on trouve après la mort les mêmes lésions que dans les cas qui ont une marche lente dès le début. Or, dans les cas de néphrite parenchymateuse aiguë de peu d'intensité dont il est fréquent de pouvoir faire l'autopsie après la scarlatine , non pas parce que la maladie des reins a tué le malade, mais parce que la mort est arrivée par suite d'une complication, on trouve quelquefois les cellules épithéliales bien nettement gonflées et opaques parce qu'elles sont infiltrées d'une substance granuleuse, et alors le tissu conjonctif intertubulaire n'a pas subi encore de lésions notables. Ce fait me paraît incontestable, d'après ce que j'ai observé ; il me semble qu'il prouve surabondamment que les épithéliums prennent part dès le début au processus inflammatoire par l'infiltration d'exsudats dans le corps cellulaire et que la dénomination d'inflammation parenchymateuse se justifie aussi pour les altérations analogues dans la forme chronique. Je n'ai nullement l'intention de dire par là que la tension plus forte de l'enveloppe fibreuse du rein occasionnée par le gonflement de toute la couche corticale ne produit pas de l'ischémie de cette couche et une fluxion collatérale des pyramides, ce qui favorise la dégénérescence graisseuse des épithéliums enflammés et gonflés ; mais cela ne porte aucun préjudice à ma manière de voir sur l'origine des premières altérations des épithéliums.

Quelques auteurs français récents professent des théories qui sont tout à fait opposées à celles des auteurs allemands. Lécorché fait de la néphrite parenchymateuse profonde ou grave une inflammation parenchymateuse dans le sens de Virchow, inflammation qui atteint principalement les épithéliums ; le tissu interstitiel serait peu ou point atteint. Il reproche à Frerichs de prétendre que l'hyperplasie du tissu conjonctif a une certaine part dans l'état des reins dans cette maladie[1].

Kelsch nie également l'existence de toute altération du tissu interstitiel dans le gros rein blanc. J'ignore comment il faut expliquer ces assertions contradictoires sur des faits que l'on peut constater cependant. Du reste, comme je l'ai dit déjà, Kelsch n'admet pas la nature inflammatoire des altérations qu'il a observées sur les épithéliums de ces reins ; il les considère comme l'expression d'une nécrose par anémie, comme le résultat d'une dépravation de la nutrition générale. Mais M. Kelsch ne nous

[1] Lécorché me cite aussi à l'appui de son hypothèse que, dans la néphrite parenchymateuse, le tissu interstitiel reste intact. Je ne saurais dire comment cette erreur a pu se produire. J'ai dit le contraire dans les *Sammlung klin. Vortræge*, n° 25, p. 33.

explique pas pourquoi l'on n'observe jamais cette dégénérescence par ischémie des épithéliums rénaux dans les degrés les plus prononcés du marasme, tels qu'ils se présentent quelquefois, par exemple, dans l'occlusion progressive des orifices de l'estomac et l'œsophage, et dans le cancer d'autres organes.

Symptômes en particulier.

L'examen des symptômes en particulier se rattache nécessairement aux troubles fonctionnels qu'éprouvent les organes malades, attendu que ceux-ci sont la source de tous les autres symptômes que l'on observe dans le cours de cette affection des reins. Je crois qu'il est nécessaire de décrire avec beaucoup d'exactitude les altérations des fonctions de sécrétion des reins et de la composition de l'urine dans cette maladie, parce que, ni dans la pratique ni dans la littérature médicale, on ne leur accorde la considération qu'elles méritent, vu leur importance pour la pathologie et surtout pour le diagnostic de la maladie.

Tant que l'inflammation chronique des reins fait des progrès ou qu'elle reste au même degré d'intensité, les quantités d'urines éliminées, par jour, restent beaucoup au-dessous de la normale. Cependant je n'ai jamais observé, dans la forme chronique, une anurie complète telle qu'elle se présente quelquefois dans la néphrite aiguë. La diminution de la sécrétion urinaire peut persister très longtemps dans la forme chronique. Chez un de mes malades, je n'ai trouvé, dans les neuf premiers mois du traitement, qu'une moyenne de 698 cent. cub. d'urine par jour, calculée d'après cent vingt-deux observations faites aussi exactement que possible.

Il est de règle, dans la néphrite chronique, que la sécrétion urinaire est considérablement diminuée pendant la période d'état de la maladie; cependant on observe souvent dans cette maladie et dans un court espace de temps, de grandes différences pour les quantités d'urines éliminées en un jour; ces différences peuvent se faire sentir d'un jour à l'autre, de sorte qu'un jour la quantité éliminée est excessivement petite et que le lendemain elle est très abondante.

Mais sitôt que la néphrite chronique prend un cours favorable, les quantités journalières d'urine augmentent; dans une période plus avancée de la maladie et dans la période d'atrophie secondaire qui suit quelquefois, elles peuvent même dépasser la moyenne normale.

J'ai sous les yeux un grand nombre de tableaux composés d'après des examens d'urines faits dans mon service et concernant des cas de néphrite parenchymateuse chronique; ils sont tous aptes à donner une idée exacte de cet état de choses. Je donne ici quelques extraits de ces tableaux en les accompagnant de courtes notices sur la marche de la maladie.

K..., manœuvre, trente-trois ans, du Danemark, a eu plusieurs fois des fièvres intermittentes dans les années précédentes ; il en a été atteint une fois, pendant six mois sans interruption. Hydropique depuis le mois de juin 1867. Admis à l'hôpital au mois de novembre de la même année avec de l'albuminurie et une hydropisie généralisée.[1] Diagnostic : néphrite parenchymateuse chronique (le diagnostic s'est trouvé confirmé plus tard à l'autopsie). Mort le 7 janvier 1868, à la suite de pneumonie et d'œdème de la glotte. — Pendant les six semaines que ce malade passa à l'hôpital on n'a pu déterminer la quantité d'urine éliminée que pendant vingt-quatre jours, parce que les autres jours il s'était perdu de l'urine par l'inadvertance du malade. *Quantité d'urine la plus petite* 400 *cent. cub., la plus grande* 1000 *cent. cub., moyenne de vingt-quatre observations* 813 *cent. cub.*

Femme P., vingt-cinq ans, femme d'un fermier de la Marche, avait souffert de fièvres intermittentes pendant tout l'été 1867. Elle fut prise d'anasarque au printemps de 1868. Au mois d'août de la même année elle vint à Kiel ; elle était alors hydropique à un très haut degré; elle entra dans une maison de santé. L'énorme quantité d'albumine contenue dans l'urine ne laissa aucun doute sur l'existence d'une néphrite parenchymateuse. Du milieu du mois d'août jusqu'au 20 septembre, on put heureusement recueillir pendant douze jours toute l'urine éliminée. *Pendant cet espace de temps la quantité journalière la plus petite fut de* 270 *cent. cub., la plus grande de* 500 *cent. cub., la moyenne pour ces douze observations de* 400 *cent. cub.* — Un traitement diaphorétique fit complètement disparaître l'anasarque et en fort peu de temps. La malade très volontaire et qui avait le mal du pays, voulut absolument partir ; elle rentra chez elle vers le milieu du mois d'octobre, bien que son urine contînt encore 1 p. 100 d'albumine. Dans la seconde moitié de septembre j'avais été absent pendant 14 jours, les analyses d'urine avaient été interrompues pour cette raison. A mon retour, au commencement d'octobre, je parvins encore à recueillir l'urine pendant 7 jours. *Pendant ce temps la quantité d'urine la plus petite fut de* 1280 *cent. cub ; la plus grande de* 1850 *cent. cub., la moyenne pour ces* 7 *observations de* 1490 *cent. cub.*

Je communiquerai plus loin avec plus de détails le cas cité plus haut où la sécrétion urinaire resta très faible pendant longtemps (pendant 9 mois la moyenne de 122 observations fut de 798 cent. cub.), car il présente un intérêt tout particulier. Dans ce cas la néphrite se termina par une atrophie secondaire des reins. Mort par urémie, après deux ans et demi d'observation. *Pendant les trois derniers mois de la vie on détermina vingt-cinq fois la quantité d'urine : minimum* 700 *cent. cub., maximum* 2000 *cent. cub., moyenne* 1085 *cent. cub.*

S..., jeune garçon, douze ans, admis le 5 juin 1873 avec une anasarque généralisée. Le gonflement a apparu il y a cinq jours seulement sans le moindre malaise et sans cause connue. Jusqu'à sa mort, qui arriva le 25 août, au milieu de convulsions urémiques, on *détermina soixante-cinq fois la quantité d'urine ; la moyenne de ces observations fut de* 300 *cent. cub.* L'urine contint jusqu'à la mort de l'albumine en quantité variable, mais presque toujours très considérable.

Au commencement et dans la période d'état de la néphrite parenchymateuse chronique, la coloration de l'urine est ordinairement d'un brun sale et d'autant plus foncée que l'urine éliminée est en plus petite quantité. Lorsque la sécrétion devient plus abondante, l'urine peut devenir très claire déjà pendant la période d'état de la maladie ; mais elle conserve toujours une teinte un peu sale. L'urine n'est sanglante que dans quelques cas de néphrite parenchymateuse chronique et toujours passagèrement.

Moins la sécrétion est abondante et plus l'urine est trouble, et elle l'est déjà au moment de l'excrétion avant qu'elle ne se soit refroidie. Cet état est dû à ce que des quantités, souvent très considérables, d'éléments figurés (épithéliums, détritus, cylindres de l'urine, globules blancs), dont il sera question bientôt, à propos du sédiment de l'urine, sont suspendus dans le liquide.

Mais l'urine peu abondante qui est éliminée dans la période d'état de la maladie se trouble presque toujours davantage encore dès qu'elle est refroidie. Cela tient à la précipitation d'urates que ces urines, en général, contiennent en très grande quantité.

Les sels uriques qui sont chassés de leur solution par le refroidissement du liquide ne peuvent pas se déposer au fond du vase, parce que l'urine très chargée d'albumine, est visqueuse; ils restent en suspension et donnent à l'urine l'aspect d'une eau vaseuse. Seuls les cristaux d'acide urique qui se forment, en général, en grande abondance, tombent au fond du vase; ils recouvrent toutes ses parois d'une véritable couche cristalline.

A mesure que, plus tard, la sécrétion devient plus abondante, l'urine devient plus claire aussi et elle contient proportionnellement moins d'acide urique et d'urates. Cependant il se forme toujours un sédiment plus ou moins abondant et, dans la période d'atrophie secondaire j'ai été quelquefois étonné de sa masse considérable. Dans ces cas le fond du vase est parfois recouvert d'un sédiment gris, pulvérulent, haut de plusieurs millimètres.

Lorsqu'on examine le sédiment de l'urine au microscope, on y trouve, outre de l'acide urique, des urates et d'autres produits cristallins, principalement des cylindres qui sont, dans beaucoup de cas, en quantité vraiment extraordinaire. Chaque goutte du sédiment en contient quelquefois par douzaines. Je crois pouvoir dire que plus la maladie est ancienne, plus les cylindres sont nombreux. Lorsqu'un commencement d'œdème, chez un malade, me faisait examiner son urine, il m'est arrivé souvent de ne trouver quelques cylindres isolés qu'après de longues recherches; par contre, jamais je ne les ai vus en aussi grande abondance que chez un certain K..., dans le sédiment de l'urine éliminée pendant les dernières semaines de son existence, alors que les reins étaient déjà envahis par l'atrophie secondaire.

Aussi longtemps que les cylindres sont peu nombreux, la plupart d'entre eux présentent les caractères qui, d'après moi, indiquent qu'ils sont récemment formés; ils sont pâles, hyalins ou légèrement striés, ou ponctués de quelques molécules sombres, ou de quelques gouttes de graisse brillantes. On rencontre des cylindres, minces, longs, légèrement recourbés aussi bien que des larges, et les deux espèces portent des débris de cellules épithéliales. Plus le processus a duré de temps et plus les cylindres granuleux sombres deviennent nombreux, plus le nombre des cylindres larges devient considérable, plus aussi on voit apparaître ces cylindres larges, jaunâtres, brillants, d'un aspect cireux, comme je les ai vus, par exemple, en quantité tout à fait extraordinaire dans l'urine des dernières semaines de M. K..., dont j'ai parlé quelques lignes plus haut.

Le sédiment contient toujours en même temps des globules blancs et souvent en quantité très considérable. — Par contre, dans les cas chroniques d'emblée, ce n'est qu'exceptionnellement et tout à fait passagèrement que j'ai vu des *globules rouges* dans le sédiment; mais quelquefois alors ils existaient en très grand nombre; dans les cas qui ont un début aigu (par exemple, dans ceux qui sont la suite d'un refroidissement), l'urine ne contient plus de sang ordinairement au bout de quelques semaines déjà; cependant elle peut rester sanglante pendant plusieurs mois; mais il résulte de mes observations qu'il est rare que le sang reparaisse dans l'urine dans la suite.

Moins la sécrétion urinaire est abondante et plus la quantité de masses floconneuses et agglomérées formées de détritus granuleux est considérable dans le sédiment. Ces masses sont constituées par des substances albuminoïdes de même que les cylindres hyalins; car lorsqu'on les traite par une solution aqueuse d'iode iodurée, elles se colorent en jaune vif. Elles sont formées sans doute par des débris des cellules épithéliales des canalicules urinaires; en effet, sur le cadavre beaucoup de canalicules sont obturés par des masses du même genre.

Le poids spécifique de l'urine dans la néphrite parenchymateuse chronique est variable comme les quantités d'urine sécrétées; il est assez exactement dans un rapport inverse avec les quantités journalières de l'urine. Pendant la période d'état de la maladie, alors que l'activité sécrétoire est réduite à son minimum, le poids spécifique de l'urine dépasse toujours la normale. J'ai examiné souvent des urines à cette période de la maladie et j'ai déterminé leur poids spécifique avec l'aréomètre comme avec le pyknomètre; il dépassait toujours 1040, *et était donc supérieur à celui du sérum sanguin qui fournissait les éléments de l'urine.* Et si j'émets cette assertion, c'est qu'à plusieurs reprises, chez ces malades, j'ai déterminé, à l'aide du pyknomètre, le poids spécifique du sérum sanguin et que toujours je l'ai trouvé inférieur à celui de l'urine qui était éliminée en même temps.

Chez le jeune S... on fit une saignée après le premier accès épileptiforme. Le poids spécifique du sérum était = 1018, celui de l'urine éliminée peu de temps auparavant = 1040.

Chez l'infirmière S... le sérum sanguin pris sur le cadavre (Observation XVI) avait un poids spécifique = 1015,58, celui de l'urine éliminée en dernier lieu était de 1020.

Du reste, la comparaison des poids spécifiques du sérum sanguin et de l'urine chez les diabétiques m'a donné des résultats analogues.

Mais dès que dans la néphrite chronique la sécrétion urinaire devient plus abondante, le poids spécifique de l'urine s'abaisse et souvent il est excessivement faible quand les quantités journalières de l'urine sont à peine revenues à leur valeur normale.

Chez la femme P... les quantités d'urine éliminées pendant quatre jours consécutifs dans le mois d'août 1868 étaient de 375, 395, 300 et 325 cent. cub. dont le poids spécifique était 1040, 1041, 1038 et 1039. Le 21 septembre, elle élimina 500 cent. cub. d'urine ayant un poids spécifique de 1020. Dans la deuxième semaine d'octobre, la malade élimina en moyenne 1490 cent. cub. d'urine par jour, dont le poids spécifique oscillait entre 1008 et 1012.

M. K..., que j'eus l'occasion d'observer pendant longtemps, élimina pendant quatre jours consécutifs, au mois d'août 1867, 490, 490, 400 et 390 cent. cub. d'urine dont le poids spécifique était de 1038, 1035, 1038 et 1035. Il élimina, le 5 septembre de la même année, 1060 cent. cub. d'urine avec un poids spécifique de 1010. le 14 octobre de cette année 500 cent. cub. ayant un poids spécifique de 1030 ; le 15 octobre, 350 cent. cub., poids spécifique = 1036, le 16 octobre, 730 cent. cub., poids spécifique = 1019. Dans l'automne 1869, alors que l'anasarque avait disparue depuis longtemps et que les reins avaient subi déja l'atrophie secondaire, la quantité d'urine éliminée en moyenne par ce même malade fut, d'après vingt-cinq observations, de 1083 cent. cub. (Maximum 2000, minimum 700). Pendant cette période de temps, le poids spécifique oscilla entre 1008 et 1012.

Je dirai de suite, ici, quelle est mon opinion sur les causes de cette faible densité de l'urine dans différentes circonstances. L'urine qui avait été sécrétée dans la période d'état de la maladie et en quantité normale, provenait d'un sang hydrémique ainsi que le prouvait l'existence de l'hydropisie; celle, au contraire, qui avait été éliminée dans les derniers temps de la vie du malade, avait été sécrétée sous l'influence d'une pression sanguine extrêmement élevée produite par une hypertrophie du ventricule gauche qui s'était établie dans l'intervalle ; elle devait donc nécessairement avoir un poids spécifique faible.

Dans la néphrite chronique, l'analyse chimique décèle, dans tous les cas et à toutes les périodes de la maladie, la présence de l'albumine dans l'urine; et même dans la période d'état de la maladie ce corps s'y trouve en proportions bien plus considérables que dans toute autre circonstance. Il y a des cas où, à l'époque où l'anasarque est dans sa période de croissance, il est impossible de déterminer quantitativement l'albumine par la chaleur à moins de diluer l'urine en y ajoutant quatre à cinq fois son volume d'eau. Si l'on chauffe des urines de cette espèce sans les avoir diluées, tout le liquide se prend en une masse gélatineuse bien avant que l'on ait atteint le point d'ébullition, de sorte qu'il est impossible de les filtrer. *Dans ces cas, la proportion d'albumine peut être de 5 p. 100 et davantage.*

Je citerai comme exemple le cas de l'infirmière L. S... dont il a déjà été question plus haut (Observ. XVI). Le 8 novembre 1873 cette malade n'élimina que 135 cent. cub. d'urine ; le liquide était fortement acide et avait *un poids spécifique de* 1040. On prit une certaine quantité d'urine, on y ajouta cinq fois son volume d'eau, et on la chauffa jusqu'à ébullition. Il se forma un volumineux caillot d'albumine qui fut recueilli sur un filtre préalablement séché et pesé ; on le lava soigneusement, puis il fut séché avec le filtre à une température de 100°. Il résulta de la pesée que l'on fit alors que *l'urine contenait* 4,9 p. 100 *d'albumine*. On prit une autre portion de cette urine (30 cent. cub.), on y ajouta cinq fois son volume d'alcool ; on obtint ainsi un coagulum volumineux. Au bout de vingt-quatre heures le précipité fut recueilli sur un filtre pesé d'avance ; on le lava avec de l'alcool aussi longtemps qu'il fut possible de trouver des traces de chlorures dans le liquide filtré ; puis il fut séché et pesé. Il y avait exactement deux grammes de corps albuminoïdes sur le filtre, *ce qui donne une proportion de* 6 *p.* 100 *d'albumine dans l'urine.* Je rappellerai à ce propos que l'alcool précipite toujours plus de corps albuminoïdes que la chaleur. Or, dans la néphrite chronique, il semble que l'urine contient en grande abondance des albuminates et d'autres corps (sels inorganiques, acide urique) qui ne se précipitent pas par la chaleur, mais qui se précipitent par l'alcool.

Cependant la proportion d'albumine que contient l'urine dans la néphrite chronique ne varie pas seulement suivant les cas, elle varie également chez le même malade. Elle ne varie pas seulement suivant que la maladie s'aggrave ou s'améliore, mais souvent elle varie d'un jour à l'autre en même temps que les quantités d'urine sécrétées en vingt-quatre heures et leur densité. *Elle est dans un rapport assez constant avec le poids spécifique, par conséquent elle est, comme celui-ci, dans un rapport inverse avec les quantités d'urine éliminées en un jour.*

La femme P... élimina pendant le mois d'août 1868, en quatre jours consécutifs, 375, 395, 300 et 525 cent. cub. d'urine, ayant les poids spécifiques de 1040, 1041, 1038 et 1039 et contenant 4,12, 3,97, 4,18 et 4,06 p. 100 d'albumine. Deux mois après la même malade élimina en moyenne en sept jours 1490 cent. cub. d'urine, pour l'urine de ces sept jours le poids spécifique oscilla entre 1008 et 1012 et l'albumine entre 1,06 et 1,391 p. 100. Toutefois les pertes absolues en albumine étaient plus considérables dans cette deuxième période que dans la première. Pendant les quatre jours où les quantités d'urine éliminées étaient très faibles, elle perdit par jour 15 grammes 45, 15.68, 12,54 et 13,20 d'albumine. Deux mois après, alors que l'urine coulait beaucoup plus abondamment, elle perdit en moyenne 17 gr. 90 par jour. — K..., journalier, élimina le 1er décembre 1867, 1250 cent. cub. d'urine, d'un poids spécifique de 1022 qui contenaient 3,7 p. 100 d'albumine, par conséquent l'énorme quantité de 46 gr. 25 d'albumine. Il excréta l'urine la plus albumineuse la veille du jour où il mourut de pneumonie ; il excréta 525 cent. cub. d'urine, d'un poids spécifique de 1029 qui contenaient 5,7 p. 100, c'est à dire 30 gr. 62 d'albumine.

Cependant si l'on compare les analyses d'urine faites dans des cas différents, on voit que le poids spécifique d'une urine albumineuse ne peut aucunement servir à établir quelle est sa richesse en albumine.

L'urine la plus dense qu'ait éliminée la femme P... (poids spécifique = 1041) ne contenait que 3,7 p. 100 d'albumine, tandis que l'urine de K..., qui en contenait 5,7 p. 100, n'avait qu'un poids spécifique de 1029.

Bien plus, dans un seul et même cas, ce n'est que pendant une période de temps assez courte qu'il est permis de conclure à l'existence d'une quantité plus ou moins considérable d'albumine dans l'urine d'après son poids spécifique.

L'infirmière S... qui, le 8 novembre, avait éliminé 135 cent. cub. d'urine d'un poids spécifique de 1040 et contenant 4,9 p. 100 d'albumine, excréta, le 28 du même mois, 155 cent. cub. d'urine ayant le même poids spécifique, mais ne contenant plus que 2,564 p. 100 d'albumine.

Les résultats d'analyses d'urine faites à la clinique de cette ville, qui suivent, montreront quelles énormes quantités d'albumine l'organisme peut perdre par l'urine dans la néphrite chronique.

Le journalier K..., d'après dix-sept analyses très soigneusement faites dans le dernier mois de son existence, perdait en moyenne 17 gr. 26 d'albumine par jour ; la femme P..., d'après dix-huit analyses réparties sur deux mois, perdait en moyenne 15 gr. 28 par jour. M. K..., d'après cinquante analyses pratiquées dans les six premiers mois où il fut observé, en perdait en moyenne 10 gr. 04 par jour; le jeune S..., d'après vingt analyses faites dans l'espace de deux mois et demi, en moyenne 7 gr. 23 par jour.

Lorsque la maladie se termine par une atrophie secondaire, la quantité d'albumine devient absolument et non pas seulement relativement moindre.

Chez M. K... les quantités d'albumine contenues dans l'urine pendant les six premières semaines où il fut observé oscillèrent entre 1,3 et 3 p. 100, c'est-à-dire entre 10 gr. 41 et 20 gr. 46 par jour, tandis que le poids spécifique oscillait pendant la même période entre 1012,5 et 1035. Il n'y eut plus jamais plus tard 3 p. 100 d'albumine dans l'urine. Toutefois, pendant les quinze mois qui suivirent, les pertes d'albumine en vingt-quatre heures dépassèrent plusieurs fois la moyenne des six premières semaines et parfois de 4 à 5 gr. 192 analyses faites du 1 janvier 1868 au 18 mai 1869 donnèrent une perte moyenne de 8 gr. 40 d'albumine par jour. — A partir du mois d'avril 1869, par conséquent vingt-deux mois après que nous avions commencé à observer ce malade, on ne trouva plus jamais 1 p. 100 d'albumine dans son urine et les pertes journalières atteignirent à peine la moitié du chiffre que nous avions trouvé comme moyenne des pertes faites au commencement de la maladie. Nos analyses furent interrompues depuis la fin de mai jusqu'au commencement de septembre 1869. On fit cependant vingt analyses complètes de l'urine de ce malade du 4 septembre au 12 octobre. Les proportions d'albumine contenues dans l'urine oscillèrent entre 0,153 p. 100 et 0,399 p. 100 ; la moyenne des pertes fut de 3 gr. 30. J'ai additionné les pertes journalières en albumine qui, dans ce cas, ont été calculées dans deux cent soixante-deux analyses d'urine complètes faites dans l'espace de vingt-sept mois. Il résulte de cette addition que pour ces deux cent soixante-deux jours la perte totale a été en chiffres ronds de 2200 gr., soit en moyenne de 8 gr. 40 par jour ; par conséquent, en vingt-sept mois, en prenant le mois de trente jours, ce malade a perdu 6804 gr. d'albumine.

Dans la néphrite chronique, la quantité d'urée contenue dans l'urine ne varie pas seulement avec les individus, mais elle varie beaucoup chez le même malade, proportionnellement et absolument. La quantité d'urée qui se trouve dans l'urine dépend tout d'abord de la quantité d'urée qui est produite dans l'organisme, et celle-ci, à son tour, dépend de l'énergie des échanges nutritifs pendant la période d'observation. Mais, comme chez les différents malades et chez le même individu à différentes périodes, la quantité d'urée produite est loin d'être la même, il en résulte nécessairement que l'urine ne contient pas tous les jours la même quantité d'urée, sans compter que, par suite de l'affection dont ils sont atteints, les reins ne peuvent remplir qu'incomplètement leur rôle d'organes dépurateurs du sang.

Il résulte cependant de mes analyses que, dans la néphrite chronique, la proportion d'urée contenue dans l'urine est dans un rapport assez constant avec le poids spécifique de ce liquide; l'urine sécrétée par les reins malades est donc proportionnellement d'autant plus riche en urée, qu'elle est sécrétée en moins grande abondance, de même que la chose a lieu dans d'autres circonstances.

Chez la femme P..., les urines les plus denses, ayant un poids spécifique de 1040 à 1041, étaient celles aussi qui contenaient la plus forte proportion d'urée, c'est-à-dire 4,8 p. 100 et 4,9 p. 100; au contraire, l'urine sécrétée deux mois plus tard et qui avait un poids spécifique de 1008 et 1009 ne contenait que 0,8 p. 100 et 0,9 p. 100 d'urée. Dans ce cas les urines qui contenaient la plus forte proportion d'urée furent aussi celles qui en possédaient la quantité absolue la plus considérable, c'est-à-dire 18 gr. 96 et 18 gr. 38 par jour; par contre, les urines où la proportion d'urée était la plus faible ne furent pas celles qui continrent la quantité la plus petite de ce corps. Cependant, pendant le premier mois de la période d'observation, alors que la malade éliminait des urines fort peu abondantes et très denses, la quantité d'urée éliminée par jour en moyenne, fut notablement plus considérable que celle qui était excrétée plus tard, alors que les urines étaient beaucoup plus abondantes et beaucoup moins denses. — Dans la deuxième moitié d'août neuf analyses donnèrent les résultats suivants : la malade éliminait en moyenne 380 cent. cub. d'urine, dont le poids spécifique oscillait entre 1032 et 1041, contenant de 2,8 p. 100 à 4,9 p. 100 d'urée, ou, 14 gr. 20 d'urée par jour en moyenne ; pendant la seconde semaine d'octobre où l'on analysa l'urine des sept jours, la malade excréta en moyenne 1490 cent. cub. d'urine (poids spécifique entre 1008 et 1012, proportion d'urée entre 0,8 p. 100 et 1. p. 100), contenant en moyenne 13 gr. 25 d'urée.

Chez le journalier K..., le poids spécifique le plus élevé et le plus bas (1035 et 1015) correspondirent aussi aux proportions d'urée les plus fortes et les plus faibles (3,9 et 1,8 p. 100) et en même temps à la plus grande et à la plus petite quantité d'urine (400 et 1500 cent. cub. en vingt-quatre heures). Mais dans ce cas l'urine contint la plus petite quantité d'urée que l'on ait observée chez ce malade (15 gr. 60) précisément le jour où elle fut la moins abondante et où elle fut la plus dense (400 cent. cub. avec 3,9 p. 100 d'urée) ; au contraire, la plus forte élimination d'urée (28 gr. 75) eut lieu avec 1250 cent. cub. d'urine (poids spécifique = 1022, 2,3 p. 100 d'urée). On trouva aussi dan cette même urine la plus grande quantité d'albumine que l'on ait constatée chez ce malade dans une période d'observations de un mois. Il résulte de seize analyses qu'à cette époque K... éliminait journellement par son urine 20 gr. 43 d'urée par jour.

Chez M. K... on put aussi constater de la manière la plus évidente que la richesse relative de l'urine en urée dépendait du poids spécifique de ce liquide, bien que cependant la plus forte proportion d'urée n'ait pas été observée exactement avec le poids spécifique le plus élevé. Chez M. K... aussi on trouva 4 et 4,10 p. 100 d'urée dans les urines dont le poids spécifique oscillait entre 1035 et 1038, tandis que dans les six premiers mois du traitement déjà on obtint une fois de l'urine dont le poids spécifique était 1012, 50 et qui contenait 1,70 p. 100 d'urée. Plus tard, lorsque M. K... se mit à uriner plus abondamment et que le poids spécifique de l'urine ne dépassa jamais 1012, la proportion d'urée ne s'éleva jamais au-dessus de 1,40 p. 100. Elle tomba même une fois à 0,90 p. 100 dans une urine qui n'avait que 1008 de poids spécifique. La quantité absolue de l'urée éliminée par l'urine diminua aussi d'une manière durable.

Il résulte des analyses que l'on fit de l'urine de M. Kr... pendant vingt-sept mois, que la quantité d'urine éliminée en un jour n'était pas sous la dépendance unique du poids spécifique ni sous celle uniquement du volume de l'urine excrétée. Lorsque la maladie se termine par l'atrophie secondaire, le rapport qui existe entre la quantité d'urine éliminée par jour se modifie bien évidemment. En effet, tandis que dans les premiers temps de notre observation la moyenne de l'urée augmentait avec la quantité d'urine éliminée, plus tard l'urée tomba bien au dessous du chiffre précédent bien que la sécrétion urinaire fut plus abondante encore.

Pour rendre cet état de choses plus évident, j'ai cherché les moyennes journalières pour les quantités d'urine et d'urée éliminées dans les diverses périodes de la maladie de M. K... La première période va du commencement de juillet à la fin de décembre 1867. Pendant cette période, on mesura quatre-vingt-quatorze fois le volume de l'urine excrétée en un jour ; la moyenne était de 600 cent. cub. par jour. Cinquante fois on détermina quantitativement l'urée ; le malade éliminait en moyenne 16 gr. 50 d'urée par jour.

La deuxième période va du 1er janvier 1868 au 28 mai 1869, jour auquel M. Kr... quitta l'hôpital pour se retirer à la campagne, attendu que l'anasarque s'était dissipée. Pendant ce temps on mesura deux cent quinze fois le volume de l'urine et cent quatre-vingt-dix fois on détermina quantitativement l'urée. Le malade élimina en moyenne 970 cent. cub. d'urine et 20 gr. 60 d'urée.

Au mois de septembre 1869, M. Kr... rentra à la clinique. Depuis sa sortie à la fin de mai, il était devenu très maigre et très pâle, mais il n'avait pas eu de nouvel œdème. Du 4 septembre au 17 octobre, on recueillit vingt-cinq fois la totalité de l'urine éliminée en vingt-quatre heures, on la mesura et on détermina la quantité d'urée qui s'y trouvait. Le malade éliminait en moyenne 1018 cent. cub. d'urine et 11 gr. 75 d'urée. — Evidemment cette quantité d'urée ne correspondait pas à celle qui était produite dans l'organisme par les échanges nutritifs, malgré la maigreur du malade et le peu de nourriture qu'il prenait ; en effet, pendant tout ce temps, M. Kr... fut en proie à des symptômes d'urémie chronique, vomissements incoercibles et crampes musculaires. Toutefois il fut impossible de découvrir de l'urée dans les vomissements qui étaient toujours acides.

Je n'ai pas fait des recherches assez complètes sur les proportions dans lesquelles on rencontre dans l'urine de la néphrite chronique les autres éléments constitutifs de ce liquide. Souvent, cependant, les urines de cette espèce contiennent de grande quantités d'acide urique ; en effet, très habituellement, dès que l'urine se refroidit, elle se trouble grâce aux urates qui se précipitent, et les parois du vase se couvrent de couches cristallines constituées par de l'acide urique.

L'urine sécrétée par les reins atteints d'une inflammation chronique est toujours pauvre en chlorures.

La moyenne de quatorze analyses d'urine faites chez le journalier K... donna 3 gr. 58 de chlorure par jour. Chez M. Kr..., dans la première période de sa maladie, l'urine contenait en moyenne, d'après trente et une analyses, 3 gr. 557 de chlorures ; dans la deuxième période en moyenne, d'après quatorze analyses, 4 gr. 65 de chlorures.

Je n'ai pas recherché quelle quantité d'acide phosphorique contenaient les urines dans la néphrite chronique.

Si maintenant nous prenons les autres symptômes qui se présentent dans la néphrite chronique, anémie, hydropisie, amaigrissement et la terminaison par l'inflammation de tel ou tel organe ou tissu ou par des phénomènes urémiques, et si nous les comparons aux troubles fonctionnels qui atteignent les reins dans cette maladie, il n'est pas difficile vraiment de démontrer que les symptômes en question dépendent de ces troubles fonctionnels.

Commençons par le symptôme le plus frappant, par l'hydropisie; les observations que j'ai faites m'ont convaincu que l'apparition et la disparition de l'anasarque dépendent complètement de la quantité d'eau plus ou moins considérable qui est éliminée par les reins.

Dans tous les cas où j'ai pu observer le début de l'hydropisie, l'apparition de ce symptôme était précédée d'un abaissement considérable de l'activité sécrétoire des reins; dans tous les cas, tant que l'hydropisie augmentait, les reins éliminaient beaucoup moins d'eau qu'ils ne le font chez un individu en bonne santé, beaucoup moins en tout cas qu'ils n'auraient dû le faire vu la quantité d'eau qui était introduite dans l'organisme par les boissons et les aliments.

Lorsque chez l'infirmière S..., dont il a été question déjà, et qui, avant le début de son affection rénale, avait été déjà excessivement affaiblie par une syphilis invétérée et une phthisie pulmonaire, lorsque chez cette femme on trouva pour la première fois de l'œdème des malléoles, elle n'avait éliminé en moyenne que 700 cent. cub. d'urine pendant la semaine précédente. La femme P..., à l'époque où son hydropisie était la plus forte, n'élimina pendant deux mois, d'après douze analyses, que 400 cent. cub. d'urine par jour, en moyenne. Le journalier K..., dont l'anasarque était très considérable, n'éliminait en moyenne que 813 cent. cub. d'urine par jour, d'après vingt-quatre mensurations pratiquées dans l'espace de six semaines. D'après quatre-vingt-quatorze mensurations pratiquées dans l'espace de six mois, pendant que l'anasarque augmentait, M. Kr... éliminait en moyenne 600 cent. cub. d'urine par jour. Le jeune H..., qui eut jusqu'à sa mort un œdème considérable, excrétait en moyenne 300 cent. cub. d'urine pendant les deux mois et demi qui précédèrent sa fin.

L'œdème de la femme P... diminua beaucoup pendant les dernières semaines de son séjour ici. Dans la dernière semaine, elle éliminait en moyenne 1490 cent. cub. d'urine par jour. Pendant les trois derniers mois de son existence, que M. Kr... passa à cet hôpital, et durant lesquels il ne fut pas atteint d'œdème, il éliminait en moyenne 1085 cent. cub. d'urine par jour; mais cette moyenne n'a été obtenue que d'après vingt-cinq mensurations.

Je suis loin de nier que d'autres facteurs encore agissent pour augmenter et pour diminuer l'anasarque, que, par exemple, la présence de peu de corps albuminoïdes dans le sang sert à l'augmenter, que des diarrhées intermittentes et des sueurs provoquées (il ne se produit pas de sueurs spontanées, parce que l'anasarque amène de l'ischémie cutanée) servent utilement pour la faire disparaître. Mais l'observation et les recherches de M. Rehder établissent d'une façon indubitable que l'hydropisie provient de ce que les reins sont incapables d'enlever au sang le superflu de l'eau qu'il contient, et qu'elle ne disparaît complètement et d'une façon durable que lorsque les fonctions des reins se sont complètement rétablies à ce point de vue, de telle sorte que la quantité d'eau éliminée par ces organes se trouve être dans un juste rapport avec la quantité d'eau ingérée par les boissons et les aliments. Les chiffres donnés par M. Rehder, indiquent que lorsque l'anasarque commence à disparaître, il arrive parfois que la quantité d'eau éliminée par les reins dépasse de beaucoup celle qui est ingérée par la bouche.

L'anémie ainsi que l'amaigrissement et l'affaiblissement des individus atteints de néphrite chronique, ont deux causes : l'élimination de grandes quantités d'albumine par les urines et les altérations de l'appétit et de la digestion qui sont si ordinaires dans cette maladie. Je n'hésite pas à placer en première ligne l'élimination de l'albumine par les urines, quelque bizarres que soient aussi les opinions émises par nos physiologistes modernes sur le rôle et l'importance de l'albumine du sérum sanguin dans la nutrition de l'organisme animal. J'ai vu que dans un cas d'albuminerie accompagnée d'une anasarque à marche progressive où, par extraordinaire, le malade avait conservé un appétit féroce et où la digestion n'était que de temps à autre troublée par un peu de diarrhée, l'anémie, l'amaigrissement et la perte des forces firent cependant des progrès continuels. On ne sera pas étonné de ce fait si l'on se rappelle quelle énorme quantité d'albumine ces malades perdent par les urines. On les voit perdre, pendant des mois entiers, 10, 15, 17 grammes et plus d'albumine sèche. Vogel[1] a très bien montré de quelle importance sont ces pertes sur la composition du sérum sanguin.

Lorsque, quand la maladie marche vers la guérison (ce qui est rare) ou vers l'atrophie secondaire, les pertes d'albumine sont moins considérables, l'appétit revient, il est vrai, mais on voit aussi l'état général de la nutrition et la coloration des téguments devenir meilleurs et les malades reprendre plus de forces. Lorsque la maladie se termine par l'atrophie secondaire des reins, ordinairement en même temps que l'état général de la nutrition s'améliore, il s'établit une hypertrophie du ventricule gauche, lésion que l'on ne trouve jamais à l'autopsie des individus qui sont morts au milieu de la maladie. Cette hypertrophie est le résultat du processus atrophique. Je déclare formellement ici que mon expérience m'autorise à soutenir aujourd'hui encore l'opinion que j'ai émise en un autre endroit, que la néphrite chronique ne provoque pas, en général, d'hypertrophie du ventricule gauche, à moins qu'elle ne se termine par une atrophie secondaire. Je fais cette déclaration parce que l'on a élevé des doutes

[1] Loc. cit., p. 267.

sur l'exactitude de cette manière de voir. Je m'appuie sur les autopsies que j'ai faites autrefois et sur celles que j'ai faites depuis que mes autres travaux ont vu le jour. Si l'on se rattache entièrement à la théorie de Traube, d'après laquelle l'hypertrophie du ventricule gauche, que l'on observe très habituellement dans l'atrophie granuleuse des reins, est due à ce que l'atrophie des reins augmente les résistances au cours du sang dans le système aortique, on peut dire que l'inflammation chronique des reins met des obstacles peut-être aussi grands au cours du sang; l'anémie profonde dans laquelle se trouvent les reins atteints d'inflammation chronique parle en faveur de cette opinion. Mais le volume et la composition du sang qui se meut dans les vaisseaux a quelque importance aussi dans cette question. Je crois que dans ce qui précède, j'ai prouvé que dans la néphrite chronique la formation du sang est toujours troublée et que pour cette raison l'anémie est une des conséquences régulières de cette maladie. Tout aussi régulièrement ce qui reste de sang dans les vaisseaux est dilué parce que les reins ne lui enlèvent plus une quantité d'eau suffisante, de telle sorte qu'il se forme des épanchements séreux dans les cavités du corps et dans les interstices des tissus, même quand la pression sanguine est tout à fait normale. Il en résulte que dans presque tous les cas de néphrite chronique on ne trouve pas cette augmentation de la pression artérielle qui, d'après la théorie de Traube, est la cause véritable de l'hypertrophie du cœur. Le pouls de ces malades n'a aucunement les caractères sur lesquels Traube a insisté avec tant de raison, et qui lui permettaient de diagnostiquer une atrophie granuleuse rien qu'en les constatant. Ce n'est qu'exceptionnellement et tout à fait au début de la néphrite parenchymateuse chronique, que quelquefois et pendant peu de temps seulement, on trouve le pouls plein, tendu, bondissant et remarquablement ralenti; presque toujours il est mou et petit, parce que précisément l'artère n'est pas remplie. Le cœur, participe à l'amaigrissement général, et il n'y a aucune raison pour qu'il se nourrisse mieux que les autres parties du corps (on ne trouve même pas à l'autopsie de dilatation du ventricule gauche), et du reste, les éléments nutritifs font défaut.

J'ai montré plus haut que les reins atteints d'inflammation chronique enlevaient au sang une quantité d'eau insuffisante. J'ai à rechercher maintenant jusqu'à quel point ils remplissent leurs autres fonctions, qui sont de séparer du sang les éléments spécifiques de l'urine. Comme je l'ai fait voir déjà, dans la pratique, c'est à l'urée que doivent se borner les recherches.

Il résulte donc des analyses d'urine qui ont été faites dans notre clinique, que dans la néphrite chronique la quantité d'urée éliminée en un jour, est de beaucoup inférieure à celle qui est éliminée, en moyenne, par un individu dont les reins sont normaux. On pourrait donc s'attendre à rencontrer souvent des accidents urémiques dans le cours de la néphrite chronique, si toutefois l'on peut considérer la rétention de l'urine dans le sang et dans les tissus comme la cause de ces accidents. Et cependant les phénomènes urémiques sont loin d'être fréquents dans cette maladie, et ce n'est qu'exceptionnellement qu'ils deviennent la cause immédiate de la mort. Mais la production de l'urée dans le corps humain est bien loin d'avoir des limites fixes; elle dépend tout d'abord des substances azotées qui existent actuellement dans le corps et qui prennent part au mouvement nutritif; en second lieu, de la quantité d'aliments azotés qui sont ingérés et assimilés; en troisième lieu, enfin, de l'activité des systèmes musculaire et nerveux. Mais dans la néphrite chronique, tous ces facteurs ont diminué de valeur. Les substances azotées de l'organisme ont diminué de quantité, l'assimilation est réduite souvent à sa plus simple expression, l'hydropisie et la faiblesse empêchent les malades de faire aucun mouvement musculaire. Nécessairement donc ces malades produisent moins d'urée qu'un individu en bonne santé. C'est pourquoi, si les accidents urémiques sont rares dans la néphrite chronique, bien que dans cette maladie les urines contiennent peu d'urée, il ne faudrait pas cependant en conclure que la rétention de ce corps dans le sang et dans les tissus ne puisse jamais produire ces accidents. En effet, qui nous dira, si cette petite quantité d'urée éliminée par l'urine ne répond pas à la quantité qui est produite dans l'organisme?

Mais il est une autre circonstance encore qui nous explique pourquoi les accidents urémiques sont rares dans la néphrite chronique, c'est l'existence de l'hydropisie. Quelque petite que soit la quantité de matières solides et par conséquent d'urée qui se trouve dans le liquide hydropique on les y rencontre cependant en quantités appréciables et, ainsi que nos recherches l'ont démontré, elles existent en proportions assez considérables dans le liquide épanché dans les cavités du corps. J'ai dit déjà que le professeur Edlefsen a trouvé de l'urée dans le liquide de l'anasarque et dans le contenu des cavités séreuses. Si l'on considère combien ordinairement ces épanchements dans les cavités du corps sont abondants, on nous accordera volontiers que les produits de désassimilation peuvent s'y accumuler en quantités considérables. On peut dire que l'hydropisie constitue pour ainsi dire une compensation naturelle à l'insuffisance des fonctions rénales. Le liquide qui remplit les cavités du corps et qui infiltre les mailles du tissu cellulaire sous-cutané retient l'urée et l'empêche de devenir nuisible.

Les cas exceptionnels d'urémie que j'ai observés dans la néphrite chronique me donnent tout à fait raison.

Auparavant déjà, j'ai parlé du jeune K..., et j'ai dit que malgré une anasarque considérable due à une néphrite il avait conservé un appétit véritablement vorace. Il éliminait en moyenne 10 gr. d'urée par jour pendant les deux derniers mois de son existence où l'hydropisie se maintint à des degrés divers, et fut à plusieurs reprises atteint des convulsions urémiques les plus graves. Durant des jours entiers une attaque suivait l'autre, de sorte que dans les intervalles le malade ne sortait pas du coma. Cependant il se produisait toujours des temps d'arrêt. Le sentiment revenait, et aussitôt le malade se jetait avec sa voracité habituelle sur les aliments qu'on lui présentait. Au commencement il rendait une partie de ses aliments, puis la digestion se rétablissait, le malade reprenait quelques forces jusqu'à l'arrivée d'une nouvelle série d'attaques épileptiformes qui interrompaient son état de bien-être relatif et dont la dernière mit enfin un terme à son existence.

Chez ce malade l'excellent état des fonctions digestives et la grande quantité d'aliments qu'il prenait avaient entretenu un mouvement nutritif actif, de sorte que l'élimination des produits de désassimilation par les reins et leur accumulation dans le liquide hydropique se trouvaient insuffisantes pour empêcher une rétention dangereuse dans le sang et dans les tissus.

Je crois que l'observation VII prouve d'une façon péremptoire que le liquide hydropique constitue un réservoir très important pour les éléments dangereux de l'urine ; en effet, les convulsions urémiques les plus terribles éclatèrent après que, à l'aide d'un bain chaud, on eut provoqué des sueurs profuses et qu'on eut ainsi au bout de quelques heures fait disparaître une anasarque considérable.

Je n'ai rien à ajouter à ce que j'ai déjà dit des inflammations secondaires qui peuvent atteindre d'autres organes et d'autres tissus. Il faut considérer les processus inflammatoires comme le résultat de l'irritation que le liquide nutritif, saturé d'éléments urinaires, exerce sur les tissus et les parois vasculaires.

J'espère que, dans ce qui précède, j'ai réussi à démontrer que dans la néphrite parenchymateuse chronique les divers symptômes que l'on observe sont sous la dépendance des troubles fonctionnels des reins. Il me reste à prouver les relations qui existent entre les troubles fonctionnels que l'on observe pendant la vie et les altérations anatomiques des reins que l'on trouve sur le cadavre, ou plutôt que ces lésions anatomiques produisent nécessairement ces troubles fonctionnels. — Peut-être cette tâche sera-t-elle un jour remplie d'uue manière satisfaisante lorsqu'on connaîtra mieux le processus pathologique qui se passe dans les reins dans cette maladie. Cependant il me sera permis, je pense, d'indiquer les grandes lacunes qui, de nos jours encore, existent dans nos connaissances sur cette question. Et, du reste les auteurs les mettent suffisamment en évidence par les contradictions dans lesquelles ils tombent en exposant l'état histologique des reins malades. Un de nos anatomo-pathologistes les plus éminents, a dit : « L'anatomie pathologique de l'inflammation des reins est de toute notre science le chapitre qui a été le plus étudié et où l'on a fait le moins de progrès.[1] » Ce mot est vrai aujourd'hui encore.

En tout cas, dans la néphrite parenchymateuse chronique les choses ne se passent pas d'une manière aussi simple que dans la

[1] Rindfleisch. *Lehrbuch der pathologischen Gewebelehre.* Leipzig, 1867-69, p. 419.

néphrite aiguë. Lorsque l'on cherche quels sont les résultats des altérations anatomiques, on ne peut pas, comme dans la néphrite aiguë, les rapprocher des résultats des expériences physiologiques, qui, d'après la nature même des choses, ne peuvent mettre en évidence que la marche des processus aigus. Et cependant il faut que nous rattachions nos considérations aux résultats de ces expériences qui seules, jusqu'à présent, nous ont donné quelques éclaircissements sur la nature de l'inflammation. Du reste, parmi les cas de néphrite chronique un certain nombre ont un début aigu.

L'observation clinique démontre que nécessairement, dans la néphrite chronique, le mouvement du sang dans les reins est modifié de la même façon que dans la forme aiguë; que, par conséquent, dans la première de ces maladies aussi bien que dans la seconde, le point de départ des modifications anatomiques et fonctionnelles de l'organe malade se trouve être la dilatation des vaisseaux et une altération de la structure normale de leurs parois. Mais il me semble que, malgré tous les soins que les anatomopathologistes ont donnés à l'étude des lésions inflammatoires des reins, on n'a pas recherché avec assez d'attention si, par suite de la longue durée du processus pathologique, il ne se produisait pas de nouvelles lésions des parois vasculaires et peut-être des modifications appréciables de leur structure histologique. En tout cas, jamais dans la néphrite chronique la circulation n'est complètement interrompue, car l'organe malade continue à se nourrir et à fonctionner quoique d'une façon différente de l'état normal. On n'observe jamais la caséification des parties malades des reins et jamais il ne s'établit une anurie complète.

Mais l'observation clinique nous force aussi à admettre que dans la néphrite chronique les parois vasculaires sont bien plus profondément altérées que dans la forme aiguë. Ce fait nous est démontré non seulement par la longue durée de l'état pathologique, mais aussi par le degré d'altération de la fonction physiologique des reins.

Mon défunt collègue Colberg avait trouvé des lésions des glomérules dans les reins atteints de néphrite chronique qui, d'après lui, démontraient complètement cette assertion. Il trouva dans les reins du journalier K..., dont il a été question déjà, des glomérules dont le diamètre était cinq fois plus grand que celui des glomérules normaux. Je me souviens très bien que Colberg me montra, dans ses préparations microscopiques, des glomérules de cette espèce, que je les ai comparés à des glomérules sains, et que j'ai trouvé les assertions de Colberg tout à fait exactes. J'ajouterai à ce propos que je n'ignore pas que dans un seul et même rein normal les dimensions des glomérules peuvent être très différentes de l'un à l'autre. — J'ai trouvé dans les papiers laissés par Colberg, un dessin qui représente une de ces préparations.

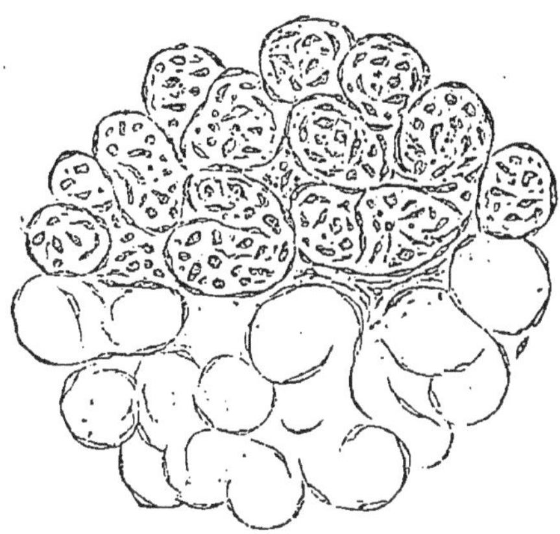

Fig. 12. — Glomérules dont les éléments ont proliféré. Néphrite parenchymateuse chronique. Grossissement : 350. (Colberg.)

Je suis heureux de pouvoir propager la découverte faite par cet auteur laborieux et consciencieux, en publiant ici la *fig.* 12 qui a été gravée d'après ce dessin. D'après une notice que Colberg a ajoutée à son dessin, cette *figure* 12 représente un glomérule dont les éléments ont pullulé et qui a été pris sur un rein atteint de néphrite chronique ; le grossissement est de 350.

J'ai dit auparavant déjà que Virchow[1], avant Colberg, avait trouvé dans la néphrite chronique les anses des glomérules plus larges et plus troubles, leurs parois épaissies et une augmentation considérable des noyaux. Evidemment Colberg aussi a trouvé une augmentation des noyaux des parois vasculaires ; cela

[1] *Gessammelte Abhandlungen*, p. 485. Remarque.

ressort de l'une des moitiés de son dessin resté incomplet et de la notice dont il l'a accompagné.

La dilatation des vaisseaux sanguins et surtout celle des vaisseaux des glomérules, explique le ralentissement du courant sanguin et la diminution de la sécrétion urinaire que l'on observe d'une façon constante et souvent pendant longtemps dans la période d'état de la maladie. L'altération des parois vasculaires, en les rendant perméables pour l'albumine, explique la présence de ce corps dans l'urine. Nous observons le même phénomène au début de la néphrite parenchymateuse aiguë. Il est remarquable, cependant, que dans la néphrite chronique on trouve rarement des globules rouges dans l'urine, tandis qu'on en trouve habituellement dans la néphrite aiguë. Peut-être les globules rouges ne peuvent-ils pas traverser les parois épaissies des anses capillaires des glomérules; en tous cas, ces parois laissent passer les globules blancs qui sont plus grands ; souvent on les trouve en assez grande abondance dans l'urine. Peut-être la cause en est-elle dans ce fait que les globules blancs circulent le long des parois des vaisseaux.

Mais le liquide sécrété par les reins atteints d'inflammation chronique possède d'autres propriétés encore qui doivent d'autant plus arrêter l'attention, qu'elles sont en contradiction avec ce que l'on sait des phénomènes physiologiques de la sécrétion urinaire et avec les résultats des expériences sur les modifications que l'inflammation fait éprouver aux fonctions normales des vaisseaux. Je parle ici de l'extrême concentration de l'urine dont le poids spécifique dépasse souvent celui du sérum sanguin dont elle est tirée et de l'énorme proportion d'albumine qu'elle contient, proportion qui, dans certains cas, peut être quelquefois supérieure à celle du sérum sanguin au même moment.

Il y a quelques années déjà, en examinant l'urine non albumineuse d'une femme affectée d'une maladie de cœur et atteinte d'anasarque, urine rare, il est vrai, et pour laquelle je trouvais un poids spécifique = 1040, il me vint quelques doutes sur la théorie que donne Ludwig de la sécrétion urinaire. Je me dis que nécessairement le sérum sanguin de cette femme atteinte d'hydropisie, devait avoir un poids spécifique beaucoup plus faible que le sérum normal et, par conséquent, beaucoup plus faible encore que le liquide sécrété par les reins.

D'après Ludwig, voici comment se forme l'urine dans les reins de l'homme : Grâce à la pression sous laquelle se trouve le sang dans les glomérules, pression qui est nécessairement très forte, parce que l'artère efférente a un calibre plus petit que l'artère afférente, il transsude, dans la capsule de Bowmann, du sérum avec les sels facilement diffusibles et d'autres substances cristallines; c'est donc un simple phénomène de filtration. Si le liquide filtré ne contient pas ces sels dans les mêmes proportions que le sérum, c'est que sous la même pression, ils ne diffusent pas avec la même rapidité à travers les membranes animales, et si, sous la pression ordinaire, le liquide filtré ne contient pas d'albumine, c'est que le filtre a une structure particulière; en effet, les anses vasculaires des glomérules ne sont pas de simples capillaires, mais leur surface extérieure est recouverte encore par l'épithélium de la capsule de Bowmann.

Mais ce liquide filtré ne constitue pas encore l'urine parfaite; dans son trajet à travers les canalicules urinaires, la diffusion lui fait encore éprouver une modification. En effet, d'après les lois de la physique, il doit se faire nécessairement des échanges par endosmose entre le liquide très aqueux qui est contenu dans les canalicules urinaires et le sang qui vient d'être concentré par les pertes qu'il a subies et qui se trouve dans les capillaires qui entourent les canalicules. Une partie de l'eau retourne au sang par cette voie, et une partie équivalente des éléments solides du sérum sanguin pour lesquels les membranes sont perméables passent dans le contenu des canalicules urinaires.

Plus le liquide filtré par les glomérules de Malpighi se meut avec lenteur dans les canalicules urinaires, et plus, grâce à l'endosmose, l'équilibre tend à s'établir entre les deux liquides, plus, par conséquent, le degré de concentration de l'urine et celui du sang tendent à devenir analogues.

En réalité, l'observation nous enseigne deux choses : 1° Que la sécrétion urinaire dépend de la pression qui existe dans tout le système aortique, que la quantité d'urine sécrétée dans l'unité de temps augmente et diminue avec la tension sanguine;

2° Que, toutes choses étant égales d'ailleurs (par exemple, la densité du sérum sanguin étant la même), le liquide sécrété a d'autant plus de densité que la sécrétion se fait avec moins de rapidité, que, par conséquent, le liquide filtré se meut avec plus de lenteur dans les canalicules urinaires.

Ces faits d'observation sont bien d'accord avec l'hypothèse de Ludwig. Cependant cette hypothèse me parut de moins en moins admissible après que j'eus comparé directement le poids spécifique de l'urine d'un diabétique avec celui de son sérum sanguin, et ensuite le poids spécifique de l'urine d'un homme, qui pendant six jours, s'était abstenu de boissons, avec celui de son sérum sanguin, et que je me fus persuadé que l'urine peut être plus dense que le sérum sanguin dont elle est tirée.

Je ne pensais pas cependant que ces faits d'observation fussent suffisants pour réfuter l'hypothèse de Ludwig. Je me figurais que la présence de corps albuminoïdes dans le sérum sanguin pouvait modifier son pouvoir osmotique, parce que, ne pouvant se diffuser eux-mêmes à travers la membrane qui sépare les deux liquides, ils pouvaient cependant troubler les phénomènes d'endosmose grâce à leur grande affinité pour l'eau, et qu'ainsi le liquide urinaire ne recevrait pas du sérum sanguin une quantité d'éléments solides équivalente à la quantité d'eau qu'il perd.

Mais la composition de l'urine dans beaucoup de cas de néphrite parenchymateuse chronique, indique que la théorie de Ludwig ne se soutient pas, même avec cette hypothèse. On fit au jeune St... une saignée après sa première attaque de convulsions urémiques. Le poids spécifique du sérum sanguin, déterminé à l'aide du pyknomètre, était 1016,8. Par malheur on ne détermina pas la quantité d'albumine contenue dans ce sérum-parce qu'on s'en servit pour faire d'autres recherches. Mais d'a, près d'autres déterminations d'albumine dans des sérums aussi aqueux, je crois que celui dont il est question ici ne contenait pas plus de 4 p. 100 d'albumine. Immédiatement avant l'accès convulsif, notre jeune homme avait éliminé 65 cent. cub. d'urine. Elle avait un poids spécifique = 1044, et contenait 5 p. 100 d'albumine et 4,6 p. 100 d'urée.

Il est facile de comprendre comment, dans certaines circonstances, l'urine peut être plus dense, c'est-à-dire peut contenir plus d'éléments solides que le sérum sanguin qui la fournit, lorsqu'on accepte l'hypothèse de Bowmann qui accorde aux cellules épithéliales des canalicules urinaires une action spécifique sur la sécrétion urinaire, analogue à l'action des cellules glandulaires des autres glandes. L'exactitude de l'opinion de Bowmann serait complètement établie si les résultats obtenus par Heidenhain [1] dans ses recherches sur les phénomènes de la sécrétion urinaire étaient confirmés. Heidenhain, en se basant sur les résultats qu'il a obtenus, se rattache complètement à l'opinion de Bowmann, d'après laquelle les cellules spécifiques des reins continuent encore à sécréter les éléments spécifiques de l'urine alors même que les reins ont complètement cessé d'éliminer de l'eau. D'après cette hypothèse, l'eau qui filtre dans les glomérules de Malpighi, ne servirait qu'à entraîner les éléments spécifiques de l'urine que les cellules glandulaires ont séparés du sang, que ces éléments n'aient subi aucune modification ou qu'ils aient été modifiés dans les cellules.

Si la sécrétion urinaire se fait ainsi que l'enseignent Bowmann et Heidenhain, et mes observations cliniques me forcent à admettre qu'il en est ainsi, les cellules glandulaires des reins ne perdent pas leurs propriétés spéciales sous l'influence du gonflement inflammatoire, car l'urine fournie par les reins enflammés peut contenir de 4 à 5 p. 100 d'urée. Mais comme les glomérules malades fournissent souvent une quantité de liquide excessivement petite, celui-ci en circulant par les canalicules urinaires pourra se saturer complètement avec les éléments spécifiques dus aux cellules glandulaires, et de cette manière sa densité pourra dépasser de beaucoup celle du sérum sanguin.

Mais cela ne nous explique pas un autre phénomène que nous observons quelquefois lorsque nous examinons l'urine dans la néphrite parenchymateuse chronique, c'est que, dans certaines circonstances, l'urine contient une plus forte proportion d'albumine que le sang. (Voy. observation XVI.) Si même nous consi-

[1] *Versuche über den Vorgang der Harnabsonderung. Pflüger's Archiv. für die gesammte Physiologie.* Bd. 4, p. 1.

dérons le produit qui est filtré par les glomérules d'un rein enflammé comme étant un exsudat inflammatoire, et je crois que c'est avec raison, cependant, d'après ce que nous savons de la composition de ces exsudats, nous ne pourrons nous attendre qu'à y trouver moins d'albumine, en tous cas pas davantage que dans le sérum sanguin qui a fourni l'exsudat. Si maintenant il se présente des cas, et mon expérience me permet d'affirmer qu'il en existe, où l'urine contient une proportion d'albumine plus forte que le sérum sanguin d'où elle est tirée, il est évident que ce phénomène ne peut se produire que parce que le liquide albumineux qui a passé des glomérules dans les canalicules urinaires a été dépouillé de son eau dans le trajet qu'il a suivi. Mais je ne saurais dire comment cela se produit.

Si plus tard la maladie prend une marche favorable, si le processus inflammatoire rétrocède, il faut évidemment qu'auparavant les parois vasculaires aient peu à peu récupéré leur structure normale; car l'on observe tout d'abord une modification évidente de la sécrétion, d'où l'on peut conclure que la circulation est revenue à son état normal. La quantité d'urine qui est éliminée augmente et, dans les cas heureux, elle dépasse rapidement la moyenne normale; de sorte que, pendant quelque temps, la quantité d'eau éliminée par les reins est supérieure à celle qui, dans le même temps, est ingérée par les boissons et les aliments.

On peut dire que toute l'eau qui se trouve en excès dans le sérum sanguin et qui est continuellement renouvelée, grâce à la résorption du liquide hydropique, coule d'une façon incessante à travers les voies qui sont redevenues perméables. Mais ce n'est que lentement que les parois des anses capillaires des glomérules reprennent leurs propriétés physiologiques. Longtemps encore elles laissent passer de l'albumine en même temps que de l'eau et des sels; mais la proportion d'albumine devient de plus en plus faible. L'albumine ne disparaît complètement de l'urine que lorsque la guérison est complète et longtemps après qu'il n'existe plus trace d'hydropisie.

Mais bien peu des cas où l'inflammation et l'hydropisie disparaissent, guérissent complètement. Les troubles nutritifs causés par l'inflammation ont pu détruire une trop grande partie du parenchyme rénal, les voies ouvertes au sang peuvent être trop étroites lorsque ce liquide remplit de nouveau les vaisseaux, et coule de nouveau vers les reins quand l'état général de la nutrition devient meilleur; les parois des glomérules qui ont survécu, peuvent avoir à supporter une pression trop forte. Ces reins contractés sécrètent une urine aqueuse et constamment albumineuse sous l'inflence d'une pression sanguine extrêmement élevée, pression qui est exagérée encore par l'hypertrophie consécutive du ventricule gauche.

Il me reste à dire quelques mots de la formation des cylindres de l'urine qui existent quelquefois en quantité extrêmement considérable et que l'on trouve dans l'urine dans presque tous les cas de néphrite parenchymateuse chronique. Je suis convaincu que le plus grand nombre de ces cylindres, c'est-à-dire tous les cylindres hyalins, sont formés par la coagulation spontanée de substances albuminoïdes contenues dans l'urine. La proportion extrêmement considérable de corps albuminoïdes qui se trouvent dans ce liquide vient à l'appui de cette manière de voir. J'admettrai volontiers que les cylindres obscurs et granuleux sont formés de cellules épithéliales altérées par l'inflammation et soudées les unes aux autres, bien que jamais dans mes recherches microscopiques sur les reins malades, je n'aie trouvé un bouchon de ce genre occupant le calibre d'un canalicule urinaire à la place du revêtement épithélial. En tous cas, dans la néphrite chronique, on rencontre toutes les circonstances qui permettent d'admettre que les choses se passent de cette manière. Je pense qu'il est hors de doute que les cylindres cireux et brillants, larges et ordinairement jaunâtres, se forment surtout dans les canalicules droits des pyramides. Je crois avoir constaté, sur une préparation qui m'a été montrée par mon collègue Heller, la réalité de l'hypothèse de Rovida d'après laquelle ces cylindres seraient formés par une sorte de sécrétion des cellules épithéliales. Ces cylindres ne deviennent un peu nombreux d'habitude que lorsque l'affection des reins existe depuis un temps assez long; mais l'urine en contient quelquefois des quantités excessivement grandes après que les reins ont commencé à s'atrophier. J'ai émis plus haut l'hypothèse que ces cylindres se formaient sans doute de préférence dans les canalicules droits dont les communications avec la substance corticale sont plus ou moins complètement interrompues, de sorte que lorsque les fonctions physiologiques de ces canalicules sont interrompues, la nutrition des cellules épithéliales subit de grandes modifications, et leur substance éprouve des changements anormaux.

Durée.

La durée de la néphrite parenchymateuse chronique varie beaucoup, suivant la cause qui lui a donné naissance. Dans beaucoup de cas, la maladie des reins n'est qu'une catastrophe finale dont l'éclosion hâte la terminaison fatale d'une affection chronique; dans ces cas, la mort peut arriver après peu de mois déjà. Dans les cas où la maladie a une existence plus indépendante, où elle atteint des individus qui se portaient bien auparavant, ou bien où elle est née sous l'influence de la malaria, il est souvent impossible de déterminer l'époque où l'affection rénale a pris naissance, parce que son début n'a donné lieu à aucun symptôme qui ait frappé l'attention du malade. Mais lorsque le mal a atteint un degré assez élevé, lorsqu'il s'est produit de l'anasarque, on peut être certain que sa durée sera longue; il ne se produit une amélioration rapide que lorsque les conditions sont exceptionnellement favorables; par exemple, lorsqu'on éloigne rapidement le malade d'une contrée où règnent des fièvres paludéennes. L'hydropisie peut persister pendant des années, et pendant tout ce temps, le malade peut être cloué sur son lit. Les malades ne sont pas guéris encore lorsque l'anasarque disparaît; ils traînent quelques années encore en présentant les symptômes de l'atrophie secondaire des reins, jusqu'à ce qu'enfin ils meurent des suites de leur néphrite. Mais dans d'autres cas, la maladie a une terminaison mortelle après quelques mois déjà, la mort est causée par l'hydropisie, par l'inflammation secondaire d'autres organes ou par l'urémie.

Pronostic.

Avant de s'occuper de l'issue probable d'une maladie, il faut commencer par se demander si cette maladie est curable ou non. Dans les premières publications sur la maladie à laquelle plus tard on a donné son nom, Bright résout assez catégoriquement cette question par la négative.

On ne s'étonnera pas si de nos jours, grâce à la confusion d'opinions qui existe sur le sujet que nous traitons dans cet ouvrage, les médecins répondent de différentes manières à cette question. C'est cette confusion aussi qui rend très difficile, pour ne pas dire impossible, de se servir des matériaux fournis par la littérature médicale pour donner une solution satisfaisante à cette question. Celui qui appelle mal de Bright, tous les cas d'albuminurie qui se présentent à lui, et qui parle de mal de Bright chronique ou de néphrite chronique dès que l'albuminurie s'étend au-delà de quelques semaines, celui-là évidemment pourra se vanter de faire de nombreuses guérisons. Par contre, ceux qui ne nomment mal de Bright ou néphrite chronique que les cas les plus accentués ayant une marche vraiment chronique et s'accompagnant d'hydropisie, ceux-là ne pourront guère porter un pronostic plus favorable que ne l'a fait Bright. Et dans le fait, je crois qu'on ne peut plus espérer une guérison complète lorsque la durée de la maladie dépasse une certaine limite. En tous cas, les résultats de l'observation clinique nous obligent à porter un pronostic fâcheux pour les cas de ce genre et un esprit auquel l'observation clinique n'aura pas donné d'idées préconçues se demandera nécessairement, si des vaisseaux dont les fonctions physiologiques ont été profondément altérées pendant plusieurs mois, dont les parois ont subi peut-être des altérations histologiques profondes, peuvent jamais revenir à l'état normal. En tous cas, on n'a pas fait sur d'autres organes accessibles à l'observation directe, des observations qui fournissent des arguments pour la solution affirmative de cette question. Tout au plus pourrait-on invoquer l'exemple des inflammations chroniques de la peau, de l'eczéma chronique, du psoriasis où les régions atteintes peuvent revenir tout à fait à l'état normal après que la maladie a persisté pendant plusieurs années.

Mais si l'on présage une mort certaine pour tous les individus atteints de néphrite parenchymateuse chronique, cependant cela est certainement à tort. J'ai parlé plus haut déjà d'un cas de néphrite scarlatineuse que j'ai eu l'occasion de voir avec mon collègue Bockendahl. Une fois que l'hydropisie, qui était très tenace, eut disparu, l'albuminurie persista pendant dix-huit mois encore, et cependant il y eut une guérison complète. Le malade vit aujourd'hui encore, dix ans après sa maladie, et est devenu un jeune homme vigoureux. Un aubergiste, de quarante ans, atteint de néphrite chronique et d'une hydropisie considérable à la suite d'un violent refroidissement, dut garder le lit pendant un an, et cependant il guérit parfaitement. Mes recherches anatomiques sur les reins d'individus qui avaient eu une guérison apparente après avoir été hydropiques pendant de longues années et dont l'urine était restée albumineuse jusqu'au moment où ils moururent des suites de l'atrophie secondaire des reins, m'ont convaincu aussi que l'on peut espérer la guérison dans les cas graves de néphrite parenchymateuse. J'ai vu, en effet, que si une très grande partie de la substance active du rein avait disparu, ce qui en restait avait, sous le microscope, un aspect tout à fait normal. Il est probable, c'est même ma conviction, que tous les canalicules urinaires de la substance corticale ne sont pas altérés au même degré par l'inflammation chronique. Mais personne parmi ceux qui ont examiné attentivement, au microscope, une coupe faite sur un gros rein blanc, ne pourra prétendre avoir vu une quantité un peu notable de canalicules urinaires normaux recouverts d'un épithélium normal.

Le pronostic de cette maladie serait beaucoup plus favorable si on reconnaissait son existence plus tôt que, par malheur, cela n'a lieu d'habitude. En général, on ne pense aux reins que lorsque l'hydropisie dénote un danger menaçant; ce n'est qu'alors qu'on prend le temps de faire l'analyse de l'urine et si la chaleur fait coaguler le liquide contenu dans le tube à essai, on condamne le malade. Le cas de l'infirmière S... (Observation XVI.), cité plus haut, nous montre de combien de mois l'albuminurie peut précéder l'hydropisie et combien on peut gagner de temps pour le traitement avant le début de l'anasarque. Et certainement dans les cas où l'on peut faire disparaître la cause nocive qui a donné naissance à la maladie des reins, le traitement ne peut pas rester sans résultats. L'expérience nous apprend que l'on peut guérir rapidement certaines néphrites en tarissant la source de suppurations chroniques, par exemple, en amputant un membre présentant des fistules articulaires (Bardeleben[1]), en faisant l'incision et le drainage d'abcès péripleurétiques (Bartels[2]), et certainement d'après ce que l'on sait, ces néphrites auraient pris une marche chronique et causé probablement la mort du malade. Il est tout aussi important de reconnaître à temps les néphrites d'origine paludéenne. La première condition pour guérir l'affection rénale est de combattre les accès fébriles avec des doses de quinine suffisamment fortes et employées pendant un temps suffisamment long. Mais avant tout, si cela peut se faire, il faut éloigner aussi vite que possible le malade de la région où règne la malaria. J'ai vu plusieurs fois guérir des malades atteints de fièvres intermittentes, qui avaient une très forte albuminurie et un commencement d'hydropisie et qui, des côtes occidentales de notre presqu'île, étaient venus à Kiel pour se faire soigner dans notre hôpital. Une fois débarrassés de leurs accès de fièvre ils guérirent aussi, après quelques semaines, de leur affection rénale. Mais jamais on n'obtint une guérison aussi rapide chez les malades de cette catégorie qui avaient de l'hydropisie depuis longtemps, même lorsque les accès fébriles avaient disparu complètement quelque temps déjà avant leur entrée à l'hôpital.

Je crois que la thérapeutique est loin d'être impuissante, même dans les cas bien accentués, où l'anasarque existe depuis des mois déjà, à condition que la maladie des reins ne soit pas compliquée d'une affection constitutionnelle ou organique incurable. Mais pour arriver à ce résultat il faut que le malade et le méde-

[1] *Lehrbuch der Chirurgie and Operationslehre*. Berlin, 1870. Bd, I, p. 263

[2] *Ueber peripleuristiche Abscesse. Deutsches Archiv. für Klin. Medicin.* Bd. 13, p. 21.

cin emploient avec patience et persévérance les remèdes nécessaires. On peut dire avec certitude que des cas de ce genre ne guérissent jamais spontanément.

Pour les cas particuliers, et faisant complètement abstraction de la manière de vivre du malade, le pronostic doit être établi par conséquent d'après les considérations suivantes : *En premier lieu*, d'après la cause de la maladie des reins et les complications qui peuvent en dépendre ; il sera plus favorable lorsque la cause occasionnelle peut être éloignée, et naturellement il sera absolument mauvais lorsque, comme cela arrive si souvent, il existe en même temps une affection constitutionnelle ou organique incurable. *En second lieu*, d'après le temps depuis lequel la maladie existe. Plus ce temps est long et moins on peut espérer du traitement. *En troisième lieu*, d'après le degré d'altération des fonctions rénales dont nous pouvons juger avec certitude, d'après les résultats des analyses d'urine, et qui nous indique non seulement si, oui ou non, la vie est menacée immédiatement, mais aussi à quel degré se trouvent les lésions anatomiques des reins, d'après quoi nous pouvons établir le pronostic en général.

On peut considérer comme un signe de bon augure lorsque l'urine est éliminée en quantité normale, ou en quantité plus considérable encore ; lorsque son poids spécifique est à peu près celui de l'urine normale et que la proportion d'albumine qu'elle contient ne dépasse pas certaines limites (1 à 2 p. 100). Il est permis aussi de porter un pronostic favorable lorsque la sécrétion urinaire, après avoir été diminuée, coule chaque fois de nouveau en plus grande abondance, que son poids spécifique et la proportion d'albumine qu'elle contient deviennent plus faibles.

Lorsque la sécrétion urinaire s'abaisse au point de ne fournir que quelques centaines de centimètres cubes de liquide par jour, que celui-ci a un poids spécifique extrêmement élevé (1035 à 1040) et qu'il contient 3 à 4 p. 100 et plus d'albumine, on peut être assuré que les altérations pathologiques des reins sont très profondes et qu'il y a peu d'espoir de voir l'état normal se rétablir ; on peut avec raison craindre alors une issue funeste de la maladie.

Ces troubles profonds de la sécrétion urinaire coïncident toujours avec le début et les progrès de l'hydropisie et à ce point de vue, dans la néphrite chronique, une hydropisie générale très prononcée est en général un signe fâcheux. Si les malades ne meurent pas pendant que l'hydropisie existe, celle-ci, une fois qu'elle est arrivée à un degré très élevé, persiste ordinairement pendant des années et rarement alors on voit arriver une guérison complète.

Plus fréquemment on voit disparaître l'hydropisie à mesure que les reins éliminent une quantité d'eau plus considérable; mais cette urine qui coule en plus grande abondance présente déjà tous les caractères qui indiquent l'existence d'une atrophie secondaire des reins; elle est pâle, son poids spécifique est peu élevé et n'arrive jamais, même passagèrement, à atteindre la normale, elle contient toujours de l'albumine quoiqu'en quantité peu considérable et un nombre extraordinaire de cylindres. En même temps on peut constater les signes de l'hypertrophie du ventricule gauche: augmentation de la matité du cœur, choc du cœur énergique, bruit diastolique éclatant à la base, et un pouls remarquablement tendu. Ces malades, il est vrai, peuvent peu à peu se remettre une fois l'anasarque disparue ; ils peuvent reprendre de l'embonpoint et des forces au point de pouvoir de nouveau vaquer à leurs occupations ; mais leur face reste pâle, leur peau manque de ton, et tôt ou tard arrivent des accidents qui doivent être imputés soit à l'hypertrophie consécutive du ventricule gauche, tels que l'oppression, les palpitations cardiaques, les vertiges, soit à l'urémie, tels que la dyspepsie, des vomissements opiniâtres, des névralgies, des crampes, ou des exsudats inflammatoires dans les cavités séreuses.

J'ai eu l'occasion trois fois de suivre la marche d'une néphrite parenchymateuse chronique presque depuis les débuts de l'hydropisie jusqu'à la mort qui arriva par suite d'une atrophie secondaire des reins. Ces trois malades étaient du sexe masculin, âgés de dix-huit, vingt-cinq et trente ans ; tous les trois restèrent hydropiques pendant des années. Chez aucun d'eux il n'y eut plus trace d'œdème une fois que l'hydropisie eut disparu. Deux d'entre eux survécurent à la guérison de leur hydropisie, l'un pendant deux ans, l'autre pendant trois ans ; l'un d'eux fit un grand voyage, reprit son travail et mourut de péricardite pendant un séjour qu'il fit chez ses parents ; l'autre, après sa guérison apparente, travailla pendant deux ans dans une fonderie de fer, et mourut de pneumonie. Le troisième enfin, resta si faible qu'il ne put plus entreprendre aucun travail. Il succomba au milieu d'accidents urémiques un an après que l'anasarque eut complètement disparu. Voici l'observation de ce malade (M. K...). J'ai donné déjà des détails sur l'état de la sécrétion urinaire dans ce cas.

Observation XVIII. — M. Ad. K..., d'Altona, âgé de trente ans, était revenu des États-Unis en Europe, huit mois avant son entrée dans notre hôpital. Il avait été d'abord négociant, puis il était devenu fermier dans le Missouri où il avait été plusieurs fois atteint de fièvres paludéennes graves. Ces fièvres l'épuisèrent au point qu'au mois d'octobre 1866, il se décida à revenir en Europe. Mais, de retour dans sa patrie, il ne ressentit aucune amélioration de son état ; au contraire, il y eut bientôt du gonflement des extrémités inférieures, du scrotum et de l'abdomen, et ses forces diminuèrent encore.

Le 6 juillet 1867, M. K... entra dans notre service clinique. Il était extrêmement amaigri. Son visage était pâle et avait une teinte cachectique. Les extrémités inférieures, le scrotum et l'abdomen étaient œdémaciés au point qu'il existait des vergetures sur les cuisses et les parois abdominales. Comme symptômes subjectifs, M. K... présentait surtout un sentiment de faiblesse générale, de l'oppression et des accès pénibles de palpitations cardiaques. L'examen de la poitrine montra que l'ascite avait refoulé le diaphragme jusqu'au niveau des mamelons ; la matité qui existait à gauche, au dessous de l'omoplate, indiquait une accumulation de liquide dans la plèvre gauche. La matité précordiale était un peu peu plus étendue vers en haut qu'à l'état normal. Les bruits du cœur étaient nets. Pouls à 120, petit. Température normale.

Dans les premières vingt-quatre heures il élimina 910 cent. cub. d'urine, ayant un poids spécifique de 1021,5, contenant plus de 2 p. 100 d'albumine ainsi que des cylindres en petite quantité, la plupart minces et hyalins.

On administra au malade une infusion de digitale ; mais elle ne modifia en rien son état bien que le pouls perdît de sa fréquence. On arrêta ce médicament lorsque l'appétit du malade qui était mauvais déjà le devînt davantage encore. La digitale n'avait eu aucune influence sur la sécrétion urinaire ; au contraire, pendant les premières semaines que notre malade passa à l'hôpital elle devint plus défectueuse encore ; l'œdème s'étendit aussi aux mains et à la face.

Le 15 juillet, des douleurs dans le côté gauche du thorax et un frottement péricardique rude vers la pointe du cœur nous indiquèrent l'existence d'une péricardite. Cependant ces symptômes disparurent au bout de quelques jours, et le 20 juillet déjà le malade commença à suivre un traitement diaphorétique. Tous les jours il passait une heure dans un bain chaud à 40° au moins, puis on l'enveloppait de couvertures de laines pour pousser encore à la transpiration.

On arriva ainsi à faire considérablement diminuer l'œdème, mais la sécrétion urinaire resta peu abondante comme auparavant. Jusqu'au commencement de septembre le malade n'élimina pas en moyenne plus de 600 cent. cub. d'urine. En même temps ce liquide conserva un poids spécifique très élevé, en moyenne 1026, et continua à contenir rarement moins de 2 p. 100, et quelquefois jusqu'à 3 p. 100 d'albumine.

Le malade s'était plaint d'avoir souvent des frissons déjà dans les derniers jours du mois d'août. Au commencement de septembre il eut des douleurs vives dans le côté gauche et une fièvre modérée mais continue. L'examen de la poitrine démontra l'existance de frottements pleurétiques en dehors de l'omoplate gauche et dans la région axillaire gauche. On arrêta le traitement diaphorétique et on prescrivit de la gomme-gutte en pilules.

Dans les premières semaines de septembre il se forma dans la plèvre droite un épanchement qui, en arrière, atteignit presque l'épine de l'omoplate. La sécrétion urinaire resta aussi peu abondante qu'auparavant, l'hydropisie augmenta de nouveau et elle atteignit aux jambes et au scrotum un degré excessif lorsque, pendant les mois d'octobre et de novembre, la sécrétion urinaire tomba à 533 cent. cub. en moyenne par jour. — Pendant ce temps le poids spécifique de l'urine fut en moyenne de 1027; cependant il éprouva des oscillations très considérables; la proportion d'albumine ne diminua que fort peu. On essaya de nouveau de combattre les progrès de l'hydropisie à l'aide de bains chauds; mais on dut y renoncer, car il était presque impossible de transporter le malade complètement impotent de son lit dans la baignoire et de le reporter dans son lit. — Depuis la fin d'octobre on donna au malade quinze gouttes d'essence de térébenthine quatre fois par jour, mais sans aucun effet sur la sécrétion urinaire et sur l'hydropisie. Cependant l'épanchement pleurétique à droite diminua, et peu à peu il fut complètement résorbé ; en même temps il s'établit dans l'hypochondre droit des douleurs vives qui étaient manifestement la suite d'une périhépatite, car, à l'aide du stéthoscope on entendait sur toute la région hépatique et même au dessous des côtes droites des bruits de frottement synchrônes avec les mouvements respiratoires. On entendit ces frottements pendant presque tout le mois de novembre. — A partir de la fin de novembre on donna au malade une décoction de coloquinte qui produisit de trois à quatre selles aqueuses, mais l'état du malade resta le même. Bien plus il se sentit très affaibli et perdit complètement l'appétit. On dut donc cesser l'emploi de ce médicament.

Au commencement de novembre déjà on aperçut sur les deux cuisses de petites bulles qui, en crevant, mirent à nu de grandes étendues d'épiderme. A partir de ce moment il s'écoula du chorion de si grandes quantités de liquide que le lit en fut complètement mouillé et qu'on pouvait en recueillir des quantités appréciables dans des vases placés sous le lit. Cet état de choses eut au moins pour résultat de faire diminuer de volume les membres inférieurs qui étaient excessivement gonflés. Le liquide cessa de couler dans le courant de décembre déjà, les régions excoriées et très douloureuses se recouvrirent d'un nouvel épiderme. En même temps la sécrétion urinaire monta à 770 cent. cub. par jour en moyenne.

Mais, en janvier 1868, le gonflement des jambes augmenta de nouveau au point qu'il se forma de nouvelles déchirures sur l'épiderme des cuisses, il en sortit de grandes quantités de liquide. La sécrétion urinaire n'éprouva aucune modification. Le gonflement des jambes diminua rapidement, et le 20 janvier déjà l'écoulement du liquide s'arrêta.

Le 23 janvier, frisson violent suivi d'une forte chaleur fébrile, 40° de température, pouls à 160. Il existait des douleurs violentes dans la région précordiale et des bruits de frottement que l'on percevait avec le stéthoscope au niveau de la pointe du cœur et qui étaient synchrones avec les mouvements du cœur et les mouvements respiratoires. Prescription : quinine et digitale.

La fièvre persista pendant cinq jours ; puis, défervescence subite. — Le 31 janvier les bruits de frottement n'avaient pas encore complètement disparu, il est vrai, mais l'état général était meilleur qu'il n'avait encore été.

A partir de ce moment l'appétit du malade se releva ainsi que ses forces et la sécrétion urinaire devint peu à peu plus abondante. — Pour la première fois depuis l'entrée du malade il y avait eu le 28 janvier des sueurs spontanées coïncidant avec l'accès de fièvre ; il y en eut presque journellement ensuite. L'hydropisie commença à diminuer de plus en plus. — En mars le malade élimina en moyenne 950 cent. cub. d'urine par jour, en avril 1120 cent. cub. En même temps le poids spécifique de l'urine tomba à 1020 et à 1018, et la proportion d'albumine 0,64 p. 100 et 0,59 p. 100.

Pendant l'été de 1868 qui fut chaud, l'hydropisie disparut complètement ; M. K... put passer au grand air ses journées presque entières et il se sentit si fort qu'il fit de petites promenades.

Mais, au commencement du mois d'août, il y eut subitement et sans aucune cause connue une diarrhée violente ; en même temps la sécrétion urinaire diminua considérablement ; un jour elle tomba à 400 cent. cub. La diarrhée fut rapidement arrêtée, mais la sécrétion urinaire resta peu abondante, et pendant tout le mois elle se maintint en moyenne à 670 cent. cub. par jour. Le poids spécifique de l'urine monta quelquefois à 1024 et plusieurs fois la proportion d'albumine dépassa de beaucoup 1 p. 100.

Lorsqu'au commencement d'octobre je revins d'un voyage assez long M. K. avait de nouveau un œdème considérable par tout le corps, le péritoine était fortement distendu par du liquide. En même temps, le malade se plaignait de douleurs abdominales violentes, et au niveau de l'ombilic le ventre était tellement sensible que le malade n'y supportait même pas la percussion la plus légère. Cependant l'état général du malade n'était pas mauvais, et son appétit était même assez bon.

On prescrivit de l'iodure de potassium, mais sans rien changer à l'état du malade. Cependant la sécrétion urinaire augmenta un peu.

Vers le milieu de décembre on fit de nouveau prendre au malade des bains chauds prolongés; cette fois-ci on arriva à ce résultat que non-seulement on obtint bientôt une augmentation de la sécrétion urinaire, mais aussi la disparition rapide de l'hydropisie. Tandis que dans le mois de décembre, le malade éliminait en moyenne par jour 890 cent. cub. d'urine, il en élimina 1,100 par jour pendant le mois de janvier, 1,200 en février, 1,280 en mars. En même temps, le poids spécifique de l'urine et la proportion d'albumine diminuèrent.

Le 31 janvier déjà toute l'anasarque avait disparu. Mais il existait toujours encore une petite quantité de liquide dans la cavité abdominale qui resta très sensible à la pression.

C'est alors seulement que l'on put voir à quel extrême degré de maigreur le malade était arrivé. Il accusait en outre une grande faiblesse et depuis assez longtemps, il éprouvait des maux de tête excessivement violents que l'on n'arrivait à calmer qu'à l'aide de vessies de glace et d'injections de morphine.

On lui prescrivit de l'iodure de fer.

A la fin du mois de février toute trace d'hydropisie avait disparu. On cessa alors l'emploi des bains chauds.

M. Kr... quitta l'hôpital le 3 juin 1869; il y avait séjourné un an et onze mois : il y avait repris beaucoup de forces, et pendant les six dernières semaines il avait gagné cinq livres trois quarts en poids. Mais il accusait souvent encore des maux de tête et quelquefois il se plaignait de troubles visuels dont la cause était un œdème de la papille du nerf optique.

Pendant le mois de mai, M. Kr... avait éliminé en moyenne par jour, 1,165 cent. cub. d'urine ayant en moyenne un poids spécifique de 1,014 et contenant 0,444 p. 100 d'albumine. L'examen du cœur que l'on fit avant sa sortie donna les résultats suivants : choc du cœur peu sensible. Matité précordiale normale. Bruits du cœur sourds. Bruit aortique diastolique un peu plus fort que le deuxième bruit au niveau de l'artère pulmonaire. Pouls à 92, peu tendu.

M. Kr... se rendit à la campagne chez des parents pour y suivre la diète lactée. Au commencement le séjour à la campagne lui réussit fort bien. Ses forces augmentèrent et au bout de deux mois son poids avait augmenté de huit livres.

Mais au mois d'août il fut pris d'accès de palpitations cardiaques et de violentes oppressions; c'est ce qui le décida à rentrer à l'hôpital le 17 août.

Lorsqu'il nous revint, il était de nouveau très pâle; il marchait avec peine et à l'aide d'une canne seulement. Respiration accélérée. L'examen de la poitrine que l'on pratiqua montra que le péricarde contenait une quantité notable de liquide qui le distendait; la matité du cœur s'étendait en haut jusqu'au cartilage de la deuxième côte gauche, à gauche à un centimètre en dehors du mamelon, à droite jusqu'au mamelon droit. On ne sentait pas le choc du cœur. On sentait seulement un léger frémissement entre le bord gauche du sternum et le mamelon gauche. Bruits du cœur très faibles et sourds. Pouls accéléré et tendu. Prescription : digitale.

Le lendemain déjà le malade se mit à tousser et à rejeter des crachats pneumoniques. On trouva de la pneumonie du lobe supérieur gauche. En même temps, il y eut des vomissements abondants qui obligèrent à cesser l'emploi de la digitale. La sécrétion urinaire était très pauvre. Mais l'urine contenait de l'albumine et des cylindres en grande quantité. Par malheur, pendant les premières semaines de cette seconde période d'observation qui coïncidèrent avec le commencement des vacances, on ne fit pas d'analyses d'urine exactes.

Au bout d'une semaine, l'infiltration pneumonique suivit une marche régressive. Mais le malade ne se remettait pas, parce que les vomissements opiniâtres continuaient; aucun moyen n'arrivait à les arrêter et pendant un temps assez long toute alimentation fut impossible. Les vomissements revenaient après chaque repas et le malade rejetait presque tout ce qu'il avait pris, aliments solides et liquides. Aussi le malade qui, depuis sa rentrée à l'hôpital n'avait pas quitté le lit, perdait-il de plus en plus ses forces.

Vers la fin de septembre cependant, les vomissements devinrent moins fréquents, puis il n'y eut plus qu'un seul vomissement le soir, que l'on arriva à empêcher à l'aide d'une injection de morphine pratiquée à temps. Mais souvent encore le matin au réveil, le malade rejetait un liquide aqueux légèrement acide et qui quelquefois se trouvait en quantité considérable. Toutefois, à partir de ce moment, M. Kr... put prendre un peu de viande rôtie et du pain.

Entre temps, le liquide péricardique se résorba. Au commencement d'octobre, la matité précordiale avait atteint à peu près les limites normales; les bruits du cœur étaient nets et purs.

Mais en même temps, il s'établit d'autres symptômes pénibles. La nuit, le sommeil du malade était interrompu souvent par des secousses qui ébranlaient tout le corps. Il s'y ajouta de violentes démangeaisons de la peau qui rendirent tout repos impossible; le sensorium fut également pris dans la journée.

Sous l'influence de toutes ces circonstances, le malade fut envahi par un désespoir profond. Il voulut sortir à toute force et le 21 décembre 1869 ses parents le conduisirent à Altona.

Pendant les quatre derniers mois du séjour de M. Kr... dans notre clinique, la sécrétion urinaire avait constamment augmenté; par contre, le poids spécifique de l'urine et la proportion d'albumine qu'elle contenait étaient devenus plus faibles. Pendant le mois de septembre, la quantité d'urine éliminée en moyenne par jour était de 1,072 cent. cub., le poids spécifique de 1,010, la proportion d'albumine de 0,285 p. 100; pendant le mois d'octobre 1313 cent. cub.; poids spécifique 1,010, proportions d'albumine 0,317 p. 100 ; pendant le mois de novembre 1,515 cent. cub.; poids spécifique 1,009; proportion d'albumine 0,198 p. 107; pendant le mois de décembre jusqu'à la sortie du malade 2,020 cent. cub.; poids spécifique 1,008, proportion d'albumine 0,185 p. 100.

Pendant toute cette dernière période, on fut frappé de la quantité extraordinaire de cylindres qui formaient tous les jours au fond du vase une couche profonde de sédiment d'un aspect gris-blanc. Au contraire, au mois de mai, à l'époque de la première sortie du malade, l'urine ne contenait que fort peu de cylindres. Au mois de mai c'étaient surtout des cylindres minces et hyalins, tandis que quelques mois plus tard les cylindres sombres et granuleux et les cylindres larges prédominaient bien manifestement. L'iode colorait simplement en jaune ces derniers cylindres.

Lorsque M. Kr... quitta l'hôpital, il n'y avait plus trace d'hydropisie.

Je dois à l'obligeance du Dr Auerbach, d'Altona, les communications suivantes sur la marche ultérieure et la terminaison de ce cas remarquable. M. le Dr. Auerbach m'écrivait le 30 janvier 1870 :

« J'ai revu Kr... la semaine précédente. Je l'ai trouvé très amaigri, très anémié ayant un œdème modéré des extrémités, la peau sèche et rude : le malade s'était terriblement gratté, au visage surtout et sur le tronc. La matité du cœur était augmentée, le son aortique diastolique était très bruyant. Pouls à 88, tendu. Respiration libre. Pendant que je touchais Kr... je sentis ses muscles se contracter convulsivement. Depuis huit jours, il y a de nouveau des vomissements opiniâtres et le malade a eu plusieurs fois des sueurs très abondantes. La sécrétion urinaire est considérablement diminuée : 500 cent. cub. en vingt-quatre heures. L'urine est très pâle, son poids spécifique = 1,012, la proportion d'albumine paraît plus considérable que pendant les derniers temps à Kiel. Le sensorium est pris au point que Kr... ne m'a pas reconnu. » (Le Dr. Auerbach avait été assistant dans la clinique médicale de Kiel jusqu'au commencement de 1870.) « On le mit dans un bain chaud où il fut pris d'un accès épileptiforme des plus caractérisés, et Kr... mourut le 29 janvier au soir dans le coma le plus profond. »

Le Dr Auerbach voulut bien aussi faire l'autopsie et me communiquer ce qu'il avait trouvé :

« Poumons légèrement adhérents aux parois costales, mais normaux et complètement perméables à l'air. Une quantité assez considérable de sérosité limpide dans le péricarde; les deux feuillets du péricarde sont recouverts d'un exsudat blanc sale. Cœur très volumineux. Cavité du ventricule gauche dilatée et ses parois considérablement épaissies.

« Dans la cavité abdominale, 500 cent. cub. environ d'un liquide clair et limpide. Les intestins sont fortement distendus par des gaz. Leur revêtement séreux a une teinte ardoisée, il présente des adhérences nombreuses et solides avec les parois abdominales. Une adhérence remarquablement solide s'étendait du milieu du colon transverse à la paroi abdominale en face du fond de la vessie. Anses intestinales légèrement agglutinées entre elles. Muqueuse stomacale fortement tumifiée, ayant une coloration rouge vif; il y a sur toute son étendue de petits épanchements sanguins, mais il n'y a nulle part ni ulcérations, ni cicatrices. Le pylore est libre. On n'a pas ouvert le canal intestinal. Le foie est petit, sa face extérieure est complètement adhérente au diaphragme. La rate paraît être de dimensions normales. »

Le Dr Auerbach eut la bonté de m'envoyer les reins de ce malade à Kiel, où je les ai examinés.

Les deux reins étaient plus petits qu'à l'état normal, la capsule très adhérente se détachait très difficilement. La surface des deux reins était bosselée, inégale et granuleuse. Leur couleur était brun-foncé. Il y avait à leur surface quelques kystes remplis d'un liquide limpide, et du volume d'un grain de mil. L'un des reins pesait 80 gr., l'autre 82 gr. Le premier était long de 9 cent., large de 5 cent., épais de 2 cent. et demi; le second long de 10 cent., large de 5 cent., épais de 2 cent. et demi.

Sur la coupe des reins on vit que la diminution de leur volume était due surtout à la disparition de la couche corticale. Les pyramides étaient beaucoup moins atrophiées.

L'examen microscopique démontra qu'il existait une prolifération diffuse du tissu cellulaire des deux reins; en certains endroits, il formait des bandes fibreuses assez larges entre lesquelles il n'existait plus trace du tissu glandulaire. En d'autres endroits, on trouvait au milieu de ces bandes fibreuses de petits corps arrondis et obscurs entourés de cellules fibreuses allongées et disposées en séries concentriques, que l'on reconnaissait encore, pour être des glomérules de Malpighi atrophiées. Ailleurs encore il existait des groupes de canalicules urinaires parfaitement conservés avec les capsules de Bowmann et les glomérules tout à fait normaux.

Ce fait pourrait être utilisé par ceux qui croient qu'il existe des cas où les différents stades décrits par les auteurs dans la maladie de Bright se suivent vraiment dans l'ordre qu'on leur a assigné.

Si Frerichs avait cité dans son ouvrage sur la maladie de Bright un cas pareil à celui de M. Kr... le reproche qui lui a été fait par Samuel Wilks, et que nous avons cité p. 318, n'aurait pas été fondé. Mais, d'après tout ce que j'ai lu, je crois qu'on a observé et publié fort peu de cas dans lesquels les symptômes se soient suivis avec une régularité pareille à celle qui existe dans le cas de M. Kr... et où l'on ait trouvé des lésions analogues à l'autopsie.

Je dois avouer cependant que, malgré mes investigations anatomiques, je ne sais pas encore si, dans le cas de M. Kr... j'ai eu affaire seulement avec une atrophie secondaire des reins et non pas avec un cas compliqué.

Les accidents suivants ont encore une importance particulière pour le pronostic. L'œdème de la glotte et l'œdème pulmonaire constituent un danger immédiat. L'infiltration pneumonique du parenchyme pulmonaire causa la mort presque dans tous les cas de néphrite parenchymateuse où je l'ai observée. Les phlegmons du tissu cellulaire sous-cutané amènent habituellement la même terminaison parce qu'ils produisent la gangrène et que la résorption du pus gangréneux met immédiatement la vie en danger. Deux fois cependant j'ai observé la gangrène du scrotum qui fut suivie de la guérison totale du mal local. Les exsudats inflammatoires des cavités séreuses peuvent être complètement résorbés. Nous trouvâmes sur le cadavre de M. Kr... des signes indubitables de pleurésie, de péricardite et de péritonite guéries. Pendant la vie on avait constaté les signes de l'inflammation de ces séreuses et démontré l'existence des épanchements. Les accidents urémiques les plus violents peuvent se passer heureusement comme dans la néphrite aiguë et alors encore il peut se produire une guérison complète. Ils ne sont absolument dangereux que lorsque l'atrophie secondaire a envahi les reins, comme du reste, dans tous les processus atrophiques de ces organes.

Diagnostic.

Les médecins seuls, qui se font un devoir d'examiner souvent l'urine de tous les individus atteints d'une des maladies dont on sait qu'elles peuvent produire de la néphrite, peuvent espérer pouvoir reconnaître cette maladie dangereuse assez à temps pour que l'intervention thérapeutique ait encore des chances de succès.

Le diagnostic de la néphrite parenchymateuse chronique n'est pas difficile quand il s'agit d'individus qui deviennent pâles et anémiques sans cause aucune ou par une raison connue, qui ont de l'œdème, qui éliminent une petite quantité d'urine avec un poids spécifique élevé et une forte proportion d'albumine et dans le sédiment de laquelle se trouvent des cylindres de différentes espèces. Cependant le diagnostic différentiel de cette maladie des reins avec d'autres affections de ces organes qui donnent également lieu à de l'albuminurie peut présenter quelquefois des difficultés, et cela à toutes les périodes de la maladie.

En général, il est impossible de dire d'avance si un cas de maladie des reins, débutant avec les symptômes de la néphrite aiguë, prendra dans la suite une marche chronique. Toutefois on peut affirmer avec une certitude presque complète que tous les cas de néphrite qui se développent à la suite de la diphthérie, du choléra et des exanthèmes aigus auront une marche aiguë et une courte durée. Par contre, comme nous l'avons dit déjà, les néphrites qui sont le résultat d'un refroidissement violent ou qui naissent pendant le cours d'un rhumatisme articulaire aigu ou pendant la grossesse ont beaucoup plus de tendance à passer à l'état chronique. Bien plus, les cas dus aux causes que nous venons de citer, qui tout d'abord présentent les symptômes les plus aigus, qui débutent par des hémorrhagies rénales abondantes, comme les néphrites scarlatineuses les plus graves, peuvent néanmoins donner naissance à une affection chronique des reins.

Par contre, j'ai vu plusieurs fois que la néphrite qui, dans le cours d'une fièvre intermittente ou peu après que celle-ci est terminée, débute par de l'hématurie peut, en général, être guérie rapidement et facilement, tandis qu'elle est extrêmement tenace lorsque son début est torpide et qu'on ne la découvre que lorsque l'anasarque est déjà considérable. C'est un nouvel avertissement pour nous autres médecins, afin que dans toutes les affections paludéennes nous fassions constamment attention à l'état de la sécrétion urinaire.

En général, on pourra affirmer qu'une maladie des reins est de date récente lorsque l'urine contient beaucoup de sang et qu'elle a tous les autres caractères de l'urine sécrétée par des reins enflammés. Cependant, il ne faut pas oublier qu'il peut y avoir parfois de l'hématurie dans le cours d'une néphrite chronique et même dans l'atrophie primitive des reins.

Lorsque l'urine ne contient ni sang, ni cellules épithéliales, et qu'elle est secrétée en quantité extrêmement faible, que son poids spécifique est élevé, la proportion d'albumine considérable, et qu'il se dépose au fond du vase une grande quantité de cylindres pour la plupart sombres et granuleux en même temps que des masses de détritus, on peut être sûr qu'on a affaire à une néphrite chronique. Il est certainement tout à fait exceptionnel de trouver dans la néphrite aiguë des urines dont le poids spécifique dépasse 1030 et qui contiennent plus de 3 à 4 p. 100 d'albumine.

Mais dans le cours de la forme aiguë aussi bien que dans celui de la forme chronique de la néphrite parenchymateuse, il peut se présenter des circonstances où il est impossible d'établir un diagnostic différentiel, soit par l'analyse de l'urine, soit par la considération des autres symptômes, où par conséquent, la marche ultérieure de la maladie seule peut nous apprendre à laquelle des deux formes on a affaire. Cependant dans la forme aiguë il est beaucoup plus fréquent de voir l'anasarque faire complètement défaut ; dans la forme chronique, elle est un phénomène presque constant.

L'inflammation chronique des reins a de commun avec la dégénérescence amyloïde de ces organes l'albuminurie[1], presque toujours l'hydropisie, et quelquefois aussi la cause. La dégénérescence amyloïde des reins, de même que la néphrite chronique, se produit souvent à la suite de suppurations chroniques, quelles qu'elles soient, comme aussi chez les syphilitiques parvenus à la période de cachexie ; elle est alors l'expression d'un état cachectique général. Aussi est-il fréquent de trouver dans les mêmes reins une néphrite chronique et une dégénérescence amyloïde des vaisseaux. Pour mon compte, je renonce à diagnostiquer la combinaison de ces deux états sur le vivant.

J'établirai les différences suivantes pour les cas où cette combinaison n'existe pas.

Dans la néphrite chronique l'hydropisie est constante et atteint un degré très élevé.

Pendant quelque temps du moins l'urine est secrétée en fort petite quantité, elle a alors un poids spécifique très élevé, une couleur foncée, elle est trouble, contient de fortes proportions d'albumine et son sédiment contient une grande quantité de cylindres.

Dans la dégénérescence amyloïde simple le volume de l'urine est en général normal, l'urine est pâle ou au moins d'une teinte claire, ordinairement son poids spécifique est très faible, rarement elle contient plus de 1 p. 100 d'albumine. Le sédiment ne contient que quelques cylindres ; quelquefois on n'en trouve aucun. — Lorsque la néphrite guérit ou se termine par l'atrophie secondaire des reins, l'urine peut présenter à peu près les mêmes caractères que dans la dégénérescence amyloïde, d'une façon passagère seulement dans le premier cas, d'une façon permanente dans le second. Mais dans ces cas on trouve toujours (et cela même dans les cas de guérison aussi longtemps que l'urine reste albumineuse) beaucoup de cylindres dans l'urine, il y en a même d'énormes quantités quand les reins s'atrophient. Du reste, toujours alors les malades ont eu de l'hydropisie à des degrés assez

[1] Voir à la fin du volume la note sur la *Dégénérescence amyloïde.*

élevés et celle-ci a toujours été précédée par une remarquable diminution de la sécrétion urinaire qui a persisté tant que l'anasarque a duré. De plus l'atrophie secondaire des reins s'accompagne d'une hypertrophie du ventricule gauche que je n'ai jamais observée avec une dégénérescence amyloïde simple des reins[1].

La néphrite chronique ne peut être confondue avec l'atrophie primitive des reins (atrophie granuleuse, cirrhose des reins) que pendant sa dernière période ou période d'atrophie. La confusion est fort possible cependant, parce que dans les deux états les caractères de l'urine sont les mêmes : teinte pâle, poids spécifique peu élevé, faible proportion d'albumine. Toutefois dans l'atrophie primitive le volume de l'urine dépasse d'habitude le volume normal, ce que je n'ai jamais observé dans l'atrophie secondaire. Dans la première de ces maladies on ne trouve, en général, que quelques rares cylindres hyalins; dans la seconde, on trouve des cylindres de toute espèce en très grande abondance. L'hypertrophie consécutive du ventricule gauche est propre à ces deux états. Mais, dans la néphrite, le processus atrophique a toujours été précédé d'une anasarque considérable et tenace accompagnée d'une diminution considérable de la sécrétion urinaire, anasarque qui ne disparaît que lorsque l'atrophie rénale a commencé. Dans l'atrophie primitive, au contraire, l'hydropisie fait complètement défaut dans la majorité des cas, ou bien elle n'apparaît que d'une façon passagère et reste à un faible degré, ou enfin elle apparaît tout à fait à la fin chez les malades qui sont tombés dans le marasme et alors elle n'est pas considérable d'habitude. Dans ces cas aussi le développement de l'hydropisie est lié à une diminution de la sécrétion urinaire ; mais un fait important à noter, c'est que malgré cela l'urine conserve un poids spécifique peu élevé. Même pendant les premières périodes de l'atrophie des reins où l'hydropisie se rencontre très rarement, jamais, lorsque par hasard le volume de l'urine diminue et qu'il se produit quelques œdèmes passagers, on ne voit le poids spécifique de l'urine

[1] Je dirai plus loin ma façon de penser sur la liaison qui existe entre la dégénérescence amyloïde et l'atrophie des reins, états qui sont quelquefois combinés.

atteindre des degrés aussi élevés que dans la néphrite chronique au début et pendant les progrès de l'hydropisie.

Les troubles fonctionnels que font éprouver aux reins les troubles circulatoires résultant d'une affection grave du cœur, ne peuvent pas être confondus avec la néphrite, bien que dans ce cas aussi la sécrétion urinaire soit réduite à son minimum et que d'habitude il en résulte une hydropisie très prononcée. Mais toute confusion est rendue impossible par la cyanose générale qui accompagne l'induration cyanotique des reins et parce que l'on trouve dans le cœur la cause de cet état de choses, et enfin par le mode de propagation de l'œdème qui, ainsi qu'on le sait, est habituellement limité au territoire de la veine cave inférieure et respecte complètement celui de la veine cave supérieure. L'urine sécrétée par les reins cardiaques peut être en aussi petite quantité que dans les cas les plus graves de néphrite chronique, elle peut avoir un poids spécifique tout aussi élevé et une teinte aussi foncée. Elle peut également contenir de l'albumine, mais jamais dans des proportions aussi considérables que d'habitude dans la néphrite chronique ; de plus les urines de cette espèce ne contiennent jamais que quelques cylindres, tous minces et hyalins.

Traitement.

Le traitement de la néphrite parenchymateuse chronique doit être dirigé d'après les mêmes principes que le traitement de la forme aiguë de cette maladie.

Avant toutes choses, il faut songer à éloigner les causes nocives, s'il en existe, qui ont provoqué la maladie des reins ou qui l'entretiennent. J'ai montré déjà par des exemples quels excellents effets on obtenait en supprimant par des opérations des suppurations chroniques. Si un individu a pris une inflammation des reins sous l'influence de la fièvre intermittente, il faut couper rapidement et complètement la fièvre et, si la chose est possible, éloigner le malade du foyer d'infection. S'il existe de la syphilis, il faudra chercher à la guérir, suivant les cas, par un traitement mercuriel ou un traitement ioduré énergique.

Mais dans beaucoup de cas il est impossible de découvrir une cause occasionnelle et alors la thérapeutique n'a aucune prise de ce côté. C'est dans ces cas précisément que souvent on ne reconnaît le mal que lorsque déjà il a fait de grands progrès, souvent même on n'a recours aux secours de l'art que lorsqu'il existe de l'œdème depuis un temps assez long. Il s'agit alors de combattre directement le mal.

Les médecins ont, dans ce but, fait bien plus d'essais encore dans la néphrite chronique que dans la néphrite aiguë. On a essayé et recommandé les saignées, les purgatifs, les médicaments dits altérants, tous les diurétiques et tous les diaphorétiques, tous les médicaments contenant du tannin et, en fin de compte, nous nous trouvons presque au même point qu'à l'époque des premières publications de Bright, où cet auteur pensait que toute affection chronique des reins qui s'accompagnait d'albuminurie était incurable. Cependant ces expériences nous ont toujours appris une chose, c'est qu'il fallait s'abstenir de tous les remèdes et de toutes les méthodes curatives capables d'affaiblir directement le malade, qui presque toujours est déjà anémique, ou de troubler ses fonctions digestives.

C'est sans doute à cause de l'hydropisie que l'on a essayé avec une certaine prédilection les diurétiques ; en effet, l'hydropisie, quand elle est due à d'autres causes, disparaît souvent sous l'influence de ces médicaments. J'ai fait l'essai de tous ces médicaments, à l'exception de la cantharide et de la scille ; mais je n'en ai obtenu aucun résultat remarquable. Un confrère de Dithmarsch m'avait recommandé l'essence de térébenthine comme constituant un excellent remède contre l'hydropisie rénale consécutive aux fièvres intermittentes. Mais elle ne m'a rendu aucun service dans les cas chroniques et dans les cas récents on n'en a pas besoin parce que ceux-ci guérissent sans l'emploi de ce médicament. Ma confiance dans les effets obtenus par la térébenthine a donc beaucoup diminué. Récemment, Immermann[1] a recommandé l'emploi des diurétiques salins et en particulier de l'acétate de potasse à la dose de 5 à 10 grammes par jour,

[1] *Correspondenz-Blatt für schweizer Aerzte*, juin 1873, n° 11.

non seulement dans tous les cas de mal de Bright aigu, mais aussi dans la néphrite parenchymateuse chronique de date récente, ainsi que dans les récidives et les recrudescences de la maladie. Immermann a été étonné de voir avec quelle rapidité tous les symptômes ont disparu et la guérison est arrivée dans un grand nombre de cas de néphrite parenchymateuse, même de date assez ancienne, lorsqu'on établissait une diurèse méthodique. Je pense qu'Immermann a raison pour les cas relativement récents, cependant je n'ai pas toujours obtenu des résultats aussi favorables que ce clinicien. Les diurétiques salins ont peu d'action ou n'en ont aucune dans les cas anciens.

Les médicaments à base de tannin ont déjà été essayés par Bright et ils sont d'un usage commun depuis que Frerichs les a recommandés. Je les ai employés dans diverses formes de la maladie et avec une grande ténacité, mais jamais je n'ai pu obtenir avec eux le moindre résultat.

On a beaucoup recommandé aussi les préparations d'iode qui, ainsi qu'on le sait, sont rapidement éliminées par les reins. Je ne doute pas que dans les cas de néphrite qui sont le résultat de suppurations chroniques, l'iodure de potassium ne puisse avoir d'excellents effets ; plusieurs chirurgiens expérimentés me l'ont assuré et je crois l'avoir observé moi-même. Je ne saurais donner l'explication physiologique de cette action thérapeutique. Mais je n'ai rien tiré de l'iodure de potassium dans d'autres cas de néphrite; bien plus, dans un cas grave de syphilis cutanée héréditaire, il s'établit de la néphrite pendant le traitement ioduré et l'affection rénale amena la mort bien que l'on eût continué à employer ce médicament.

Je suis donc forcé de dire que, parmi tous les moyens qui doivent agir directement sur le tissu rénal par l'intermédiaire du sang, aucun ne peut être encore considéré comme un remède sûr contre la néphrite parenchymateuse chronique.

Aussi depuis longtemps les médecins se sont-ils vus forcés de recourir à d'autres agents thérapeutiques, soit pour combattre indirectement l'affection des reins, soit dans l'intention de faire seulement un traitement symptomatique.

Je crois que de nos jours on peut considérer comme totalement perdue l'opinion ancienne d'après laquelle on pouvait guérir des néphrites chroniques à l'aide de saignées, de cautères, de sétons, etc, dans les régions rénales. Les rapports des anciens médecins montrent bien que ces procédés n'ont jamais guéri personne. Et pour quiconque n'a pas d'idées préconcues, il est bien évident que de cette manière on n'a pu que porter préjudice aux malades.

Je n'ai guère à dire beaucoup plus de bien des purgatifs drastiques. Si ces médicaments ont une certaine action sur l'hydropisie, le bénéfice que l'on retire de leur emploi est bien largement compensé par les atteintes que les purgations répétées font subir à la nutrition de ces malades qui sont déjà anémiques.

Que l'on considère combien il est fréquent de voir survenir de la diarrhée chez les malades atteints de néphrite chronique, avec quelle rapidité alors les forces déclinent et combien il est difficile d'arrêter ces diarrhées, on comprendra facilement alors la répugnance qu'éprouvent la plupart des médecins pour traiter eette maladie des reins à l'aide des purgatifs drastiques. Jamais je n'ai vu les diarrhées spontanées ni celles que l'on provoque artificiellement avoir une heureuse influence sur la marche de l'affection rénale.Bien au contraire, je crois que leur apparition est du plus fâcheux augure. Toujours, lorsque la diarrhée s'établit, la sécrétion urinaire diminue encore, le poids spécifique de l'urine et sa proportion d'albumine augmentent, et jamais je n'ai vu l'urine couler plus abondamment qu'auparavant une fois la diarrhée arrêtée, de sorte que l'on ne peut pas admettre que la diarrhée exerce consécutivement une action favorable sur l'état et les fonctions des reins.

Ici encore je crois qu'un traitement diaphorétique méthodique est le seul procédé qui, non seulement permette de combattre l'hydropisie qui constitue un symptôme pénible et dangereux, mais qui, de même que dans la néphrite aiguë, ait aussi une influence favorable sur le processus morbide des reins. Il faut bien avoir présent à l'esprit cependant que dans cette forme on a affaire à une altération beaucoup plus grave des vaisseaux et des tissus et que, par conséquent, on ne saurait attendre d'aucune méthode curative un retour rapide à l'état et aux fonctions normaux. Si donc l'on veut obtenir la guérison à l'aide de la diaphorèse, il faut l'employer avec méthode et persistance.

Bright déjà avait jusqu'à un certain point reconnu ce fait. Parmi les remèdes qui conviennent à la forme aiguë de la maladie des reins qui porte son nom, il cite[1] en première ligne les évacuations sanguines, mais il prouve qu'elles ne suffisent pas si en même temps on ne purge pas le malade et si on ne pousse pas à la peau. Pour arriver à ce but il faut, d'après lui, maintenir le malade au lit, condition indispensable dans nos climats pour pouvoir obtenir une guérison. Il ajoute ensuite que dans la forme chronique il espérerait obtenir les effets les plus favorables d'un changement de climat. Un voyage dans les Indes Orientales et un séjour dans l'une des îles les plus saines produit souvent des modifications importantes dans la constitution parce qu'il agit surtout sur les pores de la peau.

Je n'ai donc pas hésité à maintenir au lit mes malades atteints de néphrite chronique, non seulement pendant tout le temps où l'hydropisie les empêchait de se mouvoir, mais encore aussi longtemps que la composition de l'urine me montrait que le processus inflammatoire n'était pas calmé encore, aussi longtemps, par conséquent, que l'urine contenait beaucoup d'albumine. Je les ai forcés à garder le lit pendant des années entières et je ne leur ai permis de se lever que pendant les journées les plus chaudes de l'été. Mais dès que la température devenait moins chaude ou dès que la quantité d'urine diminuait et que la proportion d'albumine qu'elle contenait augmentait au contraire, les malades étaient forcés de séjourner de nouveau au lit. Parmi les malades qui observèrent consciencieusement ces prescriptions et qui en même temps permirent d'employer le traitement diaphorétique dans toute sa rigueur, quelques-uns guérirent complètement, bien qu'à l'époque où l'on commença le traitement ils fussent depuis plusieurs mois déjà fortement hydropiques.

Mais tout le traitement diaphorétique doit être observé avec la même rigueur que le séjour au lit, que l'on emploie des bains d'air ou d'eau chaude ou bien la méthode des enveloppements.

[1] *Cases and observations illustrative of renal disease. Guy's Hospital Reports*, april 1840, p. 160.

J'ajouterai seulement à ce que j'ai dit de ce traitement à l'occasion de la néphrite aiguë que, dans la néphrite chronique, la diaphorèse doit être employée sans interruption jusqu'à ce que la composition de l'urine indique que le processus inflammatoire rétrocède, c'est-à-dire pendant des années entières lorsque le mal est bien enraciné. C'est là ce que j'ai fait et les résultats que j'ai obtenus montrent qu'il est possible de le faire et d'obtenir quelquefois encore la guérison.

On sait que les individus atteints de néphrite parenchymateuse chronique n'ont presque jamais de sueurs spontanées; leur peau est toujours sèche et rude et l'on n'arrive pas toujours du premier coup à provoquer la transpiration à l'aide d'une des méthodes diaphorétiques ordinaires. Aussi est-il tout à fait remarquable que des individus qui au début du traitement transpiraient à peine après un bain chaud à 40 degrés de une heure et demie, se couvrent de sueurs profuses rien que par l'effet d'un enveloppement après que par l'usage des bains chauds journaliers on a provoqué chez eux des transpirations abondantes.

J'ai également observé dans la néphrite parenchymateuse chronique, que la sécrétion urinaire augmentait et que le poids spécifique de l'urine diminuait lorsqu'à l'aide d'un traitement diaphorétique méthodique on arrivait à provoquer tous les jours des sueurs profuses. Rosenstein déjà a appelé l'attention sur ce fait que la diaphorèse augmentait aussi la sécrétion urinaire. Il me semble que ce fait prouve que la diaphorèse constitue non seulement un traitement symptômatique, mais aussi un traitement curatif de la néphrite chronique. J'ai indiqué déjà comment je me figure que la diaphorèse agit sur l'état pathologique des reins. Je crois que l'hypérémie des vaisseaux cutanés qui se répète tous les jours et que l'on entretient pendant un temps assez long produit une déplétion des vaisseaux des viscères et par conséquent aussi des vaisseaux des reins; il en résulte nécessairement que le sang circule plus rapidement à travers les capillaires et les veines dilatés par l'inflammation et que la sécrétion devient plus abondante. Donc dans ce sens déjà la diaphorèse exerce une action antiphlogistiques sur les reins enflammés. De plus une transpiration abondante produit une déplétion générale du système circulatoire, car la sueur est fournie par le sang et non pas directement par le liquide hydropique. Si maintenant ce liquide, lorsqu'il est résorbé, rend au sang ce qu'il avait perdu, on admettra cependant qu'il faut un certain temps pour que cela puisse se faire. Les vaisseaux des reins enflammés peuvent revenir un peu sur eux-mêmes, ce qui ne peut pas rester sans influence sur les fonctions de ces organes; et les observations faites au lit des malades nous apprennent que cette influence est bien réelle. Les malades urinent plus abondamment à mesure que la circulation, délivrée de ses entraves par la diaphorèse, se fait plus rapidement, et l'urine contient moins d'albumine à mesure que le dilatation des vaisseaux diminue. Enfin, je crois qu'il est incontestable qu'un traitement diaphorétique poursuivi pendant un temps suffisamment long peut arriver à guérir complètement les troubles nutritifs produits par l'inflammation.

Je n'ai pas encore pu déterminer jusqu'à présent de quelle manière il faut employer le traitement diaphorétique pour obtenir les meilleurs résultats dans la néphrite chronique, car les moyens m'ont fait défaut pour expérimenter dans notre clinique tous les procédés connus. Je n'ai pu employer que les bains de vapeur russes et les bains d'eau chaude, et même dans la dernière année les bains d'eau chaude seulement, parce que pour certaines considérations matérielles les bains de vapeur ne peuvent plus être employés et que jusqu'à ce jour on ne les a remplacés par rien. J'ai regretté surtout de n'avoir pas pu faire des essais avec des bains d'air chaud (bains romains), car je pense qu'ils doivent avoir une action extrêmement bienfaisante attendu que ce procédé provoque certainement les sueurs les plus prolongées sans aucun inconvénient pour le malade. Lorsque les bains de vapeur et les bains d'eau chaude sont pris à une température assez élevée pour provoquer des sueurs profuses, il en résulte inévitablement un échauffement considérable de tout le corps, ce qui au bout de peu de temps ne laisse pas de présenter des inconvénients. Mais avec les bains d'air chaud on n'a pas à craindre de trop s'échauffer le corps; aussi peut-on sans hésitation pousser la température beaucoup plus loin. Les bains de vapeur russes sont les plus dangereux de tous, d'abord parce qu'il est très difficile de surveiller le malade et ensuite parce que la température du corps peut y atteindre des degrés très élevés. Je ne saurais donc les recommander pour le traitement des maladies des reins. De plus, d'après les expériences qui ont été faites ici, il est difficile de maintenir le bain à une température constante, parce qu'ordinairement la pression sous laquelle la vapeur arrive dans le bain est soumise à des oscillations assez considérables.

Ce dernier inconvénient n'existe pas dans les bains d'eau chaude. Si l'on veut employer des bains d'eau chaude dans le but dont il est question ici, il faut les chauffer à 40 degrés et les maintenir à cette température en y ajoutant de l'eau chaude ; si l'on veut obtenir les effets désirés d'un bain de ce genre, il faut y maintenir le malade pendant une heure au moins, puis l'envelopper de couvertures de laine dans le cabinet de bain qui doit être convenablement chauffé et le faire transpirer quelques heures encore. Lorsque le malade est pris d'une faiblesse pendant ou après le bain, on lui donnera un verre d'un vin généreux. Jusqu'à présent, on n'a pas encore fait d'expériences pour savoir pendant combien de temps on peut maintenir un individu dans un bain chaud et combien de fois on peut les répéter sans préjudice pour lui. Cependant je rapporterai à ce propos que Hebra a maintenu des malades atteints de pemphigus chronique cent jours et cent nuits dans l'eau chaude, et qu'il les a guéris. Je crois que le traitement diaphorétique de la néphrite chronique est susceptible de beaucoup d'améliorations encore.

En tout cas, en théorie, je préfère le traitement par les bains d'air chaud à celui par les bains de vapeur et d'eau chaude, parce qu'on évite ainsi l'échauffement exagéré du corps, qui offre toujours du danger et qui affaibli toujours les malades. Ces bains se donneraient de la façon la plus simple dans les établissements de bains bien conditionnés. Mais à la rigueur, et à leur défaut, on pourrait y suppléer par des bains de sable chaud. Ces derniers pourraient même être préférables aux bains romains, parce que le malade respire de l'air à la température normale, et qu'ainsi l'équilibre de température s'établit plus facilement encore. Mais, d'un autre côté, il est bien difficile de maintenir le bain à une chaleur constante. Plusieurs fois déjà j'ai eu à constater les fâcheux résultats d'imprudences qui avaient été faites dans ce sens.

Je ne puis pas passer sous silence un procédé qui appartient à la médecine populaire de quelques régions, et qui indique que l'instinct du peuple a déjà trouvé le traitement diaphorétique contre l'hydropisie. J'ai vu plusieurs fois des individus atteints de maladies de reins que l'on avait plongé, jusque sous les bras, dans un sac rempli de farine de haricots. La peau, en contact avec la farine, était maintenue dans une transpiration constante.

A mon avis donc, le traitement diaphorétique est le seul procédé à l'aide duquel nous puissions agir sur l'inflammation des reins sans nuire au malade. C'est le plus puissant aussi et à peu près le seul applicable contre l'hydropisie, le symptôme le plus pénible de la maladie. Cependant je ne crois pas que l'on doive négliger d'employer en même temps les diurétiques inoffensifs et surtout les diurétiques salins. Mais je ne puis pas leur accorder une influence aussi heureuse que d'autres auteurs sur les troubles fonctionnels des reins et sur l'anasarque.

Mais d'autres symptômes et d'autres suites de la maladie réclament au plus haut titre l'attention des médecins. Ce sont surtout les troubles digestifs et l'anémie.

Il faut régler le régime du malade suivant l'état de ses organes digestifs. Il faut veiller à ce qu'il puisse autant que possible réparer les pertes d'albumime qu'il éprouve, ce qui souvent est rendu très difficile à cause de la répugnance des malades pour la viande. L'acide chlorhydrique et la pepsine sont loin de pouvoir toujours suppléer à l'insuffisance des fonctions digestives. On réussit tout aussi peu à vaincre l'anorexie de ces malades à l'aide de stimulants, par exemple les amers. On a reconnu que la disparition de l'anasarque sous l'influence de sueurs abondantes s'accompagne, en général, du retour de l'appétit ; je crois donc avoir des raisons suffisantes pour prétendre que dans la néphrite chronique l'apepsie est en grande partie produite par un œdème des muqueuses stomacale et intestinale. Tant que les malades éprouvent une répugnance invincible pour la viande, on peut essayer, comme Niemeyer l'a proposé, d'introduire dans l'économie une grande quantité du corps albuminoïde à l'aide de la diète lactée. Mais ce traitement aussi échoue quelquefois, parce que tous les malades ne peuvent pas ingérer et digérer de grandes quantités de lait. Beaucoup de malades supportent mieux le lait de beurre que le lait frais. Le lait de beurre constitue une des boissons favorites des habitants de notre contrée. Parmi les malades traités dans notre clinique, beaucoup en prenaient journellement de grandes quantités et je n'hésite pas à attribuer à cette circonstance le bon état général dans lequel restèrent ces malades, malgré les grandes pertes d'albumine qu'ils éprouvaient. De plus, l'absorption de grandes quantités de lait ou de lait de beurre exerce certainement aussi une action diurétique qui ne peut être que favorable au malade.

Dans la plupart des cas, on est forcé de tâtonner pour trouver tant les aliments que les médicaments qu'il convient de donner au malade. Si l'on réussit à vaincre l'hydropisie et l'hydrémie, sa cause la plus prochaine, presque toujours l'appétit revient et les fonctions digestives se rétablissent.

Que la néphrite chronique s'accompagne de troubles digestifs graves ou non, la pâleur des muqueuses nous indiquera toujours que les globules rouges ont diminué de nombre sous l'influence de l'albuminurie. Il en résulte une autre indication symptomatique, qui est d'administrer des ferrugineux. Je ne pense pas qu'il soit bien important de déterminer quelle est la préparation martiale qu'il convient de donner. Les conditions individuelles des malades décideront de cette question. Lorsque les malades peuvent avaler des pilules, j'emploie de préférence une masse pilulaire contenant parties égales de sulfate de protoxyde de fer et de carbonate de potasse; je fais faire des pilules contenant chacune 0 gr. 05 du sel de fer, et j'en fais prendre trois à quatre immédiatement après chaque repas. Si les malades préfèrent la forme liquide, on leur donnera du sirop d'iodure de fer ou une solution d'iodure de fer dans la teinture amère ou quelque autre teinture martiale. Mais je crois qu'il est important de ne donner le fer que lorsque l'estomac est rempli. Pour le reste, on choisira la préparation que le malade supporte le mieux.

Je ne dirai rien des mesures thérapeutiques qui, dans le cours de la maladie, peuvent devenir nécessaires par suite de diverses complications, phlegmons, gangrène de la peau, pneumonie, pleurésie, péricardite, péritonite, etc. ; dans chaque cas particulier on les appliquera suivant les règles générales de la thérapeutique.

Cependant je ne puis m'empêcher de faire une remarque, c'est que je ne puis admettre que l'on fasse des scarifications pour guérir l'anasarque. On peut devenir maître de l'hydropisie par d'autres moyens et obtenir un résultat plus durable ; mais les plaies que l'on produit sur la peau œdémaciée, deviennent facilement le point de départ d'erysipèles et de phlegmons ; de plus elles ont ce résultat que le lit ne cesse pas d'être mouillé, ce qui bientôt devient intolérable pour le malade. J'ai déjà parlé du procédé proposé par Bock [6] et qui consiste à faire des ponctions avec les canules de la seringue de Pravaz.

CHAPITRE IV

DE L'INFLAMMATION INTERSTITIELLE OU INDURATION DU TISSU CELLULAIRE DES REINS. — ATROPHIE PRIMITIVE DES REINS. — ATROPHIE GRANULEUSE DES REINS. — CIRRHOSE DES REINS. — SCLÉROSE DES REINS.

L'état pathologique des reins qui est actuellement décrit sous les différents noms que l'on trouve en tête de ce chapitre, forme la troisième période du mal de Bright des auteurs, et doit être la terminaison des maladies diffuses des reins. Un stade de gonflement hyperémique, correspondant à la néphrite parenchymateuse aiguë, forme le début de la maladie ; il est suivi par un stade d'infil-

[1] *Reichert's und Du Bois's Archiv.* 1873, p 620.

tration qui est notre néphrite parenchymateuse chronique et qui, une fois l'exsudat résorbé, se termine par l'atrophie des organes.

Mais l'observation clinique nous démontre que cette conception traditionnelle généralement répandue en Allemagne ne répond pas à l'état réel des choses. Lorsque j'ai pu suivre la marche de la maladie dans des cas qui arrivèrent à la terminaison finale du mal de Bright des auteurs, je n'ai pas vu les symptômes de la néphrite parenchymateuse aiguë ouvrir la scène, ni les symptômes de la néphrite parenthymateuse chronique précéder l'apparition du complexus symptomatologique si caractéristique qui accompagne l'atrophie progressive des reins que Traube a décrit d'une façon si magistrale. Au contraire, je suis arrivé à cette conclusion que cette forme d'atrophie des reins constitue une maladie à part qui naît et qui poursuit son cours sans avoir aucun rapport avec les inflammations diffuses des reins dont il a été question jusqu'à présent. Je crois pouvoir donner aussi la démonstration anatomique de cette manière de voir dont le point de départ a été l'observation clinique.

Cependant à présent je ne saurais dire s'il n'existe pas des cas où une inflammation parenchymateuse des reins a été le point de départ de ce processus atrophique particulier. (Voyez le cas de M. Kr..., Observ. XVIII.)

Je dirai plus loin quelle est mon opinion sur la nature de ce processus. Je ferai observer seulement que sous ce rapport aussi, il n'existe pas un accord complet entre les opinions de différents auteurs, même de ceux qui, comme les Anglais, reconnaissent que cette maladie est indépendante de la néphrite parenchymateuse.

Étiologie.

Cette même divergence d'opinions existe aussi sur les conditions étiologiques qui donnent naissance le plus souvent à l'atrophie rénale. Gull et Sutton [1], qui considèrent cet état des reins comme

[1] On the pathology of the morbid state commonly called chronic Bright's disease with contracted kidney (artério-capillary fibrosis). *Médico chirurgical transactions*, second séries. Vol. XXXVIII ou t. L de la collection complète.

une manifestation locale d'une maladie générale étendue à une partie plus ou moins grande du système artériel, font de cette affection générale ainsi que de la maladie des reins une affection sénile. Pour appuyer leur hypothèse, ils publient un tableau dans lequel ils retracent les résultats de 336 examens cadavériques pratiqués chez des individus d'âges différents; et ils calculent en outre d'après ces résultats la proportion dans laquelle cette maladie est distribuée sur les différents âges de la vie. Il résulte de leur calcul que l'atrophie primitive des reins, pour les 336 autopsies qu'ils ont faites, augmentait de fréquence en proportion de l'âge. Aussi ils ne la rencontrèrent qu'une fois sur 44 cadavres d'individus morts de 10 à 20 ans, tandis qu'elle existait 11 fois sur 13 cadavres d'individus morts de 60 à 70 ans. Ces deux auteurs n'indiquent pas où ils ont pris les matériaux de leurs recherches. Mais chaque médecin expérimenté, qui ne s'est pas contenté de faire ses études anatomo-pathologiques sur des cadavres sortis des hôpitaux et des hospices, nous accordera que les données fournies par MM. Gull et Sutton ne peuvent avoir aucune valeur générale.

Cependant je reconnais volontiers que la cirrhose des reins se présente rarement dans la jeunesse et bien plus souvent dans l'âge mûr et dans la vieillesse. Mais mes observations personnelles sont tout à fait en contradiction avec l'assertion de Gull et de Sutton, que l'atrophie des reins est une maladie de la vieillesse (a disease of old age). Il est vrai que parmi mes malades, je compte deux vieillards de plus de soixante-dix ans et aucun enfant de neuf ans, comme les deux auteurs anglais en ont cité un dans leur travail. Mais les quelques cas de mort de ma clinique et de ma clientèle privée que j'ai vérifiés par l'autopsie et avec lesquels j'ai formé le tableau suivant, suffiront, je pense, pour démontrer que Gull et Sutton ont confondu les altérations séniles des reins avec l'atrophie véritable de ces organes, par amour pour la nouvelle théorie du mal de Bright inventée par eux.

Parmi les 33 individus de ma clientèle morts d'atrophie rénale et dont l'autopsie a été faite,

1 était âgé de 18 ans.
1 — 19

2 étaient âgés de 20 ans.		
4	—	20 à 30 ans.
9	—	30 40
4	—	40 50
7	—	50 60
5	—	60 73

J'ai intentionnellement éliminé tous les cas où l'autopsie n'a pas été faite, pour me prémunir contre toute erreur de diagnostic.

Le tableau [1] suivant, dressé d'après 308 cas de mort par atrophie granuleuse des reins observés par Dickinson, montre, il est vrai, que les résultats obtenus par cet auteur diffèrent des miens; mais il est loin de prouver que cette maladie soit une affection sénile véritable. Parmi ces cas, il n'y a aucun individu au-dessous de onze ans.

1	cas entre	11	et 20 ans.
24	—	21	30
50	—	31	40
93	—	41	50
76	—	51	60
47	—	61	70
17	au-dessus	de	70

La fréquence de cette maladie varie bien plus encore suivant les sexes que suivant les âges. D'après les auteurs auglais, pour deux hommes qui en sont atteints, il n'y a qu'une femme. Parmi les 33 cas que j'ai réunis en tableau un peu plus haut, il n'y avait même que sept femmes; la proportion est donc de 4 : 1. La raison en est peut-être que nos hôpitaux sont, en général, plus fréquentés par les hommes que par les femmes.

Cette maladie n'épargne aucune classe de la société. Je l'ai observée chez des habitants de la campagne, chez des individus qui travaillent la terre, des servantes, des ouvriers de toutes professions, des matelots, des couturières, des commerçants, des employés, des savants, des artistes, etc. Je ne puis même pas

[1] J'ai pris ce tableau dans le traité des maladies des reins de Lécorché. Je n'ai pas pu me procurer l'ouvrage de Dickinson : *On the pathology and treat ment of albuminurie*, parce qu'il est épuisé depuis longtemps.

dire, d'après les observations que j'ai faites jusqu'à présent, si telle ou telle façon de vivre en rapport avec certaines professions prédispose davantage à cette maladie des reins. — Et je serais tout à fait en contradiction avec les résulats de mes observations si je disais que les occupations en plein air, l'impression fréquente du froid ou de l'humidité rendaient les individus plus aptes à contracter cette maladie qu'un travail de cabinet ou de bureau régulier.

Je saurais tout aussi peu indiquer quelque habitude indépendante de la profession que l'on pourrait accuser avec certitude d'être une des causes de cette maladie des reins. Je m'élève surtout contre l'opinion très répandue en Angleterre, mais que Dickinson a combattue, que l'abus des spiritueux favorise l'éclosion de l'atrophie primitive des reins. Parmi tous les individus affectés de cette maladie que j'ai traités trois seulement étant notoirement connus pour être adonnés à l'eau-de-vie, mais on savait aussi bien que les autres étaient très tempérants sous ce rapport. De plus, pendant les vingt-cinq ans que je pratique déjà comme médecin d'hôpital, j'ai eu assez souvent l'occasion d'observer les suites de l'intempérance tant au lit du malade que sur la table d'amphithéâtre. Mais jusqu'à présent, les trois cas dont je viens de parler sont les seuls où j'ai trouvé des reins contractés sur le cadavre de buveurs de profession. — Si, en Angleterre, les résultats de l'observation sont différents, cela tient peut-être à ce qu'on y absorbe l'alcool sous une forme plus concentrée et combinée avec de l'essence de genièvre sous le nom de gin. Il semble évident que si l'on absorbe en excès des substances qui activent les fonctions des reins, ces organes peuvent éprouver des altérations pathologiques. Les deux cas suivants peuvent peut-être s'expliquer d'une façon analogue.

Observation XIX. — Le 25 septembre 1868, on amena dans ma clinique un musicien de quarante-huit ans, vivant dans d'excellentes conditions, atteint d'un érysipèle de la face et du cuir chevelu et tout à fait sans connaissance; il mourut deux jours après. Jusqu'au jour où débuta l'érysipèle cet homme se croyait bien portant; ni sa famille, ni ses amis ne le croyaient malade, car il avait toujours continué à donner ses leçons de musique. Mais je tiens d'une source digne de foi que depuis de longues années il avait l'habitude de boire par jour au moins vingt verres de notre bière forte. — A l'autopsie on trouva des reins très contractés, un ventricule gauche très hypertrophié, mais aucune trace d'hydropisie ou d'une affection organique ancienne.

Observation XX. — Le deuxième cas concerne M. L..., négociant de cette ville, âgé de cinquante ans. Malgré les violentes émotions au milieu desquelles, patriote passionné et commerçant audacieux, il avait passé une partie de son existence, malgré les fatigues qu'il avait eues par suite de voyages et de travaux de nuit dans son bureau, il paraissait cependant jouir d'une santé inébranlable. Quelquefois seulement il se trouvait gêné par son obésité. Ni les émotions vives et fréquentes auxquelles il était exposé, ni les traverses et les fatigues qu'il dut éprouver comme agitateur politique et comme commerçant, ne lui firent jamais faire d'excès de vin et de spiritueux. Par contre, depuis de longues années il avait l'habitude dans ses voyages et pendant son travail de nuit de boire d'énormes quantités de thé fort, jusqu'à dix tasses en une nuit. Je rencontrais souvent M. L... dans le monde et j'avais remarqué la gêne qu'il éprouvait à cause de ses fréquents besoins d'uriner. Sa petite vessie était souvent l'objet de railleries. Pendant l'été 1869 il se se sentit tout le temps mal à son aise; il eut d'abord de fréquents vertiges et des palpitations de cœur. Bientôt il eut des accès d'asthme. Mais ce n'est qu'au commencement de décembre, alors qu'il se montra de l'œdème des malléoles, que le malade rechercha les secours de l'art; on constata de l'albuminurie et une hypertrophie considérable du cœur, mais en même temps tous les signes de la faiblesse du cœur. — Ce malade mourut déjà le 3 février 1876. — L'autopsie ne put être faite, par malheur, que lorsque le cadavre était déjà fortement décomposé. On constata les faits suivants : hydropisie générale très considérable; reins contractés. Dégénérescence amyloïde de la rate. Hypertrophie considérable du ventricule gauche, dont les parois sont très flasques et se déchirent facilement.

Je cite ce cas tel qu'il est; mais comme je ne connais pas d'autres cas analogues, je n'ose pas affirmer que l'abus du thé ait été la cause de l'affection des reins.

Depuis qu'Ollivier[1] a attiré l'attention sur l'albuminurie qui existe quelquefois chez les ouvriers qui travaillent le plomb et qu'il a exprimé l'opinion que l'empoisonnement saturnin chronique pouvait produire des altérations rénales, on pense assez

[1] *Gazette hebdomadaire*, 1863, nos 10 et 27.

généralement en Angletere que l'intoxication saturnine chronique est une des causes de l'atrophie granuleuse des reins. Grainger-Stewart la rencontra plusieurs fois chez des ouvriers en plomb, en même temps que d'autres symptômes de saturnisme chronique. Sur quarante-deux cas d'intoxication saturnine chronique, Dickinson en vit mourir vingt-six d'atrophie des reins. Parmi les auteurs allemands Rosenstein seul, je crois, s'est occupé des rapports du saturnisme chronique avec les maladies des reins et, en se basant sur des expériences, il les a tout à fait niés. Un de mes malades avait eu une paralysie saturnine grave à la suite de l'usage excessif d'un tabac à priser qui contenait du plomb, mais cette paralysie était guérie quelques années avant qu'on eût reconnu la maladie des reins de cet individu. Il mourut d'une apoplexie cérébrale ; jamais je n'ai vu dans le crâne un épanchement sanguin aussi considérable que dans ce cas. Je n'en parle que pour montrer que dans l'atrophie des reins les foyers apoplectiques ne sont pas toujours insignifiants comme on le dit.

Il paraît incontestable que la goutte, ainsi que la présence dans le sang d'acide urique ou plutôt de sels uriques, peut devenir la cause de l'atrophie primitive des reins. En tout cas, tous les auteurs anglais sont d'accord sur ce point, et en Angleterre cette maladie prend quelquefois le nom de rein goutteux (gouty kidney). Rayer aussi parle d'une néphrite goutteuse. En Allemagne où la goutte est beaucoup moins fréquente qu'en Angleterre, par exemple, on a accordé beaucoup moins d'attention aux rapports de la maladie des reins qui nous occupe avec la goutte. Parmi mes malades, il n'y avait qu'un seul goutteux ; c'était un employé supérieur âgé de cinquante-deux ans. Mais je n'ai eu que rarement l'occasion d'observer la goutte véritable ; mes observations personnelles ne me permettent pas de porter un jugement sur la fréquence de cette maladie des reins chez les goutteux.

Je dois faire observer enfin que plusieurs de mes malades avaient eu des blennorrhagies très tenaces avec propagation du catarrhe à la muqueuse vésicale. Chez deux d'entre eux, il y avait encore du catarrhe vésical à l'époque où je pus constater l'existence d'une maladie des reins. Je me suis demandé à ce propos si l'inflammation blennorrhagique n'avait pas pu se propager jusqu'aux bassinets et provoquer consécutivement la maladie des reins. Liebermeister pose la même question à propos d'un cas de rein contracté qu'il cite dans son travail *Zur pathologischen Anatomie und Klinik der Leberkrankheiten*, p. 75.

Il m'est impossible de dire davantage sur l'étiologie de l'atrophie primitive des reins. Dans la plupart des cas que j'ai observés, je n'ai trouvé aucune circonstance que l'on aurait pu considérer comme ayant donné lieu à l'éclosion de la maladie.

Aperçu général de la maladie.

L'atrophie primitive des reins peut exister depuis longtemps et être arrivée à un degré très élevé sans qu'aucun symptôme apprenne aux malades que leur santé est moins bonne qu'auparavant. Cela est prouvé par le nombre assez considérable de cas où l'on trouve des reins très contractés à l'autopsie d'individus morts d'une maladie intercurrente et que rien, avant cette maladie, n'empêchait de vaquer à leurs occupations habituelles. Le cas du musicien que j'ai cité plus haut est un exemple de ce genre.

Plus souvent encore, des malades meurent subitement des suites directes de leur maladie des reins, ou après un malaise de peu de durée, d'un caractère indécis et qui souvent paraît de si peu d'importance qu'on ne cherche même pas de médecin. C'est ainsi que souvent j'ai observé comme premier et en même temps comme dernier symptôme manifeste de cette maladie des reins, des accès de convulsions épileptiformes qui se succédaient coup sur coup et amenaient la mort au bout de fort peu de temps; j'ai trouvé alors sur le cadavre des reins très contractés qui étaient la cause véritable de la mort. Cela m'est arrivé avec des gens qui jusqu'à la catastrophe finale n'avaient pas cessé de travailler, qui se croyaient tout à fait bien portants et qui étaient tenus pour tels par les autres.

Observation XXI. — Le 3 mars 1859, je fus appelé auprès de B..., âgé de vingt-sept ans, jardinier au jardin botanique. Cet homme était grand, fortement bâti, bien musclé, d'une apparence florissante. Sa mère avait été folle. Lui-même, à l'âge de seize ans, avait montré pendant quelque temps des tendances à la mélancolie et à vingt ans il avait eu pendant trois semaines des accès épileptiformes répétés. Depuis il s'était toujours bien porté. Quelques jours avant qu'il ne tombât malade, il avait remarqué qu'il avait de petits mouvements convulsifs dans la lèvre inférieure; sa sœur, qui tenait son ménage, en avait été également frappée. Le 3 mars au matin il sentit un malaise dont il ne pouvait pas trouver la cause. Il était triste et au repas du midi il mangea moins que d'habitude. Néanmoins son indisposition ne l'empêcha pas d'aller le soir dans un club de lecture et de prendre part à la lecture d'un drame à rôles séparés. Il lut son rôle sans hésitation, mais au milieu de sa lecture il fut interrompu par un accès de convulsions générales. Il tomba de là dans une perte de connaissance complète. Je trouvai le malade dans la salle du club remplie de fumée de tabac, et quand il fut revenu à lui je le fis transporter à son domicile. Il se plaignait alors d'un certain malaise, de légers vertiges; il était très pâle, se sentait très faible, mais n'avait aucun mal de tête. Les pupilles étaient modérément dilatées et se contractaient sous l'influence de la lumière. Pouls à 92, mou et plein.

Pendant la nuit, deux accès convulsifs suivis d'une somnolence de courte durée.

Le 4 mars au matin le malade avait toute sa connaissance, mais il était très abattu, il n'avait pas d'appétit, mais il n'éprouvait aucune douleur. Il n'avait pas uriné. Pouls à 84. Traitement : saignée, sulfate de magnésie, compresses froides sur la tête. — Nouvel accès convulsif dans l'après-midi. — Le soir le malade a toute sa connaissance, mais il se plaint de maux de tête. Il n'a toujours pas uriné. — Nouvelle saignée. A huit heures du soir, immédiatement après ma visite, il survint de nouvelles convulsions qui se répétèrent si souvent dans le courant de la nuit, que le malade ne reprit pas connaissance pendant un seul instant. L'urine et les matières avaient été évacuées dans le lit.

Le 5 mars au matin je trouvai le malade plongé dans le coma le plus profond. Pupilles étroites et immobiles, ne réagissant plus sous l'action de la lumière. Tout le corps était couvert d'une sueur visqueuse profuse. On put tirer de la vessie quelques drachmes d'urine à l'aide de la sonde. L'urine était trouble, elle contenait beaucoup d'albumine et de cylindres parmi lesquels un grand nombre de cylindres sombres et granuleux. Le sentiment revint pour peu de temps dans l'après-midi. Puis survint une série d'attaques convulsives interrompues par quelques intervalles où le coma était aussi profond que possible et qui se succédèrent jusqu'au matin du 6 mars où arriva la mort. Les convulsions commençaient régulièrement par la moitié gauche de la face, puis atteignaient le bras gauche, puis le bras droit, ensuite les extrémités inférieures, et enfin le tronc était ébranlé de la façon la plus terrible par les contractions de ses muscles. Un accès de ce genre durait quelquefois plus de deux minutes; il était suivi alors de coma avec respiration ronflante, stertoreuse.

Dans le rapport de l'autopsie je trouve les faits suivants : Hypérémie énorme des méninges et du cerveau, pour le reste le cerveau est sain. Ecchymoses sous-pleurales. Pas de sérosité dans les plèvres ni dans le péricarde. Emphysème interstitiel sur la face antérieure des deux lobes pulmonaires supérieurs. Le tissu alvéolaire de ces deux lobes est fortement distendu par l'air et d'une belle teinte rosée. Les parties postérieures des poumons sont le siège d'une forte hypérémie, d'une teinte rouge sombre très foncée, œdémaciées, mais partout elles sont perméables à l'air. Hypertrophie considérable du ventricule gauche. Le cœur était très contracté, et formé en pointe puisque le ventricule droit ne participait pas à l'hypertrophie. Valvules normales. Poids du cœur 360 gr. Infiltrations hémorrhagiques en certaines régions de la muqueuse stomacale et de la fin de l'iléon. Les deux reins évidemment diminués de volume. Capsule très adhérente, épaissie, entraînant avec elle des parcelles de la substance du rein lorsqu'on l'enlève. Surface des reins granuleuse, recouverte de petites éminences très uniformes.Sur la coupe on voit que la diminution de volume a atteint surtout la substance corticale et moins les pyramides. Le parenchyme rénal contenait beaucoup de sang. Une petite quantité d'une urine trouble dans la vessie.

Par malheur, on n'a pas fait un examen microscopique bien approfondi de ces reins ; je trouve seulement dans mon journal que quelques canalicules urinaires présentaient des dilatations ampullaires et qu'ils étaient remplis de détritus formés de granulations fines et de petites gouttelettes graisseuses.

Dans d'autres cas, l'apoplexie cérébrale met fin à l'existence d'une manière tout aussi subite et quelquefois sans qu'il y ait eu aucun prodrome, au moment où le malade se trouve au milieu de ses occupations ou engagé dans une conversation.

C'est ainsi qu'on m'amena un jour à l'hôpital un charpentier très vigoureux, qui, dans une construction neuve où il travaillait, était subitement tombé sans connaissance. Il mourut peu après son entrée. A l'autopsie on trouva, outre un épanchement sanguin dans l'hémisphère cérébral droit, épanchement qui avait fait irruption dans le ventricule, une hypertrophie du ventricule gauche du cœur et des reins contractés,

Mais dans la plupart des cas la mort est précédée, et quelquefois pendant plusieurs années, par des symptômes bien apparents. Dans tous les cas où la maladie atteint ses degrés les plus élevés, où elle s'épuise elle-même pour ainsi dire, et où son cours n'est pas interrompu par l'une ou l'autre des catastrophes dont il vient d'être question, la terminaison fatale est toujours précédée de longues souffrances.

On peut affirmer que l'on ne peut diagnostiquer au lit du malade le processus atrophique des reins dont il est question ici que lorsqu'il a fait de grands progrès déjà, lorsque par conséquent il existe depuis un temps assez long. Son début ne peut, sans doute, être jamais reconnu. De plus, les symptômes qui accompagnent le développement et les progrès de la maladie, dans ses premières périodes du moins, ne sont pas faits pour attirer l'attention du malade sur les reins, qui sont la partie lésée. Tout au plus les malades sont-ils gênés par des envies fréquentes d'uriner qui se font sentir surtout la nuit. Dans une publication précédente, j'ai fait remarquer déjà qu'habituellement les malades pensent que ce symptôme gênant est le résultat d'une mauvaise habitude et qu'ils attribuent leur malaise aux refroidissements qu'ils pensent avoir pris en urinant la nuit. Cette maladie ne paraît s'accompagner à aucune époque de douleurs ou de sensations pénibles dans la région des reins.

Les autres signes initiaux sont très variables suivant les cas. Quelquefois c'est le cœur qui en est le siège ; les malades se plaignent d'accès de palpitations, qui quelquefois s'accompagnent de vertiges et plus souvent d'un sentiment d'angoisse ou d'une sensation subjective d'oppression et de difficulté à respirer[1]. Lorsqu'alors on examine avec soin les organes thoraciques on trouve que le cœur est augmenté de volume. La matité précordiale dépasse en haut et à gauche les limites normales. Le choc du cœur qui se fait à la place ordinaire ou un peu plus à gauche est plus fort, et soulève souvent les parois thoraciques. A l'auscultation, on trouve les bruits du cœur très forts, on est frappé surtout

[1] Lécorché dit que les palpitations cardiaques, la nuit surtout, étaient devenues une véritable torture pour certains de ses malades. Je n'ai jamais observé une souffrance pareille chez les miens.

du son claqué du bruit diastolique que l'on entend au niveau de l'origine de l'aorte sur le bord droit du sternum au-dessus de l'insertion du cartilage de la troisième côte droite. Toute hypertrophie du ventricule gauche dont la raison d'être ne se trouve pas dans une lésion valvulaire doit attirer l'attention sur cette maladie des reins.

En même temps on trouve le pouls extrêmement tendu et bondissant. Traube dit avec raison que l'on peut diagnostiquer cette maladie des reins d'après le pouls.

Mais ces symptômes qui dépendent des organes circulatoires ne gardent pas toujours jusqu'à la fin les caractères que je viens de décrire. L'hypertrophie du ventricule gauche persiste toujours, il est vrai ; mais lorsque plus tard la nutrition générale souffre par suite des troubles digestifs dont nous parlerons bientôt, les conséquences s'en font sentir aussi sur le muscle cardiaque hypertrophié dont les fibres subissent alors la dégénérescence graisseuse. Le choc du cœur s'affaiblit et vers la fin de la vie il est impossible de le sentir ; les bruits du cœur autrefois si éclatants deviennent faibles et indistincts, et lorsque l'on cherche le pouls radial on ne sent qu'une onde très faible et facilement dépressible.

Je dois insister ici sur ce point, que j'ai trouvé les symptômes de l'hypertrophie du ventricule gauche dans tous les cas de reins contractés que j'ai observés et que dans toutes les autopsies que j'ai faites de malades de ce genre, j'ai toujours constaté cette lésion cardiaque, si bien que je n'ose pas affirmer l'existence de la maladie des reins dont il s'agit ici lorsque je ne trouve pas la lésion cardiaque. Mais je dois ajouter, contrairement aux assertions de M. Lécorché, que ce n'est qu'exceptionnellement que j'ai observé chez mes malades des malaises occasionnés par des palpitations cardiaques, qu'au contraire presque tous n'en ont pas éprouvé. Enfin d'autres observateurs n'ont pas trouvé cette hypertrophie cardiaque dans des cas avancés d'atrophie rénale.

Dans les premières périodes de cette maladie des reins il y a rarement des troubles respiratoires, sauf l'oppression qui existe pendant les accès de palpitations cardiaques. Quelquefois cependant des catarrhes bronchiques survenus tout à fait accidentellement, avant que l'on ait pu reconnaître la maladie des reins, sont extrêmement persistants ; quelquefois ils sont le point de départ d'un œdème pulmonaire mortel dans des cas où la maladie des reins est encore fort peu avancée. J'ai observé une fois ce fait chez un garçon boucher de vingt ans, qui un jour avant sa mort s'était livré encore aux occupations de son métier et à l'autopsie duquel on ne trouva aucune autre trace d'hydropisie. Ces catarrhes bronchiques deviennent beaucoup plus pénibles à une période plus avancée de la maladie alors que la nutrition du malade est déjà très altérée. Il est vrai que la sécrétion bronchique reste toujours peu abondante dans ces cas ; mais les malades sont tourmentés par une toux violente et fort pénible qui leur fait croire parfois qu'ils sont phtisiques. Cette opinion s'implante bien davantage encore dans leur esprit à cause des accès de dyspnée intense auxquels ils sont en proie à chaque effort qu'ils font et qui sont dus à l'hypertrophie du cœur et à l'anémie.

Ce n'est aussi que dans les périodes très avancées de la maladie qu'il y a de fréquents accès de dyspnée qui ressemblent tout à fait à ceux de l'asthme nerveux. Comme ces derniers, ils arrivent surtout la nuit ; ils disparaissent souvent complètement pendant le jour, mais ils sont presque toujours si violents que le malade est forcé de s'asseoir dans son lit. Lorsque l'on examine les poumons on les trouve partout parfaitement perméables à l'air ; lorsqu'on ausculte la poitrine pendant l'accès on entend sur toute l'étendue des deux poumons le même bruit sifflant, perceptible surtout pendant l'expiration, que dans l'asthme nerveux. Pendant l'accès les malades prennent quelquefois une teinte tout à fait cyanosée. Ces accès se terminent très habituellement comme ceux de l'asthme par des secousses de toux courtes et fréquentes et par le rejet d'un liquide spumeux en plus ou moins grande abondance. Au commencement, on entend dans l'intervalle de ces accès un murmure vésiculaire tout à fait pur.

Mais bientôt ces accès deviennent de plus en plus fréquents. Ils paraissent être alors moins intenses, mais il existe continuellement un certain degré de dyspnée. La toux et le rejet de matières aqueuses mélangées à quelques mucosités deviennent plus tenaces et quelquefois sont permanents. On entend alors sur toute l'étendue des deux poumons des râles humides à bulles fines. Quelques-uns de ces malades meurent d'une attaque d'œdème pulmonaire.

Dans d'autres cas, les premiers symptômes de la maladie sont des maux de tête fréquents et violents qui quelquefois, et pour mon compte je l'ai observé souvent, se présentent sous la forme d'une hémicranie extrêmement violente et de très longue durée. La douleur peut s'irradier dans la nuque ou dans le plexus brachial du côté affecté. Des accès de ce genre, peuvent persister pendant plusieurs jours. Dans un cas de ce genre, j'ai observé pendant toute la durée de l'accès une anesthésie presque complète de la face et des doigts du côté affecté. Le malade avait un accès pareil presque toutes les semaines; vers la fin la sensibilité de la face et des doigts ne se rétablissait pas complètement dans l'intervalle des crises.

Lorsqu'il s'établit des migraines dans un âge assez avancé, chez des individus robustes en apparence, il faudrait toujours penser à l'atrophie des reins.

J'ai observé beaucoup plus souvent chez mes malades des névralgies dans d'autres régions du corps, de sorte que je ne sais pas s'il existe assez de raisons pour rattacher ces accès douloureux à l'affection des reins.

Mais il est certain que la démangeaison cruelle dont il sera question plus tard, appartient aux suites de la maladie des reins et probablement aussi cette douleur musculaire plus ou moins étendue qui se montre quelquefois vers la fin de la maladie et que d'habitude on décore de l'épithète de rhumatismale.

L'insomnie ou un sommeil agité, troublé par des rêves pénibles sont quelquefois des symptômes précoces de la maladie.

Souvent des troubles visuels occasionnés par des lésions particulières de la rétine constituent le premier symptôme qui attire l'attention du malade. Un nombre considérable de mes malades s'étaient adressés d'abord, à cause de ces troubles visuels, à mon collègue Völckers, notre estimé ophthalmologiste, auquel je dois ce qui est dit dans ce travail sur la rétinite albuminurique, et ce n'est que sur ses conseils qu'ils recherchèrent les soins d'un médecin, pour quoi faire, jusqu'alors ils n'avaient eu ni raison ni besoin.

Il est rare que dès le début il y ait des troubles digestifs, des appétits bizarres, des nausées et une certaine disposition au vomissement.

J'ai quelquefois été frappé dans une période peu avancée encore, de la mauvaise odeur de l'haleine de mes malades.

Il est de règle que chez les individus atteints de cette affection des reins l'appétit et la digestion restent intacts pendant de longues années et que par conséquent la nutrition générale reste également dans un état très prospère. Les malades conservent aussi leurs forces et leur activité, ils vaquent facilement à leurs occupations et ils n'éveillent ni dans leur entourage ni chez leur médecin, le soupçon qu'ils sont en proie à cette maladie traîtresse qui mine lentement leur santé et les mène à une mort précoce.

Mais lorsque le mal a fait certains progrès il se produit presque toujours des troubles digestifs qui, dans une période avancée, sont peut être les symptômes consécutifs les plus constants. L'appétit se perd de plus en plus ; les malades éprouvent après le repas des accidents dyspeptiques. Ils ont surtout de la répugnance pour la viande. L'ingestion des aliments est suivie de plus en plus fréquemment de malaises et souvent de vomissements, de sorte que les malades diminuent sans cesse la quantité d'aliments solides qu'ils prennent. D'autres malades, par contre, éprouvent une soif intense qui les force à boire beaucoup, et comme alors ils urinent beaucoup aussi, des individus intelligents tirent de ces faits la conclusion qu'ils sont atteints du diabète sucré... C'est cette crainte qui engagea le négociant L..., par exemple, dont j'ai déjà parlé, à venir me consulter.

La dyspepsie et les vomissements fréquents produisent de l'amaigrissement, de l'anémie et la perte des forces. En même temps la peau devient sèche, pâle, et prend souvent une teinte sale et blême. En général, les malades ne remarquent que leur santé est atteinte que lorsque surviennent les troubles nutritifs et la perte des forces. D'ordinaire le caractère de l'individu devient en même temps sombre et chagrin. Les malades sont plus irritables qu'autrefois. — Plusieurs de mes malades accusèrent de bonne heure une diminution et la perte des facultés viriles. Dans deux cas de ce genre j'ai trouvé des spermatozoïdes dans le sédiment de l'urine.

La plupart des malades atteints d'atrophie primitive des reins ne deviennent pas hydropiques dans tout le cours de la maladie. Avant que le parenchyme rénal soit réduit à si peu de chose que ce qui en reste soit incapable d'enlever au sang la quantité d'eau qui s'y trouve en excès, la plupart de ces malades meurent d'urémie, d'apoplexie ou par suite d'un exsudat inflammatoire dans une cavité séreuse, ou d'une infiltration inflammatoire du parenchyme pulmonaire, ou d'inflammations érysipileuses ou phlegmoneuses de l'enveloppe cutanée.

Mais si dans son cours la maladie se complique de troubles circulatoires produits, par exemple, par une des lésions valvulaires[1] dues à de l'endocardite, ou par des exsudats pleuraux, ou des exacerbations du catarrhe bronchique déjà existant, ou bien lorsque l'énergie du cœur hypertrophié est considérablement affaiblie par des maladies fébriles ou d'autres causes, il peut se produire de l'œdème de très bonne heure avant que l'atrophie des reins n'ait encore fait de grands progrès. Ordinairement l'œdème reste borné aux malléoles, et il disparaît la nuit lorsqu'il a apparu le jour alors que le malade se trouvait hors du lit. Il est plus rare de voir l'œdème atteindre d'abord la face et principalement les paupières lorsque le malade, à cause d'un état fébrile, est forcé de garder le lit. Ces œdèmes qui sont provoqués par une affection intercurrente à une période peu avancée de la maladie, sont rarement très étendus. Ils disparaissent dès que la cause qui leur a donné naissance n'existe plus et d'habitude ils ne reviennent plus. *Je n'ai observé de l'œdème généralisé*

[1] J'insiste sur ce point que l'endocardite des valvules du cœur gauche hypertrophié à la suite de l'atrophie des reins n'est pas rare. Dans deux de mes cas, les symptômes de l'endocardite ne se montrèrent que dans le cours de la maladie et sous mes yeux; il en résulta, ainsi qu'on le vit plus tard à l'autopsie, dans un cas de l'insuffisance mitrale, dans l'autre des excroissances considérables sur la face ventriculaire des valvules sigmoïdes de l'aorte.

persistant jusqu'à la mort que dans les cas où il y avait de l'endocardite qui avait donné lieu à de l'insuffisance mitrale, lorsqu'il y avait des exsudats énormes dans la plèvre droite et dans les cas de dégénérescence graisseuse du cœur; à l'autopsie cependant les reins n'étaient que modérément contractés.

Mais lorsque la maladie des reins parvient jusqu'à ses degrés les plus extrêmes, de sorte que la portion du parenchyme qui peut fonctionner encore est beaucoup trop restreinte, l'hydropisie ne fait pas défaut non plus. Mais elle est toujours précédée par de l'anémie, par un amaigrissement général et l'affaiblissement du malade. Presque toujours aussi, en même temps que s'établissent ces œdèmes ultimes, on constate les signes qui indiquent que les reins sont devenus incapables de remplir leurs autres fonctions, qu'ils ne peuvent plus débarasser l'organisme des résidus azotés provenant des échanges nutritifs; on trouve aussi les symptômes de l'urémie chronique qui met bientôt fin à l'existence. C'est pourquoi l'hydropisie des dernières périodes de l'atrophie rénale est rarement très considérable. Dans la plupart des cas, il n'y a qu'un léger œdème des extrémités inférieures, du scrotum, de la face, œdème qui tantôt paraît, tantôt disparaît, ou bien qui change de place suivant la position du malade. J'ai observé assez souvent dans ces conditions un œdème limité au prépuce qui persiste pendant longtemps.

Il est rare que dans la dernière période de l'atrophie rénale l'œdème pulmonaire devienne la cause immédiate de la mort. Toutefois j'ai observé dans un assez grand nombre de cas des accès d'œdème pulmonaire tout aussi fugitifs que l'œdème cutané avec lequel ils alternaient quelquefois manifestement. Ces accès étaient caractérisés par une dyspnée subite arrivant jusqu'à l'orthopnée, de la cyanose de la face, des envies de tousser continuelles et le rejet de crachats aqueux et spumeux en quantité souvent considérable. L'examen de la poitrine indiquait que l'air pénétrait mal dans les parties postérieures de l'un des poumons ou des deux, mais quelquefois aussi dans les parties antérieures de ces organes, la percussion donnait un son un peu sourd et tympanique. A l'auscultation, on entendait dans les mêmes points du râle sous-crépitant fin. L'altération du son à la percussion et le râle sous-crépitant peuvent n'exister que dans des parties très limitées des poumons. D'ordinaire ces phénomènes disparaissent après fort peu de temps; mais ils peuvent aussi persister jusqu'à la mort et accélérer sans doute la terminaison fatale.

Presque tous les malades que j'ai vus succomber dans les périodes les plus avancées de l'atrophie rénale sont morts d'*urémie chronique*. En général, les premiers symptômes sont des accidents dyspeptiques et surtout des vomissements opiniâtres. Ce qui caractérise ces vomissements urémiques, c'est qu'ils ont lieu souvent lorsque l'estomac est vide, par exemple, le matin immédiatement après le réveil. Les matières vomies varient nécessairement suivant les circonstances. Le matin, avant le premier repas, elles sont souvent constituées par un liquide tout à fait aqueux mélangé de quelques mucosités et très peu dense. En général la quantité en est peu considérable. Habituellement ces matières sont faiblement acides. Je n'ai jamais pu y trouver n'urée. Cependant dans deux cas ce liquide (dans un cas il était constamment mêlé de sang) était fortement alcalin et répandait une odeur ammoniacale pénétrante. Dans les deux cas l'addition d'acide acétique au liquide filtré produisait un dégagement de bulles de gaz jusqu'à ce que le liquide fût fortement acide. Chez quelques malades les vomissements urémiques n'ont lieu qu'après l'ingestion d'aliments solides et liquides; les malades désirent encore boire et manger; mais tout ce qu'ils prennent excite le vomissement contre lequel tout est impuissant.

Il est bien plus rare de voir survenir de la diarrhée vers la fin de cette maladie; mais quand elle s'établit elle est tout aussi incurable que les vomissements. Les évacuations peuvent être excessivement fréquentes, et elles sont d'autant plus liquides qu'elles sont plus fréquentes. J'ai toujours trouvé les déjections encore teintes par la bile et excessivement fétides. Mais je n'en ai pas fait un examen plus approfondi, probablement elles contenaient souvent de l'ammoniaque, mais on en trouve aussi dans d'autres maladies. Dans un cas de ce genre on trouva à l'autopsie la muqueuse de l'intestin grêle ulcérée et détruite sur de vastes étendues; en un point de l'intestin il existait un rétrécissement cicatriciel si étroit que l'anse située au-dessus de lui était fortement dilatée, et que pendant la vie elle formait au-dessus du ligament de Poupart droit une tumeur cylindrique très perceptible à la vue et au toucher. (Voyez Observation XXII.)

Une fois que ces vomissements incoercibles ou cette diarrhée se sont établis, les forces du malade déclinent rapidement. Si jusqu'alors les malades avaient pu passer une partie de leur temps hors du lit, ils sont forcés de s'aliter. Mais en même temps ils sont en proie à une apathie qui augmente sans cesse. Ils deviennent indifférents à tout, somnolents, et peu à peu ils tombent dans un état soporeux dont, au commencement, il est encore assez facile de les faire sortir. Mais bientôt ils perdent tout sentiment, ils tombent dans un coma profond qui quelquefois dure très longtemps et pendant lequel arrive la mort.

Quelquefois cet affaiblissement graduel des fonctions nerveuses est précédé de phénomènes d'irritation, parmi lesquels je citerai tout d'abord une démangeaison cutanée très intense, torture épouvantable pour les malades, qui parfois, pendant des mois entiers avant la mort, empêche tout sommeil et qui les excite encore à se gratter alors qu'ils ont déjà à moitié perdu le sentiment.

D'autres fois on observe des secousses convulsives dans quelques groupes de muscles, plusieurs jours avant l'établissement du coma. Ou bien, par moments, tout le corps est ébranlé par des secousses musculaires pareilles à celles que produit une décharge électrique. Bien plus rarement dans ces cas d'atrophie des reins arrivés à la période ultime, le coma de la fin est précédé de convulsions épileptiformes ; rarement aussi le coma est interrompu par des convulsions de ce genre. Dans un cas de cette espèce, j'ai vu les convulsions épileptiformes se répéter sans cesse pendant trois jours consécutifs. Il y eut ensuite une excitation maniaque à laquelle succéda un coma de peu de durée; puis le malade reprit complètement connaissance, et il ne mourut que dix-huit jours après au milieu de symptômes de collapsus.

Observation XXII. — Hermine H..., âgée de dix-huit ans, avait eu dans son enfance, avant l'âge de dix ans, des fièvres intermittentes, la rougeole, la scarlatine, mais jamais elle n'avait eu d'œdème. Elle n'avait pas été malade depuis ce temps, si ce n'est vers l'âge de quinze ans où elle avait eu une éruption à la figure. Au commencement de l'été de 1872 elle éprouva des troubles visuels et fit examiner ses yeux à la clinique spécialede notre ville. Le professeur Voelckers trouva de la rétinite brightique, puis, à la suite d'un examen plus approfondi, de l'albumine dans l'urine, tous les signes de l'hypertrophie du ventricule gauche ainsi qu'un pouls très tendu. A cette époque, cette jeune fille ne se sentait pas malade. Dans le courant de l'été, l'état des yeux s'aggrava ; il s'établit des troubles dyspeptiques, des vomissements fréquents; la malade se plaignait de maux de tête fréquents. La mère de cette jeune fille avait remarqué depuis plusieurs années déjà qu'elle urinait très souvent.

Le 18 novembre 1872 l'état de la malade s'aggrava subitement; céphalalgie extrêmement vive, vomissemeuts persistants, de sorte que la malade ne pouvait plus prendre aucun aliment. L'affection des yeux s'aggrava en même temps et la sécrétion urinaire diminua d'une façon considérable. Le 20, au matin, la vue était complètement abolie. Il y eut à plusieurs reprises des convulsions générales pendant lesquelles la malade fut jetée hors de son lit. A dix heures du matin on l'amena à l'hopital.

État à l'entrée. — Etat semi-comateux. Respiration lente, suspirieuse. Bâillements fréquents. A toutes les questions, la malade répond lentement par un « Je ne sais pas ». De temps en temps mouvements de déglutition. Etat général de la nutrition, bon. Peau assez pâle. Léger œdème de la face et du dos des deux mains. Nombreuses pétéchies sur l'abdomen et les extrémités inférieures. Sugillations assez grandes au niveau du trochanter droit et de l'épine iliaque antérieure supérieure à droite. Sugillation considérable sur la conjonctive de l'œil gauche. Pupilles très larges, à peine sensibles. A l'aide de l'ophthalmoscope, on distingue sur le fond des deux yeux des taches blanches et brillantes très étendues. Langue mordue et gonflée. Température un peu au-dessus de la normale. Pouls petit à 90. Matité précordiale plus étendue en haut. Bruits du cœur purs, mais faibles; seul le bruit diastolique de la base est fortement accentué. Rien aux poumons. Rien d'anormal daus l'abdomen, au moment de l'entrée.

Pendant cette journée, il y eut encore cinq attaques de convulsions épileptiformes bien caractérisées ; chacune fut suivie d'un coma profond dont il était difficile de faire sortir la malade. Dans l'après-midi on put receuillir 200 cent. cub. d'urine (auparavant la malade avait uriné dans son lit); cette urine etait claire, son poids spécifique de 1021, elle contenait beaucoup d'albumine et quelques cylindres minces et pâles auxquels des cellules épithéliales étaient restées adhérentes.

Vers le soir, on put faire prendre un peu de vin à la malade. On lui fit une saignée de 350 cent. cub. [1].

Pendant la nuit, nouvelle attaque convulsive suivie d'excitation maniaque.

Le 21 septembre la malade avait un peu repris ses sens, mais elle fut prise de vomissements le soir; malgré cela, elle put prendre un peu de nourriture liquide.

Dans la nuit du 22 au 23 septembre il y eut une fois encore quelques légères secousses convulsives, mais sans perte de connaissance ; il n'y en eut plus ensuite. Par contre, la malade qui avait été toujours très constipée et qui, à plusieurs reprises, avait vomi des matières acides, fut prise le 25 d'une diarrhée qui ne s'arrêta plus. Certains jours elle évacuait jusqu'à 1200 cent. cub. de matières liquides, presque toujours acides, tandis que la diurèse qui était redevenue assez abondante diminua de nouveau. Il fut impossible de trouver de l'urée ni dans les matières fécales, ni dans les matières vomies.

Vers la fin du mois, il y eut de légers mouvements de fièvre et quelques douleurs dans l'abdomen; en examinant le ventre on trouva une tumeur cylindrique à droite au-dessus du ligament de Poupart. L'abdomen se gonfla alors, les selles devinrent plus fréquentes, les forces déclinèrent, il y eut un léger œdème des jambes et la mort arriva le 10 octobre, après que la malade eut encore presque complètement perdu l'ouïe des deux côtés.

DATES	QUANTITÉ D'URINE en 24 heures	POIDS SPÉCIFIQUE	QUANTITÉS D'URÉE		QUANTITÉS D'ALBUMINE		OBSERVATIONS
			P. 100	TOTALES	P. 100	TOTALES	
Sept. 22	525	1023	2,8	14,7	2,364	12,311	Urine très acide. Sédiment : cristaux d'acide urique et cylindres hyalins minces peu nombreux. Au début, globules blancs et rouges qui disparaissent plus tard.
23	600	1022	2,4	14,4	1,528	9,168	
24	1200	1012	1,3	15,6	0,564	6,768	
25	1500	1013	1,2	18,0	0,592	8,880	
26	1100	1013	1,8	19,8	0,724	7,964	
27	1700	1009	1,3	22,1	0,210	3,570	
28	1200	1015	1,4	16,8	0,382	4,402	

A partir du 28 septembre il fut impossible de recueillir toute l'urine à cause de la diarrhée qui survint; mais la quantité d'urine éliminée

[1] La recherche de l'ammoniaque dans le sang par la méthode de Kühne donna un resultat négatif. Cependant en traitant l'extrait alcoolique par de l'acide nitrique concentré on obtint des cristaux analogues à ceux de l'azotate d'ammoniaque. — Poids spécifique du sérum déterminé avec le pyknomètre = 1022,8. 100 parties de sérum contenaient 91,16 parties d'eau et 8,84 parties d'éléments solides.

par jour diminua certainement sans que son poids spécifique eût augmenté. Le 4 octobre on put receuillir 700 cent. cub. d'urine qui, d'après ce que l'on disait, formaient toute la quantité d'urine éliminée ce jour ; son poids spécifique était = 1012.

Autopsie. — Atrophie des deux reins, hypertrophie du ventricule gauche. Péritonite purulente. Ulcération et rétrécissement de la fin de l'iléon.

Femme de taille moyenne un peu amaigrie. Léger œdème du dos du pied gauche. Pétéchies sur les deux cuisses. Abdomen modérément distendu.

Voûte du crâne mince, mais très solide. Méninges extrêmement pâles. Substance cérébrale très pâle aussi, mais très ferme et sans autre lésion.

Rien dans les plèvres. Rien dans les poumons. Cœur très contracté. Parois du ventricule gauche épaisses de 3 cent., valvules normales.

Dans la cavité abdominale quantité assez considérable d'un exsudat purulent. Le grand épiploon est le siège d'une infiltration purulente, il est légèrement adhérent aux anses intestinales qu'il recouvre, dans la fosse iliaque droite il est très solidement adhérent à l'intestin. En cherchant à séparer ces adhérences, on déchire l'intestin dont le contenu, d'une teinte ardoisée, s'écoule. Cette même anse intestinale qui appartient à la fin de l'iléon est également adhérente au fond de la vessie et à la paroi abdominale antérieure. La tunique séreuse de tout l'intestin grêle est recouverte d'un enduit purulent. La muqueuse de l'intestin grêle est tachetée à une grande hauteur par des dépôts de pigment. Vers la fin de l'intestin la muqueuse présente un grand nombre de pertes de substance irrégulières qui sont dues évidemment à une nécrose de la muqueuse. En effet, il existe à côté de ces pertes de substance des eschares tout aussi irrégulières, et longues de quelque centimètres, et enfin à 5 cent. de la valvule de Bauhin, du côté de l'insertion du mésentère, il y a des cicatrices en forme de cordes, ces cicatrices ont tellement rétréci le calibre de l'intestin sur une longueur de doigt à peu près qu'on peut à peine y introduire le petit doigt. A 15 cent. de la valvule de Bauchin l'intestin est perforé au-dessous d'une de ces eschares. Rien d'anormal sur les cinq derniers centimètres de l'iléon et sur la valvule de Bauhin. *Muqueuse stomacale* pigmentée par places dans la région pylorique. Rien au foie. Rate de volume normal, son tissu est mou. Rien aux capsules surrénales. *Rein gauche* du volume d'un rein d'enfant, la capsule se détache facilemeut, en quelques points seulement elle entraîne un peu de parenchyme rénal. Longueur 95 millim. Largeur 45 millim. Surface marbrée, assez lisse, cependant par places elle est inégale par suite d'enfoncements superficiels très nombreux. Substance corticale très atrophiée, surtout dans la moitié inférieure du rein où elle n'a quelquefois que 3 millim.

d'épaisseur. Le parenchyme rénal est flasque mais très tenace. Coloration de la substance corticale gris-jaune pâle, des pyramides rouge clair pâle. *Rein droit*, longueur 8 cent., largeur 45 millim., un peu plus épais que le rein gauche ; il présente, pour le reste, le même état que celui-ci. Bassinets des deux côtés très étroits ; leur muqueuse est pâle et anémique. Les deux artères rénales sont larges.

Au début de cette affection, les malades sont toujours chagrins et moroses, et, tant qu'ils ont quelques forces encore, ils sont sujets à des explosions de colère. Cependant c'est là le seul cas où j'ai observé une excitation maniaque véritable telle qu'on la voit souvent dans l'urémie aiguë.

Les malades, complètement privés de connaissance, souillent le lit de leur urine et de leurs matières. Mais avant déjà de tomber dans cet état de stupeur les malades atteints d'urémie chronique répandent souvent une odeur urineuse repoussante qui est due soit à l'air expiré, soit à la perspiration cutanée. Peut-être ce phénomène est-il en relation avec les sueurs visqueuses dont se couvre la peau vers la fin de l'existence et qui macèrent véritablement l'épiderme qui auparavant était tout à fait sec. Il peut se faire dans ces conditions qu'il se forme de nombreux cristaux d'acide urique sur la peau de la face, du cou et des parties supérieures de la poitrine, et chez les hommes sur les poils de la barbe. L'urée est éliminée avec cette sueur ultime et quand celle-ci s'évapore l'urée cristallise sur la peau. J'ai vu chez un homme plongé dans le coma tous les poils de la barbe recouverts de cristaux d'urée, de sorte que la barbe paraissait couverte de givre. Lorsque j'entrai dans la chambre, je crus que le barbier avait savonné la barbe pour la raser. Dans un autre cas, le visage et la peau du tronc étaient recouverts de cristaux d'urée deux jours déjà avant la mort.

Enfin, j'ai à mentionner encore les hémorrhagies qui se présentent souvent dans les dernières périodes de l'atrophie des reins et qui alors produisent ordinairement la mort. Les hémorrhagies nasales sont les plus fréquentes ; dans un cas je les ai vues se répéter fréquemment un an avant la mort. J'ai observé aussi des hémorrhagies dans le tissu de la peau surtout aux extrémités, sous forme de pétéchies et sous forme de sugillations très étendues. (Voyez Observations VIII et XXII.) Mais il peut se faire aussi des hémorrhagies par d'autres muqueuses; par la muqueuse de la bouche, de l'estomac, de l'intestin, des bronches. Mais je n'ai pas observé ces hémorrhagies terminales par la muqueuse des organes urinaires et des organes génitaux. Parmi ces malades quelques-uns étaient encore en assez bon état au moment où commencèrent les hémorrhagies; tous cependant moururent avant quinze jours. Il faut en excepter seulement le cas que j'ai cité plus haut où les hémorrhagies nasales étaient fréquentes. Il concernait un individu de soixante-dix ans, très maigre, mais très vigoureux encore, qui ne se plaignait de rien, outre des épistaxis et qui jamais n'avait présenté trace d'œdème. Je n'examinai son urine que lorsqu'il y eut un léger œdème de malléoles après plusieurs épistaxis ; c'est alors seulement que je découvris sa maladie des reins.

Mais ici encore c'est en observant soigneusement l'état des troubles fonctionnels des reins, en analysant soigneusement l'urine, que l'on arrive à comprendre le mieux les phénomènes qui se présentent dans le cours de la maladie. Seulement il ne faut pas s'imaginer qu'il suffit d'analyser quelques échantillons d'urine. Il n'y a pas de maladie des reins où l'on courrait plus risque de se tromper que dans celle-ci si l'on se contentait de faire des analyses d'urine rares et incomplètes. *Car c'est précisément dans l'atrophie rénale qu'il peut se faire que les reins sécrètent parfois de l'urine qui ne se distingue en rien de celle qui est fournie par des reins normaux*. Par contre, dans les cas bien prononcés, les reins fonctionnent d'une façon si différente de l'état normal, que le seul examen de l'urine peut suffire pour faire reconnaître la maladie, même si aucun autre symptôme ne paraît indiquer l'existence d'une maladie des reins.

Tout d'abord la quantité d'urine éliminée en vingt-quatre heures est, en général, considérablement augmentée, de sorte que les malades urinent beaucoup plus que des individus bien portants de même constitution, à moins que ceux-ci n'aient bu au delà de leurs besoins. On conçoit bien qu'un malade qui urine beaucoup éprouve le besoin de remplacer par des boissons abondantes l'eau qu'il perd de cette manière. C'est de là que provient l'erreur, que nous avons signalée déjà, que des malades de ce genre se croient atteints de diabète parce qu'ils urinent et boivent beaucoup.

Observation XXIII. — J'ai observé la polyurie la plus forte que j'aie vue chez un homme de quarante ans qui, à cause d'un catarrhe bronchique tenace, avait fui l'hiver rigoureux de sa patrie.(Prusse occidentale.) Je le rencontrai à Wiesbaden, où il me demanda conseil un jour. Déjà avant de quitter sa patrie, le malade avait remarqué que sa vue avait beaucoup baissé. Mais pendant le voyage le mal s'était aggravé au point qu'il pouvait à peine se guider encore dans les rues d'une ville étrangère. Jusqu'à ce jour il avait toujours obéi à ses habitudes et à ses désirs, il s'était exposé à toutes les influences nocives sans ménagements aucuns et surtout il avait cherché à calmer la soif terrible qu'il éprouvait en ingérant des quantités considérables de vin, ou bien d'eau de Seltz. A ce moment encore il jugeait ne pas devoir rien changer à ses habitudes, car, sauf sa cécité et sa soif, il se sentait tout à fait bien portant. La tension de son pouls et l'existence d'une hypertrophie considérable du ventricule gauche me firent reconnaître la cause véritable de ses maux. Je réussis, avec l'aide d'un de mes confrères qui m'avait amené ce malade et qui était son voisin de chambre, à recueillir une fois l'urine éléminée pendant douze heures, de huit heures du soir à huit heures du matin ; elle avait un volume de 6,000 cent. cub et contenant de l'albumine. Mais le malade se refusa à un autre examen.

Cependant, dans l'atrophie des reins, une diurèse aussi abondante est exceptionnelle, au moins chez les malades de l'hôpital qui, quant à leur régime, sont soumis à certaines règles et à un certain contrôle. Aucun de mes malades n'a jamais éliminé une quantité d'urine aussi considérable que cet individu de Wiesbaden. Du reste, il est bien difficile, autre part qu'à l'hôpital, de faire recueillir pendant un temps un peu long toute l'urine qui est éliminée.

Il n'y a qu'un malade de ma clientèle particulière dont je suis persuadé que pendant un mois entier toute l'urine éliminée a été recueillie. Pendant ce temps il excréta, en moyenne, 3,350 cent. cub. d'urine. La quantité la plus faible fut, pendant ce mois, de 2,520 cent. cub., la plus forte, de 4,805 cent. cub. Dans un autre cas, traité à l'hopital, pendant une période de six mois où l'on mesura 76 fois la quantité d'urine excrétée, la moyenne fut de 2,200 cent. cub. en vingt-quatre heures; maximum 4, 200, minimum 1,500 cent. cub.

Cette sécrétion urinaire plus abondante force nécessairement les malades à uriner plus souvent. Mais ce qui est remarquable, c'est que la miction est beaucoup plus fréquente pendant la nuit que pendant le jour. Ainsi, par exemple, un de mes malades qui pendant ses heures de travail de neuf heures du matin à quatre heures du soir n'était jamais forcé de vider sa vessie, se levait toutes les nuits trois ou quatre fois pour uriner. Ces envies d'uriner beaucoup plus fréquentes pendant la nuit paraissent être dues à ce que la sécrétion est plus active pendant ce temps.

Le malade dont il vient d'être question, et dont pendant un mois j'ai pu recueillir toute l'urine excrétée, recueillit séparément pendant vingt-six jours l'urine du jour et celle de la nuit. Pendant le jour de sept heures du matin à dix heures du soir il éliminait, en moyenne, 1,370 cent. cub. d'urine, c'est-à-dire 91 cent. cub. par heure, pendant les neuf heures de la nuit il en éliminait par contre 2,190 cent. cub. c'est-à-dire 242 cent. cub. par heure. Ce malade était forcé d'uriner quatre fois, au moins, par nuit. En tout cas, il est assez fréquent de voir que la sécrétion urinaire est plus active la nuit que le jour. Ainsi, à l'hôpital, un de mes malades excrétait, en moyenne, dans dix nuits consécutives, 960 cent. cub. d'urine par nuit, et pendant les dix jours correspondants 635 cent. cub. seulement par jour.

Mais cet état de choses n'est pas constant dans l'atrophie granuleuse des reins. Dans d'autres cas que j'ai observés à l'hôpital la sécrétion urinaire se faisait de la même manière que chez les individus bien portants, c'est-à-dire qu'elle était plus énergique le jour que la nuit.

Cependant la grande majorité des malades que j'ai pu examiner attentivement m'a démontré *qu'il est de règle que l'atrophie primitive des reins s'accompagnie de polyurie. Mais ce phénomène n'est pas très évident dès le début et il ne persiste pas jusqu'à la fin de la maladie, il peut même disparaître pour un temps plus ou moins long pendant le cours de la maladie*, lorsque la force d'impulsion du cœur est affaiblie, par n'importe quelle cause, pendant plus ou moins de temps. Il peut même se faire dans ces conditions que la quantité d'urine sécrétée par ces malades soit excessivement faible.

La fait dont-il a été question déjà et dans lequel on mesura pendant dix jours la quantité d'urine éliminée pendant le jour et celle éliminée pendant la nuit peut servir d'exemple d'un cas tout à fait à son début. Pendant vingt jours d'observation, ce malade élimina en moyenne 1,570 cent. cub. d'urine en vingt-quatre heures. — Un individu extrêmement affaibli par les abus alcooliques n'éliminait plus que 1,000 cent. cub. d'urine par jour pendant le dernier mois de son existence.—La jeune H. H..., âgée de dix-huit ans (voy. Observation XXI) pendant le mois qui précèda sa mort par urémie, n'élimina en moyenne pendant huit jours consécutifs que 990 cent. cub. d'urine. Dans les derniers quatorze jours il s'établit une diarrhée qui empêcha de recueillir l'urine. Une jeune fille de vingt ans, C. Kr..., qui fut atteinte d'endocardite dans le cours de sa maladie des reins, n'éliminait que 763 cent. cub. d'urine par jour, d'après vingt mensurations faites dans le dernier mois de son existence.

La sécrétion urinaire peut même s'arrêter complètement quelques jours avant la mort, lorsque les malades perdent beaucoup d'eau par une autre voie, par exemple, par la diarrhée, ou lorsque la mort est précédée pendant un temps assez long par un collapsus profond.

On peut dire, en général, que dans l'atrophie primitive des reins, la quantité d'urine sécrétée par jour est soumise à des oscillations bien plus considérables que dans les inflammations des reins dont il a été question jusqu'à présent. Ces oscillations ne dépendent pas seulement des troubles circulatoires ou d'états fébriles intercurrents, mais quelquefois aussi de simples actions nerveuses.

Le négociant L..., dont il est question déjà et qui pendant un mois où il fut observé élimina en moyenne 1,500 cent. cub. d'urine par jour d'après 23 observations, reçut le 30 novembre une nouvelle qui lui causa de grands soucis. Le 2 décembre il n'excréta que 500 cent. cub. d'urine. Par contre, le 5 décembre une fois délivré de ses soucis, la quantité d'urine fut de 1,500 cent. cub.

L'urine sécretée en grande abondance est, en général, jaune pâle ou plus souvent jaune verdâtre. Ordinairement, elle est claire et dans la grande majorité des cas, elle ne donne pas un dépôt très abondant. Ce n'est que tout à fait exceptionnellement qu'il se précipite des urates quand l'urine se refroidit ; on trouve plus fréquemment au fond du vase quelques cristaux d'acide urique.

Le poids spécifique de cette urine si pâle est, en général, peu élevé. Cependant, dans cette maladie des reins aussi, on observe que le poids spécifique est en rapport avec la rapidité de la sécrétion. Mais on peut dire que presque toujours dans cette maladie, le poids spécifique de l'urine est plus faible qu'à l'état normal. Chez des malades de cette espèce, pendant des mois et même des années entières, j'ai presque tous les jours cherché le poids spécifique de l'urine, je l'ai toujours trouvé très faible et oscillant entre des limites très étroites, par exemple, entre 1,004 et 1,012.

Lorsque cette affection est au début, et que la polyurie n'est pas encore très évidente, le poids spécifique de l'urine n'est pas encore très faible.

Le forgeron A. L... (voyez Observation XXIV) éliminait encore par jour 1,000 cent. cub. d'une urine ayant un poids spécifique de 1,022 et quelquefois de 1,027.

Bien plus dans des périodes plus avancées du mal, les malades éliminent quelquefois encore des urines très denses sous l'influence de certaines circonstances.

Lorsque la femme H. H... (voyez Observation XXI), trois semaines avant sa mort, eut ses premières attaques d'urémie, elle élimina pendant les vingt-quatre heures suivantes 525 cent. cub. d'urine ayant seulement un poids spécifique de 1,023. Lorsque plus tard les quantités d'urine remontèrent à 1,500 et 1,700 cent. cub., le poids spécifique tomba de nouveau à 1,012 et 1,009.

Mais il ne semble pas que l'urine puisse jamais atteindre une densité normale une fois que l'affection des reins est arrivée à un certain degré. De nombreuses observations que j'ai faites sur des malades que j'ai pu suivre jusqu'à leur mort, m'ont appris que dans ces cas extrêmes, le poids spécifique de l'urine ne dépasse jamais 1,009 ou 1,011, même lorsque les quantités d'urine éliminées en vingt-quatre heures, ne sont plus que de quelques centaines de centimètres cubes. L'urine la moins dense que j'aie observée dans l'atrophie primitive des reins, est celle de mon malade de Wiesbaden; le poids spécifique était de 1,004.

L'urine est, en général, légèrement acide. Lorsqu'elle est alcaine, cela est dû, soit à une décomposition qui s'est faite après son émission, soit aux médicaments ou au régime, soit à une affection de la vessie, qui, ainsi qu'il a été dit déjà, complique assez souvent cette maladie.

Lorsque l'on décrit la composition chimique de l'urine dans l'atrophie des reins, le point principal sur lequel il faut insister est encore la proportion d'albumine que contient ce liquide. Mais dans cette maladie, l'albuminurie n'est pas un phénomène constant, ainsi que me l'ont appris des observations récentes. Déjà Tüngel[1] raconte que l'absence d'albumine dans l'urine de ces malades, l'a trompé souvent et qu'ainsi il n'a pas reconnu la maladie. Mais ni les observations de Tüngel, ni les miennes propres, ni celles d'autres observateurs, ne démontrent que l'albuminurie peut faire défaut pendant tout le cours de la maladie. L'albuminurie est, en tout cas, un de ses symptômes les plus caractéristiques.

Je n'ai pas trouvé d'albumine dans l'urine, soit passagèrement au début du mal, soit pendant un temps assez long, dans un cas qui concernait un individu tombé dans un état de décrépitude profonde. J'ai observé plusieurs fois la disparition passagère de l'albumine de l'urine et toujours dans les mêmes circonstances. Ce fait a assez d'importance, au point de vue du diagnostic, pour qu'on en parle en détail.

Le cas suivant me rendit tout d'abord attentif à l'apparition et à la disparition alternatives de l'albumine dans l'urine.

Observation XXIV. — Au mois de mars 1872, le jeune A. L..., forgeron, âgé de vingt et un ans, se présenta à la clinique à cause de douleurs derrière le sternum et de fréquents accès d'oppression et de palpitations cardiaques. A l'examen de la poitrine, on trouva une augmentation de la matité cardiaque, surtout vers la clavicule; le bruit systolique de la pointe et le bruit diastolique au niveau de l'origine de l'aorte sont renforcés; ce dernier est claqué. Le pouls était tendu et bondissant, plus fréquent (de 90 à 100). L'urine jaune pâle conte-

[1] *Klinische Mittheilungen von der medicinischen Abtheilung des Allgem. Krankenhauses in Hamburg*, 1861, p. 77.

nait de l'albumine. On porta le diagnostic d'atrophie des reins commençante et quinze jours après le malade entra à l'hôpital. Lorsque le lendemain matin on examina l'urine qui avait été rendue pendant la nuit, il fut impossible d'y trouver de l'albumine. Mais on en trouva de nouveau dans l'urine que le malade rendit durant le jour qu'il passa hors de son lit; il n'y en eut pas, par contre, dans l'urine sécrétée pendant la nuit suivante. Cette alternance dans la présence et l'absence de l'albumine dans l'urine, suivant que le malade se promenait dans la salle ou au dehors ou qu'il passait tranquillement son temps au lit, se maintint pendant les sept mois qu'il resta en observation dans notre clinique. Cette alternance ne dépendait pas des heures de la journée, car l'urine ne contenait pas d'albumine pendant le jour lorsque je forçais le malade à garder entièrement le lit. Au mois d'octobre 1872, vers la fin de son séjour à l'hôpital, l'urine de jour de notre malade ne contenait plus que des traces d'albumine, de sorte que j'espérais arriver avec mon traitement à guérir un cas d'atrophie primitive des reins sur l'existence duquel il ne me semble pas qu'il puisse y avoir des doutes. Mais le malade, qui se sentait bien, perdit patience et quitta l'hôpital. Depuis deux ans et demi je n'ai plus eu de ses nouvelles. Mais comme il habite tout près de Kiel, je crois pouvoir conclure de ce silence que jusqu'à présent il est resté bien portant.

J'ai observé cette même alternance dans la présence et l'absence de l'albumine dans l'urine, suivant que les malades se donnaient du mouvement, ou restaient couchés, dans deux autres cas encore qui eux aussi ont reçu pendant longtemps des soins dans notre hôpital. En même temps que de l'albuminurie, ils présentaient l'hypertrophie caractéristique du ventricule gauche, de sorte qu'il n'y a aucun doute sur la nature de leur affection des reins. Pour acquérir plus de garanties encore pour l'interprétation de ces phénomènes, on fit des recherches sur l'urine d'un autre malade atteint d'albuminurie et de rétinite brightique, ainsi que d'une hypertrophie considérable du ventricule gauche. L'urine du malade contenait constamment de l'albumine, le jour et la nuit, avec cette différence cependant que, lorsqu'en été le malade se promenait à l'air libre, l'urine contenait proportionnellement et absolument plus d'albumine que celle de la nuit. Je donne ici une description détaillée de ce cas intéressant à plus d'un point de vue.

Observation XXV. — Marx Misfeld, trente et un ans, avait fait la campagne de France comme artilleur et n'avait jamais été malade. Depuis quelque temps il remarquait qu'il était forcé d'uriner souvent la nuit. Le 23 juin 1872, pendant qu'il était à son travail, il devint subitement aveugle de l'œil droit. Cet état persista pendant une demi-heure, puis la vision revint pour disparaître complètement encore, au bout d'une nouvelle demi-heure. Les fonctions de l'œil gauche ne furent pas altérées.

Le 26 juin ce malade entra dans la clinique médicale sur les conseils de mon collègue Vœlckers qui avait examiné ses yeux.

Etat à l'entrée : Le malade est petit, mais vigoureux, bien nourri, son teint est frais, il ne sent aucun mal.

Choc du cœur énergique dans le cinquième espace intercostal gauche sur la ligne mamillaire. Matité précordiale un peu augmentée en haut et à gauche. Bruits du cœur purs et clairs. Pouls tendu, à 90.

Rien d'anormal dans les poumons ni dans l'abdomen.

Pas d'œdème. — Résultat de l'examen ophthalmoscopique pratiqué par mon collègue Vœlckers :

Légère névrite du nerf optique des deux yeux : à gauche, quelques petites taches blanches et quelques petits épanchements sanguins ; à droite, embolie de l'artère centrale de la rétine. L'œil droit n'est que peu sensible à la lumière ; l'œil gauche a conservé toute son acuité visuelle.

Urine pâle et claire ; poids spécifique 1,007 ; elle est sécrétée en très grande abondance et contient de l'albumine mais pas de cylindres ; ce n'est que plus tard que l'on trouva constamment quelques cylindres isolés, pâles et hyalins.

M... resta à l'hôpital jusqu'au 31 juillet. Pendant ce temps son urine fut soigneusement recueillie et mesurée. D'après trente déterminations il émettait en moyenne par jour 1,900 cent. cub. d'urine (maximum 2,600, minimum 1,215). Le poids spécifique, qui presque toujours était de 1,010, oscillait entre 1,007 et 1,013.

Pendant ce temps on fit aussi des recherches sur la quantité d'albumine contenue dans l'urine sécrétée pendant le repos et dans celle sécrétée pendant que le malade se donnait du mouvement, on trouva que pendant les premiers jours qui suivirent l'entrée du malade l'urine éliminée à n'importe quelle époque contenait beaucoup d'albumine. Ainsi le 30 juin le malade élimina 1,770 cent. cub. d'urine contenant 4 p. 100 ou 7 gr. 08 d'albumine. Lorsque, le 1er juillet, on força le malade à garder complètement le lit, la proportion d'albumine tomba aussitôt et à ce point que quelquefois il était impossible de déterminer quantitativement l'albumine, attendu que la chaleur déterminait seulement un léger trouble dans l'urine.

Après dix jours de repos au lit, 1,505 cent. cub. d'urine éliminés en une journée ne contenaient plus que 0,084 p. 100 ou 1 gr. 331 d'albumine. A partir du 13 juillet, le malade ne garda plus le lit pendant le jour, malgré cela l'albumine ne dépassa jamais 0,2 p. 100 et s'éleva rarement au-delà de 2 grammes par jour. Mais l'urine du jour en contenait toujours proportionnellement plus que celle de la nuit. En général, la quantité d'urine éliminée pendant le jour était plus considérable que celle éliminée pendant la nuit; en même temps les quantités d'albumine de l'urine du jour et de celle de la nuit se trouvaient dans les proportions de 1,5 : 1 et 3 : 1. Cependant du 22 au 29 juillet où le malade garda encore constamment le lit, on put encore constater que l'urine du jour était plus riche en albumine que celle de la nuit. Pendant cette période la proportion entre la quantité d'albumine de l'urine du jour et de celle de la nuit était de 1,025 : 1 et 1,51 : 1.

M... sortit de l'hôpital le 31 juillet, se sentant tout à fait bien; toutefois c'est à peine s'il voyait un peu mieux de l'œil gauche.

Le malade revint à l'hôpital le 13 septembre de la même année. Après sa sortie de l'hôpital il s'était senti si bien qu'il avait pu reprendre ses occupations habituelles. Au commencement de septembre, il était subitement tombé de cheval, ayant complètement perdu connaissance; il ne reprit ses sens que quelques jours plus tard. Mais il conserva une hémiplégie droite et une aphasie incomplète.

Etat à l'entrée.

Amaigrissement bien manifeste depuis la fin du mois de juillet. Paralysie incomplète de la jambe droite, paralysie presque complète du bras droit, des nerfs facial et hypoglosse droits ; légère anesthésie de toute la moitié droite du corps. L'aphasie s'est beaucoup améliorée; toutefois il manque encore certains mots et quelques lettres de l'alphabet. Les idées du malade sont un peu troubles; toutefois, il nous dit de lui-même que sa parole s'est améliorée dans les derniers jours.

La matité précordiale a augmenté depuis le mois de juillet. Le choc du cœur se sent dans les cinquième et sixième espaces intercostaux jusqu'au-delà de la ligne mamillaire. La cinquième côte est manifestement soulevée par le choc du cœur. Bruit aortique diastolique très-renforcé. Pouls tendu à 80-90.

Rien d'anormal aux poumons et dans l'abdomen.

Urine très abondante, claire, peu dense, contient un peu d'albumine et quelques cylindres pâles et minces très rares. Etat de la vision comme auparavant.

L'état du malade s'améliora sans cesse jusqu'au commencement de janvier 1873. Les mouvements des membres paralysés deviennent de plus en plus faciles, mais il reste toujours un certain degré d'aphasie.

Le 6 janvier, le malade était resté au lit, il se plaignait de tintements d'oreilles et de brouillards devant les yeux. On était frappé de son aspect anémique. Il dit alors que depuis trois jours il perdait beaucoup de sang à chaque selle qu'il avait. Il y avait dans le vase de nuit dont il s'était servi quelques instants auparavant de 400 à 500 grammes de sang rouge clair, en partie coagulé. On supposa que la source de l'hémorrhagie se trouvait dans le rectum et on transporta le malade à la clinique chirurgicale pour y être examiné. Mais l'examen du rectum donna des résultats négatifs et le 10 janvier, comme l'hémorrhagie avait cessé, le malade revint à la clinique médicale. Il avait la fièvre. Température axillaire 39° 2. Pouls à 116-120. — Prescription : sulfate de quinine, 2 grammes.

Le 11 janvier déjà il y eut une nouvelle hémorrhagie intestinale, aucun moyen ne parvint à l'arrêter. Il y avait en même temps des douleurs abdominales fort pénibles. On fut forcé de pratiquer le cathétérisme de la vessie. Affaiblissement graduel, chute de la température, mort le 14 janvier.

Autopsie : Voûte du crâne petite, lourde, épaissie. Dure-mère pâle, plus mate et plus épaisse qu'à l'état normal, se détache facilement du crâne. La pie-mère se détache facilement du cerveau.

Substance cérébrale brillante, compacte et anémiée. Ventricules étroits, leurs parois solides. En dehors du corps strié gauche, cavité du volume d'une muscade, remplie d'une substance brune, trouble, mais complètement liquide. Les parois de ce foyer sont brun sombre et molles surtout vers en bas. Ce foyer est complètement entouré de substance blanche, mais il se prolonge en avant dans le lobe frontal, et en arrière dans le lobe postérieur par une fente longue de 7 cent. et large de 25 mill. Autour de cette fente, la substance cérébrale est brune et plus molle qu'à l'état normal. A droite, presque au même point qu'à gauche mais un peu plus profondément en dessous du corps strié, il existe une fente de 2 cent. de long remplie du même liquide que la cavité gauche.

Une fois le sternum enlevé, on trouve le péricarde qui est à nu sur une grande étendue ; il ne contient qu'une petite quantité de sérosité claire. Le cœur est considérablement hypertrophié, surtout le ventricule gauche. Longueur = 12 cent., largeur = 12 cent., épaisseur des parois, 3 cent. Muscle très compacte. A gauche, le système des valvules est fortement développé, valvules plus fermes qu'à l'état normal. Valvules sigmoïdes de l'aorte un peu rudes, sur leur face ventriculaire. Plaques jaunes nombreuses sur la face interne de l'aorte ascendante. Cœur droit un peu dilaté. Valvules délicates. Rien aux poumons.

Dans le péritoine un peu de liquide teinté de sang. Rien à la rate ni au foie.

Rein gauche : longueur 9 cent., largeur 35 mill. Poids 69 grammes. La capsule n'est adhérente que dans les 2/3 supérieurs, elle entraîne des particules de substance rénale. Dans la partie supérieure, la surface du rein est rendue inégale par suite de la présence de granulations fines, ayant toutes à peu près les mêmes dimensions ; dans la partie inférieure, le rein est tout à fait lisse. Cette partie inférieure du rein proémine évidemment sur la partie supérieure. Tous les éléments de celle-ci sont atrophiés, mais surtout la substance corticale, de sorte que les pyramides arrivent presque jusqu'à la périphérie. Entre les pyramides il n'y a plus que quelques restes de substance corticale d'une teinte gris-rouge. En général, le rein paraît plutôt anémié que rempli de sang, sa consistance est ferme. Le bassinet est étroit.

Rein droit; longueur = 8 cent., largeur 4 cent., un peu plus épais que le gauche ; poids, 73 grammes. Capsule partout très adhérente. Toute la surface parsemée de granulations fines. Substance corticale un peu plus pâle encore qu'à gauche, elle est un peu plus épaisse qu'à gauche autour de la base des pyramides. Consistance, la même qu'à gauche.

Rien à l'estomac.

Tuniques intestinales minces, muqueuse remarquablement pâle, par-ci par-là seulement, quelques troncs veineux remplis de sang. Pas de trace d'ulcération.

Le cas suivant est le seul cas d'atrophie des reins où je n'aie jamais trouvé d'albumine dans l'urine; aussi pendant la vie l'existence de l'affection rénale fut-elle méconnue.

Observation XXVI. — Un jardinier de Kiel, âgé de cinquante-six ans, qui pendant longtemps avait mené une vie d'aventurier, surtout en Amérique, fut amené à la clinique le 26 janvier 1873 vers midi, sans connaissance aucune. Par hasard je me trouvais là au moment de son entrée et je pus l'examiner de suite. On apprit seulement que depuis longtemps le malade était complètement adonné à la boisson et qu'il buvait par jour pour un demi-thaler d'eau-de-vie commune, mais qu'il ne mangeait presque rien. On avait remarqué dans les quatre dernières semaines que ses forces diminuaient beaucoup. Il ne sortait plus; le matin en sortant du lit il descendait à l'auberge située dans la même maison; le soir il était complètement ivre et il fallait le remonter dans sa chambre. Le 25 janvier on ne le vit pas apparaître, on le trouva sans connaissance dans son lit placé dans une chambre froide.

Au moment de son entrée à l'hôpital le 29 janvier, on fut frappé de la faible température des membres; le thermomètre introduit dans le rectum indiqua une température de 28°,2. Le pouls radial était insensible, de même que le choc du cœur. On entendait très faiblement les bruits du cœur à l'aide du stéthoscope; le cœur battait cinquante-deux fois à la minute. Respiration à seize à la minute. On arriva à réchauffer peu à peu le malade à l'aide de bains à 40° continués pendant longtemps, de sorte que le 27 janvier au soir la température rectale était remontée à 37°,8. Mais la température baissait de suite dès qu'au sortir de ces bains, que l'on prolongeait pendant des heures entières, on remettait le malade au lit. Ce ne fut que le 1er février que l'on put cesser l'emploi de ces bains.

Dès le premier jour on avait essayé de vider la vessie à l'aide de la sonde. Mais on ne put y parvenir à cause d'un fort rétrécissement de l'urètre. Les jours suivants le malade avait uriné dans son lit. Ce n'est que le 29 janvier qu'il fut possible de recueillir 425 cent. cub. d'urine. Cette urine était limpide, d'une teinte brun foncé assez prononcée, légèrement acide, d'un poids spécifique = 1,013 et ne contenait pas d'albumine.

Lorsque le malade fut un peu remis, on constata qu'il était en proie à des hallucinations et qu'il délirait constamment. En même temps, le 2 février la température rectale descendit encore jusqu'à 35°, et le 7 février jusqu'à 36°,4. Pouls à 56-58. L'appétit ne revint que le 7 février. A partir de ce moment la température et le pouls[1] restèrent dans les limites normales, mais le délire augmenta, de sorte que souvent la nuit le malade se promenait dans la salle. Il était donc difficile de recueillir toute l'urine qu'il éliminait, car lorsqu'il marchait il en perdait toujours goutte par goutte. On réussit cependant quatre jours différents à recueillir assez complètement toute l'urine sécrétée. La quantité variait entre 850 et 1,050 cent. cub., le poids spécifique entre 1,012 et 1,018. Mais il fut impossible d'y trouver trace d'albumine, et il y avait si peu d'urée que jamais on n'en put trouver plus de 10 gr. par jour.

Le 20 février on revaccina le malade pour le préserver de la variole qui régnait alors. Il se développa six pustules vaccinales tout à fait normales. Mais dès le 26 février il s'établit un mouvement fébrile; la température était de 39° 2. Les jours suivants la température resta constamment au-dessus de 40°, le 1er mars elle atteignit même 41° 4. Les forces du malade déclinèrent rapidement une fois la fièvre établie, il eut de l'incontinence de l'urine et des matières. Ce n'est que rarement que l'on put recueillir de petites quantités d'urine qui depuis le début de la fièvre contenaient de petites quantités d'albumine.

Le malade mourut le 3 mars au matin.

Autopsie : Les deux reins sont placés au milieu d'un pannicule adi-

[1] Autant que je sais, c'est là le seul cas bien constaté où un homme, dont la température rectale était tombée à 28°2, se soit complètement remis et ait conservé pendant un temps assez long encore la température normale.

peux très épais. Rein droit diminué de volume, long de 105 millim. Capsules très adhérentes, surface inégale, granuleuse, parsemée de kystes nombreux de volume variable. Sur la coupe, le parenchyme est très pâle, gris rouge, pyramides petites, substance corticale peu consistante. — Rein gauche très petit, longueur 83 millim., largeur 33 millim., épaisseur 23 millim.. Capsule partout très adhérente; surface inégale granuleuses avec quelques kystes de volume variable. Vessie très distendue par une urine donnant un sédiment assez abondant d'une teinte brun foncé, acide, et qui lorsqu'on la chauffe se trouble à peine. Parois de la vessie très épaisses, colonnes très développées. Conduit de l'urètre extrêmement étroit; brides cicatricielles dans l'intérieur du canal. Pas de trace d'œdème du tissu cellulaire sous cutané. Quelques gouttes de sérosité limpide dans le péricarde, les plèvres et le péritoine. L'autopsie ne donna pas l'explication de la fièvre.

Mais la quantité d'albumine contenue dans l'urine dans l'atrophie primitive des reins est toujours inférieure à celle que l'on trouve dans les processus inflammatoires des reins. On peut dire qu'en général l'urine des reins contractés contient à peine autant d'albumine pour mille que celle des reins atteints de néphrite en contient pour cent. Evidemment la proportion d'albumine varie suivant les cas, et, pour le même cas, elle varie suivant les jours; tantôt la chaleur trouble à peine l'urine, tantôt on obtient, en poids, 5 d'albumine desséchée pour 1000 de liquide. Cependant exceptionnellement, par exemple après des convulsions urémiques[1], j'ai trouvé passagèrement dans l'urine des quantités d'albumine très considérables, dans un cas, par exemple, 2,3 p. 100. (Voyez Observation XXI.) Aussi, bien que ces malades urinent beaucoup, ils ne perdent presque toujours que peu d'albumine par jour, quelques grammes, ou même des fractions de gramme.

Pour rendre cet état de choses plus clair, je donne ici quelques chiffres qui ont été tirés des nombreuses analyses d'urine qui ont été faites dans notre clinique; je ferai observer à ce propos que je n'ai choisi que les cas où l'autopsie a confirmé le diagnostic.

Le brasseur K..., âgé de quarante ans, d'après vingt et une analyses faites dans l'espace de trois mois, éliminait en moyenne 1 gr. 30 d'al-

[1] On a parlé déjà des rapports des convulsions épileptiformes avec l'albuminurie.

bumine. Trois ans après il mourut de convulsions urémiques. — Le professeur de gymnase B..., âgé de cinquante-six ans, d'après onze analyses espacées sur une longue période de temps, en éliminait en moyenne 1 gr. 486. Il mourut d'apoplexie cérébrale. — Le brasseur M..., d'après quatorze analyses pratiquées dans les six mois qui précédèrent sa mort par hémorrhagie intestinale, éliminait en moyenne 2 gr. 163 d'albumine. — Le terrassier S..., âgé de trente-deux ans; qui mourut à la suite d'hémorrhagies nasales et intestinales et d'accidents urémiques, d'après treize analyses faites dans les six semaines qui précédèrent sa mort, éliminait en moyenne 5 gr. 962 d'albumine par jour. — Chez deux jeunes filles de dix-huit et vingt ans, qui moururent d'accidents urémiques peu après leur entrée à l'hôpital et dont on trouva les reins, à l'autopsie, entièrement contractés, on ne put recueillir et analyser l'urine chez l'une pendant trois jours, chez l'autre pendant quatre jours seulement. La première avait éliminé 2 gr. 40, la seconde 1 gr. 85 d'albumine par jour.

Ces cas et ceux qui ont été communiqués déjà suffiront, je pense, pour donner une idée exacte de la quantité d'albumine que perdent les malades dans l'atrophie des reins. On voit qu'au commencement de la maladie, la quantité d'albumine éliminée par les reins est fort peu considérable, si bien qu'on n'en trouve pas toujours dans l'urine; mais cette quantité augmente avec les progrès de la maladie pour diminuer de nouveau ou même disparaître complètement vers la fin, lorsque les forces baissent et que le cœur s'affaiblit; ce n'est que dans des circonstances particulières, par exemple sous l'influence de troubles circulatoires provoqués par les convulsions épileptiformes violentes, que l'urine contient de l'albumine en quantité aussi considérable que dans la néphrite parenchymateuse.

Mes observations m'ont appris aussi que chez un seul et même individu la quantité d'albumine contenue dans l'urine sécrétée par des reins contractés est soumise à de grandes variations suivant sa façon de vivre, sa nourriture et l'état général de la nutrition. Les gens affaiblis par les privations et le défaut de soins entrent à l'hôpital lorsqu'ils commencent à avoir de l'œdème. Leur urine est très pâle et très peu dense et contient peu d'albumine. Si ces individus se relèvent sous l'influence d'une bonne nourriture et de soins intelligents, l'œdème disparaît rapidement et les forces reviennent presque tout aussi vite, à condition que la maladie n'ait pas fait trop de progrès. Mais dès que les malades font usage de leurs forces, qu'ils se meuvent à l'air libre, la quantité d'albumine de l'urine augmente absolument et relativement. Naturellement la quantité totale d'albumine augmente aussi, puisque presque toujours dans ces circonstances le volume de l'urine augmente.

Il n'existe pas de rapport constant entre la proportion d'albumine et la quantité d'urine éliminée en un jour; toutefois j'ai remarqué qu'en général la proportion d'albumine était plus forte lorsque la quantité d'urine éliminée en un jour diminuait.

Les exemples suivants montreront combien l'état des organes de la circulation a d'influence sous ce rapport.

Le nommé St..., d'une taille athlétique, entra à l'hôpital le 3 juin 1868, avec de l'œdème des extrémités inférieures. Il était pâle et très affaibli, son urine contenait de l'albumine et son cœur était hypertrophié. Grâce au repos et aux bons soins qu'il reçut, cet homme se remit rapidement, l'œdème disparut au bout de peu de temps déjà. Son appétit fut excellent pendant les six mois qu'il resta à l'hôpital, et peu après son entrée il se sentit tout à fait bien. Pendant ces six mois, on fit 76 analyses complètes de son urine, d'après lesquelles il éliminait en moyenne par jour 2,200 cent. cub. d'urine, contenant 7 gr. 57 d'albumine et 33 gr. 38 d'urée. La quantité d'urine la plus considérable fut de 4,200 cent. cub., poids spécifique 1,006, albumine 0,98 p. 100 ou 4 gr. 116.; la quantité la plus petite fut de 1,600 cent. cub., poids spécifique 1,015, albumine 0,482 pour 100 ou 7 gr. 712. La quantité d'urine la plus considérable contenait donc, absolument et relativement, la quantité d'albumine la plus faible.

Par contre, la jeune Kr..., dont il a été question déjà, qui fut atteinte d'endocardite et à la suite d'une insuffisance mitrale, n'éliminait par jour, d'après vingt analyses faites dans le dernier mois de son existence, que 763 cent. cub. d'urine avec 1 gr. 23 d'albumine en moyenne. La quantité d'urine la plus considérable fut de 1,180 cent. cub. en un jour, poids spécifique 1,011,5, albumine 0,16 p. 1,000 ou 2 gr. 12 ; la quantité la plus petite fut de 420 cent. cub., poids spécifique 1,011, albumine 0,12 p. 100 ou 0 gr. 504.

Evidemment dans ces deux cas l'état de la circulation a eu de l'influence sur la quantité et la composition du produit sécrété. Chez l'homme vigoureux, l'augmentation de la pression sanguine due à l'hypertrophie du ventricule gauche produisit de la polyurie et une abondante élimination d'albumine. Chez la jeune fille, lorsque le surcroît d'énergie du cœur hypertrophié fut compensé par l'insuffisance de la valvule mitrale, la sécrétion urinaire, surabondante autrefois, tomba au-dessous de la normale et la quantité d'albumine éliminée devint insignifiante.

L'urine sécrétée par les reins contractés est extrêmement pauvre en éléments solides et surtout en urée ; naturellement, de même que le poids spécifique, la proportion de ces éléments est dans un rapport inverse avec les quantités d'urine éliminées par jour.

Chez l'ouvrier St..., dont il a été question déjà et chez lequel on a fait soixante-seize analyses d'urine, la quantité d'urine la plus considérable éliminée en un jour, fut 4,200 cent. cub., avec un poids spécifique de 1,006 et 0,6 p. 100 d'urée. La proportion d'urée la plns forte, 2,1 p. 100, se trouva dans des quantités d'urine de 2,075 et 2,100 cent. cub., ayant 1,013 et 1,015 de poids spécifique.

En comparant tous les cas dont je possède des analyses d'urine et où le diagnostic a été confirmé par l'autopsie, je trouve qu'il est exceptionnel que l'urine sécrétée par des reins contractés contienne plus de 2 p. 100 d'urée, même chez les malades dont l'affection rénale a été diagnostiquée plusieurs années avant la mort. En général, dans les cas bien caractérisés, l'urine contient de 1 à 2 p. 100 d'urée, quelquefois même moins de 1 p. 100. Cependant, à cause de la polyurie dont sont affectés les malades en général, la quantité absolue d'urée reste considérable pendant de longues années.

Le brasseur K..., âgé de quarante ans, éliminait en moyenne 19 gr. 24 d'urée par jour, trois ans avant sa mort. — Le professeur B..., 22 gr. 53 dans la dernière année de son existence. — Le brasseur M..., âgé de trente-quatre ans, 26 gr. 94, six mois avant sa mort. — Le terrassier S..., 28 gr. 47. On voit bien d'après le cas de l'ouvrier St..., dont il a été question déjà, et qui, d'après soixante-seize analyses pratiquées dans l'espace de six mois, éliminait 33 gr. 83 d'urée par jour, que lorsque la nutrition générale est bonne, l'appétit excellent et l'alimentation abondante, les reins contractés peuvent éliminer des quantités d'urée considérables et pendant un temps fort long.

Il est évident que chez les individus très affaiblis les quantités d'urée éliminées par jour diminuent beaucoup; il en est de même lorsque la pression artérielle se trouve abaissée par suite de troubles circulatoires.

C'est ainsi que dans trois cas d'atrophie rénale très prononcée et qui concernaient trois jeunes filles âgées de vingt-deux, vingt et dix-huit ans, l'urine ne contenait dans les dernières semaines de l'existence que 16 gr. 30, 12 gr. 50, 8 gr. 80 d'urée en moyenne par jour. La jeune Kr..., chez laquelle l'affection des reins se compliqua d'une insuffisance mitrale, n'éliminait, dans les derniers mois de son existence, que 12 gr. 68 d'urée par jour en moyenne.

J'ai accordé moins d'attention aux autres substances qui se trouvent dans l'urine. Cependant dans tous les cas où l'on détermina quantitativement les chlorures et l'acide phosphorique, on trouva que ces éléments existaient en fort petite proportion dans l'urine. Cependant la quantité absolue de chlorure peut quelquefois dépasser considérablement celle qui d'ordinaire est éliminée par des reins normaux. Mais chez les individus très affaiblis cette quantité n'atteint pas la normale.

La jeune Kr... dont il a été souvent question déjà, d'après dix-huit analyses, n'éliminait plus par jour pendant le dernier mois de son existence que 1 gr. 70 de chlorures et 0 gr. 544 d'acide phosphorique.

Comme la quantité de ces substances qui est éliminée par les reins dépend de celle qui est ingérée avec les aliments, d'autres recherches sur ce sujet n'auraient sans doute pas grand intérêt pour la question qui nous occupe.

Dans la plupart des cas d'atrophie rénale il n'y a que peu d'acide urique dans l'urine. Dans les urines très diluées, on n'arrive quelquefois à en déceler que des traces à l'aide de l'acide chlorhydrique. Mais cela ne tient évidemment pas à l'état des reins, car chez un vieux arthritique dont les reins étaient en train de s'atrophier, ainsi que le prouva l'autopsie quelques mois plus tard, je trouvai un jour dans l'urine albumineuse qu'il excrétait, des graviers assez abondants et des cristaux d'acide urique parfaitement nets.

Dans l'atrophie primitive des reins l'urine ne laisse déposer en général qu'un sédiment peu considérable; il n'y en a même pas, lorsque, comme d'ordinaire, la sécrétion urinaire est très abondante.

Lorsqu'on veut faire l'examen microscopique du sédiment, il faut décanter l'urine et recueillir le reste dans des verres à pied. Au bout d'un certain temps, il se forme alors un nuage grisâtre qui se précipite au fond du verre, et lorsqu'on a décanté la partie liquide les dernières gouttes qui restent peuvent servir aux observations microscopiques. Je préfère agir de cette manière que de recueillir les éléments figurés de l'urine sur un filtre, parce qu'alors la préparation contient trop souvent des filaments de papier.

Lorsqu'on examine ce sédiment au microscope on y voit quelques cylindres en même temps que des cristaux d'acide urique ou d'oxalate de chaux. Mais ces cylindres sont si rares que souvent on est forcé de faire de nombreuses préparations et de chercher longtemps avant d'en rencontrer quelques-uns. La plupart d'entre eux sont minces et tout à fait hyalins, ou bien ils sont ponctués de quelques granulations obscures et de gouttelettes de graisse. Il est rare de rencontrer un cylindre large, plus rare encore de trouver un cylindre granuleux et sombre. Je ne me souviens pas d'avoir rencontré jamais dans les urines de cette nature des cylindres cireux et brillants, des cylindres jaunes.

J'ai trouvé une grande quantité de cylindres hyalins minces dans l'urine du professeur B... à la suite d'un accès de convulsions urémiques[1] qui survint cinq mois avant sa mort. Plus tard j'ai eu de la peine à en trouver quelques-uns seulement.

Je n'ai trouvé un grand nombre de cylindres larges, et de cylindres granuleux que dans l'urine de l'ouvrier S... cinq semaines avant sa

[1] Cette observation fait penser à des observations analogues faites par Huppert sur des épileptiques. Il trouva toujours dans l'urine excrétée trois à quatre heures après des attaques épileptiques violentes, non seulement de l'albumine, mais aussi des cylindres hyalins. (*Virchow's Archiv.*, Bd. 59.)

mort par hémorrhagies nasales et intestinales. Cependant les cylindres disparurent presque complètement quelques jours déjà après son entrée; plus tard on ne trouva plus que des cylindres hyalins minces en nombre peu considérable.

Il est rare de trouver dans l'urine des cellules épithéliales isolées provenant des canalicules urinaires. On trouve plus fréquemment quelques cellules dont le noyau est bien conservé, attachées aux cylindres tant minces que larges ; il n'y a jamais beaucoup de cellules graisseuses ni de débris de cellules.

Quelquefois aussi on voit sur les cylindres des cristaux d'oxalate de chaux plus ou moins volumineux.

Parfois le sédiment de ces urines contient quelques globules rouges isolés. Ce n'est que dans le cas dont j'ai parlé déjà et qui se compliqua d'une endocardite que j'ai trouvé une quantité considérable de sang dans l'urine, de sorte que le sédiment avait la coloration rouge-brun sale caractéristique.

Il est probable que les globules blancs ou les globules de pus, qui quelquefois se trouvent en assez grande abondance dans l'urine, proviennent toujours de la muqueuse des voies urinaires. En tout cas, on trouve toujours en même temps des cellules épithéliales provenant des bassinets, des urétères ou de la vessie.

Je n'ai examiné le sang de malades atteints d'atrophie des reins que dans les dernières périodes de la maladie, à l'exception d'un seul cas. Dans tous les cas, j'ai examiné le sang qui m'était fourni par de petites saignées pratiquées pendant la vie du malade.

Mon attention s'est portée surtout sur le poids spécifique du sérum sanguin. Une seule fois on a déterminé le poids spécifique du sang, sérum et caillot. Chez l'ouvrier S... le sang tiré de la veine cinq heures avant la mort avait un poids spécifique de 1,050.

Le poids spécifique du sérum avait dans différents cas les valeurs suivantes :

NOM	POIDS SPÉCIFIQUE du sérum.	PROPORTION D'EAU contenue dans le sang.	OBSERVATIONS
S..., ouvrier.	1030,58	86,69 p. 100	Saignée cinq heures avant la mort qui eut lieu par hémorrhagie et urémie.
H. H..., jeune fille, hydropique.	1022,80	91,16 p. 100	Saignée la veille de la mort qui eut lieu par urémie.
Kr..., jeune fille, hydropique.	1023,40	87,15 p. 100	Saignée peu avant la mort qui eut lieu par urémie.
C. L..., jeune fille, hydropique.	1021,00	88,77 p. 100	Saignée la veille de la mort qui eut lieu par urémie.
H. H..., ouvrier, buveur de profession, hydropique.	1024,80	90,66 p. 100	Saignée une année avant la mort qui arriva au milieu de convulsions urémiques.

Je suis parvenu plusieurs fois à retirer de l'urée de l'extrait alcoolique du sang de malades de ce genre, sous forme d'azotate d urée ; une fois même j'en ai obtenu une quantité considérable. Mais dans la grande majorité des cas mes essais sont restés infructueux.

Les résultats de mes analyses de sang n'indiquent absolument rien sur la composition du sang dans les premières périodes de la maladie, car toutes mes analyses ont été faites sur le sang d'individus chez lesquels la maladie était arrivée déjà à sa période ultime ou qui étaient affaiblis, comme le buveur dont il est question en dernier lieu. On remarquera cependant que, dans les quatre derniers faits, l'existence de l'hydropisie coïncide avec un poids spécifique très faible du sérum sanguin.

L'excellent état de la nutrition et le bon état des forces que beaucoup de personnes conservent pendant des années entières après le début de l'affection des reins nous permettent de supposer que le sang peut garder une composition normale pendant un temps tout aussi long. Le sang ne devient plus aqueux et ne contient certains éléments de l'urine que lorsque les reins sont devenus incapables de remplir leurs fonctions normales, d'où résulte la rétention dans l'organisme de l'eau et des éléments spécifiques de l'urine.

Anatomie pathologique.

L'atrophie primitive des reins atteint les deux reins et presque toujours les deux au même degré; cependant, il se présente aussi des cas où l'un des reins est plus altéré que l'autre ou bien où une partie d'un rein a éprouvé des lésions plus profondes que l'autre. Ces lésions produisent dans les cas bien caractérisés une diminution de volume très considérable des reins, de telle sorte que parfois ils ne sont pas plus grands que des reins d'enfant. C'est la substance corticale qui disparaît surtout; dans certains cas la base des pyramides n'est recouverte que d'une mince couche de substance corticale épaisse à peine d'un millimètre. Cependant les pyramides n'échappent pas à cette diminution de volume; elles se réduisent à un volume très petit et sur la coupe, grâce à la disparition de la substance intermédiaire, elles paraissent serrées les unes contre les autres. En même temps le bassinet est quelquefois dilaté et forme une poche de dimensions assez vastes; plus souvent cependant, et cela paraît être la règle, il est aussi plus petit qu'à l'état normal. On n'observe pas de modifications, en général, sur les gros vaisseaux qui se rendent aux reins.

La capsule plus épaisse et plus solide est fortement adhérente à la surface du rein dont il est difficile de la séparer. Elle entraîne toujours des parcelles de la substance rénale.

La surface du rein, une fois la capsule enlevée, est inégale; elle est parsemée d'un grand nombre de granulations ayant toutes à peu près les mêmes dimensions et le volume d'un grain de millet. On trouve souvent entre ces granulations et quelquefois en très grand nombre des kystes remplis d'un liquide clair, les uns ne sont pas plus grands que les granulations solides, les autres ont le volume d'une graine de chanvre et sont même plus grands.

Ce petit rein est très solide; il offre beaucoup de résistance lorsqu'on veut le couper. Sur la surface de section de la substance corticale on trouve quelquefois de nombreux petits kystes.

La coloration des reins n'est pas toujours la même. Quelquefois ils ont sur toute leur étendue une teinte rouge brun foncée, d'autres fois ils sont très pâles, presque gris blanc. Cette différence tient évidemment à ce que, sur le cadavre, les reins contiennent plus ou moins de sang. Mais jamais ces reins ne présentent en aucun endroit cette teinte jaunâtre qui caractérise les reins qui ont subi l'atrophie secondaire et qui sont devenus graisseux.

L'examen microscopique de ces reins fait voir que la diminution de volume de ces organes est produite par la disparition du tissu glandulaire proprement dit, des canalicules urinaires avec leurs épithéliums et leurs vaisseaux. On trouve entre des couches étendues d'un tissu cellulaire très solide et fibreux, quelques canalicules normaux seulement avec leurs glomérules, et encore sont-ils très écartés les uns des autres, ou bien ces canalicules sont réunis par groupes. Je ne saurais décider si les tractus de tissu fibreux intermédiaires doivent être considérés comme les restes des tuniques propres des canalicules privés de leur épithelium. On trouve aussi au milieu de ce tissu cellulaire fibreux un grand nombre de glomérules qui ont cessé de fonctionner; ils sont souvent très serrés les uns contre les autres, plus petits que les glomérules normaux, ils apparaissent sous forme de petits corps arrondis et obscurs; on peut encore y distinguer le trajet des anses capillaires, ils ne sont plus en rapport avec aucun canalicule urinaire. Autour de ces glomérules qui ont cessé de vivre on voit des tractus fibreux concentriques qui leur forment une capsule très adhérente.

Les petits kystes que l'on trouve dans la substance corticale ont une paroi homogène, renforcée souvent extérieurement par des tractus fibreux; leur contenu est amorphe, transparent et gélatineux. Ils paraissent être formés par des canalicules dilatés partiellement dont le contenu aurait subi ensuite la métamorphose colloïde. Grainger Stewart[1] pense que quelques-uns de ces kystes sont produits par une dilatation de la capsule de Bowmann; il a trouvé le glomérule refoulé sur un des côtés dans des

[1] Loc. cit., p. 182.

kystes de ce genre. Klebs [1] a fait la même observation. Cet auteur a pu reconnaître souvent dans la masse colloïde qui remplit ces kystes les contours des cellules qui lui donnent naissance.

Lorsqu'on examine au microscope les granulations de la surface des reins on trouve qu'elles sont formées par des restes de canalicules urinaires encore pourvus de leur épithélium. Par-ci par-là les cellules épithéliales sont en train de devenir graisseuses, presque toujours cependant elles sont tout à fait normales.

Mais on est bien loin de trouver toujours des lésions aussi générales. J'ai examiné des reins qui n'avaient subi qu'une atrophie partielle, de sorte qu'une partie de l'organe, son extrémité inférieure ou l'extrémité supérieure, avait gardé sa structure normale tandis que tout le reste était atrophié. La capsule se détachait facilement de la partie saine, tandis qu'elle était fortement adhérente à la partie malade. La partie saine était lisse, la partie malade granuleuse, inégale. La partie saine proéminait manifestement au-dessus du niveau de l'autre. (Voyez Observation XXIV.) D'autres fois l'atrophie n'existait que par places, mais elle commençait toujours par le hile du rein; la surface de l'organe était alors enfoncée sur une étendue plus ou moins grande, mais non pas d'une façon uniforme, car entre les parties enfoncées et granuleuses s'en élevaient d'autres à surface lisse qui dépassaient leur niveau. Dans ces cas l'atrophie était toujours la plus prononcée aux environs du hile; les extrémités et le bord convexe du rein étaient moins atteints. On trouvait en ces endroits des îlots considérables de substance rénale saine. Cependant le volume total des reins atteints d'atrophie partielle seulement était toujours plus petit qu'à l'état normal; et les individus sur le cadavre desquels j'ai trouvé des reins de cette espèce avaient présenté pendant la vie les symptômes les plus manifestes de l'atrophie rénale. J'ai observé le dernier cas de ce genre avec le Dr Th. Simon, de Hambourg; il a eu la bienveillance de me communiquer plus tard les résultats de l'autopsie.

Rein droit de la grosseur d'une noix. Rein gauche, qui évidemment avait été hypertrophié autrefois, long de cinq pouces. Dans sa partie

[1] Loc. cit., p. 664.

inférieure il a une épaisseur qui correspond à sa longueur ; mais atrophie prononcée de la partie supérieure et surtout de la moyenne. Hypertrophie du ventricule gauche.

C'est dans ces cas d'atrophie partielle que les deux reins ne sont pas toujours également atteints. J'ai trouvé sur le même cadavre l'un des reins complètement atrophié, tandis que le quart inférieur de l'autre était tout à fait sain; une autre fois j'ai trouvé la moitié inférieure de l'un des reins atrophiée, tandis que sa moitié supérieure et l'autre rein étaient enflammés et gonflés.

Outre ces altérations des reins, on ne trouve, lorsque les deux organes sont fortement lésés, qu'une seule lésion presque constante, c'est l'hypertrophie du ventricule gauche. Les autres organes peuvent être tout à fait sains; en général on ne trouve pas trace d'hydropisie.

Parmi les lésions que l'on peut considérer avec certitude comme le résultat de l'affection des reins, il faut citer en première ligne les altérations particulières de la rétine qui habituellement atteignent les deux yeux. Elles sont la cause des troubles visuels dont un grand nombre de ces malades sont atteints. On trouvera plus loin une description de cette affection de la rétine, description qui est due à la plume de mon collègue Völckers.

Un épaississement considérable de la voûte du crâne est une autre lésion assez habituelle. La voûte tout entière paraît plus massive et plus lourde qu'à l'ordinaire. La dure-mère épaissie, est solidement adhérente aux os. Les sillons de la face interne du crâne qui contiennent des ramifications vasculaires sont plus profonds et le diploë est plus dense. Il s'agit donc évidemment d'une hypérostose de ces os.

Il n'est pas rare de trouver des foyers apoplectiques dans le cerveau ; souvent ils sont fort étendus ; quelquefois ils font irruption dans les ventricules. J'ai vu sur le cadavre de malades de ce genre des destructions étendues de la substance cérébrale par des extravasats sanguins.

Enfin, il faut citer encore les épanchements séreux que l'on trouve sur un certain nombre de cadavres, dans les cavités du corps et dans le tissu cellulaire sous-cutané. L'hydropisie est rarement considérable, ce n'est qu'exceptionnellement qu'elle atteint ces degrés extrêmes que l'on rencontre si souvent dans la néphrite parenchymateuse.

L'état général des cadavres peut être tout à fait normal, de sorte que ni la fonte du tissu adipeux, ni l'amaigrissement des muscles ne peuvent être considérés comme un résultat inévitable de l'affection des reins. Cependant, dans quelques cas extrêmes où la substance glandulaire devient absolument incapable de fonctionner, cette maladie produit un état de marasme profond. Mais presque toujours elle tue le malade avant de l'avoir réduit à cet état, et elle tue, soit par urémie, soit par apoplexie cérébrale, soit enfin par des épanchements inflammatoires dans une plèvre, dans le péricarde, le péritoine, le parenchyme pulmonaire ou enfin dans la peau et le tissu cellulaire sous-cutané.

On trouve très souvent des exsudats inflammatoires sur le cadavre des individus morts de cette maladie de reins. Partout où je les ai rencontrés, ils étaient la cause immédiate de la mort. J'ai indiqué, plus haut déjà, pourquoi je pense que ces inflammations qui siègent dans différentes parties du corps sont une des conséquences médiates de la maladie des reins. Peut-être cependant faut-il expliquer d'une autre manière l'endocardite que j'ai vue deux fois dans le cours d'une atrophie rénale affecter les valvules du ventricule gauche hypertrophié.

Il faut considérer comme des complications accidentelles toutes les autres altérations pathologiques que l'on trouve sur le cadavre d'individus morts d'une atrophie primitive des reins; pour moi, du moins, je n'en connais aucune que l'on puisse mettre sur le compte de cette maladie.

Les opinions sont partagées sur la nature des altérations qui viennent d'être décrites. Presque tous les auteurs allemands considèrent l'état des reins qui vient d'être décrit comme la terminaison de la néphrite parenchymateuse et la confondent par conséquent avec l'atrophie secondaire qui suit quelquefois la néphrite. Depuis A. Beer et Traube, on ne connaît plus de néphrite parenchymateuse; on ne connaît plus qu'une néphrite interstitielle, c'est-à-dire que les partisans de cette manière de voir, considèrent toujours les altérations de l'épithélium comme des lésions secondaires ; ils admettent que la diminution de volume de l'organe est précédée d'un gonflement produit par l'hyperplasie de tout le tissu cellulaire intertubulaire. Les auteurs français les plus récents (Lécorché et Kelsch) se sont également ralliés à cette opinion. Cette théorie a été combattue tout d'abord en Angleterre. En 1859 déjà, Johnson[1] déclarait que les petits reins contractés n'étaient jamais gonflés auparavant. D'après lui, l'atrophie serait produite par la destruction primaire de l'épithélium qui revêt les canalicules urinaires. Les cellules épithéliales se détachent des parois du canalicule et sont entraînées par l'urine ; mais alors les canalicules qui sont ainsi complètement dépouillés de leur revêtement, reviennent sur eux-mêmes. Par conséquent, d'après Johnson, il ne s'agirait pas, ainsi que l'admettent les auteurs allemands et les auteurs français les plus récents, et en Angleterre Dickinson, d'une augmentation absolue du tissu cellulaire intertubulaire, augmentation due à l'inflammation, mais ce tissu cellulaire paraîtrait seulement plus abondant par suite de la desquamation épithéliale des canalicules urinaires.

Grainger-Stewart prend une position intermédiaire; il admet que la masse du tissu cellulaire devient plus considérable, mais il pense qu'elle est due à une simple hyperthrophie de ce tissu. Il nie que ce processus soit de nature inflammatoire, parce que dans ses examens microscopiques de reins qui s'atrophiaient, il n'a jamais pu découvrir d'exsudat libre dans le stroma. Pour Grainger-Stewart, la destruction de l'épithélium est secondaire, elle est le résultat de l'hypertrophie du tissu interstitiel. Cet auteur déjà avait été frappé de l'épaississement des parois des petites artères dans les parties malades des reins.

Avant Grainger-Stewart déjà, Liebermeister avait développé exactement les mêmes idées dans un de ses ouvrages[2]. Il avait, de même que Grainger-Stewart, proposé d'appeler cette maladie des reins, cirrhose des reins[3].

[1] *Med. Soc. of London. Lancet*, July. 9.

[2] *Zur pathologischen Anatomie und Klinik der Leberkrankheiten*, Tübingen, 1864.

[3] Voyez p. 75.

Gull et Sutton, dans leur travail que nous avons déjà cité, rapportent l'atrophie primitive des reins aux altérations des artères et des capillaires. L'épaississement de la tunique adventice des petites artères rétrécit la lumière de ces vaisseaux et produit à la fin leur oblitération complète. Cet épaississement est dû à une néoformation de tissu cellulaire fibreux. Le tissu cellulaire prolifère également autour des capillaires, mais il y conserve sa structure hyaline ou bien il prend l'aspect du tissu des granulations. Ce processus n'atteint pas toutes les artères du rein malade et ne frappe pas au même degré toutes les ramifications d'un même tronc. Il débute par la couche du rein la plus superficielle, la plus proche de la capsule, puis il pénètre de plus en plus profondément dans la substance corticale, entre les canalicules contournés. Partant des gaînes vasculaires, ce tissu cellulaire fibreux entoure les canalicules urinaires, que parfois quelques restes de cellules épithéliales permettent seuls de reconnaître au milieu de couches concentriques de tractus fibreux. En effet, les canalicules urinaires, ainsi que leur épithélium, s'atrophient et se résorbent en partie sous l'effet de la pression exercée par le tissu cellulaire, en partie parce que les vaisseaux oblitérés ne leur amènent plus le sang nécessaire à leur nutrition. Quelquefois un canalicule se trouve serré comme par une ligature, puis son bout périphérique se dilate ; c'est ainsi que naissent les kystes. Cette prolifération du tissu cellulaire existe également autour des capsules de Bowmann, et produit l'oblitération des anses vasculaires des glomérules. Ce processus ne progresse pas d'une manière uniforme; aussi sur le même rein trouve-t-on des parties exclusivement formées de tissu cellulaire fibreux, et d'autres où l'on rencontre des canalicules urinaires tout à fait normaux avec un épithélium et des glomérules de Malpighi bien conservés.

Je pourrais me rattacher sans aucune hésitation à la description que les deux auteurs anglais donnent de l'état histologique des reins atrophiés, ainsi qu'à leur manière d'expliquer tout le processus. Mais, ainsi que je l'ai dit déjà, Gull et Sutton vont plus loin : pour eux, les altérations particulières qui siègent sur les petits vaisseaux ne sont qu'une des manifestations partielles d'une maladie générale qui occupe tout le système artériel ou du moins une grande partie de ce système. Mais jusqu'à présent rien ne me prouve que cette théorie est fondée. Il est vrai que depuis que les théories de ces auteurs me sont connues, je n'ai pas eu l'occasion encore de les vérifier sur le cadavre. Mais d'après les observations que j'ai faites autrefois d'un œil tout à fait impartial, et d'après ce que Gull et Sutton disent de l'étiologie de l'atrophie primitive des reins, je suis forcé de protester contre leur dernière hypothèse.

Mais ce qui à présent est bien certain pour moi, c'est que l'atrophie primitive des reins, ou troisième stade du mal de Brigt de nos auteurs, ou cirrhose des reins de Grainger-Stewart, est le résultat d'une prolifération primitive du tissu cellulaire intertubulaire, qu'elle prend naissance et se développe d'une manière tout à fait indépendante des autres formes d'inflammation des reins, qu'elle constitue, par conséquent, une maladie spéciale. Ce

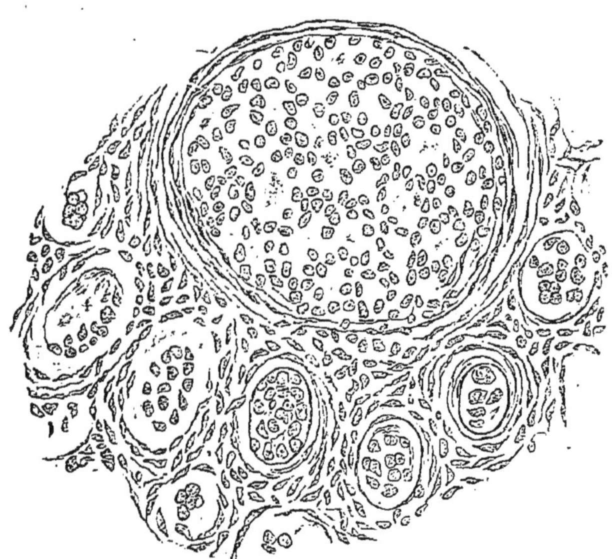

Fig. 13. — Hyperplasie cellulaire du tissu conjonctif interstitiel. Coupe de la substance corticale d'un rein très contracté. (Colberg.)

processus morbide produit la disparition de la substance glandulaire, sans inflammation et sans gonflement préalable de l'organe entier. Cette atrophie n'atteint pas en même temps toute la masse de la substance corticale, mais elle apparaît par places à la surface des reins, et de là s'étend peu à peu en superficie et en profondeur. Les faits anatomiques que j'ai relatés plus haut fournissent la démonstration de ces propositions. Jamais encore je n'ai pu voir sur le cadavre le passage de gonflement inflammatoire des reins à cet état de cirrhose vraie. Jamais je n'ai rencontré des reins dont l'une des parties était gonflée et enflammée, et l'autre tout à fait saine, tandis que j'en ai vu souvent dont des portions considérables étaient atrophiées, tandis que des portions plus petites étaient absolument normales. Ni les observations cliniques d'autres auteurs, ni les miennes ne rendent vraisemblable que ces différents états des reins se succèdent ainsi que le veut la théorie des trois périodes du mal de Bright. Il ressort clairement de la description des symptômes et de la marche de l'atrophie primitive des reins que j'ai faite plus haut, qu'avant même de m'être fait une idée exacte des phénomènes anatomiques de cette affection, j'ai dû m'élever, au point de vue clinique, contre les relations étroites que l'on cherchait à établir entre cette maladie des reins et les autres affections inflammatoires de ces organes.

Cependant, je ne nierai pas que dans des cas très rares, l'atrophie des reins peut se compliquer de processus inflammatoires diffus. Je crois aussi qu'une néphrite hémorrhagique diffuse, très rarement cependant, peut être le point de départ d'une atrophie rénale. J'ai cité plus haut un cas (Observation XII), dont la marche m'a fait croire à une succession de phénomènes de ce genre.

Il faut que je me prémunisse encore contre la confusion que l'on pourrait faire entre l'atrophie primitive des reins dont il est question ici et l'atrophie secondaire qui constitue quelquefois la terminaison de la néphrite parenchymateuse chronique.

Johnson et Grainger-Stewart déjà, et plus récemment Gull et Sutton, ont indiqué les lésions anatomiques qui distinguent ces deux formes. Tout d'abord, dans l'atrophie secondaire les reins ne sont jamais réduits à un volume aussi petit que celui que l'on observe ordinairement dans les cas bien prononcés d'atrophie primitive. Il est extraordinaire déjà que le rein, gros et gonflé auparavant, soit réduit au volume d'un rein normal, plus extraordinaire encore qu'il devienne plus petit. (Observation XVII.)

La surface de ces reins est inégale et granuleuse comme celle des reins contractés ; mais les petites éminences sont moins uniformes, beaucoup d'entre elles sont notablement plus grandes que dans le rein contracté et puis elles sont séparées les unes des autres par de larges bandes de tissu conjonctif, solidement adhérentes à la capsule.

Sur une surface de section ces granulations, de même que les restes de substance glandulaire encore reconnaissables, présentent une coloration jaune souvent très intense, tandis que les granulations des reins contractés sont ordinairement brun sombre ou bien gris pâle lorsque le cadavre est très anémié.

Les petits kystes que l'on rencontre habituellement dans les reins contractés sont bien plus rares et toujours bien moins nombreux dans les reins en proie à l'atrophie secondaire. Grainger-Stewart déjà indique cette différence.

L'examen microscopique fait voir que dans l'atrophie secondaire un nombre plus considérable de canalicules urinaires de la couche corticale est peut-être conservé, mais que presque toutes les cellules épithéliales sont en dégénérescence graisseuse ou bien sont déjà réduites à l'état de détritus graisseux ; c'est de là que provient la coloration jaune de la substance glandulaire qui vit encore. Par contre, dans l'atrophie primitive les canalicules qui subsistent encore sont pourvus sur tout leur parcours d'un épithélium tout à fait normal.

Enfin Gull et Sutton n'ont pas trouvé dans l'atrophie secondaire, les altérations vasculaires qui existent dans le rein contracté. Je ne me souviens pas d'avoir jamais vu entre les bandes de tissu cellulaire qui existent dans les reins cirrhotiques ces gouttelettes de graisse disposées par couches ainsi qu'on les rencontre régulièrement dans le tissu conjonctif interstitiel dans l'atrophie secondaire, et qui sans doute sont le résidu de cellules lymphoïdes dégénérées.

Symptômes en particulier.

Après cet exposé des symptômes morbides et des résultats des autopsies, cherchons à présent à établir les rapports physiologiques qui unissent les altérations des reins et les lésions des autres organes et à prouver que les troubles fonctionnels dépendent de la maladie des reins. Nous serons tout d'abord frappés de ce fait particulier que, bien que la substance sécrétante des reins soit détruite en grande partie, cependant, en général, le volume du liquide sécrété dépasse la normale et que souvent pendant des années la quantité d'éléments spécifiques de l'urine éliminée par les reins est, à peu près, la quantité normale. Ces phénomènes et d'autres encore ne peuvent être expliqués que si l'on considère les altérations de la pression artérielle qui accompagnent presque inévitablement cette maladie des reins et qui ont leur source principale dans les modifications que subit le cœur sous l'influence de l'affection rénale, dans l'hypertrophie du ventricule gauche.

Bright déjà avait observé cette coïncidence presque inévitable de l'hypertrophie du ventricule gauche avec l'atrophie des reins. Il cherchait à l'expliquer par l'irritation, qui, d'après lui, serait exercée sur le muscle cardiaque par un sang impur, que les reins malades n'auraient pas débarassé de ses produits de désassimilation. Mais Bright ne prouve pas que le sang est déjà impur au moment où l'hypertrophie du cœur débute. Il ne dit pas que, sans parler même d'autres organes, cette irritation à laquelle il attribuait l'hypertrophie du ventricule gauche ne produisait pas le même effet sur le ventricule droit qui cependant, lui aussi, est traversé par ce sang impur, et que l'hypertrophie du ventricule gauche faisait habituellement défaut dans d'autres maladies des reins qui laissent certainement dans le sang une grande quantité d'éléments urinaires.

Frerichs aperçut parfaitement les défauts ds la théorie de Bright, aussi ne s'y rattacha-t-il pas; il fut plutôt porté à penser que l'affection du cœur et celle des reins étaient les effets d'une cause identique, de l'abus des spiritueux ou du refroidissement.

Traube le premier met l'hypertrophie du ventricule gauche non pas sur le compte des maladies diffuses des reins en général, mais sur celui de l'atrophie de ces organes. Il établit cette proposition que l'hypertrophie du ventricule gauche était le résultat de l'augmentation de la pression du sang dans le système aortique, augmentation qui devait se produire inévitablement lorsqu'une partie des ramifications artérielles et des glomérules des reins étaient devenus imperméables au sang. Il place avec beaucoup de raison, cette action de l'atrophie rénale sur la même ligne que l'action que les lésions de la valvule mitrale et certaines affections pulmonaires exercent sur le cœur droit.

Gull et Sutton nient, par contre, qu'il y ait une relation de cause à effet entre l'atrophie des reins et l'hypertrophie du ventricule gauche. Ils attribuent les deux états à la même cause à cette affection générale dont ils supposent l'existence et qui atteint tout le système artériel, ou au moins une grande partie de ce système. Ils s'appuient sur ce fait que quelquefois l'hypertrophie du cœur fait défaut dans des cas d'atrophie des reins très avancés et qu'elle n'existe jamais dans d'autres maladies des reins, par exemple, dans la pyélite scrofuleuse, où les reins sont presque complètement détruits. Ils n'admettent pas l'explication de Johnson qui pense que si dans ces cas il ne se produit pas d'hypertrophie du cœur, c'est que l'état général du malade est très mauvais ; d'après eux, si l'état des reins devait avoir quelque influence sur le cœur, il se produirait dans ce cas une dilatation du ventricule, Du reste, Gull et Sutton s'attaquent à la théorie de Johnson, de l'influence du sang vicié par les éléments urinaires sur la production de l'hypertrophie du cœur. Ils ne semblent pas connaître la théorie de Traube, du moins ils n'en font aucune mention.

Il m'est impossible de me rattacher aux opinions des deux auteurs anglais. Je suis convaincu, en effet, que l'hypothèse d'une affection étendue à tout le système artériel, sur laquelle ils se basent, n'est pas soutenable pour un grand nombre de cas de reins contractés dans lesquels il y a de l'hypertrophie du cœur et je crois aussi avec Johnson, que lorsque l'état du malade est très mauvais, lorsque par conséquent, le sang est très aqueux ou que sa masse est même diminuée, il est impossible qu'il se produise une hypertrophie ni même une dilatation du cœur. Lorsque le sang est beaucoup plus aqueux qu'à l'état normal comme cela se produit d'une façon très régulière dans la néphrite parenchymateuse chronique, par exemple, il ne s'établit pas une pression exagérée dans le système artériel, pression qui est la cause de l'hypertrophie du cœur ainsi que de la dilatation qui la précède ou l'accompagne, parce que grâce à elle les obstacles que le ventricule doit surmonter sont augmentés; car, la transsudation de ce liquide aqueux dans les cavités du corps et dans le tissu cellulaire sous-cutané empêche la pression de s'élever. C'est ce que nous apprend l'observation clinique de la néphrite parenchymateuse dans laquelle bien certainement le sang surmonte tout autant d'obstacles pour traverser le rein que dans les cas avancés d'atrophie rénale, comme l'indique l'énorme tension artérielle au début de la maladie et où cependant il ne se produit pas d'hypertrophie cardiaque parce que la tension du sang diminue dès qu'il y a de l'hydropisie et que l'état général du malade devient plus mauvais. Il est impossible aussi qu'il s'établisse une pression artérielle exagérée et par conséquent une hypertrophie du ventricule gauche lorsque la masse du sang est diminuée de volume, même si les deux reins sont atrophiés. Et de fait, le ventricule droit est souvent atrophié dans des cas de tuberculose pulmonaire chronique où des parties bien plus considérables du réseau de la petite circulation ont été détruites que cela n'arrive jamais par le fait de l'emphysème; et cependant cette maladie amène régulièrement l'hypertrophie du ventricule droit.

Il faut donc dans l'appréciation des rapports qui existent entre l'atrophie des reins et l'hypertrophie du ventricule gauche tenir compte aussi du volume de la masse sanguine et de sa composition.

Je sais bien que l'absence de l'hypertrophie du cœur dans l'atrophie totale d'un seul rein peut servir d'argument à ceux qui pensent que l'hypertrophie du cœur ne dépend pas de l'oblitération des vaisseaux rénaux. Mais il faut considérer que l'atrophie totale d'un rein se produit en général dans le cours de maladies très débilitantes, et qu'avant que l'état général ne devienne meilleur, le rein intact a le temps d'augmenter sa masse de manière à compenser la perte de l'autre rein, ce qui est lié évidemment à un développement plus considérable de son système vasculaire[1]. Jusqu'à présent on n'a pas encore fait

[1] Voyez Dr Léopold Perl, *Anatomische Studien über compensatorische Nierenhypertrophie. Virchow's Archiv.* Bd. 56, p. 305.

de recherches dans le but de connaître quelle était la quantité de vaisseaux détruits dans les cas de reins contractés où il se produit une hypertrophie du cœur ; on ne saurait donc affirmer si dans les cas bien prononcés d'atrophie des deux reins un nombre plus considérable de vaisseaux n'est pas rendu imperméable au sang que lorsqu'un seul rein est complètement détruit. Le simple examen des reins parle pour l'affirmative.

Je suis donc forcé, d'après ce que j'ai appris sur cette question et les résultats de mes observations, d'après lesquelles l'atrophie secondaire des reins consécutive à la néphrite parenchymateuse, donne régulièrement aussi naissance à l'hypertrophie du cœur, je suis forcé, dis-je, de me rattacher entièrement à la théorie de Traube.

On excusera, je pense, les détails dans lesquels je suis entré à propos de cette hypertrophie consécutive du cœur en raison de la grande importance qu'elle acquiert pour la pathologie de l'affection des reins dont il est question ici. La destruction d'un grand nombre de vaisseaux dans les reins d'un côté, l'hypertrophie du ventricule gauche de l'autre, sont donc les causes de l'élévation de la pression sanguine dans le système aortique, et c'est là que se trouve la clef de toute une série de symptômes.

L'élévation de la pression dans le système aortique nous explique surtout les phénomènes de sécrétion qui se passent dans les reins malades. L'observation nous apprend que des reins contractés où la substance sécrétante est réduite à un volume plus ou moins considérable continuent non-seulement à sécréter de l'urine, mais encore à en sécréter une quantité qui souvent est plus considérable que celle qui est fournie par des reins normaux ; mais il n'en est ainsi qu'aussi longtemps que l'état du ventricule gauche hypertrophié maintient la pression dans le système aortique à un degré très élevé. L'expérimentation physiologique démontre d'une manière aussi directe que possible que le volume d'urine sécrétée par les reins dépend de l'état de la pression artérielle. Lorsque celle-ci dépasse la moyenne normale il faut, toutes choses étant égales d'ailleurs, qu'une quantité de liquide beaucoup plus considérable passe par le filtre rénal que sous l'influence d'une pression normale. On peut s'expliquer de cette manière déjà comment se trouve compensé dans les reins contractés ce qu'ils ont perdu en surface sécrétante. Il ne faut pas oublier cependant que le degré auquel arrive l'hypertrophie cardiaque dépend de l'état général du malade et des conditions au milieu desquelles il vit, ce qui nécessairement exerce aussi une certaine influence sur la marche et la terminaison de la la maladie.

L'augmentation de la pression artérielle produit l'excrétion d'une plus grande quantité d'urine non pas seulement parce qu'il passe une plus grande quantité de liquide à travers les vaisseaux des reins qui existent encore, mais aussi parce que ce liquide coule plus rapidement à travers les canalicules urinaires et qu'il y éprouve moins de modifications. Il ne perdra pas une grande partie de son eau par résorption, ainsi que cela se fait dans les conditions normales, mais il contiendra aussi moins d'éléments solides provenant du sérum sanguin et des cellules épithéliales. Car ainsi que nous l'apprend l'expérimentation, ces phénomènes demandent quelque temps pour pouvoir se produire ; moins la la sécrétion est rapide et plus le produit sécrété est concentré. Par conséquent la polyurie, qui est un symptôme constant de l'atrophie des reins, est due à l'élévation de la pression artérielle.

L'accélération de la sécrétion est aussi la cause pour laquelle l'urine a toujours un poids spécifique très faible, c'est-à-dire pour laquelle elle est relativement pauvre en éléments solides.

Mais le volume de l'urine diminue et son poids spécifique s'élève dès que l'énergie du cœur hypertrophié s'affaiblit, soit passagèrement, soit d'une manière durable. Il peut même se faire que le volume de l'urine tombe au-dessous de la moyenne physiologique, ce qui prouve bien que le fonctionnement des reins dépend de l'état de la pression sanguine. Dans ces circonstances le poids spécifique de l'urine augmente en même temps que son volume diminue, mais le poids spécifique reste toujours au-dessous de la moyenne normale, à moins qu'il y ait en cause des facteurs tout à fait anormaux, comme, par exemple, les troubles circulatoires produits par de violentes attaques épileptiformes.

Cependant, en général, on sera forcé de se rallier à l'opinion de Traube d'après lequel l'hypertrophie du ventricule gauche servirait à compenser éfficacement les pertes en substances sécrétantes éprouvées par les reins contractés. Cela est vrai non seulement pour l'élimination de l'eau, mais aussi pour celle des éléments spécifiques de l'urine.

Cette urine très abondante, en général, est relativement pauvre en éléments solides et surtout en urée. On peut donc être porté à penser que si l'urine contient peu d'urée, c'est qu'une grande quantité de cellules glandulaires ont disparu, cellules auxquelles il faut évidemment accorder beaucoup d'importance dans l'élimination des éléments urinaires. Mais des analyses d'urine exactes montrent que la faible proportion d'urée et de sels dans l'urine est compensée par la grande quantité de liquide qui est éliminée, que quelquefois même des reins malades éliminent une plus grande quantité d'urée que des reins normaux ne le font d'habitude. Un de mes malades, dont j'ai analysé soixante-seize fois l'urine dans l'espace de six mois, éliminait en moyenne 33 gr. d'urée par jour; une fois même il en élimina 50 gr. La nature a été prodigue de parenchyme rénal envers l'homme. A l'état normal ce parenchyme ne met pas en jeu toute son activité sécrétoire pour enlever au sang l'eau qui s'y trouve en excès et pour le débarrasser des résidus des échanges nutritifs. Et en effet, il y a des hommes chez lesquels un des reins a péri pendant la vie fœtale déjà et qui, bien qu'ils ne possèdent qu'un seul de ces organes, se développent, croissent et prospèrent, qui pendant toute leur vie remplissent toutes leurs fonctions sans que rien ne vienne déceler que toute une moitié de l'appareil urinaire leur fait défaut. Bien plus, un adulte peut perdre un rein entier et cependant la sécrétion urinaire peut s'accomplir normalement; il peut revenir à un état de santé parfait. C'est ce que j'ai observé chez un marin très robuste auquel B. Langenbeck avait, en 1847, enlevé un calcul vésical par la taille et qui mourut de la variole dans ma clinique en 1873. A l'autopsie on trouva à la place du rein gauche un petit peloton de tissu cicatriciel qui contenait à peine quelques restes de substance rénale. Dans la fente étroite qui représentait le bassinet il y avait un calcul d'oxalate de chaux. Mais ce qui prouve le mieux ce fait, c'est le cas de notre éminent chirurgien Simon qui osa extirper un rein et qui eut le bonheur de voir survivre le premier individu sur lequel il tenta ce trait d'audace.

Il arrive quelquefois même dans les cas très avancés d'atrophie des reins, qu'il n'existe aucun symptôme qui indique que des produits de désassimilation soient retenus dans le sang et dans les tissus ; ce fait ne peut s'expliquer, je crois, que par les résultats des expériences que Heidenhain et moi nous avons faites et d'après lesquelles il est probable que l'épithélium des reins prend part à l'élimination des éléments spécifiques de l'urine. Si les cellules épithéliales des reins enlèvent d'autant plus d'urée au sang qu'il leur arrive plus de sang, et ce qui se passe dans d'autres glandes parle en faveur de cette hypothèse, il est évident que les cellules épithéliales encore actives dans les reins contractés doivent enlever une quantité beaucoup plus considérable de ce corps qu'elles ne peuvent le faire dans des circonstances normales, parce que le sang leur arrive avec beaucoup plus de rapidité. Mais ces cellules seraient bientôt surchargées et probablement alors elles cesseraient de pouvoir fonctionner et les éléments urinaires dont elles se sont emparées seraient reprises par le sang si un courant d'eau continuel ne venait pas épuiser leur contenu et les rendre aptes à remplir de nouveau leurs fonctions. Et de fait, c'est ainsi que les choses se passent pendant longtemps dans l'atrophie des reins.

Il n'y a pas d'accidents urémiques aussi longtemps que le cœur conserve son énergie, car pendant tout ce temps la sécrétion urinaire reste abondante et épuise sans cesse le contenu des cellules glandulaires. Mais dès que par n'importe quelle cause la pression sanguine diminue, dès que le cœur s'affaiblit d'une façon passagère ou d'une manière durable et que la sécrétion urinaire devient moins abondante, on voit survenir des accidents urémiques et assez souvent en même temps ou auparavant déjà de l'hydropisie. L'œdème peut précéder l'éclosion des accidents urémiques comme ceux-ci peuvent précéder l'œdème et chacun de ces phénomènes peut disparaître sans être nécessairement suivi par l'autre. Cela peut se produire avant que l'atrophie des reins ne soit arrivée à un tel degré que ce qui persiste de ces organes soit absolument incapable de remplir les fonctions qui lui sont dévolues. Les cas dans lesquels des individus ont survécu pendant des années aux premiers accidents urémiques prouvent ce fait.

La pression artérielle très élevée nous rend compte encore d'un autre phénomène que l'on observe dans cette maladie, de la présence de l'albumine dans l'urine. Ce ne sont pas les altérations des reins par elles-mêmes qui, ainsi qu'on l'enseigne beaucoup encore en Angleterre, sont la cause de l'albuminurie dans l atrophie des reins, mais *l'albuminurie est produite par l'augmentation de la pression sanguine dans les anses capillaires des glomérules de Malpighi.* Cette proposition ne saurait être mieux démontrée que par les exceptions à la règle. Nous avons observé dans notre clinique, ainsi que nous l'avons dit déjà, quatre cas d'atrophie des reins dans lesquels la maladie n'avait pas encore fait de grands progrès et où le diagnostic ne put être établi que d'après la présence de l'albumine dans l'urine et l'hypertrophie du ventricule gauche. Dans tous ces cas nous pouvions à volonté faire disparaître l'albumine de l'urine et l'y faire reparaître. Dès que les malades gardaient le lit, dès que, par suite du repos au lit, les pulsations du cœur étaient moins fréquentes et par conséquent la tension artérielle moins forte, on voyait l'albumine disparaître de l'urine. Mais ce corps reparaissait dès que les malades, encore vigoureux du reste, se promenaient à l'air libre. (Voyez aussi observations XXV et XXVI.)

J'ai montré, dans ce qui précède, comment la physiologie explique les phénomènes particuliers que l'on observe dans la sécrétion urinaire dans l'atrophie des reins. Il me reste à montrer comment d'autres symptômes se trouvent sous la dépendance de ces états particuliers de la sécrétion urinaire et à établir la différence qui existe entre ces symptômes et ceux que l'on observe dans d'autres maladies des reins.

Il est évident tout d'abord que les troubles fonctionnels qui sont le résultat de l'atrophie rénale ne sont pas de nature à modifier dès le début la crase sanguine, et que surtout il ne peut pas y avoir d'hydrémie aussi longtemps que la polyurie persiste

C'est pourquoi, dans plus de la moitié des cas, la mort arrive sans que le malade n'ait eu d'œdème. Par malheur, je ne possède pas d'analyses du sang faites dans les premières périodes de la maladie et qui pourraient prouver directement mon assertion. Mais le fait sur lequel je viens d'insister parle suffisamment en ma faveur.

Le bon état de la nutrition générale qui persiste pendant longtemps prouve également que le sang conserve sa composition normale pendant une longue période de la maladie. Dans certains cas les malades conservent pendant longtemps leurs forces et leur aptitude au travail. Et cependant, en général, l'affection des reins est déjà bien manifeste lorsque les premiers symptômes apparaissent; personne même ne peut dire depuis quand elle existe. Comme l'urine ne contient d'ordinaire que fort peu d'albumine, ces pertes minimes n'altèrent que peu la nutrition, leur influence est à peine sensible après de longues années.

Cependant, avant que l'atrophie des reins ne soit arrivée à un certain degré qui rende ces organes absolument incapables d'enlever au sang l'eau qui s'y trouve en excès ainsi que les produits de désassimilation qu'il contient, certaines circonstances peuvent les rendre déjà incapables de remplir leurs fonctions. Cette incapacité prématurée peut atteindre les deux fonctions physiologiques dont il vient d'être question, ou bien l'une d'elles seulement.

L'hydropisie est précoce lorsque la force d'impulsion du cœur est affaiblie par quelque cause débilitante, comme par exemple par une nourriture insuffisante, par les effets de l'alcoolisme sur le muscle cardiaque ou par des maladies des valvules. Il en est de même de toute autre cause qui trouble la circulation du sang (par exemple des exsudats pleuraux abondants) et qui abaisse la tension artérielle. Tous ces phénomènes ont pour résultat de diminuer la sécrétion urinaire et celle-ci peut, comme il a été dit déjà, tomber bien au dessous de la moyenne normale. Lorsque la sécrétion urinaire reste peu abondante pendant un certain temps il se produit de l'hydropisie, mais on n'observe pas nécessairement en même temps des accidents urémiques. En effet, les causes qui affaiblissent le cœur rendent souvent en même temps les échanges nutritifs moins intenses, et par suite, il se produit moins d'éléments de désassimilation azotés. De plus, l'urine dont la sécrétion se fait moins rapidement, est plus concentrée et contient relativement plus d'éléments urinaires. Enfin les épanchements séreux enlèvent toujours au sang une quantité notable de produits de désassimilation. C'est ainsi qu'il se fait que les quelques restes de parenchyme rénal encore capables de fonctionner peuvent remplir leur rôle d'organes dépurateurs du sang alors même que, par suite de l'abaissement de la pression artérielle, les reins n'éliminent plus assez d'eau pour empêcher l'hydrémie et l'hydropisie.

Dans les cas d'atrophie rénale peu avancés, l'hydropisie peut disparaître complètement et pour longtemps, lorsque la cause occasionnelle qui l'a produite disparaît et que la pression artérielle remonte au degré qu'elle avait précédemment.

Cependant il m'est arrivé plus fréquemment de voir, dans les premières périodes de la maladie, les reins incapables de débarrasser l'organisme des produits de désassimilation azotés et d'observer par suite des accidents urémiques graves. Je n'ai pas pu trouver la cause véritable de la disproportion qui existait dans ces cas entre la production de ces éléments dans l'organisme et leur élimination par les reins. Car dans les cas où les accidents urémiques sont précoces on n'arrive jamais à déterminer l'état des fonctions rénales avant l'éclosion de l'urémie, attendu que ces accidents se présentent chez des individus qui auparavant se croyaient très bien portants. Lorsque les malades succombent aux premiers accès urémiques, on trouve parfois sur le cadavre des reins modérément altérés, de sorte qu'il est bien permis de croire que dans des circonstances ordinaires ils auraient été parfaitement capables de remplir les fonctions qui leur sont dévolues. Mais les cas où les malades survivent à des accès urémiques graves et se rétablissent pour un temps fort long, prouvent de la façon la plus frappante que des causes passagères et probablement indépendantes des reins peuvent rendre transitoirement ces organes incapables de remplir leurs fonctions dépuratrices. J'ai plusieurs fois observé des faits de ce genre.

Observation XXVII. — M. B..., âgé de cinquante-sept ans, avait eu, à la suite de l'usage d'un tabac à priser contenant du plomb, une paralysie des extenseurs des deux avant-bras dont il avait guéri. Pendant l'été de 1867 il avait souffert plus souvent encore qu'auparavant de migraines violentes qu'il attribuait aux contrariétés que lui occasionnaient ses fonctions. En rentrant d'une séance où il y avait eu des scènes violentes, il fut pris chez lui, dans la soirée du 6 décembre, de convulsions épileptiformes pendant lesquelles il se mordit la langue et qui furent suivies d'un coma profond dont le malade ne sortit complètement que le jour suivant. L'urine que l'on examina à l'occasion de cet accès présentait tous les caractères de l'urine sécrétée par des reins contractés ; elle était pâle, peu dense, elle contenait de l'albumine et des cylindres ; le malade n'en excrétait que fort peu (880 cent. cub. seulement du 7 au 8 décembre). Plus tard l'urine fut plus abondante, mais elle contint toujours de l'albumine.

M. B... remplit pendant plusieurs mois encore ses fonctions qui étaient très difficiles. Il mourut le 25 août d'une attaque d'apoplexie cérébrale qui le frappa dans la maison d'un ami au milieu d'une conversation animée.

Autopsie. — Reins très contractés. Kystes nombreux dans la petite quantité de substance corticale qui restait. Enorme hypertrophie du ventricule gauche. Valvules normales. Foyer apoplectique récent, du volume d'un œuf de poule, dans le corps strié gauche et autour de lui, pénétrant dans le ventricule latéral gauche d'où le sang avait pénétré dans les troisième et quatrième ventricules et même dans le ventricule latéral droit. Il y avait dans le thalamus gauche un autre kyste apoplectique ancien de la grosseur d'un pois. Pas de trace d'hydropisie.

Observation XXVIII. — H. H..., âgé de trente ans, complètement adonné à la boisson, entra la première fois dans notre clinique au mois d'octobre 1866 avec de l'hydropisie ; il fut inscrit sur les registres avec le diagnostic : mal de Bright. Il n'existe pas d'autres relations sur sa maladie.

Il entra une seconde fois le 10 novembre 1872. Dans la nuit précédente le malade avait eu des accès épileptiformes répétés ; au moment de sa réception il était encore complètement privé de connaissance ; il y avait une anasarque modérée, et la peau était fortement égratignée, surtout au ventre. Température rectale 40°,6. Pouls fréquent, irrégulier, faible. Hypertrophie du ventricule gauche manifeste. Nouvel accès convulsif immédiatement après son entrée, vers midi, et jusqu'à deux heures de la nuit, douze autres accès. Le sang que l'on tira de la vessie contenait 0,1 p. 100 d'urée, mais pas d'ammoniaque.

11 novembre. — Le malade a beaucoup uriné au lit ; il a repris

connaissance, mais il est somnolent. Température normale. Pouls tranquille. L'anasarque a presque complètement disparu.

Le malade sortit le 10 décembre après avoir eu encore un accès de délirium tremens, et après que, grâce aux analyses d'urine, il eut été possible d'établir le diagnostic d'atrophie rénale. Le même jour on le trouva couché dans une rue complètement ivre.

Le 18 décembre il rentra à l'hôpital. Il avait de nouveau un peu d'œdème et son urine contenait un peu de sang.

Le 28 janvier 1873 il quitta l'hôpital, se sentant fort bien.

Le 27 juillet au soir on nous le ramena, il était devenu subitement complètement aveugle. L'examen ophtalmoscopique ne donna pas l'explication de cette cécité. Au bout de quelques heures déjà la vision revint complètement. Mais les jambes et surtout la face étaient très œdémaciées. Comme autrefois l'urine était très abondante, pâle et albumineuse. H... se rétablit rapidement sous l'influence des bons soins qu'il reçut et des bains chauds qu'on lui donna, si bien qu'au mois de décembre il entreprit de soigner quelques cholériques qui se trouvaient dans des baraques séparées. Il s'astreignit à beaucoup de peine, car il mit beaucoup de dévouement à cette tâche. Vers la fin de septembre il se sentit mal à son aise, et le 1er octobre je le trouvai atteint du choléra. Il mourut le 3 octobre au soir après quatre jours d'anurie complète et un coma prolongé. Mon collègue Heller, qui fit l'autopsie, trouva une atrophie granuleuse très prononcée des deux reins, une hypertrophie assez considérable du ventricule gauche, etc.

Jusqu'à présent j'ai beaucoup insisté sur les heureux effets que produisait l'hypertrophie du ventricule gauche, et j'ai cherché à démontrer que grâce au surcroît d'activité du cœur, les parties indemnes des reins contractés étaient capables de remplir les fonctions dévolues aux reins entiers. Mais je dois montrer les dangers et les inconvénients qui menacent le malade par suite de l'élévation de la pression artérielle. Je citerai tout d'abord les hémorrhagies cérébrales, qui sont relativement fréquentes dans l'atrophie des reins et que personne sans doute ne peut attribuer à une autre cause qu'à l'élévation de la pression artérielle, attendu que ces hémorrhagies peuvent avoir lieu chez des malades assez jeunes encore et chez lesquels les tuniques artérielles sont tout à fait saines, ainsi que le prouve l'Observation XXV.

J'ai dit auparavant déjà que je ne crois pas devoir attribuer les hémorrhagies par les muqueuses dont les cas cités plus haut fournissent plusieurs exemples, à l'exagération de la pression dans le système aortique. Il est probable qu'on doit les attribuer à la même cause (peut-être à des altérations de la nutrition des parois vasculaires) que les hémorrhagies dangereuses et souvent mortelles de la cirrhose du foie, de la leucémie, etc.

Par contre, je n'hésite pas à attribuer à l'augmentation de la pression artérielle les accès de palpitations cardiaques, les angoisses et les vertiges dont se plaignaient beaucoup de mes malades.

Mais depuis que je connais les travaux de Gull et Sutton, je me demande s'il faut attribuer à la même cause les douleurs de tête dont les malades se plaignent quelquefois avant leur mort. Dans un grand nombre de cas de ce genre, j'ai trouvé à l'autopsie la voûte du crâne extrêmement épaisse et compacte, et les méninges remarquablement épaissies. Il est évident que les processus qui produisent la structure anormale de ces tissus doivent s'accompagner de sensations douloureuses. Je me suis demandé si les auteurs anglais n'avaient pas raison de considérer l'épaississement des méninges comme un phénomène indépendant de la maladie des reins ; mais jusqu'à présent il m'a été impossible de résoudre cette question.

Ces auteurs anglais admettent aussi que la rétinite albuminurique est un phénomène indépendant de la maladie des reins, mais qui la complique souvent. Je dois à l'obligeance de mon ami et collègue Völckers la description suivante de cette partie de la pathologie de la maladie des reins qui nous occupe. Il résulte des observations de Völckers que l'opinion de Gull et Sutton est erronée.

VÖLCKERS. — *Sur la rétinite albuminurique.*

On sait depuis longtemps qu'il peut se produire des altérations de la vision dans les maladies des reins ; mais c'est grâce à l'ophtalmoscopie seulement que l'on a pu découvrir les causes de ces amblyopies. Nous savons à présent que ces troubles visuels ont deux causes : une cause cérébrale qui est due à la présence dans le sang de produits de désassimilation en excès et que l'on appelle amaurose urémique, une cause locale, constituée par des altérations de la rétinite albuminurique. Tandis que dans l'amaurose urémique, qui d'ordinaire s'accompagne d'autres symptômes, appartenant à l'affection principale, les troubles visuels apparaissent subitement et disparaissent de même, nous rencontrons dans la néphrite chronique des amblyopies qui se développent lentement et qui d'ordinaire se manifestent par un affaiblissement graduel de l'acuité visuelle.

La diminution de l'acuité visuelle se développe avec une telle lenteur et elle peut être si peu accusée, malgré des altérations profondes de la rétine, que le malade s'en aperçoit à peine, et souvent c'est l'examen ophthalmoscopique qui fait connaître l'existence d'une maladie générale. Ces individus se plaignent quelquefois que leur vue devient mauvaise pendant un certain temps, ils accusent des obscurcissements momentanés du champ visuel qui se présentent surtout pendant les moments d'excitation du malade et lorsqu'il fait des efforts musculaires. Il m'est arrivé souvent chez des malades très irritables, de constater ces modifications du pouvoir visuel pendant un seul et même examen. Dans quelques cas on trouve une métamorphopsie bien prononcée. Dans les premières périodes du mal, on trouve à l'examen ophthalmoscopique une opacité légère et presque toujours disposée en stries de la papille du nerf optique et des parties voisines ; la papille est gris rose et tuméfiée, son contour est indistinct, effacé. L'état des veines est remarquable surtout ; elles sont dilatées, sinueuses ; leur trajet tortueux les amène tantôt plus près de la superficie de la rétine, tantôt plus profondément, ce qui fait que leur coloration est variable et qu'elles sont d'autant plus foncées qu'elles sont plus superficielles. Le calibre des artères est quelquefois rétréci ; ces vaisseaux ne présentent pas d'autres altérations. Comme il a été dit déjà, la partie de la rétine qui avoisine le nerf optique est également opaque ; elle présente des extravasats plus ou moins abondants qui sont striés, arrondis ou de forme irrégulière, et qui, par places, recouvrent les vaisseaux. On trouve à côté des taches blanches de formes très variées, les unes excessivement petites, les autres atteignant les dimensions de la papille, ou même les dépassant. A cette période déjà on trouve l'altération caractéristique lorsqu'on engage le malade à regarder directement dans l'ouverture du miroir afin de voir la *macula lutea*. La portion centrale de la tache jaune est en général intacte ; mais à sa périphérie, et surtout du côté temporal on voit des petits points blancs ainsi que des stries radiées.

Avec le temps l'opacité de la rétine augmente, les exsudats grisâtres augmentent en superficie, ils deviennent confluents et entourent la papille très tuméfiée d'une ceinture qui a plusieurs fois le diamètre de la papille et qui envoie des prolongements qui d'ordinaire suivent le trajet des gros vaisseaux en les recouvrant en partie. Des épanchements sanguins grands et petits se détachent vivement sur le fond clair de l'œil. Les points et les stries de la tache jaune confluent de plus en plus, de sorte qu'il existe une masse exsudative non interrompue suivant le diamètre transversal du nerf optique. Le fond de l'œil est, en général normal sur la région équatoriale de l'œil, si ce n'est qu'il y existe une stase veineuse manifeste. Cependant, il est rare de trouver des cas où la rétinite soit arrivée à ce degré d'intensité. En général les épanchements sont bien moins abondants, souvent l'opacité de la papille et des parties voisines est peu prononcée et on n'arrive à soupçonner l'existence d'une grave maladie des reins que par la présence de quelques plaques, de quelques rares taches sanguines et de quelques points blancs autour de la tache jaune.

Presque toujours les altérations existent dans les deux yeux, bien qu'à des degrés différents. Dans trois cas, j'ai reconnu l'existence d'une maladie des reins chez des individus que des collègues m'avaient envoyés avec le diagnostic : embolie de l'artère centrale de la rétine ; mon diagnostic se trouva confirmé dans les trois cas. Je ne sais si l'embolie se trouvait dans un rapport causal avec l'affection rénale ; dans aucun de ces cas il n'y avait de lésions valvulaires, dans l'un d'eux il existait une hypertrophie considérable du ventricule gauche. Dans deux autres cas, on trouvait les symptômes du début de la rétinite albuminurique dans des yeux qui passaient pour être tout à fait sains. Les lésions de cette maladie sont si caractéristiques, que souvent l'oculiste peut par l'examen ophthalmoscopique diagnostiquer l'existence d'une affection des reins alors qu'il n'existe encore aucun symptôme général. Il résulte de nombreuses observations, que les lésions de la rétine dont il vient d'être question, peuvent disparaître de nouveau, alors même qu'elles sont bien prononcées. Les plaques blanchâtres diminuent d'étendue en commençant par la périphérie, elles se fragmentent, les vaisseaux auparavant cachés redeviennent visibles, enfin les stries de la rétine disparaissent aussi, les contours de la papille deviennent plus nets et souvent il ne reste qu'un épaississement des parois vasculaires.

Il est probable cependant que la résorption n'est complète que dans la rétinite qui accompagne la néphrite aiguë de la scarlatine et de la grossesse; la vision peut alors se rétablir complètement. Dans les deux cas de rétinite albuminurique dans la grossesse que j'ai vus, la vision revint complètement dans l'un des cas. Chez l'autre femme, l'état de la vision s'améliora; dans la grossesse suivante, il y eut de nouveau de l'albuminurie et de la rétinite; il s'établit alors une amaurose complète due à une atrophie étendue du nerf optique. La rétinite qui accompagne la néphrite chronique est susceptible d'amélioration; on observe des améliorations passagères du pouvoir visuel et quelques diminutions dans les lésions de la rétine; mais jamais sans doute on ne voit de guérison complète ou d'améliorations durables.

La rétinite albuminurique se présente dans toutes les formes de l'inflammation des reins; plusieurs observateurs l'ont trouvée aussi dans la dégénérescence amyloïde des reins. Parmi les trente cas que j'ai observés, deux concernaient des femmes enceintes, tous les autres des individus atteints d'atrophie granuleuse des reins

Le traitement est nécessairement celui de la maladie générale. Les saignées, tant vantées, ne m'ont donné que des améliorations passagères, et je crois qu'à la longue j'ai fait plus de mal que de bien à mes malades. Il me semble que ces individus se trouvaient le mieux de l'usage d'une bonne nourriture et de l'iodure de fer.

Mais dès que la destruction du tissu rénal a atteint un certain degré, que ce qui reste de ce tissu ne peut plus remplir les fonctions dévolues aux reins, même sous l'influence d'une pression artérielle élevée, alors les résultats de cette insuffisance se manifestent inévitablement. L'hydropisie, l'urémie chronique, les inflammations causées par le sang chargé de produits excrémentitiels, sont les phénomènes terminaux, presque toujours précédés d'une perte complète des forces et d'un état de marasme profond qui est le résultat des troubles digestifs, des vomissements, de la diarrhée ou des hémorrhagies. Ce sont ces dernières circonstances surtout qui, en agissant sur la nutrition, produisent la dégénérescence du muscle cardiaque hypertrophié et par suite un abaissement de la pression du sang dans l'aorte. C'est dans ces cas que, plusieurs mois déjà avant la mort, le pouls, autrefois tendu, plein et bondissant, devient petit et mou, que le choc du cœur autrefois énergique, devient à peine sensible, que les bruits du cœur deviennnenl faibles et que le bruit diastolique au niveau de l'aorte garde seul une accentuation bien nette.

Durée.

Il est évidemment impossible de déterminer d'une manière un peu certaine la durée d'une maladie dont le début est pour ainsi dire toujours inconnu. Lorsque la maladie est arrivée à ce point qu'il est possible de la reconnaître avec quelque certitude, elle existe évidemment depuis un temps assez long. En effet, il y a alors déjà des lésions, comme par exemple l'hypertrophie du ventricule gauche, qui, pour s'établir, demandent un temps assez long, attendu qu'elles sont le résultat d'un processus à marche lente. J'ai dit que j'avais certaines raisons pour supposer que les affections des reins qui naissent dans le cours du rhumatisme articulaire aigu peuvent se terminer par l'atrophie des reins. Par malheur, les deux cas que j'ai observés étaient compliqués de lésions valvulaires, ce qui rendait l'observation plus difficile. Si donc ma supposition se trouvait confirmée, ce sont les cas de maladies des reins qui se produisent dans le rhumatisme articulaire non compliqué qui pourraient fournir le plus facilement l'occasion d'observer le début de la maladie qui nous occupe et de déterminer, par suite, sa durée.

Cependant l'observation nous apprend d'une façon certaine que l'affection des reins dont il est question, peut suivre une marche très lente, qu'elle peut durer pendant des années et que c'est ainsi qu'elle se comporte presque toujours, à moins qu'elle ne soit interrompue dans son cours par un de ces accidents si fréquents qui amènent une mort subite. On ne peut dire encore avec quelque certitude jusqu'à présent si des circonstances extérieures peuvent accélérer la marche de cette maladie. Mais il est facile de démontrer que toutes les circonstances qui affaiblissent le cœur mettent la vie du malade en danger avant même que l'atrophie de la substance rénale ne soit arrivée à ce degré extrême où d'autres malades dont le cœur a conservé son énergie se trouvent encore dans un état supportable jusqu'à ce qu'ils meurent soit d'apoplexie, soit d'urémie. En rassemblant tous les cas que j'ai observés et où le diagnostic a été confirmé par l'autopsie, je trouve que le cas où la maladie a duré le plus longtemps depuis le moment où elle a été reconnue jusqu'à la mort, est celle de H. H... qui dura sept ans, et encore le malade ne succomba-t-il pas à son mal, mais à une attaque de choléra. Chez le brasseur K..., qui entra aussi plusieurs fois dans notre clinique, j'ai poursuivi pendant trois ans le cours de la maladie. Cet individu se portait différemment suivant les circonstances. A l'hôpital où il était bien soigné, il se trouvait bien, reprenait de l'embonpoint et des forces et ne se plaignait de rien. Une fois hors de l'hôpital il manquait d'une nourriture suffisante et substantielle, il se livrait à la boisson, et au bout de quelque temps, il nous revenait pâle, affaibli, hydropique pour se remettre rapidement. Enfin il fut enfermé dans une maison de travail, où il se suicida après avoir présenté les premiers syptômes de l'urémie chronique, des vomissements et un certain degré d'obtusion intellectuelle.

Pronostic.

D'après tout ce que l'on sait de l'atrophie simple des reins, il faut, par malheur, dire avec Grainger Stewart : « This is the most hopeless of all the forms of Brights disease. »

Jusqu'à ce jour, aucun auteur compétent n'a encore prétendu que cette maladie pouvait se guérir. Et probablement, il ne viendra à l'idée de personne de prétendre que le tissu rénal détruit pourrait jamais se régénérer, qu'il puisse se faire une *restitutio ad integrum*. Mais on peut se demander si le processus pathologique peut s'arrêter, s'il peut se faire une sorte de guérison relative. Mais, jusqu'à ce jour, les observations sont peu favorables aussi à cette opinion. S'il en était ainsi, on trouverait souvent des reins atrophiés en partie dans les nombreuses autopsies qui sont faites dans nos amphithéâtres. Certes, il est impossible de voir sur une préparation anatomique, si un rein malade se serait encore atrophié davantage si le temps pour le faire lui avait été accordé. Mais les symptômes que l'on avait pu observer pendant la vie, indiquaient que les reins contractés ne remplissaient pas régulièrement leurs fonctions. Je n'oserais pas affirmer que l'art médical est incapable d'arrêter la marche de la maladie lorsqu'elle est reconnue à temps. Cette question pouvait être considérée comme oiseuse, aussi longtemps que l'atrophie des reins passait pour être la terminaison d'une inflammation rénale. Mais depuis que l'on sait que l'atrophie des reins constitue un processus morbide indépendant, il faut admettre que le pronostic absolument fâcheux que tout le monde porte sur cette maladie est le résultat d'idées préconçues.

Je ne suis pas sûr, il est vrai, d'avoir jamais arrêté une atrophie rénale dans sa marche, d'avoir, par conséquent, amené une guérison relative, mais n'oserais pas affirmer, de prime abord, que les efforts de la thérapeutique soient impuissants à produire ce résultat, lorsque la maladie est reconnue à temps. Nos observations sur les premières périodes, pour ne pas dire sur le début de cette maladie, sont trop incomplètes et trop peu nombreuses encore, pour qu'il soit possible déjà de trancher cette question. Je crois qu'un examen plus attentif des malades fera reconnaître plus tôt cette affection des reins et que, connaissant sa gravité, on lui appliquera un traitement plus consciencieux. Mais ce n'est que lorsque les médecins accorderont l'attention nécessaire à l'état des reins de leurs malades, que l'on arrivera à découvrir plus souvent l'atrophie des reins dès son début, et c'est alors seulement que l'on pourra juger de la valeur des traitements à l'aide desquels on cherche à combattre cette affection si grave.

Mais lorsque, ainsi qu'il arrive généralement de nos jours, cette maladie n'est reconnue que quand de grandes portions de parenchyme rénal sont détruites sans retour, lorsque l'existence de l'hydropisie ou des accidents urémiques, annoncent une insuffisance momentanée de la fonction rénale, alors le pronostic absolument mortel que l'on porte sur tout cas d'atrophie des reins, est bien certainement justifié, et dans chaque cas pris en particulier, il n'y a à s'occuper que du danger actuel que court le malade. La manière dont les reins remplissent encore leurs fonctions et l'état du cœur, serviront à établir le pronostic pour chaque cas particulier. J'ai dit déjà tout ce qu'il y a à dire à ce propos et j'ai montré, surtout, de quelle importance est le surcroît de travail que fournit le cœur hypertrophié.

Une diminution persistante de la sécrétion urinaire, une urine pauvre en éléments spécifiques de l'urine, des vomissements incoercibles ou de la diarrhée, sont les signes certains d'une mort prochaine. On peut être certain que la mort ne se fera plus attendre lorsque l'on constate les signes de l'urémie chronique, démangeaisons cutanées, somnolence, etc., et de même, lorsqu'il se produit des hémorrhagies par différentes muqueuses.

Des accidents urémiques aigus très violents ne sont pas nécessairement suivis de mort.

L'œdème peut disparaître et le malade peut vivre pendant des années encore sans qu'il reparaisse.

Les altérations de la rétine s'établissent quelquefois longtemps avant la mort, lorsque les malades se portent assez bien du reste. Toutefois, la plupart de mes malades qui furent atteints de cette affection oculaire, étaient déjà anémiques et leur nutrition très mauvaise.

J'ai vu des malades se remettre fort bien après des apoplexies cérébrales, après celles mêmes qui avaient donné lieu à une perte de connaissance de plusieurs jours de durée. Le brasseur M..., dont il est question dans l'Observation XXV, eut une hémiplégie droite et de l'aphasie après une attaque d'apoplexie de ce genre. Ces phénomènes avaient complètement disparu, lorsque, six mois après, il mourut d'hémorrhagie intestinale.

Les inflammations des séreuses intercurrentes, les érysipèles, les phlegmons et les pneumonies ont presque toujours une terminaison fatale. D'après mon expérience personnelle, ces complications sont plus graves dans l'atrophie des reins que dans les néphrites parenchymateuses.

Le bon état de la nutrition et la conservation des forces permettent d'espérer que le malade vivra assez longtemps encore. Lorsque la nutrition devient languissante et que les forces déclinent manifestement, lorsque la peau prend une teinte terreuse, il faut s'attendre à une mort prochaine.

Jamais je n'ai vu mourir un malade de ce genre de marasme seulement. Presque toujours la mort a été due à l'urémie chronique, plus rarement à des inflammations d'autres organes, et quelquefois à des hémorrhagies par diverses muqueuses.

Diagnostic

J'ai répété à plusieurs reprises déjà, que l'atrophie des reins se développe d'une manière si silencieuse, que le début de cette maladie ne s'accompagne d'aucun symptôme capable d'éveiller l'attention. Bien plus, les premiers symptômes sont si indécis, et dans les différents cas, ils peuvent être de nature si différente, qu'il est impossible d'en faire des phénomènes caractéristiques, et que jamais ils n'attirent l'attention sur les reins. On n'arrivera à reconnaître de bonne heure cette maladie des reins qu'en recherchant pour chaque symptôme toutes les causes qui peuvent la produire et en analysant l'urine des malades dans chaque malaise un peu prolongé. L'existence de douleurs de tête et de vertiges de nature manifestement congestive, des accès de palpitations cardiaques et d'anxiété attirent nécessairement l'attention sur le cœur. Si alors, à l'examen de la poitrine, on trouve cet organe agrandi, si le choc du cœur est plus énergique, si les bruits du cœur sont purs et nets, et par conséquent les valvules normales, si le bruit aortique diastolique est renforcé et le pouls très tendu, il est probable déjà que l'on a affaire à une atrophie des reins déjà très avancée. Mais l'examen de l'urine seule, rendra le diagnostic certain. Une urine extrêmement abondante, pâle, peu dense et contenant peu d'albumine, tels sont les caractères, qui en même temps qu'il existe une hypertrophie du cœur, permettent de porter le diagnostic d'atrophie des reins. Cependant j'ai fait observer auparavant déjà que l'atrophie rénale peut constituer un processus secondaire qui vient à la suite d'une néphrite diffuse, que cette forme d'atrophie s'accompagne également d'une hypertrophie du cœur, et que dans ces circonstances l'urine présente à peu près les mêmes caractères. J'ai observé trop peu de cas de ce genre dans ma pratique hospitalière pour pouvoir indiquer les caractères de l'urine qui permettraient d'établir un diagnostic différentiel. Je rappellerai cependant, que d'après les observations que j'ai pu faire à l'hôpital (elles concernent deux cas où après que l'anasarque eut persisté pendant plusieurs années, il y eut une guérison apparente avec persistance de l'albuminurie toutefois) la quantité d'urine éliminée par jour est plus faible que celle qui est excrétée dans l'atrophie primitive et que, dans l'atrophie secondaire, l'urine dépose ordinairement un sédiment pareil à une couche de poussière grise et constituée par une quantité étonnamment grande de cylindres presque tous larges, les uns granuleux, les autres jaunâtres et brillants, ainsi que par des masses de détritus granuleux. Les cylindres portent en général des fragments de cellules épithéliales. Par contre, dans l'atrophie primitive, on ne trouve presque toujours dans l'urine que des cylindres peu nombreux ; en général, ils sont tout à fait hyalins et presque tous sont minces. Lorsqu'un de ces cylindres porte une cellule épithéliale, elle est, en général, tout à fait normale. Mais, dans tous les cas douteux, les commémoratifs permettront de faire le diagnostic. Lorsqu'il existe de l'albuminurie chez un individu qui a été très hydropique pendant longtemps, il est fort probable que l'on n'a pas affaire à une atrophie primitive des reins.

Ici encore je dois dire que pour établir le diagnostic, il ne faut pas se contenter d'examiner une fois seulement l'urine. J'ai déjà fait observer que parfois des reins enflammés sécrètent également de grandes quantités d'urine pâle et peu dense. Il est vrai que dans ces urines, on trouvera des cylindres en plus grand nombre et d'une autre structure, mais on rencontre des exceptions sous ce rapport. Toutefois il est à remarquer que dans l'urine sécrétée par des reins enflammés, il y a d'habitude un grand nombre de globules blancs et que ceux-ci font complètement défaut dans les cas de cirrhose des reins. Mais ici encore, il est possible de se tromper, car dans ce dernier cas, l'urine peut contenir des corps cytoïdes provenant d'un état catarrhal des voies urinaires.

Les reins en dégénérescence amyloïde peuvent sécréter une urine dont la composition est tout à fait celle de l'urine provenant de reins cirrhotiques. Souvent dans cette maladie aussi, l'urine est extrêmement abondante, elle est alors aussi pâle et aussi peu dense que dans l'atrophie des reins, elle contient une aussi petite quantité d'albumine et peut être moins de cylindres encore (quelquefois il est impossible d'en trouver un seul après de longues recherches), presque tous minces et hyalins. Lorsque des cellules épithéliales sont accolées à ces cylindres, elles sont tout à fait normales comme dans la cirrhose des reins. Aussi, dans la plupart des cas serait-il impossible de distinguer ces deux maladies l'une de l'autre par l'examen de l'urine seulement. Mais le diagnostic peut se faire à l'aide d'autres considérations. La dégénérescence amyloïde des reins se présente presque exclusivement chez des individus cachectiques, et principalement chez ceux qui ont été épuisés par de longues suppurations (carie des articulations et des os spongieux, phthisie pulmonaire, ulcères cutanés étendus, ulcères chroniques de l'intestin), ou par la syphilis, etc. La dégénérescence amyloïde est le résultat de la cachexie; elle se développe par conséquent chez des individus dont le sang est mauvais, aqueux. Aussi dans beaucoup de cas s'accompagne-t-elle d'hydropisie dès le début, ou bien elle présente bientôt des œdèmes. Dans cette maladie aussi, un grand nombre d'artères des reins, ainsi que les glomérules qui y correspondent, deviennent imperméables au sang. Malgré cela on observe rarement une pression très forte dansle système aortique, parce que dès que la pression monte, l'eau du sang passe à traversles parois vasculaires et donne naissance à de l'hydropisie. C'est pourquoi aussi on n'observe ni dilatation, ni hypertrophie du cœur. Du reste, le sang appauvri ne possède pas les éléments histogéniques nécessaires pour produire l'hypertrophie cardiaque.

Mais, je le répète encore, il est impossible de reconnaître tous les cas de cirrhose des reins si l'on ne fait pas des analyses d'urine fréquentes et exactes. Il ne faut pas oublier non plus que l'urine sécrétée par les reins contractés ne contient pas toujours de l'albumine, que cette substance peut manquer passagèrement, pendant la nuit, par exemple, ou bien pendant un temps assez long, quand le cœur est très faible, par exemple. Le diagnostic doit se baser sur des analyses d'urine pratiquées régulièrement pendant un temps assez long et sur l'appréciation exacte de l'état du cœur.

Traitement.

On comprend parfaitement que dans les circonstances où d'habitude on arrive à reconnaître l'existence d'une atrophie primitive des reins, il faut s'attendre à n'obtenir aucun résultat du traitement. Et jusqu'à présent, l'expérience médicale ne nous a appris aucun moyen, aucune médication capables de modifier cette opinion désespérante. Lorsque une hydropisie commençante, ou les premiers phénomènes urémiques, ou les troubles visuels produits par les altérations de la rétine, sont les premiers symptômes qui nous révèlent l'existence d'une affection rénale, latente jusqu'alors, il est impossible de s'adonner à l'espoir de pouvoir préserver le malade d'une fin prématurée. S'il existait même des moyens d'arrêter les progrès du mal, ils viendraient trop tard dans ces conditions. Une trop grande partie des reins est détruite déjà pour que les moyens de compensation qui existent puissent couvrir toujours les pertes que le parenchyme a éprouvées. Bien plus, ces moyens de compensation eux-mêmes constituent un danger pour l'individu. La pression artérielle surélevée produit d'autant plus volontiers de l'apoplexie, qu'elle persiste plus longtemps. Et qui donc pourrait douter que les pertes d'albumine qui sont le résultat de cette pression élevée, ne puissent à la fin contribuer à appauvrir le sang, à l'altérer dans sa composition, à compromettre ainsi la nutrition.

Mais qu'arrivera-t-il lorsque la maladie est reconnue dès le début? Ici encore se pose cette question, si le processus morbide a nécessairement une marche progressive ou bien s'il peut s'arrêter et dans quelles circonstances. Mais jusqu'à présent nous n'avons pas encore de solution pour cette question et nous ne pouvons espérer en obtenir une que lorsque l'on aura observé au lit du malade, le début d'un nombre de cas suffisamment grand de cette affection des reins et qu'on aura pu en poursuivre la marche. En effet, cette question ne peut être résolue qu'empiriquement. Mais évidemment il y a à cela une grande difficulté pratique, c'est l'état de bien-être des malades qui persiste souvent longtemps malgré les progrès de la maladie, et qui rend les malades peu enclins à se soumettre à une observation constante. Je suis rarement parvenu à conserver quelques mois seulement dans ma clinique des malades de cette espèce, et cependant le but que l'on veut atteindre exige une observation poursuivie pendant plusieurs années.

La marche de processus analogues qui se passent dans d'autres organes ne nous fournit pas les éléments nécessaires pour porter un jugement sur cette question, pour décider si l'atrophie peut s'arrêter ou non.

Le foie est le seul organe dans lequel on observe un processus tout à fait analogue. Mais nous ne connaissons guère que les dernières périodes de la cirrhose du foie; bien plus, nous possédons même moins de moyens de reconnaître de bonne heure cette maladie, que pour la cirrhose des reins. Aussi, nous n'en savons pas davantage sur la curabilité de la cirrhose du foie, que sur celle de l'atrophie des reins.

Enfin nous ignorons les causes véritables de cette dégénérescence des reins. Il nous est donc impossible de dire d'un cas particulier, si la maladie peut être guérie ou si elle poursuivra son œuvre de destruction.

Aussi le thérapeutiste se trouve-t-il au début de la maladie, non seulement sans aucune indication empirique, mais encore sans aucun point d'appui fourni par le raisonnement. Dans le fait, je considère comme des tâtonnements prudents tout ce que j'ai fait pour arrêter la marche progressive de l'atrophie des reins.

Pour établir ma ligne de conduite dans le traitement des cas que j'ai pu diagnostiquer assez tôt, j'ai considéré tout d'abord les dangers qui menacent le malade par suite de l'exagération de la pression artérielle d'un côté, et par suite de l'anémie et de la faiblesse générale de l'autre. J'ai cherché à préserver les malades que j'ai soignés à l'hopital contre toutes les causes qui auraient pu stimuler inutilement l'énergie du cœur. On leur permettait de se promener à l'air libre, mais en leur défendant de marcher vite et de faire n'importe quel effort musculaire. Dans la pratique particulière, il faut avant toute chose, recommander aux malades de rester longtemps au lit, d'éviter toutes les occupations pénibles et excitantes. Tant que mes malades conservaient leurs forces, je leur défendais le café, le thé, et toutes les boissons alcooliques, à cause de leur action sur le cœur. Par contre, j'ai cru devoir insister dès le début, sur une alimentation abondante, consistant en viande, en lait et en légumes, afin de conserver les forces et de maintenir la nutrition en bon état parce que, lorsque la nutrition est compromise, il faut s'attendre à une dégénérescence du cœur hypertrophié et à voir cet organe ne plus pouvoir remplir ses fonctions compensatrices. J'ai cru aussi que dans cette maladie des reins il fallait prendre un soin particulier de la peau. Je faisais donner à mes malades des vêtements chauds, je leur faisais porter de la laine sur la peau, et leur ordonnais souvent des bains chauds.

En partant de ce fait que dans l'atrophie des reins il y a toujours une prolifération du tissu conjonctif interstitiel qui exerce une mauvaise influence sur les cellules glandulaires véritables, j'ai cherché à arrêter cette prolifération à l'aide de l'iodure de potassium. Ce médicament nous donne souvent d'excellents résultats dans les hyperplasies du tissu cellulaire, c'est lui aussi qui me semble mériter le plus de confiance dans le traitement de l'affection des reins dont il s'agit. Je fais prendre l'iodure de potassium en solution à la dose de 1 gr. 50 à 2 gr. par jour, et je continue son usage pendant un temps indéterminé. Je puis assurer que je n'ai jamais observé aucun inconvénient de l'emploi de ce médicament prolongé même pendant plusieurs mois. Je n'ai pas vu que l'iodure de potassium avait une action directe sur la quantité et la composition de l urine, si ce n'est qu'elle contenait de l'iode. Il serait peut-être bon de donner le médicament à jeun, afin qu'absorbé rapidement par l'estomac vide, il arrivât aux reins en solution plus concentrée.

Les malades que j'ai traités par ce principe avant l'éclosion de symptômes graves, avant qu'il n y ait eu ni hydropisie, ni accidents urémiques, se sont soustraits, par malheur, trop vite à mon observation, de sorte qu'il m'est impossible de juger de la valeur réelle de ce traitement. Chez l'un d'eux, après quatre mois de traitement, l'albumine avait pour ainsi dire complètement disparu de l'urine. Ce n'est que rarement qu'on obtenait un léger nuage par la chaleur. Pendant la période d'observation, la quantité d'urine etait tombée de 2,000 cent. cub. à 1,400 ou 1,500 cent. cub. par jour en moyenne.

Je n'ai jamais espéré obtenir des résultats dans cette affection à l'aide d'autres procédés thérapeutiques. Cependant j'ai essayé bien des médicaments qui sont éliminés par les reins et dont, par conséquent, on peut supposer qu'ils ont quelque influence sur les phénomènes qui se passent dans ces organes. C'est ainsi, entre autres, que j'ai employé avec persévérance différentes préparations tanniques, mais sans le moindre résultat.

Dans le cours de cette grave maladie, il n'y a pas seulement l'indication morbide à remplir ; les symptômes qui l'accompagnent donnent lieu à des indications spéciales ; en les remplissant, on n'arrête pas, il est vrai, la marche progressive de la lésion des reins, mais dans certains cas, on pare à un danger pressant et on arrive à l'éloigner.

Les signes qui indiquent une élévation excessive de la pression artérielle exigent que l'on mette le malade au repos absolu et à une diète complète, qu'on lui applique une vessie de glace sur le cœur, et que l'on cherche à calmer l'excessive activité du cœur à l'aide de la digitale et quelquefois à l'aide de narcotiques. (Acétate de morphine 0 gr. 10 dissous dans eau de laurier cerise, 50 gr., une cuiller à thé toutes les trois heures). Lorsque dans ces cas il y a une congestion vers la tête bien manifeste, je crois qu'une saignée modérée est indiquée. En général, les malades qui présentent ces symptômes se portent encore assez bien pour supporter une petite perte de sang. Les sujets chez lesquels ces symptômes se sont présentés une fois, doivent être sur leurs gardes, car ils reviennent facilement et font toujours craindre une apoplexie. Mais il est rare que l'on soit appelé à soigner ces accidents, attendu quils sont supportés avec une indolence vraiment remarquable. En général, ce n'est que plus tard que l'on apprend du malade qu'il a présenté ces phénomènes, lorsque les accidents dépendant d'une pression artérielle excessive ont été depuis longtemps remplacés par d'autres symptômes.

Il est bien plus fréquent, dans le traitement de cette maladie, d'avoir à s'occuper de l'anémie et de la perte des forces. La voie à suivre est différente suivant que l'anémie est produite par les pertes d'albumine par l'urine ou qu'elle est le résultat de troubles digestifs, de la dyspepsie ou de vomissements opiniâtres. Souvent on voit entrer à l'hôpital des individus de la classe ouvrière, qui se trouvent trop affaiblis pour continuer leur travail. Ils sont pâles et faibles, mais ils ne savent donner aucune raison pour expliquer cet état, attendu que, ainsi qu'ils le disent, ils ont bon appétit et digèrent bien. Souvent, ils ont remarqué, depuis quelque temps, un léger œdème des pieds et des jambes, œdème qui disparaissait pendant la nuit. On trouve, dans ces cas, une hypertrophie du ventricule gauche et de l'albumine dans l'urine. Lorsque ces malades trouvent à l'hôpital du repos et de bons soins, ils se remettent souvent avec une rapidité remarquable, ils reprennent bonne mine, l'œdème disparaît et ne revient plus ; mais l'urine continue à être albumineuse. J'ai pensé que chez ces malades, le cœur agissant avec plus d'énergie par suite des travaux pénibles qu'ils exécutaient, ils perdaient par l'urine des quantités d'albumine considérables et que c'était là la seule cause de leur état d'anémie et de faiblesse. Et je crois que ce fait, que ces individus perdent plus d'albumine à la fin de leur séjour à l'hôpital, alors qu'ils se donnent plus de mouvement qu'au début, et qu'ils se sentent plus vigoureux, n'est aucunement en contradiction avec ma manière de voir.

Dans ces cas, l'emploi des préparations martiales vient souvent puissamment en aide au repos et aux bons soins.

Nous nous trouvons beaucoup plus désarmés vis-à-vis de la seconde cause d'anémie chez ces malades, contre la dyspepsie et surtout contre les vomissements, car ces phénomènes sont déjà le résultat de l'altération de la crase sanguine, et souvent ils indiquent que les reins sont devenus définitivement incapables de remplir complètement leurs fonctions de sécrétion. On n'obtient rien des moyens dont on se sert habituellement pour rendre la digestion plus active. Les amers ne parviennent pas à rendre l'appétit au malade.

L'usage, à chaque repas, de pepsine et d'acide chlorhydrique dont j'ai obtenu des effets très rapides dans la dyspepsie des anémiques, ne produit rien en général chez ces malades. Il faut faire un choix prudent dans les aliments, parmi lesquels le malade supporte souvent mieux ceux qui sont fortement épicés, et faire boire à chaque repas du bon vin rouge, dès qu'il y a des signes de faiblesse du cœur. D'autres fois on sera forcé de mettre le malade au régime lacté, puisque c'est le seul qu'il supporte.

A une période plus avancée de la maladie, les vomissements incoërcibles constituent pour le malade un tourment continuel. Souvent, le malade vomit déjà à jeun ; aussi longtemps que, ainsi que je l'ai observé plusieurs fois, il n'y a pas de vomissements après les repas, les forces déclinent moins rapidement. Les remèdes habituels, boissons gazeuses, glace, etc., n'arrivent pas à arrêter ces vomissements. J'ai obtenu de bons effets en faisant prendre en même temps, deux gouttes de teinture d'iode dans une cuillerée d'eau et une goutte de créosote dans la même quantité de véhicule.

Il faut accorder une attention constante au cœur dès qu'il se présente quelques symptômes de faiblesse de cet organe, car ce n'est que lorsqu'il possède une énergie suffisante que les parties encore intactes des reins peuvent arriver à remplir les fonctions dévolues aux reins entiers. Dès qu'il y a des symptômes de faiblesse cardiaque, que le pouls cesse d'être tendu, que les bruits du cœur deviennent faibles, il faut recourir aux médicaments excitants et prescrire une alimentation aussi vigoureuse que le permet l'état des fonctions digestives du malade, en même temps que des préparations martiales. Je crois qu'il est bon de donner le fer sous forme de teinture éthérée.

Parmi les autres symptômes, l'hydropisie mérite une mention particulière. C'est à peine si dans dans l'atrophie primitive des reins on a l'occasion de la traiter. Il est très rare qu'elle arrive au point d'occasionner des accidents dangereux ou même seulement pénibles. Lorsqu'il s'établit de l'œdème dans les premières périodes de la maladie à la suite d'un état de faiblesse passager du cœur, il disparaît avec cet état et souvent ne reparaît plus pendant des années. Mais si l'hydropisie apparaît vers la fin de l'existence en même temps que le marasme, on n'arrive plus, en général, à la combattre. Les malades qui sont arrivés à cet état de décrépitude ne supportent plus un traitement diaphorétique efficace et bien moins encore des purgations répétées.

Je ne me déciderais à recourir aux ponctions et aux scarifications que dans les cas très rares où le gonflement est très considérable ainsi que je n'en ai vu qu'un seul cas dans l'atrophie rénale, cas dans lequel il y avait en même temps une dégénérescence graisseuse prononcée du cœur.

Les accidents urémiques qui se présentent quelquefois sous la forme de convulsions épileptiformes violentes à une époque où les malades se portent encore très bien et n'ont encore rien perdu de leurs forces, ou dont les lésions des reins n'ont pas encore fait de grands progrès, exigent une intervention thérapeutique énergique à cause du danger immédiat dont ils menacent l'individu. Mais c'est dans ces cas précisément que nous éprouvons de grandes difficultés dans le choix des moyens à employer pour combattre ce danger imminent parce que nous ignorons alors la cause véritable qui a donné lieu à ces accidents. Le traitement empirique d'autrefois, où l'on combattait tous les accidents de ce genre à l'aide de saignées et de narcotiques, ne m'a, à plusieurs reprises, donné aucun résultat chez des individus atteints d'atrophie rénale encore vigoureux et chez lesquels les accidents urémiques étaient éclos pour ainsi dire d'une manière prématurée. Lorsque je me demande à quoi il tient que la saignée n'a pas dans ces cas des résultats aussi favorables que ceux qu'elle donne en général chez les femmes en couches éclamptiques, il me semble qu'il faut attribuer ce fait aux effets différents que produit la saignée chez les individus hydropiques et chez ceux qui ne le sont pas. Or, les femmes enceintes éclamptiques sont ordinairement hydropiques, tandis que l'urémie précoce dans l'atrophie des reins atteint des individus qui n'ont aucun œdème. Quelles que soient les circonstances, le premier effet de la saignée sera de diminuer la pression sanguine, d'où résultera nécessairement une résorption plus active du liquide contenu dans les tissus, et une modification de la crase du sang qui deviendra plus aqueux. Mais nous ne savons pas, pour chaque cas particulier, ce qui, par l'effet de la résorption, passe des tissus dans le sang, en outre de l'eau. Chez les individus hydropiques, la résorption n'entraîne certainement que peu de substances solides, attendu que le liquide contenu dans les mailles du tissu cellulaire sous-cutané et qui est résorbé en premier lieu est très pauvre en éléments solides. Mais chez les individus qui ne sont pas hydropiques le liquide résorbé doit avoir une tout autre composition : il contient probablement des produits de désassimilation, il arrive donc au sang une nouvelle quantité de ces produits, qui, suivant moi, causent les accidents graves que nous combattons. Néanmoins la saignée en diluant le sang diminue sans doute aussi la quantité d'éléments nuisibles qu'il contient ; l'emploi de ce moyen sera donc utile dans ces cas d'urémie ou au moins permis.

Au point de vue théorique il serait bien préférable encore de remplacer à l'aide de la transfusion, le sang malade par du sang normal, après avoir produit une déplétion du système vasculaire à l'aide d'une saignée. Mais je ne pense pas que de nos jours l'on puisse affirmer qu'une substitution complète soit possible par ce moyen. Auguste Stöhr[1] a fait la transfusion dans trois cas d'urémie aiguë dans la néphrite parenchymateuse chronique; il n'a sauvé aucun de ses malades. Mais dans le premier de ces cas où le malade mourut treize jours après l'opération, d'exsudats séreux et d'hépatisation de la base des deux poumons, la transfusion a eu un succès éclatant contre les accidents urémiques. Stöhr rappelle aussi un cas dans lequel v. Belina-Swiouthowsky pratiqua la transfusion chez une femme en couches éclamptique et albuminurique et où le succès fut complet et durable.

Les calmants, et entre autres l'hydrate de chloral, conservent toute leur importance dans les cas d'urémie aigüe dont il est question ici.

Il est très important de faire boire aux malades le plus d'eau possible dans l'intervalle des accès convulsifs, afin de diluer le sang autant que possible et de provoquer une diurèse abondante.

Nous sommes absolument désarmés vis-à-vis de l'urémie chronique qui est le symptôme d'une insuffisance absolue des reins. La thérapeutique est tout à fait impuissante contre cet état de choses.

Il est inutile de dire qu'une intervention chirugicale est quelquefois nécessaire dans les cas d'exsudats inflammatoires dans les cavités séreuses[2].

[1] *Deutsches Archiv. für Klin. Medicin.* Bd. VIII, p. 467.

[2] Voir à la fin du volume la note sur la *néphrite interstitielle.*

CHAPITRE VII

DE LA DÉGÉNÉRESCENCE AMYLOIDE DES REINS

Cette dégénérescence particulière atteint également les reins, et toujours les deux en même temps en les envahissant d'une manière diffuse ; elle s'accompagne d'albuminurie et plus tard, en général, d'hydropisie. Aussi les anciens auteurs la considéraient seulement comme une forme particulière du mal de Bright qui se développait chez des individus cachectiques ; ils n'établissaient qu'une distinction étiologique, mais ils ignoraient les lésions anatomiques particulières qui la séparent des autres formes de cette maladie.

Rokitansky le premier en 1842, dans la première édition de son traité d'anatomie pathologique, a établi que cette forme du mal de Bright avait des lésions qui lui étaient particulières ; il nomme rein ladarcé la dernière de ses huit formes du mal de Bright. Plus tard, en 1853, Meckel découvrit la propriété qu'ont ces reins de se colorer en rouge brun au contact de l'iode et en violet lorsqu'on ajoute de l'acide sulfurique ; il distingua plusieurs modifications suivant l'intensité de la coloration, et crut devoir attribuer cette dégénérescence à un dépôt de cholestéarine dans les éléments du rein. Virchow [1] démontra l'erreur de Meckel, quant à la substance qui donnait lieu à cette réaction particulière ; comme sous ce rapport elle ressemble à la cellulose végétale, il pensa qu'elle était formée par un corps d'une composition chimique analogue et l'appela substance amyloïde. Kekulé a prouvé le premier que l'idée que Virchow se faisait sur la nature chimique de ce corps était inexacte, que c'était au contraire un corps azoté, analogue aux albuminates. Quant aux caractères qui le distinguent

[1] *Virchow's Archiv.* Bd VI et Bd VIII.

des autres corps albuminoïdes, Kühne et Rudneff[1] insistèrent surtout sur celui-ci qu'il n'est pas attaqué par le suc gastrique.

C'est Traube qui le premier apprit à faire le diagnostic différentiel de la dégénérescence amyloïde des reins avec les autres maladies de ces organes qui s'accompagnent d'albuminurie.

La dégénérescence amyloïde des reins est presque toujours le résultat de processus pathologiques actuels ou passés, qui altèrent plus ou moins profondément la nutrition générale ; toujours d'autres organes, la rate, le foie, les glandes lymphatiques de l'abdomen, les vaisseaux de la muqueuse intestinale et de divers autres organes sont en proie à la même dégénérescence. Par conséquent la dégénérescence amyloïde des reins n'est jamais qu'une manifestation locale d'une maladie constitutionnelle.

Étiologie.

Parmi les causes qui produisent dans l'organisme les modifications nécessaires pour amener la dégénérescence amyloïde des reins et d'autres organes, il faut citer en première ligne toutes les maladies qui donnent lieu à des suppurations de longue durée. Il faut se demander de suite à ce propos si la cachexie n'est produite que par les pertes abondantes de liquides organiques auxquelles ces processus donnent lieu. C'est avec intention que je dis cachexie, car le simple marasme ne saurait produire cet effet. Jamais encore je n'ai trouvé de reins amyloïdes chez des diabétiques morts dans le marasme le plus profond ni chez les individus qui avaient succombé dans le marasme à la suite d'un rétrécissement de l'œsophage. Cependant ces maladies à longue durée auraient eu tout le temps nécessaire pour produire cette dégénérescence. Mais les individus qui présentent des dégénérescences amyloïdes sont loin d'être tous dans le marasme. Cohnheim a trouvé des reins amyloïdes chez des soldats blessés sur le champ de bataille et qui étaient morts deux mois et demi après leur blessure. Moi-même j'ai vu mourir une femme à la

[1] *Virchow's Archiv.* Bd XXXIII.

suite d'un abcès puerpéral du bassin qui s'ouvrit d'un côté dans la vessie, de l'autre dans le rectum, chez laquelle on reconnut les signes de cette maladie des reins à une époque où l'état général et les forces de la malade étaient encore excellents. Beaucoup de mes malades, à l'époque où l'on reconnut leur maladie, étaient encore en état de vaquer à leurs occupations, pénibles pour plusieurs d'entre eux.

Je crois qu'aucune constitution n'exclut la dégénérescence amyloïde des reins et d'autres organes, dès que les individus présentent les causes spéciales nécessaires à son développement, quelque maladie liée à une suppuration de longue durée ; néanmoins je pense que certaines constitutions sont plus favorables au développement de cette dégénérescence. Parmi ces constitutions prédisposantes je citerai la scrofulose, la tuberculose chronique, la syphilis invétérée et héréditaire.

D'après mon expérience personnelle il n'est point indifférent au point de vue du développement probable de cette dégénérescence dans les grands viscères de l'abdomen dans quel tissu et dans quel organe siège la maladie primitive liée à une suppuration de longue durée qui lui donne naissance. Il est certain que la dégénérescence amyloïde complique de préférence les suppurations qui s'accompagnent d'ulcérations, c'est-à-dire d'une nécrose moléculaire du tissu malade, par exemple la carie des os spongieux, les ulcérations étendues de la peau et des muqueuses. Et peut-être la prédisposition des individus scrofuleux, tuberculeux et syphilitiques à être atteints de dégénérescence amyloïde, tient-elle à ce fait que les cachexies dont il vient d'être question s'accompagnent très souvent d'ulcérations chroniques des os, de la peau ou des muqueuses.

Il semble même que le siège des ulcères chroniques n'est pas sans quelque importance sur le développement de la dégénérescence amyloïde. Je puis dire du moins que les ulcères cutanés étendus produisent très souvent la dégénérescence des viscères abdominaux lorsqu'ils siègent sur les jambes, quelle que soit du reste leur cause. Je puis affirmer que de tous les ulcères des muqueuses, les ulcères de l'intestin donnent lieu le plus fréquemment au développement de la dégénérescence amyloïde, quelle que soit la cause primitive du processus ulcératif, pourvu qu'il soit de longue durée. Mais il convient d'ajouter que les ulcères des jambes et ceux de la muqueuse intestinale sont en général plus étendus et ont une durée bien plus longue que ceux des autres régions.

Je dois encore attirer l'attention sur une circonstance qui me paraît digne de remarque et qui pourra peut-être servir à expliquer les relations encore incompréhensibles qui existent entre les processus ulcératifs chroniques et la dégénérescence amyloïde des organes dont nous avons parlé. Dans la grande majorité des cas de dégénérescence amyloïde que j'ai observés, les foyers de suppuration communiquaient librement avec l'air, soit par une vaste surface, soit par des trajets fistuleux, ou bien ils communiquaient avec des cavités qui contenaient des gaz, dont une partie au moins venait de l'atmosphère, par exemple avec le canal intestinal. La carie vertébrale peut occasionner des destructions étendues, donner lieu à des abcès migrateurs d'énormes dimensions, et cependant les organes abdominaux ne sont pas atteints de dégénérescence amyloïde aussi longtemps que le pus reste renfermé dans la cavité de l'abcès, sans aucune communication avec l'air atmosphérique, et cela pendant plusieurs années, ainsi que dernièrement je l'ai observé encore dans deux cas où à la fin le pus a été complètement résorbé. Mais si l'abcès s'ouvre à l'extérieur, on verra bientôt apparaître de l'albumine dans l'urine, premier indice de la dégénérescence amyloïde des reins. C'est ainsi aussi qu'un empyème pourra rester pendant des années dans une plèvre sans que les organes abdominaux deviennent amyloïdes. Mais s'il s'établit une fistule thoracique, spontanément ou par une intervention chirurgicale, il faudra éviter avec soin la stagnation du pus qui se trouve maintenant en contact avec l'air atmosphérique, faute de quoi, on pourra avec beaucoup de probabilité compter que les organes de l'abdomen deviendront bientôt amyloïdes. La tuberculose chronique peut produire des dépôts énormes dans les poumons et mener l'individu au dernier degré du marasme sans que cependant l'on trouve dans aucun organe la moindre trace de dégénérescence amyloïde. Mais si la tuberculose a donné lieu à la formation de vastes cavernes, cette dégénérescence manque rarement, à moins que le processus ne marche avec une trop grande rapidité. J'ai vu plusieurs fois la dégénérescence amyloïde être le résultat de bronchiectasies très étendues. Je dois dire cependant que j'ai observé le début de la dégénérescence amyloïde des reins chez des individus dans la force de l'âge qui, dans leur jeunesse, avaient eu des affections osseuses et articulaires chroniques, mais où il n'y avait jamais eu d'abcès ouverts à l'extérieur. Dans deux cas de ce genre les malades avaient eu pendant de longues années une santé excellente, en apparence.

Les faits précédents nous obligent à admettre que ni le dépérissement général de l'individu, ni la suppuration ne suffisent, à eux seuls, à produire la dégénérescence amyloïde des reins et d'autres organes ; il s'agit ici d'une cause spécifique, peut-être d'un agent chimique, qui se forme de préférence dans les foyers purulents où il y a une nécrose moléculaire des tissus. Sans doute certaines substances de l'atmosphère concourent également à cette formation, peut-être l'oxygène, peut-être des ferments. On peut supposer que cet agent pathologique passe par résorption dans le sang, et que de là il est déposé dans les tissus en dégénérescence amlyoïde, ou bien qu'il produit par simple contact la métamorphose amyloïde des parois vasculaires, qui sont toujours, du reste, le point de départ de cette maladie.

On a recherché souvent la substance amyloïde dans le sang ; un médecin de Toronto, dans le Canada, prétend même l'y avoir trouvée[1]. Mais aucun autre observateur n'y est parvenu encore jusqu'à présent.

L'hypothèse qui a été le point de départ de ces recherches et d'après laquelle la substance amyloïde existerait toute formée dans le sang est fortement battue en brèche par ce fait que la dégénérescence amyloïde est loin d'atteindre tous les vaisseaux du corps mais qu'elle n'atteint jamais que des territoires plus ou moins restreints. Si la substance amyloïde était contenue dans le sang on ne comprendrait pas pourquoi elle se déposerait exclusivement dans les cellules contractiles des artères du tube intestinal, de

[1] *Rud. Virchow. Die Cellular pathologie*, 4e édit., 1871, p. 443.

la rate, du foie, des reins et des capsules surrénales, des ganglions lymphatiques et du corps thyroïde, tandis que tous les autres vaisseaux du corps en seraient préservés. Mais dans l'état actuel de nos connaissances, il nous est impossible de donner une autre explication de ce fait que seuls les vaisseaux de ces organes éprouvent cette métamorphose toute spéciale.

Enfin je dois dire que parfois l'on observe la dégénérescence amyloïde des grands viscères de l'abdomen chez des individus chez lesquels il est impossible de trouver aucune cause capable de produire l'état cachectique qui la précède d'ordinaire, qui n'ont jamais eu de suppurations chroniques, de syphilis, d'affections osseuses, de fièvres intermittentes, chez lesquels par conséquent l'affection amyloïde est pour ainsi dire primitive, idiopathique. Si l'on veut bien admettre que le diagnostic de la dégénérescence amyloïde des glandes de l'abdomen peut être posé, grâce aux symptômes cliniques seulement, le fait suivant pourra être considéré comme un cas de ce genre ; il pourra montrer en même temps que cette dégénérescence peut rétrocéder quelquefois, qu'au moins elle n'a pas nécessairement une terminaison funeste.

Observation XXIX. — J.-H. G..., âgé de quarante-quatre ans, tisserand, se présenta le 8 juillet 1863 à la consultation de notre clinique. Il avait un teint extrêmement pâle et blême ; il se plaignait d'un œdème des deux membres inférieurs qui durait, disait-il, depuis plusieurs mois. Autrefois il s'était toujours bien porté, n'avait eu ni fièvres intermittentes, ni syphilis.

A cette époque l'état de la nutrition et l'état des forces de G... étaient encore assez bons. Il avait fait à pied le chemin de la gare à la clinique, chemin qui demande un bon quart d'heure pour un marcheur vigoureux. L'abdomen était très développé, en partie par une certaine quantité de liquide qu'il contenait, en partie aussi et principalement par une augmentation de volume considérable du foie et de la rate. Le foie dépassait de beaucoup le rebord des côtes et son lobe gauche occupait toute la région épigastrique. Sur la ligne médiane la hauteur de la matité du foie était de 165 millim., sur la ligne mamillaire de 12 centim., sur la ligne axillaire de 7 centim. ; le lobe gauche dépassait de 9 centim. la ligne médiane. La consistance de l'organe était dure, mais sa surface était lisse et égale. La rate, très dure aussi, dépassait à gauche le rebord des côtes. La matité de la rate était de 17 centim.

sur son diamètre le plus grand dirigé obliquement du haut en bas, de 14 centim. sur son diamètre le plus petit dirigé transversalement. L'urine était jaune pâle et contenait de l'albumine. Le sédiment contenait quelques cylindres hyalins minces auxquels étaient restées attachées des cellules épithéliales extrêmement brillantes. On trouva en outre des cellules de la même espèce, mais plus grandes, les unes isolées, les autres réunies en groupe. L'aspect brillant insolite de ces cellules m'engagea à ajouter une solution aqueuse d'iode à la préparation microscopique. Toutes les cellules prirent une coloration rouge brun vif, tandis que les cylindres se teignirent seulement en jaune pâle. Par l'addition d'acide sulfurique la coloration rouge brun des cellules se transforma en une teinte violet sale. Le malade ajouta encore que son appétit était bon, ses digestions faciles, seulement il avait été frappé de la coloration grisâtre de ses fèces. Pas de trace d'ictère. Rien au cœur ni aux poumons.

Bien qu'il n'existât aucune cause de dégénérescence amyloïde, je crus cependant pouvoir porter ce diagnostic. On donna au malade de l'iodure de potassium et de la teinture de malate de fer.

Ce traitement eut pour résultat que dans le courant de l'été le foie et la rate diminuèrent considérablement de volume, que la quantité d'albumine de l'urine diminua, que l'aspect et l'état des forces du malade s'améliorèrent et qu'enfin le malade cessa de se présenter à la clinique.

Il revint au mois de décembre 1864 pour me présenter une de ses filles malades. Lui-même se trouvait très bien. Cependant la matité du foie avait toujours encore 13 centim. suivant son plus grand diamètre et 11 centim. suivant son plus petit. Le foie et la rate dépassaient encore de beaucoup le rebord des fausses côtes et les deux organes étaient encore très durs au toucher. L'urine contenait encore de l'albumine mais il fut impossible d'y trouver des cylindres ni ces cellules brillantes à noyaux, qui, un an auparavant, existaient dans l'urine toutes les fois qu'on l'examinait.

J'ai vu et examiné ce malade une fois par an dans les années 1865, 1868 et 1870 et j'ai pu constater une diminution graduelle de volume du foie et de la rate. Cependant le 16 avril 1870 l'urine contenait encore un peu d'albumine.

J'avais perdu le malade de vue depuis quatre ans lorsque je le rencontrai par hasard; il consentit, sur mon désir, à subir un nouvel examen à ma clinique.

Le 15 avril 1874 on constata les faits suivants : Bonne nutrition, coloration saine de la face, musculature bien développée, cœur et poumons normaux. Le foie dépasse un peu encore le rebord des côtes, il est dur au palper. Matité du foie, de 7 centim. sur la ligne médiane, 9 centim. sur la ligne mamillaire, 5 centim. sur la ligne axillaire. Matité de la rate de haut en bas, 75 millim., d'avant en arrière, 8 centim. L'urine a un poids spécifique de 1,015, elle est acide et ne contient pas trace d'albumine.

J'hésiterais à donner ce cas comme un spécimen d'une dégénérescence amyloïde, et plus encore comme un exemple de guérison relative de cette maladie, si mon diagnostic n'était pas justifié par la composition des cellules trouvées dans l'urine et si plus tard d'autres observations où les conditions étiologiques et les symptômes ne laissaient aucun doute sur la nature amyloïde de l'affection des reins ne m'avaient pas convaincu que cette maladie était susceptible d'une guérison relative.

Enfin je rappellerai ici que la dégénérescence amyloïde coïncide souvent avec d'autres maladies des reins. On comprend très bien, d'après ce qui a été dit plus haut, que la dégénérescence amyloïde d'un rein peut être le résultat d'une pyélo-néphrite du rein du côté opposé. Mais il est très fréquent de rencontrer en même temps dans les deux reins une néphrite parenchymateuse chronique et une dégénérescence amyloïde. Ces deux affections paraissent être dues, dans ces cas, à la même cause, car l'expérience nous apprend que les suppurations chroniques donnent souvent naissance à des néphrites chroniques non compliquées de dégénérescence angloïde.

Il résulte de ce que nous avons dit des causes de cette affection qu'elle peut se présenter à tous les âges de même que les causes qui la produisent. Dickinson, cité par Lécorché, ne l'a pas rencontrée chez les enfants âgés de moins de cinq ans. Il paraît aussi qu'elle ne se présente plus dans un âge avancé. — Elle semble être un peu moins fréquente chez les femmes que chez les hommes.

La dégénérescence amyloïde des reins est très fréquente de même que les causes qui la produisent.

Aperçu général de la maladie.

La dégénérescence amyloïde, dans la grande majorité des cas, atteint des individus qui, avant le début de la maladie, ont présenté des symptômes graves. Elle coïncide, en général, avec la dégénérescence amyloïde d'autres organes importants: Aussi est-il presque impossible de faire un tableau des effets qui appartiennent en propre à l'affection des reins ou, pour chaque cas particulier, de déterminer quels sont les symptômes qu'il faut attribuer à la maladie qui est l'origine du mal, quels sont ceux qui appartiennent aux altérations des reins et ceux qui appartiennent aux altérations du foie, de la rate, des ganglions lymphatiques, etc.

A peu d'exceptions près, cette maladie frappe des individus affaiblis d'une manière ou de l'autre; habituellement il existe avant le début de l'affection rénale une anémie plus ou moins prononcée. Ici encore il n'existe aucun signe qui attire l'attention du malade ou du médecin sur les reins dès les premiers temps où ils sont atteints. La dégénérescence amyloïde des reins se développe d'une façon tout à fait silencieuse, sans donner lieu pour ainsi dire à aucun symptôme. Ceux qui n'ont pas pris pour règle d'examiner soigneusement et souvent l'urine de tous les malades dont le cas leur paraît douteux, ne reconnaîtront pas l'existence de cette maladie, ou bien ne la reconnaîtront que lorsque les malades présenteront un jour de l'œdème, symptôme qui, du reste, est loin d'être constant dans la dégénérescence amyloïde des reins, et qui dans certains cas, peut être dû à la cachexie, cause primitive de la maladie, et non à l'affection des reins.

Jusqu'à présent les troubles fonctionnels seuls peuvent être attribués avec certitude à la maladie des reins. C'est donc d'eux que nous parlerons tout d'abord.

Dans aucune des maladies diffuses des reins la sécrétion urinaire ne présente, suivant les cas, autant de diversité sous le rapport de la quantité et de la composition du liquide sécrété; dans aucune aussi on ne voit dans un seul et même cas, la quantité et la composition de l'urine varier aussi fréquemment et dans des limites aussi considérables que dans la dégénérescence amyloïde des reins. Toutefois il est de règle que les reins amyloïdes sécrètent beaucoup d'urine.

Ainsi, par exemple, une femme qui avait une dégénérescence amyloïde des reins et de la rate à la suite d'un abcès du bassin de nature puerpérale, éliminait en moyenne 1,580 cent. cub. d'urine, d'après vingt-huit observations faites dans l'espace de deux mois; un mois après, 2,100 cent. cub. d'après cinq observations. Un homme atteint de la même affection des reins, éliminait en moyenne 1,678 cent. cub. d'urine, d'après quarante-sept observations pratiquées dans l'espace de deux mois. Mais pendant ce temps, les limites extrêmes furent 450 cent. cub. et 3,400 cent. cub. C'est chez un ouvrier suédois que furent faites les analyses d'urine les plus complètes. A l'âge de neuf ans il avait eu une ostéite du tibia droit, à la suite de laquelle cet os était devenu plus long de 6 centim. que le tibia gauche. A son entrée à l'hôpital, il était âgé de vingt-huit ans. Il y avait une périostite récente du tibia droit et de l'œdème des deux jambes et du scrotum. D'après cent trente-cinq observations échelonnées sur cinq mois de temps, il éliminait en moyenne 1,902 cent. cub. d'urine par jour (minimum, 1,000 cent. cub.; maximum, 2,000 cent. cub.). Il mourut trois mois après sa sortie de l'hôpital. A l'autopsie, on trouva une dégénérescence amyloïde très prononcée des deux reins. Un quatrième malade chez lequel l'affection des reins était due à un mal de Port qui s'était développé en même temps à la région cervicale et à la région lombaire du rachis, et chez lequel un abcès par congestion du cou s'était ouvert à l'intérieur, n'éliminait, par contre, que 481 cent. cub. d'urine par jour, en moyenne, d'après vingt observations faites dans l'espace de six mois.

Dans certains cas, on peut attribuer à des causes déterminées la diminution anormale de la sécrétion urinaire et les variations extraordinaires dans la quantité d'urine éliminée. Les malades qui, avant le début de l'affection rénale, souffrent déjà de diarrhée profuse, n'éliminent jamais que peu d'urine, et ceux chez lesquels il s'établit de la diarrhée dans le cours de la maladie des reins cessent immédiatement d'excréter de grandes quantités d'urine. Mais dans d'autres cas on ne trouve aucune raison pour expliquer cette diminution passagère ou permanente de la sécrétion urinaire.

Je n'ai jamais vu, dans la dégénérescence amyloïde des reins, une augmentation aussi considérable de la sécrétion urinaire comme on l'observe parfois dans l'atrophie primitive des reins. A mesure que les forces diminuent, vers la fin de l'existence des malades, la quantité d'urine diminue toujours et n'est plus que de quelques centaines de centimètres cubes. Quelquefois la sécrétion urinaire est complètement arrêtée quelques jours déjà avant la mort. Il m'est arrivé plusieurs fois de voir s'arrêter subitement la sécrétion urinaire qui auparavant était très abondante.

Ainsi l'ouvrier S..., par exemple, éliminait en moyenne depuis deux mois 1,560 cent. cub. d'urine par jour, et le 8 novembre 1874, il en avait excrété encore 2,470 cent. cub. Dans les huit derniers jours de son existence, du 10 au 17 novembre, il n'en élimina en tout que 594 cent. cub., c'est-à-dire en moyenne 74 cent. cub. par jour.

L'urine est toujours claire, très pâle, quelquefois claire comme de l'eau; elle prend une teinte plus foncée et n'est troublée par des dépôts d'urates que lorsqu'elle est sécrétée en fort petite quantité.

Lorsque l'urine est très abondante son poids spécifique devient très faible. J'ai examiné souvent des urines de cette espèce dont le poids spécifique atteignait à peine 1003. Par contre, lorsque l'urine est très rare, son poids spécifique peut dépasser de beaucoup la moyenne normale, atteindre et même dépasser 1030.

Par conséquent la proportion d'éléments solides et surtout d'urée contenue dans l'urine varie beaucoup avec les cas et est très différente dans un seul et même cas. Dans tous les cas où il y a de la polyurie la proportion d'urée est très faible, elle tombe souvent à 1 p. 100. Au contraire, quand dès le début l'urine est peu abondante, la proportion d'urée peut devenir très forte, elle peut atteindre 4 p. 100. Mais il n'en est pas ainsi lorsque la quantité d'urine baisse parce que les forces du malade ont considérablement diminué. C'est ainsi que dans quelques cas nous avons trouvé dans les derniers jours de l'existence, de 1 à 2 p. 100 d'urée au maximum, alors que la quantité d'urine éliminée en vingt-quatre heures était à peine de 100 cent. cubes.

La quantité totale d'urée éliminée par les reins dépend certainement moins de l'état des reins eux-mêmes que de l'énergie avec laquelle se font les échanges nutritifs; et celle-ci, à son tour, dépend probablement plus de l'état des autres organes malades que de celui des reins. Aussi peut-il se faire que des reins dont la dégénérescence amyloïde est très prononcée éliminent des quantités considérables d'urée peu de temps encore avant la mort et qu'à une période peu avancée de la maladie la quantité totale d'urée excrétée en un jour soit même supérieure à la moyenne normale. J'ai trouvé souvent plus de 40 grammes d'urée dans l'urine fournie en deux jours par des reins amyloïdes et cela dans des cas où le diagnostic s'est trouvé confirmé à l'autopsie.

L'ouvrier suédois P..., dont j'ai fait mention déjà, éliminait en moyenne par jour, d'après trente-une analyses pratiquées dans l'espace de cinq mois, 32 grammes d'urée (minimum 19 gr. 50, maximum 44 grammes).

Les chlorures et l'acide phosphorique sont soumis à des variations analogues à celles de l'urée. Cependant la quantité totale de chlorures éliminée peut parfois être à peu près égale à la quantité physiologique.

Mon Suédois me servira encore d'exemple. D'après trente-une analyses pratiquées en cinq mois de temps, il éliminait en moyenne 13 grammes de chlorures par jour (minimum 10 gr. 25, maximun 16 grammes).

Toutefois, dans les quelques cas où nous avons déterminé la quantité d'acide phosphorique contenue dans l'urine nous l'avons toujours trouvée au-dessous de la normale.

Chaque fois que j'ai analysé l'urine sécrétée par des reins amyloïdes j'y ai trouvé de l'albumine, mais en quantité fort variable suivant les cas, depuis un léger trouble produit par l'ébullition, jusqu'à 3 p. 100 et au delà. Je crois que pour établir le diagnostic de cette affection il est indispensable de trouver de l'albumine dans l'urine; sans cela il est impossible, à mon avis, de la reconnaître sur le vivant. Il n'est pas certain si dès le début de la dégénérescence amyloïde des parois vasculaires il passe de l'albumine dans l'urine; mais en tout cas je n'ai jamais trouvé sur le cadavre des reins bien manifestement amyloïdes qui pendant la vie n'avaient pas sécrété d'urine albumineuse Les analyses d'urine et les autopsies sont faites dans notre clinique avec tant de soin depuis de longues années qu'un cas de dégénérescence amyloïde des reins où l'albuminurie aurait fait défaut ne nous aurait certainement pas échappé. D'un autre côté dans les cas mortels l'albuminurie persiste jusqu'à la terminaison fatale. On trouve encore de l'albumine dans les petites quantités d'urine que les malades épuisés à l'excès éliminent dans les derniers jours de leur existence. J'insiste sur ce point parce que M. Lécorché[1], contrairement à l'opinion commune, dit que la dégénérescence amyloïde des reins ne produit jamais de l'albuminurie par elle-même, mais que ce symptôme, lorsqu'il se présente dans le cours de cette affection, indique toujours que celle-ci se complique d'une néphrite parenchymateuse ou interstitielle. Je m'élève de toutes mes forces contre cette assertion. Je sais assez combien souvent la dégénérescence amyloïde des reins se complique de ces maladies pour ne pas les laisser passer lorsqu'elles se présentent sur le cadavre ; mais, pour cette raison je puis affirmer aussi que l'urine contient constamment de l'albumine dans des cas de dégénérescence amyloïde purs, dès que les reins présentent des lésions appréciables. Il est vrai que Lécorché prétend aussi que la dégénérescence amyloïde se complique presque toujours, tôt ou tard, de néphrite parenchymateuse; mais ici encore je ne saurais être de l'avis de cet auteur. Peut-être cette manière de voir de Lécorché est-elle due à ce qu'il confond la dégénérescence graisseuse des cellules épithéliales dans les reins amyloïdes avec leur infiltration et leur dégénérescence inflammatoires. Cette hypothèse est justifiée, du moins, par la description qu'il donne des résultats de l'examen microscopique des reins atteints de néphrite parenchymateuse.

J'ai remarqué, dans les cas de dégénérescence amyloïde des reins que j'ai observés chez des individus dont l'état général permettait de supposer que cette maladie se développerait, qu'en général l'albuminurie fait des progrès très lents, c'est-à-dire qu'habituellement l'urine, qui au début de la maladie est très peu abondante, ne contient que quelques traces d'albumine. Ordinairement cette albuminurie légère n'est pas persistante dès le

[1] Loc. cit., p. 669

début ; elle dure quelques jours et disparaît, pour revenir plus tard et s'établir enfin d'une façon permanente. Alors, dans presque tous les cas, la proportion d'albumine devient considérable, de 1 à 2 p. 100 jusqu'à ce que la polyurie habituelle vienne à s'établir, la proportion d'albumine tombe alors à quelques unités pour mille. Les choses peuvent rester dans cet état jusqu'à la fin; on ne voit pas augmenter alors la proportion d'albumine lorsque vers la fin de l'existence l'urine devient extrêmement rare en même temps que le cœur perd peu à peu toute énergie. Dans d'autres cas que j'ai observés la proportion d'albumine qui depuis longtemps était très faible, s'éleva tout à coup et se maintint à un degré élevé. Mais les quantités d'urine excrétées restèrent excessivement petites.

Les quantités totales d'albumine perdues par l'urine varient suivant les cas, de même que les proportions de cette substance. J'ai fait faire pendant un temps assez long des analyses d'urine exactes, dans un nombre de cas assez considérable; les résultats fournis par chaque cas ont été réunis en un tableau. Les quantités d'albumine perdues en moyenne dans ces cas varient entre 5 gr. et 25 gr. par jour.

L'ouvrier suédois dont il a été question plusieurs fois déjà, perdait d'après trente et une analyses pratiquées dans l'espace de cinq mois, 19 gr. 49 d'albumine en moyenne par jour (minimum 12 gr. 96, maximum 31 gr. 92).

Dans le chapitre qui traite de l'albuminurie en général, j'ai dit déjà que d'après Senator l'urine sécrétée par les reins amyloïdes contiendrait non seulement de l'albumine ordinaire, mais encore de la globuline en quantité assez considérable, et que cette circonstance pourrait avoir une certaine importance pour le diagnostic.

Nos observations paraissent confirmer l'opinion de Sénator, et ce fait a d'autant plus d'importance que la plupart de nos recherches ont été faites par le professeur Edlefsen il y a quelques années déjà dans une série des cas de maladie dans lesquels on avait observé de l'albuminurie. En parcourant maintenant les tableaux qui ont été dressés, d'après ces analyses, je trouve que c'est précisément dans les urines fournies par des reins amyloïdes qu'Edlefsen a trouvé le plus de globuline. Les analyses d'urine que nous avons faites plus récemment nous ont donné le même résultat.

Je n'ai trouvé du sang dans l'urine que dans un seul cas de dégénérescence amyloïde des reins ; la quantité de sang était considérable. Ce fait concernait un homme que la syphilis avait considérablement affaibli et sur le cadavre duquel on trouva, outre une dégénérescence amyloïde des reins, de la rate et du foie, une thrombose des deux veines rénales.

J'ai fait observer déjà que d'ordinaire l'urine sécrétée par les reins amyloïdes est tout à fait claire et qu'elle n'a pas de sédiment. Aussi est-il très rare d'y trouver des cylindres urinaires en grande abondance. On ne rencontre des cylindres un peu nombreux que dans certains cas où l'urine est rare, très dense et très albumineuse. Et encore souvent les urines de cette espèce ne contiennent-elles que fort peu de cylindres. Lorsque les malades urinent beaucoup, on les cherche souvent tout à fait en vain. Ceux que l'on trouve après de longues recherches sont presque tous minces et tout à fait hyalins. Dans les cas où l'urine contient beaucoup de cylindres, les cylindres larges sont plus nombreux que les minces, c'est alors aussi que l'on trouve en nombre considérable les cylindres cireux et brillants et les cylindres jaunâtres, de même que les cylindres sombres et granuleux. J'ai déjà dit que parfois ces cylindres larges se colorent en rouge brun sous l'action de l'iode.

Voilà quels sont les symptômes qui résultent directement des troubles fonctionnels produits par les lésions des reins. Quant aux autres symptômes, il est impossible de dire jusqu'à quel point ils sont sous la dépendance de l'affection rénale, ou si dans un cas particulier ils sont exclusivement ou en partie le résultat de l'affection principale ou de la dégénérescence amyloïde d'autres organes.

La plupart des individus atteints de dégénérescence amyloïde des reins deviennent hydropiques; d'autres ne présentent pas trace d'œdème jusqu'à la mort, mais cela est rare. Sur cent cas, Gainger-Stewart n'a trouvé que six fois une anarsaque généralisée. Habituellement l'hydropisie reste limitée aux extrémités inférieures et à l'abdomen. D'après Lécorché, cité par Roberts, les plèvres et le péricarde resteraient toujours indemnes. Il résulte de mes observations personnelles que cela est vrai en général, mais qu'il y a néanmoins des exceptions. L'hydropisie une fois établie se maintient souvent avec une grande ténacité, surtout l'ascite, même dans les cas où l'urine est très abondante. Enfin quelquefois il y a des traces d'hydropisie avant qu'il n'y ait d'albuminurie, probablement donc avant le début de l'affection rénale. Comme ces œdèmes ne s'étendent pas de la même manière que les hydropisies de cause rénale, comme souvent il est manifeste qu'ils ne sont pas dus à l'élimination d'une trop petite quantité d'eau par les urines et que souvent ils apparaissent déjà avant le début de la maladie des reins, il est évident que dans la dégénérescence amyloïde des reins l'hydropisie n'est pas toujours le résultat de la rétention d'une grande quantité d'eau dans le sang par suite d'un fonctionnement imparfait des reins. En tous cas la maladie des reins joue presque toujours dans cette circonstance un rôle secondaire ; cependant, grâce à elle, le sang, qui est déjà pauvre en albuminates, en perd davantage encore et devient nécessairement hydrémique[1]. D'après Roberts, si les épanchements hydropiques dans la dégénérescence amyloïde siègent de préférence dans l'abdomen, cela tient aux troubles circulatoires du système de la veine-porte occasionnés par la dégénérescence des vaisseaux du foie et le gonflement des ganglions lymphatiques dans le sillon du foie.

Bien que les malades perdent de grandes quantités d'albumine, cependant il est probable que dans beaucoup de cas de dégénérescence amyloïde des reins l'affection rénale participe peu à peu à produire l'anémie, l'aspect cachectique et l'état de faiblesse que

[1] Grainger-Stewart examina le sang d'un individu atteint de dégénérescence amyloïde. Le sérum n'avait que 1018,5 de poids spécifique et contenait 6,16 p. 100 d'éléments solides. Mais ces analyses isolées ne prouvent rien. La composition du sang varie avec les cas dans cette maladie comme dans toutes les autres. — J'ai pris une fois du sang sur le cadavre, immédiatement après la mort; je trouvai pour le sérum un poids spécifique =1028,23 et 13,65 d'éléments solides. Dégénérescence amyloïde des viscères de l'abdomen. Œdème peu marqué des extrémités inférieures. Femme de vingt-huit ans.

l'on observe chez presque tous les malades. Si cet état cachectique n'est pas le résultat de la maladie primitive, il est plutôt la suite de la dégénérescence de la rate, du foie et surtout des organes digestifs.

Du côté de ces derniers organes on observe un symptôme très habituel et presque toujours funeste, c'est la diarrhée. Presque toujours elle résiste à toutes les médications et accélère la terminaison fatale par l'épuisement profond qu'elle produit. La diarrhée peut être due à des ulcérations, par exemple chez les phthisiques et les syphilitiques ; ces ulcérations peuvent avoir existé déjà avant le début de la dégénérescence amyloïde et lui avoir donné naissance. Mais quelquefois aussi il s'établit une diarrhée tout aussi tenace et peut être plus funeste encore sans ulcérations intestinales; elle est due alors à la dégénérescence amyloïde des parois des vaisseaux de l'intestin et peut-être aussi à la stase sanguine qui se produit dans le système de la veine-porte à la suite des altérations des vaisseaux du foie. Dans la suite il peut se former des ulcères de l'intestin par nécrose de la muqueuse.

Les vomissements sont beaucoup moins fréquents que la diarrhée ; mais quand ils existent ils ne sont ni moins rebelles ni moins graves. Les matières vomies sont en général aqueuses, légèrement acides ; dans un cas cependant j'ai trouvé des matières alcalines qui sentaient fortement l'ammoniaque ; de même pour les fèces qui étaient tout à fait liquides. Mon collègue Edlefsen démontra cliniquement la présence de l'ammoniaque dans les deux espèces de matières. Dans ce cas comme dans les cas analogues on ne trouva aucune lésion de la muqueuse stomacale. Peut-être les vomissements qui persistèrent jusqu'à la mort étaient-ils de nature urémique.

Il est excessivement rare en tous cas d'observer d'autres symptômes urémiques dans la dégénérescence amyloïde des reins. Parmi les nombreux individus atteints de cette maladie que j'ai soignés, un seul mourut après de violentes attaques épileptiformes. Je n'ai observé aucun symptôme urémique même dans les cas où plusieurs jours avant la mort les malades n'avaient pas éliminé une goutte d'urine ; une fois la sécrétion urinaire s'arrêta cinq jours avant la mort.

Je n'ai jamais observé de mort par apoplexie dans la dégénérescence amyloïde des reins. Mais aussi parmi tous les cas dont j'ai fait l'autopsie je n'ai trouvé qu'une seule fois de l'hypertrophie du ventricule gauche, excepté toutefois quand la maladie se compliquait d'atrophie des reins.

On pourrait s'étonner de ne pas trouver d'hypertrophie du cœur dans ces cas attendu que les conditions qui, d'après nous, produisent cette hypertrophie, c'est-à-dire l'oblitération d'un grand nombre de vaisseaux, existent dans la dégénérescence amyloïde aussi bien que dans l'atrophie des reins. Mais l'hydrémie qui existe presque toujours pare à ce danger. Dès que la tension sanguine augmente, l'eau du sang passe continuellement dans les interstices des tissus et dans les cavités du corps. La pression sanguine dans le système aortique ne peut donc pas acquérir un degré très élevé, et par suite, le ventricule gauche ne peut ni se dilater, ni s'hypertrophier.

La mort, qui est la terminaison la plus ordinaire de cette affection, est occasionnée moins souvent que dans les autres maladies des reins par l'inflammation secondaire d'autres organes. Cependant j'ai observé relativement souvent des épanchements purulents dans le péritoine. Rosenstein a fait la même observation. En général, la mort est due à un épuisement progressif qui dans la plupart des cas ne peut pas être mis exclusivement sur le compte de la maladie des reins.

Je reviens encore une fois sur la possibilité de la guérison de la dégénérescence amyloïde des reins. Je laisse de côté les cas douteux où il s'établit une albuminurie de courte durée dans le cours d'ulcérations et de suppurations chroniques et que l'on pourrait être tenté de considérer comme de légères attaques de ce mal. Je ne m'occupe ici que de quelques faits où le diagnostic fut moins douteux et où l'affection rénale dura longtemps ainsi que le prouva l'examen de l'urine. J'ai déjà communiqué un cas de ce genre, en voici un autre.

Observation XXIX. — Mlle N. N..., de Hambourg, réclama mes soins en 1868. Le père de cette jeune fille, qui avait perdu sa mère de bonne heure à la suite d'une maladie que nous ignorons, avait fait plusieurs saisons à Aix-la-Chapelle, et était donc probablement syphilitique; il était mort peu avant l'arrivée de notre malade à Kiel.

Toute la moitié inférieure du corps de cette jeune fille était considérablement tuméfiée par de l'anasarque et de l'ascite. La face et les mains étaient libres. L'hydropisie avait commencé sans cause connue trois mois avant l'arrivée de la malade. Cependant depuis plusieurs années elle n'était pas bien portante, et on l'avait envoyée dans différents bains à cause de scrofules. Les voies lacrymales étaient bouchées des deux côtés, de sorte que les yeux de cette jeune fille étaient constamment baignés de larmes.

Les deux jambes présentaient un état très remarquable; proportionnellement aux cuisses, elles étaient beaucoup trop longues; en même temps, les deux tibias présentaient une forte courbure à convexité antérieure, de sorte que leur bord antérieur faisait une forte saillie sous la peau. Les tibias, mesurés depuis leur condyle externe jusqu'au bord inférieur de la malléole externe, avaient, le droit 38 centim., le gauche 38 cent. 5, tandis que les deux fémurs, mesurés du bord supérieur du grand trochanter au bord inférieur du condyle externe, n'avaient que 35 centim. En même temps il y avait une pseudo-hypertrophie des muscles du mollet, ainsi qu'on put le voir après la disparition de l'œdème.

La quantité d'urine était modérée, elle était foncée, claire, et elle contenait beaucoup d'albumine, mais peu de cylindres.

L'hydropisie disparut complètement pendant les quatre mois que dura le traitement. La malade prenait un bain chaud par jour et de l'iodure de potassium. Une fois l'ascite disparue, on put examiner les organes abdominaux ; la rate était considérablement augmentée de volume, de sorte que l'on pouvait sentir son extrémité inférieure au-dessous des côtes gauches.

Pendant ces quatre mois, on avait durant vingt jours, séparés par des intervalles assez longs, collecté et analysé soigneusement l'urine. Ces analyses donnèrent les moyennes suivantes :

Quantité d'urine par jour, 686 cent. cub.
— d'albumine par jour, 6 gr. 30
— d'urée par jour, 18 gr.

La plus forte proportion d'albumine fut de 1,56 p. 100, la plus forte proportion d'urée, 4,3 p. 100. Le poids spécifique oscilla entre 1,018 et 1,038.

Lorsque la malade sortit de traitement au mois d'octobre, son état subjectif était très satisfaisant, elle avait bonne mine, mais la sécrétion urinaire était dans le même état.

Au mois de juillet 1869, cette jeune fille entra à la clinique et y resta quelques mois.

Elle avait conservé bonne mine, mais depuis le mois de novembre de l'année précédente, elle était devenue sourde au point d'être forcée de se servir d'un cornet acoustique. Mais ce qui l'inquiétait, c'était un léger œdème des jambes. La rate avait beaucoup diminué de volume.

On la remit au même traitement que précédemment, le succès fut plus rapide encore.

Avant le début du traitement, en juillet 1869, la malade avait éliminé un jour 1,010 cent. cub. d'urine, ayant un poids spécifique de 1,018, contenant 4 gr. 443 d'albumine et 20 gr. 20 d'urée.

Jusque vers la fin du mois d'octobre où elle sortit de l'hôpital, on fit à six reprises différentes une analyse exacte de l'urine. Voici quelles sont les moyennes fournies par ces analyses :

Quantité d'urine par jour,	647	cent. cub.
— d'albumine, par jour,	3	gr.
— d'urée,	23	gr. 50

La plus forte proportion d'albumine fut de 5 p. 100, la plus forte proportion d'urée, 4,50 p. 100. Le poids spécifique oscilla entre 1018 et 1034.

Lorsqu'au mois d'octobre, la malade retourna à Hambourg, il n'y avait plus trace d'œdème, et l'état général était très satisfaisant. L'œdème ne reparut plus depuis.

Je revis cette malade en 1872; elle était devenue presque complètement sourde et elle avait eu un coriza très intense pendant lequel de petits morceaux d'os étaient sortis du nez. Le dos du nez était légèrement affaissé, et il y avait une perforation assez considérable de la cloison osseuse. A cette époque l'urine contenait de l'albumine, d'après l'analyse qu'en fit un de mes confrères de Hambourg, sur ma demande.

J'appris pendant l'été 1874, par ce même confrère, que Mlle N. N... se trouvait tout à fait bien, et que son urine ne contenait plus d'albumine.

Je n'hésite pas à considérer ce cas comme un spécimen de dégénérescence amyloïde des reins et de la rate dont la cause était, à mon avis, une cachexie résultant d'une syphilis héréditaire. M. Lécorché prétend, il est vrai, que la syphilis héréditaire ne produit jamais de dégénérescence amyloïde parce qu'elle ne donne jamais lieu à des ulcérations. Mes observations personnelles me permettent de réfuter les deux termes de cette proposition. La forme de la syphilis héréditaire, que l'on connaît ici sous le nom de mal de Dithmarsch, produit souvent des ulcérations qui amènent des destructions étendues de la peau et des os et qui donnent assez souvent naissance à la dégénérescence amyloïde.

Je crois donc que l'on peut dire qu'en somme la terminaison de la dégénérescence amyloïde des reins dépend beaucoup plus de la maladie principale et de la dégénérescence concomittante d'autres organes que de l'affection des reins elle-même.

Cela est vrai surtout pour la durée de la maladie. Laissons tout à fait de côté les débuts de l'affection que l'on ne peut reconnaître que par le procédé délicat de la chimie histologique, débuts qui n'arrivent qu'à la fin d'un processus mortel. Mais même pour les cas les plus prononcés la durée du mal depuis l'apparition des premiers symptômes du côté des reins jusqu'à la mort est extrêmement variable. C'est ainsi que j'ai trouvé des reins atteints d'une dégénérescence amyloïde très avancée sur le cadavre d'une jeune fille de dix-huit ans, morte quatre mois après la première apparition de l'albumine dans l'urine et qui depuis l'âge de neuf ans était affectée d'un lupus syphilitique de la face et du cou. Par contre, dans d'autres cas également d'origine syphilitique la durée du mal fut de plusieurs années. Les deux cas de guérison que j'ai cités plus haut duraient l'un depuis sept ans, l'autre depuis cinq ans à l'époque où la présence de l'albumine dans l'urine permettait de supposer que la maladie existait encore. Grainger Stewart[1] cite un cas où la durée fut de dix ans. Il me paraît certain, d'après mes observations, que la dégénérescence marche avec une rapidité variable dans les différents cas, peut-être à cause d'une intensité variable de la cause occasionnelle.

Anatomie pathologique.

L'étude des lésions anatomiques de cette affection depuis ses débuts jusqu'à ses degrés les plus prononcés, a été facilitée par ce fait que les individus qui en sont affectés meurent souvent pour une autre cause dès le début de la maladie.

[1] Loc. cit., p. 152.

Les premiers degrés de la dégénérescence amyloïde altèrent si peu l'aspect des reins qu'à l'examen microscopique ils paraissent tout à fait sains. Ce n'est qu'à un degré plus élevé que ces organes paraissent altérés d'une manière tout à fait caractéristique. Mais, on ne peut établir un diagnostic certain, dit Virchow[1], qu'après avoir employé l'iode, et encore faut-il prendre soin de débarrasser d'abord les reins de tout le sang qu'ils contiennent. En effet un vaisseau rempli de sang présente, après l'emploi de l'iode, la même coloration qu'un vaisseau en dégénérescence amyloïde traité par l'iode.

Les reins fortement dégénérés sont plus gros et plus lourds que les reins normaux. La capsule amincie se détache facilement; une fois qu'elle est enlevée la surface du rein apparaît lisse et très brillante. La coloration de la surface des reins est très pâle, quelquefois presque blanche. On n'y voit que quelques réseaux veineux étoilés remplis de sang, et dont la coloration brun rouge sombre se détache sur le fond clair du rein. Sur une coupe, la substance corticale plus épaisse présente la même pâleur sur laquelle tranchent les pyramides colorées en rouge brun foncé. Il faut noter aussi l'aspect remarquablement brillant de la surface de section de la substance corticale. Ces reins gros, pâles et anémiques sont très durs au toucher. Ce sont ces caractères et l'absence de la teinte jaune particulière que l'on observe sur les reins gonflés par l'inflammation parenchymateuse chronique et également anémiques qui distinguent la forme pure de la dégénérescence amyloïde de l'affection précédente. De plus, l'inflammation parenchymateuse chronique produit en général un gonflement plus considérable. Lorsqu'on humecte la surface de section de la substance corticale avec une solution aqueuse d'iode et d'iodure de potassium, au bout de quelques instants on voit la substance corticale être à peine teintée par l'iode tandis qu'on aperçoit des points et des stries avec une coloration rouge brun vive; ce sont les glomérules de Malpighi et les vaisseaux artériels ainsi que leurs ramifications dégénérées.

Grainger Stewart distingue trois périodes dans la dégénéres-

[1] *Cellularpathologie*, 4e édit., p. 446

cence amyloïde. Outre la première période qui ne produit pas de lésions visibles à l'œil nu, il fait du gonflement qui vient d'être décrit, sa seconde période ; la troisième serait celle d'atrophie qui peut produire une diminution très considérable du volume des reins. Je ne mets pas en doute que sous l'influence de la dégénérescence amyloïde il ne puisse se produire une nécrose par anémie et une destruction de l'épithélium des canalicules urinaires et qu'ainsi l'organe tuméfié ne puisse diminuer de volume. Mais d'après tout ce que j'ai vu jusqu'à présent je suis forcé de me rattacher à l'opinion de Virchow et de Klebs, d'après laquelle, dans les cas décrits par Grainger Stewart, il ne s'agit pas d'une dégénérescence amyloïde pure, mais d'une dégénérescence compliquée d'une atrophie rénale qui a pris naissance en même temps qu'elle ou qui existait avant elle déjà. Jamais je n'ai vu de reins dont le volume était plus petit que celui des reins normaux, qui ne présentaient que les lésions de la dégénérescence amyloïde et non pas en même temps des signes manifestes d'une hypertrophie du tissu conjonctif.

L'étude microscopique du développement de cette dégénérescence a montré qu'elle frappait d'abord les vaisseaux des reins et que toujours elle apparaissait en premier lieu sur les anses vasculaires des glomérules de Malpighi. Peu après ce sont les artères afférentes qui sont atteintes, plus rarement les artères efférentes et les capillaires de la couche corticale. Ordinairement il s'établit en même temps une dégénérescence des artérioles droites, qui souvent plus tard est la plus prononcée de toutes. Dans la suite la tunique propre et l'épithélium des canalicules urinaires[1] peuvent éprouver une dégénérescence analogue.

Lorsqu'on examine au microscope des coupes fines de reins très dégénérés, on est frappé tout d'abord de l'aspect brillant tout particulier et de l'augmentation de volume des glomérules de Malpighi. Toutes les anses sont plus massives et plus volumineuses qu'à l'état normal. Les petites artères des reins ont toutes plus ou moins augmenté de dimension et leurs parois sont plus épaisses. Souvent on ne trouve aucune lésion des canalicules

[1] Klebs, loc. cit., p. 572.

urinaires et de leur épithélium ainsi que de la substance conjonctive interstitielle. D'après Klebs la tunique propre et le revêtement épithélial des canalicules urinaires ne seraient atteints que rarement par la dégénérescence amyloïde. Grainger Stewart trouva souvent la tunique propre épaissie et présentant un aspect cireux, les cellules épithéliales gonflées, mais la tunique propre ne donnait que rarement une réaction avec l'iode, l'épithélium jamais. Cependant on observe la dégénérescence graisseuse des cellules épithéliales.

La meilleure manière d'observer la réaction des reins vis-à-vis de l'iode et d'autres substances consiste à faire des coupes fines avec le couteau double, à les laver soigneusement, à les plonger dans la solution d'iode, puis de les porter sous le microscope. Les corpuscules de Malpighi apparaissent alors sous forme de petits corps colorés en rouge brun, les troncs des artérioles se présentent sous la forme de cylindres de la même couleur, tandis que la substance environnante est seulement jaune pâle. Si l'on ajoute à la préparation une goutte d'acide sulfurique concentré, la coloration rouge brun se change immédiatement en bleu.

Cet examen déjà permet de s'assurer que tous les glomérules aussi bien que toutes les ramifications artérielles sont atteints en même temps et au même degré. Ils ne prennent pas tous une teinte rouge brun sous l'action de l'iode: il en est qui deviennent jaune pâle comme les tissus qui les entourent; ils ne changent pas de couleur quand on ajoute de l'acide sulfurique, tandis que des glomérules et des artérioles placés dans leur voisinage le plus immédiat présentent des changements de coloration manifestes.

Les résultats sont bien plus nets encore lorsqu'on examine au microscope des coupes faites sur des reins dans les artères desquels on a injecté une masse bleu clair, ainsi que mon collègue Heller a bien voulu me le faire voir. On peut se convaincre alors que la dégénérescence amyloïde modifie non seulement l'épaisseur et l'aspect des parois des vaisseaux atteints, mais que dans les degrés les plus élevés les anses des glomérules peuvent être complètement oblitérées. L'injection n'a pas pénétré du tout dans les anses; elles ne sont pas colorées comme celles qui sont encore perméables. Si l'on plonge dans une solution d'iode des préparations de ce genre, les glomérules non colorés prennent une teinte rouge brun superbe, tandis que les autres ne changent pas de couleur. On rencontre des glomérules des deux genres dans le même champ visuel. On trouve aussi des glomérules dans lesquelles certaines anses capillaires se sont laissé pénétrer par l'injection, et ne se se sont pas colorées par l'iode, tandis que d'autres anses des mêmes glomérules sont restées vides et se colorent manifestement avec l'iode. (Voyez *fig.* **14**, d'après une préparation de Heller.)

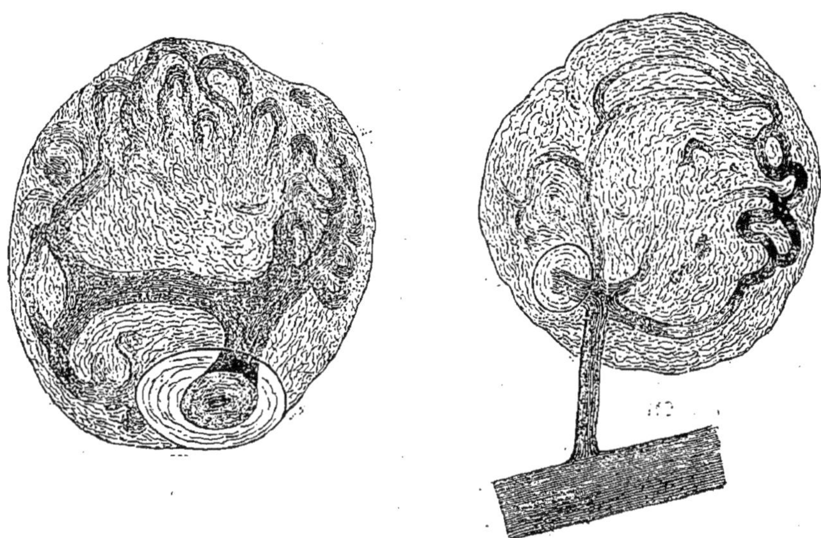

Fig. 14. — Glomérules d'un rein amyloïde injecté. Les anses, teintées en noir, ont laissé pénétrer l'injection. (Heller).

Jamais encore sur le cadavre je n'ai vu la dégénérescence amyloïde des reins constituer la seule altération importante.

Tout d'abord j'ai toujours trouvé les mêmes altérations dans un ou plusieurs autres organes de l'abdomen. On sait bien que les capsules surrénales présentent cette dégénérescence presque sans exception chaque fois qu'un organe du corps en est atteint.

Dans les cas de reins amyloïdes la rate est presque constamment atteinte de cette même dégénérescence, le foie moins souvent. Par malheur, je n'ai pas fait assez attention à l'état des ganglions lymphatiques.

Il est ordinaire de trouver en même temps la dégénérescence

amyloïde des vaisseaux de la muqueuse intestinale; des ulcérations étendues de la muqueuse en sont une conséquence fréquente.

Presque tous les cadavres sont hydropiques. Il y a de l'anasarque aussi bien que des épanchements dans les séreuses. J'ai dit déjà que d'habitude l'œdème du tissu cellulaire sous-cutané est limité aux extrémités inférieures, aux parties génitales et aux parois abdominales et que de toutes les cavités closes c'est la cavité péritoniale qui contient le plus souvent des épanchements.

La plupart des cadavres sont très émaciés, pas tous cependant.

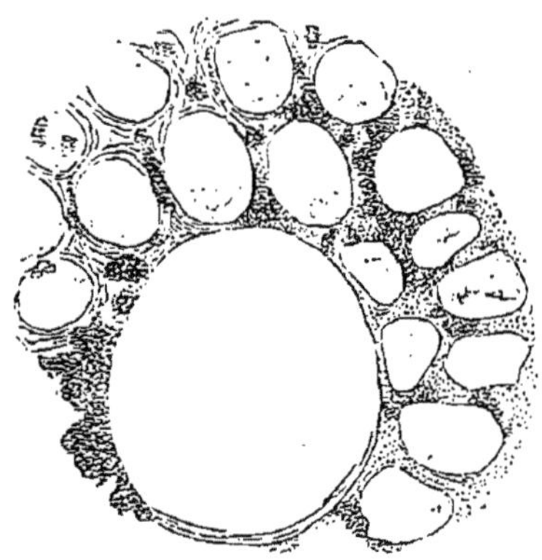

Fig. 15. — Accumulation de gouttelettes de graisse dans les espaces intertubulaires. Coupe prise sur un rein atteint de néphrite parenchymateuse compliquée de dégénérescence amyloïde des vaisseaux. Grossissement : 150. (Colberg.)

On trouve dans la grande majorité des cas des altérations anatomiques grossières de l'un ou de l'autre des organes du corps, altérations qui sont dans un rapport de cause à effet avec la maladie des reins. Ce sont, par ordre de fréquence, les processus ulcératifs des poumons et de l'intestin dus à la tuberculose; les caries des os et des articulations; les ulcérations de la peau et des os à la suite de la syphilis; les destructions étendues de la peau par des ulcérations scrofuleuses. Je crois qu'il faut mentionner surtout tous les processus ulcératifs chroniques de l'intestin quelle qu'en soit la nature du reste, ainsi que les ulcérations des follicules du gros intestin, et au même titre les ulcérations des voies urinaires, du bassinet, des uretères et de la vessie que j'ai rencontrées sur le cadavre à côté de la dégénérescence amyloïde des reins.

J'ai dit plus haut déjà que la dégénérescence amyloïde des vaisseaux des reins se complique souvent de néphrite parenchymateuse plus souvent d'atrophie rénale. Je reviendrai encore sur ce point dans un appendice à ce chapitre. (Voyez *fig.* 15.)

Parmi les suites de cette affection des reins je citerai la thrombose de l'une ou des deux veines rénales qui est assez fréquente et que j'ai rencontrée plusieurs fois sur le cadavre d'individus arrivés au dernier degré de marasme.

Il n'est pas très rare de trouver des infiltrations molles du tissu pulmonaire et des épanchements purulents dans les séreuses surtout dans le péritoine. J'ai trouvé dans un cas un épanchement purulent récent dans le genou gauche.

Une fois seulement j'ai rencontré avec une dégénérescence amyloïde des reins et de la rate de l'hypertrophie du ventricule gauche ; c'était chez cet ouvrier suédois dont j'ai parlé à plusieurs reprises. Par contre, j'ai souvent trouvé le cœur petit et atrophié.

Symptômes en particulier.

Il ressort de ce qui précède qu'un grand nombre des symptômes que l'on observe chez les malades atteints de dégénérescence amyloïde des reins ne peuvent pas être mis sur le compte de l'affection des reins ou ne peuvent l'être qu'en partie.

Ne considérons d'abord que les altérations des fonctions rénales qui sont dues à la dégénérescence des vaisseaux ; nous nous trouvons de suite en face de cette difficulté que dans les différents cas les altérations des fonctions rénales sont tellement variables qu'il est impossible de les rapporter toutes à la même cause.

Dans les cas où les reins sécrètent continuellement de grandes quantités d'une urine aqueuse peu albumineuse, on tombera juste peut-être en admettant que la sécrétion se fait dans les mêmes conditions que dans l'atrophie simple, et que, par suite, la composition de l'urine doit être analogue. Dans la dégénérescence amyloïde de même que dans l'atrophie rénale une grande partie des vaisseaux deviennent imperméables au sang. Il en résulte inévitablement que la pression est plus forte dans les parties restées intactes. Les vaisseaux qui fonctionnent encore laissent par conséquent filtrer du liquide en plus grande quantité et avec plus de rapidité. Au début ce liquide est très aqueux parce qu'il provient d'un sérum sanguin très dilué. Lorsque la pression atteint un certain degré il passe aussi de l'albumine. Il faut une moindre pression pour faire passer de l'albumine à travers ce filtre lorsque la solution albumineuse est très diluée que lorsqu'elle est concentrée. Le liquide filtré par les glomérules et qui parcourt les canalicules urinaires avec plus de rapidité n'y éprouve pas de grandes modifications, en partie parce que les phénomènes d'endosmose ne peuvent être que très faibles, à cause de l'état de dilution du contenu des capillaires, en partie parce que, comme dans la plupart des cas de cette maladie, les échanges nutritifs sont fort peu énergiques, le sang ne contient que peu des éléments propres de l'urine que les cellules glandulaires doivent absorber et excréter. De là vient le peu de densité de ces urines abondantes.

Mais toutes ces hypothèses tombent en présence des cas où l'urine est extrêmement rare, où son poids spécifique est extrêmement élevé et où elle contient d'énormes quantités d'albumine. Je crois que, dans ces cas, tout ce que l'on peut supposer avec quelque certitude, c'est que les parois des vaisseaux ont dû éprouver certaines altérations, peut-être même du fait de la dégénérescence amyloïde qui les rend plus perméables pour l'albumine du sérum. L'urine ressemble beaucoup alors à celle qui provient des reins atteints de néphrite parenchymateuse chronique. J'ai cru longtemps que dans les cas que j'avais observés autrefois la dégénérescence amyloïde était compliquée d'une néphrite parenchymateuse chronique dont je n'avais pas reconnu l'existence ; mais je me suis convaincu, par une série d'observations et de recherches anatomiques, que ces urines denses et riches en albumine peuvent se présenter dans des cas de dégénérescence amyloïdes tout à fait purs.

La composition du sérum sanguin n'a pas une si grande influence sur la quantité et la densité de l'urine pour qu'elle puisse servir à expliquer la grande différence que présente ces liquides dans les divers cas. On observe une sécrétion peu abondante d'une urine très dense et très albumineuse chez des individus hydropiques chez lesquels par conséquent le sérum sanguin est très aqueux aussi bien que chez des individus encore très vigoureux. L'énergie variable du cœur ne peut pas être prise en considération non plus, car un seul de mes malades avait de l'hypertrophie du ventricule gauche. Il excrétait beaucoup d'urine il est vrai, mais elle était très dense et contenait beaucoup d'albumine.

La seule explication possible est donc que la dégénérescence amyloïde rend les parois vasculaires perméables à l'albumine, aussi longtemps du moins que le calibre des vaisseaux n'est pas oblitéré, et que par conséquent l'albumine contenue dans l'urine provient des vaisseaux malades et non de ceux qui sont restés intacts, ainsi que le suppose la première hypothèse. Il se pourrait alors que les différences dans la proportion d'albumine dépendent du degré et de l'extension des altérations vasculaires ; cependant il faut faire encore sur ce sujet des recherches cliniques et anatomiques plus exactes.

Mais même si l'on savait pourquoi dans la dégérérescence amyloïde des reins l'urine contient des proportions d'albumine très variables, cependant, on ne saurait pas encore pourquoi, dans des circonstances tout à fait semblables en apparence, les quantités d'urine éliminées présentent de si grandes inégalités. Ici encore il faut, en attendant que l'avenir ait résolu cette question, se contenter d'expliquer cet état de choses par l'intensité et l'étendue de la maladie, car il faut penser que les lésions des glomérules opposent de grandes résistances à la circulation du sang, et que lorsqu'elles sont fort étendues elles ont nécessairement une grande influence sur la sécrétion urinaire. Jusqu'à présent on ne saurait dire encore quelle influence les différents facteurs dont il est question, l'oblitération d'un grand nombre de vaisseaux, les modifications de la perméabilité de beaucoup d'entre eux, les altérations de la crase sanguine, etc., peuvent exercer sur les fonctions des reins.

L'élimination par les reins des éléments spécifiques de l'urine, et en particulier de l'urée, ne paraît pas être beaucoup diminuée par la dégénérescence amyloïde des vaisseaux.

Aussi longtemps que les reins fonctionnent, l'urine peut contenir relativement et absolument de grandes quantités d'urée. A plusieurs reprises et dans des cas où à l'autopsie on trouva des reins profondément dégénérés, j'ai observé quelques semaines avant la mort une élimination d'urée qui dépassait la moyenne physiologique. On ne sera nullement étonné de ce fait puisque dans les reins amyloïdes l'épithélium glandulaire proprement dit n'a souvent éprouvé aucune altération de structure et que les cellules qui le composent sont aussi nombreuses qu'à l'état normal. Si cependant dans quelques cas l'urée est moins abondante relativement et absolument cela est rarement la conséquence d'une dégénérescence secondaire de l'épithélium, dégénérescence qui n'est pas bien souvent très étendue, mais le résultat du marasme général et du peu d'intensité des échanges nutritifs.

C'est pourquoi les accidents urémiques sont si rares dans la dégénérescence amyloïde des reins, même lorsque vers la fin de l'existence l'élimination des éléments spécifiques de l'urine est réduite à son minimum. Il est probable que les petites quantités de ces éléments qui sont excrétées correspondent aux quantités produites dans l'organisme.

Le cas suivant est le seul où j'ai observé des accidents urémiques dans le cours d'une dégénérescence amyloïde des reins :

Observation XXXI. — C. W..., charpentier, âgé de trente-cinq ans, se présenta la première fois à la clinique médicale le 8 août 1869 ; il se plaignait de douleurs dans le bas-ventre et d'une irritabilité générale. Depuis 1865 il avait remarqué que ses forces déclinaient, de sorte que son travail le fatiguait beaucoup. Il assure n'avoir jamais eu la syphilis.

On constate tout d'abord seulement que le malade avait l'air très misérable et que son urine, dont le poids spécifique était de 1026, contenait beaucoup d'albumine.

Comme il ne voulait pas rester à l'hôpital, on lui conseilla de se présenter de temps à autre à la clinique.

Etat du malade le 9 octobre 1868. — Le malade est pâle. Rien aux poumons.

Urine de vingt-quatre heures : 900.cent. cub.; poids spécique 1,022, contenant une assez grande quantité d'albumine. Prescription : Décoction de quinquina.

Etat au 2 décembre. — Dans les derniers temps le malade a eu quelquefois des maux de tête ; il se plaint de douleurs dans la partie droite du bas-ventre. L'appétit est bon. Le malade pèse tout habillé 144 livres, d'après ce qu'il nous dit. Urine éliminée en vingt-quatre heures, 1,325 cent. cub., poids spécifique 1,021. Prescription : Pilules ferrugineuses.

Etat au 1er janvier 1869. — A droite, dans la région cœcale on constate la présence d'une tumeur du volume d'une pomme, sensible à la pression et peu mobile. On sentit cette tumeur à tous les examens suivants. Urine excrétée en vingt-quatre heures, 1,725 cent. cub., poids spécifique 1,019. D'après quinze analyses faites depuis le mois d'août 1868 jusqu'au mois de janvier 1869, W... éliminait en moyenne par jour 900 cent. cub. d'urine contenant 24 grammes d'urée et 5 gr. 50 d'albumine.

Etat au 21 février 1869. — Le malade est très anémique. L'appétit est mauvais. Depuis cinq semaines diarrhées profuses, les selles paraissent contenir du pus, il y a un peu de ténesme. Le malade dit avoir eu depuis trois ans tous les hivers des diarrhées pareilles. Prescription : Opium, sirop d'iodure de fer. Urine éliminée en vingt-quatre heures, 1,150 cent. cub. ; poids spécifique, 1,015 ; beaucoup d'albumine.

Etat le 28 février 1869. — Léger œdème des extrémités inférieures. Diarrhée s'accompagnant de douleurs abdominales. Anorexie. Le malade tousse. A l'examen du thorax on trouve du catarrhe des sommets. Prescription : Potion de Rivière avec de l'opium. Urine éliminée en vingt-quatre heures, 675 cent. cub., poids spécifique 1,018, beaucoup d'albumine ; l'urine est un peu trouble.

Etat le 8 mars. — Les selles sont un peu moins fréquentes depuis vingt-quatre heures. Le malade est très anémique et très faible. Il entre à l'hôpital.

Etat à l'entrée. — Homme très cachectique, sa voix est faible ; il accuse des douleurs dans la région du larynx, surtout quand il tousse ou qu'il avale. Hoquet continuel et très pénible. Pas d'œdème. Evacuations fréquentes de matières brun-verdâtre, fortement odorantes, liquides. Le malade tousse beaucoup et rejette des crachats pareils à du marc de café. Prescription : Vin rouge, décoction de quinquina. Le malade urine fort peu.

10 mars. — Le malade ne paraît pas avoir toute sa connaissance ; selles fréquentes ; toujours du hoquet.

Le soir. — Le malade est presque toujours sans connaissance ; il fait sous lui ; accès répétés de convulsions générales, pendant lesquels il s'écoule de la bouche une écume sanglante.

11 mars. — Mort le matin à une heure.

Autopsie :

Poumons. — Tous les deux présentent des cicatrices à leurs surfaces. Ils sont remplis de masses grosses comme une noisette, d'une teinte blanche, nettement séparées du tissu pulmonaire resté perméable à l'air et qui ont une consistance élastique particulière. En sectionnant ces masses on y voit très bien des ramifications vasculaires remplies de sang. L'examen microscopique démontre que ces masses étaient formées par de petites cellules placées au milieu d'une substance fondamentale dense.

J'ai cru devoir en faire des tumeurs gommeuses.

Rien au cœur.

Rate un peu augmentée de volume, très dure; surface de section granuleuse.

Rein gauche très augmenté de volume, pâle, se détache facilement de la capsule. Sur une coupe on voit que la substance corticale est plus épaisse qu'à l'état normal et anémique, tandis que les pyramides sont d'un rouge brun vif.

Le rein droit est proportionnellement plus gros encore que le gauche, il présente le même état, mais en outre du catarrhe du bassinet.

Les glandes lymphatiques situées près de la veine-porte et dans les feuillets du mésentère sont tuméfiées, sur la coupe elles sont pâles et anémiques.

L'intestin depuis le rectum jusqu'au milieu de l'iléon, présentait un grand nombre d'ulcérations tout à fait particulières. C'étaient des pertes de solutions larges, faisant tout le tour de l'intestin. Au fond des ulcérations la tunique musculaire était à nu. Les bords étaient lisses, taillés à l'emporte-pièce, adhérents au fond de l'ulcère. Autour de ces ulcérations on trouve un grand nombre de vaisseaux lymphatiques gonflés sur une grande étendue par un contenu blanc lactescent, par-ci par-là ils présentaient des dilatations ampullaires disposées en chapelet.

Le processus ulcératif était surtout très prononcé au cæcum. Toute cette partie de l'intestin était privée de sa muqueuse, mais ses autres tuniques étaient tellement épaissies qu'elles formaient une tumeur de la grosseur d'une pomme, sensible pendant la vie déjà. Mais, par suite de la rétraction de ces masses cicatricielles, le calibre du cæcum se trouvait diminué; au point où il communique avec l'iléon, on pouvait à peine introduire le petit doigt.

J'ai cru aussi pouvoir attribuer cette destruction de la muqueuse intestinale à un processus syphilitique. Leur structure les différenciait tout à fait d'ulcères tuberculeux, et les masses qui se trouvaient dans les poumons n'avaient aucune ressemblance avec des tubercules caséeux. L'examen microscopique le montrait déjà, puisqu'on y voyait des ramifications vasculaires bien nettes et gorgées de sang.

On sait bien, du reste, que beaucoup de malades nient toujours avoir eu la syphilis.

On a indiqué plus haut déjà quels sont les rapports de cette maladie des reins avec les altérations de la nutrition et l'apparition de l'hydropisie ; on a dit que la présence continuelle de l'albumine dans l'urine, et quelquefois la diminution de la sécrétion urinaire, peuvent avancer le moment où se constitue l'hydrémie, mais qu'elles n'en sont pas les seules causes, ni souvent les causes principales.

Pronostic.

Le pronostic de la dégénérescence amyloïde dépend en première ligne de la maladie principale qui l'a causée, et comme dans la plupart des cas cette affection des reins dépend d'états sans guérison possible, le pronostic est presque toujours absolument mauvais. Bien plus, on peut dire avec assurance que l'apparition de cette dégénérescence des reins dans le cours de ces états doit non seulement être considérée comme un signe de mauvais augure qui nous indique que la nutrition est profondément altérée, mais que souvent elle accélère la mort. Cela est d'autant plus vrai, que la rate et d'autres organes sont atteints de la même dégénérescence, en même temps que les reins, ou avant eux déjà. Bien que jusqu'à ce jour on ne sache presque rien de l'influence que les maladies de la rate ont sur les fonctions de l'organisme, cependant on sait que cette influence est mauvaise.

Mais quel sera le pronostic des cas, bien rares, il est vrai, où la dégénérescence amyloïde des reins n'a pas de cause appréciable? Dira-t-on d'eux aussi que la dégénérescence amyloïde est l'affection diffuse des reins dont le pronostic est le plus défavorable? Je crois pouvoir répondre négativement à cette question et pour le faire je m'appuie sur les observations que j'ai citées plus haut. Mais s'il est permis de porter un pronostic plus favoroble pour ces cas, on peut aussi dans certaines circonstances porter pour d'autres cas un pronostic moins fâcheux qu'on n'a l'habitude de le faire, par exemple lorsqu'il est possible d'éloigner la cause qui a produit la dégénérescence amyloïde et par suite de supprimer ses effets sur les reins et d'autres organes.

Je ne me hasarderai pas à dire que les tissus dégénérés peuvent revenir à l'état normal; cependant je rappellerai que dans les deux cas que j'ai cités plus haut, la rate très tuméfiée, et dans l'un deux le foie également grossi, revinrent presque à l'état normal et que l'albuminurie, qui pendant plusieurs années avait été assez abondante, disparût complètement. Certes, cela ne prouve pas que les parois vasculaires et les autres tissus dégénérés soient revenus à l'état normal. J'ai dit déjà, pour les reins en particulier, que tous les vaisseaux sont loin d'être atteints, même dans les cas bien prononcés. Peut-être que dans les cas de guérison les parties intactes suffisent pour remplir les fonctions des reins entiers. Ne sait-on pas que chez l'adulte, si un rein entier est perdu, l'autre est capable de le suppléer? Mais il faudra d'autres recherches encore pour résoudre cette question.

Dans les cas où la maladie originelle qui a provoqué la dégénérescence amyloïde ne peut pas être considérée comme mortelle par elle-même, comme par exemple dans beaucoup de cas de syphilis, la dégénérescence amyloïde peut persister pendant de longues années avant de tuer le malade: dans ces cas, il me semble, d'après mes observations, que la dégénérescence concomitante de la rate, du foie et de l'intestin est bien plus la cause de la mort que la maladie des reins. En effet, les reins continuent souvent à sécréter jusque près de la fin une quantité d'urine suffisante. Cependant je ne veux pas nier par là l'influence néfaste des pertes, souvent considérables, d'albumine par l'urine.

En général, dans ces cas, la dégénérescence amyloïde amène la mort par suite des phénomènes suivants: anémie, albuminurie, hydropisie, diarrhée. Souvent la mort est précédée de symptômes de collapsus et d'une diminution considérable et subite de la sécrétion urinaire ou d'une anurie complète. Le cas suivant suivit cette marche normale.

OBSERVATION XXXII. — Mme A. E..., trente-deux ans, tomba malade au mois de juillet 1867, le quatrième jour de ses couches ; elle eut une métrite, qui au bout d'un mois donna naissance à un épanchement abondant dans l'abdomen. Cet épanchement s'ouvrit plus tard dans l'intestin ; il y avait alors, quelquefois, un écoulement abondant de pus par le rectum. Par suite d'une fièvre continuelle et de douleurs abdominales, la malade avait énormément maigri, lorsqu'au mois de mai 1868 il s'échappa des gaz avec l'urine, sans pus ni matières fécales cependant, la malade se décida enfin à rentrer à l'hôpital.

L'abdomen, examiné pendant que la malade était dans le décubitus dorsal, était assez fortement distendu ; jusqu'au nombril, le son était partout tympanique ; au dessous du nombril, il y avait de la matité, et surtout au dessus des ligaments de Poupart.

En ces points on sentait des masses exsudatives dures, et le ventre était très sensible à la pression. On pratiqua le cathéterisme de la vessie, mais assez difficilement, à cause d'une grande sensibilité de l'urèthre. Il s'écoula d'abord de la sonde une quantité modérée d'urine claire, puis un peu trouble, puis, avec beaucoup de bruit, une masse de gaz.

La quantité d'urine éliminée en vingt-quatre heures était de 1,050 cent. cub. son poids spécifique, 1,015,50 ; un peu d'albumine ; réaction acide. Corpuscules de pus en quantité modérée dans le sédiment.

Plus tard, il y eut souvent des diarrhées copieuses qui contenaient quelquefois de petites quantités de pus. Le volume du ventre ne changea pas beaucoup. La malade se plaignait toujours, sauf pendant quelques courts intervalles, de douleurs abdominales et d'envies d'uriner très fréquentes. Vers la fin du mois de janvier 1869, l'état de la malade s'aggrava beaucoup. Il y eut de l'œdème des extrémités inférieures qui, peu à peu, s'étendit à tout le corps

En même temps, la composition de l'urine changea considérablement ; tandis que jusqu'alors on n'avait jamais trouvé dans l'urine qu'une quantité d'albumine qui paraissait correspondre à la quantité de pus présente dans ce liquide, on trouva le 1er février une proportion d'albumine assez forte (0,5 p. 100), tandis que le sédiment ne contenait que peu de pus.

A partir de ce moment le volume de l'urine excrétée en un jour fut en moyenne de 1,580 cent. cub. ; son poids spécifique oscilla entre 1,004 et 1,015 et la proportion d'albumine entre 0,19 et 0,81 p. 100. Le sédiment contenait quelques cylindres minces, pâles, en voie de subir la dégénérescence graisseuse ainsi que quelques globules blancs et des cellules épithéliales provenant des voies urinaires.

Les forces de la malade déclinèrent rapidement sous l'influence des progrès de l'œdème et de la diarrhée : la mort arriva le 28 mars au milieu de symptômes de collapsus; la sécrétion urinaire était restée abondante jusque peu avant la mort, mais dans les derniers jours elle s'était presque complètement arrêtée.

A l'autopsie on constate l'existence d'une communication de la vessie avec le gros intestin, et d'une perforation du cæcum ainsi que d'ulcérations intestinales étendues. Voici encore quelques détails sur l'autopsie.

Cœur petit, très pâle. Parois des deux ventricules très minces, surtout celles du ventricule droit.

Rate complètement adhérente au feuillet pariétal du péritoine; elle a doublé de volume, à peu près ; capsule bleuâtre. Surface de section brillante, ferme, teinte vineuse. Elle devient brune quand on la traite par l'iode et si l'on ajoute de l'acide sulfurique on voit apparaître des taches bleu sombre.

Rein gauche considérablement augmenté de volume, se détache facilement de sa capsule; surface d'une couleur gris pâle. Longueur 0 m. 13, largeur 0 m. 05, épaisseur 0 m. 06. Sur la coupe on voit la substance corticale gris-rouge, marbrée, par-ci par-là, de jaune et parcourue par quelques vaisseaux assez volumineux, tandis que les pyramides, qui sont également très pâles, se distinguent par un mélange de stries rouges et gris perle.

Bassinet très rouge, dans un état catarrhal. La muqueuse est gonflée.

Rein droit solidement adhérent à la portion descendante du duodénum, se détache facilement de la capsule. Longueur 0 m. 115, largeur 0, m. 05, épaisseur 0 m. 05. Coloration de la surface et de la coupe, la même que pour le rein gauche ; par contre la muqueuse du bassinet est tout à fait pâle, pas trace de catarrhe.

Foie très petit, a une forme un peu sphérique, assez ferme, contient peu de sang. On trouve une dilatation modérée de la veine centrale des lobules.

Diagnostic.

Le diagnostic de la dégénérescence amyloïde des reins est nécessairement surtout étiologique, car les phénomènes produits par l'affection rénale elle-même se présentent aussi dans d'autres maladies de ces organes. Il ne nous est possible de reconnaître l'existence de cette maladie, déjà à son début, grâce à des analyses d'urine soigneuses, que parce que nous savons qu'elle se présente souvent dans des circonstances déterminées, car elle ne se fait connaître que par la présence de l'albumine dans l'urine. Mais les mêmes circonstances peuvent donner naissance à la néphrite parenchymateuse chronique qui, elle aussi, présente de l'albuminurie; aussi, quelquefois, un diagnostic exact offre-t-il des difficultés énormes, que des analyses d'urine fréquentes ne peuvent pas toujours surmonter.

Dans les deux cas la quantité d'urine éliminée par jour peut être peu considérable, son poids spécique extrêmement élevé et la proportion d'albumine très forte. Les caractères suivants tirés des analyses d'urine pourront servir de base au diagnostic; aucun d'eux cependant ne mérite une confiance illimitée :

Dans la dégénérescence amyloïde, l'urine est rare et limpide; elle donne rarement un sédiment; elle est assez foncée, contient peu de cylindres, presque tous hyalins, et presque jamais de globules rouges. Le volume et la composition de l'urine sont souvent soumis à de grandes variations.	Dans la néphrite chronique, l'urine est rare, mais ordinairement plus ou moins trouble; d'habitude, elle donne un sédiment abondant; sa teinte est pâle plutôt que foncée, elle contient en général beaucoup de cylindres de toute espèce et assez souvent des corpuscules rouges de sang isolés ou en grande quantité. Le volume et la composition ne varient en général que dans les derniers temps de la maladie.

Si l'assertion de Sénator se confirmait, elle serait d'une grande valeur pour le diagnostic; d'après cet auteur, l'urine des reins amyloïdes se distingue de toutes les autres urines albumineuses parce qu'elle contient beaucoup plus de globuline que celles-ci.

La dégénérescence amyloïde des reins donne ordinairement lieu à de l'hydropisie de même que la néphrite chronique; cependant celle-ci produit ce phénomène plus souvent, d'une façon presque constante. Roberts donne comme signe pour le diagnostic différentiel de ces deux maladies, l'extension inégale de l'hydropisie sur les différentes régions du corps. Dans la dégénérescence amyloïde, l'hydropisie serait limitée aux extrémités inférieures et à l'abdomen, tandis que la néphrite donne lieu à une anarsaque générale et à des épanchements dans les séreuses. La plupart de mes cas de reins amyloïdes ont donné raison à Roberts, pas tous cependant.

Un signe important pour le diagnostic différentiel de ces deux maladies est le gonflement de la rate ou du foie, lorsque l'on peut en démontrer l'existence. La tuméfaction du foie cependant fait défaut dans la plupart des cas de dégénérescence amyloïde. Bien plus, le foie qui est atteint de cette affection peut être plus petit qu'à l'état normal. Cela est beaucoup plus rarement le cas pour la rate. Mais l'observation m'a appris que même dans les cas où la rate est très tuméfiée, la matité n'est pas en rapport avec cette augmentation de volume, parce que, ainsi que l'on peut le voir à l'autopsie, la moitié la plus grosse de l'organe se cache dans la voussure du diaphragme et se trouve ainsi écartée des côtes. Peut-être la cause en est-elle à ce que très souvent dans la dégénérescence amyloïde, l'abdomen est fortement distendu par des gaz accumulés dans l'intestin ou par l'ascite. Rarement la rate acquiert un volume assez considérable pour qu'on puisse la sentir au-dessous du rebord des côtes. Lorsque l'ascite est très considérable, la percussion de la rate ne donne aucun résultat.

Grainger-Stewart indique, comme caractéristique de la dégénérescence amyloïde, une coloration particulière de la face et surtout des paupières par suite du dépôt d'un pigment foncé entre les éléments de la peau. La coloration de la face d'un grand nombre de mes malades, mais pas de tous, était terreuse, il est vrai, et bien différente de la teinte pâle que l'on trouve dans la néphrite. Mais je n'ai jamais trouvé de dépôts de pigment localisés aux paupières ; aujourd'hui encore je crois que la teinte terreuse de la face est due à la cachexie, cause initiale du mal, et non à la dégénérescence amyloïde qui est une affection secondaire.

Je ne puis pas accorder plus de valeur à un autre symptôme indiqué par ce même auteur anglais, à une rougeur circonscrite des joues par suite d'ectasies des petites veines cutanées. J'ai observé cette rougeur dans certains cas; mais elle fait presque toujours défaut. Lorsqu'elle existe, elle est due à des troubles mécaniques de la circulation ; dans deux de mes cas elle reconnaissait pour cause une cirrhose des poumons avec de la bronchiectasie.

Lorsque la dégénérescence amyloïde des reins donne lieu à de la polyurie, comme il arrive presque toujours, il peut être tout aussi difficile de la distinguer de l'atrophie primitive des reins, attendu que le volume et la composition de l'urine se comportent comme dans cette dernière maladie. Il faudra donc encore trancher la question à l'aide de l'étiologie, et s'appuyer sur la production plus fréquente de l'hydropisie, la présence d'une tumeur de la rate, et surtout sur l'absence de tout signe d'hypertrophie cardiaque dans la dégénérescence amyloïde.

Mais il existe des cas, ceux-là surtout où il est impossible de trouver une cause déterminée, où tout en tenant compte de toutes ces circonstances, il est presque impossible d'éviter des erreurs. J'ai plusieurs fois commis des erreurs de ce genre chez des malades qui, en arrivant à l'hôpital, étaient presque moribonds déjà.

Enfin il me reste à dire une fois encore que la dégénérescence amyloïde peut exister en même temps que la néphrite chronique, et cela est très fréquent et en même temps que l'atrophie des reins. Pour mon compte, je ne saurais porter un diagnostic exact dans ces cas.

Traitement.

Ce que j'ai dit du pronostic de la dégénérescence amyloïde des reins montre déjà combien sont tristes les résultats de la thérapeutique contre cette affection. Et cependant nous n'avons pas le droit de rester inactifs devant cette maladie. Certes, pendant longtemps encore il nous sera impossible de conserver l'existence à des phthisiques dont l'urine contient déjà de l'albumine. Mais on peut se demander s'il ne serait pas possible de sauver la vie de plus d'un individu, si l'on se décidait à sacrifier à temps un membre malade, dès que l'on constate les premiers signes de la maladie des reins. Non seulement je n'hésiterais pas à le faire, mais je croirais y être forcé.

En un mot, le traitement préventif est notre arme la plus puissante contre ce mal. J'y fais rentrer avant tout un traitement plus complet de la syphilis qu'on ne l'a fait jusqu'à présent. Si l'on fait cesser le traitement dès que les ulcères sont guéris, que les exanthèmes ont pâli et que les condylômes ont disparu, il ne faut pas s'étonner si bientôt il y a des récidives et si après quelques traitements tout aussi incomplets les malades succombent enfin à une cachexie incurable. Je traite mes syphilitiques par le mercure jusqu'à disparition complète des gonflements ganglionnaires, dût-il se passer quelques mois jusqu'à ce moment; je ne puis que me flatter des résultats de ma manière de faire pour ce qui concerne les récidives et mes malades plus encore, je crois, bien que souvent ils murmurent contre un traitement d'une si longue durée.

Et cependant je reste bien loin derrière ce que Ricord exige de ses malades; d'après une leçon qu'il vient de faire à Birmingham, il veut que tout syphilitique qui réclame ses soins prenne pendant six mois au moins de l'iodure de mercure et pendant six autres mois de l'iodure de potassium.

Les moyens préventifs doivent être mis en usage alors même que la dégénérescence amyloïde est commencée déjà. Peut-être pourra-t-on encore tarir la source d'où vient le mal.

Lorsque l'on a satisfait à l'indication causale on pourrait essayer de combattre directement la dégénérescence amyloïde. On a proposé dans ce but les moyens les plus variés, suivant l'opinion qu'on se fait sur l'essence de cette maladie. Dickinson qui, d'après Lécorché, pense qu'elle est due aux pertes des sels alcalins éprouvées par l'organisme par suite de suppurations prolongées, prescrit des carbonates alcalins ou des sels alcalins à acide organique. D'autres pensent pouvoir faire disparaître la dégénérescence amyloïde à l'aide de l'acide nitrique pris à l'intérieur ou donné en bains. Mais je ne sais pas si ces moyens ont donné les résultats espérés.

Aussi dorénavant m'en tiendrai-je au procédé qui, je le crois, m'a procuré le cas de guérison dont j'ai parlé. Je donnerai encore de l'iodure de potassium, bien que je ne sache pas comment ce médicament agit sur les parois vasculaires altérées; en même temps, à l'aide de préparations martiales, d'une alimentation généreuse composée de viande, de lait et de bon vin, je m'efforcerai de rendre la nutrition meilleure ; je tâcherai de conserver l'activité de la peau avec des bains.

Naturellement, on satisfera aux conditions symptomatiques d'après les préceptes qui ont été indiqués dans les autres parties de ce travail[1].

[1] Voir plus loin la *Note additionnelle* sur la dégénérescence amyloïde des reins.

APPENDICE

DE LA COMPLICATION DE LA DÉGÉNÉRESCENCE AMYLOÏDE DES REINS AVEC LA NÉPHRITE PARENCHYMATEUSE CHRONIQUE ET L'ATROPHIE DES REINS.

On trouve souvent dans le même cadavre une dégénérescence amyloïde des reins plus ou moins étendue en même temps qu'une néphrite parenchymateuse, plus rarement avec une atrophie des reins.

Pour ce qui concerne l'existence simultanée de la dégénérescence amyloïde des reins et d'une néphrite chronique, je dois dire que je n'ai presque jamais observé cette complication si ce n'est chez des individus atteints de syphilis invétérée. En même temps que la maladie des reins il y avait des destructions syphilitiques de la peau, des os, des gommes du foie et des ulcérations intestinales syphilitiques.

Dans ces cas il est donc permis d'admettre que ces deux processus dus à la même cause ont débuté en même temps, qu'en tous cas ils sont les effets d'une même cause et que l'un n'a pas provoqué l'éclosion de l'autre. Cependant je dois faire remarquer que la sécrétion urinaire, au début surtout, se comportait comme dans la néphrite chronique. On ne pouvait donc supposer avec quelque vraisemblance l'existence concomitante d'une dégénérescence amyloïde des reins qu'à cause des conditions étiologiques.

Il n'en est pas de même lorsque la dégénérescence amyloïde existe en même temps qu'une atrophie des reins. On a admis que la dégénérescence amyloïde était l'affection primitive, la nécrose par anémie, et la résorption des épithéliums avec atrophie finale de l'organe, l'affection secondaire ou le résultat des altérations vasculaires. Mais il me semble que l'hyperplasie du tissu interstitiel et l'hypertrophie du ventricule gauche qui existent dans ces cas aussi ne parlent pas en faveur de cette manière de voir. Je soutiendrais plus volontiers l'opinion que la cachexie produite peu à peu par l'atrophie des reins devient la cause de la dégénérescence amyloïde des vaisseaux des reins et d'autres organes.

Je crois que dans ces cas le diagnostic n'est possible que lorsqu'à côté d'une hypertrophie du cœur considérable il existe une tuméfaction manifeste de la rate ou des conditions étiologiques qui parlent en faveur d'une dégénérescence amyloïde ; mais ces données peuvent manquer précisément dans ces cas compliqués.

La sécrétion urinaire se comporte comme dans les cas des reins contractés ; par conséquent les résultats dés analyses de l'urine ne peuvent pas servir pour le diagnostic.

NOTES ADDITIONNELLES

PAR

R. LÉPINE.

NOTE I

SUR LE DOSAGE DE L'AZOTE DANS L'URINE

(*Addition à la page* 23)

Le médecin a sans doute intérêt à connaître le chiffre de l'urée journellement excrétée ; mais, s'il veut être en état d'apprécier l'activité du mouvement nutritif chez un malade, il lui importe surtout, ainsi que le remarque justement Bartels, de savoir la quantité totale de l'azote excrété en vingt-quatre heures. La fraction (relativement minime), éliminée par l'intestin, échappe malheureusement à l'investigation clinique ; il n'en est pas de même de l'azote excrété par les reins. Nous pouvons en connaître le chiffre exact en recourant aux procédés de dosage indiqués dans les traités d'urologie. Je rappellerai ici brièvement qu'ils se rapportent à deux méthodes, celle de Dumas où l'azote est dosé directement, et celle de Will et Varrentrapp où il est à l'état de gaz ammoniac.

La méthode de Dumas est celle qui semble se rapprocher le plus de la perfection ; en d'autres termes c'est elle qui donne le rendement d'azote le plus élevé : mais elle est fort peu usitée parce qu'elle est d'une exécution assez minutieuse[1]; cependant le professeur P. Ludwig (de Vienne) l'emploie exclusivement : si l'urine est moyennement concentrée, il opère sur 5 cent. cub. d'urine évaporée après addition de quelques gouttes d'acide sulfurique et introduit le résidu dans un tube dont il donne la description et la figure[2].

[1] Le nombre des travaux publiés pour et contre la valeur absolue des chiffres fournis par la méthode de Will et Varrentrapp est considérable. Mais ce serait m'égarer dans une question de pure chimie que de m'y arrêter ici. Le lecteur le trouvera d'ailleurs indiqué dans un mémoire récent du Dr Max Gruber, élève du prof. Voit (*Zeitschrift für Biologie*, XVI. 1880, p. 367 et seq.)

[2] *Med. Jahrbücher*, 1880, p. 499.

Les procédés fondés sur la méthode de Will et Varrentrapp sont en général d'une exécution beaucoup plus aisée. M. Seegen se sert d'un ballon de verre, y verse l'urine (5 cent. cub.), ajoute de la chaux sodée, et chauffe sur un bain de sable[1]. Ce procédé a plusieurs inconvénients : les goutelettes d'eau du condensateur, en retombant, brisent souvent le ballon, et d'ailleurs, surtout avec certaines urines on n'obtient pas tout l'azote.[2] Il est préférable de faire un résidu sec d'urine et de le mélanger intimement avec la chaux sodée ; mais si l'on emploie un tube de verre, on est encore fort exposé à le voir se briser, si la chaux sodée n'est pas absolument privée d'eau ; aussi a-t-on proposé des appareils de métal, un simple canon de fusil ou une cornue de cuivre[2]. L'emploi de tels appareils, s'il fait gagner du temps, introduit certaines causes d'erreur ; ainsi il n'est pas douteux qu'une notable quantité d'ammoniaque ne soit perdue au contact de la paroi métallique surchauffée etc. — Leur seul avantage positif est d'empêcher le bris de l'appareil.

Les procédés fondés sur la méthode de Will et Varrentrapp exposent à la perte d'une certaine quantité d'ammoniaque pendant le mélange de l'urine *avec la chaux sodée*, quelle que soit d'ailleurs la rapidité avec laquelle on procède à la fermeture de l'appareil. J'indique plus loin (p. 536, en note) comment on peut y remédier.

L'azote total une fois connu, il y a (dans certains cas) avantage à déterminer d'une manière aussi exacte que possible la fraction qui est à l'état d'urée, d'acide urique, de sels amoniacaux, etc. Cette détermination n'est pas impraticable dans l'état actuel de la science urologique :

1° *Détermination de l'azote contenu à l'état de sels ammoniacaux.* — Les importantes recherches de Boussingault, Heintz, etc., etc. ont mis hors de doute, en dépit des dénégations de Liebig, de Scherer, etc., que l'ammoniaque fait partie constituante de

[1] *Zeitschrift für analyt. Chemie*, 1864.

[2] Voyez *Washburne*. (Bulletin de la Société chimique) qui a travaillé dans le laboratoire et sous la direction de M. A. Gautier. — Makris (*Liebig's Annalen*, Bd. 124) ; — Schrœder, *Zeitschrift für phys. Chemie*, III, p. 70.

l'urine normale ; les travaux plus récents de M. Schmiedeberg[1] paraissent même avoir établi que cette substance, produit du dédoublement des albuminoïdes, joue un rôle important dans la saturation des acides qui se produisent dans l'organisme et que chez l'homme, comme chez l'animal *carnivore*, il s'en excrète d'autant plus qu'il y a plus d'acide à saturer ; mais, outre ces variations physiologiques, il y a des variations pathologiques de la quantité d'ammoniaque excrétée; et dans les maladies des reins, surtout quand l'urine est acide, c'est-à-dire quand il n'y a pas de décomposition ammoniacale dans la vessie, il y a un intérêt particulier à doser la quantité d'ammoniaque qui est en combinaison dans l'urine, ne serait-ce qu'au point de vue des théories de l'urémie. Telle est la raison pour laquelle j'indique tout d'abord le dosage de celle des diverses fractions de l'azote contenu dans le liquide urinaire qui est à l'état de sels ammoniacaux.

Ce dosage est d'ailleurs des plus simples, la méthode de Schlœsing étant parfaitement suffisante. Elle consiste, comme on sait, à mélanger une certaine quantité d'urine (10 cent. cub.) avec un lait de chaux. Le mélange est recouvert d'une cloche dans laquelle se trouve une certaine quantité d'acide sulfurique titré que vient saturer en partie l'ammoniaque qui se dégage. Le dosage consiste donc uniquement à déterminer la quantité d'acide sulfurique libre (non combiné à l'ammoniaque). A l'état normal, un litre d'urine renferme toujours notablement moins de un gramme d'ammoniaque, correspondant à environ 50 centigrammes d'azote[2].

L'urine mélangée au lait de chaux au bout de quarante-huit heures[3] a perdu *tout* l'azote à l'état d'ammoniaque, mais seulement celui-là, l'urée et les autres principes azotés que renferme l'urine n'étant pas décomposés par la chaux à froid[4].

[1] *Archiv. für exp. Pathologie*, VIII, p. 1.

[2] La teneur de l'ammoniaque en azote est, comme on sait, de 66 p 100.

[3] Il est assez exceptionnel qu'un temps plus long soit nécessaire.

[4] Il n'est pas inutile de savoir que dans une urine rendue depuis un certain nombre d'heures, la fermentation amoniacale peut *avoir ommencé alors même que l'urine est restée acide.* Pour être sûr que l'ammoniaque qui se trouve dans une urine y existait réellement au moment de la sécrétion de 'urine dans le rein, il faut non seulement que la vessie soit saine, mais en-

2° *Dosage de l'urée.*—La méthode de Liebig, la seule dont parle Bartels, a été longtemps presque exclusivement employée[1]. Elle est beaucoup plus rapide que celle qui consiste à doser l'urée à l'état de nitrate; mais à toutes deux on prefère actuellement celle qui repose sur l'emploi de l'hypobromite de soude. Quant au procédé à suivre, celui que recommande Neubauer est certainement exact, mais fort long. Il paraît plus simple de déféquer l'urine avec l'acétate basique de plomb qui précipite, comme on sait, les matériaux azotés autres que l'urée contenue dans l'urine (acide urique, matières extractives, albumine) : A un volume déterminé d'urine préalablement filtrée on ajoute lentement, goutte à goutte, une solution saturée d'acétate basique de plomb; on l'arrête dès qu'il ne se produit plus de trouble, puis on filtre, si l'on n'a ajouté à l'urine que la quantité nécessaire d'acétate de plomb le *filtratum* a un volume sensiblement égal au volume primitif de l'urine. Dès lors rien de plus facile que de doser l'azote contenu à l'état d'urée en se servant d'un des nombreux appareils proposés dans ces derniers temps par MM. Hüfner, Yvon, Esbach, Regnard, Russell et West, Simpson et O'Keef, Méhu, Noel[2], etc. Il importe

core que l'urine soit promptement traitée par le lait de chaux surtout si elle est encore dans un milieu riche en germes de la fermentation ammoniacale de l'urine, ainsi que sont toujours les salles d'hôpital.

Il importe de remarquer que la fermentation ammoniacale de l'urine entraîne presque nécessairement une perte plus notable d'azote dans le dosage de l'azote total par la méthode de Will et Varrentrapp; car ainsi que je l'ai dit plus haut, il est bien difficile d'empêcher le dégagement d'un peu d'ammoniaque pendant le mélange de l'urine et de la chaux sodée et toutes choses égale, cette perte doit être proportionnelle à la quantité d'ammoniaque de l'urine. Pour remédier à cet inconvénient on peut, ainsi que l'a proposé M. Guérin (*Société de pharmacie de Lyon*, 1882), faire le dosage de l'azote total dans l'urine qui a déjà servi au dosage de l'ammoniaque. Bien entendu, pour avoir le chiffre exact de l'azote total il faudrait ajouter au chiffre obtenu par la chaux sodée, celui qu'on aurait déjà obtenu par le lait de chaux.

[1] Dans ces derniers temps une polémique s'est élevée au sujet des corrections à lui faire subir: voyez sur cette question : Nowak, *Sitzungsb. d. k. Ak. der Wiss.* Wien Bd. 67; — Pflueger, *Archiv für gesammte Physiologie* XXI et XXIII; — Voit et Gruber, *Zeitschrift für Biologie*, XXVI et XXVII.

[2] Hüfner, *Journal für prakt. Chemie* 1871 p. 1. — Yvon, Bulletin de la Société chimique 1873, de l'analyse chimique de l'urine normale 1875, manuel. Journal de pharmacie et de chimie 1879, p. 30. — Esbach, *Société de Biologie* 1873. — Regnard, id. — W. I. Russell and West. *Journal of the chimical society*, 1876. Maxvel! Simpson and O'Keefe, id, 1877. — Méhu, *l'urine normale et pathologiqae.* On trouve dans cet ouvrage l'indication de plusieurs autres uréomètres fondés sur l'emploi de l'hypobromite de soude.

seulement de savoir que l'hypobromite de soude ne dégage pas tout l'azote de l'urée, mais une fraction, un peu variable suivant les appareils employés, la concentration de l'urine, la formule du réactif, etc. etc. mais toujours supérieure aux 9/10es[1]. Tout récemment M. Mehu a prétendu que l'addition de sucre aurait l'avantage de laisser dégager complétement l'azote de l'urée. Cette question a donné lieu à d'assez vives controverses d'où il semble résulter qu'en tous cas, si l'on avait recours à cette pratique, c'est le sucre de canne seulement qu'il faudrait employer[2]

Si au lieu de l'hypobromite on se sert du réactif de Millon qui attaque l'urée seule on n'a pas besoin de déféquer l'urine. A l'aide de l'appareil de Boymond, on obtient des résultats très précis[3]. M. le professeur Bouchard a proposé l'emploi d'un simple tube ; c'est un dosage volumétrique qui dispense des pesées; malheureusement les résultats sont beaucoup moins exacts.

Il existe encore beaucoup d'autres méthodes, celle de Bunsen, de G. Bouchardat, de Musculus etc. etc. Comme elles ne sont pas généralement employées malgré les avantages qu'elles peuvent présenter à certains égards je ne crois pas devoir les mentioner ici et je renvoie aux traités d'urologie,

3° *Dosage de l'acide urique.* — Le dosage de ce principe dans les maladies rénales n'est pas sans intérêt clinique. Mais la précipitation de l'acide urique au moyen de l'acide chlorhydrique est une opération délicate qui même ne fournit pas des résultats

[1] Voyez sur cette question : Schleich. *Journal. of prakt. Chemie*, X. Foster, *Journal of the chemical Society*, 1878 et 1879.—Hüfner, *Zeitschrift für phys. Chemie*, Bd. 1. 350.

F.-A. Falck. *Pflüger's Archiv.*, *id.* XXVI, p. 391 et seq. Si au lieu d'agir sur l'urine déféquée, comme il a été dit plus haut, avec l'acétate basique de plomb, on opérait sur l'urine elle même, cette erreur en moins serait compensée en partie et peut-être au-delà par le dégagement d'une partie de l'azote, d'autres principes azotés de l'urine. On sait que l'acide urique cède par l'action de l'hypobromite de soude 4 p. 0/0 de son azote, la créatinine 37 p. 0/0 *au moins*, mais il n'est pas absolument correct de procéder par compensation.

[2] Voyez Mehu. *Bulletin de thérapeutique* 15 septembre 1879. — Fauconnier, *Bulletin de la Société chimique*, fevrier 1880. —Au contraire MM. Eshach, *Bull. de thérap.*, 30 septembre 1879, et Saint-Martin, *id.*, juillet 1880, repoussent l'addition de sucre. M. Fay, *Bull. de la Soc. chimiq.* 1880, ne se prononce pas nettement.

[3] Raymond, De l'urée, id., Paris, 1872.

bien exacts si l'on ne suit pas strictement les précautions indiquées par les chimistes [1]; aussi le dosage de l'acide urique à l'état d'urate d'ammoniaque (Fokker) est-il peut-être préférable : on verse dans ce dernier du carbonate de soude jusqu'à forte réaction alcaline on filtre, on ajoute du chlorhydrate d'ammoniaque et on lave le précipité sur la filtre avec de l'acide chlorhydrique très dilué [2] Cette méthode a été perfectionnée par M. Salkowski [3]. M. Magnier de la Source a proposé une méthode d'un emploi beaucoup plus rapide, fondée sur le fait que l'hypobromite de soude dégage la moitié environ de l'azote de l'acide urique [4].

Plus récemment M. Esbach a proposé un procédé de dosage de l'acide urique fondé sur sa décomposition par l'acide azotique étendu [5]. Quant à l'emploi de l'oxyde de cuivre ammoniacal préconisé par M. Pavy [6], il faut se garder d'y avoir recours.

4° *Dosage de l'acide hippurique.* — On sait que MM. Schmiedeberg et Bunge admettent que ce principe se forme en grande partie dans le rein aux dépens du glycocolle et de l'acide benzoïque, et que la localisation de cette synthèse, sérieusement contestée (Salkowski, etc.), a reçu quelque appui des recherches de MM. Jaarsweld et B. J. Stokwis [7] qui dans quelques cas de néphrite parenchymateuse n'auraient trouvé que peu d'acide hippurique dans l'urine de malades qui avaient ingeré de l'acide benzoïque. Le dosage de l'acide hippurique dans les maladies des reins présente donc un intérêt d'actualité incontestables. Malheureusement on ne possède pas de méthode qui permette de le faire rapidement. Celle qui est due à mon savant collègue M. Cazeneuve [8], et à

[1] Voyez à cet égard : Salkowski, *Virch. Arch.* Bd. 52, p. 58 et *Pflüger's Arch.* V. p. 210. Bd. — Schwanert (*Annalen der Chemie*, Bd. 163, p. 153) emploie, pour faciliter la précipitation de l'acide urique l'addition de nitrate d'argent et d'ammoniaque après l'acide chlorhydrique. M. R. Maly (*Pflüger's Arch.*, p. 201) a étudié comparativement la valeur de ce procédé.

[2] Fokker, *Pfluger's Archiv*, Bd. X, 153.

[3] Salkowski, *Virchow's Archiv*, Bd. 68 p. 399.

[4] Magnier de la Source, *l'acide urique. Métamorphose et dosage.* Paris 1875.

[5] *Bulletin de thérapeutique*, 1877, vol. 93, p 358.

[6] *Med. chir. transactions*, vol. 36.

[7] *Archiv für exp. Pathologie*, Bd. X, p. 268.

[8] *Revue mensuelle* 1879, t. III, p. 542.

laquelle M. Lœbisch a récemment proposé d'apporter une modification légère consistant dans la substitution de l'acide acétique à l'acide chlorhydrique[1] est une méthode de recherche, mais non de dosage.

Restent beaucoup d'autres principes azotés (notamment le créatinine, le xanthine et un corps signalé par Baumstark etc.) mais pour le moment du moins, le dosage de ces substances ne présente pas d'importance dans les maladies rénales ; je ne m'y arrête donc point et renvoie aux manuels d'urologie. je dois seulement mentionner que M. Ch. Richet a récemment indiqué deux procédés rapides pour doser en bloc les matières extractives : l'un est fondé sur l'emploi d'une solution d'iodure de potassium et de mercure dans la potasse[2], l'autre sur l'emploi de l'eau bromée.

5° *Dosage rapide de quelques matériaux de l'urine.*—M. Byasson a proposé[3] une méthode fondée sur l'emploi du permanganate de potasse pour doser dans l'urine, l'urée, l'acide urique, les matières dites extractives et les matériaux ternaires tels que l'acide lactique, linosite, etc. Cette méthode repose sur les réactions suivantes que l'auteur admet comme démontrées :

1° L'azotate mercurique ajouté à l'urine après neutralisation par le carbonate de soude précipite toutes les substances azotées de l'urine ;

2° Une solution de baryte et de chlorure de baryum précipite dans l'urine non seulement les phosphates, sulfates, etc. mais la totalité de l'acide urique ;

3° Le permanganate de potasse est sans action sur l'urée.

Cela étant, les opérations sont les suivantes :

A. — Doser, dans un volume connu d'urine, les substances azotées autres que l'urée, au moyen du permanganate de potasse.

B. — Doser, dans cette urine ainsi déféquée, l'azote de l'urée au moyen de l'hypobromite de soude.

[1] *Wien. med. Presse*, 1879, n°s 50-52.

[2] Ch. Richet, *Soc. de Biologie*, 6 août et 24 décembre 1881. — E. Etard et Ch. Richet, *Id.*, 17 juin 1882.

[3] *Journal de l'anatomie et de la physiologie*, t. XI, p. 180, 1875, et *Journal de pharmacie et de chimie*, juillet 1882.

C. — Ajouter à un volume connu d'urine du nitrate mercurique, et dans le liquide séparé par filtration, doser au moyen du permanganate de potasse les matières ternaires.

D. — Connaissant la quantité totale de permanganate oxydant un volume connu d'urine et celle qui a été employée pour l'oxydation des matières ternaires, on connaîtra par différence l'azote des matières azotées autres que l'urée.

E. — En traitant par le permanganate de potasse le précipité barytique d'un volume connu d'urine obtenu dans les conditions sus-indiquées, l'urate de baryte qu'il contient sera oxydé et le nombre de centimètres cubes de permanganate de potasse employés donnera le poids de l'acide urique.

NOTE II

SUR LA RECHERCHE ET LE DOSAGE DE L'ALBUMINE DANS L'URINE

(Addition à la page 27)

Cette double question se trouve dans le texte de Bartels un peu écourtée. Aussi je crois utile de la traiter dans son ensemble, brièvement d'ailleurs, et en renvoyant aux *Traités d'urologie* pour les détails.

I. Recherche qualitative. Les méthodes les plus usitées sont : 1° la coagulation par la chaleur, l'urine étant préalablement acidifiée d'une manière *suffisante* par l'acide acétique. Parfois, quand l'albumine est en quantité minime, il sera nécessaire de saturer l'urine à l'aide du sulfate de soude, du sulfate de magnésie ou du chlorure de sodium ; 2° la coagulation à froid, au moyen de l'acide nitrique concentré. Il ne faut pas oublier que cette dernière méthode, excellent d'ailleurs, peut donner lieu à une erreur grave si l'on prend l'anneau d'acide urique pour un anneau albumineux.

On peut également employer : 1° l'acide acétique et le ferrocyanure de potassium. Hilger a étudié avec soin la sensibilité de cette réaction [1]; 2° l'acide métaphosphorique [2]; 3° le réactif de Millon, le plus sensible de tous [3]; 4° l'acide picrique [4]; le réactif de Tanret (solution d'iodure double de mercure et de potassium dans l'acide acétique. Si l'on se sert de l'acide picrique, il faut savoir que dans le cas où le sujet aurait absorbé une certaine quantité d'un alcaloïde, par exemple de la quinine, on aurait un précipité que l'ébullition ferait disparaître tandis qu'à l'ébullition le picrate d'albumine persiste [5]. Le réactif de Tanret donne aussi un précipité dans le cas où l'urine renferme un alcaloïde ; ce précipité disparaît également par la chaleur et par l'alcool [6].

II. Dosage. La pesée, à l'état sec, de l'albumine coagulée, est la méthode de dosage la plus exacte [7]. Tous les chimistes, depuis Berzélius, sont d'accord à cet égard. Ils ne diffèrent que sur la question de savoir quel est le meilleur procédé. Pour coaguler l'albumine on emploie soit la chaleur, l'urine étant acidifiée par l'acide acétique, soit l'alcool [8], mais on risque, en employant l'alcool, de précipiter d'autres substances que l'albumine, ce qui produirait une erreur en plus ; d'autre part, on s'expose à une

[1] *Schwalbe und Hofmann's Iahresbericht*, 1875, II. 256. Voir aussi Grigg. *British med. jour.* 1880, may 29.

[2] Hindenlang. *Berl. kl. Woch*, 1881, n° 15.

[3] Schleisner (*Ugeskr. f. Lager*) analysé par Panum (*Iahresbericht* 1878, I, 223), recommande dans le cas où la nature du précipité obtenu par la chaleur ou par l'alcool est douteux de le traiter par le réactif de Millon (après l'avoir recueilli sur un filtre et lavé à l'alcool). Je ferai seulement remarquer que le réactif de Millon ne permettrait pas de distinguer l'albumine de la mucine. Il est donc important de se débarrasser au préalable de celle-ci en additionnant l'urine d'un peu d'acide acétique et en filtrant.

[4] Galippe. *Gaz. méd. de Paris*, 1873.

[5] Kuthe. *Bulletin de thérapeutique*, t. 99.

[6] Voyez Bouchard et Cadier (sur la recherche et le dosage des alcaloïdes dans l'urine), *Gazette médicale de Paris*, 1876, p. 561.

[7] Voyez pour la description du manuel : Neubauer et Vogel, Yvon, Méhu, etc.

[8] Liborius, *Deutsches Archiv*, Bd. X. — Voir à ce sujet : Fiori, *Academia di Torino*, 1881.

erreur en moins si l'albumine n'est pas tout à fait insolubilisée par un contact suffisamment prolongé avec l'alcool. Quant à la précipitation de l'albumine par la chaleur, alors même que l'urine est acidifiée par l'acide acétique, il est certain qu'elle n'est pas complète ; aussi convient-il de saturer de sulfate de soude ou de chlorure de sodium l'urine acidifiée. Reste alors à laver avec soin le filtre à l'eau bouillante, afin de ne point peser, comme albumine, une certaine quantité de matière saline.

Au lieu des deux procédés précédents, M. Méhu a vanté, pour coaguler l'albumine, l'acide phénique [1]. Mais M. Esbach fait remarquer que l'acide phénique entre en combinaison avec l'albumine, de sorte qu'on est exposé à une erreur en plus, qui pourait, dit-il, atteindre 16 p. 100 [2]. Cette critique paraît fondée. Quant au procédé proposé par M. Esbach lui-même, et qui consiste à précipiter l'albumine par l'acide picrique, à peser le « *picrate d'albumine* » et à multiplier le chiffre obtenu par 0,8, il n'est pas irréprochable, attendu que rien ne prouve que l'acide picrique et l'albumine se combinent toujours dans le même rapport. En résumé, il convient donc de s'en tenir aux deux procédés indiqués plus haut, en ayant soin, ainsi que le recommandent les auteurs de laver le filtre à l'eau chaude, à l'alcool, et enfin de défalquer le poids des cendres.

Méthode des dépôts. — Elle consiste à mesurer la hauteur du dépôt albumineux dans un tube où l'on précipite l'albumine contenu dans une quantité d'urine toujours la même. Le choix de l'agent coagulateur n'est pas indifférent. Hamon employait simplement l'acide nitrique [3]. L'acide picrique proposé par M. Esbach, surtout avec la dernière modification de son procédé, est beaucoup préférable [4].

M. Ilimow [5] a indiqué un procédé particulier qui, *a priori*, semble assez recommandable. Je traduis sa description :

[1] *Journal de pharmacie et de chimie*, 1869.

[2] Esbach. *Bulletin de thérapeutique*, 1880, I, p. 20.

[3] *Gazette des hôpitaux* 1858 et *Gazette méd. de Paris* 1861 et 1862.

[4] *Gazette méd. de Paris*, 1874, p. 61, et *Bulletin de thérapeutique*, 1880, t. I, p. 497.

[5] *St-Petersb. med. Wochenschrift*, 1879, p. 245.

Dans un tube gradué d'un centimètre de diamètre il verse 25 centigrammes d'urine filtrée, 12 c. 5 d'une solution saturée de sulfate de soude et 12 c. 5 d'une solution d'acide phénique au vingtième; il agite et abandonne dans la position verticale le tube dans un bain-marie à 90°. Avant la lecture, qui n'a lieu qu'au bout de vingt-quatre heures, il conseille de faire tourner le tube sur son axe, puis brusquement en sens inverse, afin d'obtenir l'horizontalité du dépôt. Pour graduer le tube, c'est-à-dire pour déterminer à quel poids d'albumine correspond une certaine hauteur du sédiment, il faut de toute nécessité faire un certain nombre de dosages comparatifs au moyen de la pesée.

Il ne faut pas demander à la méthode des *dépôts* des indications absolues; autrement on commettrait des erreurs pouvant dépasser 30 p. 100; de plus, il faut savoir que les *albuminuries légères ne sont pas justiciables* de cette méthode; mais, chez un brightique excrétant plusieurs grammes d'albumine par litre, elle fournit des indications comparables, et elle permet donc de suivre d'une manière suffisante chez un même malade les variations journalières de l'albuminurie et d'apprécier les influences médicamenteuses, etc. C'est là un avantage qui n'est point à dédaigner.

Méthode de dosage de l'albumine par l'opacité. — Cette méthode consiste à apprécier le degré de trouble que détermine la coagulation de l'albumine. Afin de l'empêcher de se précipiter et aussi pour n'avoir pas un opacité trop considérable, il convient en général de diluer notablement l'urine avec une certaine proportion d'eau distillée. Pour apprécier le degré de trouble on peut entrer, comme le fait M. Vogel, le pousser jusqu'au point où on ne distingue pas nettement le flamen d'une bougie dans une chambre obscure, à travers une colonne de liquide de 6 à 7 centimètres d'épaisseur [1], ou bien, comme fait M. le professeur Potain, comparer ce trouble à celui d'un verre dépoli placé à côté. Pour coaguler l'albumine on peut se servir soit de la chaleur et de l'acide acilique, soit de l'acide picrique, comme l'a

[1] *Deutsches Archiv*, Bd. III, p. 143-174, avec une figure de l'instrument qui consiste en une auge dont deux faces, écartés de 6 centimètres et demi, sont constituées par 2 glaces parallèles.

fait récemment M. Esbach qui a proposé plus récemment un instrument perfectionné fondé sur le même principe.

La méthode de MM. Potain et Vogel convient surtout aux urines renfermant peu d'albumine ; elle trouve donc son application précisément dans le cas où la méthode des dépôts ne fournit aucune donnée exacte. Son degré de précision, comme celui de cette dernière, est d'ailleurs *relatif;* mais dans certaines limites elle n'est pas sans utilité au lit du malade.

M. le professeur Vogel et M. Masing ont comparé les résultats fournis par cette méthode avec ceux obtenus par la pesée; à en juger par les tableaux qu'ils ont fournis, l'erreur est minime [1]. Il n'est donc pas exact de dire que M. Masing a trouvé cette méthode peu exacte [2].

Méthode polarimétrique. — On doit à Biot et à Bouchardat la découverte que la lumière polarisée est déviée à gauche par l'albumine. Becquérel, ayant reconnu que le degré de la déviation est proportionnel à la concentration de la solution, proposa de recourir à cette propriété pour le dosage de l'albumine. D'après lui, chaque minute correspondrait à 0 gr. 18 d'albumine.

Cette méthode est excellente pour doser quantitativement une solution d'albumine dans l'eau (Hoppe-Seyler); mais, d'après cet auteur lui-même « l'examen qui est d'autant plus difficile que l'urine est plus foncée et plus trouble, à partir d'une certaine limite, devient impraticable. » Même en supposant l'urine tout à fait limpide, l'exactitude de cette méthode, dans certains cas au moins, n'est pas aussi grande qu'on pourrait le croire à cause de la présence dans l'urine de substances salines que modifient beaucoup la pression relative de l'albumine. Il en résulte un désaccord parfois très considérable entre les résultats fournis par la balance et par le polarimètre (Haas [3]); aussi ne puis-je m'expliquer que cette méthode soit recommandée comme la meilleure par MM. Stscherbakoff et Chomjakoff [4].

Méthode densimétrique. — Cette méthode consiste à déterminer

[1] *Deutsches Archiv*, Bd. III et IV.

[2] Neubauer et Vogel, 2e édit. franç., p. 287.

[3] Haas. *Pflüger's Archiv*, XII, p. 1875.

[4] *Deutsches Archiv*, Bd. VII, p. 228-238, 1070.

le poids de l'albumine au moyen de la densité qui est, comme on sait, 1,314, celle de l'eau étant 1. Il existe plusieurs procédés : dans l'un on prend la densité de l'urine, on la prive de l'albumine par la chaleur après addition d'une goutte d'acide acétique et on prend de nouveau sa densité après l'avoir ramenée au volume primitif[1]. Bornhardt[2] procède d'une manière différente : il prend 100 grammes d'urine, en coagule l'albumine (par la chaleur et l'acide acétique), la jette sur un filtre, recueille par le râclage de ce dernier exactement tout le précipité, et la porte dans un picnomètre rempli d'eau distillée L'augmentation du poids (a) du picnomètre dont un certain volume d'eau a été remplacé par l'albumine des 100 grammes d'urine permet de déterminer le poids (x) de cette albumine au moyen de l'équation suivante :

$$0{,}314 : 1{,}314 = a : x$$

$$\text{d'où l'on tire } x = \frac{1{,}314 \times a}{0{,}314}$$

On ne peut contester que théoriquement cette méthode n'ait quelque chose de séduisant ; mais son application présente une grosse difficulté, qui, selon moi, la rend d'une exactitude illusoire, celle d'enlever exactement tout le précipité et rien que le précipité, sans entamer le papier du filtre. C'est pour remédier à cette difficulté que M. Stolnikoff[3] recommande de ne pas prendre toujours 100 grammes d'urine, mais seulement la quantité nécessaire pour opérer sur 10 à 15 centigrammes d'albumine, une quantité plus grande étant plus difficile à enlever exactement.

Méthodes de dosage par liqueurs titrées. — Parmi ces méthodes je citerai celle de Bödeker qui est suffisamment connue pour que je me borne à la rappeler ici[4] et celle de Tanret; dans cette dernière le moment où il faut cesser d'ajouter le réactif (voir plus haut, p. 541) est indiqué par la formation d'un précipité d'iodure mercurique. Cette méthode est d'une exécution très rapide, mais elle ne donne pas de résultats suffisamment exacts.

[1] Rang et Hæbler. *Archiv fur Anatomie*, 1868.
[2] Bernhardt. *Deutsches Arch.* Bd. XVI, p. 222.
[3] *St-Pétersb. med. Woch.*, 1876, nº 6.
[4] Voyez Neubauer et Vogel, 2e édit. franç., p. 287.

Méthode des dilutions. — J'emploie cette dénomination pour éviter une phériphrase. Elle est fondée sur le fait que, si la quantité d'albumine est très faible et qu'on y ajoute de l'acide nitrique avec précaution, l'anneau albumineux qui est excessivement faible et ne se voit bien qu'à contre jour, n'apparaît qu'après un temps pouvant dépasser 3 à 4 (et même 7 minutes). De là deux procédés : dans l'un qui a été employé la même année par M. Roberts[1] et par M. Stolnikoff[2] on dilue, par tâtonnement, l'urine jusqu'à ce que l'anneau albumineux ne commence à apparaître qu'au bout de quarante secondes environ. Plus récemment M. Brandberg[3], sans citer les auteurs précédents, a employé le même procédé ; seulement il dilue davantage, de manière à ce que l'anneau ne se fasse qu'au bout de trois ou quatre minutes. M. Musculus procède d'une manière un peu différente. Au lieu de faire varier le degré de dilution de l'urine, il compte le temps *variable* que met l'anneau albumineux à se former dans une urine assez diluée pour que cet anneau demande un temps un peu long à se produire. Mais rien ne prouve que la lenteur de formation de l'anneau soit en raison de la quantité d'albumine. Je vois bien dans la table de M. Musculus, que si l'urine renferme vingt centigrammes d'albumine par litre, l'anneau est parfaitement formé en une demi-minute, tandis que si elle ne renferme qu'un centigramme par litre, l'anneau ne commence qu'au bout de sept minutes et n'est parfaitement constitué qu'au bout de quinze minutes[4], mais encore une fois je doute beaucoup de l'exactitude du principe de cette méthode que j'ai personnellement essayée et dont je n'ai point été satisfait.

Méthode de la rédissolution. — Cette méthode que je dénomme ainsi par abréviation, a été proposée par M. Luton. Il coagule l'albumine par la chaleur et la redissout avec une solution titrée d'acide tartrique. L'expérience me manque pour juger cette méthode.

[1] Roberts. *Lancet*, 1876, I, p. 313.
[2] Stolnikoff. *St-Petersb. med. Woch*, 1876, n° 12.
[3] Analysé *in Maly's Iahrerbericht*, pro 1870, p. 265.
[4] *Gaz. méd. de Strasbourg*, 1881, 1 uin.

III. Distinction des diverses matières albuminoïdes contenues dans l'urine. Il extremement rare qu'une urine albumineuse ne renferme qu'une seule espèce d'albumine ; presque toujours, on peut y distinguer de la *sérine* et de la *globuline.*

Sérine. — Cette substance, qui paraît identique avec la sérine du sérum [1], présente, outre les caractères généraux des substances albuminoïdes, les caractères particuliers suivants qui la différencient de la globuline :

Elle est dissoluble dans l'eau d'une température inférieure à 50° c., soit distillée, soit renfermant des sels.

Dans le premier cas, c'est-à-dire en solution dans l'eau distillée elle se trouble vers 60° c. ; entre 72 et 75 elle est complètement coagulée [2].

Globuline. — La globuline de l'urine paraît aussi être identique avec la matière albuminoïde du sérum qui a reçu successivement les noms de *caséine du sérum* (Panum), *substance fibrinoplastique* (A. Schmidt), *paraglobuline* (Kühne) et de *globuline* (Weyl et Hoppe-Seyler.

Cette matière est insoluble dans l'eau distillée, et dans les solutions salines saturées. C'est dans les solutions salines à 5 — 10 p. 100 qu'elle est le plus soluble.

Dans une telle solution la globuline se coagule à une température variant entre 68° et 80° ; d'une manière générale on peut donc dire qu'un point de coagulation est un peu plus élevé que celui de la sérine.

Parmi les sels neutres, le sulfate de magnésie en solution saturée a la propriété de précipiter complètement la globuline. C'est cette propriété déjà parfaitement indiquée par Gannal, qu'Hammartsen

[1] On sait que cette substance, qui a beaucoup d'analogie avec l'albumine de l'œuf, s'en distingue par plusieurs caractères, notamment par celui-ci : si elle a été privée de sels par le dialyse, autant que possible, elle est précipitée par l'éther, tandis que l'albumine de l'œuf ne l'est pas.

[2] On verra plus loin que ces points de coagulation varient dans un milieu salin. Pour cette raison, ce caractère est *théorique* et non susceptible d'être pratiquement recherché.

J'en dirai autant du degré de déviation polarimétrique ; on ne l'a pas encore suffisamment déterminé pour le sérum pur en solution aqueuse, c'est-à-dire, exempte de globuline et en solution tout à fait privée de sels. Voyez Haas, *loc. cit.*

a de nouveau mise à profit pour séparer le globulin de la sérine et effectuer leur dosage[1].

Séparation et dosage de la sérine et de la globuline dans l'urine. — Dans ce but on procédera de la manière suivante :

Cinquante centimètres cubes d'urine filtrée (si l'urine est peu albumineuse il sera bon d'en prendre cent centimètres cubes) sont additionnés d'un excès de sulfate de magnésie et abandonnés au repos, après agitation suffisante ; au bout d'un certain temps on voit apparaître de petits flocons dans l'urine. On verse alors le tout sur un filtre dont on connaît le poids, et on lave ce que le filtre a retenu avec une solution saturée à froid de sulfate de magnésie. Le filtre et son contenu sont, après ce lavage, introduits dans un petit ballon avec un peu d'eau et agités pendant un temps suffisant pour désagréger la substance du filtre et la réduire à l'état de pâte à papier. On verse alors le contenu du ballon dans une capsule de porcelaine, pour rendre insoluble la globuline qui s'était redissoute partiellement (et peut-être complétement) dans l'eau ajoutée dans le ballon, on porte à l'ébullition, on verse ensuite le tout sur un nouveau filtre taré et, après lavage convenable à l'eau bouillante, on dessèche à 100° et on pèse avec les précautions d'usage ; en défalquant du poids total le poids du premier filtre, on a le poids de la globuline.

Pour avoir celui de la sérine on utilise le premier filtrat des opérations sus-indiquées, lequel est, comme on a vu, débarassé de la globuline ; on l'acidule légèrement et on porte à l'ébullition ; on recueille sur un filtre taré, on lave à l'eau bouillante, on dessèche et on pèse.

Substance fibrinogène dans l'urine. — Certaines urines ayant présenté la aparticularité d'avoir, un certain temps

[1] Il y a quelques années, avant que M. Hammartsen eût de nouveau insisté sur cette propriété, on ne dosait la globuline, soit dans le sérum, soit dans l'urine, qu'en la précipitant par un courant d'acide carbonique. Mais on n'avait de cette manière qu'une *faible* partie de la substance que l'on obtient à l'aide du sulfate de magnésie en solution saturée, soit que la substance précipitée par le sulfate de magnésie ne soit pas absolument identique avec celle qui l'est par l'acide carbonique, soit que la globuline soit en partie soluble dans ces dernières. C'est cette interprétation qui est maintenant acceptée généralement.

après l'émission, laissé déposer de la fibrine, on en a conclu qu'elles contenaient de la matière fibrinogène, substance qui, comme on le sait, existe dans le plasma sanguin, non dans le sérum, et qui, sauf la propriété fondamentale de donner naissance à la fibrine, présente, à peu de chose près, les mêmes caractères que la globuline du sérum. Voici cependant quelques caractères différenciels :

Son point de coagulation est plus bas, vers 56° ; tandis que celui de la globuline, un peu supérieur à celui de la sérine, varie entre 68° et 80°. Aussi, a-t-on quelquefois cru pouvoir soupçonner l'existence de substance fibrinogène dans les urines albumineuses, présentant un point de coagulation très bas [1].

De la présence de peptone dans l'urine. — L'existence de peptones dans l'urine, insuffisamment établie jusqu'à ces dernières années, a été mise hors de doute par les travaux d'Hofmeister (de Prague) ; mais, je me hâte de le dire, ce n'est pas chez les brigthiques que cette recherche a un intérêt clinique.

C'est à la réaction du biuret dans l'urine exempt d'albumine et de mucine, que M. Hofmeister donne la préférence pour déceler avec certitude l'existence de peptone, mais la coloration jaune de l'urine apporte un tel obstacle à l'insensibilité de la réaction qu'il est nécessaire d'opérer, non sur l'urine elle-même, mais sur le peptone précipité ; à l'alcool et à l'acide tannique, M. Hofmeister préfère l'acide phospho-tungstique. Voici les détails de son procédé [2] :

« Un demi-litre d'urine (albumineuse) est versé dans une capsule avec dix centimètres cubes environ d'une solution concentrée d'acétate de soude : on ajoute goutte à goutte une solu-

[1] Cette conclusion n'est pas fondée, attendu que les diverses substances qui se trouvent dans l'urine font varier énormément le point de coagulation des diverses matières albuminoïdes qui peuvent y être contenues. A cet égard, on consultera avec grand profit la thèse très consciencieuse de Dauvé faite dans mon laboratoire. Lyon, 1879. D'une manière générale, on peut dire que la plupart des sels neutres et les acides faibles abaissent le point de coagulation, tandis qu'il est élevé par les alcalis et, d'après MM. Lauder, Brunton et Power, par l'urée (*S. Bartholom. hosp. reports*, 1877). Aussi ne peut-on tirer à peu près aucun renseignement de la recherche du point de coagulation dans l'*urine* albumineuse.

[2] *Zeitschrift für phys. Chemie*, IV, p. 256, et V, p. 67.

tion concentrée de perchlorure de fer, jusqu'à ce que le liquide ait pris une couleur rouge persistante. On neutralise alors la liqueur fortement acide avec l'ammoniaque jusqu'à réaction neutre ou faiblement acide ; on porte à l'ébullition et on filtre après refroidissement. Si les proportions de perchlorure de fer et d'ammoniaque ont été convenables, le filtrat ne doit contenir ni fer, ni albumine.

On y précipite alors le peptone au moyen de l'acide phosphotungstique après avoir ajouté environ un dixième de son volume d'acide chlorhydrique; on filtre et on lave le filtre avec de l'eau renfermant 3 à 5 p. 100 d'acide sulfurique ; le précipité est alors mis dans une capsule, mélangé intimement avec de la baryte; additionné d'un peu d'eau, et chauffé ; on filtre de nouveau pour se débarrasser des combinaisons insolubles de la baryte, et le filtrat est propre à la réaction du biuret.

La créatinine qui est précipitée aussi par l'acide phosphotungstique n'empêche pas la réaction du biuret. Car une solution de créatinine à laquelle on ajoute une lessive de soude et un peu de sulfate de cuivre prend une coloration bleue, qui passe au violet caractéristique, dès qu'on ajoute une trace de peptone.

Autres substances albuminoïdes : propeptone, etc. — Dans certains cas, l'urine renferme des substances intermédiaires entre les substances albuminoïdes ordinaires et les peptones. De ces substances, la mieux connue est celle qui a été bien étudiée par M. Kühne et par M. Salkowski, sous les noms d'*hémialbumose* et de *propeptone*, et dont la propriété caractéristique est de n'être pas coagulée à chaud, tandis qu'elle l'est à froid, non seulement par l'acide nitrique et par le ferro-cyanure de potassium, en présence de l'acide acétique, mais même par le chlorure de sodium en excès (en présence de l'acide acétique). Or, dans quelques cas, on aurait constaté l'existence de cette substance dans l'urine qui d'après M. Senator, sans être commune serait cependant moins rare qu'on ne serait tenté de le croire, car, dans le cours de trois ou quatre ans, son attention étant dirigée sur elle, il l'a rencontrée sept fois, à savoir : chez un homme de quarante-quatre ans, ancien syphilitique présentant une augmentation de volume du foie et de la rate avec diurèse, chez un hémiplégique de soixante-un ans, chez une femme de cinquante-huit ans affectée de pneumonie double, chez un enfant atteint de laryngite diphthéritique et trachéotomisé, chez un homme de cinquante-cinq ans atteint de carcinome de l'œsophage, chez un pneumonique de vingt-six ans, enfin chez un jeune homme ayant été affecté de diphthérie quatre ans auparavant, et actuellement présentant une atrophie musculaire et de l'albuminurie non constante. En outre, M. Senator, dans un certain nombre d'autres cas, a constaté l'existence simultanée dans l'urine de propeptone et d'albumine coagulable par la chaleur [1].

Autant qu'on en peut juger par le petit nombre des faits connus, la propeptone n'est pas en relation avec la maladie de Bright, mais elle est au moins l'indice d'un état dyscrasique digne de fixer l'attention. Il importe donc désormais de soumettre à ce point de vue l'urine à une investigation méthodique [2].

Dans ce but, si l'urine ne renferme pas d'albumine ordinaire, il suffira d'y ajouter un sel neutre jusqu'à saturation, et de l'acidifier avec l'acide acétique. Il se forme un précipité qui disparaîtra complètement par la chaleur en présence d'une forte proportion d'acide acétique et qui réapparaîtra à froid.

Si l'urine renferme de l'albumine, il faudra la traiter comme il vient d'être dit et la filtrer *à chaud*; le précipité apparaîtra à froid dans le filtre, qui sera exempt d'albumine.

Il est très probable que la substance extraordinaire trouvée dans l'urine de plusieurs malades ostéomalaciques coexistant quelquefois avec de l'albumine est de l'hémialbumose, ou au moins une substance très voisine. Il paraît du moins qu'il en a été ainsi dans ceux de ces cas qui ont été étudiés avec soin [3].

[1] Senator: *die Albuminurie*, p. 10-13.

[2] Je dois cependant avertir que M. Fleischer dit avoir recherché sans résultat l'hémalbumose « dans un grand nombre d'urines contenant ou non de l'albumine ». (*Virchow's Archiv*, Bd. 80, p. 485-486). Au contraire, M. le professeur Hoppe-Seyler dit avoir, dans plusieurs cas d'*atrophie* des reins, trouvé dans l'urine une matière albuminoïde coagulée à froid par l'acide nitrique et soluble par la chaleur. (*Physiol. Chemie*, p. 858.)

[3] Voyez Bence-Jones, *Philos. transact*, 1848; — Macintyre, *Medico-chirurg. transact*, 1850; — Langendorff et Mommsen, *Virch. Arch.* Bd. 69; — Kühne, *Verhandl. der naturhist. med. Vereins zu Heidelberg*. II. (Neue Folge.) Il ne

Chez des lapins badigeonnés avec du pétrole, M. Lassar a trouvé dans l'urine de l'hémialbumose avant l'apparition de l'albumine[1].

MM. Fürbringer[2], Gowers[3], Green[4] et Smith[5] ont, chez divers malades, observé dans l'urine une albumine offrant des caractères particuliers.

Dans les albuminuries transitoires des maladies aiguës, plusieurs observateurs ont cru pouvoir noter quelques particularités de la matière albumineuse excrétée par l'urine. Ainsi Terreil[6] a prétendu que dans ce cas l'albumine précipitée par l'alcool peut se dissoudre de nouveau dans l'eau, ce qui n'a pas lieu, dit-il, dans le cas où l'albumine est permanente. Sans admettre une différence si radicale, M. Gerhardt croit qu'en effet l'albumine coagulée par l'alcool se redissout plus complètement dans le premier cas[7].

Le même auteur, Terreil, a aussi émis l'idée que dans l'albuminurie fébrile la réaction du biuret serait mieux accusée, et tout récemment M. Maurel[8], sans citer Terreil, a aussi cru constater, chez une série de typhiques, une particularité de cette réaction qui, d'après lui, indiquerait une modification de l'albumine dans

faudrait pas d'ailleurs s'imaginer que l'on trouve cette substance dans l'urine de tous les ostéomalaciques. Ainsi, M. Fleischer, par exemple, en a constaté l'absence dans trois cas qu'il a observés (*Virchow's Archiv*. Bd. 80, p. 486). Il est à noter d'ailleurs, que dans la moelle d'os ostéomalacique, une matière présentant la même réaction que celle dont il vient d'être question, a été trouvée par M. Virchow (*id.* Bd. 4) et par MM. Langsdorf et Mommsen (*id.* Bd. 69) dans les os du malade dont ils avaient examiné l'urine, M. Fleischer (*loc. cit.*, p. 486 et 487), dans la moelle d'os sains, a démontré l'existence d'une matière analogue, n'en différant que par quelques caractères secondaires, ce qui, d'après M. Fleischer, peut s'expliquer très bien par le fait que dans la moelle d'os normal cette substance ne se trouve qu'en quantité minime. Quant à l'opinion de M. Adamkiewicz qui admet que le corps de Bence-Jones ressortit aux peptones, M. Fleischer, tout en admettant qu'il présente avec eux une certaine analogie, fait remarquer que les peptones sont solubles à froid dans l'acide nitrique en excès. (*Loc. cit.*, p. 488.)

1 *Virchow's Archiv*, Bd. 77, p. 157.

2 *Berliner klinische Wochenschrift*, 1878.

3 *Lancet*, 1878, july, 6.

4 *British. med. jour.*, 1879, may, 10.

5 *British. med. jour.*, 1880, p. 847.

6 *Gaz. des hôpit.*, 1863, p. 63.

7 Gerhardt. *Deutsches Archiv*, Bd. V. p. 212.

8 Maurel. *Gaz. méd. de Paris*, 1880, p. 60.

le sens des peptones. L'exactitude de telles vues n'est rien moins que démontrée.

Egalement dans les albuminuries fébriles, sans lésion rénale apparente, M. le professeur Bouchard a signalé une autre particularité d'ordre purement physique. D'après lui, dans ce cas, le trouble produit par l'acide nitrique ou tout autre réactif, alors qu'on chauffe l'urine, resterait opalescent et ne se résoudrait pas en grumeaux ou en flocons [1]. Mais ce fait peut être parfaitement exact sans qu'on en puisse conclure à l'existence d'une modification de la substance albumineuse : il se peut que la modification à laquelle est dû l'aspect homogène du précipité albumineux existe *exclusivement* dans les divers principes (autres que l'albumine) contenue dans l'urine fébrile. En d'autres termes, le milieu chimique au sein duquel l'albumine se coagule, présenterait quelque chose de particulier, celle-ci n'ayant subi aucune modification. A l'appui de cette manière de voir, on peut invoquer le fait que, dans une urine albumineuse quelconque, on peut obtenir à volonté la rétractilité ou la non-rétractilité du précipité albumineux par une simple addition de sel ou d'acide acétique, etc. [2].

Une particularité également d'ordre physique, mais plus importante, est la propriété que présente parfois l'albumine contenue dans l'urine de dialyser à un degré beaucoup plus marqué que l'albumine ordinaire dont le pouvoir dialytique est, comme on sait, presque nul. Ainsi l'urine très albumineuse d'un phthisique qui n'avait jamais eu d'hydropisies, soumise à la dialyse avait, au bout de trente heures, perdu toute son albumine. Celle-ci avait passé dans le vase extérieur, ainsi qu'on pouvait s'en assurer par la chaleur, par le ferrocyanure de potassium, avec addition d'acide acétique, et enfin par l'acide nitrique. Avec ce dernier réactif on a noté une particularité remarquable, à savoir que le précipité albumineux se redissolvait par l'agitation, à moins que l'acide nitrique ne fût en excès. Six mois après, le malade étant mourant, l'albumine ne dialysait plus [3].

[1] Bouchard. *Société de Biologie*, novembre, et *Gaz. méd. de Paris*, 1880.

[2] Cazeneuve et Lépine, *Id.*, 27 novembre 1881, et *Gaz. méd. de Paris*, 1881, p. 667 ; — Rodet. *Gaz. méd. de Lyon*, 23 avril 1882.

[3] Pavy. *Lancet*, — 1883, may, 23.

Des faits de ce genre sont fort rares ; ce qui est un peu plus commun, c'est de voir chez un brigthique l'albumine de l'urine de la digestion posséder un pouvoir dialytique un peu plus prononcé que l'urine du jeune. J'ai constaté cette particularité.

Enfin, il convient, outre les substances albumineuses de l'urine, de signaler, ne fût-ce que pour prévenir une confusion, la substance douée de propriétés diastasiques indiquée par Harley, Bechamp, Foster, Vintschgau et Cobelli, etc.[1], laquelle paraît pouvoir être distinguée d'une substance albuminoïde, puisque dans l'urine normale elle existe indépendamment de toute albuminurie et que, dans certains cas d'albuminurie, elle fait défaut. (Leube, cité par Senator.)

NOTE III

SUR LES PRINCIPALES CONDITIONS PATHOGÉNIQUES DE L'ALBUMINURIE

(*Addition aux pages* 32-62)

Des publications d'un mérite incontestable sont venues récemment remettre en question quelques-uns des principes sur lesquels reposaient nos théories pathogéniques de l'albuminurie, par exemple celui-ci accepté comme un axiome par Bartels « que l'albumine ne traverse une membrane animale intacte que sous une haute pression ». Mais avant de discuter la pathogénie, de l'albuminurie, nous devons nous demander si elle est vraiment, dans tous les cas, comme le dit Bartels, « *un phénomène pathologique*[2] ».

[1] Harley. *Med. Times and Gazette*, 1865, nov. ; — Béchamp. *Comptes-Rendus*, 1865 ; — Foster. *Journal of anatomy and phys.*, 1866, I, p. 167 ; — Vintschgau und Cobelli, *Wien. Akad. Sitzung.* 1866 (cités par Senator, *die Albuminurie*, p. 16) ; — Selmi. *Accademia d. Lincei*, 1881, giugno.

[2] P. 33.

Bien que dans la période de critique que nous traversons, on ne puisse se flatter de trancher définitivement des questions il n'est peut-être pas superflu d'essayer de préciser quelques-uns des points en litige.

§ I. — *L'albuminurie est-elle nécessairement un phénomène pathologique?*

Cette question, loin d'être absolument nouvelle, s'est présentée naturellement à l'esprit de tous les médecins qui ont rencontré accidentellement de l'albumine dans l'urine de sujets jouissant en apparence de l'intégrité de la santé. Négligeant les faits dont l'exactitude pourrait être contestée, je me bornerai ici à des observations d'une valeur indiscutable :

J. Vogel [1] dit avoir vu pendant des années des albuminuries légères sans signe d'affection rénale, et même sans la coexistence d'aucun symptôme morbide ; il attribue, dans ces cas d'ailleurs exceptionnels, l'albuminurie à une modification des propriétés dialytiques des membranes du rein servant à la sécrétion. Dans un cas il a pu observer que l'albuminurie ne se produisait que le jour et non la nuit ; il l'explique par une modification de la circulation rénale.

Ultzmann [2] a constaté de l'albuminurie chez huit jeunes gens, forts et bien portants, médecins pour la plupart. Il mentionne que la densité de l'urine était élevée et que jamais ce liquide ne contint des cylindres ou des globules rouges. Chez l'un deux, l'albuminurie a pu être suivie pendant deux ans. Dans un autre cas où l'albuminurie était intermittente, l'urine de la nuit, qui était assez concentrée, était le plus souvent albumineuse tandis que le jour, après la promenade, elle ne renfermait généralement que des traces d'albumine.

[1] *Virchow's Handbuch*, VI, 2, p. 522. J'emprunte cette citation à M. Fürbringer. (*Zeitschrift fur kl. Medicin*, I, p. 340.)

[2] *Wiener med. Presse*, 1870. J'emprunte aussi cette citation à M. Fürbringer.

M. Leube[1] sur cent dix-neuf soldats, en a trouvé cinq qui présentaient de l'albumine dans l'urine du matin et quatorze autres dont l'urine était albumineuse après l'exercice. L'urine ne renfermait jamais de globules rouges ; la proportion d'albumine chez quelques-uns a atteint un gramme par litre d'urine.

M. Fürbringer rapporte qu'un médecin de vingt-neuf ans, en parfaite santé, découvrit accidentellement un matin, de l'albumine dans son urine ; celle qu'il émit une heure plus tard, secretée sous le coup de l'émotion facile à comprendre que lui causa cette découverte, renfermait une grande quantité d'albumine, mais celle du soir n'en contenait plus trace; l'urine, des jours suivants en présentait, par intervalles, en petite quantité; une fois, après une mauvaise nouvelle, il y en eut en quantité considérable. La quantité diurne d'urine oscillait entre 1100 et 1640 cent. cub. ; la densité entre 1018 et 1022. Une troisième fois l'urine fut fortement albumineuse : c'était à la suite du chagrin causé par la maladie d'un proche. Enfin une quatrième fois, après une émotion (une vive frayeur) l'albumine atteignait le chiffre de 4 p. 1,000. Dans une autre circonstance celui de 6 grammes. Chaque fois qu'il existait de l'albuminurie, l'urine était très dense et la région rénale douloureuse, spontanément et par la percussion. L'alimentation et l'exercice musculaire étaient sans influence[2].

M. Fürbringer rapporte ensuite trois cas concernant aussi des jeunes gens, sains en apparence et robustes : l'albuminurie chez eux fut reconnue par hasard ; elle n'existait qu'un peu avant le milieu de la journée, ou le matin, et manquait toujours dans l'urine de l'après-midi, consécutivement à la marche. Cette albuminurie intermittente dura plusieurs mois.

Le même observateur a examiné méthodiquement, au point de vue de l'albuminurie, soixante et un enfants âgés de trois à six ans et se trouvant dans les mêmes conditions de nourriture et d'exercice ; sept furent trouvés albuminuriques ; chez trois l'albuminurie était intermittente, presque toujours c'était l'urine de la

[1] *Virchow's Archiv*, Bd. 72, p. 145. Ce travail avait été précédé d'une note à la Société d'Erlangen, juillet 1877.

[2] *Zeitschrift für klinische Medicin*, I, p. 346.

matinée qui présentait de l'albumine. Deux des enfants précités restaient parfois des semaines sans émettre une urine albumineuse; puis sans que les conditions de leur vie parussent en rien modifiées, l'urine devenait albumiueuse la matinée (et même l'après-midi, le jour où l'urine du matin renfermait une forte proportion d'albumine). Jamais d'ailleurs l'euphorie des enfants ne parut diminuée.

La quantité d'albumine ne dépassait guère un gramme par litre, ce qui fait une perte quotidienne totale de moins d'un gramme.

Plusieurs autres observateurs ont aussi noté cette prédilection de l'albuminurie pour les heures de la matinée.

Un médecin suédois bien connu, M. Bull, rapporte l'observation d'un médecin de vingt-sept ans, qui découvrit par hasard que son urine renfermait environ un gramme d'albumine par litre. Une investigation longtemps poursuivie lui permit de constater que la première urine du matin était exempte d'albumine, mais que celle qui était émise quelque temps après le lever en présentait souvent. Chez lui les mouvements musculaires n'exerçaient pas sur l'albuminurie une influence bien sensible. Parfois celle-ci disparaissait pendant un certain temps. M. Bull qui l'examina soigneusement, ne put reconnaître chez lui aucune maladie et notamment pas d'affection cardiaque. Environ deux ans après le moment où l'albuminurie fut découverte, elle persistait au même degré (un gramme par litre)[1].

Un médecin italien, Marcacci, qui, dit-il, pouvait provoquer sur lui-même le passage de l'albumine dans l'urine en faisant exécuter au bras des mouvements de rotation pendant dix à quinze minutes, de façon que le pouls s'élevât de soixante-quinze à cent quinze pulsations par minute, remarque expressément que dans l'urine de la nuit, l'albumine manquait constamment[2].

Dans des recherches qu'il a poursuivies avec beaucoup de soin et qui ont eu pour point de départ l'albuminurie des épilep-

[1] Bull. *Nordiskt Arkiv*, XI. J'emprunte cette citation à M. Runeberg (*Deutches Archiv*, Bd. XXIII).

[2] *L'Imparziale*, 1878. Cité d'après la *Gazette hebdomadaire*, 1879, p. 256.

tiques, M. Kleugden a trouvé que sur trente-deux infirmiers *non malades*, soumis au régime ordinaire de l'asile, quatorze étaient albuminuriques. Bien plus, il prétend avoir constaté de l'albumine chez les autres dans le cas où la densité de leur urine dépassait 1014. En conséquence il croit que toute urine dont la densité est forte peut présenter des traces d'albumine [1].

Sur ce dernier point M. le professeur Senator ne va pas aussi bien que M. Kleugden, mais il a de son côté remarqué la fréquence d'une petite quantité d'albumine dans l'urine de gens sains, notamment avant le repas du milieu de la journée : ayant soumis méthodiquement sa propre urine et celle de trois assistants de l'hôpital *Augusta* à une investigation minutieuse, il a fréquemment constaté de l'albuminurie. C'est surtout entre onze heures du matin et une heure de l'après-midi (avant le déjeuner), que M. Senator a pu déceler l'albumine dans son urine, très exceptionnellement après le repas ou dans la nuit. Au contraire, chez deux des assistants, c'est l'urine de la digestion qui était albumineuse ; chez l'un d'eux l'influence d'une alimentation animale était évidente [2].

M. Senator ajoute qu'il s'est préoccupé d'éviter toute erreur ; notamment celle qui serait causée par la présence dans l'urèthre de sperme ou de fluide prostatique [3].

En somme, il résulte de minutieuses investigations, que parmi les gens réputés bien portants, il en est qui, émettent à certains moments de la journée, une urine albumineuse. La proposition de Bartels que « l'albuminurie est dans tous les cas un phénomène pathologique », n'est donc pas l'expression de la de la réalité. Expliquer cette albuminurie compatible avec l'état de santé est difficile ; il est cependant possible de la rapporter à l'une des trois grandes conditions productrices de l'albuminurie que je vais maintenant rappeler :

[1] *Archiv für Psychiatrie* XI, p. 495.

[2] *Die Albuminurie*, p. 19.

[3] Tout récemment M. Bradbury (Cambridge, Med. Society. *Lancet*, 1882, may 13, p. 786), insiste sur la possibilité du passage dans l'urèthre de l'un de ces fluides pendant l'acte de la défécation ; aussi convient-il, ainsi que le recommande M. Senator, de ne pas utiliser pour la recherche de l'albumine les premières portions de l'urine.

§ II. — *Pathogénie de l'albuminurie.*

M. le professeur Senator est d'avis que l'urine étant en partie le résultat d'une *transsudation*, doit renfermer une petite quantité d'albumine que sa faible proportion relativement à la masse de liquide empêche seule de déceler dans les conditions ordinaires[1]. Tout homme serait, d'après lui, albuminurique, comme il est glycosurique, oxalurique, c'est-à-dire à un degré *infinitésimal.* Cette question n'a pas un intérêt purement théorique : si on la résout dans le sens de M. Senator, on a moins de peine à expliquer la pathogénie de certaines albuminuries qui ne seraient ainsi que l'exagération d'un phénomène normal. Quoi qu'il en soit de la réalité de l'albuminurie à l'état physiologique, pour que l'urine devienne albumineuse d'une manière appréciable, il faut une modification :

1° De la membrane filtrante ;

2° Ou de la pression sanguine ;

3° Ou de la composition du sang ;

1° Modifications du filtre rénal.

Toute lésion rénale, macroscopiquement appréciable, n'explique pas suffisamment l'albuminurie : les progrès de la physiologie et de l'histologie nous imposent actuellement l'obligation de rechercher parmi les diverses parties de l'organe rénal

[1] M. Senator fait remarquer que tout liquide ne traversant pas un véritable *appareil glandulaire,* en d'autres termes, *non sécrété,* renferme nécessairement de l'albumine, et que le liquide qui passe à travers l'épithélium glomérulaire ne doit pas se comporter à cet égard différemment que le liquide cephalo-rachidien, l'humeur aqueuse, l'endolymphe et le périlymphe, etc. Tout au plus conçoit-on que, la pression sanguine étant au niveau du glomérule plus élevée que dans les capillaires de la pie-mère, etc., il passe relativement à l'albumine *plus d'eau* à travers le paroi glomérulaire. (Voir : Senator, *die Albuminurie,* p. 24 ; et, plus loin, l'exposé que je donne des résultats de M. Runeberg.)

Le bien fondé de ce raisonnement sera reconnu par tous ceux qui admettent, contrairement à M. Heidenhain et avec M. Senator, que l'urine est un liquide mixte, résultat de deux processus, un de *filtration* au niveau du glomérule, et un de *sécrétion* au niveau des tubes.

celles dont la lésion entraîne le passage de l'albumine dans l'urine. Car, s'il est un fait bien établi par tous les travaux récents, c'est la différenciation fonctionnelle des diverses parties du rein : l'épithélium des tubes contournés *secrète* certains principes normaux de l'urine et laisse passeour *certains* principes se trouvant accidentellement dans le sang ; le glomérule à l'état normal a surtout pour fonction de laisser filtrer l'eau ; or, beaucoup de faits prouvent qu'il doit être rendu responsable de la transsudation de l'albumine. Une expérience fort élégante de M. Nussbaum mérite à cet égard d'être rappelée[1].

Chez les amphibies, et notamment chez la grenouille, le réseau capillaire qui entoure les *tubuli*, outre le sang qu'il reçoit des vaisseaux efférents des glomérules, est alimenté par une veine-porte[2] et non par des rameaux de l'artère rénale. Il résulte de cette disposition que la ligature de l'artère rénale chez ces animaux ne saurait troubler beaucoup le fonctionnement de l'épithélium des *tubuli* puisqu'il reçoit du sang d'une source spéciale[3] ; et, comme dans les cas de ligature de cette artère on n'observe pas dans les glomérules de reflux du sang du réseau intertubulaire on en doit conclure qu'ils ne reçoivent du sang que de l'artère rénale.

Or, en injectant un demi centimètre cube d'albumine fraîche de l'œuf, ou la même quantité d'une solution aqueuse de peptose à 10 p. 100, dans le bout central de la grande veine abdominale d'une grenouille, M. Nussbaum produit chez cet animal de l'albuminurie. Si chez une autre grenouille on lie l'artère rénale préalablement et on la soumet à une injection semblable, *l'albuminurie manque*, pendant tout le temps que l'animal survit à l'injection (30 heures).

Cette expérience prouve que chez la grenouille, dans le cas de dyscrasie albumineuse, l'albumine n'est pas excrétée par l'épithé-

[1] Nussbaum. *Pflueger's Archiv*, Bd. XVII, p. 580, et *Revue mensuelle*, 1880, p. 257.

[2] Cette veine-porte est constituée par le rameau externe de la veine qui ramène le sang du membre inférieur, le rameau interne s'unissant à celui du côté opposé pour former la grande veine abdominale antérieure qui va au foie.

[3] On en a la preuve directe dans ce fait qu'après cette ligature, les cellules continuent de sécréter certaines substances injectées dans le sang.

lium des tubuli. Il est peu vraisemblable, *a priori*, qu'il en soit différemment chez l'homme, la différentiation des fonctions étant plus complète chez les animaux supérieurs.

Toutefois, il est possible qu'à l'état pathologique une petite quantité d'albumine soit excrétée par les cellules des *tubuli*. Mais, s'il est facile de constater la sortie de boules protéiques hors des cellules, il est beaucoup moins aisé de saisir la provenance de l'albumine liquide. Cependant l'examen de coupes fines d'un rein durci, soit par la coction soit par l'alcool absolu, méthodes de durcissement qui ont l'avantage de coaguler et de fixer en place les liquides albumineux[1], montrerait parfois, si l'animal a été sacrifié aussitôt après l'ablation d'une ligature temporaire de la veine rénale maintenue pendant dix minutes, que l'albumine coagulée se trouve surtout dans les tubes droits (Senator). Si les cellules épithéliales sont desquamées, on comprend mieux encore que de l'albumine du sang filtre dans la cavité des tubes rénaux. Enfin la liquéfaction du protoplasma cellulaire pourrait être aussi une source d'albumine (de globuline surtout, ainsi que le remarque M. Senator, attendu que d'après les recherches de M. Gottwald[2], le parenchyme rénal renferme sept à huit fois plus de globuline que de sérine). Quoi qu'il en soit de ces particularités, dont l'intérêt est plutôt théorique, on peut dire que l'albumine de l'urine ne provient des cellules qui qui tapissent les tubes que pour une part minime. Nous sommes ainsi amenés à étudier les altérations du *glomérule*, lesquelles, pour être bien comprises, impliquent la connaissance de son épithélium de revêtement[3].

Cet épithélium est assez difficile à voir chez l adulte ; aussi a-t-il été longtemps nié. Aujourd'hui, on est d'accord pour

[1] Posner, *Virchow's Archiv*, Bd. LXXIX. — Ribbert, *Nephritis und Albuminurie*, 1881.

[2] Senator, *Virchow's Archiv*, Bd. LX, p. 476, et *Die Albuminurie*. Berlin, 1882, p. 56 et seq.

[3] *Zeitschrift für phys. Chemie*, Bd. IV, p. 437. — Ces analyses ont été faites dans le laboratoire du professeur Hoppe-Seyler. Elles ont porté sur six reins de chien. Chaque organe était coupé en minces fragments et la matière albuminoïde extraite par l'eau. Dans cette matière, qui, dans les six analyses, représentait environ 5 p. 100 du poids du rein, la globuline était séparée au moyen du sulfate de magnésie.

admettre à la surface des anses glomérulaires un épithélium, aplati comme un endothélium, vestige des cellules cubiques qui revêtent le glomérule pendant la vie fœtale[1]. M. Runeberg le décrit de la manière suivante :

« C'est une substance grenue, renfermant des noyaux bien visibles surtout dans les espaces creux, contigus à la convexité des anses, mais tapissant aussi *d'une couche continue* ces dernières. Si on exerce une pression sur la lamelle couvre objet, cette substance se rompt en forme de cellules, chacune munie d'un noyau oblong, aplati, pourvu d'un nucléole.

D'après MM. Renaut et Hortolès, les cellules précédentes ne mériteraient pas le nom d'épithélium, non seulement parce que leurs limites ne sont pas nettes, mais parce qu'elle ne sont pas imprégnables par le nitrate d'argent (Langhans). Selon eux, ce seraient des cellules « connectives[2] (couche rameuse périvasculaire étalées jusqu'a se confondre et formant ainsi une pellicule protoplasmique semée de noyaux) ».

Qu'il s'agisse d'un épithélium ou d'un endothélium, il importe peu au fond, si, comme on est enclin à l'admettre aujourd'hui, c'est cette couche cellulaire qui, à l'état normal, met surtout obstacle au passage de l'albumine du sang.

Comme présomption en faveur de son impénétrabilité à l'albumine, M. Runeberg invoque l'apparence qu'elle peut revêtir dans certains cas d'argyrie. Ainsi dans un de ces cas, M. Riemer aurait constataté la présence de fines granulations d'argent dans cette couche cellulaire et non dans les anses vasculaires elles-mêmes[3]. Ce n'est pas là un argument décisif.

[1] Voyez pour la littérature : Runeberg, *Nordisk Arkiv*, XI, avec quatre figures. Le mémoire est suivi d'une analyse en français, et Heidenhain, *Hermann's Handbuch*, V. Dans ma note sur la *glomerulo-néphrite*, je parlerai des cellules de l'intérieur du glomérule; il n'est question ici que de l'épithélium.

[2] Hortolès. Étude sur le processus histologique des néphrites, Paris, 1881. Löwe et Ziegler, eux aussi, contestent la nature *épithéliale* de ces cellules. M. Ribbert (*loc. cit.*, p. 6) combat avec beaucoup de vivacité cette opinion.

[3] *Archiv der Heilkunde*, Bd. XVII, p. 330. — M. Runeberg admet, comme plusieurs chimistes, que l'albumine du serum est plutôt en *suspension* qu'en dissolution.

Une preuve plus topique me semble tirée de l'extrême fréquence des lésions de l'épithélium glomérulaire constatables au microscope dans plusieurs espèces d'albuminurie. D'après MM. Langhans et Ribbert[1], les lambeaux d'épithélium du glomérule que l'on obtient par la dissociation sont alors beaucoup moins larges qu'à l'état normal. Non seulement les cellules se séparent mieux les unes des autres, mais elles sont moins adhérentes aux anses glomérulaires. A un degré d'altération plus avancé elles se tuméfient et se desquament. L'étude histologique de cet état pathologique ne saurait trouver sa place ici; il me suffit de l'indiquer, et d'insister sur ce fait qu'on l'observe dans les conditions les plus diverses, non seulement dans la néphrite aiguë et la maladie de Bright chronique, mais dans le rein cardiaque, dans un grand grand nombre d'intoxications, à la suite d'une interruption du cours du sang, relativement courte, dans l'artère rénale, etc, etc.

Prenons ce dernier cas pour exemple : M. Ribbert, après avoir laissé une ligature *une heure et demie* sur l'artère rénale, a observé les altérations suivantes[2] :

1° Si l'animal est sacrifié *un quart d'heure* après l'ablation de la ligature, on trouve l'espace intermédiaire entre la capsule et le glomérule rempli incomplètement par un petit exsudat coagulé par l'alcool; quelques épithéliums sont gonflés.

2° Si l'animal n'est sacrifié qu'une demi-heure après l'ablation de la ligature temporaire, la cavité capsulaire est remplie d'un exsudat épais; le nombre des cellules épithéliales tuméfiées est fort augmenté, et dans quelques capsules (mais pas dans toutes) on trouve, au sein de l'exsudat, des cellules épithéliales desquamées. Quant à l'épithélium capsulaire, il commence à se tuméfier.

3° Si la survie a été d'une heure et quart, l'exsudat albumineux intra capsulaire est moindre ; mais tous les épithéliums sont tuméfiés, leur noyau augmenté de volume et granuleux; les cellules sont plus nombreuses ; on en rencontre dans la cavité de

[1] Voir notamment Ribbert : *Nephritis und Albuminurie*, p. 22.

[2] M. Litten (*Centralblatt*, 1880, n° 9) avait déjà signalé la tuméfaction et la desquamation des cellules épithéliales du glomérule après la ligature *temporaire* de l'artère rénale.

Ces lésions seraient suivies ultérieurement d'une néphrite mixte (Grawitz et Israel, *Virchow's Archiv*, Bd. LXXVII.)

toutes les capsules, et elles semblent provenir soit de l'épithélium glomérulaire, soit de l'épithélium capsulaire.

4° Vingt-quatre heures après l'ablation de la ligature temporaire, la quantité d'albumine qu'on trouve dans la cavité de la capsule est minime; la desquamation continue; elle s'observe encore trois jours plus tard[1].

Le même auteur décrit dès les premiers jours de l'empoisonnement par le phosphore la tuméfaction, la desquamation partielle de l'épithélium glomérulaire et sa dégénérescence graisseuse; on voit autour du glomérule un peu d'albumine, coagulée par l'alcool, en forme de demi-lune; les *tubuli* sont intacts[2].

Quelques heures après l'injection sous-cutanée d'un gramme et demi de solution d'acide phénique, au dixième, chez le lapin, l'urine devient albumineuse; le rein n'offre pas d'altération macroscopique; mais, par la coction et l'alcool, on décèle dans la cavité glomérulaire un petit coagulum albumineux; quelques épithéliums des glomérules sont desquamés[3].

M. Cornil en soumettant des lapins à une injection sous-cutanée de 0,01 gr. de cantharidine en solution dans l'éther acétique, a observé, chez un de ces animaux, mort en vingt minutes, entre le glomérule et la capsule, des globules blancs renfermant pour la plupart de fines granulations hématiques; chez un autre, au bout de quarante minutes, une zone épaisse de ces éléments dans la cavité de la capsule[4].

Indépendamment de toute lésion morphologique visible au microscope une simple modification fonctionnelle de l'épithélium glomérulaire peut sans doute le rendre plus perméable à l'albu-

[1] Les lésions de la néphrite desquamative ne sont d'ailleurs pas les seules que produise l'ischémie temporaire du rein; si celle-ci a été suffisamment prolongée, elle amène la nécrobiose des cellules des *tubuli*. Cet état des cellules aboutit à leur calcification (Litten). D'après un élève du professeur Langhans, M. von Verra, cette calcification n'est pas toujours définitive : si la ligature temporaire n'est restée qu'une heure en place, elle commence à disparaître par résorption à partir du huitième jour. (*Virchow's Archiv*, Bd. LXXXVIII, p. 207.)

[2] MM. Cornil et Brault ajoutent (*Journal de l'anatomie*, 1882, p. 8) que vers le quatrième ou cinquième jour la dégénérescence graisseuse de l'*endothélium vasculaire* du capillaire du glomérule peut être observée.

[3] Ribbert. *Loc. cit.*, p. 46-47.

[4] *Comptes rendus*. 26 janv. 1880.

mine. Cette modification fonctionnelle doit exister dans beaucoup de circonstances.

On peut de même soupçonner dans beaucoup de cas une modification de la perméabilité de la paroi capillaire elle-même, sans changement appréciable au microscope[1].

J'ai déjà dit que les épithéliums des *tubuli* peuvent, dans certains cas, laisser passer une petite quantité d'albumine. M. Senator pense que la dégénérescence graisseuse de l'épithélium des tubes contournés, constatée dans l'empoisonnement par le phosphore, dans les anémies graves, etc., explique en partie l'albuminurie, d'ailleurs minime que l'on observe habituellement dans ces états pathologiques. La digue qui retient l'albumine du sang est, dit-il, entamée par la dégénérescence de l'épithélium. Mais, dans ce cas, il existe aussi des lésions glomérulaires, ainsi que nous l'avons vu plus haut; or pourquoi ne seraient-elles pas la principale brèche à la *digue* qui normalement s'oppose au passage de l'albumine?

2° Modifications de la pression et de la vitesse du sang.

Influence de l'augmentation de la pression.

Elle a été depuis longtemps soupçonnée, et l'expérimentation s'est efforcée d'apporter des preuves à l'appui de cette vue.

[1] On sait que pour M. Cohnheim l'ischémie des capillaires est bientôt suivie d'une altération fonctionnelle (*Vorlesungen über allgemeine Pathologie*, Bd. I, p. 116 et suivantes, 2e édit.) qui permet au sang de les dilater. M. Litten, se fondant sur de remarquables expériences faites précisément sur le rein (*Zeitschrift für klin. Medicin* I, et aussi *Virchow's Archiv*, Bd. LXXXVIII, p. 585), conteste que la dilatation des capillaires qu'on observe alors soit le résultat de l'*altération* de la paroi ; il l'attribue à l'afflux du sang artériel par les collatérales, mais il accorde que l'ischémie amène une « certaine altération dans le sens de Cohnheim » (p. 594), qui rend la paroi capillaire perméable à l'albumine.

Même en admettant que la perméabilité des capillaires soit peu modifiée par l'ischémie et par les lésions diverses aiguës ou chroniques dont ils peuvent être atteints, elle doit l'être au moins, à en juger parce qu'on observe avec d'autres membranes animales, par les changements de la pression. (Voir plus loin l'exposé concernant les résultats de M. Runeberg.) Pour employer une image grossière, mais qui fera comprendre ma pensée, il semble que

Robinson, le premier je crois, a, dans ce but, lié l'aorte au-dessous des artères rénales; une fois il a noté *un peu* d'albuminurie. Puis à la ligature de l'aorte il a joint l'extirpation d'un des reins, afin d'augmenter la pression dans l'artère rénale restée libre [1]; dans ces nouvelles conditions il a vu *trois fois* l'urine *fortement albumineuse* : un des lapins (exp. 5) a survécu deux jours [2]. G. H. Meyer, chez deux des lapins (exp. 4 et 5) à qui il avait lié l'aorte abdominale, a trouvé de l'albuminurie [3].

Frerichs, comme Robinson, a vu dans quelques cas exceptionnels de l'albuminurie après la simple ligature de l'aorte abdominale, et au contraire une forte proportion d'albumine si l'extirpation d'un des reins était associée à la ligature de l'aorte.

Beaucoup plus tard, Ph. Munk a obtenu les mêmes résultats. D'après lui, si, à l'exemple de Robinson, on extirpe un rein à un lapin et qu'on lui lie l'aorte, il y a ordinairement de l'albuminurie, tandis qu'elle manque ou ne persiste pas jusqu'à la mort de l'animal si on se contente d'extirper un rein, ce qu'il explique très justement par l'*adaptation* du système circulatoire aux nouvelles conditions dans lesquelles le place la suppression d'un des reins [4]. M. Correnti a aussi trouvé de l'albumine dans l'urine après la simple ligature de l'aorte. M. Senator, de même chez deux lapins [5].

En regard de ces résultats positifs je n'ignore pas qu'il y a des faits négatifs, notamment ceux de M. Litten, qui n'a pas obtenu d'albuminurie, même en associant la ligature de la cœliaque et

sous forte pression une membrane animale *se feutre*, et qu'elle redevienne moins dense sous pression moindre, mais ce sont là de simples vues de l'esprit sur lesquelles il est inutile de s'arrêter davantage.

[1] Researches into the connection existing between an unnatural degree of compression of the blood contained in the renal vessels and the presence of certain abnormal matter in the urine. (*Med. chir. Transactions*, 1843, p. 51.)

[2] *Loc. cit.*, p. 61. Toutes les expériences sont relatées dans l'appendice. Aussi est-ce certainement par erreur que la plupart des auteurs répètent que Robinson n'a jamais obtenu d'albuminurie après la ligature de l'aorte au-dessous des rénales.

[3] *Archiv für phys. Heilkunde*, 1844, p. 114.

[4] *Berl. kl. Wochenschrift*, 1864, p. 333.

[5] *Loc. cit.*, p. 43. Ainsi que M. Senator, je pense que les expériences de compression de l'aorte, à travers la paroi abdominale, faites par M. Stokwis n'ont pas une grande valeur démonstrative; aussi les ai-je laissées de côté.

de la mésentérique supérieure à celle de l'aorte abdominale. M. Litten note que même après cette triple ligature la tension aortique n'était que peu augmentée[1], ce qui d'ailleurs n'est pas en opposition avec les notions nouvelles que nous avons touchant le peu d'influence qu'exerce le rétrécissement du champ circulatoire sur la tension générale.

Mais les résultats, soit positifs, soit négatifs, fussent-ils encore plus nombreux, je crois qu'ils ne trancheraient pas davantage la question que la plupart des expérimentateurs que je viens de citer ont voulu résoudre. On le comprendra sans peine, si l'on songe que les capillaire du glomérule sont intercalés entre deux anneaux musculaires (artères afférente et efférente) dont nous ne connaissons pas d'une manière certaine le fonctionnement au moment où nous essayons de modifier la tension générale. Tant que nous n'aurons pas de notions exactes sur la physiologie intime du glomérule, toutes les conclusions relatives à l'influence de la tension artérielle sur la transsudation de l'albumine garderont quelque chose de conjectural.

La méthode des injections intra-vasculaires n'est pas meilleure : on sait depuis J. Worm-Mueller avec quelle facilité le système sanguin s'adapte à d'énormes masses de liquide sans modifier beaucoup sa tension, et, de plus, alors même qu'on emploie du sang, on complique en général l'expérience par l'intervention d'un élément des plus importants au point de vue de l'albuminurie : *la dyscrasie*. Nous concluons donc que les différentes méthodes expérimentales mises en usage chez l'animal vivant dans le but de rechercher l'action de l'augmentation de la tension artérielle sur l'albuminurie ne peuvent donner que des renseignements peu certains.

Malgré leur peu de valeur scientifique, les résultats expérimentaux ci-dessus relatés avaient entretenu chez les médecins la croyance, naturelle en quelque sorte, qu'une forte pression artérielle était une cause du passage de l'albumine dans l'urine. Cette idée avait passé, en quelque sorte à l'état d'axiome. Aussi la publication des importantes recherches de M. Runeberg

[1] *Berliner kl. Wochenschrift*, 1878, n° 45.

ont-elles été, au point de vue de la doctrine pathogénique de l'albuminurie, un véritable événement scientifique.

En réalité, M. Runeberg n'a pas été si révolutionnaire qu'on l'a cru, au moins dans son premier mémoire qui est purement expérimental[1]. En effet, dans l'excellent exposé critique qu'il fait des travaux de ses devanciers Schmidt, Valentin, von Wittich, Hoppe, Funke et Heynsius, il nous montre que les observateurs précédents n'ont jamais prétendu que l'accroissement de la pression augmentât dans le liquide filtré la proportion d'albumine. Ce qu'ils ont constaté quand ils élevaient la pression, c'est : 1° l'augmentation de la quantité du liquide filtré; 2° l'augmentation de la proportion des *sels* dans le liquide filtré. Tels étaient les seuls points qui fussent expérimentalement établis; mais quant à l'augmentation relative de l'albumine sur l'influence d'une élévation de pression, qui était acceptée à priori, elle ne reposait sur aucune base expérimentale.

Les expériences de M. Runeberg ont été faites dans le laboratoire de M. F. Hofmann, à Leipzig. Comme membrane filtrante, il s'est servi principalement d'intestins de mouton conservés dans l'alcool, puis lavés à l'eau distillée. L'expérience a montré que les lois de la filtration sont en somme les mêmes quelle que soit la membrane animale. En général, il a expérimenté avec des pressions moindres de 10 à 50 cent. d'eau. Rarement il a atteint 100 cent. Voici ses principales conclusions:

Si une membrane animale est soumise pendant quelque temps à un certain degré de pression, la vitesse de la filtration devient sensiblement constante; si alors on augmente la pression, la vitesse de la filtration commence par augmenter, puis elle diminue progressivement jusqu'à un certain degré où elle redevient constante; si, au contraire, on diminue la pression, la vitesse de la filtration commence par diminuer, puis elle augmente progressivement jusqu'à un certain degré, également constant.

« Pour une même pression la vitesse de la filtration peut être

[1] *Archiv der Heilkunde*, 1877, p. 1. — C'est seulement dans un mémoire ultérieur (*Deutsches Archiv*, Bd. XXIII), que M. Runeberg a appliqué à la pathologie les résultats de ses expériences.

différente à travers une même membrane. Elle est plus grande si, dans l'intervalle de deux expériences, la membrane a été *déchargée;* elle est moindre si au contraire, dans l'intervalle, elle a été surchargée.

« Il n'y a d'abord pas de rapport constant entre les charges et les vitesses de filtration.

« Avec une membrane n'ayant pas encore servi à une expérience de filtration, le liquide filtré est tout d'abord plus riche en albumine pure, la pression restant la même, la richesse en albumine du liquide filtré diminue jusqu'à un certain degré à partir duquel il reste constant.

« Si alors on augmente la pression, la richesse de la solution en albumine diminue; si on diminue la pression, la richesse augmente.

« Pour une même pression, la richesse en albumine du liquide filtré peut être différente si dans l'intervalle de deux expériences la membrane a été déchargée, elle sera *notablement* plus grande. »

M. Gottwald a fait, sous la direction de M. le professeur Hoppe-Seyler et avec l'aide de ses deux assistants, MM. Herter et Kossel, des recherches qui contredisent sur certains points fondamentaux celles de M. Runeberg[1]; la pression qu'il a employée ne différait pas notablement de celle dont s'était servi ce dernier (de 10 à 60 cent. d'eau).

Sur un point M. Gottwald s'accorde avec M. Runeberg; c'est sur le fait que, toutes choses égales, la quantité du liquide filtré et sa teneur en albumine, diminuent avec la durée de l'expérience. Mais, contrairement aux conclusions de M. Runeberg, M. Gottwald a trouvé que:

1° La quantité de liquide filtré augmente lorsque la pression devient plus élevée (à la vérité non d'une manière proportionnelle);

2° La teneur en albumine[2] du liquide filtré est plus grande quand la pression est élevée.

Le professeur Bamberger a répété ces expériences avec un

[1] *Zeitschrift für phys. Chemie*, Bd. IV, p. 423.

[2] Un fait intéressant qui paraît établi par les expériences de M. Gottwald est que la sérine filtre mieux que la globuline. La différence serait assez sensible, comme 3 : 2. Nous aurons à revenir sur ce fait.

dispositif très simple et a constaté, comme M. Gottwald, que la quantité du liquide filtré était plus grande du côté où la pression était la plus forte; mais d'autre part, comme M. Runeberg, il a trouvé que le *teneur du liquide en albumine état moindre;* et pour M. Runeberg, c'est le fait essentiel[1].

3° La diminution de pression n'augmente ni la quantité du liquide filtré ni sa teneur en albumine

Dans un mémoire tout récent et dont, grâce à l'obligeance de l'auteur, j'ai eu connaissance pendant l'impression de cette note, M. Runeberg critique les expériences de M. Gottwald; il leur reproche notamment l'inconstance des résultats, qui, dit-il, tiendrait à ce qu'elles n'auraient pas été conduites avec toute la minutie nécessaire dans des recherches aussi délicates; il a répété ses anciennes expériences, et en a refait de nouvelles en se servant, comme M. Gottwald, d'uretères de cadavre comme membrane filtrante. Aussi est-ce en toute assurance qu'il maintient l'exactitude de ses premières assertions[2].

Quant à la teneur centésimale ou, en d'autres termes, quant à la proportion relative en albumine du liquide filtré, il semble difficile de contester le bien fondé des propositions de M. Runeberg[3]. Il suffit de lire ses tableaux d'expériences pour se convaincre que la teneur centésimale du filtrat augmente quand la pression est diminuée et quelle diminue quand la pression augmente[4]. Ainsi (ex. 1), la teneur du filtrat étant sous la pression 100 c. successivement 1,3, 1,077, 0,66, devient sous la pression 40 c.

[1] *Wiener med. Wochenschrift*, 1881. Voyez pour les détails, *Revue de médecine*, 1882, numéro de décembre.

[2] *Zeitschrift für phys. Chemie*, Bd. VI.

[3] Je dois cependant dire ici que M. Newmann (de Glascow), dont le travail a paru (*Journal of anatomy and Physiology*, t. XII) presque en même temps que le premier mémoire de M. Runeberg, aurait trouvé en filtrant à travers une membrane animale une solution d'albumine à 4 p. 100 que non seulement la quantité du liquide filtré, mais sa proportion relative en albumine augmente assez régulièrement avec la pression. Mais il a expérimenté avec une pression bien forte (10 à 50 mm. *de mercure!*) supérieure à celle qu'ont employée MM. Runeberg et Gottwald et à celle qui peut exister dans le glomérule; d'autres critiques encore pourraient être aussi adressées à ce travail qui, pour ces motifs, ne me paraît pas réfuter les propositions de M. Runeberg.

[4] Dans toutes les expériences de son dernier travail, M. Runeberg n'a employé que deux pressions : une *forte*, de 100 cent., et une *faible* de 40 cent. de hauteur de liquide.

0,95 et 1,5; puis la pression 100 c. étant rétablie, retombe à 1, 0,7, 0,6. Sous la pression 40 c. elle remonte à 0,8, 1,3, 1,4, 1,5, et ainsi de suite. Voilà un résultat devant lequel il faut s'incliner.

Mais, quant à la *quantité* de liquide filtré, la chose ne me paraît pas si simple : il est très vrai que *pendant la durée* d'une expérience, la *pression restant constante*, le sens des phénomènes est bien, dans les expériences que rapporte M. Runeberg, celui qu'il a indiqué, mais le *premier effet* du changement de pression positivement en sens inverse. Comme exemple, je reprends la même expérience:

Sous la pression de 100, j'y vois la quantité de liquide tomber progressivement de 6 à 3,8, en même temps que (voir plus haut) sa teneur centésimale en albumine baisse de 1,3 à 0,6; mais tandis que sous la pression de 40 c. *cette dernière se relève immédiatement* à 0,9, au même moment la quantité de liquide filtré tombe à 1,9. Ainsi le premier *effet de l'abaissement de pression paraît bien évidemment une chute brusque de la quantité de liquide filtré*, puisqu'elle tombe de 3,8 à 1,9. Il est vrai qu'aussitôt après, toujours sous la pression de 40, elle remonte à 2,1, confirmant ainsi la proposition de M. Runeberg, à savoir que, la pression restant constamment basse, la quantité de liquide filtré tend à s'accroître ; mais, encore une fois, le premier effet a été inverse, et d'une manière très marquée.

Poursuivons la lecture du tableau. La pression est ramenée à 100 : le premier *effet est l'augmentation de la quantité du liquide filtré*, qui de 2,18 monte immédiatement à 3,9. Il est vrai qu'aussitôt elle se met à baisser à 3,1, 2,7. A ce moment on rétablit la pression à 40 c. Le premier effet est encore la diminution de la quantité de liquide qui devient 1,3. Puis elle se remet, sous l'influence de cette basse presssion, à monter progressivement à 1,48, 1,55 — et ainsi de suite.

Nous voyons ainsi que dans les expériences de M. Runeberg, la pression a, sur la quantité du liquide filtré, une double in-

[1] Quant à la diminution de la proportion centésimale dans le filtrat, elle s'expliquerait, selon M. Heidenhain, en admettant que, sans forte pression, la perméabilité de la membrane pour l'eau, croît davantage que sa perméabilité pour l'albumine.

fluence, l'une antagoniste de l'autre, et que les exemples ci-dessus rapportés mettent bien en lumière. Il importe de ne pas perdre ce fait de vue.

Il en résulte que l'influence des modifications de pression sur la quantité absolue d'albumine filtrée peut être discutée. Un physiologiste fort autorisé, Heidenhain, critiquant les premières expériences de M. Runeberg, en avait tiré la conclusion que la quantité absolue d'albumine croît avec la pression[1]. Dans son nouveau mémoire, M. Runeberg conteste vivement l'exactitude de cette conclusion ; il accorde que la proposition formulée par M. Heidenhain peut être exacte lorsqu'on met en parallèle une pression à une autre, mais il maintient, et cela d'une manière absolue, que la pression *restant constante*, si elle est *élevée*, la quantité absolue d'albumine filtrée va toujours *diminuant*, tandis qu'elle va en *augmentant* si la pression est *basse*. En fait, qu'on se reporte aux chiffres précédents — et j'aurais pu en citer beaucoup d'autres, — on y verra que la quantité du liquide filtré, et sa teneur centésimale en albumine, ont augmenté sous la pression constante de 40 c. et qu'elles ont diminué toujours sous la pression également constante de 100 c. La quantité du liquide filtré et sa teneur centésimale marchant dans le même sens, il est clair que la quantité absolue d'albumine fait de même.

En résumé, vu les résultats obtenus indiqués par M. Runeberg qui s'est placé dans *certaines* conditions expérimentales, il n'est pas possible de dire avec Bartels « que l'albumine ne traverse les membranes que sous une haute pression ». La question qui, à mon sens, reste sujette à controverse est seulement celle de savoir dans quelle mesure ces résultats sont appliquables à la pathogénie de l'albuminurie ; car chez l'animal vivant les conditions sont autrement complexes.

Influence de la vitesse de la circulation glomérulaire.

Parmi ces conditions il en est une dont M. Litten[1], puis M. Posner[2] ont les premiers tenu compte et sur laquelle le pro-

[1] *Centralblatt*, 1880, n° 9, p. 165.

[2] *Virchow's Archiv*, Bd. LXXIX, p. 341.

fesseur Heidenhain à insité[1] : la vitesse de la circulation glomérulaire. Le professeur Bamberger[2] croit aussi à l'influence de ce facteur, et le professeur Charcot a donné à cette nouvelle manière d'envisager les conditions mécaniques de l'albuminurie l'appui de sa haute autorité[3]. Au premier abord, il peut sembler étrange que le passage de l'albumine à travers un filtre puisse être influencé par la vitesse avec laquelle ce liquide s'écoule à la surface du filtre et parallèlement à lui ; mais, en y réfléchissant, on conçoit cependant que les molécules d'albumine, s'engageant avec quelque difficulté à travers les pores de la membrane filtrante, soient entraînés par un courant rapide avant leur engagement complet et effectuent au contraire celui-ci dans le cas où le liquide dont elles font partie progresse avec une vitesse moindre. Certains faits physiques sur lesquels je n'ai pas à insister ici pourraient au besoin appuyer cette opinion qui, malheureusement, ne repose pas sur des expériences suffisamment précises[4] ; du moins, à ma connaissance, dans les ouvrages de physique, on ne traite pas de cette question.

En résumé, l'expérimentation sur l'animal ne fournit, relativement à l'influence de l'augmentation de la tension artérielle sur la production de l'albuminurie, que des résultats équivoques ; l'expérimentation sur des membranes inertes, *dans certaines conditions*, montre que la proportion centésimale d'albumine dans le liquide filtré est en raison inverse de la tension ; enfin, il y a des raisons théoriques pour admettre que le ralentissement de la circulation glomérulaire est une cause d'albuminurie. Ces conclusions nous aideront à nous orienter dans l'interprétation des faits expérimentaux et cliniques suivants :

[1] *Hermann's Handbuch.* Bd. V.

[2] *Wiener med. Wochenschrift*, 1881, p. 179.

[3] Leçons sur les conditions pathogéniques de l'albuminurie, p. 38 et suiv.

[4] M. Gottwald a, dans le mémoire cité précédemment, fait une série d'expériences de filtration où, de même que dans certaines expériences de M. Runeberg, le liquide *à filtrer* n'était pas immobile ; mais dans les expériences de l'un et de l'autre de ces auteurs, il ne semble pas que l'influence de la vitesse ait été suffisamment étudiée.

Influence de la diminution de l'afflux du sang artériel.

Les expériences à cet égard sont peu nombreuses, mais suffisamment probantes : Max Herrmann et von Overbeck ont rétréci l'artère rénale, et constaté *que l'urine émise pendant qu'elle était rétrécie* était *rare* et *albumineuse*[1]. Zielonko, deux jours après avoir rétréci le calibre de l'aorte chez un lapin, a noté l'existence d'albuminurie et de cylindres dans l'urine[2].

Il est extrêmement probable que dans ce cas l'albumine transsude exclusivement au niveau du glomérule. On pourrait en avoir la preuve *de visu* maintenant que l'on sait fixer à l'état solide l'albumine transsudée, et, en quelque sorte, saisir la trace de son passage. Il faudrait sacrifier les animaux *très peu de temps* après que l'artère rénale aurait été rétrécie et rechercher sur des coupes du rein, durci par la coction ou par l'alcool, si l'albumine coagulée se rencontre exclusivement, ou en beaucoup plus grande abondance, dans la capsule de Bowmann. M. François a fait chez le lapin deux expériences de ce genre, mais il a laissé vivre ses animaux trop longtemps : dans la première de ses deux expériences, l'animal a été sacrifié vingt-quatre heures après l'application d'une ligature lâche sur l'artère rénale gauche ; « le rein gauche est assez pâle ; exsudat dans la capsule de Bowmann ; en certains points mêmes les paquets vasculaires ont disparu ; les tubes contournés en contiennent aussi ; leurs cellules sont grosses granuleuses ; quelques-unes se sont détachées de la paroi ». Dans la seconde, la ligature incomplète est restée quarante-huit heures ; le rein est pâle à la surface ; la substance corticale tranche par sa couleur claire sur la substance médullaire qui est légèrement violette[3].

Il est très probable qu'en clinique nous rencontrons assez sou-

[1] *Sitzb. der k. Ak. der Wiss. zu Wien*, 1862. Sous l'influence des idées régnantes, ils expliquaient l'albuminurie par une augmentation de la *tension* (veineuse).

[2] *Virchow's Archiv*, Bd. LXI, p. 267.

[3] Contribution à l'étude du rein cardiaque. *Thèse de Montpellier*, 1881, p. 25-26.

vent des albuminuries dont la cause n'est autre qu'une diminution de l'activité de la circulation ; mais il est, naturellement, difficile d'affirmer que cette cause agisse seule. Voici cependant des cas où il paraît en être ainsi :

MM. Lœbisch et P. Freiherr von Rokitansky [1] ont, sur des sujets sains ou convalescents, constaté que l'urine excrétée environ une heure après l'injection de 0,02 de chlorhydrate de pilocarpine renferme une petite quantité d'albumine, qui, dans leurs six expériences a été de 76 à 20 centigr. par litre. Cette albuminurie est, à la vérité, tout à fait passagère. Une heure plus tard elle disparaît. Ces auteurs, se fondant sur le fait de la diminution de la quantité d'urine *pendant la période d'albuminurie*, croient pouvoir en conclure que celle-ci a lieu sous l'influence d'un abaissement de la tension artérielle [2]. Ils pensent que l'albuminurie consécutive à la *fatigue* musculaire doit être produite par le même mécanisme, car si l'exercice musculaire produit, comme la pilocarpine, tout d'abord une augmentation de la fréquence et de la force du pouls, cet effet primitif est ensuite suivi de l'effet inverse, comme cela a lieu aussi avec la pilocarpine ; le pouls devient dicrote et ses caractères sont ceux d'une tension artérielle faible.

Cette interprétation est d'ailleurs conforme à celle du professeur Leube, qui a le premier, comme on sait, reconnu la fréquence de l'albuminurie chez les soldats à la suite des manœuvres [3].

M. Fischl (de Prague) a appelé l'attention sur l'albuminurie qui survient transitoirement dans le cas de souffrance des organes abdominaux, surtout lorsque cet état de souffrance arrive à produire le collapsus. L'urine dans ce cas est rare et dense ; elle renferme une quantité variable d'albumine, mais *pas de cylindres* [4].

[1] *Berichten der natur. med. Vereins in Innsbruck*, 1882.

[2] Il est probable que, dans ce cas, la vitesse de la circulation glomérulaire est en même temps diminuée.

[3] *Virchow's Archiv*, Bd. LXXII. J'ai donné à cet égard quelques détails plus haut, p. 556.

[4] Stiller (*Wien. med. Wochenschrift*, 1880) avait déjà remarqué l'absence de cylindres chez la plupart des malades atteints de catarrhe intestinal *aigu*, avec albuminurie. Dans des cas de ce genre, M. Fischl avait trouvé des cylindres (*Prag. Viertelj.*, 1878.), mais il dit aujourd'hui que ceux-ci peuvent manquer.

D'après M. Fischl, cette albuminurie, dont il rapporte avec détails plusieurs observations intéressantes, s'explique par l'abaissement de la tension ; on peut également présumer que le ralentissement de la circulation glomérulaire n'est pas étranger à sa production[1].

M. Fischl a aussi observé de l'albuminurie dans le collapsus qui suit certaines hémorrhagies, et notamment les métrorrhagies après l'avortement[2]. Le professeur Quincke a aussi publié récemment un cas d'albuminurie consécutive à un collapsus hémorrhagique (rupture d'un anévrisme de l'aorte dans l'œsophage : dans les douze heures qui suivirent l'hémorrhagie il n'y eut pas d'urine émise, mais peu de temps avant la mort il rendit une petite quantité d'urine trouble, colorée et fortement albumineuse (D = 1026) renfermant des cylindres, surtout larges et longs, rectilignes pour la plupart, hyalins, parsemés de grains d'urates très fins et de quelques cellules rondes; pas d'autres éléments morphologiques[3].

Mais, ainsi que le remarque justement M. Quincke dans un cas de ce genre, les conditions sont complexes.

On a vu plus haut qu'un certain nombre d'albuminuriques *bien portants*, présentaient de l'albumine de préférence dans la matinée, avant le repas du milieu de la journée, c'est-à-dire au moment où l'urine est rare et la circulation rénale la plus languissante[4]. Cette circonstance peut être invoquée en faveur de l'influence de cette dernière condition sur la production de l'albuminurie.

[1] *Prag. med. Wochenschrift*, 1880, et *Deutsches Archiv*, Bd. XXIX, p. 217 et suivantes. Quant à l'albuminurie dans le cas de hernie étranglée, d'après Fischer (*Volkmann's Sammlung*, n° 27), elle s'expliquerait de même; tandis que, pour M. Englisch, elle tiendrait plutôt à un état dyscrasique causé par la résorption des liquides intestinaux; elle manquerait dans le cas d'étranglement de l'épiploon. (*Prag. med. Woch.* 1882, p. 47.) — (V. plus loin, p. 593.)

[2] Dans ce cas M. Fischl a quelquefois rencontré des cylindres; mais, ainsi qu'on le verra plus loin quand je rapporterai les expériences de MM. Weissgerber et Perls, etc., la production de cylindres hyalins est parfaitement conciliable avec un grand ralentissement de la circulation rénale.

M. le Dr Cassin (d'Avignon) m'a dit avoir observé plusieurs fois de l'albuminurie après des hémorrhagies puerpérales.

[3] *Deutsches Archiv*, XXX, p. 398-399.

[4] Voir p. 557.

Influence d'un obstacle à l'écoulement du sang veineux.

L'albuminurie dans ce cas est d'observation vulgaire ; mais les conditions sont loin d'être identiques, et il importe de les distinguer.

La ligature de la veine amène promptement une congestion énorme du rein, de l'albuminurie, puis de l'hématurie. La tension est d'emblée beaucoup augmentée dans le réseau veineux ; et très promptement l'apport du sang artériel est entravé. Les effets de la ligature *complète* de la veine rénale sont donc bientôt compliqués par ceux de l'ischémie artérielle. Voilà une complexité de conditions qu'il ne faut pas perdre de vue [1].

Si l'on se borne simplement à *rétrécir la veine rénale*, il n'y a jamais cessation de l'écoulement de l'urine. Celle-ci est seulement concentrée et fortement albumineuse. Cette expérience faite par MM. Perls et Weisserberger donne des résultats très nets. J'en parlerai longuement plus loin à propos de la formation des cylindres.

Dans le cas de *stase veineuse* que nous observons en clinique les conditions sont un peu différentes. Contrairement à ce qui a lieu chez l'animal à la suite du simple retrécissement de la veine, la tension artérielle est *diminuée*, du moins le plus souvent. M. Runeberg s'est efforcé de prouver que, dès lors l'albuminurie

[1] Après la ligature de la veine rénale chez le chien et chez le lapin, dit M. Cohnheim (*Vorlesungen über allg. Pathologie*, Bd. I), le rein augmente rapidement de volume. En moins d'une heure il atteint en poids le double de l'autre rein. Sa couleur est rouge noire, soit à cause de l'énorme remplissage de tous les vaisseaux, soit à cause d'extravasations qui sont, peut-être en partie, le résultat de ruptures vasculaires. Ce point toutefois est réservé, le phénomène essentiel étant ici, comme dans les autres organes, la *diapédèse*. A l'examen microscopique, on trouve tous les espaces lymphatiques remplis de globules rouges en amas, qui, à l'œil nu, ressemblent à des hémorhagies punctiformes; il y a beaucoup de globules rouges dans les *tubuli*, principalement dans ceux de la substance médullaire qui en sont littéralement remplis. A ce degré, qui survient de une à deux heures après la ligature de la veine, il ne s'écoule plus une goutte d'urine de l'uretère qui est lui-même oblitéré par un caillot, tandis que dans les premiers instants qui suivent la ligature, il coule de l'uretère un liquide fortement albumineux, sanguinolent, dont la quantité diminue d'une manière progressive.

rentre dans la catégorie des albuminuries par diminution de la tension artérielle et, à l'appui de son opinion, il fait valoir le fait que le glomérule, dans ce cas, serait de petit volume et n'occuperait point tout l'espace qui lui est réservé dans la capsule de Bowmann [1]. Mais M. Posner affirme que « presque toujours les glomérules sont au contraire gorgés de sang [2] » et, d'autre part, M. Senator a donné la preuve directe que l'albumine, dans le cas d'excès de la tension veineuse, peut transsuder au niveau des tubes :

En sacrifiant l'animal de huit à quinze minutes après l'application de la ligature de la veine, il a en effet constaté la présence d'un exsudat albumineux presque exclusivement, ou au moins d'une manière prédominante dans les canalicules, surtout de la substance médullaire, et pas dans les glomérules. On n'observerait d'exsudat dans ces derniers que si la ligature est restée plus longtemps appliquée [3].

Le simple rétrécissement d'une veine rénale ou la ligature de la veine cave inférieure, si l'expérience n'est pas trop prolongée, produirait les mêmes résultats.

Influence d'un obstacle à l'écoulement de l'urine.

La *ligature de l'uretère* n'amène pas aussi rapidement que celle de la veine une modification profonde dans le fonctionnement du rein : si on sacrifie l'animal au bout de dix à quinze minutes, on ne trouve, dit M. Senator, d'autre modification qu'une dilatation des canalicules et des espaces interstitiels, surtout dans la substance médullaire. Par suite de l'œdème, l'adventice des artères a un diamètre triple de l'état normal et dans les larges espaces qui sont intermédiaires aux tubes on trouve de l'albumine (coagulée par la coction). Mais si la ligature de l'uretère a été un peu plus prolongée, on trouve aussi de l'albumine dans les capsules de Bowmann, et dans les tubes, surtout dans les

[1] *Deutsches Archiv*, Bd. XXIII, p. 226.
[2] *Virchow's Archiv*, Bd. LXXIX, p. 340.
[3] *Die Albuminurie*, p. 36 et 57.

premières. En outre on observe un certain état de congestion des veines de la substance médullaire.

M. Posner n'a trouvé dans les capsules de Bowmann et dans les tubes une quantité un peu notable d'albumine (coagulée par la coction) que si les animaux avaient vécu au moins trois jours; mais ce résultat ne prouve point que de l'albumine n'ait commencé à transsuder beaucoup plus tôt. De plus, ainsi que le note M. Senator [1], M. Posner a lié l'uretère non vers le haut du rein, mais près de la vessie; or on sait que l'uretère est dilatable.

Quel est le mécanisme de l'albuminurie dans ce cas?

Il est loin d'être parfaitement éclairci, et en tout cas paraît complexe : d'après M. Runeberg la pression de l'urine dans la cavité de Bowmann faisant équilibre à une partie de la pression sanguine intra-glomérulaire, les conditions dans lesquelles on ferait la sécrétion de l'urine seraient équivalentes à celles qui résultent d'un abaissement de la tension artérielle; en conséquence l'albuminurie, d'après sa théorie, s'expliquerait naturellement. Cette explication ne me paraît pas tout à fait satisfaisante : la plupart des auteurs notent un certain degré de stase veineuse [2] produit par la dilatation des tubes urinaires et l'*œdème* du rein. C'est là sans doute la cause principale de l'albuminurie. Enfin d'après M. Aufrecht la ligature de l'uretère produirait tout d'abord une néphrite parenchymateuse et l'albuminurie serait le résultat de la *sécrétion* des cellules épithéliales. Je reviendrai sur ce point à propos de la formation des cylindres.

En tout cas, si la durée de l'obstacle au cours de l'urine se prolonge, il se produit des altérations interstitielles du rein étudiées expérimentalement par M. Aufrecht [3] ainsi que par plusieurs élèves de M. Rosenstein [4], et chez l'homme par plusieurs ana-

[1] *Virchow's Archiv*, Bd. 79, p. 332.

[2] MM. Straus et Germont (*Archives de physiologie*, 1882) n'ont jamais noté de congestion veineuse; ils insistent au contraire sur la pâleur de l'organe. Je ferai remarquer que ces messieurs ont expérimenté uniquement sur le cochon d'Inde.

[3] Aufrecht, *die diffuse Nephritis*, 1879.

[4] Helfricht et Bos, diss inaugurales analysées in *Berl. kl. Woch.*, 1880, p. 420. — Vorhoeve, id., et *Virchow's Archiv*, Bd. LXXX. Sur leurs animaux opérés par la méthode anti-septique, MM. Straus et Germont n'ont jamais vu survenir de lésions interstitielles, mais une simple atrophie.

tomo-pathologistes, notamment par M. Lancereaux[1], de telle sorte qu'on peut dire que chez l'homme toute albuminurie consécutive à un obstacle au cours de l'urine est *toujours causée par une altération du filtre rénal.*

Albuminuries consécutives à des lésions nerveuses.

L'albuminurie consécutive à une lésion nerveuse ou à un trouble fonctionnel du système nerveux est vraisemblablement causée par une modification des vaisseaux glomérulaires; voilà pourquoi j'en parle à cette place; puis, dans certains cas, des lésions ne tardent sans doute pas à se produire.

Cl. Bernard, le premier, vit que la piqûre du plancher du quatrième ventricule peut être suivie d'albuminurie[2]; d'autres expérimentateurs et lui-même constatèrent ensuite que diverses lésions du système nerveux central peuvent amener le même résultat. M. A. Ollivier a répété ces intéressantes expériences et, après Schiff, s'est efforcé de montrer que dans le cas où ces lésions sont suivies d'albuminurie il y a toujours congestion des reins[3]. M. Hugonnard a également fait quelques expériences sur ce sujet. MM. Schiff et Correnti ont produit l'albuminurie après la lésion ou l'irritation de la moelle et ce dernier après l'excitation d'une branche des nerfs lombaires[4]. D'après M. Vulpian, la section du grand nerf splanchnique, chez le chien amène *une forte congestion paralytique du rein correspondant* avec polyurie et albuminurie. Ce dernier phénomène, dit-il, est bien dû, quoi qu'en dise Knoll, à la section du splanchnique et démontre la possibilité d'une albuminurie par lésions de l'innervation vaso-motrice du rein[5].

[1] Sous le nom de *néphrite diffuse consécutive, Dictionn. encyclop.*, art. *Rein.* — 3e série, t. II, p. 221.

[2] Voir, dans la thèse de M. Hugonnard : Contribution expérimentale à l'étude de l'influence du système nerveux sur la sécrétion urinaire (Lyon, 1880), la discussion des résultats de Cl. Bernard.

[3] *Archives générales de médecine*, 1874, p. 155.

[4] Studi critici e contribuzioni alla patogenesi dell'albuminuria.

[5] *Leçons sur les vaso-moteurs*, t. I, p. 537.

Plusieurs expérimentateurs ont sectionné les nerfs rénaux; malheureusement la plupart n'ont pas étudié les effets de cette opération au point de vue de l'albuminurie. M. le professeur Vulpian rapporte une expérience dans laquelle il a arraché chez un chien « tous les filets qu'il a pu apercevoir, soit entre l'artère et la veine rénale, soit en avant, soit en arrière, soit sur les côtés de ces vaisseaux »; l'animal consécutivement à cette opération n'a pas été albuminurique [1]. Mais ce résultat n'est pas constant : j'ai vu cette lésion suivie d'albuminurie, et même d'hématurie.

D'après v. Wittich, on produirait de l'albuminurie en sectionnant les nerfs qui entourent l'artère rénale, mais pas ceux qui se trouvent entre la veine et l'artère. Cette assertion demande à être confirmée; car, ainsi que le remarque fort bien M. Runeberg, en exécutant la première de ces deux opérations, on ne peut guère manquer de comprimer l'artère; ce qui, ainsi que nous l'avons vu, est une cause suffisante d'albuminurie [2].

Pour terminer ce qui a trait à l'expérimentation, j'ai à signaler l'albuminurie obtenue par le professeur Bouchard à la suite de la faradisation de la peau chez les lapins [3], et par le professeur Fiori qui, en provoquant des accès épileptiques par la percussion du crâne chez des cobayes et en électrisant des lapins avec un fort courant d'induction, a observé de l'albuminurie avec ou sans cylindres hyalins [4].

Un des premiers faits bien observés d'albuminurie consécutive à une lésion nerveuse, chez l'homme, a été rapporté par Gubler dans son travail sur l'hémiplégie alterne [5]. Plus tard, M. Liouville a publié un cas de lésion de la protubérance avec albuminurie et glycosurie simultanées [6].

De même que chez l'animal, la lésion d'autres parties du système nerveux que la protubérance et la bulbe peut être suivie

[1] *Leçons sur les vaso-moteurs*, t. I, p. 529-530.

[2] Von Wittich, *Kœnigsb. med. Iahrb*, 1861; je cite d'après Runeberg, *Deutsches Archiv*, Bd. XXIII.

[3] Kémhadjan Mihran, *Thèse de Paris*, 1882, p. 14.

[4] *Archives italiennes de biologie*, p. 406.

[5] *Gaz. hebdomadaire*, 1836.

[6] *Gaz. des hôpitaux*, 1873

d'albuminurie. M. A. Ollivier a insisté sur sa fréquence dans l'apoplexie grave[1]; mais comme dans la plupart de ces cas elle n'a été constatée qu'à la période comateuse, alors que le malade est dans un état asphyxique, on ne peut, sans plus ample informé, le considérer comme sous la dépendance immédiate et exclusive de la lésion nerveuse.

M. H. Fischer dit que l'albuminurie n'est pas un symptôme rare dans la commotion cérébrale; elle serait même, d'après lui, beaucoup plus commune que la glycosurie : à titre d'exemple, il rapporte le cas d'un conducteur d'omnibus qui, ayant reçu un choc violent sur l'occiput, tomba sans connaissance. L'urine, évacuée par le cathéter renfermait, quelques heures plus tard, une énorme quantité d'albumine, et pas d'éléments morphologiques, le malade reprit connaissance le troisième jour; le septième, l'albumine avait disparu de l'urine[2].

Chez les paralytiques généraux, M. Sandras[3] et récemment M. Rabenau[4] auraient trouvé de l'albuminurie, ce dernier dans une proportion très forte; mais un bon nombre de ses malades étaient atteints de néphrite (constatée à l'autopsie) et les médecins qui ont fait après lui la même recherche n'ont pas confirmé la fréquence de l'albuminurie chez les paralytiques. Ainsi M. Richter n'en a jamais observé, même après les attaques apoplectiformes chez ses malades des deux sexes[5]. Les résultats de M. Richter ont été confirmés par son collègue M. Rabow[6].

Dans un mémoire fort intéressant, M. le professeur Teissier a rapporté quelques observations d'albuminurie chez des sujets atteints d'une affection chronique des centres nerveux[7]. Ces faits ne sont pas extrêmement rares, mais il y a souvent une grande difficulté à affirmer que l'affection cérébrale a précédé l'albuminurie. Cette difficulté se rencontre aussi dans le cas où l'albu-

[1] A. Ollivier, *Archives générales de méd.*, 1874, I, p. 1:9.
[2] Ueber commotio cerebri. (*Volkmann's Sammlung*, 1871, p. 134.)
[3] *Gaz. des hôpitaux*, 1855.
[4] *Archiv für Psychiatrie*, Bd. IV, p. 787.
[5] *Id.*, Bd. IV, p. 565.
[6] *Id.*, Bd. VII, p. 72.
[7] *Gazette hebdomadaire*, 1877, p. 615.

minurie coïncide avec l'aliénation. M. Rieger a publié récemment un cas de ce genre[1]. Pour être autorisé à affirmer que l'albuminurie dépend de l'affection cérébrale, il faut avoir la preuve de l'antériorité des troubles nerveux. La coexistence de la glycosurie ou bien l'alternance de cette dernière avec l'albuminurie a la plus grande valeur; par contre, l'existence de signes positifs de néphrite chronique, et notamment de cylindres granuleux dans l'urine, ne serait guère favorable à l'idée d'une albuminurie d'origine nerveuse.

D'après M. Fürstner, on rencontrerait de l'albumine dans l'urine chez 40 p. 100 des malades atteints de *delirium tremens*, et il y aurait un certain parallélisme entre l'intensité de l'albuminurie et du délire[2]. M. Weinberg a trouvé de l'albumine dans 33 p. 100 des cas, et a insisté en outre sur ce fait, que le délire et l'albuminurie cessent en même temps[3]; enfin tout récemment M. Bumm (clinique du prof. Rinecker à Würzburg) a rapporté un cas de delirium tremens avec albuminurie et glycosurie *temporaires*. Cette dernière a duré un jour de plus que l'albuminurie[4].

Celle-ci a été notée plusieurs fois dans le tétanos traumatique, et M. Kussmaul l'a observée dans le tétanos rhumatismal[5].

L'existence de l'albuminurie après l'attaque épileptique a été une question vivement discutée et résolue diffféremment : d'après Seyfert, qui s'en est un des premiers préoccupé, « l'albumine se rencontre en très grande quantité dans l'urine des épileptiques, immédiatement après l'attaque, mais non constamment[6] ». Sieveking n'a pas trouvé d'albuminurie chez les épileptiques (sauf chez un brightique)[7], Reynolds, de même, n'en a pas observé[8]. Sailly, dans ses recherches faites à la Salpêtrière, n'a eu aussi

[1] Congrès des aliénistes allemands à Carlsruhe. *Archives de Neurologie*, t. IV, p. 138, 1882.

[2] *Archiv für Psychiatrie*, Bd. VI, p. 755.

[3] *Berl. kl. Woch*, 1876, p. 465.

[4] *Berl. kl. Woch*, 1882. p. 378.

[5] *Berl. kl. Woch*, 1871.

[6] *Dublin quaterly jnal*, 1854 (cité par Bazin, *Thèse de Paris*, 1868).

[7] On Epilepsy London, 1861.

[8] Treatise on Epilepsy. London, 1861.

que des résultats négatifs [1]. Au contraire Bazin, qui a observé à Bicêtre dans le service de M. J. Falret [2], dit que l'albuminurie est en rapport avec les accès et se rencontre surtout dans les cas *où ils se succèdent par séries suivies d'un trouble profond des fonctions cérébrales*. Il est fugace, ordinairement peu intense et rare chez les enfants. Les *crises hystéro épileptiques n'en sont pas suivies*.

D'après Huppert, toute grande attaque est suivie d'albuminurie qui est plus abondante et moins transitoire si l'attaque a été violente ; même un simple vertige pourrait donner une trace d'albumine dans l'urine [3].

Après Huppert, Richter, Rabenau, Karrer n'ont eu que des résultats négatifs. Au contraire, Fürstner, Rabow et Otto ont constaté une albuminurie non constante. Ce dernier ainsi que M. Brüninghausen a obtenu les mêmes résultats [4]. Chez un même malade certains accès sont suivis d'albuminurie, tandis qu'après certains autres l'urine reste normale.

Les recherches de M. Kleugden ne sont pas favorables à l'albuminurie épileptique; cet auteur en a en effet rencontré chez quelques-uns, mais pas plus que chez des individus non épileptiques ; chez des infirmiers, par exemple, dans le cas où l'on en trouve chez les épileptiques hommes, il est d'avis qu'on a pu être abusé par la présence du sperme dans le canal ; enfin il prétend qu'après une attaque l'urine ne présente aucune particularité de réaction et de concentration [5].

Outre l'albuminurie, Huppert a noté, après les attaques les

[1] *Thèse de Paris*, 1861.

[2] *Thèse de Paris*, 1868.

[3] *Virchow's Archiv*, Bd. LIX, et *Archiv für Psychiatrie*, VII, p. 191. Ses premières recherches ont été faites sur des hommes, les secondes sur des femmes.

[4] Richter, *Archiv für Psychiatrie*, VI. — Rabenau, id., VII. — Karrer, *Berl. kl. Woch.*, 1875. — Fürstner, *Arch. f. Psych.*, VI. — Rabow, *id.*, VII, p. 75. — Otto, *Berl. kl. Woch*, 1876. — Bruninghausen, *Allg. med. centr. Zeitung*, 1880. La bibliographie de cette note est empruntée à M. Kleugden.

[5] *Archiv für Psychiatrie*, XI, p. 478, 1881. Dans les recherches que j'ai faites autrefois en collaboration avec M. Jacquin, sur l'urine après l'attaque d'épilepsie, nous avons trouvé des modifications importantes dans la proportion des phosphates alcalins et terreux (*Revue mensuelle*, 1879). Il ne faudrait donc pas croire que l'attaque d'épilepsie est sans influence sur l'urine.

plus graves, dans la moitié des cas des cylindres hyalins et des filaments spermatiques, jamais il n'a rencontré de cylindres épithéliaux et quant aux globules rouges, il n'en a trouvé qu'en un nombre tout à fait insignifiant [1].

M. Sturge [2], sur vingt-cinq épileptiques, en a trouvé trois qui ont présenté de l'albumine immédiatement après l'attaque. Mlle Bowell, chez une femme de service de M. Herard, ayant de nombreuses attaques, a trouvé de l'albuminurie sans cylindres [3].

Dans sa monographie sur l'épilepsie [4], M. le professeur Nothnagel dit n'avoir remarqué aucune régularité dans l'albuminurie après les attaques : il l'a vue manquer après une grande attaque chez un malade et se produire chez le même malade après une petite attaque.

M. Binswanger, sur vingt épileptiques, en a trouvé neuf qui présentaient de l'albumine après les crises [5]; trois d'entre eux étaient particulièrement intéressants, attendu qu'ils répondaient au type décrit comme épilepsie vaso-motrice : l'attaque en effet ne se manifestait chez eux que par une élévation de la température, et par une diminution consécutive de la quantité d'urine avec albuminurie.

M. Mabille n'a pas trouvé d'albumine chez trente-huit épileptiques (20 hommes et 18 femmes), sauf chez un sujet présentant les signes d'une néphrite chronique [6]. M. Christian n'en a pas non plus rencontré [7] ; au contraire, pour M. Fiori, l'albuminurie ne serait pas rare, mais non constante d'ailleurs [8] ; cet auteur aurait aussi observé des cylindres.

En somme, bien que n'ayant sur ce sujet aucune expérience personnelle, je n'hésite pas à considérer l'existence de l'albumi-

[1] *Loc. cit.*, p. 385 et suivantes.

[2] Cité par Mlle Bowell, *Thèse de Paris*, 1877 (service du Dr Buzzard).

[3] *Thèse citée*, p. 34-36.

[4] *Ziemssen's Handbuch*, 2e édition, p. 237.

[5] Chez les autres, dit-il, l'albuminurie était inconstante; ce qui semblerait indiquer que l'albuminurie n'a pas manqué après chaque attaque chez les neuf malades en question (?).

[6] *Annales méd. psych.*, 1880, nov.

[7] *Gaz. méd.* de Paris, 1881, p. 344.

[8] *Morgagni*, 1881, VI.

nurie chez un certain nombre d'épileptiques comme parfaitement établie. Ce qui est moins prouvé, c'est la relation causale entre l'albuminurie et l'attaque[1]. Elle me paraît cependant très probable. Que plusieurs observateurs aient été induits en erreur par la présence de sperme dans le canal, cela est incontestable; mais en dehors des observations inexactes, il y en a qui paraissent d'autant plus probantes que parfois on a aussi trouvé, passagèrement, du sucre après les attaques. J'avoue d'ailleurs que l'albuminurie épileptique ne suffirait pas à demontrer la réalité de l'albuminurie nerveuse, attendu qu'une grande attaque, indépendamment de l'influence directe du système nerveux sur les vaisseaux du rein, peut produire indirectement de l'albuminurie par l'intermédiaire des convulsions et de l'asphyxie.

L'albuminurie qui peut survenir dans le cours d'une hystérie sans attaque, me paraît bien plus probante en faveur de la doctrine de l'albuminurie nerveuse. Mais cette albuminurie hystérique est des plus rares. J'en ai observé l'an dernier un cas : l'urine était pâle, et il y avait un peu d'anasarque, ce qui rendait le diagnostic difficile ; *mais il n'y avait point de cylindres dans l'urine*, et l'albuminurie ainsi que l'œdème n'ont été *que temporaires*. Aussi, l'interprétation de ce fait me paraît certaine. On sait d'ailleurs que chez des sujets impressionnables une émotion peut produire une albuminurie transitoire[2].

3° Modifications de la composition du sang.

Des modifications, soit quantitatives, soit qualitatives, portant sur les matériaux du sang, albuminoïdes ou autres, peuvent entraîner de l'albuminurie. Le cadre des albuminuries dyscrasiques est donc, comme on voit, très compréhensif.

[1] Je lis pendant l'impression de cette feuille que M. Saundby sur vingt-sept examens d'urine appartenant à vingt épileptiques a noté vingt-deux fois la présence d'albumine, parfois en grande quantité, et que sur cinq urines émises immédiatement après une attaque, deux fois l'albumine manquait. M. Saundby, pour cette raison, ne croit pas que l'albumine soit en rapport avec l'attaque elle-même ; il l'attribue plutôt à l'anémie et à la dypepsie que présentent les épileptiques. (*Med. times and Gazette*, oct. 14, 1882.)

[2] Ultzmann (*Wiener med. Wochenschrift*, 1881), et *New-York med. Record*, 1881, p. 431.

1° *Modifications des albuminoïdes.*

Albuminuries dyscrasiques expérimentales.— L'injection dans les veines d'un chien d'une certaine quantité de blanc d'œuf en solution dans l'eau détermine toujours de l'albuminurie pendant quelques heures. Comme les matières albuminoïdes du blanc d'œuf diffèrent de celles du sang par plusieurs caractères, notamment par leur pouvoir rotatoire [1], on peut avoir la preuve que l'albumine passée dans l'urine est bien l'albumine injectée [2].

M. Miahle dit avoir trouvé de la caseine dans l'urine d'un chien qui avait reçu dans les veines 15 grammes de lait pur. Pavy, après l'injection de 90 grammes de lait, a remarqué au bout d'une heure et demie que l'urine opalescente donnait par l'acide acétique à froid un léger précipité, et à chaud, un précipité considérable. Vingt-quatre heures plus tard, l'urine avait repris ses

[1] D'après M. Béchamp, le pouvoir rotatoire des albumines de l'œuf serait de 33 à 53 (moyenne 40). Celui de l'albumine du serum serait de 62.

[2] Quant à la quantité d'albumine retrouvée dans l'urine, elle est le plus souvent inférieure à celle qui a été injectée : MM. J. Béchamp et Baltus, après l'injection de la quantité colossale de 18 grammes d'albumine de l'œuf chez deux chiens, disent n'avoir retrouvé chez l'un et l'autre qu'une dizaine de grammes. Le pouvoir rotatoire de l'albumine retrouvée était sensiblement égal à celui de l'albumine injectée. (*Comptes rendus*, 1878, t. LXXXVI, n° 23.)

Dans d'autres cas une certaine quantité d'albumine du sang passe dans l'urine conjointement avec celle du blanc d'œuf, à cause des désordres que détermine dans le glomérule, comme dans d'autres parties du système circulatoire, le mélange imparfait de l'albumine de l'œuf et du sang, d'où l'anurie, la paleur des muqueuses, l'asphyxie, symptômes sur lesquels ont insisté Grützner (*Pflueger's Archiv.* Bd. XXIV, p. 463) et Sosath (*Dissert.* Wurzburg analysée in *Maly's Iahresbericht*, 1880, p. 274). D'après M. Knipers, élève du professeur Stokwis (*Dissert.* Amsterdam. analysée in *Centralblatt*, 1882, p. 267), on observerait les lésions suivantes du rein : augmentation de volume de l'organe, altération en foyers, des cellules épithéliales des tubuli (tuméfaction et trouble du protoplasma, les noyaux devenant invisibles); augmentation des noyaux et granulations graisseuses de l'épithélium du glomérule ; augmentation des espaces interstitiels, etc. — Selon M. Knipers, le blanc d'œuf serait un irritant pour le rein. — Voir aussi la communication du professeur Stokwis sur ce sujet au congrès de Londres, 1881.

D'après M. Sosath, l'injection sous-cutanée du blanc d'œufs déterminerait beaucoup moins de troubles des cellules du rein, ce qui s'explique sans doute par le fait que, dans ce cas, l'albumine ne pénètre pas dans le sang à dose massive.

caractères normaux. M. le professeur Vulpian a répété les expériences de Pavy et vérifié leur exactitude [1].

M. Calmettes, élève de M. Vulpian, a injecté à des lapins soit de la caséine solubilisée au moyen de quelques gouttes d'une solution de potasse, soit du lait; dans les deux cas, il a retrouvé de la caséine dans l'urine [2].

D'après M. Runeberg [3], le résultat, quant à l'albuminurie, serait essentiellement différent suivant qu'on injecte dans les veines d'un animal (lapin) 25 c. c. d'une solution alcaline de caséine à 3 p. 100, ou la même quantité de lait. L'albuminurie ne manquerait pas dans le premier cas et ferait défaut dans le second.

M. Pavy, après l'introduction dans les veines d'un chien de 100 *grains* de colle de poisson (gélatine), dissoute dans deux onces et demie d'eau, a vu l'urine de ce chien former une gelée solide. De plus elle renfermait certainement de l'albumine, car elle donnait un précipité par la chaleur et par l'acide nitrique [4]. M. Calmettes a injecté chez un lapin dans la veine jugulaire, 30 centimètres cubes d'une solution concentrée de gélatine. — Deux heures après, l'urine ne donnait rien par la chaleur et par l'acide nitrique (par conséquent elle ne renfermait pas d'albumine). Mais, par l'addition en excès d'acide picrique ou d'acide chromique, il y avait un précipité (peu abondant).

En somme, on peut dire que l'introduction dans les veines des matières albuminoïdes étrangères à l'économie est suivie de la

[1] Mialhe, Pavy, Vulpian cités par Calmetttes. (*Archives de physiologie*, t. II, p. 29 et 30.)

[2] *Loc. cit*, p. 30 et suivantes.

[3] MM. J. Béchamp et Baltus ont fait chez des chiens des injections de lait et de caséine. Voici les conclusions qu'ils tirent de vingt-quatre expériences:

1° On peut injecter dans le sang veineux du chien 5 et même 8 centimètres cubes de lait par kilogramme d'animal sans produire autre chose que des troubles fonctionnels (non graves); il n'y a pas d'albuminurie. — Si on dépasse notablement la limite susindiquée, il y a mort.

2° On peut injecter dans les reins 50 centigrammes de caséine en combinaison sodique sans amener aucun trouble fonctionnel. La quantité d'albumine éliminée alors est extrêmement faible. — Si on dépasse un peu la limite susindiquée, la mort arrive. — Comme le lait de vache ne renferme guère que 3,4 de caséine pour cent, les troubles fonctionnels produits par 8 centimètres de lait par kilogramme d'animal, ne peuvent être attribués à cette substance. (*Comptes rendus*, 1879, t. LXXXVIII, p. 1328.)

[4] Cité par Calmettes. (*Loc. cit.*, p. 40.)

prompte élimination d'une partie au moins de ces matières.

D'après M. Runeberg l'albumine de l'œuf et la caséine solubilisée par un peu de soude filtrent, à travers une membrane animale morte, mieux que l'albumine du sang. Je suis loin d'y contredire; mais je me demande si la différence qu'il a constatée suffit pour rendre compte du passage si rapide de ces substances dans l'urine quand elles sont injectées dans le sang. Les résultats des expériences dont je vais maintenant parler augmentent encore mes doutes à cet égard.

Si, comme l'ont fait sous ma direction MM. Estelle et Faveret, on injecte dans les veines d'un animal soit de la *serine*, soit de la *globuline* en solution dans l'eau, c'est-à-dire *une seule* des deux matières albuminoides constituantes du serum, on observe chez l'animal, soit une *sérinurie*, soit une *globulinurie*[1]. L'injection de globuline surtout paraît probante s'il est vrai, comme on l'admet généralement, que la globuline est moins diffusible et filtre moins à travers une membrane que la sérine, ainsi que l'a constaté M. Gottwald[2].

On pourrait objecter que la sérine ou la globuline injectées retiennent une partie des sels (sulfate de magnésie ou chlorure de sodium) employés pour leur isolement; or il y a des raisons de croire que la combinaison de ces matières albuminoïdes avec un sel augmente leur diffusibilité; mais quelques-unes des expériences rapportées par M. Faveret montreraient au besoin qu'une telle objection est sans valeur, car il a parfois préparé de la globuline en la précipitant par l'acide carbonique, méthode qui, comme on sait, n'amène la précipitation que d'une petite quantité de globuline, mais qui, dans l'espèce, avait l'avantage de fournir une matière non combinée avec un sel. Eh bien, dans ce cas également, l'injection de globuline a été suivie d'une *globulinurie*.

Comment expliquer dans ces deux séries d'expériences l'élimination exclusive de la sérine et de la globuline? serait-ce que l'une de ces deux substances ne peut se trouver en excès dans le

Estelle (*Thèse de Lyon* et *Revue mensuelle*, 1880), Faveret (*Id.*, et *Revue de médecine*, 1882).

[2] Voyez plus haut, p. 569, note 2.

sang, par rapport à l'autre? — Mais cette hypothèse n'est pas soutenable, car, à l'état, normal les quantités respectives de la globuline et de la sérine du sang varient dans des limites assez étendues sans qu'il se produise une globulinurie ou une sérinurie[1]. Serait-ce que par le fait de manipulations nécessaires à leur isolement la sérine et la globuline seraient devenues plus diffusibles? J'admets que ces manipulations ont pu modifier leur constitution moléculaire; mais ce qui semble montrer le peu de solidité de l'hypothèse précédente, c'est le résultat d'injections de serum n'ayant subi *aucune* manipulation.

Bien que les effets des injections de serum de sang, au point de vue spécial de l'albuminurie, n'aient pas été suffisamment étudiés pour qu'on puisse dès à présent conclure d'une manière définitive, ils me paraissent cependant éclairer d'un certain jour les résultats des expériences précédentes. Il est positif qu'indépendamment de toute modification sensible de la circulation, dans certaines conditions, l'injection de serum est suivie d'albuminurie[2]. Or, je crois qu'une des conditions productrices d'une albuminurie, consécutivement à la transfusion de serum, c'est la *qualité* de ce dernier et que toutes choses égales, *certains* serums détermineront plus sûrement de l'albuminurie que *certains* autres. Il en serait à cet égard comme de l'hémoglobinurie à la suite de la transfusion du sang.

L'albuminurie, qui est la conséquence de la transfusion d'un

[1] Voyez notamment les dosages de M. Salvioli faits dans le laboratoire de C. Ludwig à Leipzig. (*Dubois's Archiv*, 1881, p. 269.)

[2] Voyez sur ce sujet : Cl. Bernard (*Lecons*, etc, 1879 ; — Creite (*Zeitschrift für rat. Medicin*) ; — Stokwis (*Journal de médecine de Bruxelles*), 1867 ; — Ponfick, *Virchow's Archiv*. Bd. LXII ; — J. Béchamp et Baltus (*Comptes rendus* 1878).

M. Ott (Verhandlungen der Berliner phys. Gesellscheft, *Dubois 's Archiv*, 1882, p. 123) dit n'avoir pas observé d'albumınurie chez des chiens à qui il avait pratiqué des saignées copieuses et remplacé par du serum de cheval, injecté dans une veine, la quantité de sang soustraite. M. Ott ne dit pas si le serum était tout à fait frais et préparé par l'appareil centrifuge ; il ne dit pas non plus explicitement avoir examiné avec attention la *première* urine rendue par les chiens. Ce que je puis affirmer, c'est avoir toujours vu l'injection d'une centaine de centimètres cubes de serum de cheval (obtenu au bout de vingt-quatre par la retraction du caillot) déterminer chez un chien de moyenne taille une albuminurie *transitoire* et peu abondante. Le serum injecté ne paraissait pas altéré, mais il est certain qu'il n'était pas tout à fait frais.

serum hétérogène, ne peut évidemment s'expliquer par une prétendue supériorité du pouvoir dialytique de ce dernier. Une telle supposition, tout à fait gratuite, serait absolument invraisemblable vu l'analogie de composition des divers serums que nous employons ; mais on peut comprendre le mécanisme de cette albuminurie ainsi que de la globulinurie et de la sérinurie observées par MM. Estelle et Faveret de la manière suivante :

L'introduction dans le sang d'un serum hétérogène, d'une solution de globuline ou de sérine préalablement isolées, détermine un *dyscrasie*. Or, on sait combien certains éléments organiques sont sensibles à des modifications dyscrasiques même fort légères, les éléments nerveux par exemple, et avec quelle facilité ils réagissent chacun à leur manière. Le mode de réaction des éléments du rein serait de laisser filtrer les substances qui altèrent la composition normale du sang.

Il est sans doute fort difficile de préciser de quelle manière l'irritation des éléments des reins facilite le passage des substances qui la mettent en jeu. On peut cependant imaginer que les pores du filtre s'élargissent quand *la membrane-vivante* qui le constitue est irritée. Ce qui est peut-être moins aisé à expliquer, c'est pourquoi les molécules irritantes filtrent de préférence aux autres; par exemple, pourquoi dans les expériences de MM. Estelle et Faveret une notable quantité de l'albumine du serum n'accompagne pas, dans son passage à travers le filtre rénal, la sérine ou la globuline injectées.

A cette question on peut répondre que le filtre rénal vis-à-vis des molécules irritantes qui le traversent se comporte peut-être comme nos tissus au travers desquels cheminent parfois des aiguilles ou autres corps semblables, et qui se referment aussitôt qu'est effectué le passage de ces corps étrangers. D'ailleurs les substances hétérogènes ne sont pas éliminées par le filtre rénal d'une manière absolument exclusive, et je dois dire ici qu'une certaine quantité de l'albumine du sang accompagne toujours les substances hétérogènes éliminées.

Albuminuries dyscrasiques chez l'homme. — Maintenant que nous avons vu comment on peut concevoir le mécanisme de certaines albuminuries dyscrasiques expérimentales, jetons un coup d'œil sur quelques albuminuries dyscrasiques chez l'homme.

L'une des plus nettes est celle qui est consécutive à l'ingestion trop copieuse de blancs d'œufs crus. M. Ferret dit avoir constaté sur lui-même que l'ingestion de vingt-quatre blancs d'œufs cuits n'amenait pas d'albuminurie, mais qu'au contraire l'ingestion de dix blancs d'œufs crus était suivie du passage d'albumine dans l'urine[1]. Malheureusement la qualité et la quantité de l'albumine trouvée dans l'urine, ne sont pas indiquées suffisamment.

J'en dirai autant de l'albuminurie consécutive à l'ingestion de fromage chez certains sujets. On ne sait si dans ce cas l'albumine excrétée avait les caractères de la caséine[2].

Indépendamment de l'ingestion de fromage, on a souvent trouvé dans l'urine une matière albuminoïde précipitable par l'acide acétique ; tel a été, par exemple, un cas rapporté par le Dr Moore. Quelques jours plus tard l'urine, toujours albumineuse, ne précipitait plus par l'acide acétique [3].

La propeptone ou hémialbumose a été aussi quelquefois constatée dans l'urine ; je l'ai déja indiqué plus haut. (Voir Note II, p. 550[4]).

M. Green (de Birmingham) a insisté sur une variété rare d'albuminurie, qui n'est précipitée ni par la chaleur ni par les acides, ni par le ferrocyanure de potassium, après acidification, mais par le bichlorure de mercure et par l'alcool. (Elle se redissout dans l'eau après précipitation par l'alcool.)

[1] *Thèse de Paris*, 1876.

[2] Le cas le plus célèbre à cet égard, a été comme on sait rapporté autrefois par Christison : le sujet en question succomba ultérieurement à une maladie de Bright.

[3] *Med. Times and Gazette*, 1866, t. II, p. 525.

[4] M. Ter-Grigoriantz (clinique du professeur Baumler de Fribourg), pendant l'impression de cette feuille a publié un cas d'hémialbumosurie chez un syphilitique. Ce cas présente deux particularités curieuses : la première, c'est que cette urine abandonnée à l'air libre ne présentait trois jours après, que les réactions du peptone et non de l'hemialbumose ; le second, c'est que, quelques jours après, l'urine du malade fraîchement émise n'offrait également que les réactions des peptones. Cet état se continua pendant plusieurs semaines.

Ces recherches ont été faites sous le contrôle du professeur Aatschenberger (*Zeitschrift für physiol. Chemie*, Bd. VI, p. 537).

Il me serait facile d'allonger de beaucoup cette énumération des cas où l'on a rencontré dans l'urine une albumine se distinguant de la sérine et de la globuline normales du serum par quelque caractère particulier; mais ce serait sans grande utilité[1], attendu que fussent-ils plus nombreux encore, ces faits n'en resteraient pas moins exceptionnels par rapport au grand nombre de cas où l'albumine excrétée par l'urine ne se distingue pas d'une manière appréciable de la sérine et de la globuline normales du serum.

2° *Modifications des matériaux non albuminoïdes du sang.*

Les expériences de Hoppe-Seyler, v. Wittich et Nasse, dit M. Senator, malgré quelques exceptions, ont prouvé que l'augmentation de la proportion des substances salines augmente la proportion d'albumine filtrée ; l'influence du chlorure de sodium est surtout évidente, et aussi celle de l'urée.

Les expériences faites sur l'animal vivant seraient plus probantes encore que les expériences faites sur des membranes mortes. Malheureusement elles font à peu près défaut. J'ai commencé une série d'expériences sur ce sujet et ai notamment trouvé que l'injection intra-veineuse de chlorure de sodium à la dose d'un gramme par kilogramme de chien, est toujours suivie d'une albuminurie, de très courte durée d'ailleurs. Je poursuis ces expériences dans lesquelles j'ai soin, naturellement, d'éviter toute modification importante des conditions mécaniques de la circulation.

En attendant qu'elles soient plus avancées je craindrais de m'aventurer sur un terrain exploré d'une manière insuffisante si je m'arrêtais davantage sur cette espèce d'albuminurie; j'en marque ici la place et laisse à l'avenir le soin de remplir le cadre[2]. Je puis seulement dire, après M. Ultzmann, que l'albu-

[1] *British med. journal*, 1879, mai 10.

[2] Il est possible que le nombre des albuminuries sous la dépendance au moins en partie d'un état dyscrasique soit plus grand qu'on ne le croit généralement. Tout récemment, M. English a insisté sur la fréquence de l'albuminurie chez les malades atteints de hernie étranglée (*Prag. med. Wo-*

minurie chez l'homme peut être produite par un état dyscrasique caractérisé par la présence d'une quantité exagérée d'acides urique, oxalique, etc., dans l'urine. J'ai publié, il y a deux ans, un fait de ce genre[1], et un médecin anglais, M. Kinnicutt, en a rapporté plusieurs, il y a quelques mois. On les trouvera dans la *Revue de médecine* de cette année[2].

En terminant cette étude sur la pathogénie de l'albuminurie, je ne puis m'empêcher de remarquer combien est artificielle la classification qu'à l'exemple de mes devanciers j'ai cru devoir adopter ; car le nombre est bien petit des albuminuries qui dépendent *uniquement* soit d'une lésion rénale, soit d'une modification de la circulation, soit d'une dyscrasie. Sans doute de telles albuminuries peuvent exister à leur origine, mais que les conditions pathogéniques deviennent vite complexes !

Prenons pour exemple une des albuminuries dyscrasiques dont il vient d'être question, la *caséinurie*, je suppose. Si la théorie que j'en ai donnée est exacte, c'est-à-dire si elle résulte d'une irritation du glomérule, il viendra un moment, si cette substance continue à exister dans le sang, où la persistance de l'irritation du glomérule engendrera une lésion véritable.

chenschrift, 1882, p. 48). Dans dix-neuf cas d'herniotomie, M. English l'a trouvée treize fois; la quantité d'urine était fort diminuée. Celle-ci, dans un bon nombre de cas, renfermait des épithéliums et des cylindres. La quantité d'urine augmente après l'opération et revient à la normale au bout de deux à huit jours; en même temps l'albuminurie diminue pour disparaître au bout de deux à quatre jours.

Les cas où l'albuminurie a manqué sont surtout ceux d'hernie épiploïque, et de hernie simplement enflammée. M. English ne croit pas que l'inflammation péritonéale soit pour quelque chose dans l'albuminurie ; il pense qu'elle est le résultat des modifications que le contenu intestinal éprouve par le fait de l'interruption du cours des matières et il l'attribue à la résorption soit du chyme altéré par le fait de sa stase, soit des sécrétions pathologiques de l'intestin. Pour M. English, il s'agit donc essentiellement d'une albuminurie *dyscrasique* d'une nature particulière. Je n'ai pas besoin de faire remarquer que cette interprétation est fort hardie et que c'est à une investigation ultérieure de dire si elle est fondée. En tout cas il me paraît difficile de ne pas tenir compte de l'influence de l'irritation péritonéale *sur la circulation*, d'autant plus que la quantité d'urine, comme il le remarque lui-même, est *diminuée;* de sorte que s'il y a réellement en pareil cas une dyscrasie, l'albuminurie serait au moins d'origine mixte.

[1] *Revue de médecine*, 1881.

[2] *Archives of médicin*, 1882, feb. Vol. VII, et *Revue de médecine*, 1882, p. 626.

D'emblée l'albuminurie peut avoir un mécanisme complexe, par exemple l'albuminurie fébrile : j'ai dit plus haut que l'albumine filtre mieux quand le liquide est riche en urée, mais outre cette condition toute pl[illegible]e, il faut tenir compte de l'état des épithéliums du rein dans la fièvre. Les lésions histologiques souvent fort manifestes qu'ils présentent rendent peu vraisemblables l'intégrité de leurs propriétés vitales ; or on sait avec quelle facilité transsude l'albumine, quand les épithéliums sont altérés [1]. Voilà une nouvelle condition productrice de l'albuminurie fébrile et il y en a certainement d'autres.

La rapidité avec laquelle se produisent ces altérations, altérations au moins fonctionnelles sinon histologiquement appréciables, ne doit pas être perdue de vue. Elle est prouvée par le fait qu'après l'ablation d'une ligature de l'artère rénale, même de courte durée, la sécrétion urinaire ne se rétablit point tout de suite, bien que la circulation rénale soit devenue parfaitement normale.

En résumé, nous connaissons des albuminuries dues à une altération histologique ou fonctionnelle du glomérule et aussi de l'épithélium des canalicules. Nous en connaissons d'autres dues à la lenteur de la circulation dans la glomérule. Nous en connaissons enfin qui sont dues à un état dyscrasique agissant essentiellement sur la perméabilité de ce dernier. En divisant les albuminuries en albuminuries par altération du filtre, par modification circulatoire, par dyscrasie, on fait une analyse physiologico-pathologique fort intéressante, mais en somme *schématique*, et qui au fond indique seulement quelle a été l'altération *princeps*; car une connaissance plus complète du mécanisme de l'albuminurie montre que des troubles circulatoires et des altérations dyscrasiques ne tardent pas à produire des lésions du filtre rénal.

[1] M. Leyden a surtout insisté sur cette cause de l'albuminurie fébrile, Voyez un travail de son élève, M. Ekstein. (*Deutsche med. Wochenschrift*, 1882.)

NOTE III (*bis*).

SUR LA FORMATION DES CYLINDRES DE L'URINE.

(*Addition aux pages* 79-93.)

Je n'avais pas l'intention de parler des cylindres urinaires, ce qu'en dit Bartels me paraissant suffire ; mais, pour rester fidèle à mon dessein de signaler tous les travaux importants parus depuis la publication de son ouvrage, je vais brièvement analyser plusieurs mémoires récents, qui traitent de la formation de cylindres de l'urine. Cette analyse ne sera, je crois, pas superflue, car elle jettera quelque lumière sur des points encore fort obscurs.

Même en faisant abstraction des cylindres manifestement épithéliaux, les cylindres urinaires n'ont pas tous même origine. C'est un fait sur lesquels Bartels insiste avec raison. Voici à cet égard, les principales espèces :

1° Cylindres produits par la coagulation de l'albumine du plasma directement transsudée des vaisseaux, sans participation des cellules épithéliales ;

2° Cylindres formés aux dépens de la secrétion des cellules épithéliales ;

3° Cylindres constitués par la fusion de cellules épithéliales ;

4° Cylindres de détritus et mixtes.

1° Cylindres de transsudation.

MM. Weissgerber et Perls ont, les premiers, fourni des preuves expérimentales en faveur de cette origine[1]. Leur mémoire vise surtout l'opinion émise par Burkart qu'un certain degré

[1] *Archiv für experim. Pathologie*, Bd. VI, 113.

d'*inflammation* est nécessaire à la formation des cylindres, et qu'on n'en observe jamais après une simple stase du sang. Si cette dernière proposition était exacte, on voit de suite que la constatation de cylindres dans l'urine des malades asystoliques aurait une toute autre signification que celle de l'albuminurie seule. MM. Weissgerber et Perls ont donc, au point de vue clinique, fait œuvre utile en montrant par leurs expériences que l'idée de M. Burkart n'est peut-être pas rigoureusement exacte [1].

Il est vrai que par la ligature permanente de la veine rénale, on n'obtient pas de cylindres dans l'urine [2]. Ainsi que nous l'avons vu précédemment, il se produit alors de l'*hématurie* [3].

Tout autre est le résultat, si au lieu de lier la veine, on se borne à rétrécir son calibre. Or, chez onze animaux, ils ont réussi à rétrécir la veine et, chez tous, ils ont trouvé des cylindres dès les premières vingt-quatre heures.

La mort des animaux est survenue au bout de peu jours. Le rein, du côté de la ligature était gros et hypérémié, les épithéliums des tubes contournés à peine granuleux ; certains tubes, surtout les tubes droits, renfermaient des cylindres homogènes. Quelques cylindres se dissolvaient dans l'acide acétique et la

[1] Cette opinion avait déjà été soutenue par Ph. Munk (*Berl. kl. Wochenschrift*, 1864, n° 34), qui n'avait pas trouvé de cylindres fibrineux ou autres dans l'urine à la suite de la ligature d'une veine rénale (excepté chez un chien qui avait une néphrite interstitielle circonscrite). Il en avait tiré la conclusion qu'un certain degré d'inflammation est nécessaire à leur formation.

[2] Cependant, un jeune expérimentateur, Erythropel, dit avoir trouvé, sept heures après la ligature de la veine rénale, des cylindres dans l'urine. (*Zeitschrift für rat. Med.*, 1865.)

[3] Weissgerber et Perls ont, sur dix lapins, lié une ou les deux veines rénales : les animaux ont survécu 20 à 40 heures. L'urine, plus ou moins tôt, renfermait des globules rouges ou des cellules épithéliales. A l'autopsie, les reins étaient de moitié augmentés de volume; le tissu conjonctif ambiant infiltré de sang, la capsule tendue, le tissu rénal très hypérémié et présentant des ecchymoses sous la capsule; les glomérules étaient augmentés de volume, les épithéliums troubles, les tubes contournés remplis d'une masse grenue qui paraissait résulter à la fois de la destruction de l'épithélium et de celles des globules rouges. Les tubes collecteurs étaient remplis par une masse semblable : ce n'est qu'exceptionnellement qu'ils ont vu des masses plus homogènes ressemblant à des cylindres; mais elles leur ont paru dues à la coagulation de l'albumine par l'acide chromique plutôt qu'à de véritables cylindres (*Archiv für exper. Pathologie*, VI, p. 127).

solution de potasse; d'autres, par l'action de ces réactifs, devenaient seulement très clairs.

M. Posner a répété les expériences de MM. Weissgerber et Perls [1] et, comme eux, obtenu la production de cylindres, avec persistance de l'intégrité de l'épithélium. Dans les premières heures, les capsules et les tubes ne renferment encore que de l'albumine, mais à partir de la vingtième heure, presque tous les tubes contournés et un certain nombre de tubes droits sont remplis de coagulations brillantes et homogènes.

Ainsi que les auteurs précités, M. Posner n'a obtenu ce résultat que par le *rétrécissement* de la veine, et non par son oblitération. M. Vorhoeve a, de même, quelques heures après le rétrécissement de la veine, trouvé des cylindres hyalins dans le rein [2].

Après l'interruption *temporaire* du cours du sang dans la veine rénale chez le lapin, il a aussi rencontré des cylindres hyalins [3].

Ainsi le ralentissement du cours du sang veineux, qu'amène un rétrécissement de la veine rénale, en l'absence de toute irritation de l'organe, est suivi de la formation de cylindres hyalins. Il s'en produit également, si on lie l'artère rénale pendant un temps assez court (deux heures par exemple), et si on laisse vivre l'animal un certain temps après l'ablation de la ligature. D'après M. Litten, si on ne le sacrifie qu'après vingt-quatre heures, les cellules épithéliales des *tubuli* de la substance corticale offrent au microscope de graves lésions; elles sont tuméfiées, et partiellement transformées en blocs qui remplissent, comme des cylindres creux, la cavité des tubes. La lumière de ces cylindres est filiforme, et occupée par de la

[1] *Virchow's Archiv*, Bd. LXXIX, p. 326.

[2] *Virchow's Archiv*, Bd. LXXX, p. 264.

[3] Voici la relation de cette expérience :

Une pince est appliquée pendant une demi-heure sur la veine rénale. Dans l'urine émise pendant les deux heures qui suivent son ablation, on trouve des cylindres hyalins et de l'albumine. Dans l'urine émise la nuit, il y a, outre de l'albumine, des cylindres granuleux. L'animal est alors sacrifié :

Les épithéliums du rein sont normaux, sauf à quelques places de la substance corticale où ils sont troubles. Petits épanchements sanguins dans les glomérules; cylindres hyalins et granuleux dans beaucoup d'anses de Henle et dans quelques canaux contournés, là où l'épithélium est parfaitement intact; nulle part on ne voit de boules.

fibrine, *la partie épithéliale de ces cylindres se laisse mieux colorer que la partie centrale;* dans la substance médullaire les épithéliums sont intacts, et la cavité des tubes droits est remplie par des cylindres pâles ; le tissu interstitiel ne présente pas de lésions [1].

M. Posner a obtenu des résultats semblables. Si, après avoir interrompu (au moyen d'une pince) la circulation dans l'artère rénale *pendant deux heures*, il sacrifie aussitôt l'animal, il trouve le rein gros et hypérémié, surtout dans sa substance médullaire; les cellules, examinées à l'état frais, sont *parfois* un peu troubles, mais sans autres lésions. A l'aide de la coction on distingue aisément la présence dans la capsule, d'une masse grenue, parfois teinte par la matière colorante du sang. On voit dans les canalicules la même substance grenue, mais pas de cylindres.

Si après deux heures de ligature, il laisse vivre l'animal vingt-quatre heures, il ne trouve plus le rein hypérémié ; mais l'examen microscopique, pratiqué à l'état frais, y montre des cylindres homogènes, pâles et un état trouble des cellules, qui n'est pas dissipé par l'acide acétique. Après coction, les glomérules paraissent à l'état normal; les capsules ne renferment pas d'albumine. Quant aux tubes, on en trouve de deux sortes : les uns ont leur lumière occupée par un cylindre homogène, et leurs cellules sont bien conservées avec leurs noyaux ; les autres n'ont que des cellules à contours indistincts ; leur lumière n'est pas occupée par des cylindres, et si elle est obturée, c'est par un détritus granuleux, produit par les cellules nécrosées [2].

M. Vorhœve, en ne laissant la pince qu'une *demi-heure* sur l'artère rénale, a trouvé, *quatre heures* seulement après son enlèvement, dans l'urine des traces d'albumine mais point de cylindres. Le jour suivant, cylindres hyalins et granuleux, *en petit nombre*. L'animal meurt trois jours plus tard.

A l'examen de l'organe, épithélium normal, *beaucoup de*

[1] *Zeitschrift für kl. Medicin*, Bd. I, p. 164-165.

[2] Pour éviter toute équivoque, il est bon de savoir que M. Litten a aussi donné le nom de cylindres à ces bouchons granuleux; mais M. Posner leur refuse cette dénomination.

cylindres hyalins et granuleux dans les *tubuli*; dans d'autres *tubuli*, globules rouges et détritus granuleux ; pas de transition entre ces bouchons et les cylindres [1].

M. Ribbert, qui a également pratiqué la ligature de l'artère rénale pendant une demi-heure, dit que douze à quinze heures plus tard la plupart des tubes droits et contournés sont remplis de cylindres hyalins ; de plus, en combinant la ligature temporaire et l'injection intra-veineuse de carmin, il a éclairé, d'une manière élégante, la provenance des cylindres. Voici comment il a pratiqué cette expérience dont l'interprétation repose sur le fait que les grains de carmin ne passent pas à travers la paroi du glomérule :

Chez un lapin, ligature de l'artère rénale pendant une heure et demie; puis, trente-cinq minutes après l'enlèvement de la ligature, injection d'une solution de carmin dans la veine jugulaire; l'animal est sacrifié une heure plus tard. A l'autopsie on trouve les capsules de Bowmann et les *tubuli*, par places, remplis de matière albuminoïde (coagulée par coction) uniformément rouge et de quelques cylindres hyalins, *sans grains de carmin*, tandis que les épithéliums d'un certain nombre de *tubuli contorti*, dans le rein sain, comme dans le rein ischémié temporairement, renferment des grains de carmin. Comme les cylindres, bien que rouges, en sont absolument indemnes, on peut en conclure que la matière albuminoïde et les cylindres ne proviennent pas des cellules épithéliales [2].

Une preuve qui me paraît péremptoire de la formation des cylindres dans certains cas aux dépens de l'albumine transsudée, consiste dans la présence constatée par maint observateur, *entre la membrane propre des tubuli* et *l'épithélium*, de petites masses ayant la même réfringence et les même propriétés de coloration que les cylindres qu'on aperçoit, dans d'autres tubes, entourés de l'épithélium intact. M. Litten dit aussi avoir vu dans ses expériences de stase veineuse, après la ligature temporaire de l'artère rénale, et après celle de l'uretère, la couronne épithéliale

[1] *Loc. cit.*, p. 267.

[2] *Loc. cit.*, p. 85 (exp. 2). Je renvoie à l'original pour d'autres particularités de cette expérience.

des tubes droits écartée de la membrane propre par un exsudat [1].

J'ai remarqué plusieurs fois la même anomalie sur des coupes de reins pathologiques. Il me semble difficile de n'y pas voir la démonstration de la transsudation de l'albumine.

Il reste en tout cas à expliquer comment la matière transsudée se modifie chimiquement (puisque le cylindre hyalin n'a pas les réactions de l'albumine ordinaire), et physiquement puisqu'il est homogène et hyalin, tandis que l'albumine simplement concrétée n'a pas cette apparence. M. Ribbert a émis l'hypothèse que cette modification serait due à l'acidité de l'épithélium rénal. Je ne sais si cette explication est parfaitement satisfaisante. Quoi qu'il en soit, M. Ribbert a essayé de la rendre vraisemblable en injectant une solution très faible d'acide acétique (2 1/2 p. 100) dans la jugulaire d'un lapin une demi-heure après lui avoir enlevé une ligature de l'artère rénale qui était restée appliquée une heure et demie. Après coction du rein, on voyait les capsules remplies par une masse hyaline ; le durcissement par l'alcool, au contraire, rendait cette masse grenue. Une autre expérience est peut-être plus probante : elle consiste à faire bouillir un rein (dont les *tubuli* renferment de l'albumine), non dans de l'eau simple, mais dans de l'eau acidulée ; il a ainsi obtenu de beaux exsudats hyalins. Les acides urique phosphorique, chlorhydrique donnent, dit M. Ribbert, d'aussi bons résultats. Comme l'urée agit de même, on voit que l'acidité n'est pas la condition *sine qua non*. En tout cas l'ammoniaque et la potasse mettraient obstacle à cette modification de l'albumine [2].

2° Cylindres de sécrétion.

Plusieurs travaux récents ont mis hors de toute contestation la production de certains cylindres aux dépens de la *sécrétion* des cellules épithéliales des *tubuli*, fait déjà parfaitement établi par Œrtel, Rovida, etc. Ces travaux sont ceux de M. Aufrecht [3], de

[1] *Centralblatt*, 1880, n° 9.

[2] *Centralblatt*, 1881, p. 305.

[3] *Centralblatt*, 1878, p. 337.

M. le prof. Cornil, dont le mémoire a une importance capitale [1], de MM. Kiener et Kelsch, et de MM. Straus et Germont.

M. Aufrecht, dans des recherches sur les effets de la ligature de l'uretère chez le lapin, a constaté la tuméfaction des cellules épithéliales des *tubuli contorti*, la production dans leur intérieur de boules colloïdes et la présence de nombreux cylindres dans la cavité des tubes. Comme à ce moment il n'a pas rencontré de modification du tissu interstitiel, il s'est cru en droit de conclure que la formation des cylindres était sous la dépendance de l'altération des cellules.

L'interprétation de M. Aufrecht a été combattue par MM. Rosa, Posner, et par les élèves de M. Rosenstein que j'ai déjà eu occasion de citer. M. Rosa, qui a toujours trouvé des globules rouges dans l'urine accumulée au-dessus de la ligature, et M. Posner, insistent sur l'existence constante d'une stase veineuse; de sorte que, d'après eux, les cylindres dans ce cas seraient, les uns, des cylindres de transsudation, et les autres, des cylindres formés par l'aggrégation de détritus de globules rouges, ces derniers cylindres, d'une apparence grenue qui les rend fort distincts et se rencontrant au voisinage des petites hémorrhagies interstitielles. Mais MM. Straus et Germont qui, ainsi que je l'ai dit plus haut, ont expérimenté sur les cobayes, n'ont jamais observé d'hypérémie du rein; ils insistent au contraire sur la pâleur initiale de l'organe [2] et ils décrivent le processus de formation des cylindres, comme l'avait déjà fait M. le prof. Cornil, avec une précision qui ne laisse rien à désirer.

Des coupes faites sur des fragments de rein durcis dans l'acide osmique permettent de reconnaître, dès les premières heures après la ligature, que la portion claire du protoplasma des épithéliums des tubes contournés et de la branche ascendante de Henle disparaît, ne laissant subsister que la portion striée, basale,

[1] *Journal de l'anatomie*, 1879.

[2] La ligature de l'uretère a été faite en suivant minutieusement les préceptes de la méthode antiseptique. C'est au soin avec lequel il les ont observées qu'ils rapportent *l'absence absolue* de toute lésion inflammatoire dans les reins dont les uretères ont été liés. Quant aux lésions des canalicules, MM. Straus et Germont décrivent deux phases successives, celle de dilatation et celle de collapsus atrophique. (*Archives de physiologie*, 1882.)

de la cellule avec son noyau. A ces modifications de la portion la plus interne de la cellule épithéliale, se rattache étroitement la formation des cylindres colloïdes qui, trois ou quatre jours après la ligature de l'uretère, remplissent un grand nombre de tubes contournés ainsi que les tubes droits des rayons médullaires et de la pyramide. En effet, dans les canaux qui ne sont pas encore remplis par les cylindres, on voit la portion granuleuse basale des cellules épithéliales surmontée, du côté de la lumière, de saillies globuleuses offrant la même coloration et la même consistance que les cylindres colloïdes. « Il est facile de suivre les étapes successives de la sortie des boules. Les unes sont totalement dégagées du corps cellulaire et en liberté dans la lumière du conduit ; d'autres ne font qu'une demi-saillie et tiennent par un pédoncule plus ou moins large au corps cellulaire. D'un des points où l'altération est plus avancée, on peut constater la présence de plusieurs boules entre elles, de manière à constituer un moule cylindrique, homogène à son centre, mais dont la périphérie, par son contour festonné et par la présence de boules non encore confluentes, logées dans la concavité des festons, témoigne du mode de formation des cylindres. »

MM. Weissgerber et Perls pensent que les boules claires n'ont rien à voir avec les cylindres, attendu qu'on les rencontre souvent dans des tubes qui n'ont pas de cylindres, qu'on voit parfois de ces boules entre l'épithélium et le cylindre, isolées de ce dernier, et qu'elles ont une apparence physique différente de celle des cylindres hyalins[1]. Cette observation est probablement juste pour les faits particuliers qu'ils ont observés : dans les conditions où ils s'étaient placés, ils ne provoquaient, sans doute, par le rétrécissement de la veine rénale, pas d'irritation cellulaire notable ; il était donc assez naturel que les cylindres dans ce cas fussent produits par une transsudation, et non par une sécrétion des cellules : leurs cylindres étaient hyalins et non *colloïdes*.

En admettant d'ailleurs que la substance colloïde est un produit caractéristique de la sécrétion cellulaire, on doit reconnaître, ainsi que le disent très bien MM. Kiener et Kelsch[2], que les ma-

[1] *Loc. cit.*, p. 116.

[2] *Archives de physiologie*, 1882, p. 296, n° 2.

tières colloïdes et hyaline paraissent être les termes très voisins d'une même série, car on passe aisément de l'une à l'autre par une dégradation insensible. Toutes deux, disent-ils, sont visqueuses et coagulables. La substance hyaline est transparente, incolore, molle et souple après sa coagulation, légèrement brunie par l'acide osmique, nullement colorée par le picro-carmin. La substance colloïde, de consistance plus épaisse, se coagule en moules rigides et cassants ; elle est transparente, d'une teinte jaune hématique faible, fortement brunie par l'acide osmique et colorée en rose par le picro-carmin. La viscosité de cette dernière substance lui permet parfois de se coaguler sous la forme d'un filet mince, occupant le centre du tube et se rattachant à la surface épithéliale par des prolongements latéraux et quelquefois par une sorte de réseau à cloisons grises, limitant des espaces aréolaires; en d'autres points le cylindre apparaît comme creusé de petites vacuoles. MM. Kiener et Kelsch expliquent ainsi ces diverses apparences : si, disent-ils, on remplit à moitié un tube de verre étroit d'un mélange d'eau et d'huile et qu'on le renverse après l'avoir bouché, ces deux liquides, coulant le long des parois, viennent former à la partie inférieure du tube une colonne qui présente toutes les variétés d'aspect susindiquées; si l'eau prédomine, la colonne est composée de grosses gouttes aqueuses, entre lesquelles est interposé un reticulum huileux; si l'huile prédomine, l'eau est suspendue dans la masse sous forme de gouttelettes. Ces conditions ajoutent-ils, sont précisément réalisées dans le rein malade où deux liquides, non miscibles, l'urine et la substance muqueuse, coulent le long de tubes étroits. Ce qui fait que c'est dans le rein seulement et non après leur expulsion des voies urinaires, que les cylindres ont ces apparences, c'est qu'à mesure qu'ils y cheminent, ils se débarrassent des gouttelettes d'urine qui étaient suspendues dans leur masse[1].

[1] *Loc. cit.*, p. 298. D'après MM. Kelsch et Kiener (Société de Biologie, 1881; *Gaz. méd. de Paris*, 1881, n° 49, p. 647), la sécrétion de la matière hyaline et colloïde par les cellules des *tubuli* du rein serait un phénomène physiologique : « Les tubes du corps de Wolff renferment des globules colloïdes distincts ou fusionnés en moules ; de même, dans les tubes droits et contournés du rein de l'embryon de divers mammifères on distingue des

3° et 4° Cylindres formés par la fusion de cellules épithéliales; cylindres de détritus et mixtes.

Les cylindres creux signalés par M. Litten dans les reins de lapins ayant subi la ligature temporaire de l'artère rénale (voir plus haut, p. 598), constituent le premier degré de l'altération aboutissant à la fusion complète des cellules et à la formation de cylindres pleins. Je serai très bref sur cette espèce de cylindres parce que dans ces derniers temps elle a été l'objet de moins de travaux qne les deux précédentes espèces.

Le professeur Langhans a étudié expérimentalement la formation de ces cylindres sur le chien empoisonné par la cantharidine: les lésions sont limitées à l'épithélium de certaines portions des tubes. Ces vaisseaux ne présentent aucune anomalie et le stroma seulement un peu d'épaississement, sans infiltration cellulaire. Ce sont presque exclusivement les tubes contournés qui sont affectés et surtout dans leur partie la plus inférieure, celle qui établit la transition avec la branche descendante et qui se trouve comme on sait dans le prolongement des canaux médullaires (tubes en spirale de Schachowa); partie de cette portion du tube la lésion gagne en amont la portion du tube contourné qui constitue le labyrinthe, tandis que les tubes collecteurs et les anses de Henle restent indemnes. Le processus consiste dans l'augmentation de volume des cellules et des noyaux. Elles peuvent atteindre des dimensions quadruples, quintuples, et même décuples, si bien que deux cellules épithéliales suffisent à occuper presque tout le calibre du tube. Desquamées et parvenues dans les anses de Henle, ces cellules paraissent présenter une métamorphose particulière; elles forment une colonne vitreuse et se fu-

boules et des cylindres hyalins, et dans ces tubuli un certain nombre de cellules présentent l'altération vésiculeuse. Chez l'animal adulte, à l'état de santé, les tubuli du rein renferment rarement des moules; mais on en peut rencontrer dans l'énéorème de l'urine émise consécutivement à un écart de régime ». Les états congestifs et inflammatoires du rein augmentent considérablement la sécrétion de ces moules; les moules hyalins prédomineraient dans les états congestifs, les moules colloïdes dans les états inflammatoires.

sionnent; sur le bord des cylindres se voient des entailles, vestiges de la séparation des cellules [1].

On sait que l'intoxication par les chromates amène de graves lésions parenchymateuses du rein [2]. « Chez des animaux qui avaient survécu au moins douze heures à l'intoxication, dit M. Weigert, l'épithélium des tubes contournés, dans une étendue plus ou moins grande, était transformé en une masse sans noyaux, tantôt granuleuse, tantôt brillante et homogène, privée de vie, tandis qne les glomérules et le tubes droits avaient leur épithélium normal [3] ». Ces masses donnent naissance à des cylindres qui, dans les canaux droits, ainsi que le reconnaît M. Weigert [4] alors qu'elles sont devenues parfaitement homogènes, ne semblent plus avoir de relations avec l'épithélium nécrosé.

Si l'on administre aux animaux des doses moindres, soit de cantharides, soit de chromates, on ne produit pas de nécrose des cellules, et les cylindres qu'on observe alors dans l'urine sont de simples cylindres de transsudation.

M. Langhans est d'avis que chez l'homme beaucoup de cylindres sont formés aux dépens de la matière des cellules épithéliales desquamées et de globules blancs et rouges. Mais ce n'est pas toujours par le mécanisme de la fusion : les cellules épitheliales, ainsi que les globules rouges et blancs épanchés dans la cavité du tube commencent par se réduire en une masse grenue. Dans un cas de néphrite desquamative hémorrhagique, chez une femme morte d'éclampsie, M. Langhans a pu bien étudier ce processus [5]; les reins étaient de volume normal; il n'y avait de lésions ni des glomérules, ni du stroma, les canaux de la substance médullaire étaient remplis de cellules épithéliales et de globules rouges. Des lésions du même genre, mais beaucoup moindres, remontaient jusque au delà des canaux de Henle; c'était dans les tubes collecteurs de la substance médullaire

[1] *Virchow's Archiv*, Bd. LXXVI, p. 109.

[2] Gergens, *Archiv für exp. Pathologie*, VI, p. 148; — Kabierske, *dissert.* Breslau, 1880.

[3] *Virchow's Archiv*, Bd. LXXII, p. 254.

[4] Die Bright'sche Nierenerkrankung. (*Volkmann's Sammlung*, p. 35.)

[5] *Virchow's Archiv*, Bd. LXXVI, p. 111.

qu'elles présentaient toute leur intensité. Ce cas, dit-il, était type pour montrer la formation de moules dans les tubes aux dépens, à la fois, de cellules épithéliales et de globules rouges. M. Langhans reconnaît d'ailleurs que ce n'est pas là le seul mode de formation des cylindres.

Pour terminer ce qui a trait aux cylindres mixtes, je signalerai ici les cylindres plus ou moins revêtus de schizomycètes, etc.

NOTE IV.

SUR L'HÉMOGLOBINURIE.

(*Addition à la page* 68.)

L'hémoglobinurie excite depuis quelque temps un vif intérêt à en juger par l'accroissement considérable de sa littérature dans ces dernières années. Mais il serait fort peu logique de traiter de l'hémoglobinurie en général dans un ouvrage consacré aux *maladies des reins*; car la dissolution des globules rouges ayant lieu comme on sait, presque toujours dans le sang et non dans les voies urinaires, l'hémoglobinurie n'est qu'un épisode de l'*hémoglobinhémie.* Je dois cependant m'occuper ici de l'hémoglobinurie à deux points de vue : 1° en tant qu'elle est un symptôme d'une maladie rénale, c'est-à-dire dans le cas exceptionnel où la dissolution des hématies se fait dans le rein; 2° en tant qu'elle amène des désordres secondaires dans le rein.

1° *Hémoglobinurie d'origine rénale.* — Les observations ne sont pas fort nombreuses, mais il en est qui ne laissent guère de doute sur la réalité de la dissolution des globules rouges dans le rein. Tel est, par exemple, celle qui a été rapportée par M. Gull, relative à une femme qui présenta de l'hémoglobinurie après une contusion de la région lombaire[1]. D'autres auteurs et notamment

[1] *Gaz, Hospital reports,* 1866, p. 381.

M. Legg[1] ont vu des hémoglobinuries paraissant sous la dépendance d'une maladie rénale; j'ai aussi observé un cas qui m'a semblé ressortir à cette catégorie de faits[2].

Comment expliquer dans ce cas l'hémoglobinurie ?

Quelques auteurs ont supposé qu'il existerait alors dans l'urine une substance capable de détruire les globules rouges, et à l'appui de cette hypothèse on a invoqué quelques faits observés en Angleterre où l'existence d'un abondant sédiment d'oxalate de chaux a été constatée; or il résulte des expériences de Van Rossen que l'oxalate de soude — on ne peut expérimenter avec l'oxalate de chaux, qui est insoluble dans l'eau, — dissout même à petite dose les globules sanguins; à dose un peu forte il produit même la transformation de l'hémoglobine en hématine[3]. Chez certains sujets, des globules rouges accidentellement épanchés dans les voies urinaires ont-ils été dissous par quelque action de ce genre? Cela est peu vraisemblable, car dans plusieurs cas, notamment dans le mien, on s'est assuré directement que l'urine du malade ne détruisait pas ses globules.

Mais la présence dans l'urine d'une substance capable de dissoudre les hématies ne paraît pas nécessaire pour expliquer *l'hémoglobinurie d'origine rénale*, c'est-à-dire l'hémoglobinurie *sans hémoglobinhémie*. Il est en effet possible que des globules rouges extravasés par diapedèse ou par rupture au niveau du glomérule et épanchés dans la capsule de Bowmann s'y dissolvent en raison du peu de concentration du fluide urinaire dans ce point. Ce n'est là qu'une hypothèse, mais elle me paraît assez plausible, vu la vulnérabilité très grande de certaines hématies; elle expliquerait au moins certaines hémoglobinuries légères, par exemple celle que, d'après M. Mahomed, on observerait parfois, avant l'albuminurie, dans le stade initial de la maladie de Bright.

Quoi qu'il en soit, il ne faut pas perdre de vue qu'au point de

[1] *Barthol. Hosp. reports*, 1874.

[2] *Revue mensuelle*, 1880, p. 722.

[3] On sait que dans bon nombre de cas d'hémoglobinurie on a constaté au spectroscope l'existence simultanée ou successive dans l'urine de l'hémoglobine et de l'hématine.

vue clinique l'hémoglobinurie d'origine rénale est une rareté, et que, dans la plupart des cas, la dissolution des globules rouges s'est faite dans le sang, soit sous l'influence d'un refroidissement brusque du sang dans le réseau superficiel (hémoglobinurie a frigore), soit par suite de l'action d'une substance toxique, etc. Sauf dans ce dernier cas, il est certain qu'une vulnérabilité particulière des hématies préexistait à l'action de la cause déterminante. On sait en effet que les hématies ne sont pas également résistantes chez tous les individus [1].

Il existe probablement des cas *mixtes* : ainsi M. Heubner pense que chez un scarlatineux dont il a rapporté l'observation avec détails, la dissolution des globules rouges a dû avoir lieu dans le sang et dans les reins [2]. — Je renvoie à son mémoire, où il discute cette interprétation et où il rapproche de son cas celui qui avait été antérieurement publié par M. Immermann (*Deutsches Archiv*, Bd. XII), et qui a trait à une hémoglobinurie survenue chez un malade atteint de typhus récidivé et de néphrite parenchymateuse.

2° *Altérations rénales consécutives à l'hémoglobinhémie.* — Le passage à travers le filtre rénal d'une grande quantité d'hémoglobine détermine des lésions rénales bien étudiées par le professeur Ponfick à l'occasion de ses recherches sur la transfusion de sang d'un animal d'autre espèce [3] :

« Les reins, dit-il, sont très augmentés de volume, mais ils ne sont pas toujours très congestionnés; au contraire, la substance corticale est parfois pâle et de couleur gris sale. La capsule se laisse facilement détacher ; la surface de l'organe dépouillé est tendue; de petites taches rouge-brun s'y dessinent, comme dans le cas de néphrite hémorrhagique. A la coupe, elles apparaissent plus nombreuses dans l'épaisseur de la substance corticale...

[1] M. Chanel (*thèse de Lyon*, 1880) a étudié sous ma direction la résistance des hématies à l'action de l'eau, et a vu que, suivant les âges, les individus, etc., il y a de très grandes différences. Dans *certains* états cachectiques et anémiques, cette résistance est fort diminuée. On sait que beaucoup d'hémoglobinuriques sont des syphilitiques ou des paludéens.

[2] *Deutsches Archiv*, Bd. XIII. — Voir aussi Othoff, (*Intelligenzblatt*, 1880, n° 26.)

[3] *Virchow's Archiv*, Bd. LXII, p. 306.

en pressant sur les papilles on fait écouler un liquide brun ou clair, dans lequel de petits corps solides sont en suspension.

« A l'examen microscopique, on reconnaît que toutes les taches brunes de l'écorce et les raies de la substance médullaire reconnaissent pour cause la présence de bouchons solides dans les canalicules droits et contournés, de couleur rouge les premiers jours, et sombre plus tard. Ces bouchons ne sont pas formés par un aggrégat de globules rouges dans les tubuli, mais par un substratum hyalin ou grenu, coloré par l'hémoglobine. Souvent on observe de plus une dégénérescence graisseuse de l'épithélium des *tubuli*. »

Le passage de l'hémoglobine se fait à travers l'épithélium des tubes contournés qui *secréterait* l'hémoglobine comme l'indigo, dans les expériences d'Heidenhain et aussi à travers le glomérule[1]. Sans pouvoir indiquer la part proportionnelle que prennent le glomérule et les tubes contournés à l'excrétion de l'hémoglobine, on peut, au moins, affirmer que le passage de l'hémoglobine détermine dans l'épithélium des tubes contournés des lésions, sur lesquelles M. Ponfick a insisté le premier, et qui ont été récemment bien étudiées par M. Lebedeff. D'après ce dernier, ces lésions (formation de vacuoles, etc.), dont il n'affirme pas le caractère inflammatoire, se rencontreraient quelle que soit la cause productrice de l'hémoglobinurie (il a expérimenté sur des chiens avec le chlorate de potasse, l'iode et la glycérine), et ne différeraient que par leur intensité.

[1] M. Kunkel (*Virchow's Archiv*, Bd. LXXIX), et tout récemment, M. Lebedeff (*Virchow's Archiv*, Bd. XCI, p. 267), ont soutenu la première opinion; Mlle Bridges-Adam et M. Ribbert, la seconde.

Bien que ce ne soit pas tout à fait de mon sujet, je crois utile de donner la littérature des diverses variétés d'hémoglobinurie :

1o Hémoglobinurie a frigore. Voir in *Revue mensuelle*, 1880, p. 740, la bibliographie à peu près complète de cas antérieurs à l'année 1880.

Voir postérieurement : Rosenbach. (*Berl. kl. Woch.*, 1880, nos 10 et 11; Analyse in *Revue de med.*, 1881, p. 412 et suiv.) — Stone. (*Med. Times and Gazette*, 1880. febr. 24; syphilis antérieure.) — Ehrlich. (*Deutsche med. Woch.*, 1881, no 16.) — Patsch. (*Berl. kl. Woch.*, 1881, p. 42; syphilis antérieure.) — Eichbaum. (Dissert., Berlin, 1881.) — Levi. (*Sperimentale*, april 1881.) — Mesnet. (*Bulletin de l'Acad. de med.*, 1881.) — Boas. (*Centralblatt*, 1882, et *Deutsches Archiv*, Bd. 32.) — Du Cazal. (*Union méd.*, janv. 1882.) — Saundby. (*Med. Times and. Gazette*, 1882, 4 mars.) — Otto. (*Berliner kl. Woch.*, 1882, no 39.) Dans ce dernier cas, un des reins, le gauche, était augmenté de vo-

Le diagnostic de l'hémoglobinurie n'est pas sans présenter parfois des difficultés, que ne tranche pas toujours l'examen spectroscopique : ainsi M. Neusser[1] a observé, dans un cas de pleurésie et dans un cas de tuberculose avec cœur graisseux et néphrite chronique, une urine de couleur rouge qui montrait au

lume, du double, probablement par suite d'une altération consécutive à l'hémoglobinurie. Malheureusement, il n'y a pas eu d'examen microscopique.

2° HÉMOGLOBINURIE PAROXYSTIQUE CHEZ DES SUJETS PALUDÉENS. Silvestrini et Conti. (*Spérimentale*, 1881.) — Kiener et Kelsch. (*Archives de physiologie*, 1882.) — Morill. (*Boston med. and surg. journal*, 1882, n° 5.)

Il convient d'en rapprocher : Corre. (*Archives de méd. navale*, 1881.) — Pinca. (*Union med.*, 1882, 9 septembre.) — Brijon. Du diagnostic différentiel de l'hématurie et de l'hémoglobinurie principalement dans quelques maladies endémiques des pays chauds. (*Thèse de Paris*, 1881.)

3° HÉMOGLOBINURIE CONSÉCUTIVE A DES FATIGUES. Fleischer. (*Berl. kl. Woch.*, 1881.) — Strübing. (*D. m. Woch.*, 1882, n° 1.) — Pendant l'accouchement : Werth. (*Archiv für Gynœk.*, Bd. XVII.)

4° HÉMOGLOBINURIE CONSÉCUTIVE AUX INTOXICATIONS. J'emprunte en partie cette littérature au professeur E. Wagner.

Hydrogène arsénié : Vogel. (*Anleitung zur Analyse*, 1872); — Eitner. (*Berl. kl. Woch.*, 1881.)

Acide sulfurique : Bamberger. (*Wien. med. Halle*, 1864.)

Acide chlorhydrique : Naunyn. (*Archiv für Anat.*, 1868.)

Acide pyrogallique : Neisser. (*Zeitschr. f. kl. Medicin*, Bd. I, p. 88.)

Naphtol : Neisser. (*Centralblatt*, 1881.)

Phénol : Bloch. (*Aerzt. Mittheilungen aus Baden*, 1881); — Nieden. (*Berlin. kl. Woch.*, 1881, n° 48.)

Chlorate de potasse : Jacobi. (*New-York med. Record*, 1879); — Marchand. (*Virchow's Archiv*, Bd. LXXVII ; — Hofmeier. (*Deutsche. med. Woch.*, 1880, n°s 38 et 39) ; Dreschfeld. (*Transact. of the. med. Congress*, 1881, I, p. 399.)

Glycérine : Luchsinger. (*Pflüger's Archiv*, Bd. XI.)

Champignons : Bostrœm. (*Deutsches Archiv*, Bd. XXXII, p. 264.)

5° HÉMOGLOBINURIE APRÈS LE COUP DE CHALEUR. Obernier, Ullmann, Siedamgrotzky, Senftleben, *Deutsche militararzt Zeitschrift*, 1879 (cité par E. Wagner).

6° MALADIE BRONZÉE HÉMATIQUE, TUBULHÉMATIE RÉNALE, HÉMOGLOBINURIE ÉPIDÉMIQUE AVEC ICTÈRE, etc. Ces diverses dénominations ont été appliquées à une — ou plusieurs affections — car les relations publiées accusent de sensibles différences — particulières au nouveau-né, habituellement épidémiques, résultant en tous cas d'une affection générale et dans lesquelles l'hématurie, l'*hémoglobinurie* ou la coloration verte de l'urine sont un symptôme essentiel. En voici la littérature :

Pollack, Sur l'hémorrhagie rénale des nouveau-nés, suite du catarrhe intestinal. (*Wiener med. Press.*, 1871, n° 18.) — Laroyenne, cité par Charrin, Maladie bronzée hématique. (*Thèse de Paris*, 1873.) — Parrot, Tubulhématie rénale. (*Archives de Physiologie*, t. V.) — Bigelow, An unusual resul. of septing poitoning. (*Boston med. and. surg. journal*, 1875, march. II; cité par Birch-Hirschfeld.) — Winckel, Cyanosis afebrilis icterica perniciosa cum hemoglobinuria. (*Deutsche med. Woch.*, 1879 ; cité par le même.) — Birch-Hirschfeld, Epidemische hemoglobinurie mit icterus bei Neugebornen. (*Gerhardt's Handbuch*, IV, p. 702.)

[1] *Sitzb. der K. Akad. der Wiss zu Wien*, III, décembre 1881.

spectroscope les deux raies de l'oxyhémoglobine ; mais l'épreuve par la teinture de gaiac et l'essence de térébenthine donnait un résultat négatif, et d'autre part ces urines ne contenaient pas de substance médicamenteuse colorante. Un examen ultérieur a montré que la matière colorante de ces urines était de l'hématoporphyrine ou une combinaison voisine dérivée de l'hématine, dont les solutions neutres ou faiblement acides ont la propriété de donner, dans certaines conditions, un spectre parfaitement semblable à celui de l'oxyhémoglobine.

NOTE V

SUR L'HYDROPISIE DANS LES MALADIES DES REINS

(Addition aux pages 93-106)

De tous les auteurs, Bartels est celui qui a le plus insisté sur l'élimination défectueuse de l'eau dans les maladies des reins, accompagnées d'hydropisie [1]. Mais que l'hydrémie tienne à cette cause, ou qu'elle dépende pour une bonne part de la cachexie et de la perte quotidienne de l'albumine, il est certain qu'elle n'explique pas complètement à elle seule le développement des hydropisies dans le cours des maladies rénales [2]. C'est du moins ce que nous semblent montrer les expériences de MM. Cohnheim et Lichtheim qui, en produisant chez des chiens,

[1] Voyez aussi Grainger-Stewart : *A pract. Treatise on Bright's Disease.*

[2] La constatation de cette hydrémie est parfois d'un grand secours pour le diagnostic, car, dans quelques circonstances, elle est presque le seul signe qui permette de décider si une dilatation cardiaque est sous la dépendance d'une affection primitive des reins. C'est en effet seulement dans ce dernier cas que l'hydrémie est très accentuée, ainsi que je l'enseigne depuis plusieurs années. Tout récemment, M. Penzoldt a publié quelques numérations globulaires qui témoignent dans ce sens (*Berl. kl. Woch.* 1882).

une hydrémie simple, sans augmentation de la masse du sang [1], n'ont jamais observé d'œdème, ni dans le tissu cellulaire sous-cutané, ni ailleurs. En augmentant énormément la masse du liquide en circulation et notamment en injectant à des chiens une grande quantité de solution de chlorure de sodium à 0, 6 p. 100 (jusqu'à cinq et même six fois le poids de leur sang), ils n'ont pas davantage observé d'œdème ressemblant à l'œdème des brightiques [2]; la circulation sanguine chez ces animaux était extraordinairement accélérée ; il en était de même du cours du sang dans le canal thoracique ; mais il n'y avait nulle part d'œdème sous-cutané, et même la quantité de lymphe provenant des extrémités n'était pas en quantité exagérée.

Le seul œdème constatable chez ces animaux était un œdème des muqueuses et des glandes.

De ce dernier fait, MM. Cohnheim et Lichtheim tirent la conclusion qu'à l'état physiologique c'est seulement dans les muqueuses et dans les glandes que les petits vaisseaux laissent abondamment transsuder le plasma, et que les vaisseaux de la peau ne sont pas doués normalement d'une perméabilité aussi grande.

Mais ces derniers ne peuvent-ils pas acquérir cette propriété ? C'est ce que paraît démontrer l'expérience suivante :

Des chiens rasés sont exposés à un soleil ardent ; leur peau devient rose, congestionnée ; puis, chez ces animaux, on pratique une injection intra-veineuse d'eau salée. Dans ce cas l'œdème sous-cutané ne fait pas défaut [3].

[1] MM. Cohnheim et Lichtheim dans ce but ont soumis des chiens à des saignées, et après chacune de ces opérations remplaçaient la quantité du sang retirée par une égale quantité de solution de chlorure de sodium à 0,6 p. 100. Les animaux ont survécu de cinq à neuf jours. (*Loc. cit.*, p. 133.)

[2] Pour tuer ces animaux il fallait leur injecter beaucoup plus (jusqu'à 60 ou 70 p. 100 de leur propre poids. Le développement d'un œdème pulmonaire était le plus souvent la cause de la mort; les animaux devenaient dyspnéiques; le sang artériel perdait peu à peu sa couleur rutilante, le pouls devenait lent et présentait des arrêts, la pression des oscillations; chez les animaux narcotisés, il se produisait parfois des convulsions cloniques.

[3] Ces expériences expliquent les cas où l'anasarque précède l'albuminurie, et même, ainsi qu'on le voit chez les enfants, surtout après la scarlatine, n'est accompagné d'albuminurie à aucune période.

Voyez notamment : 1° sur l'anasarque scarlatineuse, sans albuminurie, les

En somme, MM. Cohnheim et Lichtheim pensent que l'œdème des brightiques n'est pas, à proprement parler, causé par l'hydrémie parce qu'il n'en a pas la localisation et parce que chez ces malades l'hydrémie n'est pas à beaucoup près suffisante pour produire l'œdème. Ces raisons sont des plus sérieuses, et d'autre part il y a des motifs pour supposer l'existence de lésions vasculaires généralisées dans beaucoup de néphrites[1]. Seulement nous croyons aussi, avec Bartels, à l'influence que peut exercer sur le développement et les variations d'intensité de l'œdème l'insuffisance de l'élimination de l'eau[2]. A l'appui du rôle pathogénique de la rétention d'eau, on pourrait peut-être citer l'anasarque par rétention d'urine, sans albuminurie, qui paraît avoir été observée par Joseph Frank, par Boyer, plus récemment par Bourgeois (d'Etampes) et par Ronvaux (de Namur), et dont Trousseau[3] et M. Davreux (de Liège[4]) ont publié quelques exemples. Inutile de dire que la rareté de pareils faits, eu égard au grand nombre de rétentions d'urine sans hydropisie, montre que le défaut d'excrétion de l'urine n'agit que comme cause adjuvante. Roberts

récentes publications suivantes : Denizet, *Thèse de Paris*, 1867 ; — Sanné, article *Scarlatine*, *Dictionnaire encyclopédique*, 3e série, t. VII, p. 335 (absence d'albuminurie, trente-trois fois sur cent vingt-quatre anasarques scarlatineuses) ; — Picot, article *Scarlatine* (*Nouveau Dictionnaire*, t. XXXII, p. 529) ; — Senator, *die Albuminurie*, p. 109, en note ; — Quincke, *Ueber einfache Scharlach Wassersucht* (*Berl. kl. Wochenschrift*, 1882).

2° Sur l'œdème aigu sans albuminurie consécutif au refroidissement : Gubler, article *Albuminurie* (*Dictionnaire encyclopédique*, t. II, p. 501) ; — Rilliet et Barthez, *Traité des maladies des enfants* ; — Monneret, *Pathologie interne*, t. II ; — Ferrand, *Des exanthèmes du rhumatisme*, thèse, Paris, 1862 ; — Ch. Fernet, *Du rhumatisme aigu*, thèse, Paris, 1865 ; — Guyon (observ. de Kirmisson), *Progrès médical*, 1876 ; — Davaine, *Contribution à l'étude du rhumatisme*, thèse. Paris, 1879 ; — Proust et Comby, *Note sur l'œdème aigu rhumatismal*, (*Progrès*, 1880, p. 707.

3° Sur l'œdème consécutif à la fièvre typhoïde : Millard, *Anasarque sans albuminurie*. (*Union méd.*, déc. 1882.)

4° Sur l'œdème consécutif à la variole : Leudet, *Hydropisies après la variole avec ou sans albuminurie*. (Congrès de Reims, 1880.)

[1] Je dois dire cependant que M. Senator (*Berlin. kl. Woch*, 1880, n° 29), dit avoir recherché sans succès des altérations vasculaires de la peau chez des malades atteints d'œdème.

[2] Exceptionnellement, cependant, l'hydropisie peut se manifester malgré une diurèse abondante. (Voir Litten : *Charité Annalen*, IV, Separat Abdruck, p. 16.)

[3] *Clinique de l'Hôtel-Dieu*, t. III.

[4] *L'anasarque, suite de rétention d'urine*. Paris, 1874.

insiste sur l'absence d'œdème dans l'anurie calculeuse. M. Tenneson le signale à titre de complication rare. D'après M. Merklen[1], tantôt il s'agit d'un simple œdème des jambes, souvent limité aux malléoles; d'autres fois c'est une véritable anasarque avec ascite. Le moment où l'œdème apparaît est variable : c'est dès les premiers jours, ou à la dernière période. Quelquefois l'hydropisie est d'emblée généralisée.

En somme, l'œdème est une complication rare de l'anurie, probablement liée à la stase veineuse et sans relation nécessaire avec la présence d'albumine dans les urines.

Il se peut que l'altération vasculaire soit purement fonctionnelle, c'est-à-dire sans lésions microscopiques appréciables. On sait que la suppression de l'influx médullaire peut suffire pour produire de l'œdème dans les membres paralysés[2]. Des influences nerveuses de ce genre expliqueraient la brusque apparition d'œdème à la face, au larynx, etc., et surtout la localisation de l'œdème à une moitié du corps, à la suite de la contusion d'un seul rein, ainsi que M. le professeur Potain l'a constaté dans deux cas[3]. Enfin, il ne faut pas perdre de vue que tous les œdèmes qui se développent chez les brightiques ne dépendent pas nécessairement de la même pathogénie, et que l'affaiblissement cardiaque en revendique un certain nombre.

En terminant je signalerai, *au point de vue du diagnostic* des œdèmes brightiques, le myxœdème que M. Mohamed, à tort, je crois, cherche à rattacher à la maladie de Bright[4], et certaines angioneuroses avec œdème[5].

1 Merklen, *de l'Anurie*, thèse de Paris, 1881.

2 Voyez à cet égard Gergens. (*Pflueger's Archiv*, Bd. XIII, p, 591.)

3 Ces faits sont relatés dans son mémoire sur le bruit de galop. (*Mémoires de la Société des hôpitaux de Paris*, 1875, p. 156-157.)

4 *Lancet*, 1881, december 24. — Voyez à ce sujet une discussion à la Société clinique de Londres, 1882, jan. 13. (*British med. Journal*, nº 1108.) — Voyez aussi : Grocco. (*Annali universali di med.* 1883.)

5 Voir Quincke, Ueber acutes umschriebenen Hautœdem. (*Monatshefte für praktische Dermatologie*, 1882, juli. Bd. I. Heft. 5.)

NOTE VI

SUR L'URÉMIE

(Addition aux pages 406-444)

Sous le nom d'*urémie* on a décrit divers troubles morbides ayant une cause commune, l'*insuffisance de l'urination*[1].

[1] Si j'emploie le mot *urination* au lieu d'*excrétion urinaire*, c'est pour distinguer les *urémiques* des sujets atteints de *cachexie urineuse*, qui présentent, comme on sait, un aspect symptômatique bien différent :

Les *urémiques* ont, le plus souvent, des troubles respiratoires, des vomissements ou de la diarrhée, la langue et les muqueuses humides, des phénomènes convulsifs et comateux ; les seconds ont une apparence typhique, rarement des vomissements; de la constipation plutôt que la diarrhée, la langue et les muqueuses sèches, l'intelligence intacte, peu ou pas de dyspnée (Gull), tels sont les principaux caractères différentiels.

Un fait assez mal expliqué est la résistance de certains malades à une anurie longtemps prolongée. Sans parler, bien entendu, des hystériques, on peut citer un certain nombre de cas d'anurie calculeuse *complète* ayant duré plusieurs jours. Voici à cet égard quelques indications bibliographiques :

Laing (*Urinary diseases*, 1838) : dix jours d'anurie, guérison.

Rayer (*Maladies des reins*, t. III, p. 490) : anurie de dix jours.

Picard (*Gaz. méd. de Strasbourg*, 1870, p. 110) : anurie complète pendant neuf jours, diarrhée et hydropisie générale, expulsion des calculs, disparition des accidents.

Paget (*Transact. of the clinical Society*, 1869), anurie complète, symptômes comateux le quatorzième jour; émission d'urine le quinzième; mort le vingt-troisième.

Fuller (*Transactions of the patholog. Society*, t. XIV).

Bagshaw (*Id.*, t. XVI).

M. Tenneson (*Bulletin de la Société des hôpitaux de Paris*, 1869, p. 50), à qui j'ai emprunté la bibliographie précédente, a publié l'observation d'un homme de cinquante-six ans, ayant eu quinze jours d'anurie complète, dont dix sans urémie appréciable, et cinq jours d'accidents urémiques.

Tournadre (*Gaz. des hôpit.*, 1874) rapporte un cas de rétention d'urine ayant duré sept jours. Le malade mis dans un bain chaud ; il rendit après douze à quinze calculs rénaux. Guérison.

Peschek (*Archiv der Heilkunde*, 1873), un cas de rétention d'urine également causé par des calculs et qui dura neuf jours. Guérison.

Mendel (*Virch. Archiv*, Bd. LXVIII, p. 294), qui cite les deux cas précédents, rapporte celui d'un homme de cinquante-six ans ayant guéri d'une anurie de quatre-vingt-seize heures, et mort d'une seconde crise d'anurie ayant duré cent dix heures; concrétions à l'orifice des deux uretères.

Salgado (cité par Bartels) a vu chez une femme de soixante-trois ans une

Bien qu'ayant au fond une même origine, les accidents de l'urémie sont provoqués par des causes prochaines fort différentes les unes des autres ; en d'autres termes, leur pathogénie est très variée : c'est tantôt l'excès dans le sang ou dans les tissus de principes plus ou moins toxiques (potasse, ptomaines[1]; ou bien c'est l'encombrement des tissus par des matières excrémentitielles agissant par leur masse plutôt que par une action véritablement toxique (urée, etc.)[2]; ou bien ce sont, selon toute

anurie complète de treize jours, terminée heureusement par l'expulsion d'un calcul de la grosseur d'une fève.

Schwengers (*Berliner kl. Wochenschrift*, 1881, n° 34), anurie complète (consécutive à une obstruction de l'uretère droit par un calcul chez un sujet n'ayant pas de rein gauche) ayant duré cinq jours.

Auwell (*Med. Times and Gazette*), 1879, may), homme de quarante-neuf ans, anurie complète pendant vingt jours. Guérison.

Dubuc (*Union méd.*, 1879, nov.), âgé de soixante-huit ans, anurie de dix-sept jours. Mort.

Haehner (*Berliner kl. Woch.*, 1882, p. 531); obstruction des deux uretères par des concrétions; mort sans symptômes urémiques après une anurie de cinq jours.

M. Reliquet a récemment publié (*Union médicale*, 1882, 23 et 25 mai) un cas d'anurie calculeuse, ayant duré un jour, et dans lequel l'excrétion de l'urine s'est rétablie quelques heures après l'application de la bande d'Esmarck, sur les deux membres inférieurs. Il convient d'ajouter que des troubles cardiaques très sérieux ont suivi l'emploi de ce moyen violent. Morris et Bardenhener ont fait la taille rénale. (*Centralblatt für Chirurgie*, 1882, n° 12.)

Voir encore Roberts. (*Lancet*, 1868, I, et 1870, I.)

En dehors de l'affection calculeuse du rein, les cas d'anurie un peu prolongée sont assez rares. Un des plus remarquables à cet égard est, à ma connaissance, celui de Whifelaw, concernant un enfant atteint de scarlatine et qui aurait présenté une anurie de vingt-cinq jours suivie de guérison. On doit se demander si quelque erreur ne s'est pas glissée dans cette observation. (*Lancet*, 1877.)

[1] La potasse avait déjà été incriminée par le professeur Voit, et les récentes expériences de MM. Feltz et Ritter, de Nancy (*Revue médicale de l'Est*, 1880 et 1881), portent à faire jouer à la rétention des matériaux *inorganiques* un rôle actif. Ces expériences ont été confirmées par celles plus récentes de M. Astaschewsky. (*Petersb. med. Wochenschrift*, 1881.) — Quant aux ptomaines, leur importance, soupçonnée par M. Gautier, me paraît réelle dans l'urémie.

[2] Après Voit, M. le professeur Vulpian a insisté sur ce mécanisme : « La nutrition, dit-il, souffre parce que la rétention des produits désassimilés l'entrave. Ce ne sont ni l'urée ni les matières extractives prises isolément qui causent les accidents de l'urémie, c'est un trouble de la nutrition de tous les tissus, consécutif à la viciation du sang. » (Cours inédit de 1872, cité par Hutinel, *Thèse d'agrégation* de 1880, p. 88.)

M. le professeur Bouchard exprime la même idée : « Qu'une maladie du rein s'oppose à l'élimination des matières excrémentitielles, ces dernières vraisemblance, des œdèmes plus ou moins localisés, dans certaines parties des centres nerveux, qui produisent les troubles nerveux dits urémiques [1], et alors, on voit combien les limites exactes de l'urémie sont difficiles à tracer ; car, dans la production de l'œdème du tissu nerveux, quelle part faut-il accorder à l'élimination incomplète de l'eau, et quelle part à l'altération des petits vaisseaux (perméabilité exagérée) dont il a été question dans la note précédente. L'altération vasculaire pouvant aussi, jusqu'à un certain point, être sous la dépendance d'une dyscrasie urémique, on voit qu'il est presque impossible de savoir où commence et où finit l'urémie.

J'ai dit plus haut que la pathogénie des accidents urémiques est très complexe. Il serait d'une grande importance de pouvoir, dans un cas donné, discerner à quelle cause pathogénique on a affaire ; mais que nous sommes loin de cette notion ! La symptomatologie ne peut nous éclairer complètement parce que les relations causales des accidents urémiques sont ignorées : on a des raisons de penser que la diarrhée est le résultat d'un effort d'élimination et que l'amaurose ou le coma dépendent d'une autre cause ; mais au delà de ces vagues inductions, on ne peut

s'accumulent dans le sang, et secondairement dans les sucs qui baignent les éléments anatomiques. Il s'établit un équilibre dans la proportion des matières excrémentitielles en dehors et à l'intérieur des éléments ; les conditions physiques de la diffusion sont supprimées... » (Cours inédit de 1879, cité par MM. Debove et Dreyfus. *Soc. méd. des hôpit.*, 1879.)

[1] M. Leichtenstern a récemment expliqué par la théorie de Traube, c'est-à-dire par l'existence d'œdèmes *localisés*, divers symptômes tels que l'hémiopie les convulsions *localisées* qu'il a observées des urémiques. Il est vrai qu'on a parfois constaté à l'autopsie un peu d'œdème cérébral, mais il n'est pas certain que ces œdèmes préexistent toujours aux convulsions.

Il s'agit parfois de véritables apoplexies séreuses avec hydrocéphalie. M. A. Mathieu en a récemment rapporté un cas. (*France médicale*, 1882, 20 mai.)

Un médecin russe, M. Popoff (*Virchow's Archiv*, Bd. LXXXII), a trouvé dans le cerveau de chiens morts d'urémie après la ligature des uretères ou des artères rénales des blocs plus ou moins brillants, presque incolores ou un peu jaune-brunâtres, hyalins, ayant la grosseur de un à trois globules rouges. Ces blocs se rencontraient surtout autour des vaisseaux, dans l'adventice ou dans la gaîne périvasculaire. Il a noté, dit-il, l'existence de ces mêmes lésions chez des sujets morts urémiques. Mais, à en juger par la description et la figure qu'il en donne, il s'agit de granulations d'hématoïdine qui existent, comme on sait, normalement dans *tous* les cerveaux à partir d'un certain âge. M. Popoff paraît donc avoir attaché trop d'importance à des lésions banales.

rien affirmer. Aussi, est-il permis, je pense, de dire que, de toute la pathologie rénale, le chapitre le plus inconnu est assurément celui de l'urémie.

Ce chapitre a cependant été beaucoup travaillé dans ces dernières années et j'aurais beaucoup à citer si j'avais la prétention de la compléter ; mais Bartels ayant parfaitement exposé les diverses théories de l'urémie, je me bornerai dans cette note à indiquer quelques travaux pour suppléer à l'insuffisance du tableau symptomatique qu'il a tracé.

Sur la température centrale dans l'urémie.

Il est assez remarquable que l'étude de la température dans la période urémique de la maladie de Bright ait peu attiré l'attention de Wunderlich et de son école. Le célèbre pathologiste se borne à dire en parlant de la maladie de Bright *aiguë* : « Dans des cas mortels, la fin peut avoir lieu avec augmentation ou diminution de la température ; » et pour la maladie de Bright *chronique* : « Elle n'exerce, en général, qu'une très faible influence sur la température, dans les cas mortels même, les assentions terminales constituent l'exception[1]. »

En 1865, Kien, élève de Hirtz, nota chez une femme de trente-six ans, qui ne tarda pas à mourir d'urémie à la fin d'une néphrite interstitielle, des températures de 36°, 4 et 36°,8.

Roberts, en 1868, rapporta un cas où la température tomba à 34°, 7, et deux ans plus tard il publia une seconde observation analogue ; dans l'intervalle, Hirtz, dans son article *Chaleur*, du *Dictionnaire de médecine et de chirurgie pratiques*, à propos des maladies s'accompagnant d'un abaissement de la température, signalait l'urémie dans laquelle il l'avait vue descendre à 34°,4.

M. Hutchinson en 1870 et M. Thaon observèrent aussi chacun un fait d'urémie avec température basse, et peu après M. Bourneville, sous l'inspiration de M. Charcot, publiait un mémoire

[1] De la température dans les maladies, *traduction française*, p. 415.

J'emprunte à la thèse d'agrégation de M. Hutinel (*Les Températures basses centrales*, Paris, 1880) la plupart des renseignements qui suivent.

important sur cette question, et rapportait six observations inédites dans lesquelles se trouvent notées des températures de 34, 33, 32, voire même de 30°, 1. Se fondant sur ces observations, M. Bourneville posait le principe suivant :

« L'urémie, quelle que soit sa forme, donne lieu à un abaissement progressif et considérable de la température centrale, qui s'accuse de plus en plus à mesure que la maladie approche d'une terminaison fatale. »

A partir de ce moment les observations d'urémie avec température basse se multiplient.

D'après M. Hutinel « il n'est peut-être pas d'affections rénales qui causent plus souvent un abaissement notable de la température que les néphrites consécutives à des affections des voies urinaires, ou pour mieux dire, que les *néphrites survenant comme conséquence d'un obstacle à l'émission de l'urine* », surtout la néphrite interstitielle suppurée (rein chirurgical). Plusieurs faits probants à cet égard sont rapportés dans la thèse de M. Bazy, élève de M. le professeur Guyon [1].

Dans une observation recueillie par M. Netter dans le service du professeur Bouchard, nous voyons que chez un homme de soixante et un ans atteint d'anurie presque complète et dans un état cholérique, le thermomètre descendit à 30°. Il existait une néphrite suppurée et une sorte de volvulus de l'uretère gauche [2].

Pour Mac-Bride, l'hypothermie se produit presque toujours dans les circonstances suivantes :

1° Dans les affections rénales consécutives aux maladies des voies urinaires, surtout quand il y a suppression complète de l'urine ;

2° Dans l'urémie survenant chez des personnes âgées ;

3° Dans l'urémie consécutive à une affection rénale très ancienne avec complication de vomissements, de diarrhée et d'hémorrhagies ;

4° Dans l'urémie liée à la cachexie cancéreuse et au marasme.

Mais il s'en faut que l'hypothermie soit observée chez tous les urémiques, et c'est une question non encore tranchée que celle

[1] *Thèse de Paris*, 1880.

[2] Hutinel, *Thèse citée*, p. 85.

de savoir dans quelles conditions ces malades présentent au contraire une température élevée. Quelquefois, cette dernière peut être expliquée par l'existence d'une inflammation viscérale. Il se peut que dans d'autres cas il y ait rétention d'une matière pyrogène. Quant à l'hypothermie, le ralentissement des actes nutritifs par l'encombrement des tissus est certainement une des conditions qui la produisent.

Délire chronique.

Bartels mentionne parmi les troubles urémiques le délire passager, mais non la forme chronique. M. Scholz (de Brême), après avoir cité quelques cas peu probants d'ailleurs, empruntés à divers auteurs, rapporte celui d'un brightique qu'il a personnellement observé pendant un mois environ, et qui mourut dans le coma, après avoir présenté pendant plusieurs semaines des hallucinations de la vue et un délire de persécution bien accusé, mais sans symptômes urémiques ordinaires : pas de céphalalgie, pas de convulsions, pas de vomissements; aussi ce cas pourrait-être un cas d'aliénation chez un brightique, et non un fait d'urémie chronique [1].

Plus récemment, Hasland a observé chez un jeune homme de dix-neuf ans, atteint d'albuminurie avec anasarque, un délire furieux avec hallucinations, qui persista quatre mois. Le malade semblait tourmenté par des hallucinations; sa voracité et sa saleté étaient extrêmes ; il présentait les dehors d'un maniaque vulgaire, cependant l'œdème de la face et des extrémités persistait ainsi que l'ascite. Lorsqu'au bout de trois mois, il devint plus calme, l'œdème avait disparu, mais l'urine continua à renfermer beaucoup d'albumine; pendant le mois suivant, affaiblissement de la mémoire; puis mort dans le collapsus [2].

Je ne sais si cette observation mérite mieux que la précédente

[1] *Berliner kl. Wochenschrift*, 1876.

[2] *Ugeskr f. Læger*, 1880. Traduct. in *Schmidt's Iahrbücher*, 1880, et in *Archives générales de médecine*, 1880, vol. II, p. 738.

le nom d'urémie chronique ; en tout cas je ne la discuterai point, n'ayant pu la lire dans l'original.

Quoi qu'il en soit, il faut se garder de considérer comme de l'urémie une aliénation résultant de la mauvaise nutrition, qui est la règle chez les brigthiques [1].

Tout récemment, MM. Lécorché et Talamon ont cité le cas d'un albuminurique devenu maniaque, chez lequel le délire débuta avec la disparition de la polyurie, et cessa quand celle-ci reparut [2]. M. Raymond, en rapportant quatre observations, les a fait suivre de réflexions judicieuses et a insisté sur l'importance que présente, pour la juste interprétation de ces faits, l'alternance du délire et d'autres accidents incontestables d'urémie [3].

Indépendamment du délire, M. Brieger, chez un malade atteint de néphrite chronique, qui présenta plusieurs attaques épileptiformes, a observé, pendant dix-huit heures, des hallucinations suivies d'amnésie totale et de la perte de quelques mots. Au bout de quelque temps l'intellect redevint normal [4].

Dyspnée.

De même que tout accident cérébral, toute dyspnée survenant chez un brightique n'est pas nécessairement urémique ; elle ne mérite pas cette qualification si elle est explicable par l'asystolie ou des lésions anatomiques du poumon ou des bronches. Dans ce dernier cas, l'insuffisance urinaire est peut-être bien l'origine éloignée des lésions pulmonaires ; mais elle n'est pas la cause prochaine de la dyspnée.

Il ne faut pas cependant être trop rigoureux à cet égard, et refuser la qualification de dyspnée urémique à toute dyspnée s'accompagnant de symptômes stéthoscopiques. Précisément parce que la limite de l'urémie est un peu incertaine, il convient de faire

[1] Voyez encore Lasègue. (*Archives de méd.*, 1852.) — Hagen, d'Erlangen. (*Allg. Zeitschrift für Psychiatrie*, Bd. XXXVIII.) — Wille. (*Correspondenz-Blatt*, 1883, n° 9.)

[2] *Études médicales*, p. 172.

[3] *Archives de médecine*, mars 1882.

[4] *Charité-Annalen*, Bd. VII.

la part de l'urémie dans les troubles respiratoires complexes [1].

Dans la forme de dyspnée urémique la plus commune, on a affaire à une dyspnée paroxystique, survenant principalement la nuit ; la respiration est fréquente, assez régulière ; le murmure est normal [2].

Quelquefois le rythme est profondément modifié et on peut rencontrer le type dit de Cheyne-Stokes, type rare, comme on sait, mais qui, relativement, l'est moins dans le cas d'urémie.

M. Lécorché mentionne une variété particulière de dyspnée à type laryngé : « L'inspiration est bruyante, sifflante et comme croupale. Elle paraît tenir à un spasme des muscles du larynx [3].

M. le Dr Cuffer [4], après avoir injecté dans le sang de chiens de fortes doses de carbonate d'ammoniaque et de créatine, a trouvé que, surtout après l'injection de la première de ces deux substances, le nombre des globules sanguins diminue beaucoup et que le sang est moins capable d'absorber l'oxygène ; ce résultat, pour lui, expliquerait la dyspnée urémique ; mais il faut bien savoir que la présence d'une certaine quantité d'ammoniaque dans le sang est fort rare dans l'urémie. Je dois aussi faire observer que MM. Morat et Ortille n'ont pas trouvé que la capacité respiratoire du sang fût diminuée chez des chiens qui peu auparavant avaient subi la ligature des uretères [5].

Troubles fonctionnels et lésions du cœur dépendant de l'urémie.

Nous rencontrons ici un nouvel exemple de la difficulté que l'on éprouve à bien limiter le domaine de l'urémie : — Bright,

[1] Voyez à cet égard les trois articles de M. le professeur Lasègue, sur les Bronchites albuminuriques. (*Archives de médecine*, 1879.)

[2] Tout au plus trouve-t-on parfois la respiration *puérile*, à cause de l'énergie des mouvements respiratoires.

[3] Maladies des reins, p. 319.

[4] *Thèse de Paris*, 1878.

Ortille (*Thèse de Lille*, 1878). Outre les travaux déjà cités, on consultera avec avantage les suivants relatifs à la dyspnée urémique : Discussion à la Société médicale des hôpitaux de Paris (*Bulletin*, 1867). — Johnson (*British med. Journal*, 1873). — Huchard, Forme insidieuse (*Union méd.*, 1874). — Loiseau (*Thèse de Paris*, 1875). — Hervier (*Id.*, 1877). — Traube comme on sait, avait pensé que les maladies du rein, en produisant une dyscrasie, peuvent donner naissance à une hypertrophie du cœur; Traube, au contraire, en insistant sur l'hypertrophie du cœur consécutive aux affections rénales, n'en fit pas une conséquence de l'urémie; car il attacha surtout de l'importance à la diminution du champ de la circulation. M. Cohnheim a récemment développé cette théorie avec des arguments nouveaux et M. Leyden paraît adopter en partie au moins les mêmes idées. Enfin, d'après MM. Gull et Sutton, Buhl, Debove et Letulle, etc., l'hypertrophie du cœur ne serait pas d'origine urémique. — Laissant pour le moment la question des rapports de l'hypertrophie du cœur et de la néphrite chronique, je me propose de montrer ici la réalité des troubles cardiaque dans les néphrites aiguës où les conditions sont plus simples. Mais auparavant j'ai à indiquer quelques résultats expérimentaux qui jettent également une certaine lumière sur la dépendance où se trouve le cœur vis-à-vis du rein.

Influence des lésions expérimentales du rein. — Gustave Simon, à l'occasion de sa célèbre opération de néphrotomie ayant institué une série d'expériences sur des chiens [1], trouva que dans quel-

(*Gesammelte Abhandlungen*, Bd. III, p. 460). — Fränkel (*Charité-Annalen*, Bd. V, 1880); Leyden (*Zeitschrift für kl. Medicin*, Bd. II). Ces deux auteurs attachent une grande importance à la diminution de l'énergie du ventricule gauche. — Hue-Monceau (*Thèse de Paris*, 1881). — Weiss (*Prag. Zeitschrift für Heilkunde*, Bd. II, 1882).

[1] Ces expériences ont été publiées dans la 1re partie de sa *Chirurgie der Niere*. Erlangen, 1871. Antérieurement, M. Rosenstein (*Virchow's Archiv*, Bd. LIII) n'avait pas, dans ses expériences faites sur douze animaux (chiens et lapins), rencontré d'hypertrophie cardiaque, et postérieurement au travail de G. Simon, M. Gudden et MM. Buchwald et Litten (*Virchow's Archiv*, Bd. LXVI), n'en observèrent pas davantage. Mais, quant à l'hypertrophie du rein non opéré, ces auteurs confirment les résultats de Simon. Il en est de même des travaux ultérieurs de MM. Grawitz et Israel (*Virchow's Archiv*, Bd. LXXVII), de M. Ribbert (*Id.*, Bd. LXXXVIII), qui, chez le lapin, ont étudié avec soin le rein laissé en place après l'ablation de l'autre. Quant aux détails histologiques, je ne puis m'y arrêter ici; je dirai seulement qu'avec de légères variantes, ils confirment le fait qu'il s'agit à la fois d'une hypertrophie et d'une hyperplasie des éléments. Voyez sur cette question : Rokitanski, Wagner, Beckmann et plus récemment Perl (*Virchow's Archiv*, Bd. LIII); Eppinger (*Prag. med. Wochenschrift*, 1879); O. Leichtenstern (*Berl. kl. Woch.*, 1881, nos 34 et 35); Kœster (*Berlin. kl. Woch.*, 1882, p. 545); Ribbert (*Id.*, p. 546); Tizzini e Pesenti (*Archivio*, VI, fasc. 2); Golgi (*Id.*, fasc. 3.)

ques cas le cœur s'hypertrophie. Cette complication ne surviendrait, d'après lui, que si l'autre rein, contrairement à ce qui est la règle chez les jeunes animaux, n'augmente pas de volume pour suppléer au rein absent.

Plus récemment, MM. Grawitz et Israel ont fait sur des lapins un bon nombre d'expériences, dans le but de déterminer l'influence sur le cœur des lésions unilatérales du rein [1].

L'opération a été pratiquée suivant les règles de la méthode antiseptique. Ils ont surtout eu recours à l'oblitération de l'artère rénale pendant un temps limité (une heure et demie) d'après la méthode de Litten. A la suite de l'ischémie transitoire ainsi provoquée, il se produit sur le rein ce que MM. Grawitz et Israel appellent une néphrite parenchymateuse aiguë. Cette néphrite aiguë ne tarde pas, dans la grande majorité des cas, à faire place à une rétraction atrophique du rein. Exceptionnellement la néphrite aiguë donne naissance à une néphrite parenchymateuse chronique (gros rein blanc); l'épithélium alors, au lieu de s'éliminer, reste en place. Ces cas constituent une deuxième série.

Dans une troisième série d'expériences, MM. Grawitz et Israel ont pratiqué l'extirpation d'un rein.

Les résultats ont été les mêmes dans les trois séries.

Chez les animaux *jeunes* le rein sain augmente rapidement de volume, et son poids, au bout d'un certain temps, devient égal à celui que présenteraient les poids additionnés de deux reins normaux. — *Pas d'hypertrophie cardiaque.*

Chez les animaux plus âgés, l'hypertrophie compensatrice de l'autre rein n'acquiert jamais un degré aussi considérable. Une partie des animaux succombèrent avec les signes d'une urémie aiguë ou chronique; chez d'autres la vie se prolongea, mais avec un mauvais état de nutrition indiquant une compensation imparfaite; d'autres enfin supportèrent parfaitement l'opération. Chez eux on constata une hypertrophie du ventricule gauche.

M. Lewinski, presque en même temps que MM. Grawitz et Israel, a pratiqué sur des chiens le rétrécissement de l'artère rénale et produit ainsi l'atrophie de la glande; il paraît avoir

[1] *Virchow's Archiv*, Bd. LXXVII. J'emprunte le résumé de leur mémoire à M. Straus. (*Archives de médecine*, 1882.)

constaté un certain degré d'hypertrophie du cœur. Je reviendrai plus loin sur l'explication qu'il en donne [1].

Antérieurement, Beckmann avait lié chez un chien l'uretère gauche et sacrifié l'animal au bout de quatre mois. A l'autopsie, le rein droit était triplé de volume, le cœur un peu gros, particulièrement le ventricule gauche qui était à la fois hypertrophié et un peu dilaté.

M. Straus a repris cette expérience sur plus de vingt cochons d'Inde d'âge et de poids différents. Il a lié l'urétère gauche, par l'abdomen, en usant de tous les procédés de la méthode antiseptique; presque tous les animaux survécurent et ne furent sacrifiés que quatre à six mois plus tard. A l'autopsie, M. Straus a trouvé naturellement le rein gauche atrophié. Le rein droit était augmenté, par rapport au rein d'un animal de même taille, de moitié ou des trois quarts et parfois même de 100 p. 100. Quant au cœur, il a paru hypertrophié, exclusivement dans son ventricule gauche, sans dilatation appréciable de ses cavités; l'augmentation du poids de l'organe comparé à celui d'animaux non opérés était au moins d'un douzième [2].

Ainsi l'expérimentation démontre que si l'hypertrophie du cœur ne survient pas d'une manière fatale à la suite de la suppression d'un rein, à cause du développement compensateur de l'autre, elle est cependant très fréquente, et qu'elle paraît même constante chez certains animaux (cochons d'Inde). Il est à peine utile de faire remarquer que les faits négatifs ont beaucoup moins d'importance, dans l'espèce, que les faits positifs. On ne saurait être fort surpris qu'un rein sain, et *a fortiori*, un rein *hypertrophié*, suffise largement à l'urination *moyenne*, car pour l'accomplissement des fonctions de la vie, la plupart de nos organes sont loin de déployer toute l'énergie dont ils sont susceptibles [3].

[1] *Zeitschrift f. kl. Medic.*, Bd. I.

[2] Les animaux opérés présentant un poids moins élevé que les animaux sains, si l'on rapportait le poids du cœur à 100 gr. du poids du corps, la différence dépasserait le *quart*.

[3] M. Rosenstein dit qu'un seul rein *normal* suffit après la suppression de l'autre, pour éliminer la quantité habituelle d'urée. Il se fonde sur le fait que des animaux adultes, après l'ablation d'un rein, peuvent conserver la santé, sans hypertrophie de l'autre rein.

Influence des néphrites aiguës. — Certaines néphrites aiguës produisent un obstacle à l'urination bien autre que la destruction d'un seul rein ; car la lésion étant bilatérale, il n'y a pas de suppléance possible. Aussi n'est-il pas étonnant que les désordres cardiaques atteignent un plus haut degré d'intensité : chez l'animal, les lésions d'un rein n'amènent qu'une légère hypertrophie du cœur ; chez l'enfant atteint de néphrite aiguë (scarlatineuse par exemple), l'augmentation du poids du cœur pourrait, d'après M. Friedländer, atteindre le chiffre colossal de 40 p. 100 [1].

Sibson dit avoir trouvé une hypertrophie du ventricule gauche dans plusieurs cas de néphrite aiguë [2]. Dans d'autres cas, probablement lorsque la lésion rénale est plus aiguë ou plus profonde, c'est une dilatation du cœur qui survient. M. le professeur Bamberger, sur soixante-sept cas de néphrite aiguë, a rencontré quinze fois une augmentation de volume du cœur ; dans quatre de ces cas il y avait une simple dilatation. M. Silbermann a dans ces derniers temps rapporté plusieurs observations, soit d'hypertrophie pure, soit de dilatation avec ou sans hypertrophie chez des enfants scarlatineux atteints de néphrite [3].

[1] *Archiv für Physiologie*, 1881, p. 168.

[2] Sibson, *Lancet*, 1874, april.

[3] *Jahrbuch für Kinderheikunde*, Bd. XVII. Voici pour exemple trois observations de M. Silbermann :

Obs. Ire. — Enfant de quatre ans. A la fin de la troisième semaine de la scarlatine il survient une anasarque qui augmenta dans la quatrième semaine. A ce moment, pouls *très dur;* grande augmentation de l'énergie cardiaque ; urine rare renfermant beaucoup d'albumine, des globules rouges et des épithéliums. Le jour suivant, la pointe dépasse la ligne mamillaire. Deux jours plus tard, la pointe s'écarte davantage et on perçoit un souffle à la pointe, systolique, qui a duré jusqu'au commencement de la cinquième semaine. Après sa disparition la pointe est restée dans le septième espace intercostal, et presque dans la ligne axillaire.

Autopsie. — Le ventricule gauche est presque le double du ventricule droit; sa cavité est très dilatée et ses parois fort épaissies. La longueur du cœur est de sept centimètres, son poids de cent douze grammes ; poumons œdémateux; reins très augmentés de volume; leur surface est tachetée sur un fond pâle; leur coupe montre de petits points hémorrhagiques; glomérulo-néphrite constatée au microscope.

Obs. II. — Enfant de six ans; pendant l'éruption scarlatineuse, on note que la pointe du cœur est en dehors de la ligne mamillaire, ce qui est d'ailleurs physiologique chez les enfants de cet âge. Au commencement de la troisième semaine la sécrétion de l'urine diminue tout à coup, l'urine devient très albumineuse; trois jours plus tard la pointe du cœur est beaucoup plus en dehors que précédemment; l'impulsion cardiaque énergique, le premier

Dans les cas de dilatation bien accentuée, on entend à la pointe un souffle (mitral); si elle est moins prononcée, on perçoit, comme je l'ai constaté plusieurs fois, un bruit de galop, alors même que la tension artérielle ne semble pas manifestement exagérée[1]. S'il y a plutôt de l'hypertrophie, le tracé sphygmographique indique assez souvent une tension un peu forte[2].

Ainsi, la suppression d'un rein chez l'animal et mieux encore une néphrite bilatérale chez l'homme, amènent promptement une hypertrophie cardiaque. Comment l'expliquer?

Il n'est pas impossible que l'élimination moins facile de l'eau augmente le travail du cœur; mais, en admettant la réalité de cette cause, évidemment accessoire, il est nécessaire d'invoquer

bruit est remplacé par un souffle transitoire, qui bientôt fait place au premier temps. La pointe du cœur bat dans le sixième espace et presque dans la ligne axillaire.

Autopsie. — Enorme hypertrophie du ventricule gauche. Sa longueur est de soixante-douze millimètres; poids du cœur cent dix-huit grammes; mêmes lésions rénales que dans le premier cas, sauf que les points hémorrhagiques sont encore plus manifestes.

Obs. IV. *Dilatation sans hypertrophie.*— Enfant de trois ans et demi, anasarque à la troisième semaine; dans l'urine, albumine, cylindres et globules rouges. Quatre jours après, pouls très dur; les bruits du cœur sont bien frappés, la pointe peu écartée; les jours suivants, diminution de la force du pouls, écartement de la pointe, souffle systolique à la pointe, diminution progressive de la force du pouls et de l'énergie cardiaque, et écartement de plus en plus marqué de la pointe; œdème pulmonaire.

Autopsie. — La dilatation du ventricule gauche est telle que la cavité a le double de la capacité normale; elle est surtout prononcée dans la région de la pointe. Le cœur droit n'est que peu dilaté. Myocarde normal. Rein très volumineux; au microscope, glomérulite type.

Dans le volume suivant du même recueil, M. A. Steffen (*Jahrbuch f. Kinderheilkunde*, XVIII, p. 281) a publié aussi un cas de dilatation aiguë du cœur terminée par la guérison dans un cas de néphrite scarlatineuse.

Antérieurement. M. Goodhart avait publié cinq cas de dilatation du cœur dans la néphrite scarlatineuse (*Guy's Hospital reports*, 1879, 3e série, XXIV); mais pour lui la dilatation tient en partie à une action du « poison scarlatineux » sur le myocarde. Je ferai seulement remarquer que, dans cette hypothèse, le cœur droit ne devrait pas échapper à la dilatation; or on a vu plus haut que celle-ci ne porte guère que sur le ventricule *gauche*.

[1] *Lyon méd.*, 1882, 20 août. Selon moi, le bruit du galop est un signe de faiblesse *relative* du cœur; il montre simplement, quelle que soit la tension artérielle, que le ventricule a de la peine à effectuer le travail auquel il est soumis.

[2] Riegel (*Berliner kl. Wochenschrift*, 1882); — Fischl et Schütz (*Zeitschrift für Heilkunde*, Bd. II, p. 481). — Traube avait déjà dit que dès la première semaine d'une néphrite grave il peut y avoir augmentation de la tension. (*Gesammelte Abhandl.*, III, p. 427.)

surtout le défaut d'élimination rapide des matières excrémentitielles. Quant à la manière d'agir de ces substances pour amener l'hypertrophie, elle est encore fort controversée ; les uns pensent qu'elles produisent nécessairement une augmentation de la tension artérielle ; les autres ne considèrent pas celle-ci comme indispensable.

Les partisans de la première opinion ont supposé que ces substances, l'urée notamment, pourraient, lorsqu'elles se trouvent en excès dans le sang, augmenter la résistance qu'il éprouve à traverser les capillaires. Mais les expériences de transpirabilité du sang chargé d'urée, qu'a faites M. Ewald, ne paraissent pas lui avoir donné des résultats décisifs. M. le professeur Potain, dont les recherches, malheureusement, n'ont pas été, que je sache, rapportées avec détails, aurait, à la vérité, constaté une diminution de la transpirabilité du sang chargé d'urée « partiellement transformée en carbonate d'ammoniaque[1] ». Mais quelque intérêt que présentent de telles expériences, je ne les crois pas (de même que les expériences sur la filtration de l'albumine à travers des membranes *mortes*) parfaitement probantes dans l'espèce, car les artérioles sont des tubes vivants et certaines d'entre elles jouissent du pouvoir de modifier leur calibre dans des limites très étendues.

A mon sens, dans la question de l'urémie en général, ainsi que pour l'albuminurie, on s'est trop préoccupé de l'action supposée de telle ou telle substance, et l'on a laissé de côté le fait que nos tissus sont *accommodés* pour un *milieu* ayant une constitution chimique déterminée, de telle sorte que toute modification un peu importante de la composition de ce milieu entraîne des perturbations fonctionnelles, variables suivant la faculté qu'ont ces tissus de réagir. Dans le cas actuel, on peut supposer qu'une altération un peu profonde du sang, causée par une dépuration insuffisante excite le cœur, si sensible en général à toute modification dyscrasique.

Plusieurs auteurs ont de plus admis que la même influence dyscrasique pouvait amener la contraction tonique des arté-

[1] Elles sont signalées dans la thèse d'agrégation de M. Rendu sur les néphrites chroniques. Paris, 1878; p. 141.

rioles, soit directement, soit secondairement, en agissant sur les tissus dont l'excitation produirait la contraction des artérioles, par action réflexe [1]. Cette hypothèse a l'avantage d'expliquer le fait que le ventricule gauche est particulièrement affecté par l'hypertrophie. Dans quelques cas de néphrite aiguë, l'augmentation de tension artérielle est assez considérable; or il est bien difficile qu'il en soit ainsi sans la participation des artérioles.

Mais si, cliniquement, l'augmentation de tension artérielle dans beaucoup de cas de néphrite aiguë me paraît hors de doute, il est cependant certain qu'on ne peut guère la constater chez les animaux qui ont subi la destruction d'un rein. M. Lewinsky a essayé, au moyen d'un raisonnement très serré, de démontrer qu'elle est inévitable à moins qu'elle ne soit annihilée par une augmentation de la vitesse d'écoulement. Or, c'est précisément cette dernière qu'auraient constatée MM. Grawitz et Israel [2]; d'après ces auteurs, l'augmentation de la vitesse du sang suppose une augmentation de travail du cœur.

Dans un récent mémoire, M. Israel a complété heureusement les notions qui résultaient du mémoire qu'il avait précédemment publié avec M. Grawitz; il montre qu'un certain degré de dilatation vasculaire et d'endarterite peut être la conséquence de la suppression d'un rein. Si l'augmentation d'urée dans le sang n'est pas appréciable, c'est d'après lui parce que l'augmentation d'énergie du cœur supplée à la réduction de la surface d'élimination. Quant à l'effet fâcheux que produit l'élimination exagérée d'urée, il est prouvé par des expériences ayant consisté à faire

[1] C'est la théorie émise autrefois par M. Johnson. D'après cette théorie, le sang altéré dans sa constitution étant nuisible pour les tissus, les petits vaisseaux opposent un obstacle à son écoulement, grâce à la participation des vaso-moteurs. Le ventricule gauche est dès lors obligé de déployer une force plus grande; de là vient l'hypertrophie parallèle du cœur et des vaisseaux. (*On the diseases of the Kidney, their pathology, diagnosis and treatment.* London, 1851.) Il a reproduit cette idée dans les publications ultérieures. *Med.-chirurg. Transactions*, t. LVI, et *Lectures on Bright's diseases.*

[2] *Virchow's Archiv*, Bd. LXXVII. Ces expérimentateurs croient à une excitation du cœur produite par la rétention de l'urine; ils n'ont pas trouvé au manomètre une augmentation de la tension, mais au moyen d'un hémodromomètre particulier, ils ont, chez leurs animaux, constaté une augmentation de la vitesse du sang. Après l'injection d'une petite quantité d'urée chez des animaux sains, ils ont obtenu également un accroissement de la vitesse.

ingérer à des lapins de fortes doses d'urée. Au commencement ces animaux recevaient deux grammes d'urée par jour (en solution injectée dans l'œsophage); puis au bout de trois ou quatre semaines on leur en administra huit grammes, et plus tard, jusqu'à douze grammes par jour ; chez un animal on est même arrivé à seize grammes sans amener de perturbation sérieuse de la santé. Chez tous les lapins ainsi traités, au bout de quelques semaines, il y avait une hypertrophie du cœur, appréciable surtout chez les jeunes; le poids du rein était aussi fort augmenté. Par l'ingestion de nitrate de soude, sel qui est toléré par les lapins presque aussi bien que l'urée, M. Israel a obtenu les mêmes résultats. Il conclut en somme que des reins intacts peuvent largement suffire à l'élimination des matériaux excrémentitiels, que si les reins cessent de pouvoir remplir complètement cet office, l'énergie du cœur essaie d'y suppléer grâce à l'activité plus grande de la circulation, et qu'au bout d'un certain temps l'hypertrophie du cœur est la conséquence de l'accroissement du travail de cet organe.

Influence des lésions chroniques des reins. — Les résultats de l'expérimentation et de l'observation clinique dans le cas de néphrite aiguë, autorisent à penser que dans *certaines* lésions chroniques des reins l'hypertrophie cardiaque peut être de nature dyscrasique. Cette idée est admissible au moins dans les cas où la lésion rénale n'est pas compliquée d'une altération vasculaire généralisée. Or, on trouve dans la littérature un bon nombre de faits de ce genre où il existait de l'hypertrophie cardiaque[1].

[1] M. Virchow a vu un cas d'hydronéphrose congénitale dans lequel les glomérules n'avaient que le tiers de leur diamètre normal et où il existait une notable hypertrophie du ventricule gauche sans autre lésion qui pût l'expliquer. Ce cas a été rapporté par Roth et je le cite d'après M. Zander (*Zeitschrift für kl. Med.* IV, p. 117). — M. Cohnheim (*Vorles. über allg. Pathologie,* Bd. II, p. 353) cite le cas d'un garçon de onze ans dont les deux uretères étaient obstrués par un calcul vésical. Il existait une double hydronéphrose, une hypertrophie colossale du ventricule gauche et de la polyurie. D'après lui, l'hypertrophie cardiaque n'est pas rare dans l'hydronéphrose. — M. Bamberger (*Ueber morbus Brightii,* p. 1567), chez une femme de quarante ans, morte d'hémorrhagie cérébrale, a trouvé des kystes des deux reins et le ventricule gauche doublé de volume. — Galabin (*Thesis for degree of M. D.* London, 1873) a noté de l'hypertrophie cardiaque dans deux cas de kystes rénaux; Stiller (*Wien. med. Woch.*, 1875, n° 31), dans un cas d'absence congénitale d'un rein, etc.

Les néphrites, dites ascendantes, c'est-à-dire consécutives à une lésion de l'appareil urinaire en aval du rein, forment une catégorie de faits fort intéressante au point de vue qui nous occupe. Dans un certain nombre de ces cas, le système artériel est sain et il n'y a pas dans l'organisme de cause d'hypertrophie du cœur hormis la lésion rénale. Eh bien, dans quelques-uns de ces cas, cette hypertrophie ne fait pas défaut ; assurément, elle n'est pas constante ; elle n'est même pas très fréquente, ce qui est tout naturel si l'on tient compte de l'état cachectique de certains malades ; mais elle se rencontre environ dans le tiers des cas. M. Jean[1] l'a vue quatre fois sur dix hypertrophies de la prostate.

Plus récemment, le Dr Weill a réuni vingt cas de néphrite ascendante, autopsiés dans les deux dernières années à l'Hôtel-Dieu de Lyon, et trouvé que le cœur avait été hypertrophié six fois, c'est-à-dire dans une proportion de 30 p. 100[2]. Si l'on élimine des vingt cas précédents, ceux où la lésion rénale a été produite par une affection cachectisante (cancer de l'utérus et de la vessie), il reste douze cas avec cinq hypertrophies du cœur ; ici la proportion est plus forte et rappelle celle de l'hypertrophie du cœur dans la néphrite brightique primitive.

Dans les cas où l'altération rénale est accompagnée d'une altération vasculaire généralisée, la cause de l'hypertrophie cardiaque quand elle existe, ne peut guère être attribuée à la dyscrasie. Cependant, d'après les recherches de M. Ewald, qui a contrôlé les assertions de MM. Gull et Sutton, certaines lésions vasculaires pourraient être *consécutives* à l'hypertrophie du cœur : la maladie rénale amènerait une dyscrasie qui produirait une augmentation de résistance dans les capillaires. La conséquence serait une augmentation de tension dépendant d'une activité plus grande du cœur, et par suite une hypertrophie de cet organe, d'abord du ventricule gauche (puis du ventricule droit); à son tour l'augmentation de l'énergie cardiaque amènerait un épaississement de la tunique moyenne des vaisseaux. Pour produire cette dernière altération, il faudrait que la tension atteignît

[1] *Thèse de Paris*, 1879, p. 59.

[2] *Thèse de Lyon*, 1882.

un certain degré ; voilà pourquoi, d'après M. Ewald, on ne l'observe pas dans les hypertrophies cardiaques qui compensent une altération valvulaire.

Tout en reconnaissant l'importance des recherches de M. Ewald, je crois cependant qu'il a peut-être été trop enclin à considérer les altérations sus-indiquées comme secondaires à l'hypertrophie du cœur, et qu'il y a au contraire un bon nombre d'hypertrophies cardiaques sous la dépendance de l'endarterite. J'insiste sur ce point pour n'être pas accusé d'incliner trop du côté de l'urémie; mais la série de faits que j'ai passés en revue dans cette note démontre, je pense, d'une manière péremptoire, que la dyscrasie urémique seule, ou combinée à d'autres causes, peut amener des troubles fonctionnels et des hypertrophies du cœur[1].

De quelques complications rares de nature urémique[2].

Hoquet. — « Je l'ai vu, dit le professeur E. Wagner, persister jour et nuit pendant des semaines jusqu'à la mort; sauf un léger œdème des membres inférieurs, il fut dans ce cas le premier symptôme d'une maladie de Bright chronique[3]. »

Troubles auditifs. — Indiqués autrefois par Rayer, puis par Rosenstein, ils ont été soigneusement étudiés dans ces derniers temps par M. Dieulafoy (*France médicale*, 1877, n° 16; *thèse de Tissot*, Paris, 1878, et *thèse de Dommergues*, Paris, 1881); voyez aussi : Gurowitsch, *Berliner kl. Woch.*, 1880, n° 42, p. 601.

Hémorrhagies. — Pour la littérature antérieure, Lecorché.

[1] Pour plus de détails sur ce sujet, voir la note XI.

[2] Je dois dire ici explicitement que pour un certain nombre de cas ci-dessous indiqués l'urémie ne me paraît rien moins que prouvée. On a certainement dans plus d'un cas commis le vice de raisonnement *post hoc, ergo propter hoc* Tous les accidents qui surviennent dans l'urine d'un malade de Bright ne sont pas urémiques (par exemple, comme je l'ai noté plus haut, l'aliénation mentale), ou bien ne le sont que d'une manière fort indirecte : ainsi un brightique a une éruption d'acné à la suite de l'usage de l'iodure de potassium. Je ne prétends pas que l'état de son rein qui n'élimine qu'imparfaitement l'iodure, n'ait pas favorisé la production de l'acné; mais ne seraitce pas abusif de qualifier cette éruption d'*urémique ?*

[3] Die Morbus Brigthii, p. 69.

Voir de plus : Auvert, *thèse de Paris*, 1879 ; — S. Gée, *St-Barto-lom. hospital reports*, XVI.

Inflammations, suppurations. — Voir surtout Grainger-Stewart Dickinson, Dowel (*Dublin journal*, 1856), etc., etc., et parmi les auteurs les plus récents : E. Wagner (*Loc. cit.*, p. 106, 183 et 283; Barthelemy (*France médicale*, 7 février 1880, péricardite urémique).

Ulcères. — Cartaz (*France médicale*, 1877).

Affections cutanées. — M. Rosenstein a rapporté l'histoire d'un malade atteint de néphrite suppurée avec ischurie, qui fut atteint vers la fin de sa maladie d'un exanthème rubéolique de toute la partie supérieure du corps.

M. Merklen a vu un cas d'éruption érysipélateuse généralisée chez un anurique et plusieurs cas d'éruption prurigineuse[1]. Il rapporte de plus un cas qui lui a été communiqué par M. Landrieux. Il s'agit d'un urticaire chez un malade dont les urétères étaient obstrués par un cancer[2].

Un médecin suédois, M. Bruzelius, a décrit avec beaucoup de détails, sous le nom d'érythème urémique, une éruption qui débuterait souvent par les poignets, sous forme de taches de la dimension d'une lentille ou au-dessus, d'un rouge clair, disparaissant à la pression et non élevées. L'éruption, en gagnant de proche en proche, peut envahir la plus grande partie de la surface du corps et, vu la confluence des taches, ressembler à une scarlatine, avec laquelle elle présente une autre analogie, à savoir la desquamation par larges lambeaux. Mais la preuve de sa nature urémique n'est pas donnée.

J'en dirai autant des diverses variétés d'affections cutanées chez des maladies brightiques décrites par MM. Quinquaud et Duval. On ne peut affirmer qu'elles ressortissent à l'urémie. Dans un cas cependant, on voit de l'érythème aux mains et de l'urticaire aux cuisses, apparaître trois semaines après le début d'une néphrite aiguë ou *frigore*[3].

[1] *Thèse de Paris*, 1881.

[2] *Thèse de Paris*, 1881, p. 84.

[3] Duval, *Thèse de Paris*, 1880.

M. L. Collin, élève du professeur Vulpian, croit aussi que les diverses éruptions qu'il décrit sont causées par l'adultération du sang [1].

Sensation de doigt mort. — M. Dieulafoy (*Union médicale*, 1882, 6 août), qui a signalé le premier cet accident, pense qu'on pourrait en rapprocher l'asphyxie des extrémités avec gangrène symétrique observée par M. Debove dans le cours d'un mal de Bright [2]. M. Roques, qui, plus récemment, a également observé un nouveau cas de gangrène symétrique des extrémités chez une femme albuminurique, partage cette manière de voir [3].

NOTE VII

SUR LES NÉPHRITES INFECTIEUSES

(*Addition à la page 247.*)

En écrivant que toutes les maladies contagieuses aiguës sont produites par un principe contagieux vivant et que certaines des néphrites qui surviennent dans le cours de ces maladies sont le résultat direct de sa pullulation, Bartels, assurément, devançait son époque; car, à ce moment (1875), il ne pouvait étayer son opinion que sur les travaux d'un petit nombre d'observateurs. Depuis lors, les travaux se sont multipliés, et les tendances actuelles sont favorables à la doctrine des micro-organismes pathogènes.

1° *De l'existence des microbes dans le rein* [4]. — « Lorsqu'à la

[1] Collin, *Thèse de Paris*, 1880.

[2] *Bulletin de la Société médicale des hôpitaux de Paris*, 1880, 27 février.

[3] *Idem*, 1882, séance du 27 octobre.

[4] Je n'ai pas besoin de dire ici que, vu le temps qui s'écoule habituellement entre la mort et l'autopsie, chez l'homme la constatation de microbes

suite des recherches de M. v. Recklinghausen, on sut reconnaître, dans les *tissus*, les bactéries et les micrococci, grâce à leur résistance si grande à l'action des acides et des alcalis, on apprit aussi à constater leur présence dans les différents organes. MM. Waldeyer, Klebs, ce dernier surtout, ont montré ainsi la présence du *microsporon septicum* dans les abcès métastatiques du rein, sur les pyémiques de la guerre de 1870.

« Dès 1868, MM. Hueter et Tommasi ont découvert, chez l'homme et chez les animaux, le *micrococcus diptheriæ* dans le rein, et M. Œrtel insiste également sur cette localisation rénale de la diphthérie. (Voir son article de la collection de Ziemssen.)

« MM. Eberth, Klebs, etc., ont signalé la présence de micrococci dans les infarctus rénaux de l'*endocardite ulcéreuse*.

« Un très grand progrès fut réalisé pour la recherche des micro-organismes dans les liquides et, partant, dans les *coupes* des tissus lorsque M. C. Weigert découvrit l'action élective, sur ces organismes, des matières colorantes qui se fixent de préférence sur les noyaux des cellules (Kernfarbende Substanzen) de l'hématoxyline tout d'abord, puis (et surtout) des couleurs d'aniline. C'est avec cette méthode que M. Koch a fait ses recherches.

« Grâce à l'emploi de cette technique, il est facile de rencontrer dans le rein, comme dans les autres organes, des micro-organismes qu'on a toute raison de croire pathogènes.

« En 1875, M. Weigert montra ainsi la présence de micrococci non seulement dans les pustules de la variole, dans le foie, dans la rate, mais aussi dans le rein (à la vérité exceptionnellement dans ce dernier *organe*) [1]. Il y décrivit des colonies bactériennes [2]. »

Dans son mémoire sur le procédé de coloration des bactéries, M. Weigert a publié un cas remarquable de mycose du rein chez

dans le rein n'aurait pas une valeur décisive si, chez l'animal où l'autopsie est pratiquée au moment même de la mort, des microbes n'avaient pas été trouvés comme chez l'homme.

[1] Weigert. — Anatomische Beitræge zur Lehre von den Pocken. IIter Theil (Ueber pokenähnliche Gebilde in parenchymatösen Organe und derer Beziehung zur Bacteriencolonien. Breslau, 1875).

[2] Les paragraphes précédents guillemettés sont empruntés à une Leçon inédite de M. Straus, que mon savant collègue a bien voulu me communiquer.

un diabétique phthisique : on trouvait dans les reins des infarctus formés par des accumulations de *cocci* très volumineux, présentant chacun 1/2 μ de diamètre; aussi, les appelle-t-il *mégacocci*. Leur mode de coloration empêchait toute méprise; il ne se coloraient pas par l'hématoxyline ou le carmin comme les noyaux dans la même préparation, mais par le violet de gentiane. M. Weigert dit n'en avoir jamais rencontré d'aussi gros. A certains endroits, on pouvait affirmer qu'ils siégeaient dans les canalicules, car on les voyait, soit entourés d'un épithélium intact, soit entre la paroi et l'épithélium en partie desquamé [1].

Dans une série de mémoires importants, M. Klebs a publié des observations cliniques et des expériences tendant à prouver l'influence pathogène de schizomycètes. L'un d'eux est consacré pour une bonne part aux néphrites infectieuses [2].

En 1878, M. Markwald a fait sous la direction de M. Leyden des expériences ayant consisté dans l'injection intra-veineuse chez des lapins de liquides putrides renfermant des bactéries. Il s'est développé une néphrite et l'urine, albumineuse, renfermait des cylindres qui étaient recouverts de bactéries sphériques. L'affection rénale a été rapportée au passage de ces bactéries à travers le rein.

Dans son grand mémoire sur les maladies septiques, M. Litten dit que la substance corticale des reins est anémique, parsemée de points jaunes qui correspondent à des parties en dégénération graisseuse et qu'il ne faut pas confondre avec des traînées de même couleur, siégeant surtout dans la substance médullaire et correspondant aux vaisseaux droits ou à des faisceaux de tubes de pyramide. Les traînées sont constituées par des accumulations de *micrococci* siégeant soit dans les tubes droits, soit dans les vaisseaux [3].

Je pourrais citer encore un certain nombre de travaux où l'existence de microbes dans le rein est affirmée ; mais je dois en même temps rappeler que quelques histologistes, et des plus compétents, décrivant les lésions rénales observées par eux dans quelques ma-

1 *Virchow's Archiv*, Bd. LXXXIV, p. 312.
2 *Archiv für exp. Pathologie*, Bd. IV, 1875.
3 *Zeitschrift für kl. Medicin*, Bd. II, p. 452.

ladies infectieuses, disent n'avoir pu se convaincre de l'existence d'organismes inférieurs dans le rein malade. Ainsi, M. Brault, qui a étudié avec soin plusieurs cas de néphrite diphthérique, dit que la seule altération constante des cellules est l'*infiltration protéique*. Il est vrai que M. Brault n'a pas employé la technique spéciale usitée actuellement pour la recherche des microbes [1], mais tout récemment le professeur Fürbringer, en usant de la technique de M. Weigert, n'a pas non plus trouvé de microbes dans les reins de dix enfants morts de diphthérie infectieuse, soit dans les vaisseaux rénaux, soit dans le système sécrétoire. Cette recherche a été faite sur plusieurs centaines de préparations et les reins les plus malades ont été examinés par M. Weigert lui-même, qui n'a pas obtenu non plus de résultat positif [2].

A défaut de la constatation des microbes dans le rein, leur présence dans l'urine a-t-elle une signification décisive?

2° *De l'existence de microbes dans l'urine.* — Une question préalable est celle de savoir si l'urine d'un individu sain renferme des organismes inférieurs. En 1863, M. Pasteur a montré que l'urine normale, recueillie avec les précautions convenables, ne contient point de germes et peut se conserver indéfiniment au contact de l'air pur, sans subir de fermentation ammoniacale et sans donner naissance à des micro-organismes [3]. Ce fait a été vérifié par MM. Roberts [4], Meissner, Cazeneuve et Livon [5], et tout récemment par le professeur Leube [6] qui, à la suite d'expériences bien conduites, a vu que l'urine de l'homme sain est exempte de bactéries et peut se conserver à l'étuve plusieurs mois, en restant acide et en présentant l'odeur urineuse normale.

[1] Brault. (*Journal de l'anatomie*, etc. 1880, p. 678.) Plus récemment, M. Gaucher dit avoir rencontré dans les cellules épithéliales des *tubuli*, chez des sujets morts de diphthérie, des granulations brillantes qu'il croit être des *micrococci*. (*Gazette médicale de Paris*, 1881, p. 94.)

[2] *Virchow's Archiv*, Bd. LXXXXI, 1883. — Je puis encore ajouter que M. C. Fiedländer, dont le mémoire a également paru pendant l'impression de cette note, dit n'avoir trouvé des micrococci dans le rein scarlatineux que dans un certain nombre de cas. (*Fortschritte der Medicin*, 1883, n° 3.)

[3] *Comptes Rendus*, 1863.

[4] *Philosophical Transactions*, 1874.

[5] *Revue mensuelle*, t. II, p. 166.

[6] *Zeitschrift für kl. Med.*, Bd. III, p. 233.

Mais, de ce que l'urine de sujets sains paraît être exempte de germes, il ne faudrait pas conclure que tous les germes que l'on peut rencontrer dans l'urine proviennent du rein : l'urètre, surtout chez la femme, est, pour les microbes, une large porte d'entrée dans la vessie [1]. M. Kannenberg, qui a fait ses recherches dans le service de M. Leyden, dit que chez des sujets sains il a parfois rencontré dans l'urine fraîche des micro-organismes de forme sphéroïde ou en bâtonnets très courts avec un étranglement médian [2]; il ajoute que *dans toutes les maladies aiguës*, le nombre de microbes de l'urine est augmenté, et que c'est de préférence dans les maladies infectieuses qu'on les rencontre, surtout si elles sont compliquées de néphrite.

Les maladies infectieuses qui ont été l'objet de ses investigations sont : la scarlatine, la rougeole, l'érysipèle, la pneumonie, la fièvre intermittente, la diphtérie, la fièvre typhoïde, le typhus exanthématique et la fièvre récurrente. C'est dans cette dernière que les résultats ont semblé les plus nets : à chacune des périodes fébriles les micro-organismes se sont montrés dans l'urine d'autant plus abondants que la température était plus élevée et qu'il y avait plus de spirilles dans le sang.

Il a aussi rencontré des micrococci dans trois cas d'angine, une érysipélateuse et deux phlegmoneuses.

A peu près en même temps M. le professeur Bouchard a publié un mémoire important sur les néphrites infectieuses [3]. C'est surtout dans la néphrite dothiénentérique qu'il a constaté dans l'urine la présence de bactéries; mais il en a également

[1] Les microbes peuvent même remonter jusqu'au rein, ainsi que le prouvent la pyélonéphrite mycosique, décrite par M. Klebs (*Handbuch der path. Anatomie*, p. 255) sous le nom de pyélonéphrite parasitaire : le rein, dans ce cas, ne présente aucune altération interstitielle; les canalicules sont larges, l'épithélium trouble est graisseux; la lumière du canalicule est remplie par des granulations brillantes disposées régulièrement le long de l'axe du canalicule, ou rayonnant de l'épithélium. Ces granulations ne sont dissoutes ni par les acides et les alcalis, ni par l'alcool et l'éther.

M. Nykamp (*Virchow's Jahresbericht*, 1879, I, p. 291), dans trois cas de pyélonéphrite consécutive à une cystite (avec ou sans hypertrophie de la prostrate, a constaté dans les reins des amas de bactéries exclusivement dans les *canalicules* et non dans les vaisseaux.

[2] *Zeischrift für kl. Medicin*, Bd. I.

[3] *Revue de médecine*, 1880, p. 673.

rencontré dans plusieurs autres maladies infectieuses : fièvres puerpérale, herpétique; rougeole, érysipèle de la face, angioleucite érysipélateuse, ostéomyélite, amygdalite infectieuse, pseudo-rhumatisme, typhlite ulcéreuse, dysenterie, angine diphthérique, phthisie pulmonaire, bronchite purulente, rage.

M. le professeur Bouchard pense que les microbes trouvés dans l'urine, dans les maladies précédentes, proviennent du rein. Cela est assurément vraisemblable; mais la preuve de ce fait important n'est pas encore fournie, et ce désideratum est d'autant plus regrettable que M. Kannenberg n'a jamais pu trouver des spirilles dans l'urine des malades atteints de fièvre récurrente, *excepté dans le cas où l'urine renfermait du sang*[1]. Il est vrai que les *micrococci* rencontrés dans l'urine par M. Kannenberg peuvent, comme le suppose cet auteur, provenir des spirilles; mais rien ne le démontre.

En somme, la présence de microbes dans le rein, surtout *si l'autopsie est faite au moment de la mort*, témoigne en faveur de l'origine infectieuse de la néphrite; en l'absence du corps du délit dans le rein, l'existence de microbes dans l'urine recueillie avec les précautions voulues n'est démonstrative que si l'on peut démontrer que ces microbes sont identiques au microbe que l'on sait ou que l'on croit être l'agent de la maladie. La preuve serait absolue si, en cultivant le microbe contenu dans l'urine et en inoculant le produit de cette culture à des animaux, on reproduisait la maladie générale.

Enfin, lorsque, dans le cours d'une maladie infectieuse, une néphrite se développe sans cause déterminante particulière, son origine infectieuse est assez vraisemblable. Telles sont les conclusions auxquelles on peut se ranger dans l'état actuel de la science.

[1] Pour le charbon, chez le cobaye, MM. Straus et Chamberland ont constaté un fait qui rappelle celui de Kannenberg. Dans le charbon inoculé du cobaye, l'hématurie est loin d'être la règle, comme elle l'est chez le mouton; or, ils n'ont trouvé de bactéridies, dans l'urine, par l'*examen microscopique*, que quand il y avait en même temps hémorrhagie. Cependant, quelques bactéridies (trop rares pour être vues à l'examen microscopique), passaient néanmoins, car presque toutes les cultures d'urine, qui paraissaient au microscope privées de bactéridies, ont été fécondes. (*Archives de Physiologie*, 1883.)

NOTE VIII

DES PRINCIPALES LÉSIONS DE LA NÉPHRITE AIGUE ET NOTAMMENT DE LA GLOMÉRULO-NÉPHRITE.

(Addition à la page 264)

Je crois utile d'ajouter à la description de Bartels quelques détails relatifs à des lésions récemment bien étudiées.

1° Lésions des tubes et des glomérules

A. — Altérations des tubes.

1° — On sait que les tubes contournés et les branches montantes des anses de Henle sont tapissés par un épithélium spécial à bâtonnets [1]. Les lésions qu'on y observe ont été bien décrites par M. le professeur Cornil qui, sur des reins durcis au moyen de l'acide osmique, a observé d'une manière fort exacte l'altération vésiculeuse des cellules [2]; j'emprunte à son élève, M. Brault, la description suivante des altérations cellulaires [3].

[1] Voir, sur la signification des bâtonnets, un mémoire de M. H. Martin, publié dans les *Archives de Physiologie*, 1882, 2e semestre.

D'après M. Millard (de New-York), ces bâtonnets ne seraient autre chose qu'un reticulum protoplasmique vivant, se modifiant sans cesse dans sa forme, revêtant l'aspect tantôt de bâtonnets, et tantôt de surface plate limitant une vacuole, etc. Mais il ne paraît pas avoir fait des recherches personnelles suivies sur ces modifications de forme à l'état physiologique. Dans l'inflammation, ce reticulum pourrait, dit-il, se transformer en corpuscules de pus. M. Millard ajoute qu'entre la membrane amorphe des tubuli et les cellules épithéliales se trouverait un endothelium plat, susceptible de se tuméfier beaucoup danz l'état inflammatoire. (*New-York med. Journal*, june 1882). — On sait que M. Debove a aussi décrit un endothélium sous les cellules cylindriques des villosités intestinales.

[2] Cette altération est indiquée dans une figure de Bartels, mais d'une manière insuffisante (voyez p. 82). Elle avait été, antérieurement, mieux figurée par M. Œrtel (*Deutsches Archiv*, Bd. VIII, t. V, fig. 5, 6 et 7).

[3] *Contribution à l'étude des néphrites*; Paris, 1881.

Dans la première période, les cellules sont augmentées de volume, turgescentes et très granuleuses. Elles présentent dans leur intérieur des points clairs qui indiquent le début de la formation d'espaces vésiculeux. Un peu plus tard les extrémités claires des cellules s'en détachent, et tombent dans la lumière des tubes; ceux-ci, à cause de l'augmentation de l'exsudation, se dilatent, de telle sorte que les cellules sont aplaties. A ce moment on trouve parfois dans chacune d'elles deux, trois et même quatre noyaux; les lignes de séparation des cellules ne sont plus visibles. Rarement on constate la présence de fines granulations graisseuses rangées près de la base d'implantation des cellules, (principalement dans les branches montantes de Henle).

Les exsudats cellulaires sont composés, soit de boules hyalines transparentes sphériques ou ovoïdes, de dimension inégale, restées claires après l'action de l'acide osmique et du carmin, soit de boules grenues sur lesquelles le carmin et l'acide osmique ont une action plus marquée, soit de boules beaucoup plus réfringentes et beaucoup plus foncées, colorées en rose vif par le carmin.

Outre ces boules on distingue parfois, dans la cavité des tubes, des globules rouges, des globules blancs et des débris de cellules épithéliales, mais ces derniers *en petit nombre.*

2° — Dans les branches descendantes de l'anse de Henle, les canaux droits et les canaux collecteurs tapissés, comme on sait, par un épithélium clair, surtout cubique, on distingue des cylindres formés aux dépens des éléments mentionnés précédemment[1] devenus plus ou moins homogènes; des cellules claires, détachées de la paroi de ces tubes se joignent aux exsudations venues de plus haut, et adhèrent aux cylindres.

Les tubes de Henle, et surtout les tubes collecteurs, présentent, en outre, une multiplication de leurs cellules qui sont tassées les unes contre les autres; les cellules des branches descendantes de Henle contiennent des granulations graisseuses.

D'après M. Brault[2] les altérations cellulaires que l'on constate

[1] Voir plus haut, note III *bis*, p. 602 et suivantes.

[2] *Archives de Médecine*, octobre 1882, p. 483.

dans certaines « néphrites » des affections infectieuses aiguës, sont surtout des dégénérescences graisseuses aiguës avec des infiltrations leucocytiques plus ou moins abondantes. Les cellules sont à peine modifiées dans leur forme ; ce sont des lésions de stéatose de même ordre que celles qu'on trouve dans différents viscères[1].

B. — Altérations des glomérules.

J'ai signalé précédemment (note III, p. 563) la glomérulite superficielle; je n'y reviendrai pas. Mais l'inflammation du glomérule est parfois beaucoup plus grave, puisqu'elle produit dans certains cas, son imperméabilité et, par conséquent, l'anurie.

D'après M. Klebs, il y aurait alors augmentation de volume des cellules interposées entre les capillaires du glomérule. Bien que cette manière de voir ait été contestée par MM. Kiener et Kelsch[2] et plus récemment par M. Friedländer[3], qui admettent l'épaississement de la paroi propre du capillaire, je vais indiquer sommairement ce que l'on croit savoir sur les lésions des éléments dits *interstitiels* ou mieux *périvasculaires*, interposés entre les anses glomérulaires. Quant à leur origine, voici ce qu'enseigne l'embryologie[4] :

Dans la vie fœtale, ainsi que l'a bien établi M. Ribbert, l'extrémité terminale du tube contourné, effilé en pointe, qui constituera plus tard le glomérule, se recourbe à la façon d'un hameçon ou d'une crosse d'évêque; dans cette volute pénètrent les vaisseaux artériels qui bourgeonnent ensuite et forment les capillaires glomérulaires. Ceux-ci sont donc, à l'origine, séparés de la cavité du tube par la paroi propre de ce dernier, revêtue d'épithélium prismatique; un épithélium semblable tapisse la portion du tube infléchie qui deviendra la capsule de Bowmann.

[1] Un cas de ce genre a été décrit, il y a quelques années, par MM. Hanot et Legroux. (*Archives de Médecine*, 1876.)

[2] *Archives de Physiologie*, 1882, t. XIII, p. 311.

[3] *Fortschritte der Medicin*, 1883, nº 3.

[4] Je me borne ici à abréger l'exposition qu'ont donnée MM. Hortolès et Renaut. (*Thèse d'Hortolès*, 1882.)

Les deux rangées de cellules ne laissent entre elles qu'un mince espace qui sera la cavité capsulaire. Plus tard les cellules de l'une et l'autre rangée s'aplatissent, même celles qui revêtent le glomérule, mais auparavant *certaines de ces dernières sont emprisonnées par le bourgeonnement des anses glomérulaires et restent ainsi logées dans les interstices des anses.* D'après M. Langhans et M. Ribbert, ce sont ces cellules qu'Axel Key a décrites comme des cellules conjonctives étoilées. Il résulte de cette description que les éléments interposés entre les capillaires seraient de même nature que l'épithélium ou endothélium de revêtement.

Une question non encore résolue est celle des noyaux propres des capillaires. M. Ribbert les croit extrêmement peu nombreux.

Voyons maintenant les lésions de la glomérulite aiguë :

1er *degré.* — Dans les cas les plus simples, selon MM. Cornil et Brault, la lésion fondamentale consiste dans une congestion intense, avec dilatation, des capillaires du glomérule. L'issue du sérum sanguin, la diapédèse des globules blancs et des globules rouges sont les phénomènes consécutifs à ces modifications vasculaires; mais cette première phase n'est guère constatable que dans la néphrite artificiellement provoquée chez l'animal. Un peu plus tard, les cellules se gonflent; c'est une période un peu plus avancée du processus.

2e *degré.* — Sur une coupe mince du glomérule, on le voit partagé en plusieurs lobules (quelquefois au nombre de plus de dix), isolés les uns des autres par des cellules polyédriques ou cubiques (Langhans) ressemblant à celles qui recouvrent le glomérule. Après ce que j'ai dit précédemment de l'identité de nature des cellules superficielles et interposées aux anses, cette apparence ne présente aucune difficulté d'interprétation.

3e *degré.* — Le glomérule apparaît comme une masse trouble que l'on voit, après éclaircissement par l'acide acétique, renfermer de nombreux noyaux, différant par leur aspect de ceux des cellules dont il vient d'être question.

Pour déterminer leur nature, M. Langhans conseille une dissociation soignée des capillaires du glomérule après un séjour de quelques jours dans le bichromate de potasse. On distingue alors la lumière des capillaires remplie en grande partie par une masse trouble, finement grenue, renfermant quelques fines gouttelettes de graises et des noyaux ronds de six à huit μ. De tels capillaires sont en partie perméables, ainsi que le prouve la présence de quelques globules rouges et le résultat des injections. Mais il faut une pression beaucoup plus forte que la pression ordinaire pour faire pénétrer la matière au centre de la masse grenue. Il peut même arriver que le glomérule ne soit pas injecté, si ce n'est son vaisseau afférent et ses trois ou quatre premières branches, lesquelles sont alors fort distendues. Ainsi, dans un cas de néphrite aiguë chez un enfant de douze ans, M. Langhans a trouvé que le diamètre du vaisseau afférent atteignait six centièmes de millimètre, tandis que, d'après M. Thoma, il est seulement de deux à quatorze centièmes chez l'adulte.

D'après M. Langhans, les noyaux qui se voient dans le glomérule ressemblent aux noyaux normaux des capillaires, assertion qui, en général, ne paraît pas exacte, les noyaux des capillaires étant plus petits ; mais il dit avoir remarqué, en comprimant la préparation, qu'ils n'adhèreraient pas à la paroi du capillaire. M. Ribbert est plus explicite : il ne doute pas que ces noyaux soient en réalité des globules blancs. MM. Renaut et Hortolès adoptent cette manière de voir [1]. MM. Cornil et Brault pensent que ces noyaux appartiennent aux éléments périvasculaires dont le protoplasma condensé autour des noyaux ne présente pas de lignes de séparation distinctes. Quant aux éléments périvasculaires qui revêtent le glomérule, ils ont, au contraire, une tendance à s'individualiser : ils revêtent des formes diverses qui les a fait comparer à des massues, à des battants de cloche, etc.

Variétés rares. — MM. Cornil et Brault décrivent encore une glomérulite *suppurée* et une glomérulite liée à la tuberculose du rein, dans laquelle les cellules exsudées dans la cavité de Bowmann subissent une régression caséeuse.

Une lésion fort importante de la glomérulite est celle des artères afférente et efférente sur laquelle ont avec raison insisté MM. Weigert, Friedländer, Cornil et Brault [2].

[1] Elle est contestée par M. Friedländer. (*Fortschritte der Med.*, 1883, p. 87.)

[2] La compression des artères glomérulaires peut causer non seulement l'anurie et, par suite, l'urémie, ainsi que l'indiquent MM. Hlava et Thomayer

En terminant, je mentionnerai, en renvoyant aux auteurs pour les détails :

1° Dans la cavité de la capsule de Bowmann un exsudat d'apparence variable qui, s'il est volumineux, peut refouler le glomérule ; 2° les lésions de la capsulite (augmentation de volume de l'épithélium de revêtement, et parfois prolifération énorme pouvant former plusieurs couches[1].

2° Des variétés anatomiques des néphrites aiguës.

Au point de vue anatomo-pathologique, le professeur E. Wagner propose de distinguer les variétés suivantes[2] :

1° *Variété catarrhale hémorrhagique.* — Rein peu ou pas aug-

(*Mediz. Iahrbücher*, 1882, p. 256), mais aussi de graves altérations de l'épithélium des tubes, en ischémiant l'écorce. (Voir plus loin, p. 651, le cas de M. Friedländer.)

[1] Outre les travaux déjà cités, on consultera avec fruit les suivants : Cornil et Ranvier (*Manuel d'Anatomie pathologique*, p. 1626) ; — Klein (*Transactions of the patholog. Society*, 1877, vol. XVIII) ; — Bryan Charles Waller (*Journal of Anatomy and Physiology*, 1879, vol. XIV) ; — Litten (*Charité Annalen*, nouvelle série IV) ; — Cornil (*Journal de l'Anatomie*, 1879) ; — Aufrecht (*Die diffuse Nephritis*, 1879) ; — Saudnby (*Transactions of the path. Society*, t. XXXI, 1880) ; — Greenfield (*Id.*, *id.*) ; — Cohnheim (*Allg. Path.*, Bd. II) ; — G. Johnson (*Transactions of the international Congress*, 1881, vol. II, p. 123) ; — Fischl et Schütz (*Zeitschrift für Heilkunde*, Bd. III, p. 431) ; — Brault (*Thèse de Paris*, 1881, p. 9) ; — Cornil et Brault (*Journal de l'Anatomie*, 1883).

La glomérulo-néphrite n'existe guère isolée ; aussi, dans l'état actuel de la science, est-ce une tentative quelque peu aventurée que d'essayer d'en indiquer les symptômes. Raisonnant d'après nos connaissances physiologiques, M. Cohnheim (*Allgemeine Pathologie*, Bd. II, p. 324) pense que les troubles fonctionnels propres à la glomérulo-néphrite doivent être les suivants :

Diminution plus ou moins considérable de la quantité d'urine ; albumine en proportion relativement considérable (4 à 5 gr. par litre et au delà) ; cylindres hyalins et non colloïdes, ces derniers étant, comme on l'a vu précédemment (Note III *bis*, p. 604), formés aux dépens de la sécrétion des cellules épithéliales des *tubuli* ; dans le sédiment urinaire, globules rouges dont l'abondance est jusqu'à un certain point en relation avec l'intensité de l'inflammation. — M. Leube (*Die Lehre vom Harn*, p. 310 et suiv.) ajoute à ces signes que la proportion d'urée par litre d'urine ne tombe pas à un taux anormal, l'urée étant sécrétée, comme on sait, essentiellement par les cellules épithéliales des *tubuli contorti*, tandis que dans la néphrite aiguë, avec lésion de ces cellules, il y a rétention d'urée dans le sang, ainsi que l'a dit Bartels et que l'a confirmé M. Fleischer. (*Deutsches Archiv*, Bd. XXIX, p. 185.)

[2] *Deutsches Archiv*, Bd. XXV.

menté de volume, de consistance normale ou un peu moindre, présentant à sa surface de petites hémorrhagies qui, ainsi qu'on le constate à l'examen microscopique, occupent la cavité des glomérules et des tubes contournés, les anses et les tubes collecteurs. — Intégrité du tissu interstitiel[1].

2° *Variété catarrhale et interstitielle hémorrhagique.* — Rein plus gros, de consistance normale au début, puis plus ferme; le parenchyme est criblé de nombreuses hémorrhagies qui ont le même siège que dans la première variété; de plus, infiltration de cellules autour des capsules[2].

3° *Variété. Rein blanc de moyen volume.* — Organe généralement sans hémorrhagies et parfois de couleur tendant au jaune; rein mou, anémique. Histologiquement, les canaux de l'écorce sont dilatés plus ou moins; épithélium trouble; lésions décrites par M. Cornil (voir plus haut); stroma normal ou infiltré seulement de quelques rares cellules rondes; glomérules un peu petits, anémiques en grande partie; exsudat dans la capsule, etc.[3].

4° *Variété lymphomateuse.* — Rein très gros, présentant extérieurement des saillies grisâtres correspondant sur la coupe à des stries de même couleur. Au microscope, ce qui frappe surtout ce sont des infiltrations de cellules rondes se rencontrant surtout autour des glomérules et, en moindre abondance, entre les canalicules qui peuvent ainsi être comprimés[4].

J'ai rapporté cet essai de classification; mais il ne serait pas difficile de faire d'autres catégories. On pourrait notamment considérer comme le degré le plus atténué de la néphrite aiguë, l'*état trouble* de l'épithélium des canalicules dans certaines maladies fébriles avec albuminurie.

[1] D'après M. Wagner, l'urine renfermerait, dans cette variété, des globules rouges, mais presque pas de globules blancs; habituellement elle se terminerait par la guérison.

[2] Egalement, d'après M. Wagner, l'urine renfermerait, dans cette variété, un bon nombre de globules blancs, outre les globules rouges. Quant à sa marche, elle se terminerait soit par la guérison, soit par urémie et mort, soit par passage à l'état chronique avec hypertrophie du cœur.

[3] Cette variété guérit habituellement ou tue par urémie ou hydropisie, etc.

[4] D'après M. Wagner, les cas les moins graves de cette variété guérissent généralement; les plus graves amènent la mort par urémie.

3° *Des lésions observées dans quelques espèces de néphrite aiguë.*

A. — Néphrites des maladies générales.

1° *Scarlatine.*

Les diverses variétés anatomiques ne répondent point chacune à une *espèce*. Je n'en veux pour preuve que la néphrite scarlatineuse, l'espèce la mieux étudiée de néphrite aiguë et qui comprend des états anatomiqnes si différents. Vu l'extrême importance du sujet, on m'excusera sans doute si, au risque d'être un peu long, j'indique ici, d'après les travaux les plus récents, les différents états anatomiques snr lesquels se présente le rein scarlatineux.

1° Forme initiale, catarrhale. — D'après M. C. Friedländer[1], cette néphrite légère qui par elle-même n'entraîne jamais la mort, mais qu'on a l'occasion d'observer lorsque les petits scarlatineux succombent à une autre complication, est caractérisée de la manière suivante :

Rein un peu hypérémié dans ses deux substances ; les glomérules de Malpighi apparaissent comme des points rouges ; plus tard (2e semaine) l'hypérémie a disparu et la substance corticale est parfois un peu trouble.

A l'examen microscopique (1re semaine), tuméfaction légère et défaut de transparence de l'épithélium des tubes contournés, à certaines places, noyaux plus abondants et plus fortement colorés, quelques cylindres hyalins ou granuleux ; lésions minimes du glomérule.

2e semaine. — Si l'état n'est pas redevenu normal, on rencontre des granulations graisseuses dans les cellules épithéliales des canalicules ; mais elles n'ont pas la signification d'un état de dégénérescence.

[1] *Fortschritte der Medicin*, 1883, n° 3.

2° Néphrite septique. — Pas plus que la précédente, cette forme n'est spéciale à la scarlatine. Elle s'observe de la première à la quatrième semaine.

Rein gros, mou, hémorrhagique; *à l'examen microscopique*, glomérules peu visibles, mais hémorrhagies interstitielles.

3° Néphrite post-scarlatineuse. — C'est la néphrite « scarlatineuse » par excellence, celle qui débute dans le cours de la troisième ou de la quatrième semaine. D'après M. Friedländer, l'affection consiste surtout, ainsi que l'a dit Klebs, dans la glomérulo-néphrite. La plupart des observateurs sont plus éclectiques, et considèrent les lésions parenchymateuses comme également constantes dans la néphrite scarlatineuse. M. Leichtenstern qui, ainsi que M. Friedländer, a eu un grand matériel à sa disposition, décrit, au point de vue macroscopique, trois types de *rein scarlatineux*[1] :

1° *Type d'hypérémie diffuse.* On le rencontre dans la forme aiguë ainsi que dans la forme subaiguë, dans les cas d'hydropisie généralisée, comme dans ceux où l'œdème manque, avec la polyurie comme avec l'anurie, qu'il existe ou non de l'hématurie et quelle que soit l'apparence du sédiment. M. Leichtenstern le divise en deux sous-types :

A. Rein de gros volume, dur, tendu; écorce de couleur rouge vif sur laquelle tranche la coloration sombre des pyramides. Celle de l'écorce est uniforme, et ne laisse pas reconnaître de différence entre les prolongements des pyramides, les vaisseaux interlobulaires et le labyrinthe ; tout au plus aperçoit-on ça et là les glomérules comme des points grisâtres.

B. Rein moins gros ressemblant à un rein cardiaque; écorce de couleur sombre, de même couleur que celle des pyramides et présentant une striation; à la surface, les étoiles de Verheyen sont très développées. — Consistance un peu molle; hémorrhagies *constantes* dans les glomérules et les canalicules (quoique souvent indistinctes macroscopiquement), aussi l'hématurie est-elle fréquente. Ce sous-type est un peu plus commun dans la forme *aiguë* et s'accompagne plutôt d'oligurie.

[1] *Deutsche med. Wochenschrift*, 1882, nos 13, 18 et suiv.

2° A l'opposé du premier type est le *type anémique*, caractérisé par l'aspect suivant :

Gros rein blanc avec écorce grisâtre ou jaunâtre, et pyramides de même couleur, ou d'un bleu sombre, par hypérémie collatérale, présentant très rarement des hémorrhagies partielles. Ce type peut être divisé en deux sous-types :

A. Rein mou, œdémateux à un haut degré que l'on rencontre dans la forme *suraiguë*, avec anurie.

B. Rein dur, lardacé à la coupe qui s'observe de préférence (mais non exclusivement) dans les cas où l'urine est pâle, abondante, albumineuse et la peau blanc d'albâtre.

3° Le type *hémorrhagique* est intermédiaire aux précédents. Ce qui le caractérise, ce sont des hypérémies localisées. Le rein présente un aspect bigarré, tacheté. Tantôt ce sont les vaisseaux interlobulaires qui sont fortement injectés, les glomérules étant pour la plupart anémiques; tantôt les glomérules sont hypérémiés et les capillaires des tubes sont anémiques, ce qui arrive lorsque les canalicules sont distendus par la tuméfaction de leur épithélium.

L'aspect bigarré tient à l'hypérémie et aux hémorrhagies, mais aussi à la dégénération graisseuse plus ou moins accentuée de l'épithélium des tubes contournés et à l'œdème interstitiel.

Histologie. — Malgré les différences en apparence si tranchées que présentent les types précédents, les lésions microscopiques sont essentiellement les mêmes, ou du moins ne paraissent se distinguer que par leur degré. Ce sont des altérations portant sur les épithéliums, sur les glomérules, sur le tissu interstitiel et sur les vaisseaux.

Je ne reviendrai pas sur la glomérulite[1]; quant aux lésions des vaisseaux, plus communes qu'on ne dit généralement, elles ne présentent rien de spécial à la scarlatine[2]. — Les altérations

[1] Voir plus haut, p. 644 et 645.

[2] Voyez Litten (*Charité Annalen*, Bd. VII, p. 61 du tirage à part). — Dans ce travail, M. Litten mentionne la dégénération hyaline de la tunique interne des artérioles. Cette lésion, ainsi que la multiplication des noyaux des artères, notamment de l'artère afférente à son entrée dans le glomérule, avait été déjà bien décrite par M. Klein (*Transactions of the pathol. Society*, XXVIII, p. 431). Tout récemment, M. J. Fischl a signalé, dans deux cas de-

de l'épithélium consistent, soit simplement dans sa tuméfaction trouble, soit dans sa dégénération, avec desquamation, soit dans sa nécrose de coagulation. La plupart des auteurs accordent aux lésions parenchymateuses, dans le rein scarlatineux une importance très grande. C'est la conclusion des travaux du professeur Cornil et qui est formulée par son élève, M. Brault[1] et par M. Labadie-Lagrave[2]. C'est aussi le résultat des recherches faites par MM. Balzer et Gombault[3], par M. E. Wagner et par M. Leichtenstern.

D'après M. Litten, l'altération des épithéliums trouve son explication ou bien dans l'hypothèse qu'ils élimineraient les substances morbides produites dans l'économie, ou bien dans l'existence d'altérations vasculaires. L'ischémie qu'amènent ces dernières peut même aboutir à l'infiltration calcaire des cellules des tubes de l'écorce, ainsi que M. Heller l'a déjà signalé[4]. M. Friedländer, chez une femme adulte, a ainsi observé la nécrose complète de toute la substance corticale. Dans ce cas, tous les glomérules étaient imperméables. L'anurie avait duré cinq jours[5].

La diversité des lésions épithéliales explique l'apparence variée

scarlatine, l'épaississement de l'adventice des vaisseaux du rein, avec infiltration dans cette membrane de cellules qui, par places, atteignaient la membrane moyenne. La membrane interne était à l'état normal. (*Zeitschrift für Heilkunde*, Bd. IV.)

[1] *Contribution à l'étude des néphrites*, 1881.

[2] *Nouveau Dictionnaire de médecine et de chirurgie pratiques*, article *Rein*, t. XXX.

[3] Cités par Cadet de Gassicourt, *Traité clinique des maladies de l'enfance*, t. II, p. 467 et suivantes.

[4] Voir, pour le mode de formation de ces concrétions, le mémoire de M. Litten (*Virchow's Archiv*, Bd. LXXXIII). Un cas de concrétion intra-canaliculaire dans un rein scarlatineux, a été décrit par M. Kuessner (clinique de M. Naunyn). C'était chez une enfant de deux ans. M. Kuessner a trouvé dans les tubes contournés des concrétions calcaires, qui s'étendaient sur une longueur de plusieurs millimètres et qui bouchaient complètement le calibre de ces tubes. A quelques endroits même la paroi du tube était repoussée. Ces concrétions étaient constituées par de petits grains insolubles dans l'eau, l'alcool et l'éther, et solubles dans l'acide chlorhydrique et dans l'acide acétique, sans développement de bulles de gaz. L'acide sulfurique les rendait plus sombres. L'auteur pense, en conséquence, que ces concrétions étaient formées par du phosphate de chaux. (*Deutsches Archiv*, Bd. XVI, p. 253, 1875.)

[5] *Fortschritte der Medicin*, 1883, p. 88.

que présentent les cylindres dans les tubes contournés et dans les tubes droits[1].

Souvent aussi il existe un œdème interstitiel et une infiltration cellulaire autour du glomérule ou même autour des tubes[2].

Dans deux cas où la mort est survenue très rapidement (dans l'un neuf heures, et dans l'autre douze heures) après le début de l'anurie qui avait débuté d'une manière tout à fait subite, l'urine n'ayant jusqu'alors pas cessé de présenter une apparence normale, M. Leichtenstern a trouvé à l'autopsie les lésions du gros rein blanc anémique, œdémateux, avec altérations de l'épithélium. Ce sont des faits de ce genre qui l'ont conduit à expliquer l'anurie, non par une glomérulo-néphrite, ainsi que le veut M. Klebs, mais par l'œdème du rein.

2° *Variole, Rougeole.*

Les néphrites qui peuvent compliquer ces deux pyrexies ressemblent à celle de la scarlatine, mais sans présenter la multiplicité des variétés de cette dernière ; elles sont, d'ailleurs, relativement fort rares. D'après le professeur Cornil[3], au degré le moins prononcé de la néphrite variolique on trouve le rein volumineux et dur, les deux substances fortement congestionnées ; les cellules des tubes contournés renferment plusieurs noyaux et des granulations protéiques; elles présentent souvent, du côté de

[1] Sans parler des tubes épithéliaux, les cylindres dans l'urine des scarlatineux présentent des apparences très diverses. Ainsi M. Leichtenstern a observé dans une urine (qui renfermait beaucoup d'albumine et de sang) de fins filaments grisâtres ayant plusieurs millimètres (jusqu'à un centimètre de longueur), lesquels, à l'examen microscopique, furent reconnus pour être les moules des canalicules urinaires, moules s'étendant depuis le glomérule de Malpighi jusqu'au tube collecteur, c'est-à-dire ayant occupé les canaux contournés et les anses descendante et montante de Henle.

[2] L'infiltration par des globules blancs a été bien étudiée par M. Waller (*Journal of Anatomy*, 1880, june); mais c'est surtout dans la thèse si remarquable de M. Hortolès (*Essai sur le processus histologique des néphrites*, Paris 1881), que l'œdème congestif du rein dans la néphrite scarlatineuse est mis en lumière.

[3] *Journal des Connaissances médicales*, 1883, p. 115.

leur face libre, des boules claires qui font saillie dans la lumière des tubes, ou un bord déchiqueté, quand ces boules se sont détachées ; dans certains tubes la limite n'est pas nette entre les cellules ; mais il n'y a pas de dégénérescence granulo-graisseuse, à moins que la néphrite ait une certaine durée. Quant aux glomérules, ils peuvent être plus ou moins altérés.

3° *Diphthérie.*

Après la scarlatine c'est de toutes les maladies infectieuses celle qui présente les plus sérieuses complications rénales.

D'après M. Cornil[1], l'état du rein à l'œil nu, est variable : M. Brault[2] le trouve congestionné, M. Fürbringer[3] pâle ou normal d'apparence. M. Damaschino[4] a trouvé la substance corticale seule congestionnée. En somme, l'examen macroscopique ne permet pas de préjuger les graves lésions que révèle le microscope. Celles-ci, assez variables d'ailleurs, siégent principalement dans le labyrinthe. La plupart des tubes contournés sont dilatés ; leurs cellules deviennent opaques et granuleuses ; elles sont quelquefois aplaties ; si elles sont tuméfiées et desquammées, elles peuvent réduire et même oblitérer complètement la lumière des tubes. M. Fürbringer est d'avis que la dilatation (fusiforme ou ampulliforme) de certaines portions des *tubuli* est le résultat de leur obstruction, en aval, par de l'épithélium desquammé ou par des cylindres.

L'épithélium des anses montantes de Henle, ainsi que celui des tubes droits, dans les cas de M. Fürbringer, était beaucoup moins altéré que celui des *tubuli contorti ;* dans les autres canaux, il a paru intact. M. Damaschino a trouvé « l'épithélium rempli de granulations protéiques ou même granulo-graisseuses. *Ces lésions étaient toujours beaucoup plus marquées au niveau des tubes de Henle* qui étaient alors très faciles à suivre ». On voit que, sui-

[1] *Journal des Connaissances médicales*, 1883, p. 115.

[2] *Journal de l'Anatomie*, 1882, p. 394.

[3] *Virchow's Archiv*, Bd. XCI, p. 394.

[4] *Maladies des voies digestives*, p. 414.

vant les cas (et peut-être suivant les épidémies) les lésions histologiques n'ont pas toujours le même siège.

L'état granuleux des cellules épithéliales, signalé par M. Damaschino, mérite qu'on s'y arrête, parce qu'il paraît être plus prononcé dans le rein diphthérique que dans les autres néphrites infectieuses :

« Les cellules des canalicules, dit M. Lancereaux, troubles et tuméfiées, apparaissent comme infiltrées *par une poussière granuleuse* ou par un plasma hyalin, avec un noyau volumineux. Le tissu interstitiel dans les cas avancés est parsemé de nombreux noyaux ; les corpuscules de Malpighi sont distendus par du sang qui infiltre aussi les canalicules et le tissu interstitiel [1]. »

J'ai souligné dans la description précédente les mots *poussière granuleuse* qui indiquent certainement une *lésion* des cellules sur laquelle insiste de son côté M. Brault, auteur d'un excellent mémoire sur la néphrite diphthérique et dont les recherches ont été faites sous la direction de M. Cornil : « L'altération la plus constante des cellules, dit-il, est *l'infiltration protéique*. Les granulations contenues dans les cellules existent en quantité innombrable ; et bien qu'à l'état normal les cellules du rein soient légèrement granuleuses, rien n'est plus facile que de constater cette altération ; car ces granulations existent en beaucoup plus grande quantité ; elles sont très inégales comme dimension, et elles infiltrent même les éléments contenus dans la lumière des tubes... Dans aucune autre maladie fébrile nous avons trouvé une infiltration protéique aussi intense [2]. « Au niveau des tubes droits et des tubes collecteurs, ainsi que le signale M. Lécorché, existe, dans la plupart des cas, une inflammation légère [3]. Les cellules cylindriques claires de ces tubes deviennent irrégulièrement polyédriques par pression réciproque. Elles sont quelquefois séparées les unes des autres par des cellules migratrices étoilées

[1] Article *Rein* du *Dictionnaire encyclopédique*, 3e série, t. III, p. 239.

[2] *Journal de l'Anatomie*, 1881, p. 678. M. Brault émet aussi l'opinion que cet aspect granuleux, dépend en partie de granulations hématiques dont l'origine serait due à l'altération du liquide sanguin.

[3] M. le professeur Pierret a également insisté sur le catarrhe des tubes droits dans les néphrites des fièvres, cité par Renaut. (*Archives de Physiologie*, 1881, p. 115.)

reconnaissables à leur forme, à leurs prolongements et à leur altération très intense sur l'influence du picrocarminate. »

M. Fürbringer a trouvé les glomérules anémiques sans glomérulo-néphrite. M. Brault y décrit les lésions ordinaires de la glomérulo-néphrite ordinaire. Dans les vaisseaux, le premier de ces auteurs n'a rien vu d'anormal ; quant au second, il a noté que la membrane interne des artères « présente des cellules endothéliales volumineuses et saillantes auxquelles adhère une couche de globules blancs[1] ».

J'ai déjà dit incidemment dans la note VII que M. Fürbringer, dans les dix cas qu'il a étudiés, n'a pas trouvé de micro-organismes dans le rein, ni dans l'épithélium, ni dans les vaisseaux. La présence de ceux-ci ne peut donc être tenue pour constante, au moins à une certaine période de la néphrite.

M. Brault n'a pu reconnaître dans le tissu interstitiel aucune altération, sauf la présence de quelques globules blancs. M. Fürbringer l'a également trouvé intact dans la moitié des cas. Mais il pense que si la survie était plus longue l'altération interstitielle ne ferait jamais défaut.

4° *Dothiénentérie.*

La néphrite y est extrêmement commune, au moins au degré le plus léger, celui que j'ai indiqué plus haut comme existant dans beaucoup de maladies aiguës. Le professeur E. Wagner distingue une variété aiguë hémorrhagique, généralement sans lésions interstitielles, une variété lymphomateuse, et enfin une autre variété commençant comme cette dernière, mais s'accompagnant au bout d'un certain temps de points de suppuration interstitielle (causés par la présence de bactéries dans les glomérules et dans les capillaires du stroma ?)[2].

[1] *Loc. cit*, p. 682.

[2] Voir : von Recklinghausen (*Würzb. Verhandl*, 1871, Bd. XII).

La néphrite, dans la fièvre typhoïde, lorsqu'elle est bien accentuée peut, en ajoutant ses symptômes à ceux de la maladie principale, en modifier notablement le tableau symptomatique. Ainsi, dans un cas bien décrit par mon collègue le professeur Renaut (*Archives de Physiologie*, 1881), où les lésions

5° *Impaludisme.*

On doit à MM. Kiener et Kelsch un travail des plus intéressants sur les altérations paludéennes du rein[1]. Laissant ici de côté ce qui a trait aux congestions rénales, je vais reproduire, en l'abrégeant, la description qu'ils donnent des diverses variétés de *néphrite paludéenne.*

L'impaludisme, disent MM. Kiener et Kelsch, est un empoisonnement à doses reitérées et accumulées ; chaque récidive ajoute ses effets à ceux des premières atteintes, d'où tendance des lésions à une évolution chronique.

Au degré le moins accentué de la néphrite, on remarque, outre les lésions congestives, « un certain nombre de tubes dont la lumière est bordée, et quelquefois obstruée, par une accumulation de petites cellules vivement colorées par le carmin. Ces tubes à petites cellules sont irrégulièrement disséminés parmi les tubes larges. — Il s'agit là d'une prolifération cellulaire. A mesure que ces cellules de nouvelle formation deviennent plus nombreuses, le protoplasma glandulaire tend à disparaître, et le dernier terme de cette hyperplasie est la transformation du tube secréteur en un cylindre plei.., formé de petites cellules revenues à l'état embryonnaire.

rénales présentaient une assez grande intensité, exsudats intra-tubulaires abondants qui, d'après M. Renaut, avaient rempli certains tubes et fait effraction dans les espaces lymphatiques (il y avait eu des accidents éclamptiques). Depuis longtemps d'ailleurs, les cliniciens avaient admis une forme *rénale* de la fièvre typhoïde. Voyez de plus sur ce sujet : Chédevergne, *Thèse de Paris*, 1864); — Gubler et Robin, (*Journal de thérapeutique*, 1875); — Legroux et Hanot, (*Archives de médecine*, 1876); — Robin, (*Thèse de Paris*, 1877; — Amat, de la fièvre typhoïde à forme rénale, (*Thèse de Paris*, 1878); — Barberet et Chinet, (*Gazette hebdomadaire*, 1879): Greenhow, (*British med. Journal*, 1880, avril); — Santi, éruption anormale dans la fièvre typhoïde à forme rénale. *Tribune médicale* 1880); — Kussmaul et Humburger, (*Berlin. kl. Woch.*, 1881); — Hanot, (*Gazette hebdomadaire*, 1881); — Potain, (*Id.*); — Robert et Gaucher; Albuminurie et accidents urémiques. (*Revue de médecine*, 1881); — Dreyfus-Brisac (*Gazette hebdomadaire*, 1881, n° 21). — Grauer (clinique de Reisz, de Copenhague, *Iahresbericht de Virchow et Hirsch*, 1881, t, II, p. 33); — Didion, de la fièvre typhoïde à forme rénale (*Thèse de Paris*, 1883).

[1] *Archives de Physiologie*, 1882, vol. I.

La majorité des glomérules est à l'état normal; mais certains d'entre eux présentent à différents degrés les lésions de la glomérulite. Quant au tissu interstitiel, on y remarque une légère tendance à l'épaississement des cloisons.

Dans une seconde variété, les reins sont assez volumineux (350 à 450 grammes et plus); la substance corticale est manifestement tuméfiée; l'épithélium présente sur quelques points une coloration brune et un aspect granuleux dus à l'imbibition hématique, mais le plus grand nombre des cellules a un protoplasma clair translucide et un peu réfringent. Les cellules, conservant l'intégrité de leurs contours, deviennent trois à quatre fois plus volumineuses qu'à l'état normal et remplissent presque complètement la lumière des tubes, bien que le calibre de ceux-ci soit légèrement agrandi; leur protoplasma renferme des *gouttelettes colloïdes*, les noyaux des cellules sont manifestement multipliés dans un grand nombre de tubes; quelques-uns de ces derniers sont bourrés d'éléments embryonnaires; d'autres (contournés ou droits) sont obstrués par un thrombus de globules sanguins plus ou moins altérés, parfois réduits à l'état de grosses granulations, rondes ou anguleuses, brunes, renfermées ou non dans l'épithélium.

Dans une troisième variété le rein est également augmenté de volume; les altérations portent surtout sur les glomérules; il en est peu de normaux; les moins atteints se font remarquer par leur grand volume; leur section montre un champ serré de petites cellules laissant à peine voir le contenu des anses capillaires; l'inflammation ne reste d'ailleurs pas circonscrite au glomérule; elle se propage autour de lui dans une zone comprenant les tubes contournés voisins.

Cette glomérulo-néphrite n'évolue pas toujours d'une manière aiguë, dans le sens strict du mot; mais, ainsi que le remarquent MM. Kiener et Kelsch, si la durée du processus est quelquefois assez prolongée, sa *marche* est toujours relativement *très rapide.* Certains cas en six à huit semaines montrent des lésions plus avancées que d'autres en quatre mois et plus.

La quatrième variété de néphrite paludéenne est représentée par la néphrite *avec granulations.* Cette variété évolue moins vite. Le cas le plus rapide de néphrite *granuleuse* qu'aient vu MM. Kiener et Kelsch a eu une durée de cinq semaines[1].

« Dès le début de cette néphrite aiguë apparaissent, dans la substance corticale hypérémiée, des taches pâles, diffuses sur leur bord et médiocrement proéminentes sur la surface de section. Ces taches sont formées par des tubes urinifères dont l'épithélium tuméfié secrète abondamment une substance colloïde et dont la paroi dilatée exerce une compression sur le réseau capillaire du stroma. Les territoires intermédiaires tendent au contraire à se rétrécir et à se transformer en tissu embryonnaire.

...La dilatation des tubes est la conséquence immédiate de l'hypertrophie de l'épithélium. Les cellules ne peuvent acquérir des dimensions colossales sans que leur base d'implantation s'étende en proportion ; le calibre des tubes devient bosselé et variqueux. Ces déformations de calibre ne font que s'accentuer davantage lorsque le processus est chronique et cependant l'épithélium a complètement changé d'aspect ; il en est réduit à une couche peu épaisse. Ce qui maintient alors ces tubes béants, c'est l'accumulation de l'urine causée par l'obstruction des tubes en aval, soit que les cylindres colloïdes oblitèrent les canaux de Henle, soit que la granulation comprime directement les tubes avec lesquels elle est en contact.

En somme, d'après MM. Kiener et Kelsch, la néphrite paludéenne ne présente que peu de particularités caractéristiques, sauf cependant les suivantes :

1° La tendance aux hémorragies dans toutes les formes et à toutes les périodes ;

2° Le caractère franc de l'inflammation en opposition avec les formes mi-stéatosiques, mi-scléreuses que la goutte et l'alcoolisme présentent si souvent ;

3° La rareté, peut-être l'absence de la dégénération amyloïde.

[1] Ces auteurs pensent que l'examen du sédiment peut fournir quelques indices permettant de distinguer pendant la vie les deux dernières variétés l'une de l'autre : « dans la néphrite glomérulaire l'hémorrhagie se produit dans la région labyrinthique plutôt sous forme d'hémoglobinurie ; le sédiment renferme peu de globules rouges, mais des moules granuleux et hyalins. Dans la néphrite granuleuse, le phénomène capital est la secrétion d'une substance colloïde et l'hématurie est surtout globulaire, l'hémorrhagie se faisant surtout dans les pyramides ». (*Loc. cit.*, p. 461.)

Je n'ai pas voulu interrompre l'analyse de l'important mémoire de MM. Kiener et Kelsch, mais je dois ajouter qu'un médecin russe, M. Soldatow, qui, dit-il, a fait l'autopsie de 350 soldats morts d'impaludisme dans la Dobrutscha, donne des *taches* signalées ci-dessus dans une description un peu différente. Il semble les avoir observées dans presque tous les cas, seulement plus ou moins nombreuses.

Dans la forme la plus prononcée, les reins sont une fois et demie ou deux fois plus volumineux qu'à l'état normal; les taches (*nodi*) ont la grosseur d'une tête d'épingle et sont extrêmement confluentes; dans d'autres formes elles sont plus grosses, mais beaucoup moins nombreuses.

Au microscope, M. Soldatow a trouvé que ces *nodi* présentaient une infiltration du tissu interstitiel par des cellules indifférentes qui devenaient plus rares à la périphérie des *nodi*. Il s'agirait donc là d'une lésion tout à fait différente des granutions de Bright. En effet, l'infiltration interstitielle existe seulement *autour* des granulations.

Les parois des petites artères, surtout à la limite des substances corticale et médullaire, étaient infiltrées des mêmes éléments. Les cellules endothéliales des capillaires étaient granuleuses, de volume double de l'état normal, ce qui rétrécissait la lumière des vaisseaux; dans le voisinage des glomérules, ceux-ci étaient remplis de globules blancs et de cellules endothéliales desquammées.

Lorsque le processus est plus avancé, les éléments extravasés éprouvent ou bien la métamorphose regressive, ou bien la transformation en tissu conjonctif. Il en résulte qu'au lieu et place des *nodi* constitués par des éléments jeunes se trouve du tissu conjonctif adulte. »

Jamais M. Soldatow n'a observé de points de suppuration.

D'après lui, le processus débute non seulement dans les capillaires, mais aussi dans les petites artères et se concentre sur la paroi vasculaire et son voisinage. Il se demande si la présence de parasites (microbes ?) dans le sang n'en serait pas la cause [1].

[1] *Saint-Pétersburg méd. Woch.*, 1878, p. 346.

Autres maladies aiguës.

La néphrite aiguë a aussi été signalée dans beaucoup d'autres maladies aiguës :

Dans les oreillons : Renard, (*Union médicale*, 1869) ; — Colin, (*Société méd. des hôp. de Paris*, 1876) ; — Lemarchand, (*Thèse de Paris*, 1876) ;

Dans l'érysipèle : Hïller, (*Charité Annalen*, Bd. VII) ;

Dans la pneumonie : E. Wagner, (*Deutsches Archiv*, Bd. XXV, p. 534) ;

Dans le rhumatisme articulaire aigu, l'érythème noueux, la fièvre récurrente, le typhus exanthématique, l'angine simple : Laure (*Soc. méd. des hôpit.*, 1882), etc., etc.

Dans le cours de la syphilis secondaire : Perroud (Lyon, 1867). Malheureusement, les bonnes observations sont rares. Dans la plupart des cas cités, l'anatomie pathologique fait défaut[1].

B. — Néphrites toxiques.

L'albuminurie causée par l'élimination des substances étrangères à l'organisme, toxiques ou non, est connue depuis une vingtaine d'années. On en doit surtout la connaissance à M. Ollivier[2]; mais, jusqu'à ces dernières années, on était disposé à croire avec Gubler qu'un certain nombre au moins de ces subtances forme, avec l'albumine du sérum, un composé soluble qui était éliminé sans produire de lésions rénales. Or, on sait aujourd'hui qu'à un degré différent la plupart des substances étrangères à l'organisme, solubles, introduites dans le sang à *dose suffisante*, produisent une néphrite aiguë.

L'étude histologique des lésions rénales causées par la cantha-

[1] Le peu de renseignements qu'on a à cet égard se trouve dans le mémoire de M. E. Wagner (*Deutsches Archiv*, Bd. XXVIII). — Voyez aussi : Colladon, (*Thèse de Paris*, 1882), mais surtout : Negel, (*Id.*, *id.*)

[2] *Thèse de Paris*, 1863, et *Archives de Médecine*, 1873.

ride a été inaugurée par une petite note de M. Browicz et complétée par le professeur Cornil. Le fait principal sur lequel il insiste est que les lésions commencent par le glomérule et que très peu de temps après l'injection sous-cutanée de la cantharidine la capsule de Bowmann est déjà remplie de globules blancs [1].

L'action nocive des chromates sur le rein a été découverte par M. Gergens [2]; M. Weigert l'a singulièrement précisée [3]. J'ai déjà eu occasion d'insister sur ce point; aussi n'y reviendrai-je pas. Je tiens seulement à bien indiquer ici que chacune des substances toxiques capables de produire une néphrite peut déterminer, suivant la dose, le mode d'administration, la rapidité d'absorption, etc., les lésions les plus variées, depuis les plus légères, jusqu'à la mortification complète des cellules, en passant par tous les degrés de l'inflammation [4]; quelques-unes paraissent de plus exercer une action spécifique : ainsi le phosphore amène surtout l'infiltration graisseuse des épithéliums, etc.

A titre de renseignements et sans chercher à être un peu complet, je donne les indications bibliographiques suivantes qui se rapportent à quelques néphrites toxiques particulièrement intéressantes :

Phosphore et arsenic : Fritz, Ranvier et Verliac, (*Archives de Médecine*, 1860); — Ranvier, (*Journal de l'Anatomie*, 1863); — Fabre, (*Thèse de Paris*, 1864); — Saikowski, (*Virchow's Archiv*,

[1] *Journal de l'Anatomie*, 1881. — Voir aussi Browiez (*Centralblatt*, 1879); Maas (*Deutsche Zeitschrift für Chirurgie*, 1879, Bd. XII); — Renet (*Thése de Paris*, 1881); — Brose (*Philadelphia med. Times*, 1882, march.). — La formation des cylindres dans ce cas, ainsi que nous l'avons vu plus haut (Note III *bis*), a aussi été étudiée par M. Vorhœve et par M. Posner.

[2] *Archiv für exp. Path.*, Bd. VI.

[3] *Thèse de Kabierske*. Breslau, 1880. — Voyez plus haut, p. 606.

[4] A propos de l'action des substances toxiques sur le rein, il importe de remarquer qu'un bon nombre d'entre elles, qui déterminent de l'albuminurie et des lésions nécrobiotiques graves du rein, ne produisent pas, à proprement parler, de *néphrite*. M, Litten (*Berl. kl. Woch.*, 1881, p. 644) insiste avec raison sur ce point, à propos de l'action de l'acide sulfurique, etc. « Il se produit, dit-il, non une néphrite, mais une irritation des cellules, bientôt suivie de leur nécrobiose. » Pour cette raison, le champ des *néphrites toxiques* est moins étendu qu'on pourrait l'imaginer. — A l'appui de cette manière de voir, je citerai la calcification des reins signalée par M. Saïkowski, et plus récemment par le professeur Prévost à la suite de l'intoxication par le mercure. (*Revue médicale de la Suisse romande*, nov. 1882.)

Bd. XXXIX, 1865); Lolliot, (*Thèse de Paris*, 1868); — Cornil et Brault, (*Journal de l'Anatomie*, 1882); — Senator, (*Die Albuminurie*, 1882, p. 78.)

Mercure : Cornil, (*Journal de l'Anatomie*, 1868.)

Fer, manganèse, nickel, cobalt : Kobert, (*Archiv für exper. Pathologie*, Bd. XVI, 1883).

Acide sulfurique : Munk et Leyden, (*Virchow's Archiv*, Bd. XXII, p. 237, 1861; *Berl. kl. Wochenschrift*, 1864, n°s 49-50); — Leyden, (*Charité-Annalen*, 1881); — Litten, (*Berl. kl. Woch.*, 1881, n°s 42-46).

Acide nitrique : Lehmann, (*Schmidt's Jahrbücher*, 1868).

Ammoniaque : Potain, (*Bulletin de la Société médicale des hôpitaux de Paris*, 1862.)

Acide chlorhydrique, acides sulfureux et nitreux (vapeurs d') : E. Wagner, (*Deutsches Archiv*, Bd. XXV, p. 561.)

Acide oxalique : Robert et Küssner, (*Virchow's Archiv*, Bd. LXXVIII, p. 209, 1879); — Fränkel, (*Zeitschrift für kl. Medicin*, Bd. II, p. 664, 1881.)

Drastiques (aloès) : Kohn, (*Berl. kl. Wochenschrift*, 1882, p. 68).

Substances diverses appliquées sur la peau : Styrax, pétrole, naphtol, baume du Pérou, etc.; Lassar, (*Virchow's Arch.*, LXXII, p. 132 et *Berliner kl. Woch.*, 1879, n° 18); — Unna, (*Virchow's Archiv*, p. 132 et *Berliner kl. Woch.*, 1879, n° 18); — Unna, (*Virchow's Archiv*, Bd. LXXII); — Kaposi, (*Wien. med. Woch.*, 1881, n° 22); — E. Lesser, (*Vierteljahrsch. für Dermatologie*, 1883, p. 87.)

Iodoforme sur les plaies : Henry, (*Deutsche med. Woch.*, 1881).

Acide phénique (Spray) : Kuster, (*Archiv für kl. Chir.*, Bd. XXIII.)

Des substances toxiques étrangères à l'économie on peut, à la rigueur, rapprocher celles qui naissent dans l'organisme, par exemple les acides biliaires dont l'action nocive sur le rein a été depuis longtemps mise en lumière par le professeur Nothnagel, (*Deutsches Archiv*, Bd. XII, 1884). — Voyez encore sur le même sujet : Mobius (*Archiv für Heilkunde*, Bd. XVIII, 1877). — Salvioli (*Archivio*, vol. III, n° 23, p. 11). — Bien d'autres substances, analogues à cet égard aux acides biliaires, seront sans doute décelées plus tard.

NOTE IX

SUR LES LÉSIONS RÉNALES PRODUITES PAR LES MICROBES

(*Addition à la page* 266.)

J'ai rappelé dans la note VII quelques-uns des travaux qui ont servi à établir l'existence des néphrites infectieuses ; il faut ici préciser quelles lésions les microbes produisent dans le rein :

Ou bien ils ne provoquent aucune réaction, — ou bien ils déterminent des lésions inflammatoires (infiltration de leucocytes, abcès), — ou bien ils provoquent le développement d'une néphrite desquamative (dans ce cas, les éléments desquamés sont encore susceptibles d'être colorés), — ou bien enfin ils amènent une *nécrose de coagulation* du revêtement épithélial.

Alors même que les microbes ne déterminent autour d'eux aucune réaction inflammatoire, leur présence dans le rein peut être la cause de troubles graves dans le fonctionnement de ces organes, par exemple, d'anurie ; M. Litten en a récemment publié deux cas. Voici comment il décrit l'un d'eux [1] : « Par places, dilatation très considérable des canalicules, commençant dans la substance corticale et s'étendant dans les tubes collecteurs de la substance médullaire. Cette dilatation n'était pas uniforme : il y avait des dilatations variqueuses ou ampullaires et des rétrécissements intermédiaires. Sur des coupes parallèles à l'axe des tubes médullaires. on voyait certains de ces tubes remplis dans une grande portion de leur étendue par une masse finement grenue, jaune ou brunâtre, résistant à la soude et à la potasse caustiques ainsi qu'aux acides concentrés, et se colorant par l'hématoxyline et les couleurs d'aniline. Le remplissage était d'autant plus complet dans les tubes

[1] *Zeitschrift fur kl. Medicin*, Bd. II, p. 452.

qu'on se rapprochait davantage de la substance corticale; au niveau de cette masse granuleuse il n'y avait pas d'épithélium, (sauf dans les tubes où elle était peu considérable), de sorte que la membrane propre était en contact direct avec elle. Là où existait encore l'épithélium, il était fort aplati. A certaines places, notamment à la papille, on pouvait reconnaître que les amas de microbes n'étaient pas libres dans les canalicules, mais enveloppés par une substance gélatineuse. Cette substance, qui révêtait la forme de cylindres, était si bien recouverte par les microrganismes qu'on ne la distinguait qu'à certaines places sur des préparations colorées. Les glomérules présentaient les aspects les plus variés, suivant le degré de la compression à laquelle ils avaient été soumis. »

Dans un autre cas, M. Litten a rencontré des lésions rénales presque semblables, et il rappelle, en terminant, deux cas de M. Aufrecht qui ont, dit-il, la plus grande analogie avec les siens. Malheureusement, ces deux cas n'ont pas été étudiés anatomiquement d'une manière très complète. M. Aufrecht se borne à dire, dans l'épicrise du second que « bien qu'il n'ait pas employé la méthode de coloration des microbes, il est disposé à considérer comme des micrococci les granulations brillantes qui remplissaient complètement les cellules du rein et du foie [1] ».

Les lésions de l'épithélium que peut causer la présence des microbes sont trop communes pour que je m'y arrête. Quant aux foyers de suppuration, ils sont signalés par quelques auteurs : ainsi M. Nijkamp a trouvé, dans plusieurs cas de néphrite purulente, à l'intérieur des anses glomérulaires, des colonies de bactéries qui auraient été, d'après lui, le point de départ de l'inflammation et de la suppuration [2].

« Une notion très importante, dit M. Straus, mise en lumière par M. Weigert, c'est l'action spéciale exercée par certains microbes sur les éléments histologiques, notamment sur les cellules rénales. Il s'agit d'une mortification spéciale, caractérisée par l'aspect colloïde du protoplasma et la *perte rapide, pour le noyau,*

[1] *Patholog. Mittheilungen*, I Heft, p. 72.

[2] *Iahresbericht de Virchow et Hirsch*, 1879, I, p. 291.

de la propriété de se colorer par les réactifs qui, comme le carmin, l'aniline, etc., *le colorent si facilement à l'état normal.*

« C'est la *nécrose de coagulation*, comme l'a appelée M. Cohnheim.

« Les microbes de la variole, de la diphthérie, de la fièvre typhoïde jouissent de cette propriété de provoquer la nécrose de coagulation des cellules épithéliales. D'autres, au contraire, comme le microsporon septicum, le double point de la suppuration de Pasteur, etc., provoquent la suppuration; d'autres encore, comme le vibrion septique, une sorte de colliquation moléculaire des éléments histologiques; d'autres enfin ne paraissent exercer aucune action : ainsi, sur des coupes de reins d'animal (de cobaye, par exemple), charbonneux, colorés par le violet de gentiane, on voit les glomérules de Malpighi et les capillaires intertubulaires gorgés de bactéridies, mais *il n'y a pas de bactéridies* dans la lumière des canalicules (à moins qu'il n'y ait en même temps des globules rouges extravasés, c'est-à-dire des hémorrhagies intra-canaliculaires). En outre, l'épithélium de revêtement est *intact* : la bactéridie charbonneuse reste confinée dans les vaisseaux et n'exerce aucune influence (appréciable) sur les éléments histologiques : le *bacillus anthracis* ne produit ni nécrose coagulante, ni sortie de leucocytes, ni déliquescence moléculaire.

« On voit donc que les lésions histologiques provoquées dans le rein sous l'influence des microbes varient avec la nature, je dirais volontiers avec les propriétés physiologiques ou chimiques de ces derniers [1]. »

[1] Les derniers paragraphes guillemettés sont aussi empruntés à la Leçon de M. Straus, ainsi que je l'ai indiqué pour la Note VII.

NOTE X

SUR LE REIN GRAVIDIQUE

(*Addition à la page* 297.)

1° Lésions histologiques.

La dénomination de *néphrite parenchymateuse aiguë*, sous laquelle Bartels désigne l'affection rénale des femmes enceintes, n'est pas à l'abri de toute critique : l'épithète *aiguë* ne paraît pas fort appropriée, au moins pour les cas subaigus et tellement insidieux qu'ils échappent à l'observation de la malade elle-même[1]; quant au terme de *néphrite*, il n'est pas, en général, justifié par les résultats de l'autopsie.

Evidemment l'anatomie pathologique a manqué à Bartels. Le rapprochement qu'il établit entre le rein gravidique et le rein scarlatineux, peu exact au point de vue macroscopique, est encore moins soutenable, si l'on se place sur le terrain de l'histologie.

Dans sa remarquable thèse inaugurale, le Dr Mayor[2] a rap-

[1] Relativement à la fréquence de l'*albuminurie* chez les femmes enceintes, je suis très frappé de la différence qui paraît exister en France et en Allemagne d'une part et en Angleterre d'autre part. Tandis que dans les deux premiers pays, l'albuminurie se rencontre chez un vingtième des femmes environ, soit 5 p. 100, les statistiques anglaises n'accusent guère que la proportion de 1 p. 100. Voyez sur cette question :

Petit, Recherches sur l'albuminurie des femmes enceintes. (*Thèse de Paris*, 1876); — Martin, (*London med. Record*, 1877, febr. 15); — Charles (de Liège). Albuminurie dans la grossesse, 1877 ; — Hyppolitte, (*Thèse de Nancy*, 1879); — Richardson, (*Gynæcological Transactions*, 1879); — Hofmeier, (*Zeitschrift für Geburtshülfe*, Bd. III); — C. Möricke, (*Id.*, Bd. V, p. 1.); — Fleischer, (*Zeitschrift für Geburtsk.*, Bd. VIII); — Dumas. De l'albuminurie chez les femmes enceintes. (*Thèse d'agrégat.*, 1880); — Cassin. Recherches cliniques sur l'albuminurie de la grossesse. (*Thèse de Paris*, 1880 ; ce travail a été fait à la Maternité de Lyon); — Ingerslev (de Copenhague), (*Zeitschrift für Geburtshülfe*, Bd. VII, 1881); — R. Southey. On pregnancy nephritis. (*Lancet*, 1883, jan. 13.)

[2] Contribution à l'étude des lésions du rein chez les femmes en couches. (*Thèse de Paris*, 1880.)

porté plusieurs observations de rein gravidique avec examen histologique soigné. Je laisse les deux premiers cas qui n'ont été étudiés qu'à l'état frais. Dans le troisième, relatif à une primipare, morte d'éclampsie quarante-huit heures après le début des accidents, on voyait sur des coupes de rein traité par l'acide osmique, d'après la méthode de M. Cornil, de petites boules dans les cellules épithéliales et dans la plupart des tubes ; au centre de ces derniers se trouvaient des corps colorés en brun par l'acide osmique, hérissés de prolongements, et évidemment formés par la coalescence des sphères ; de plus, quelques globules rouges et des cellules desquamées.

Le tissu conjonctif était épaissi, mais cet épaississement tenait à un certain degré d'œdème. Les travées conjonctives étaient parsemées en plusieurs points de nombreuses granulations graisseuses généralement assez fines, pour la plupart groupées dans le voisinage des vaisseaux, immédiatement en dehors de la tunique musculaire. On en rencontrait aussi sur les capillaires et sur les veines, etc.

M. Mayor fait suivre cette observation des réflexions suivantes :

« Si les cellules épithéliales présentent pour la plupart les lésions qui appartiennent généralement aux néphrites parenchymateuses au début, quelques unes d'entre elles offrent déjà l'altération qui marque une seconde période de la maladie, la dégénération granulo-graisseuse. De plus, le tissu conjonctif périvasculaire est infiltré de nombreuses granulations graisseuses, caractère que l'on attribue généralement à la troisième période du mal de Bright, celle où les épithéliums devenus gras, tombés en détritus granuleux, sont entraînés par l'urine ou résorbés par les vaisseaux. C'est du moins l'interprétation que l'on donne du fait. Cependant la *prédominance de ces granulations au niveau des artères, leur existence au niveau des glomérules de Malpighi qui sont des portes de sortie plutôt que des portes d'entrée ne nous semblent pas très en rapport, pour le cas dont nous parlons au moins, avec cette idée théorique*[1]. »

Ainsi, M. Mayor reconnaît lui-même que la distribution de la

[1] *Loc. cit.*, p. 21.

dégénération graisseuse n'est pas ce qu'elle devrait être dans l'hypothèse d'une dégénération graisseuse des cellules. Il ne reste donc pour caractériser la néphrite que la production de boules. C'est peu, vu l'état d'intégrité du tissu interstitiel.

Dans l'observation quatrième (cas d'éclampsie sans renseignements), mêmes lésions, mais « peu appréciables »[1].

Enfin, dans l'observation cinquième, relative à une femme phthisique, les tubes renfermaient des boules et quelques-uns des cylindres déjà formés, abondants surtout dans la substance médullaire.

Le tissu conjonctif ne paraît pas atteint, si ce n'est en certains points où il est le siège d'une sorte d'œdème[2].

En résumé, dans deux ou trois cas, M. Mayor a constaté la formation de boules aux dépens de cellules épithéliales et dans presque tous l'*infiltration* graisseuse des cellules, mais sans preuve de *dégénération* graisseuse. Or, dans l'état actuel de la science, la nature *inflammatoire* de telles lésions n'est pas suffisamment prouvée; la formation de vacuoles dans les cellules témoigne en faveur d'un certain degré d'irritation, mais n'indique rien de plus.

En attendant des faits plus probants, j'incline, je l'avoue, vers l'interprétation du professeur Leyden, pour la majorité des cas de rein gravidique, c'est-à-dire que je le considère plutôt comme un rein dont les épithéliums sont simplement infiltrés de graisse[3].

[1] *Loc. cit.*, p. 21-22.

[2] *Id.*, p. 23-25. La dernière observation de M. Mayor, vu l'absence de renseignements, ne peut être utilisée.

[3] *Zeitschrift für kl. Medicin*, Bd. II, p. 171.

M. Leyden insiste au point de vue des différences qui séparent la néphrite aiguë du rein gravidique sur le peu d'abondance du sédiment dans ces derniers cas. Bien qu'il soit relativement de petit volume, ce sédiment peut cependant être assez complexe. Ainsi, dans un cas publié par un élève de M. Leyden, M. Hiller, et relatif à une femme au sixième mois d'une cinquième grossesse, présentant de l'albuminurie et de l'œdème généralisé, on y rencontrait :

1° Des cylindres hyalins de moyen calibre sur lesquels sont incrustés des cristaux d'hématoïdine et quelques gouttelettes graisseuses;

2° Des cylindres fibrineux de couleur jaune brun en petit nombre;

3° Quelques globules rouges décolorés ;

4° Des globules blancs renfermant des cristaux d'hématoïdine ;

5° Des cellules épithéliales du rein, les unes normales d'apparence, les autres remplies de granulations graisseuses;

A l'appui de cette manière de voir, M. Leyden invoque non seulement l'absence de toute trace d'inflammation constatable à l'examen microscopique [1], mais le fait que ces prétendues *dégénérations* graisseuses peuvent être parfaitement tolérées et se réparent, en général, dès l'expulsion du fœtus, avec une grande rapidité. On sait qu'il en est de même pour l'infiltration graisseuse du foie gravidique que M. de Sinety a démontré exister au centre du lobule hépatique [2].

2° Sur la pathogénie du rein gravidique.

Elle est encore fort obscure; aussi comprend-on la réserve extrême de Bartels. Cependant il eut pu accorder plus d'impor-

6° Des amas de cristaux d'hématoïdine ;

7° Des cellules plates des voies urinaires inférieures.

Les jours suivants, la malade est prise d'un accès d'éclampsie, à la suite duquel elle avorte; elle a encore après six accès, puis elle tombe dans le coma. L'urine ne renferme plus qu'une faible quantité d'albumine et le sédiment est aussi beaucoup moins abondant. Morte deux jours après la fausse couche.

Autopsie. — Cerveau anémique et œdémateux, nombreux foyers hémorrhagiques de petite dimension dans les deux noyaux du corps strié; un foyer du volume d'une noix dans le lobe pariétal; échymoses multiples dans les viscères et dans quelques muscles.

Les reins sont gros, pâles, de couleur jaune pâle à leur surface; à la coupe on voit une dégénérescence graisseuse de l'écorce très prononcée; les colonnes de Bertin sont très développées; à l'état frais, l'examen microscopique montre une infiltration graisseuse des épithéliums des tubes contournés et de l'épithélium de la capsule de Bowman, on n'en trouve plus trace sur la pièce durcie dans l'alcool; — le rein paraît alors parfaitement sain. — L'examen microscopique à l'état frais de la substance médullaire n'a pas révélé d'altération. (*Zeitschrift für kl. Medicin*, Bd. II, p. 684.)

[1] Il ne faut pas toutefois oublier que, dans quelques cas, des lésions inflammatoires ont été notées : ainsi, M. Greenfield (*Med. chir. Transactions*, 1880, p. 158) dit avoir constaté de la glomérulo-néphrite. D'autre part, on a signalé des lésions de la rétine, à la vérité passagères, sous la dépendance de l'affection rénale gravidique. Ces faits sembleraient indiquer qu'il peut y avoir plus qu'une infiltration graisseuse du rein. Voyez : F. Salter (*British med. journal*, 1883, I, p. 356) et Emris-Jones (*Id.*, p. 712).

[2] M. Leyden a publié l'observation d'une primipare éclamptique dont l'urine après avoir été fortement albumineuse cessa de l'être quatre jours après l'accouchement. Quatorze jours plus tard, la malade succomba à une congestion cérébrale. A l'autopsie le rein a paru simplement pâle; *il ne présentait pas de graisse.* M. Leyden pense que celle-ci s'est résorbée dans les dix-huit jours qui ont suivi l'accouchement.

En rapportant les idées émises par le professeur Leyden, je ne puis m'empêcher de faire remarquer que l'infiltration graisseuse n'est pas la seule

tance à l'influence locale que doit exercer sur le rein l'utérus gravide. Il rejette avec raison l'hypothèse de la compression de la veine rénale ; mais il oublie que l'uretère, dans le petit bassin, peut être comprimé. Assurément on ne peut voir uniquement dans l'affection rénale de la femme enceinte le résultat de la compression de l'uretère. M. Lohlein, d'ailleurs, ne l'a trouvé *dilaté* que chez 25 p. 100 des femmes éclamptiques qu'il a autopsiées ; mais parmi les causes multiples qui, en se combinant ou non, produisent l'affection rénale gravidique, la compression de l'uretère n'est pas à négliger. C'est également l'opinion de MM. Leyden et Bamberger. Quant à l'objection tirée du fait que l'albuminurie ne se rencontrerait pas dans les tumeurs de l'abdomen, même dans celles qui, par leur volume, seraient susceptibles de comprimer les uretères, M. Bamberger y répond en disant qu'il a parfois constaté de l'albuminurie dans des kystes de l'ovaire, et même, dans certains cas, de l'hydronéphrose[1]. Je me hâte d'ailleurs d'ajouter que cette cause mécanique est loin de me satisfaire complètement et que bien d'autres conditions doivent agir dans la grossesse. Parmi celles-ci, les auteurs anglais font jouer un rôle à l'augmentation des déchets organiques[2]. Seulement, en admettant la réalité de cette cause, on ne voit pas nettement comment elle amènerait une infiltration graisseuse des reins.

Quelques auteurs ont supposé qu'une certaine influence nerveuse pourrait se propager de l'utérus au rein ; ils prétendent ainsi expliquer certaines albuminuries transitoires coïncidant avec l'éclampsie. Les relations trouvées entre le plexus utérin et le plexus rénal, par Frankenhauser, et, d'autre part, les lésions des ganglions du plexus rénal, observées dans la néphrite parenchymateuse par T. Banti, seraient des arguments en faveur de l'origine nerveuse de la lésion rénale ; mais cette théorie est trop hypothétique pour qu'on puisse actuellement la discuter.

lésion du rein gravidique. Il s'y joint un état anémique. Or, il n'est pas aisé de dire à quoi tient cette anémie.

[1] *Ueber morbus Brightii.* (*Volkmann's Sammlung*, p. 13.)

[2] Galabin (*British med. journal*, 1880, vol. II, p. 697.)

NOTE XI

SUR LA MALADIE DE BRIGHT CHRONIQUE (GROS REIN BLANC) — REIN BLANC DE VOLUME ORDINAIRE — REIN CONTRACTÉ SECONDAIREMENT ET PRIMITIVEMENT. — REIN AMYLOÏDE.

(*Addition aux pages 317 et suivantes.*)

Bartels a eu le mérite de reconnaître, à l'exemple des médecins anglais, que le passage du rein brightique par les trois stades admis par Frerichs n'est pas un fait démontré par la clinique; en revanche, il n'échappe point au reproche d'avoir accepté sans critique suffisante l'idée anglaise que le rein blanc et le petit rein rouge constituent deux types tout à fait indépendants et d'avoir trop peu tenu compte des *formes mixtes* [1].

MM. Cornil et Ranvier n'ont point commis cette erreur : « Avant de faire, disent-ils, deux espèces distinctes dans un même genre, la maladie de Bright, il faudrait être sûr que le rein granuleux atrophique ne commence jamais par la néphrite parenchymateuse. Or, c'est précisément la question. On ne voit à l'autopsie qu'une phase anatomique de la maladie, sans qu'on puisse dire toujours par quelles modifications elle a été précédée et par quelles autres elle aurait été suivie [2]. »

Non seulement MM. Cornil et Ranvier admettent dans une certaine mesure la transformation possible du rein blanc en petit rein rouge, mais ils contestent qu'il y ait entre eux une différence essentielle dans le processus [3] : « Il nous semble, disent-ils, que la différence des types tient surtout à *l'inten-*

[1] M. Lecorché et M. Lancereaux, avec des nuances, soutiennent des idées qui ne s'écartent pas beaucoup de celles de Bartels.

[2] *Manuel d'histologie pathologique*, p. 1065-1066, 1876.

[3] Dans ses *Leçons* actuellement en cours de publication, M. le professeur Cornil maintient cette manière de voir. (*Journal des Connaissances médicales*, 1883, p. 108.)

sité de la cause productrice et des lésions qui en sont la conséquence. »

M. Weigert et, un peu plus tard, M. Leyden, ont exprimé la même opinion : « La seule différence, dit ce dernier, entre les néphrites parenchymateuse et interstitielle, c'est l'*intensité* du processus. S'il est peu accentué, l'inflammation restera parenchymateuse. Autrement, il s'y joindra des proliférations interstitielles[1]. »

M. Senator avait également insisté sur les rapports qui rapprochent ces deux espèces de néphrite : « Plus lente est la marche de l'affection, dit-il, plus les symptômes de la première restent au second plan... La terminaison d'une néphrite parenchymateuse peut être une néphrite interstitiellé pure ; à la vérité, cela est rare ; en d'autres termes, la rétraction *secondaire* du rein est moins commune que la *primitive*, parce que la néphrite parenchymateuse entraîne prématurément la mort[2].

Plus loin, M. Senator dit qu'il y a des cas de transition et des formes mixtes.

Variétés de néphrite chronique admises par les auteurs.

1° Gros rein blanc et formes communes.

Indépendamment du gros rein et du petit rein, des formes mixtes avaient été indiquées par MM. Cornil et Ranvier[3] et par M. Dieulafoy[4] ; mais c'est surtout M. Rendu qui, dans son excellente thèse d'agrégation, a fixé l'attention sur les néphrites mixtes et revendiqué pour elles une existence propre.

M. Rendu admet trois variétés intermédiaires aux néphrites parenchymateuse et interstitielle types :

[1] *Zeitschrift für kl. Medicin*, Bd. II, p. 880.

[2] *Virchow's Archiv*, Bd. LXXIII, p. 3. Mai 1878.

[3] Voici comment s'expriment MM. Cornil et Ranvier (*Loc. cit.*, p. 1043) : « Des reins de volume normal ou peu atrophiés et avec des granulations bien limitées établissent le passage entre la néphrite parenchymateuse typique (rein lisse et gros) et le rein petit et granuleux. »

[4] *Gazette hebdomadaire*, 1877, nos 12 et 14.

Dans la première, le rein est volumineux, de couleur brun foncé; sa capsule est tendue; elle se détache assez facilement, mais incomplètement. — A la coupe, l'organe est vascularisé; les glomérules font saillie sous forme de points ronds; la consistance du tissu est *très ferme.*

Une seconde variété comprend des cas où l'apparence extérieure est celle du gros rein blanc de la néphrite aiguë : consistance pâteuse, état exsangue; elle serait rare dans les formes chroniques du mal de Bright. Un cas remarquable a été publié par Maurice Raynaud en 1875 : Chez une femme de quarante-huit ans, on trouva d'un côté un rein atrophié, présentant le type du rein granuleux, et de l'autre, un rein offrant tous les caractères extérieurs du gros rein blanc (il pesait 218 grammes). Or, dans cet organe, le tissu conjonctif intercanaliculaire était considérablement hyperplasié, et les glomérules ainsi que les *tubuli contorti* commençaient à s'atrophier.

Enfin, d'après M. Rendu, la troisième variété de néphrite mixte est le petit rein granuleux de Johnson : le rein est de volume normal, ou peu réduit; la capsule un peu adhérente à la surface; au lieu des granulations serrées et des kystes qu'on observe dans le rein contracté type, il existe seulement des éminences un peu grosses, peu nombreuses et moins régulières.

Des idées analogues ont été défendues par un anatomo-pathologiste des plus distingués, M. Weigert, dont la brochure a eu un si légitime retentissement. En décrivant trois types de maladie de Bright chronique[1], il dit expressément que ces trois types doivent être considérés comme des variétés anatomiques et non comme des *stades*, entendus dans le sens de Frerichs. Loin de confirmer la doctrine de ce médecin célèbre, il accepte plutôt,

[1] *Volkmann's Sammlung*, 1879, nos 162-163. Voici les trois formes de M. Weigert :

1o *Forme sub-chronique* (hémorrhagique) : Pas de diminution de volume du rein qui, dans une des variétés de cette forme présente le type du gros rein blanc tissu conjonctif dans les interstices, autour des capsules de Bowmann, hémorrhagies, hypertrophie cardiaque, rétinite, urémie, œdèmes. — Urine albumineuse en quantité variable.

2o *Forme plus chronique* : Rétraction plus ou moins prononcée, avec conservation de la plus grande partie du parenchyme, hypertrophie cardiaque, etc.

3o *Forme. Atrophie rénale.* — Rein très rétracté, avec peu de parenchyme conservé, hypertrophie du cœur, pas d'œdème.

en la modifiant et en l'étendant, la conception des Anglais et de Bartels; seulement, au lieu d'être *dualiste* comme eux, il est *pluraliste*. M. Leyden, au contraire, a une tendance à rester *uniciste*, car, pour certains cas, au moins, il adopte la doctrine des *trois stades* de Frerichs [1].

M. le professeur Bamberger est franchement uniciste [2].

Il me paraît incontestable qu'en proclamant la pluralité des formes de la maladie de Bright chronique, MM. Rendu, Senator, Weigert, etc., ont modifié de la manière la plus heureuse la doctrine anglaise de la dualité. Mais, si ces formes ne se transforment pas l'une dans l'autre, si elles restent distinctes pendant toute la durée de l'évolution de la lésion, y a-t-il un lien commun entre elles qui permette de les grouper en un seul faisceau? — A cette question, M. Weigert répond d'une manière affirmative, et, pour lui, ce lien commun, *c'est l'identité fondamentale du processus*. Suivant la rapidité ou la lenteur de la marche de la lésion, le rein aura tel ou tel aspect macroscopique; mais à ces différentes apparentes ne correspondent point des différences histologiques essentielles. Tel est le principe que M. Weigert a mis en relief avec une autorité et une compétence incontestables.

M. Aufrecht, au point de vue anatomique, admet cinq types; mais cliniquement il en reconnaît seulement trois. Le professeur E. Wagner, indépendamment du rein contracté et du rein amyloïde, admet quatre types [3] :

1° Le premier (*gros rein blanc*) a des connexions avec la maladie de Bright aiguë ou tout au moins subaiguë, et n'aboutit pas à l'atrophie rénale.

Tableau clinique. — Urine, en général, peu abondante, d'une faible densité, pâle, rarement rougeâtre et trouble, renfermant une forte proportion d'albumine et un sédiment plus ou moins abondant, formé surtout de globules blancs, parfois de quelques

[1] « La division en trois stades, dit-il, doit être maintenue, non seulement au point de vue anatomique, mais au point de vue de la clinique, car celle-ci nous montre péremptoirement que le second, puis le troisième stade peuvent provenir directement d'une néphrite infectieuse. » (*Verhandlungen des Congressen für innere Medicin.* Wiesbaden, 1882, p. 31.)

[2] *Volkmann's Sammlung*, n° 173.

[3] *Der Morbus Brightii*, p. 217 et suivantes.

globules rouges et de beaucoup de cylindres granulo-graisseux.

Hydropisie constante, considérable, presque toujours étendue au tissu cellulaire sous-cutané et aux grandes cavités séreuses, se modifiant peu, soit spontanément, soit sous l'influence du traitement. Anémie très prononcée à laquelle peuvent se rapporter la céphalalgie, la dyspnée, la perte de l'appétit; parfois, vomissements et diarrhée. En général, pas d'hypertrophie du cœur appréciable; pouls habituellement mou, de fréquence normale; rétinite albuminurique très fréquente.

Début presque constant par l'hydropisie; marche assez régulièrement progressive; mort après une durée variant de quelques mois à un an et demi, survenant soit par urémie, soit comme conséquence de l'inflammation des organes. Guérison extrêmement rare. Passage à l'atrophie rénale peu admissible.

Histologie. — Stroma élargi, probablement par œdème; pas de foyers; inflammation constituée par de petites cellules; dégénérescence graisseuse de l'épithélium des tubes de l'écorce, aboutissant à une desquamation partielle et à la formation de détritus granuleux dans l'intérieur des tubes où se trouvent aussi des cylindres et des globules blancs et rouges du sang.

L'altération principale porte probablement sur les glomérules qui, pour la plupart, sont anémiés, et parfois affaissés.

Étiologie obscure. Ce sont généralement de jeunes sujets qui sont affectés.

Enfin il faut savoir qu'entre cette espèce et la suivante se rencontrent des cas de transition.

2° *Maladie de Bright chronique commune. — Atrophie secondaire du rein. — Tableau clinique.* — Urine de quantité variable, fréquemment diminuée; sa densité est également variable; sa couleur habituellement jaune, trouble; sédiment plutôt peu abondant; parfois au début, rarement pendant longtemps, l'urine est sanguinolente.

Hydropisie constante, souvent médiocre, rarement abondante, générale ou bornée à la partie inférieure du tronc, affectant peu le visage. Anémie profonde; faiblesse générale. Céphalalgie, dyspnée, troubles intestinaux; hypertrophie du cœur gauche avec ou sans dilatation des cavités; pouls aussi souvent mou que dur; rétinite, à différents degrés, fréquente.

Début tantôt bien accusé, tantôt passant inaperçu; marche aussi régulière que dans le cas de gros rein blanc, susceptible de présenter des périodes d'amendement caractérisées par la disparition de l'hydropisie et de la dyspnée. Mort survenant au bout de deux ans et même de six mois dans les cas graves, soit par le mécanisme indiqué dans la forme précédente (urémie, inflammation des organes), soit par l'hémorrhagie cérébrale. Guérison rare. Passage à l'atrophie rarement démontrable.

Cette forme est aussi fréquente chez les jeunes sujets que chez les sujets âgés.

Rein peu augmenté de volume, en général, ou même de dimension normale; surface lisse ou à peine granuleuse; capsule adhérente par places; consistance augmentée, couleur gris rose, à cause de petites hémorrhagies, quelquefois blanchâtre ou même jaunâtre. Ecorce peu ou pas augmentée d'épaisseur, homogène, rarement rayée. En somme, altérations macroscopiques pouvant être *peu apparentes* dans les cas où le volume de l'organe n'est pas modifié.

Histologiquement, on distingue deux processus différents : à certaines places, des foyers anciens, atrophiques, et à d'autres, des foyers d'inflammation récente.

Les places atrophiques occupent l'écorce soit superficiellement, soit dans les couches profondes; dans ce cas, on ne distingue pas de dépression à la surface. Elles sont constituées par un tissu de cicatrice peu vasculaire dans lequel se trouvent des canalicules rétrécis et des glomérules atrophiés, parfois entourés d'un amas de petites cellules.

Le reste de l'écorce, qui en constitue de beaucoup la majeure partie, est le siège d'une inflammation parenchymateuse et souvent aussi *interstitielle;* la capsule des glomérules est épaissie; elle est entourée de petites cellules; à l'intérieur, prolifération de l'épithelium; rarement on y trouve des globules du sang; la tunique musculaire de petites artères est parfois épaissie; la membrane interne des grosses artères l'est souvent à un très haut degré. Canalicules de calibre normal pour la plupart; leur épithélium est augmenté de volume, trouble, en partie graisseux; leur lumière renferme, en nombre variable, des cylindres.

Telle est l'espèce de rein la plus commune dans la maladie de Bright chronique; on voit qu'elle constitue une forme intermédiaire aux formes dites néphrite parenchymateuse et néphrite interstitielle.

3° *Maladie de Bright chronique, hémorrhagie, sans œdème. — Tableau clinique.* — L'urine a la plupart des caractères qu'elle présente dans l'atrophie rénale, avec la différence que, par périodes, durant des semaines ou des mois, sans causes connues, elle devient hémorrhagique et diminue de quantité, pour être de nouveau très abondante et peu dense; la quantité d'albumine par litre est toujours faible.

L'absence d'hydropisie est remarquable; deux fois M. Wagner a vu apparaître des symptômes urémiques; pas d'hypertrophie cardiaque; pas de rétinite; la santé générale est peu altérée.

La durée varie entre quelques mois et plus de deux ans.

M. Wagner ne donne pas les caractères anatomiques de cette espèce.

4° *Néphrite chronique latente se manifestant par des symptômes aigus et notamment par des hémorrhagies.* — Quelquefois, début par de la fièvre; œdème rare; généralement pas d'urémie.

Rein de grosseur normale ou peu modifié de volume, à surface lisse, avec de petites hémorrhagies. L'examen microscopique seul permet de bien reconnaître les lésions de la néphrite chronique.

Tels sont, outre le rein contracté et le rein amyloïde, les types de néphrite chronique admis par M. le professeur Wagner. Les deux premiers ressemblent beaucoup à ceux de M. Weigert; ou du moins, si leurs lésions diffèrent, leur symptomatologie est presque identique. Du troisième, M. Wagner ne donne qu'une ébauche clinique, sans anatomie pathologique connue. Enfin, le quatrième pourrait passer plutôt pour un simple *épisode* que pour un type morbide.

A de telles classifications on peut encore reprocher de ne pas tenir suffisamment compte de certaines formes mixtes : outre les néphrites diffuses intermédiaires entre le rein blanc augmenté de volume et le rein contracté, on en rencontre d'autres qui tiennent le milieu entre la *néphrite* parenchymateuse et la simple infiltration graisseuse du rein.

2° Variété se rapprochant de l'infiltration graisseuse, sans lésions interstitielles [1].

Voici, d'après M. Leyden, les caractères cliniques auxquels on peut la reconnaître :

L'urine est fortement albumineuse et présente des gouttelettes de graisse et des corps granulo-graisseux en plus ou moins grande quantité. Souvent l'urine renferme une telle quantité d'albumine qu'elle se coagule en masse. Les cylindres sont hyalins, de largeur moyenne; ils ne présentent point l'aspect cireux. Outre les cellules granulo-graisseuses, on trouve des cellules épithaliales refringentes, augmentées de volume et présentant des vacuoles. La présence et l'absence de globules blancs n'a pas d'importance diagnostique; les globules rouges, au contraire, s'ils existent, servent à différencier ces cas de ceux où le rein est amyloïde. La quantité de l'urine peut être, d'après M. Leyden, diminuée, normale ou augmentée.

L'hydropisie est la règle; elle peut être très prononcée, alors même qu'il y a de la diurèse; l'appareil circulatoire peut rester intact ou bien il se produit une hypertrophie du cœur gauche, parfois des symptômes urémiques; pas de rétinite; marche lente.

On remarquera l'existence possible d'une hypertrophie du cœur dans ces cas. M. Leyden en rapporte une observation [2].

M. Litten avait déjà publié trois observations, la dernière surtout fort complète [3], prouvant que dans le cours d'une néphrite parenchymateuse, indépendamment de toute atrophie secondaire, il peut se développer une hypertrophie du cœur avec dila-

[1] On sait que pour M. Rosenstein cette variété ne rentre pas dans le cadre de la maladie de Bright.

[2] *Beiträge und Untersuchungen*, etc. Separat-Abdruck, p. 21-26, *Charité-Annalen*, Bd. VI.

[3] *Charité-Annalen*, Bd. IV, 1878.

tation, entraînant le développement de symptômes nouveaux et faisant à tort penser à une néphrite interstitielle, à savoir l'augmentation de la quantité d'urine, sa faible densité, sa couleur claire, le manque de sédiments, la terminaison par apoplexie, etc. D'autre part, l'abondance de l'albuminurie et du sédiment, le développement d'un œdème considérable montraient l'existence d'une altération parenchymateuse.

3° Rein contracté.

Il en existe certainement plusieurs variétés, mais les matériaux manquent pour les décrire ; aussi me bornerai-je à rapporter les principaux traits de la variété principale :

1° *Topographie.* — D'après le professeur Charcot, l'étude topographique des coupes permet de reconnaître les faits suivants[1] :

Un certain nombre de tubes sont affectés dans toute leur étendue, depuis leur origine dans le glomérule jusqu'à leur terminaison dans un canal collecteur. Aux glomérules demeurés indemnes correspondent les tubes contournés sains qu'on voit sous forme de pelotons dans l'intervalle de tractus fibreux et ceux des tubes droits qui sont également restés sains. A la surface, comme dans la profondeur, les *granulations* ne sont autre chose que les pelotons de canaux sains enserrés dans la gangue conjonctive de formation nouvelle qui, en raison de son pouvoir rétractile et de l'atrophie subie par les tubes qu'elle renferme, reste au-dessous du niveau qu'atteignent les parties saines du lobule.

2° *Histologie.* — *a.* Le tissu conjonctif autour des tubes et autour des glomérules est plus ou moins régulièrement épaissi et d'apparence variable, tantôt à l'état embryonnaire, tantôt revêtant déjà le type du tissu fibreux. — Les vaisseaux, en général, élargis, présentent assez souvent des lésions de périartérite ou d'endartérite.

[1] *Revue de Médecine*, 1882, p. 427 et suivantes.

b. Les glomérules les moins atteints sont de petit volume ; leur capsule est généralement épaissie et les anses glomérulaires riches en noyaux ; les glomérules tout à fait imperméables sont *très réduits* de volume, d'aspect hyalin, intimement unis à la capsule très épaissie et ne paraissant plus présenter de noyaux [1].

c. Les canalicules systématiquement atteints, d'après M. Charcot, ainsi qu'on l'a vu plus haut, sont d'un calibre fort réduit ; la membrane propre est épaissie, leur épithélium a perdu ses caractères spéciaux ; il est devenu cubique ; il en résulte que leur lumière, bien qu'étroite, est *relativement* élargie ; à d'autres places, où le tissu conjonctif intertubulaire n'est pas épaissi, la lumière des tubes est positivement plus large. Sur des coupes bien réussies on peut ordinairement s'assurer de la présence dans un bon nombre de tubes soit d'une apparence de réseau (matière albumineuse coagulée ?), soit de cellules et de globules blancs, soit de cylindres.

La lésion importante des canalicules est évidemment la substitution de *cellules cubiques* à l'épithélium normal. Leur provenance n'est pas très exactement connue. On ne sait, en effet, si elles résultent de la transformation des cellules préexistantes, ou bien d'une génération nouvelle. On peut seulement dire qu'un certain nombre au moins des cellules anciennes subissent l'altération granuleuse et se desquamment, car on les trouve fréquemment libres et plus ou moins déformées dans les canalicules.

Au dernier terme, d'après M. Charcot, les cellules cuboïdes sont à leur tour remplacées par de petites cellules rondes dont le protoplasma est à peine apparent, tandis que le noyau est relativement considérable. Ces cellules revêtent parfois la forme de fuseaux [2]. (V. la figure de Bartels, p. 341, fig. 10, partie droite.) Tantôt elles revêtent la membrane propre, tantôt elles tendent à obstruer la lumière des tubes. C'est le commencement de la

[1] M. Thoma, le premier, a noté que les capillaires du glomérule présentent parfois une dégénération hyaline qui leur donne l'aspect réfringent de la matière amyloïde ; mais la réaction par l'iode montre qu'il ne s'agit pas de cette dégénération.

[2] Cette apparence s'expliquerait facilement si l'on admettait que ces cellules fusiformes proviennent de la transformation de l'endothélium décrit par M. Millard. (Voir plus haut, p. 641.)

disparition du tube qui, ultérieurement, n'est plus représenté que par un petit amas de cellules rondes[1].

Voilà pour les altérations des canaux du labyrinthe. Celles des branches montantes de Henle sont analogues. Dans les branches descendantes, où l'épithélium est normalement aplati, comme on sait, il y a seulement à noter parfois leur obstruction par des muscles. Enfin, d'après M. Charcot, les tubes collecteurs n'échappent point à l'altération systématique des *tubuli;* certains d'entre eux seraient obstrués et distendus par places.

Ainsi, les altérations épithéliales dans la néphrite *dite interstitielle* sont constantes, mais elles ne consistent pas exclusivement, tant s'en faut, dans la desquamation de l'épithélium, comme l'a cru autrefois M. G. Johnson, qui avait été probablement induit en erreur par des préparations microscopiques imparfaites[2]. Bien plus : contrairement à l'opinion qui régnait il y a quelques années et que partage Bartels, il semble établi que les lésions ne débutent jamais dans le tissu interstitiel :

M. le professeur Charcot a surtout été affirmatif à cet égard : pour lui, la néphrite interstitielle primitive appartient au groupe des *cirrhoses épithéliales*, c'est-à-dire procédant des *épithéliums* : dans toute cirrhose de cet ordre « l'altération irritative des épithéliums, *fait primitif* et nécessaire, se traduit anatomiquement par le retour des cellules à l'état ambryonnaire et la lésion conjonctive interstitielle, *fait consécutif*, se traduit, elle aussi, dans les phases initiales au moins, par la production de tissu ambryonnaire ».

M. Weigert, de son côté, a soutenu la même opinion et fait remarquer à l'appui que les lésions du tissu conjonctif ne se rencontrent qu'autour des tubes dont l'épithélium est altéré. A la

[1] On sait que pour M. Saundby, dans le rein contracté, une fois la membrane propre détruite, le tissus conjonctif interstitiel proviendrait en partie au moins de l'épithélium intra-tubulaire. Si l'endothélium de M. Millard était démontré, peut-être jouerait-il plutôt le rôle que M. Saundby attribue à l'épithélium ?

[2] Cette erreur est parfaitement excusable et se conçoit parfaitement, surtout à l'époque où la technique microscopique était dans l'enfance : rien n'est plus fréquent, sur une coupe mince du rein, que de constater la vacuité d'un certain nombre de tubes dont les cellules ont été entraînées pendant les manipulations.

vérité, dit M. Weigert, on pourrait supposer que l'altération de l'épithélium est consécutive ; mais cette hypothèse est inadmissible pour diverses raisons, notamment pour celle-ci : jamais autour des tubes à épithélium altéré les proliférations interstitielles ne feraient défaut ; au contraire, les différentes formes de l'atrophie de l'épithélium pourraient exister sans lésions interstitielles, ou du moins, autour des canaux atrophiés, les proliférations interstitielles seraient si minimes qu'on ne saurait accuser ces dernières d'avoir produit leur atrophie.

M. Aufrecht, de son côté, considère toute néphrite comme étant originellement parenchymateuse.

Cette proposition est, peut-être, entachée d'une certaine exagération, mais on peut au moins dire que l'importance des lésions épithéliales dans la néphrite interstitielle est *considérable*.

Il y a plusieurs motifs pour que les cellules épithéliales soient plutôt affectées que le tissu conjonctif par les influences morbides ; je vais les indiquer brièvement :

1° *Élimination de substances irritantes.*

En premier lieu, ces cellules, en tant *qu'organes de sécrétion*, ne peuvent manquer d'être particulièrement irritées par le passage dans leur intérieur des substances anormales dont elles doivent débarrasser le sang. Pour qu'elles remplissent leur office d'organe dépurateur, il faut que leur protoplasma entre en contact intime avec les substances quelles extraient du sang. Quoi d'étonnant si leur protoplasma cellulaire vivant souffre du contact plus ou moins prolongé avec ces substances ?

Rein saturnin. — Le type expérimental de l'altération des cellules des tubes contournés, consécutivement à l'élimination d'une substance toxique est fourni par l'intoxication avec de petites doses d'un sel de plomb. Je renvoie au mémoire fondamental de MM. Charcot et Gombault pour les détails [1] et me con-

[1] *Archives de Physiologie*, 1881.

tente de rappeler que, d'après ces auteurs, l'intoxication saturnine réalise un type de rein contracté à granulations [1].

Rein goutteux. — Le rein goutteux est le type clinique du rein contracté à granulations et présente à cet égard avec le précédent la plus frappante analogie, à tel point que M. Lancereaux, au point de vue des lésions, ne les distingue pas [2]. Cela est exact pour le rein goutteux sans concrétions d'urate de soude [3].

2° *Action irritante de l'urine altérée.*

En second lieu, ces cellules, en dehors de leur fonction sécrétoire, sont incontestablement douées d'une susceptibilité toute autre que le tissu conjonctif vis-à-vis des irritants : d'après M. Aufrecht, — et ce fait sur lequel il a beaucoup insisté semble bien établi, — la néphrite concentrée à la ligature de l'uretère est les premiers jours purement parenchymateuse [4]. Dans ce cas, de même que dans la néphrite ascendante qu'on observe si fréquemment en clinique, l'altération des cellules est due à l'irritation qu'exerce sur elles l'urine *altérée* [5].

[1] Je dois cependant mentionner une *complication* qu'ont observée MM. Charcot et Gombault chez le cochon d'Inde et qui doit se rencontrer chez d'autres animaux herbivores. Elle consiste en concrétions calcaires qui, en oblitérant certains tubes, amènent la production de dilatations et de kystes en amont.

[2] *Transactions of the international congress,* 1881, vol. I.

[3] D'après le professeur Ebstein, ces concrétions, dont le siège principal est, comme on sait, surtout au voisinage de la papille, ne se déposent que si le tissu est préalablement *nécrobiosé.*

[4] *Die diffuse Nephritis,* 1879.

[5] On sait que la ligature de l'uretère faite avec des précautions antiseptiques *rigoureuses* n'est pas suivie de néphrite. (Straus et Germont, *Archives de Physiologie*, 1882.)

Voyez de plus sur la *Néphrite ascendante interstitielle* : Lancereaux, article *Rein* du *Dictionnaire encyclopédique*, 3e série, t. III, p. 222. — Chandelux, (*Thèse de Paris,* 1876). — Garcin, (*Archives de Médecine,* 1879). — Bazy, (*Thèse de Paris*, 1880). — E. Wagner, (*De morbo Brightii*, p. 309).

Une particularité importante de cette néphrite, c'est que le rein est *lisse*, sans granulations. Cet état est surtout bien appréciable sur le rein d'animaux chez lesquelles on a pratiqué la ligature de l'uretère, et il contraste avec l'aspect granuleux du rein de cobaye intoxiqué par le plomb. Il n'est pas très difficile de trouver la raison de cet état lisse, si l'on admet que la sclérose est le résultat de l'irritation des cellules épithéliales; dans le cas de

3° *Influence de l'ischémie.*

Les cellules épithéliales des *tubuli* sont sensibles à bien d'autres influences qu'à celle exercée sur elles par l'action irritante du produit de sécrétion altérée ; l'ischémie, par exemple, agit d'une manière extrêmement prononcée sur leur nutrition, soit l'ischémie peu prolongée, mais complète, produite par la ligature temporaire de l'artère rénale [1], soit l'ischémie incomplète et permanente, comme celle qui est le résultat d'une lésion athéromateuse de l'artère rénale.

La première n'a pas d'importance clinique, car l'occlusion temporaire de l'artère rénale n'est réalisée que par l'expérimentation. Il n'en est pas de même de la seconde, et maintes fois on a eu l'occasion d'observer des néphrites interstititielles évidemment sous la dépendance de l'athérome des artéres rénales [2].

Ces néphrites présentent quelques caractères anatomiques particuliers qui ont été bien décrits par M. Lancereaux :

Dans le cas de néphrite interstitielle dû à l'athérome des artères rénales, dit-il, les reins sont indurés, manifestement diminués de volume et de poids, par suite de l'atrophie d'une grande partie de la substance corticale et de la rétraction du stroma conjonctif épaissi par places et toujours inégalement altéré. Cette altération offre des caractères particuliers et se distingue même à l'œil nu de la néphrite interstitielle propre à la goutte et à l'intoxication saturnine; car, dans ces dernières maladies, la lésion des deux reins, n'étant pas intimement subordonnée à l'état des artères, est régulière et symétrique; elle se

stagnation de l'urine, l'irritation porte *uniformément* sur l'épithélium de *tous* les tubes; au contraire, dans le cas d'élimination d'une substance irritante, l'irritation agit avec prédilection sur certains tubes, car on sait que l'activité sécrétoire, à un moment donné, *est loin d'être la même* dans tous les segments du rein.

[1] Voyez Platen (*Virchow's Archiv*, Bd. LXXII).

[2] Voir aussi à cet égard : Leyden, (*Zeitschrift für kl. Medicin*, Bd. II). — Ziegler, (*Deutsches Archiv*, Bd. XXV, p. 604 et suiv.). — Senator, (*Berlin. kl. Wochenschrift*, 1880, n° 29). — Peter, (*Traité clinique et pratique des maladies du cœur et de la crosse de l'aorte.* Paris, 1883, p. 287 et suivantes).

révèle par la présence, à la surface de l'organe affecté, de granulations à peu près égales et du volume d'un grain de millet ou d'un pois, contrairement à ce qui a lieu dans le rein artériel où elle est irrégulière et asymétrique[1].

Comment se produit la sclérose dans le cas d'athérome des artères rénales ?

On aurait pu supposer que l'inflammation, procédant de proche en proche, se transmet de la paroi artérielle au tissu conjonctif ambiant ; mais l'observation directe n'est pas très favorable à cette hypothèse, car ce n'est pas toujours autour des artères, mais le long des tubes que la sclérose est le plus accentuée. Aussi, semble-t-il naturel de croire que, dans ce cas encore, la cirrhose est *épithéliale* et que l'altération des cellules, cause de la sclérose, est le résultat de l'ischémie.

Toutefois, cette opinion n'est pas universellement adoptée : d'après M. H. Martin, l'irritation de tissu conjonctif ne serait pas la conséquence de l'irritation des cellules[2] : dans les tissus insuffisamment pourvus de lymphe nutritive, « les éléments nobles, les cellules épithéliales striées du rein, les cellules musculaires, les cellules du foie, etc., sont rapidement atteintes dans leur vitalité. Elles deviennent d'abord indifférentes, c'est-à-dire d'ordre inférieur, puis ensuite elles peuvent, tôt ou tard, disparaître entièrement.

« Pendant ce temps, *un travail d'ordre inverse* s'accomplit dans le tissu conjonctif. *Une nutrition imparfaite excite sa vitalité*; il absorbe alors presque tous les matériaux nutritifs disponibles et s'hypertrophie lentement, si lentement qu'il n'y a pas alors, en réalité, de période embryonnaire ou de transition, et les éléments du tissu conjonctif adulte s'ajoutent, pour ainsi dire, un à un aux éléments similaires préexistants. Voilà pourquoi la *sclérose dystrophique* consécutive à l'artérite progressive, ne débute pas autour des vaisseaux, mais, au contraire, *le plus loin possible* des centres vasculaires, là où la nutrition est la plus imparfaite. »

A l'appui de son idée que la sclérose est le résultat direct de

[1] Voyez : *Dict. encyclop.*, article *Rein*, p. 198, et *Transactions of the med. Congress*, 1881, vol. I, p. 380.

[2] *Revue de Médecine*, 1881, p. 375 et suivantes.

l'irritation du tissu conjonctif par une nutrition insuffisante, M. Martin fait valoir le fait que les cellules du rein et les fibres du cœur *restent saines jusqu'à une période très avancée de la sclérose.* En admettant cette proposition, d'ailleurs contestable, on pourrait objecter à M. Martin que, sans produire de lésion matérielle fort sensible, l'ischémie peut amener un certain état d'irritation nutritive de ces cellules capable de provoquer le développement d'une sclérose interstitielle. Dans l'hypothèse que je propose et qui s'appuie sur des analogies nombreuses, la cirrhose, pour employer la terminologie de M. le professeur Charcot, est toujours *épithéliale*; seulement, tandis que, pour mon savant maître, l'irritation de la cellule épithéliale dépend toujours d'un excès de sa fonction, je serais assez disposé à admettre que, dans quelques cas, elle pourrait résulter plutôt d'une insuffisance nutritive.

A vrai dire, je ne vois guère le moyen d'arriver à quelque certitude à cet égard, à moins qu'une étude topographique fort minutieuse, et fort difficile, vienne un jour apporter des éclaircissements inattendus. Il se pourrait, par exemple, que, dans le cas d'irritation épithéliale par ischémie, les tubes affectés au lieu d'être disséminés irrégulièrement, comme cela a lieu dans le cas de néphrite par élimination [1], fussent plus ou moins groupés d'après la distribution de l'artère malade.

M. Martin dit que c'est dans la tuberculose que cette systématisation lui est tout d'abord apparue avec netteté. A ses yeux, la transformation fibreuse du tubercule est une sclérose dystrophique. Dans le domaine de la pathologie rénale, le rein sénile est, pour lui, le prototype de cette variété de sclérose; et, de fait, il est certain que les lésions d'endartérite sont la règle chez le vieillard; mais, ainsi que je viens de le dire, il n'est point prouvé que l'endartérite ne réalise pas la cirrhose par l'intermédiaire de l'épithélium [2].

M. Albert Mathieu n'admet pas la sclérose dystrophique de

[1] V. l'excellent mémoire de M. Ballet, *Revue de Médecine*, 1881, p. 239, fig. 4.

[2] M. le Dr Ballet croit que les lésions épithéliales du rein sénile sont le résultat de l'élimination de substances irritantes; il ne fait par conséquent jouer aucun rôle à l'endartérite. C'est peut-être à tort, car l'ischémie est un facteur trop important pour être tout à fait négligé. Voici, quant à la ma-

M. Martin : il pense que les lésions artérielle et épithéliale dépendent d'une même cause, qu'elle évoluent parallèlement et sans que les secondes dépendent des premières [1].

Ce serait d'ailleurs une exagération de prétendre que *toute* prolifération conjonctive du rein provient nécessairement de l'épithélium ; en d'autres termes, que la cirrhose *épithéliale* est la seule cirrhose rénale possible. Ainsi, on voit dans certains cas que la périartérite pousse, pour ainsi dire, des prolongements dans le tissu conjonctif. On voit aussi, et plus communément encore, l'œdème chronique du rein aboutir à une néoformation conjonctive. M. le Dr Cuffer a, dans un bon travail [2], appelé l'attention sur cette néphrite interstitielle d'origine cardiaque, et plus récemment le Dr Hortolès y a ajouté quelques détails histologiques intéressants [3].

« Dans certains reins cardiaques, dit-il, la tendance de la néoplasie œdémateuse à la production de la cirrhose est excessivement manifeste ; le tissu conjonctif intertubulaire de la pyramide revient sur nombre de points à l'état embryonnaire ; sur beaucoup d'autres aussi, il est transformé en tissu muqueux type, avec ses cellules étoilées et anastomosées en réseaux ; sa substance fondamentale est translucide et homogène. Dans la substance corticale les espaces intertubulaires de la périphérie des lobules montrent une infiltration embryonnaire, et, çà et là, des bandes de tissu connectif jeune, également à la phase muqueuse de leur développement... l'épithélium des tubes contournés, dans les cas anciens, a subi la tuméfaction trouble ».

nière dont a été comprise la pathogénie du rein sénile, quelques renseignements que je lui emprunte :

MM. Cornil et Ranvier ont considéré le rein sénile comme atteint de néphrite spéciale.

M. Lemoine a conclu dans le même sens, en disant que « la néphrite interstitielle sénile doit être séparée de la néphrite consécutive à la goutte et à l'intoxication saturnine par son anatomie pathologique qui est différente et surtout par sa marche et ses symptômes ». (*Thèse de Paris*, 1876.)

M. Sadler (*Thèse de Nancy*, 1879) et M. Demange qui a inspiré la thèse de M. Sadler (*Revue médicale de l'Est*, 1880) ont insisté sur l'influence de l'athérome des artères rénales.

[1] *Archives de Médecine*, 1881, t. I, p. 388.

[2] *France médicale*, 1878.

[3] *Du processus histologique des néphrites ;* Paris, 1881, p. 112 et suivantes.

Cette dernière particularité présente un grand intérêt. Elle prouve l'influence de la stase sanguine et de la compression sur la nutrition de cet épithélium délicat.

Je n'ai pas besoin d'ajouter que si, *au point de vue anatomique pur*, de tels cas ressortissent à la néphrite interstitielle, dont ils constituent une forme légère, au point de vue clinique, le rein cardiaque ne doit jamais se confondre avec la cirrhose rénale, tant il est vrai que l'anatomie pathologique, prise pour base unique de classification nosologique, conduit souvent à des rapprochements forcés.

De l'hypertrophie du cœur dans les néphrites chroniques.

Réagissant contre la théorie trop étroite de Traube, plusieurs pathologistes ont cherché, *en dehors du rein*, la cause de l'hypertrophie cardiaque si fréquente dans certaines néphrites chroniques[1].

[1] La fréquence de l'hypertrophie du cœur dans les différentes formes de néphrite chronique est évaluée diversement. Voici les résultats que M. Vais (*Centralblatt*, 1879, p. 416) a obtenus en faisant le dépouillement des affections rénales autopsiées à la Charité de Berlin :

1° Sur trente-huit cas de rein avec granulations, il a trouvé qu'il existait trente fois une hypertrophie du cœur. — Vingt-trois fois l'hypertrophie portait sur le ventricule gauche; sept fois sur les deux cœurs ;

2° Sur vingt cas de néphrite parenchymateuse, il a noté quatorze hypertrophies du cœur dont neuf portaient sur le ventricule gauche;

3° Sur vingt et une néphrites amyloïdes, il n'y avait que quatre hypertrophies du cœur gauche.

A vrai dire, je trouve la proportion de l'hypertrophie cardiaque dans la néphrite qu'il appelle parenchymateuse, remarquablement élevée.

Dans la statistique suivante de M. Spatz, (*Deutsches Archiv*, Bd. XXX, p. 157, où il ne s'agit que de reins contractés (le nombre en est de cinquante-quatre), j'y relève une autre anomalie : c'est la proportion insolite d'hypertrophies portant sur le seul ventricule droit. Aussi est-il à regretter que l'auteur ne donne aucune indication sur l'état des poumons.

Hypertrophie prédominante du ventricule gauche avec dilatation.	48 p. 100
Hypertrophie prédominante du ventricule droit, avec dilatation.	26
Egale hypertrophie avec dilatation des deux ventricules........	9,5
Hypertrophie exclusive sans dilatation........................	7
Ni hypertrophie, ni dilatation................................	9,5

Voyez encore sur les rapports respectifs de l'hypertrophie et de la dilatation du cœur dans les néphrites chroniques :

Senator, (*Virchow's Archiv*, Bd. LXXIII). — Pitres, (*Thèse d'agrégation*, 1878). — Du Castel, (*Archives de Médecine*, 1880, janvier).

Les uns ont fait jouer le principal rôle à une altération vasculaire généralisée, les autres au cœur lui-même. Je n'indiquerai ici que les publications *postérieures* à Bartels.

1° *Théories vasculaires.*

L'existence, chez bon nombre de malades, présentant à l'autopsie un rein contracté, de lésions vasculaires étendues à une grande partie de l'arbre artériel, n'est plus douteuse aujourd'hui; et, quant à leurs caractères anatomiques, un accord est bien près de s'établir entre la description de M. G. Johnson et celle de MM. Gull et Sutton qui, à première vue, peu conciliables, ont donné, comme on sait, naissance à de si vives controverses. Dans sa communication au Congrès de Londres, M. Johnson, après avoir rappelé que déjà, en 1878, il a rectifié l'assertion qu'il avait autrefois émise touchant la nature musculeuse des deux couches externe circulaire et interne longitudinale, décrit cette dernière couche comme une couche *connective* située entre la membrane élastique interne et l'endothélium. Il maintient seulement que l'augmentation d'épaisseur de cette couche, loin d'être d'origine inflammatoire, remplit un but *protecteur*; mais il n'insiste pas beaucoup sur cette opinion, qu'il semble bien près d'abandonner, et à l'appui de laquelle il invoque seulement le fait que l'augmentation d'épaisseur de cette couche est remarquable par sa régularité, ce qui, dit-il, se comprendrait moins facilement si elle était due à l'inflammation[1]. Un tel argument n'est pas décisif.

Ainsi, M. Johnson lui-même est arrivé à reconnaître le rôle prépondérant des altérations de la tunique interne. C'est la conclusion de presque tous les travaux publiés depuis quelques années sur la question. L'hypertrophie *pure* de la tunique musculaire n'est admise que par un petit nombre d'auteurs[2]. Le plus souvent, il

[1] *Transactions of the international Congress*, 1881, vol. I, p. 385.

[2] Notamment par M. Ewald (*Virchow's Archiv*, Bd. LXXII); mais je dois ajouter que le professeur Cohnheim élève quelques doutes sur la réalité de l'hypertrophie de la tunique musculaire. D'autre part, M. Robert Saudnby

s'agit de l'envahissement de cette tunique par des faisceaux de tissu conjonctif; c'est du moins ce que décrit très explicitement M. Sotnetschewsky dont les recherches ont été faites dans le laboratoire de M. v. Recklinghausen. Cet anatomiste a examiné les petits vaisseaux de la pie-mère chez des sujets ayant pour la plupart dépassé l'âge de soixante ans et atteints soit de néphrite interstitielle avec atrophie, soit de simple rein sénile; dans presque tous les cas, il a noté un épaississement des petites artères. Elle n'était dans aucun cas produite par une vraie hypertrophie de la tunique musculeuse, mais, en général, cette dernière était envahie par de tissu conjonctif provenant de l'adventice ou de la tunique interne qui étaient fibreuses et en certains endroits arrivaient au contact par suite de l'atrophie des fibres musculaires [1].

Le professeur Leyden a donné une bonne description des lésions artériellesqu'onrencontre dans ces cas; outre l'*endartérite*, il admet l'existence de la dégénération hyaline de Gull et Sutton. Cette dernière se rencontre, dit-il, dans les capillaires, les anses glomérulaires et les artérioles où elle affecte surtout la forme de demi-lune en dehors ou en dedans de la tunique moyenne. Par sa réfringence, elle ressemble à la dégénération amyloïde, mais elle n'en présente pas les réactions micro-chimiques : l'iode ne la colore pas, et c'est à peine si le violet de méthyle lui donne une faible teinte rouge; l'éosine au contraire exerce sur elle une véritable élection [2].

Sans accepter de point en point la description de MM. Gull et

(*Transactions of the inter. Congress*, vol. II, p. 398) dit avoir vu souvent une notable hypertrophie de la tunique musculaire caractérisée par la présence de nombreuses cellules fusiformes disposées concentriquement en dehors de la membrane élastique interne. Mais, dans d'autres cas cependant, il a vu la tunique interne fort épaissie par le tissu conjonctif et la tunique musculaire atrophiée. C'est également ce que décrit M. Bryan Ch. Waller. (*Lancet*, 1881, febr. 5 et 12.) — Voyez encore sur l'endartérite oblitérante, et du même auteur (M. Saudnby), un bon mémoire publié in *Journal of Anatomy and Physiology*, vol. XVI.

Quant à la question de savoir si les *vaso-vasorum* participent ou non au développement de l'endartérite, elle n'est pas encore parfaitement tranchée. M. Köster et M. Martin sont les partisans les plus décidés de la participation des *vaso-vasorum*.

[1] *Virchow's Archiv*, Bd. LXXXII, p. 213.

[2] *Zeitschrift für kl. Med.*, Bd. II, p. 151 et suiv.

Sutton, on ne peut contester que chez quelques brightiques au moins il existe une lésion vasculaire amenant la sclérose ou l'atrophie de certains organes. Aux viscères habituellement examinés en pareil cas, MM. Hlava, et J. Thomayer ont ajouté l'estomac et, dans la néphrite *aiguë* et *chronique*, ils ont noté souvent l'existence d'une gastrite interstitielle qui, d'après eux, serait tantôt consécutive à la néphrite et tantôt due à la même cause que cette dernière[1].

Mais autant l'existence des lésions vasculaires sus-indiquées est positive, autant leur influence sur la production de la plupart des hypertrophies cardiaques est discutable, car les observateurs les plus soigneux n'ont pu, en général, se convaincre de l'antériorité de ces lésions par rapport à l'hypertrophie. Il est parfaitement admissible que, dans certains cas, elles amènent à leur suite, comme fait l'athérome sénile, une hypertrophie cardiaque; mais, encore une fois, il n'est point probable qu'il en soit ainsi dans la majorité des cas. Aussi plusieurs auteurs frappés de l'insuffisance des *théories vasculaires* se sont ingéniés à trouver dans le cœur lui-même la cause de son hypertrophie.

2° *Théories cardiaques.*

Buhl, le premier, a insisté sur la fréquence des lésions cardiaques dans le cas d'hypertrophie brightique[2]. Voici sa statistique :

Péricardite.	35,2 p. 100.
Lésions valvulaires.	20,6
Myocardite	9,8
Ainsi, lésions inflammatoires. . .	65,4 p. 100.
On y peut ajouter :	
Atrophie et dégénération du myocarde.	5,6
En tout	71 p. 100.

De plus, dans la plupart des cas d'hypertrophie *sans lésions inflammatoires ou dégénératives appréciables*, Buhl suppose que ces lésions ont existé *temporairement*, car toute hypertrophie,

[1] *Zeitschrift für Heilkunde*, Bd. II.

[2] *Mittheilungen aus dem path. Institute zu München*, 1878.

selon lui, est précédée de dilatation : il faut, dit-il, que le muscle soit affaibli pour se laisser dilater.

Ainsi une lésion, au moins transitoire, capable de diminuer la résistance du myocarde, tel serait le *premier* facteur de toute hypertrophie ; le *second*, c'est la quantité de sang : avec une petite masse de sang, pas de dilatation ; partant, pas d'hypertrophie ; le *troisième* facteur enfin, ce serait *l'étroitesse du système aortique*, car, d'après lui, chez les brightiques, contrairement à ce qui a lieu à l'état normal, la longueur de la cavité du ventricule serait toujours, dans son grand axe, *fort supérieure* à la circonférence de l'aorte.

Le processus inflammatoire une fois éteint, le cœur s'hypertrophierait par *excès de nutrition* et à cause de l'excès de travail qu'amène la dilatation des cavités, conséquence de la myocardite Cette manière de voir donne, selon Buhl, la clef des hypertrophies cardiaques contemporaines *du début* de la néphrite, et elle lui permet également d'expliquer pourquoi l'hypertrophie porte souvent sur le ventricule droit, et non exclusivement sur le ventricule gauche.

Toute cette théorie est assurément ingénieuse. Si je l'ai bien comprise, elle fait jouer un rôle à l'inflammation, surtout comme prédisposant à la dilatation du cœur. La dilatation agit ensuite, pour augmenter le travail cardiaque, et il est clair, en effet, que le ventricule aura d'autant plus de peine à se vider qu'il sera plus distendu.

Dans un remarquable mémoire, MM. Debove et Letulle ont aussi insisté sur des lésions primitivement inflammatoires du cœur, à un point de vue sensiblement différent. C'est dans les piliers de la valvule mitrale qu'ils ont surtout étudié la sclérose du myocarde :

« Les travées conjonctives qui séparent les fibres musculaires présentent une épaisseur beaucoup plus considérable qu'à l'état normal. Les travées ont une résistance telle qu'en frappant la coupe avec le pinceau perpendiculairement à sa surface, on peut chasser les éléments musculaires ; le stroma conjonctif est excité et on se rend compte de son développement exagéré. En d'autres points, ce tissu est encore bien plus développé ; il forme de véritables plaques fibreuses d'étendue et de configuration variables au milieu desquelles apparaissent des fibres musculaires en voie d'atrophie. De ces dernières, les unes sont de volume presque normal, d'autres très atrophiées, d'autres enfin réduites à un point rouge coloré par le carmin[1]. »

On a dit à tort que la théorie de MM. Debove et Letulle est une variante de celle de Buhl; elle s'en écarte d'une manière fort notable : MM. Debove et Letulle mettent la sclérose interstitielle *au premier plan* et ne considèrent l'hypertrophie cardiaque que comme une conséquence de la sclérose; or, cette manière de voir nous paraît inacceptable. M. Karl Huber, qui a soigneusement étudié la sclérose du myocarde consécutive à l'endartérite, dit fort bien que lorsque l'*hypertrophie* vient s'y joindre, elle dépend d'une autre cause[2]. Il résulte d'ailleurs de nos recherches personnelles de contrôle que l'altération décrite par MM. Debove et Letulle ne répond pas à un certain nombre des cas. Les faits qu'ils ont observés sont parfaitement exacts; mais il y en a d'autres où, sans notable sclérose, une hypertrophie cardiaque se développe, amenant l'augmentation de la tension artérielle ; or, chez les malades de MM. Debove et Letulle, il y avait plutôt de l'asystolie.

MM. Debove et Letulle pensent que « la néoformation conjonctive débute par les vaisseaux ; c'est d'abord une périartérite autrement dit, la sclérose cardiaque, comme la sclérose rénale, a une origine vasculaire. » — L'assimilation des deux cirrhoses est peut-être contestable. En tous cas, l'origine vasculaire de la cirrhose rénale, ainsi qu'on a vu plus haut, est loin d'être commune, s'il est vrai, comme tout porte à le croire, que dans le plus grand nombre des cas l'endartérite des vaisseaux du rein n'amène la cirrhose de cet organe qu'en altérant les épithéliums. MM. Debove et Letulle ne sauraient donc trouver un appui solide dans la comparaison des processus cirrhotiques rénal et cardiaque. Reste l'observation directe : Ces auteurs croient avoir vu la cirrhose procéder d'une périartérite. D'un autre côté,

[1] *Archives de Médecine*, 1880, vol. I, p. 278-279.

[2] *Virchow's Archiv*, Bd. LXXXIX, p. 252.

M. H. Martin affirme que l'endartérite des artères nourricières du cœur produit une cirrhose *dystrophique*, c'est-à-dire tout d'abord une altération nutritive des éléments musculaires. On voit qu'il y a là une question non encore élucidée.

Quoiqu'il en soit, MM. Debove et Letulle ont rendu service en fixant l'attention sur la fréquence de la myocardite dans l'hypertrophie brightique. Au point de vue clinique, ce fait est particulièrement intéressant, parce qu'il donne l'explication des accidents cardiaques *précoces* qui surviennent parfois, tout à fait au début de la néphrite interstitielle, alors qu'il n'y a encore aucun symptôme rénal manifeste. Ces cas, indiqués antérieurement plutôt que réellement étudiés, ont fait l'objet d'une publication fort intéressante de MM. Rigal et Juhel-Renoy [1].

3° *Théorie de la dyscrasie.*

En soutenant que la dyscrasie exerce une influence sur la production de l'hypertrophie cardiaque, je ne méconnais point ce que les théories précédentes ont de fondé; mais s'il est vrai que celles que j'ai jusqu'ici passées en revue sont impuissantes à elles seules à expliquer tous les faits cliniques, on acceptera, je pense, la dyscrasie comme un appoint qui n'est pas à négliger, d'autant plus que certains résultats expérimentaux que j'ai rappelés dans la note VI sur l'urémie ne peuvent guère recevoir une autre interprétation. Telle est la production d'une endaortite, consécutivement à une atrophie rénale double, observée par M. Israël chez un lapin qui succomba neuf mois après l'opération faite sur les reins [2]. Il y avait une néphrite interstitielle double et une hypertrophie cardiaque. L'aorte était *rigide* à cause de dépôts calcaires dans la membrane interne et dans la

[1] *Archives de Médecine*, 1882, août-septembre. Voyez aussi : Juhel-Renoy, Étude sur la sclérose du myocarde, *Thèse de Paris*, 1882.

Voyez encore sur l'hypertrophie brightique le mémoire de M. le professeur Potain. (*Mémoires de la Société médicale des hôpitaux*, 1875.)

[2] *Virchow's Archiv*, Bd. LXXXVI, p. 369. L'artère rénale gauche avait été liée pendant deux heures; puis on avait ultérieurement injecté de petites quantités d'alcool dans les deux reins.

tunique moyenne. Comment ici comprendre l'endartérite, si ce n'est par l'existence d'une dyscrasie?

Rein amyloïde.

A la remarquable description qu'a donnée Bartels du rein amyloïde, je n'ajouterai que deux remarques.

1° Topographie de la dégénération [1].

C'est l'écorce qui est presque toujours atteinte de préférence : Sur vingt-neuf cas, M. Kyber en a vu seulement trois où la dégénération amyloïde prédominait dans la substance médullaire [2]. Dans l'écorce, ce sont les vaisseaux et les glomérules qui sont particulièrement affectés [3]; de ces derniers, parfois, quelques anses seulement sont prises, ou bien c'est l'artère afférente, moins souvent le vaisseau efférent et plus rarement encore les vaisseaux droits, les veines et les capillaires.

L'endothélium vasculaire reste toujours intact.

La dégénérescence des tubes est beaucoup plus rare que celle

[1] Le violet de méthylaniline, introduit dans le technique à peu près en même temps (1875), par MM. Cornil, Jürgens et Heschl, colorant la matière amyloïde en rouge, le reste de la préparation étant teint en bleu, rien n'est plus aisé que de saisir sur une coupe microscopique la limite de la dégénérescence. Il a cependant un défaut : il colore sinon en rouge, au moins en rose, des substances non amyloïdes, hyalines, notamment des cylindres qui, par l'iode, se colorent simplement en jaune et, par conséquent, ne sont pas amyloïdes; dans des cas douteux, on ne pourrait donc, sur cette seule réaction, affirmer l'existence d'une dégénération amyloïde.

La réaction fournie par l'action de la solution iodo-iodurée et de l'acide sulfurique, au contraire, ne prête pas, à l'équivoque. L'addition d'acide sulfurique à l'iode a, dans certains cas, l'avantage de déceler de légères différences dans l'état de la dégénérescence qui, sans cela, resteraient inaperçues. En effet, une solution aqueuse d'acide sulfurique à 1 p. 100 produit souvent, *mais non toujours*, le passage de la couleur rouge au bleu; dans d'autres cas, l'acide sulfurique accentue simplement la coloration rouge. M. Friedländer pense que les parties qui passent au bleu sont peut-être celles qui sont dégénérées depuis un certain temps. (*Microscopische Technik*, p. 37.)

[2] *Virchow's Archiv*, Bd. LXXXI.

[3] Dans un cas de rein amyloïde, M. Schmitz (dissert. Bonn, 1877) aurait trouvé les glomérules sains. C'est tout à fait exceptionnel.

des vaisseaux. Elle se rencontre surtout dans les tubes collecteurs, dans les anses de Henle et dans les tubes droits. D'après M. Cornil, elle est fort rare dans les tubes contournés [1]. La membrane propre des tubes est seule atteinte ; cependant M. Jürgens prétend avoir vu l'épithélium dégénéré dans les tubes collecteurs au niveau des papilles [2]. Le professeur Eberth pense que cette assertion est erronée et que M. Jürgens a été induit en erreur par l'énorme gonflement de la membrane propre [3]. Mais M. Kyber paraît, lui aussi, avoir vu cette dégénérescence de l'épithélium au niveau des papilles.

Les capsules de Malpighi sont beaucoup moins souvent affectées que les membranes propres des tubes.

Quant aux cylindres occupant la cavité des tubes, ils ne présentent pas, en général, les réactions de la matière amyloïde (par l'iode et l'acide sulfurique).

2° Sur l'albuminurie.

Il résulte d'observations précises que, contrairement à l'opinion de Bartels (voir p. 391), l'albuminurie ne peut être regardée comme un symptôme constant de la dégénération amyloïde du rein. Déjà, M. Lécorché avait avancé que, dans la dégénération amyloïde *pure*, il n'y a pas d'albuminurie ; mais c'était une exagération manifeste. Dans ce cas, l'albuminurie paraît, au contraire, la règle, et son absence, l'exception. MM. Pleischl et Klob [4], M. Litten [5], M. Straus [6], M. Fræntzel [7], etc., ont rapporté des cas de ce genre. L'absence d'albuminurie n'est pas facile à expliquer. M. Straus paraît disposé à admettre qu'elle est due, dans les faits de M. Litten et dans sa propre observation, à l'intégrité rela-

[1] *Archives de physiologie*, 1875.

[2] *Virchow's Archiv*, Bd. LXV, p. 195.

[3] *Virchow's Archiv*, Bd. LXXX, p. 153.

[4] *Wiener med. Wochenschrift*, 1860.

[5] *Berliner kl. Woch.*, 1878, n° 22 et 23, et *Charité-Annalen*, Bd. IV, p. du tirage à part.

[6] *Mémoires de la Société médicale des hôpitaux de Paris*, 1881.

[7] *Charité-Annalen*, Bd. VII.

tive des vaisseaux glomérulaires, qui étaient beaucoup moins atteints que les *vasa recta*. Un cas échappe à cet explication; c'est l'observation Ire de M. Litten, dans laquelle il est noté qu'un grand nombre de glomérules étaient dégénérés *en totalité* et, à juger par le résultat de l'injection, tout à fait imperméables. Mais, comme dans ces reins, il n'y avait pas de glomérules *partiellement* envahis par la dégénérescence, M. Litten et M. Straus pensent que « l'absence d'albuminurie dans ce cas s'expliquerait naturellement par l'intensité même de la lésion des glomérule envahis et par l'intégrité *complète* des glomérule épargnés [1] ».

L'avenir décidera si cette ingénieuse explication est bien l'expression de la réalité. Pour le moment, je crois que la raison de l'inconstance de l'albuminurie dans la dégénération amyloïde du rein n'est pas suffisamment connue.

En résumé, il est établi par un bon nombre d'observations récentes que, dans certains cas de dégénération amyloïde pure du rein, l'albuminurie peut faire défaut ; il importe désormais, dans les cas de ce genre, de noter très exactement à l'autopsie la localisation des lésions.

En général, l'albuminurie n'est pas en quantité très abondante dans l'urine des sujets atteints de dégénération amyloïde *pure*; Bartels à cet égard a fait peut-être quelque erreur [2]. D'après M. Cohnheim, il aurait méconnu une altération parenchymateuse concomitante [3].

1 Straus, p. 15 du tirage à part.

2 Voyez page 515.

3 *Vorlesungen über allgemeine Pathologie*, Bd. II.

TABLE DES MATIÈRES

LIVRE PREMIER

SYMPTÔMES GÉNÉRAUX DES MALADIES DES REINS

LIVRE II

DES MALADIES DIFFUSES DES REINS

Évreux, Ch. Hérissey, imp. — 1083

www.ingramcontent.com/pod-product-compliance
Ingram Content Group UK Ltd.
Pitfield, Milton Keynes, MK11 3LW, UK
UKHW020147250726
13967UKWH00002B/923

9 782012 961074